U0397951

新编肿瘤综合治疗进展

陈少平　等　主编

上海科学普及出版社

图书在版编目（CIP）数据

新编肿瘤综合治疗进展／陈少平等主编. —上海：上海科学普及出版社，2023.8
ISBN 978-7-5427-8502-2

Ⅰ. ①新… Ⅱ. ①陈… Ⅲ. ①肿瘤–治疗 Ⅳ. ①R730.5

中国国家版本馆CIP数据核字（2023）第131442号

统　　筹　　张善涛
责任编辑　　陈星星
整体设计　　宗　宁

新编肿瘤综合治疗进展
主编　陈少平　等
上海科学普及出版社出版发行
（上海中山北路832号　邮政编码200070）
http://www.pspsh.com

各地新华书店经销　　山东麦德森文化传媒有限公司印刷
开本 787×1092 1/16　印张 29.5　插页 2　字数 755 000
2023年8月第1版　　2023年8月第1次印刷

ISBN 978-7-5427-8502-2　定价：168.00元
本书如有缺页、错装或坏损等严重质量问题
请向工厂联系调换
联系电话：0531-82601513

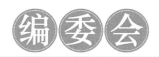

编委会

Foreword 前言

近年来，我国肿瘤的发病率和死亡率逐渐升高，并且呈现年轻化的趋势，严重威胁人民的生命和健康。临床新药物的出现，分子靶向治疗、生物免疫治疗、内分泌治疗、介入治疗等方法的运用，以及循证医学、个体化治疗方案的设计发展，为肿瘤治疗提供了新思路和新方法。作为一名优秀的肿瘤科医师不仅要及时了解肿瘤学基础理论知识，还要掌握最新的临床诊治技术，推动临床更科学规范的个体化治疗。为普及和更新肿瘤学知识，满足肿瘤科医师的临床需要，我们特组织具有丰富临床工作经验的专业人员，并参阅大量资料文献，编写了《新编肿瘤综合治疗进展》一书。

本书从临床实际出发，首先简要介绍了肿瘤学概述、肿瘤的常见症状与体征、肿瘤的病理技术与诊断等基础理论知识，然后重点介绍了神经系统、呼吸系统、消化系统、内分泌系统、泌尿系统等常见肿瘤的病因病理、临床表现、辅助检查、鉴别诊断和治疗等内容，内容简明扼要、结构清晰、实用性强，是一本集权威性、科学性和先进性于一体的肿瘤学书籍。本书有助于肿瘤科医师了解肿瘤学研究的最新进展，进而对疾病做出准确的诊断和规范的治疗，适合各级医院肿瘤科医师、进修人员和医学院学生等参考使用。

本书在编写过程中虽然参考了大量的相关专业书籍、学术期刊及学术论文汇编，但由于编者的水平有限、时间仓促，在编写过程中难免出现疏漏或错误，请广大读者给予批评指正，以便再版时修改完善。

《新编肿瘤综合治疗进展》编委会

2023 年 4 月

Contents **目录**

第一章　肿瘤学概述

第一节　肿瘤的概念

肿瘤又称新生物,是机体在各种致病因素的长期作用下发生的细胞过度增殖。肿瘤细胞与正常细胞相比,有结构功能和代谢的异常,具有超常的增殖能力。肿瘤的发生是一个复杂的过程,宿主受某些物理、化学、生物等因素的影响,细胞的 DNA 发生改变,形成变异细胞,此阶段称为启动阶段。再结合某些因素的影响,进入促进阶段,癌细胞开始形成。癌细胞的特性包括细胞的无休止和无序的分裂,并有侵蚀性和转移性。

肿瘤一旦形成,不因诱因消除而停止生长。良性肿瘤对机体危害一般较轻;恶性肿瘤则会对机体构成严重威胁。特征为失控性过度生长,并由原发部位向其他部位转移和侵犯,如不能得到控制,将侵犯重要器官和组织,引起衰竭,导致患者死亡。

恶性肿瘤以其高发病率和高病死率,严重威胁人民群众的生命安全,并给家庭和社会带来沉重的经济负担。

中医学认为,肿大成块,留居不散之物为肿瘤。3 500 年前的甲骨文上已有"瘤"字。2 000 多年前的《周礼》已记载有专门治疗肿瘤的医师,称为"疡医"。历代中医均对肿瘤进行过描述,病名有 20 余种,如噎膈、反胃、积聚、乳岩、瘿瘤、崩漏、带下、癌等。明代以后才开始用"癌"来统称恶性肿瘤。

（夏　欢）

第二节　肿瘤的命名与分类

一、肿瘤的命名

肿瘤的命名应以能反映肿瘤的部位、组织来源及其良、恶性为原则,但因历史的原因,有些命名并不符合这一原则。目前常用的命名方法有普通命名法和特殊命名法。

1

(一)普通命名法

普通命名法主要依据肿瘤的生物学行为、解剖部位、组织结构、细胞类型等,分为以下几类。

1.良性肿瘤

按部位＋组织分化类型＋瘤,如支气管乳头状瘤、卵巢浆液性乳头状囊腺瘤等。

2.交界性肿瘤

按部位＋交界性或非典型性或侵袭性＋组织分化类型＋瘤,如卵巢交界性浆液性乳头状囊腺瘤、非典型性脑膜瘤和跟骨侵袭性骨母细胞瘤等。

3.恶性肿瘤

(1)一般命名:①上皮组织来源的恶性肿瘤,按部位＋上皮组织分化类型＋癌,如食管鳞状细胞癌、直肠腺癌、膀胱移行细胞癌和肺泡细胞癌。②间叶组织来源的恶性肿瘤,按部位＋间叶组织分化类型＋肉瘤,如腹膜后平滑肌肉瘤、头皮血管肉瘤和小腿上皮样肉瘤等。③有些肿瘤采用恶性＋组织分化类型＋瘤,如恶性纤维组织细胞瘤、恶性黑色素瘤和恶性淋巴瘤等。④向胚胎组织分化的肿瘤,按部位＋母细胞瘤,多数为恶性,如肾母细胞瘤、肝母细胞瘤、胰母细胞瘤、视网膜母细胞瘤和神经母细胞瘤等,少数为良性,如脂肪母细胞瘤和骨母细胞瘤。⑤当肿瘤内同时含有上皮和肉瘤成分时,按部位＋癌或腺＋肉瘤,如膀胱癌肉瘤和子宫腺肉瘤等。⑥当肿瘤内含有两种或两种胚层以上成分时,按部位＋畸胎瘤或未成熟畸胎瘤,如卵巢成熟性囊性畸胎瘤和睾丸未成熟畸胎瘤等,加以恶性,如子宫恶性中胚叶混合瘤等。

(2)也有学者按以下方法命名:①根据生物学行为可将肿瘤分为良性瘤、交界瘤、恶性瘤,其中恶性瘤中来源于上皮组织的称为癌,来自间叶组织的则称为肉瘤。②根据恶性程度可分为低度恶性、中度恶性及高度恶性肿瘤。③根据生长方式可分为原位癌、浸润癌、转移癌。④根据波及范围可分为早期癌、中期癌和晚期癌,以及原发性癌、继发性癌。⑤根据解剖部位可分为食管癌、胃癌、大肠癌、肝癌、鼻咽癌、肺癌、乳腺癌、宫颈癌、皮肤癌等。⑥根据组织结构可分为乳头状瘤、乳头状癌、囊腺瘤、囊腺癌、绒毛状腺瘤、管状癌、腺样囊腺癌、叶状囊肉瘤、腺泡细胞癌、腺泡状软组织肉瘤、滤泡性癌等。⑦根据细胞来源可分为鳞状细胞癌、基底细胞癌、移行细胞癌、腺瘤、腺癌、精原细胞瘤、神经鞘瘤、神经节细胞瘤、软骨肉瘤、骨肉瘤、平滑肌瘤、横纹肌肉瘤等。⑧根据细胞的形状可分为梭形细胞瘤、燕麦细胞癌、印戒细胞癌、上皮样肉瘤等。⑨根据细胞的大小可分为大细胞癌、巨细胞癌、小细胞癌等。⑩根据细胞的染色反应可分为嗜银细胞癌、嗜铬细胞瘤、嗜酸细胞瘤、嗜碱细胞瘤、嫌色细胞瘤、透明细胞癌等。⑪根据细胞内所含的内容可分为黏液腺癌、恶性黑色素瘤、浆液性腺瘤。⑫含内分泌激素的可分为生长激素瘤、催乳素瘤、促甲状腺素瘤、促皮质激素瘤、胰岛素瘤、胃泌素瘤、高血糖素瘤等。⑬根据细胞的颜色可分为棕色瘤、绿色瘤、黄色瘤等。⑭根据所含肿瘤成分命名,如癌肉瘤、腺鳞癌、基底鳞状细胞癌、黏液表皮样癌、红白血病、支持间质细胞瘤、纤维腺瘤、血管平滑肌脂肪瘤等。

(二)特殊命名法

特殊命名法无一定规律,多来自传统习惯或特殊情况的约定俗成。有以下几种方式。

1.按传统习惯

如白血病和蕈样真菌病等。

2.按人名

如 Hodgkin 病、Ewing 肉瘤、Wilms 瘤、Askin 瘤、Paget 病、卵巢 Brenner 瘤和 Merkel 细胞癌等。

3.按肿瘤的形态学特点

如海绵状血管瘤、多囊性间皮瘤和丛状神经纤维瘤等。

4.按解剖部位

如迷走神经体瘤和颈动脉体瘤等。

5.按地名命名

如地中海型淋巴瘤、非洲淋巴瘤等。

需要注意的是,有一些并非肿瘤的疾病却被称为瘤,应从肿瘤中剔除,如石蜡瘤、胆脂瘤、淀粉样瘤、动脉瘤等。

二、肿瘤的分类

一般按照肿瘤的生物学行为和肿瘤的组织来源进行分类。从 2000 年起,WHO 分类引入细胞学和遗传学的相关内容。常见肿瘤分类见表 1-1。

表 1-1 常见肿瘤分类

组织来源	良性肿瘤	交界性肿瘤	恶性肿瘤
上皮组织			
鳞状上皮	鳞状上皮乳头状瘤、角化性棘皮瘤、透明细胞棘细胞瘤、大细胞棘皮瘤		Bowen 病、鳞状细胞癌、疣状癌
基底上皮	基底细胞乳头状瘤		基底细胞癌(囊性型、腺样型、角化型、未分化型、实质型,色素型、硬化性、浅表型)
毛发上皮	毛发上皮瘤、毛母质瘤(钙化上皮瘤)、毛发瘤、毛鞘瘤、毛囊瘤		毛根鞘癌、毛母质瘤
移行上皮	移行细胞乳头状瘤		移行细胞癌
黏液细胞	黏液性囊腺瘤	交界性黏液性囊腺瘤	黏液性囊腺瘤、杯状细胞癌、黏液腺癌、黏液表皮样癌、印戒细胞癌
皮脂腺细胞	皮脂腺腺瘤、皮脂腺上皮瘤、睑板腺瘤		皮脂腺腺癌、睑板腺癌
汗腺细胞	汗腺瘤		汗腺癌
Clara 细胞	Clara 细胞瘤		Clara 细胞癌
Ⅱ型肺泡上皮	Ⅱ型肺泡上皮乳头状瘤		Ⅱ型肺泡上皮癌
支气管表面上皮	支气管乳头状瘤		支气管表面上皮癌
腺上皮	腺癌、乳头状腺瘤、管状腺瘤、乳头管状腺瘤、囊腺瘤		腺癌、乳头状腺癌、管状腺癌、乳头管状腺癌、导管腺癌、筛状癌、小梁癌、腺样囊腺癌、实体癌、髓样癌
非造血系统间叶组织			
纤维组织	纤维瘤、结节性筋膜炎、增生性筋膜炎/肌炎、婴儿纤维性错构瘤、肌纤维瘤病、钙化性腱膜纤维瘤、各种纤维瘤病		纤维肉瘤

3

组织来源	良性肿瘤	交界性肿瘤	恶性肿瘤
纤维组织细胞	纤维组织细胞瘤、幼年性黄色肉芽网状组织细胞瘤	非典型纤维黄色瘤、隆凸性皮肤纤维瘤、丛状纤维组织细胞癌、血管瘤样纤维组织细胞瘤、巨细胞成纤维细胞瘤	恶性纤维组织细胞瘤（席纹状-多形型、黏液型、巨细胞型、垂体黄色瘤）
脂肪组织	脂肪瘤、脂肪母细胞瘤、血管脂肪瘤、梭形细胞脂肪瘤、多形性脂肪瘤、血管平滑肌脂肪瘤、髓性脂肪瘤、冬眠癣、非典型性脂肪瘤		分化良好的脂肪肉瘤（脂肪瘤样型、硬化型、炎症型）、黏液样脂肪肉瘤、圆形细胞脂肪肉瘤、多形性脂肪肉瘤、去分化性脂肪肉瘤
平滑肌组织	平滑肌瘤、血管平滑肌瘤、上皮样平滑肌瘤（良性平滑肌母细胞瘤）、散在性腹腔平滑肌瘤病		平滑肌肉瘤、上皮样平滑肌肉瘤（恶性平滑肌母细胞瘤）
横纹肌组织	横纹肌瘤（成熟型、生殖道型、胎儿型）		横纹肌肉瘤（胚胎型、葡萄簇型、梭形细胞型、腺泡型、多形型）
血管和淋巴管内皮组织	乳头状血管内皮增生、血管瘤（毛细血管型、海绵型、上皮样型、肉芽肿型）、淋巴管瘤、淋巴管肌瘤和淋巴管肌瘤病、血管瘤病和淋巴管瘤病	血管内皮瘤（上皮样、梭形细胞、血管内乳头状）	血管肉瘤（淋巴管肉瘤）、Kaposi 肉瘤
血管外皮组织	良性血管外皮瘤、血管球瘤		恶性血管外皮瘤、恶性血管球瘤
滑膜组织	腱鞘巨细胞瘤（局限型、弥漫型）		恶性腱鞘巨细胞瘤
间皮组织	局限型纤维性间皮瘤、囊性间皮瘤、腺瘤样瘤、分化良好的乳头状间皮瘤		恶性局限型纤维性间皮瘤、弥漫型间皮瘤（上皮型、梭形型或肉瘤样型）
子宫内膜间质	子宫内膜间质结节		子宫内膜间质肉瘤
骨细胞	骨瘤、骨母细胞瘤、骨样骨瘤	侵袭性骨母细胞瘤	骨肉瘤
软骨细胞	软骨瘤、软骨母细胞瘤、软骨黏液纤维瘤		软骨肉瘤、间叶性软骨肉瘤、去分化软骨肉瘤
破骨细胞	巨细胞瘤		恶性巨细胞瘤
脑膜	脑膜瘤	非典型性脑膜瘤	恶性脑膜瘤
淋巴造血组织			
B 细胞		淋巴滤泡不典型增生	B 细胞性淋巴瘤
T 细胞			T 细胞性淋巴瘤

续表

组织来源	良性肿瘤	交界性肿瘤	恶性肿瘤
组织细胞			真性组织细胞增生症、恶性组织细胞增生症、Langerhans 组织细胞增生症、滤泡树突细胞肉瘤、交指树突细胞肉瘤、浆细胞样单核细胞淋巴瘤
多种细胞 Sternberg-Reed 细胞			Hodgkin 淋巴瘤（淋巴细胞为主型、结节硬化型、混合细胞型、淋巴细胞消减型）
造血细胞			白血病，包括粒细胞白血病、淋巴细胞白血病、单核细胞白血病、红血病、红白血病、嗜酸性粒细胞白血病、嗜碱粒性细胞白血病、巨核细胞白血病、浆细胞白血病、毛细胞白血病、干细胞白血病、肥大细胞白血病
中枢神经组织胶质细胞	星形细胞瘤（纤维型、原浆型、肥胖星形母细胞瘤细胞型）、毛发型星形细胞瘤、多形性黄色星形细胞瘤、室管膜下巨细胞星形细胞瘤、少突胶质细胞瘤、室管膜细胞瘤（细胞丰富型、乳头型、上皮型、透明细胞型）、黏液乳头室管膜瘤。混合性胶质细胞瘤	星形母细胞瘤	间变性星形细胞瘤、多形性胶质母细胞瘤、极性胶质细胞瘤、恶性少突胶质细胞瘤、恶性室管膜瘤、恶性混合性胶质细胞瘤
脉络丛细胞	脉络丛乳头状瘤		脉络丛乳头状癌
神经元及髓上皮	节细胞神经瘤、中央性神经细胞瘤		神经母细胞瘤、髓上皮瘤、髓母细胞瘤（结缔组织增生性髓母细胞瘤、髓肌母细胞瘤、黑素细胞髓母细胞瘤）、原始神经上皮瘤
周围神经组织周围神经	损伤性神经瘤、Morton 神经瘤、神经肌肉错构瘤、Schwann 瘤（丛状型、细胞丰富型、退化型或陈旧型）、神经纤维瘤（弥漫型、丛状型、环层小体型或 Pasini 型、上皮样型）、颗粒细胞瘤、黑色细胞 Schwann 瘤、神经鞘膜黏液瘤、神经节细胞瘤、色素性神经外胚叶瘤（网膜始基瘤）		恶性周围神经鞘膜瘤（恶性蝾螈瘤、腺型恶性周围神经鞘膜瘤、上皮样型恶性周围神经鞘膜瘤）、恶性颗粒细胞瘤、透明细胞肉瘤（软组织恶性黑素瘤）、恶性黑素细胞 Schwann 瘤、神经母细胞瘤、节细胞神经母细胞瘤、神经上皮瘤、视网膜母细胞瘤、嗅神经母细胞瘤
内分泌组织			
松果体细胞	松果体细胞瘤		
促生长细胞	生长激素瘤	浸润性垂体腺瘤	垂体腺癌

续表

组织来源	良性肿瘤	交界性肿瘤	恶性肿瘤
促肾上腺皮质细胞	促肾上腺皮质激素瘤		
促甲状腺细胞	促甲状腺素瘤		
促性腺细胞	促性腺激素瘤		
肾上腺髓质细胞	嗜铬细胞瘤		恶性嗜铬细胞瘤
肾上腺皮质细胞	肾上腺皮质腺瘤		肾上腺皮质腺癌
甲状腺细胞	甲状腺腺瘤		甲状腺癌
甲状旁腺细胞	甲状旁腺腺瘤		甲状旁腺癌
胰岛 β 细胞	胰岛素瘤		恶性胰岛素瘤
胰岛 δ 细胞	胃泌素瘤		恶性胃泌素瘤
胰岛 α 细胞	高血糖素瘤		恶性高血糖素瘤
胰岛非 β 细胞	血管活性肠肽瘤		恶性血管活性肠肽瘤
副交感副神经节细胞	副交感副神经节瘤		恶性副交感副神经节瘤
交感副神经节细胞	交感副神经节瘤		恶性交感副神经节瘤
分散的神经内分泌细胞			神经内分泌癌,包括类癌
Merkel 细胞			Merkel 细胞癌
甲状腺 C 细胞			甲状腺髓样癌
性腺组织			
生殖细胞	畸胎瘤(囊性)	畸胎瘤(实质性)	无性细胞瘤(精原细胞瘤)、卵黄囊瘤(内胚窦瘤)、胚胎性癌、多胚瘤、绒毛膜癌、畸胎瘤(未成熟型)、恶性畸胎瘤
性索间充质细胞			
粒层及卵泡膜细胞	卵泡膜细胞瘤、卵巢纤维瘤、黄体瘤	粒层细胞瘤	恶性粒层细胞瘤、恶性卵泡膜细胞瘤、卵巢纤维肉瘤
支持细胞-间质细胞	PICK 管状腺瘤,门细胞瘤、支持-间质细胞瘤	中间型支持-间质细胞瘤	恶性支持-间质细胞瘤
两性细胞	两性母细胞瘤		
生殖细胞＋性索间充质细胞	生殖腺母细胞瘤		
特殊组织			

组织来源	良性肿瘤	交界性肿瘤	恶性肿瘤
牙组织	造釉细胞瘤、牙源性腺样瘤（腺样造釉细胞瘤）、牙源性钙化上皮瘤、牙源性钙化囊肿、牙源性鳞状细胞瘤、牙源性纤维瘤、牙源性黏液瘤、牙本质瘤、牙骨质瘤、化牙骨质纤维瘤、造釉细胞纤维瘤、造釉细胞牙瘤、造釉细胞纤维牙瘤、牙瘤（混合性牙瘤、组合性牙瘤）		造釉细胞癌、颌骨原发性鳞状细胞癌、牙源性纤维肉瘤、造釉细胞纤维肉瘤、造釉细胞牙肉瘤
脊索			脊索瘤
颅咽管	颅咽管瘤		
胸腺	胸腺瘤	浸润性胸腺瘤	胸腺癌
黑素细胞	黑痣		恶性黑素瘤
两种以上成分各种"母细胞"			肝母细胞瘤、胰母细胞瘤、肾母细胞瘤、肺母细胞瘤
其他	混合瘤、纤维腺瘤、纤维上皮瘤、间叶瘤		癌肉瘤、恶性混合瘤、叶状囊肉瘤、恶性纤维上皮瘤、恶性中胚叶混合瘤、恶性间叶瘤
组织来源不明	先天性颗粒细胞瘤、黏液瘤（皮肤、肌肉、血管）、副脊索瘤		腺泡状软组织肉瘤、上皮样肉瘤、骨外 Ewing 肉瘤、滑膜肉瘤、恶性横纹肌样瘤、儿童结缔组织增生性小细胞瘤

（夏　欢）

第三节　肿瘤的形态与结构

一、大体形态

（一）肿瘤的形状

因肿瘤生长的部位不同形态各异，一般呈实性或囊性。膨胀性生长的肿瘤边界清楚或有包膜，浸润性生长的肿瘤边界不清，边缘不规则，常呈犬牙交错状、蟹足样或放射状伸入邻近的正常组织内。常见形状见表 1-2。

（二）肿瘤的体积

肿瘤大小不一，一般位于躯体浅表或狭窄腔道（如颅腔、椎管和耳道）的肿瘤较小，位于深部体腔（如腹膜后和纵隔）的肿瘤体积较大。大者可达数十千克，小者小到不易被肉眼发现，微小癌或隐匿性癌直径不超过 1 cm,如甲状腺乳头状微癌;特大肿瘤多为生长缓慢、长在非要害部位的良性或低度恶性的肿瘤;恶性肿瘤生长迅速,易转移,在未达到巨大体积前患者往往已死亡。

表 1-2　肿瘤常见形状

肿瘤生长部位	肿瘤形状
深部组织	多呈结节状
两层致密组织间	扁圆形
神经鞘内	长梭形
椎孔、肋间处	哑铃形或葫芦状
软组织中、实质器官内	圆、椭圆、分叶状
表浅部位	息肉状、菜花状、蕈伞状、乳头状、浅表播散状、斑块状、皮革袋状、空洞状、溃疡状、草莓状、蟹足状等

(三)肿瘤的颜色

多数肿瘤的切面呈灰白、灰红或灰褐色,体积较大的肿瘤常伴有出血、坏死或囊性变。有时可从肿瘤的色泽推断肿瘤的类型,如脂肪瘤和神经鞘瘤呈黄色,血管瘤呈红色,黑色素性肿瘤呈灰黑色或黑色,粒细胞肉瘤在新鲜标本时呈绿色,软骨性肿瘤呈浅蓝灰色,淋巴管肌瘤切开时可见乳白色液体流出等。但由于肿瘤不断增大,瘤组织营养不良,发生淤血、出血、坏死、纤维化等继发性改变,可致颜色改变,常见肿瘤颜色见表 1-3。

表 1-3　常见肿瘤颜色

肿瘤颜色	原因	常见肿瘤
苍白	供血不足,大量胶原纤维伴玻璃变、钙化	乳腺癌、胃癌、纤维瘤、纤维肉瘤
淡红	供血丰富	血管瘤、肝癌、胃癌
紫红	血管、血窦丰富,继发出血	血管瘤
灰红	组织颜色	肌原性肿瘤
枣红	含大量甲状腺胶质样物质	甲状腺胶质腺瘤、甲状腺滤泡型癌
浅蓝	组织颜色	软骨性肿瘤
淡黄	含脂类多	脂肪瘤、脂肪肉瘤
灰黄	继发坏死	肿瘤坏死区
淡绿	髓过氧化酶引起绿色色素	绿色瘤
铁锈色	陈旧性出血	肿瘤陈旧性出血区
透明胶质状	分泌黏液或伴黏液性变	黏液瘤、黏液癌
黑棕色	黑色素沉着	黑色素瘤、色素性基底细胞癌
多彩	瘤囊腔内含有多种液体	肾透明细胞癌、卵巢黏液型囊腺癌

(四)肿瘤的数目

肿瘤通常单个出现,有时可为多个或呈多中心性生长。但多灶性肿瘤并不罕见,有报道,子宫平滑肌瘤可多达 310 个,多发生骨髓瘤、神经纤维瘤、家族性大肠腺瘤病常见有数百个病灶。转移性肿瘤大多为多个病灶,常累及多种器官,甚至广泛播散到全身,称为弥漫性癌病。

（五）肿瘤的质地

肿瘤的质地取决于肿瘤实质和间质的成分和数量，以及有无伴发变性和坏死等。一般来说，实质多于间质的肿瘤较软，反之则较硬。癌的质地一般硬而脆；而高度恶性的肉瘤则软而嫩，呈鱼肉样；各种腺瘤、脂肪瘤和血管瘤的质地较柔软；纤维瘤病、平滑肌瘤则较坚韧；而骨瘤或伴有钙化、骨化的肿瘤质地坚硬。

1.特别坚硬者

硬癌、骨肿瘤、软骨瘤、钙化上皮瘤。

2.特别柔软者

海绵状血管瘤、脂肪瘤、黏液瘤、髓样瘤。

3.骨骼系统以外的肿瘤

一般都较其起源组织或邻近组织坚硬。

肿瘤组织的坚硬度也可因变性、坏死、囊性变而变软，或因纤维化、钙化、骨化而变硬。

（六）肿瘤的包膜

良性肿瘤一般包膜完整，恶性肿瘤包膜不完整或无包膜。

二、组织结构

任何肿瘤的显微镜下形态结构都可分为实质和间质两部分。

（一）实质

实质是肿瘤的主要部分，由肿瘤细胞组成，决定肿瘤的特性及其生物学行为。良性肿瘤的瘤细胞与其起源组织相似，而恶性肿瘤则多显示与其起源组织有相当程度的差异，这种差异越大，表示肿瘤细胞的分化程度越低，反映出肿瘤的恶性程度越高；反之，瘤细胞在形态上越接近起源组织，则瘤细胞分化程度越高，反映肿瘤的恶性程度越低。因此，根据肿瘤的细胞形态可识别其组织来源，根据肿瘤分化程度，可衡量肿瘤的恶性程度。构成肿瘤实质的瘤细胞类型和形态多种多样。肿瘤病理学通常根据瘤细胞的类型及其排列方式来进行肿瘤的分类、命名和诊断，并根据瘤细胞的分化程度和异型性来确定肿瘤的性质。

（二）间质

间质是肿瘤的支持组织，由结缔组织、血管和神经等组成，起着支持和营养肿瘤实质的作用。间质不具有肿瘤的特性，在各种肿瘤中基本相似，只是在数量、分布、各种间质成分的比例上有差别。肿瘤的生长依靠间质的支持，但又受间质固有成分及浸润细胞等制约，即实质与间质互相依赖又相互拮抗。间质中结缔组织的固有细胞由纤维细胞和成纤维细胞组成，还包括一些未分化间叶细胞和巨噬细胞。未分化的间叶细胞多分布于血管周围，具有多向分化的潜能。结缔组织中的纤维成分包括胶原纤维、弹力纤维和网状纤维。结缔组织的基质由黏多糖和蛋白质组成。间质内往往还有数量不等的淋巴细胞、浆细胞、中性粒细胞和嗜酸性粒细胞浸润，常为宿主针对肿瘤组织的免疫反应。一般来说，淋巴造血组织肿瘤、胃肠道黏液腺癌、乳腺髓样癌等肿瘤内的结缔组织较少，而乳腺硬癌、胆管癌和一些促进结缔组织增生的肿瘤内的结缔组织则较多。网状纤维多存在于间叶组织肿瘤内，可出现于瘤细胞之间，而在癌组织中，网状纤维仅围绕在癌巢周围，在癌和肉瘤的鉴别诊断中具有一定的参考价值。间质内血管的数量因肿瘤而异，一般来说，生长较快的肿瘤血管丰富，生长缓慢的肿瘤血管稀少。间质内的神经多为固有神经，指纹状、旋涡状或不规则分支状，腔隙常有不规则扩张。

三、超微结构

一般来说,恶性肿瘤的核异形且大,核膜常曲折,核质比例大,核仁及常染色质都较显著,染色质在有丝分裂期凝集成染色体,染色体的数目偏离正常的二倍体,出现超二倍体、亚四倍体、多倍体、非整倍体,形态不规则,表现为易位、断裂、缺失、重复、倒置、环状等。染色体的改变随恶性程度的递增而加重。肿瘤细胞的线粒体变得十分畸形,线粒体嵴变少,排列方向杂乱。粗面内质网在肿瘤细胞中一般是减少,也有的仍保留丰富的粗面内质网,但显畸形。分化较好或分泌功能旺盛的肿瘤中高尔基体发达,恶性程度高的肿瘤细胞内高尔基体不易见到。肿瘤细胞中微丝减少,直径较小。弹力纤维也减少,肿瘤细胞的微管一般也减少。肿瘤细胞的中间丝在结构和数量上无明显改变,各种中间丝的生化组成及其抗原性具有细胞类型的特点,肿瘤细胞仍可能保持这种特点。肿瘤的溶酶体在侵袭性强的瘤细胞中数量显著增多,常见的为多泡体及残余体。生长活跃的肿瘤细胞有丝分裂增多,中心体容易见到。通常肿瘤细胞的细胞膜连接结构减少,细胞表面可出现较丰富的不规则的微绒毛、胞质突起和伪足等。

四、排列方式

(一)常见上皮性肿瘤的排列方式

腺泡状排列、腺管状排列、栅栏状排列、乳头状排列、筛孔状排列、圆柱状排列、菊形团样排列、条索状排列、片状排列、实性团或巢状排列、丛状排列等。

(二)非上皮性肿瘤的排列方式

栅栏状排列,旋涡状排列,洋葱皮样排列,腺泡状排列,分叶状、结节状或弥漫片状排列,交织的条索状或编织状排列,波纹状排列,席纹状或车辐状排列,鱼骨样或人字形排列,器官样排列,丛状排列,菊形团样排列等。

(夏　欢)

第四节　肿瘤的生长与扩散

恶性肿瘤除了不断生长,还发生局部浸润,甚至通过转移播散到其他部位。本节介绍肿瘤的生长与扩散的生物学特点和影响因素。

一、肿瘤的生长

(一)肿瘤的生长方式

肿瘤的生长方式主要有三种:膨胀性生长、外生性生长和浸润性生长。

1.膨胀性生长

实质器官的良性肿瘤多呈膨胀性生长,其生长速度较慢,随着体积增大,肿瘤推挤但不侵犯周围组织,与周围组织分界清楚,可在肿瘤周围形成完整的纤维性包膜。有包膜的肿瘤触诊时常常可以推动,手术容易摘除,不易复发。这种生长方式对局部器官、组织的影响,主要是挤压。

2.外生性生长

体表肿瘤和体腔(如胸腔、腹腔)内的肿瘤,或管道器官(如消化道)腔面的肿瘤,常突向表面,呈乳头状、息肉状、蕈状或菜花状。这种生长方式称为外生性生长。良性肿瘤和恶性肿瘤都可呈外生性生长,但恶性肿瘤在外生性生长的同时,其基底部往往也有浸润。外生性恶性肿瘤,由于生长迅速,肿瘤中央部血液供应相对不足,肿瘤细胞易发生坏死,坏死组织脱落后形成底部高低不平、边缘隆起的溃疡(恶性溃疡)。

3.浸润性生长

恶性肿瘤多呈浸润性生长。肿瘤细胞长入并破坏周围组织(包括组织间隙、淋巴管或血管),这种现象叫作浸润。浸润性肿瘤没有包膜(或破坏原来的包膜),与邻近的正常组织无明显界限。触诊时,肿瘤固定,活动度小;手术时,需要将较大范围的周围组织一并切除,因为其中也可能有肿瘤浸润,若切除不彻底,术后容易复发。手术中由病理医师对切缘组织作快速冷冻切片检查以了解有无肿瘤浸润,可帮助手术医师确定是否需要扩大切除范围。

(二)肿瘤的生长速度

不同肿瘤的生长速度差别很大。良性肿瘤生长一般较缓慢,肿瘤生长的时间可达数年甚至数十年。恶性肿瘤生长较快,特别是分化差的恶性肿瘤,可在短期内形成明显的肿块。影响肿瘤生长速度的因素很多,如肿瘤细胞的倍增时间、生长分数、肿瘤细胞的生成和死亡的比例等。

肿瘤细胞的倍增时间指细胞分裂繁殖为两个子代细胞所需的时间。多数恶性肿瘤细胞的倍增时间并不比正常细胞更快,所以,恶性肿瘤生长迅速可能主要不是肿瘤细胞倍增时间缩短引起的。生长分数指肿瘤细胞群体中处于增生状态的细胞的比例(图 1-1)。处于增生状态的细胞,不断分裂繁殖;细胞每一次完成分裂、形成子代细胞的过程称为一个细胞周期,由 G_1、S、G_2 和 M 四个期组成。DNA 的复制在 S 期进行,细胞的分裂发生在 M 期。G_1 期为 S 期做准备,G_2 期为 M 期做准备。恶性肿瘤形成初期,细胞分裂繁殖活跃,生长分数高。随着肿瘤的生长,有的肿瘤细胞进入静止期(G_0 期),停止分裂繁殖。许多抗肿瘤的化学治疗(简称化疗)药物是通过干扰细胞增生起作用的。因此,生长分数高的肿瘤对于化疗敏感。如果一个肿瘤中非增生期细胞数量较多,它对化学药物的敏感性可能就比较低。对于这种肿瘤,可以先进行放射治疗(简称放疗)或手术,缩小或大部去除瘤体,这时,残余的 G_0 期肿瘤细胞可再进入增生期,从而增加肿瘤对化疗的敏感性。

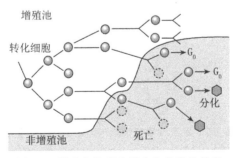

图 1-1　肿瘤细胞增生状态和非增生状态

肿瘤细胞增生过程中,有的细胞进入非增生状态(进入 G_0 期或分化或死亡),处于增生状态的仅为部分肿瘤细胞

肿瘤细胞的生成和死亡的比例是影响肿瘤生长速度的一个重要因素。肿瘤生长过程中,由于营养供应和机体抗肿瘤反应等因素的影响,有一些肿瘤细胞会死亡,并且常常以凋亡的形式发

生。肿瘤细胞的生成与死亡的比例,可能在很大程度上决定肿瘤是否能持续生长、能以多快的速度生长。促进肿瘤细胞死亡和抑制肿瘤细胞增生是肿瘤治疗的两个重要方面。

(三)肿瘤的血管生成

肿瘤直径达到 1~2 mm 后,若无新生血管生成以提供营养,则不能继续增长。实验显示,肿瘤有诱导血管生成的能力。肿瘤细胞本身及炎细胞(主要是巨噬细胞)能产生血管生成因子,如血管内皮细胞生长因子(vascular endothelial growth factor, VEGF),诱导新生血管的生成。血管内皮细胞和成纤维细胞表面有血管生成因子受体。血管生成因子与其受体结合后,可促进血管内皮细胞分裂和毛细血管出芽生长。近年研究还显示,肿瘤细胞本身可形成类似血管、具有基底膜的小管状结构,可与血管交通,作为不依赖于血管生成的肿瘤微循环或微环境成分,称为"血管生成拟态"。肿瘤血管生成由血管生成因子和抗血管生成因子共同控制。抑制肿瘤血管生成或"血管生成拟态",是抗肿瘤研究的重要课题,也是肿瘤治疗的新途径。

(四)肿瘤的演进和异质性

恶性肿瘤是从一个发生恶性转化的细胞单克隆性增生而来。肿瘤性增生所具有的这种克隆性特点,在女性可用多态 X 性联标记,如雄激素受体的杂合性来测定(图 1-2)。

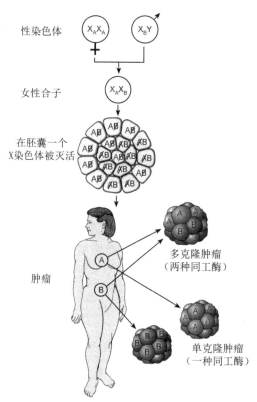

图 1-2　用 X 性联标记显示肿瘤细胞的克隆性

女性的一对 X 染色体分别来自其父母。胚胎发育过程中细胞内的一个 X 染色体被随机灭活。每一体细胞中的活化的 X-性联标记(如雄激素受体或 G6PD 同工酶)基因随机来自其父或母(图中的 A 或 B)。分析 X-性联标记杂合的女性患者发生的肿瘤,可显示肿瘤细胞中 X-性联标记基因或来自母亲的 A,或者来自父亲的 B,而不是同时具有两个等位基因,说明该肿瘤具有克隆性

理论上,一个恶性转化细胞通过这种克隆增生过程,经过大约 40 个倍增周期后,达到 10^{12} 细

胞,可引起广泛转移,导致宿主死亡;而临床能检测到的最小肿瘤(数毫米大),恶性转化的细胞也已增生了大约30个周期,达到10^9细胞(图1-3)。

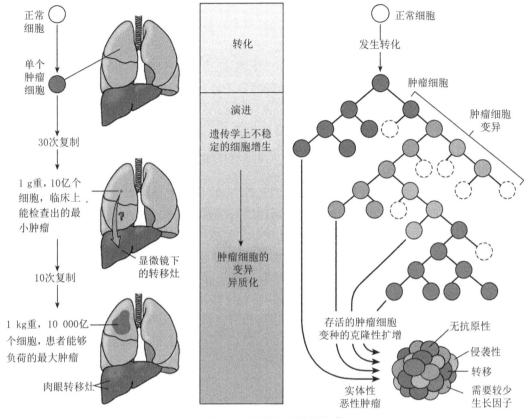

图1-3 肿瘤生长的生物学

肿瘤的克隆性增生、肿瘤细胞演进与异质性的关系;一个发生了转化的细胞(肿瘤细胞)克隆性增生,并衍生出众多亚克隆;侵袭性更强、更能逃避宿主反应的亚克隆得以存活与繁衍,演进为侵袭性更强的异质性的肿瘤

恶性肿瘤在其生长过程中出现侵袭性增加的现象称为肿瘤的演进,可表现为生长速度加快、浸润周围组织和发生远处转移。肿瘤演进与它获得越来越大的异质性有关。肿瘤在生长过程中,经过许多代分裂繁殖产生的子代细胞,可出现不同的基因改变或其他大分子的改变,其生长速度、侵袭能力、对生长信号的反应、对抗癌药物的敏感性等方面都可以有差异。这时,这一肿瘤细胞群体不再是由完全一样的肿瘤细胞组成的,而是具有异质性的肿瘤细胞群体,即具有各自特性的"亚克隆"。在获得这种异质性的肿瘤演进过程中,具有生长优势和较强侵袭力的细胞压倒了没有生长优势和侵袭力弱的细胞。

近年来对白血病、乳腺癌、前列腺癌、胶质瘤等多种肿瘤的研究显示,一个肿瘤虽然是由大量肿瘤细胞组成的,但其具有启动和维持肿瘤生长、保持自我更新能力的细胞是少数,这些细胞称为癌症干细胞、肿瘤干细胞或肿瘤启动细胞(tumor initiating cell,TIC)。对肿瘤干细胞的进一步研究,将有助于深入认识肿瘤发生、肿瘤生长及其对治疗的反应,以及新的治疗手段的探索。

二、肿瘤的扩散

恶性肿瘤不仅可在原发部位浸润生长、累及邻近器官或组织,而且还可通过多种途径扩散到身体其他部位。这是恶性肿瘤最重要的生物学特性。

（一）局部浸润和直接蔓延

随着恶性肿瘤不断长大，肿瘤细胞常常沿着组织间隙或神经束衣连续地向周围浸润生长，破坏邻近器官或组织，这种现象称为直接蔓延。例如，晚期宫颈癌可直接蔓延到直肠和膀胱。

（二）转移

恶性肿瘤细胞从原发部位侵入淋巴管、血管或体腔，迁徙到其他部位，继续生长，形成同样类型的肿瘤，这个过程称为转移。通过转移形成的肿瘤称为转移性肿瘤或继发肿瘤，原发部位的肿瘤称为原发肿瘤。

发生转移是恶性肿瘤的特点，但并非所有恶性肿瘤都会发生转移。例如，皮肤的基底细胞癌，多在局部造成破坏，但很少发生转移。恶性肿瘤可通过以下几种途径转移。

1.淋巴道转移

淋巴道转移是上皮性恶性肿瘤（癌）最常见的转移方式，但肉瘤也可以淋巴道转移。肿瘤细胞侵入淋巴管，随淋巴流到达局部淋巴结（区域淋巴结）。例如，乳腺外上象限发生的癌常首先转移至同侧的腋窝淋巴结，形成淋巴结的转移性乳腺癌。肿瘤细胞先聚集于边缘窦，以后累及整个淋巴结（图1-4），使淋巴结肿大，质地变硬。肿瘤组织侵出包膜，可使相邻的淋巴结融合成团。局部淋巴结发生转移后，可继续转移至淋巴循环下一站的其他淋巴结，最后可经胸导管进入血流，继发血道转移。值得注意的是，有时肿瘤可以逆行转移或者越过引流淋巴结发生跳跃式转移。前哨淋巴结是原发肿瘤区域淋巴结群中承接淋巴引流的第一个淋巴结。在乳腺癌手术中，为了减少同侧腋窝淋巴结全部清扫造成的术后并发症，如淋巴水肿等，临床上做前哨淋巴结术中冷冻活检，判断是否有转移来决定手术方式。该方法也用在恶性黑色素瘤、结肠癌和其他肿瘤的手术中。

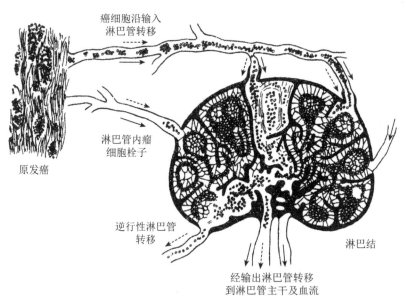

图1-4　癌的淋巴道转移模式图

淋巴流向（实线箭头）；癌细胞流向（虚线箭头）

2.血道转移

瘤细胞侵入血管后,可随血流到达远处的器官,继续生长,形成转移瘤。由于静脉壁较薄,同时管内压力较低,故瘤细胞多经静脉入血。少数亦可经淋巴管间接入血。侵入体循环静脉的肿瘤细胞经右心到肺,在肺内形成转移瘤,如骨肉瘤的肺转移。侵入门静脉系统的肿瘤细胞,首先发生肝转移,例如胃肠道癌的肝转移。原发性肺肿瘤或肺内转移瘤的瘤细胞可直接侵入肺静脉或通过肺毛细血管进入肺静脉,经左心随主动脉血流到达全身各器官,常转移到脑、骨、肾及肾上腺等处。因此,这些器官的转移瘤常发生在肺内已有转移之后。此外,侵入胸、腰、骨盆静脉的肿瘤细胞,也可以通过吻合支进入脊椎静脉丛。例如,前列腺癌可通过这一途径转移到脊椎,进而转移到脑,这时可不伴有肺的转移。

恶性肿瘤可以通过血道转移累及许多器官,但最常受累的脏器是肺和肝。临床上常做肺及肝的影像学检查以判断有无血道转移、确定患者的临床分期和治疗方案。形态学上,转移性肿瘤的特点是边界清楚,常为多个,散在分布,多接近于器官的表面。位于器官表面的转移性肿瘤,由于瘤结节中央出血、坏死而下陷,形成所谓"癌脐"。

3.种植性转移

发生于胸腹腔等体腔内器官的恶性肿瘤,侵及器官表面时,瘤细胞可以脱落,像播种一样种植在体腔其他器官的表面,形成多个转移性肿瘤。这种播散方式称为种植性转移。

种植性转移常见于腹腔器官恶性肿瘤。例如,胃肠道黏液癌侵及浆膜后,可种植到大网膜、腹膜、盆腔器官如卵巢等处。在卵巢可表现为双侧卵巢长大,镜下见富于黏液的印戒细胞癌弥漫浸润。这种特殊类型的卵巢转移性肿瘤称为 Krukenberg 瘤,多由胃肠道黏液癌(特别是胃的印戒细胞癌)转移而来(应注意 Krukenberg 瘤不一定都是种植性转移,也可通过淋巴道和血道转移形成)。

浆膜腔的种植性转移常伴有浆膜腔积液,可为血性浆液性积液,是由于浆膜下淋巴管或毛细血管被瘤栓堵塞、毛细血管通透性增加、血液漏出,以及肿瘤细胞破坏血管引起的出血。体腔积液中可含有不等量的肿瘤细胞。抽取体腔积液做细胞学检查,以发现恶性肿瘤细胞,是诊断恶性肿瘤的重要方法之一。

(夏　欢)

第五节　肿瘤的分级与分期

一、肿瘤的分级

肿瘤的组织学分级依据肿瘤细胞的分化程度、异型性、核分裂象和有无坏死来确定,一般用于恶性肿瘤。对于上皮性瘤,较常采用的是三级法,即Ⅰ级为高分化,属低度恶性;Ⅱ级为中分化,属中度恶性;Ⅲ级为低分化,属高度恶性。如食管或肺的鳞状细胞癌可分为Ⅰ级、Ⅱ级和Ⅲ级。胃或大肠癌类型可分为分化好、分化中等和分化差,或分为低度恶性(包括分化好和中分化)和高度恶性(包括低分化和未分化)。中枢神经系统肿瘤通常分成 4 级,Ⅰ级为良性,Ⅱ、Ⅲ和Ⅳ级分别代表低度、中度和高度恶性。Ⅳ级肿瘤包括胶质母细胞瘤、松果体母细胞瘤、髓上皮瘤、室管膜母细胞瘤、髓母细胞瘤、幕上原发性神经外胚层瘤(PNET)和非典型性畸胎样/横纹肌样瘤。

二、肿瘤的分期

目前,被大家普遍应用的为国际抗癌联盟(UICC)制定的 TNM 分期系统。

TNM 分期系统是目前国际上最为通用的分期系统。首先由法国人 Pierre Denoix 于1943 年至1952 年间提出,后来美国癌症联合委员会(AJCC)和国际抗癌联盟(UICC)逐步开始建立国际性的分期标准,并于 1968 年正式出版了第 1 版《恶性肿瘤 TNM 分类法》手册。TNM 分期系统已经成为临床医师和医学科学工作者对于恶性肿瘤进行分期的标准方法。

TNM 分期系统是基于肿瘤的范围("T"是肿瘤一词英文"Tumor"的首字母),淋巴结播散情况("N"是淋巴结一词英文"Node"的首字母),是否存在转移("M"是转移一词英文"Metastasis"的首字母)所构成的,见表 1-4。

表 1-4　肿瘤 TNM 分期

分期符号	临床意义
Tx	原发肿瘤的情况无法评估
T_0	没有证据说明存在原发肿瘤
Tis	早期肿瘤没有播散至相邻组织
$T_{1\sim4}$	大小和/或原发肿瘤的范围
Nx	区域淋巴结情况无法评估
N_0	没有区域淋巴结受累(淋巴结未发现肿瘤)
M_0	没有远处转移(肿瘤没有播散至体内其他部分)
M_1	有远处转移(肿瘤播散至体内其他部分)

每一种恶性肿瘤的 TNM 分期系统各不相同,因此 TNM 分期中字母和数字的含义在不同肿瘤所代表的意思不同。TNM 分期中 T,N,M 确定后就可以得出相应的总的分期,即 I 期,II 期,III 期,IV 期等。有时候也会与字母组合细分为 II a 或 III b 等。I 期的肿瘤通常是相对早期的肿瘤有着相对较好的预后。分期越高意味着肿瘤进展程度越高。

（夏　欢）

第六节　肿瘤的分子流行病学

肿瘤分子流行病学属肿瘤流行病学的一个分支,其产生和发展得益于分子生物学理论和方法的迅速发展和不同学科间的相互渗透。肿瘤分子流行病学把群体研究与微观研究有机地结合起来,为肿瘤流行病学研究开辟了一个崭新的领域,另一方面,肿瘤分子流行病学的发展也给肿瘤流行病学研究带来了生机。

一、概述

肿瘤分子流行病学是采用流行病学研究方法,结合肿瘤分子生物学的理论和技术,在有代表性人群中用定性或定量方法研究致癌物在体内暴露引起的生物学作用及癌变发生机制。

随着分子生物学技术的发展和进步,肿瘤分子流行病学研究的内容和方法也得到了迅速发展,肿瘤分子流行病学主要研究内容包括测量环境及内源性致癌物在体内暴露的剂量、了解致癌物在体内代谢过程的个体差异、确定致癌物与靶器官作用的生物有效剂量及对 DNA 造成的损伤、评价个体对肿瘤的易感性、在分子水平上评价干预效果等。

在肿瘤发生、发展的多阶段演变过程中,贯穿着一系列分子事件的发生,包括癌基因激活、抑癌基因失活等。此外,个体的遗传易感性在肿瘤的发生、发展中也起重要作用。近年来,随着流行病学研究的不断深入和分子生物学技术的发展,对一些肿瘤的发病机制更加明确,如宫颈癌病因研究取得了重大突破,目前已确证宫颈癌与 HPV 感染密切相关,HPV 感染是造成宫颈癌的必要条件。除宫颈癌外,其他肿瘤的发生机制并不完全清楚,致癌的环境因素如何启动癌变过程,如何引起癌基因或抑癌基因的改变,个体的遗传因素在致癌物的代谢、激活、与大分子结合、对 DNA 损伤修复能力等方面的作用尚不十分明确,需要用肿瘤分子流行病学方法去探索、研究。

二、致癌物暴露的检测

人类对致癌物的暴露状况可通过各种方式进行检测。分析流行病学可通过调查癌症患者和对照有关因素的暴露史或直接测定外环境中某些可疑致癌物获得信息。如在研究肝癌的致病因素时,除乙肝病毒感染外,黄曲霉毒素也是人们高度怀疑的致病因素,通过在高发区对肝癌患者食用发霉食品进行调查,间接测定对黄曲霉毒素的可能暴露剂量。另外,在肿瘤分子流行病学研究中越来越多地采用已成熟的技术直接测定人体内致癌物——DNA 加合物及致癌物代谢产物,即通过对体液如尿液、血清,以及组织细胞中 DNA 加合物及致癌物代谢产物的直接定量测定,来评价致癌物在体内暴露的水平,如在研究肝癌危险因素时可应用免疫亲和纯化联用高效液相色谱测定尿液中黄曲霉毒素 B_1 的鸟嘌呤加合物,从而获得暴露信息。

由于致癌物在体内暴露的剂量低,因此要采用敏感性高、特异性强,且可重复性的检测方法。比较常用的检测方法包括免疫法、荧光法、^{32}P-后标记法等。荧光法中的色谱/质谱法灵敏度可达 $0.1\sim1.0$ 个加合物$/10^8$ 核苷酸,但每次分析需要 DNA 的量高;而 ^{32}P-后标记法灵敏度可达 1 个加合物$/10^{8\sim10}$ 核苷酸,每次分析所需的 DNA 量仅为 $5\sim10~\mu g$,因此被广泛应用。

(一)^{32}P-后标记法

^{32}P-后标记法是 1981 年由 Randerath 和 Gupta 等首先建立的一种 DNA 加合物检测分析方法,目前已成为灵敏度最高、应用最为广泛的 DNA 加合物检测方法。该方法的基本步骤包括将完整的 DNA 降解为脱氧 3'-单核苷酸;在 T4 多聚核苷酸激酶的作用下,将^{32}P标记到单核苷酸的 5'端,使之形成 3',5'-二磷酸核苷;经过多向薄层层析(TLC)分离出^{32}P标记的加合物;通过放射活性测定加合物的含量。^{32}P-后标记分析测试 DNA 加合物可以对所测试的加合物进行定量,并且重现性好,但缺点是不安全,且有污染性。

^{32}P-后标记法可以检测亚硝基化合物、多环芳烃、烷化剂等与 DNA 形成的加合物。

(二)色谱法

高效液相色谱(HPLC)是目前许多实验室普遍拥有的设备,操作简单,分离效果好,其附带的紫外检测器和荧光检测器能够有效检测出具有紫外特定波长吸收特征和荧光特性的物质。如应用高效液相色谱法可以检测苯并(a)芘与 DNA 形成的加合物,此外,应用液相色谱-电化学法可以检测丙烯醛与 DNA 形成的加合物 8-羟基脱氧鸟苷(8-OHdG)。

(三)免疫法

免疫法测定 DNA 加合物是基于抗原-抗体特异性反应形成免疫复合体的原理,其灵敏度一般为1个加合物/$10^{7\sim8}$核苷酸。1977 年 Poirier 等人率先报道用竞争性放射免疫法(RIA)测定 DNA 加合物,这种方法利用同位素标记物质与核苷酸结合后,与无同位素标记的核苷酸竞争结合特异性加合物受体,根据所生成免疫复合物的放射性强度对 DNA 加合物进行定量。此后,逐渐发展了酶联免疫吸附法(ELISA)、放射免疫吸附法(RIST)等。如采用 ELISA 方法可检测 8-甲氧基补骨脂素(8-MOP)与 DNA 形成的加合物。

总之,DNA 加合物的形成被认为是致肿瘤过程的一个重要阶段。近年来,对 DNA 加合物的检测已成为肿瘤流行病学研究的热点,具有重要意义。

三、分子标志物的筛选

肿瘤分子流行病学研究中很重要的一部分内容是分子标志物的筛选。在环境致癌物的暴露到肿瘤的发生、发展过程中,可以从以下几个方面考虑筛选分子标志物:环境致癌物在体内暴露的指示物、致癌物代谢的中间产物、致癌物与体内大分子形成的加合物、致癌物造成的 DNA 损伤、遗传易感性因素等。根据研究目的和研究类型不同,筛选不同的标志物。

虽然研究者不断探索和尝试用分子标志物去评价人类对致癌物的暴露及其生物作用,但由于人类对肿瘤的病因及发病机制尚不完全明确,研究范围有限,同时受到样本量、检测方法、混杂因素等限制,分子标志物的研究尚有待深入。

分子标志物的研究需注意以下两个方面:①实验研究方法需完善,寻找更加敏感、特异且重复性好的检测方法。②应考虑个体在代谢致癌物能力上的差异,因此,需发展新的手段,在评价体内暴露剂量高低的同时区别个体危险性的大小。

在研究分子标志物时通常采用的方法包括横断面研究、病例-对照研究、前瞻性研究和干预研究。横断面研究用来了解分子标志物的检出率,建立外环境暴露与体内暴露的联系和剂量反应关系。病例-对照研究用来评价分子标志物与肿瘤发生发展的关系。在进行病例-对照研究时,病例和对照的选择应具有代表性。前瞻性研究是通过对一特定人群的生物标记进行追踪,以了解过去暴露、新的暴露,以及影响生物标记的因素。干预研究是肿瘤预防的重要手段,生物标志物的检测为客观评价干预试验的效果提供了重要手段。

四、肿瘤遗传易感性研究

肿瘤的发生是多因素参与的多阶段过程,是环境因素与遗传因素共同作用的结果。宿主的遗传差异是造成个体对肿瘤易感性不同的主要因素。如何区别和明确不同个体的遗传差异,确定高危个体,有针对性地进行个体化治疗,仍然是肿瘤研究领域面临的重要科学问题。

事实上遗传性肿瘤只占极少部分,大多数常见肿瘤是散发性的而不是家族性的,散发性肿瘤的遗传易感性因素尚没有被完全阐明。近年来,国内外学者对肿瘤易感基因进行了大量研究,发现一些易感基因多态与常见的一些散发性肿瘤的发病风险密切相关。

基因多态性在本质上是染色体 DNA 中核苷酸排列顺序的差异性,在人群中出现的频率不低于 1%。其中单核苷酸多态(single nucleotide polymorphisms,SNPs)是最主要的多态形式,是决定个体之间遗传差异的重要物质基础,占所有已知多态性的 90% 以上。SNP 在人类基因组中广泛存在,平均每 500~1 000 个碱基对中就有 1 个,估计其总数可达 300 万个甚至更多。大量存在的 SNP 位点可以用于高危个体的发现及疾病相关基因的鉴定等。

目前研究较多的肿瘤易感基因包括代谢酶基因,免疫反应相关基因,DNA 损伤修复基因,细胞生长、增殖相关的癌基因、抑癌基因等。

(一)代谢酶基因多态

环境致癌物大多数是前致癌物,没有直接的致癌作用,前致癌物需经过体内代谢活化形成终致癌物。使前致癌物激活的酶为 I 相酶,如细胞色素 P450(CYP)酶系统。使致癌物降解失去致癌活性的酶被称为 II 相酶,如谷胱甘肽转移酶(GST)。代谢酶基因多态可以影响酶的活性,因此,研究代谢酶基因多态性对于评价个体对环境致癌因素危险性具有重要意义。

(二)免疫反应相关基因

许多肿瘤的发生与生物致病因素有关,如胃癌的发生与幽门螺杆菌感染密切相关。免疫反应相关基因多态可能影响个体对生物致病因素引起的炎症反应的强度,以及对肿瘤的易感性,目前研究较多的有白细胞介素-1(IL-1)、IL-8、IL-10 和肿瘤坏死因子-α(TNF-α)等基因多态与肿瘤的遗传易感性。

(三)DNA 损伤修复基因

人类细胞具有一系列 DNA 修复系统,以保护基因组的稳定和完整性,在极其复杂的 DNA 损伤修复体系中,已发现某些基因存在多态性,目前研究比较多的有 5,10-亚甲基四氢叶酸还原酶(MTHFR),碱基切除修复系统重要基因 XRCC1、XPD,^{6}O-甲基鸟嘌呤-DNA 甲基转移酶(MGMT),8-羟基鸟嘌呤-DNA 糖基化酶(OGG)等,这些基因多态将造成个体对 DNA 损伤修复能力形成差异。

(四)癌基因、抑癌基因

肿瘤发生过程中涉及众多癌基因的激活和抑癌基因的失活,肿瘤相关基因的多态性如果影响到基因表达调控或其产物的功能,就必然会影响到个体对肿瘤的易感性。P53 抑癌基因在细胞周期调控和凋亡中都有重要作用,是与肿瘤发生相关性最高的抑癌基因之一。研究发现,P53 基因第 72 位密码子基因多态与许多肿瘤的易感性有关,另外研究较多的还有 p21、L-myc 基因多态与肿瘤的发病风险。

上述根据基因功能选择基因的单个或者几个 SNPs 进行关联研究的策略是候选基因策略,这种策略具有一定的局限性,因为肿瘤是多基因参与的复杂性疾病,候选基因策略无法观察到因实际上存在的多因素间相互作用的结果。近年来,随着高通量技术的迅速发展,全基因组关联研究(genome-wide association study,GWAS)应运而生。GWAS 是基于连锁不平衡原理同时选择全基因组范围内数百万个 SNPs,应用高通量基因分型平台进行检测,以寻找与疾病或性状关联的基因及遗传变异。GWAS 一般所采用的研究样本量非常大,并要进行多个独立验证,因此既能比较全面地观察全基因组遗传变异,又能有效避免候选基因策略的局限性。例如,采用 Affymetrix 芯片,在全基因组水平上同时检测几百万个 SNPs 并加以分析,通过 SNPs 与性状的关联来寻找易感基因,因此,GWAS是研究肿瘤相关基因的一项创新性研究方法,它不事先根据生物功能提出假设,是无偏倚的全面筛查。目前各国科学家运用GWAS在人类肿瘤研究中取得了一系列重要研究成果,如中国科学家运用GWAS对多种肿瘤如肝癌、胃癌、肺癌、食管癌、胰腺癌、前列腺癌等进行研究,发现了多个肿瘤易感基因,为肿瘤病因的研究提供了新的思路和方法。

（夏　欢）

第二章 肿瘤的常见症状与体征

第一节 疼 痛

疼痛是癌症患者最常见的症状之一,严重影响癌症患者的生活质量。初诊癌症患者疼痛发生率约为 25%;晚期癌症患者的疼痛发生率为 60%～80%,其中 1/3 的患者为重度疼痛。癌症疼痛(以下简称癌痛)如果得不到缓解,患者将感到极度不适,可能会引起或加重患者的焦虑、抑郁、乏力、失眠、食欲减退等症状,严重影响患者日常活动、自理能力、交往能力及整体生活质量。

一、概述

(一)定义

国际疼痛研究会把疼痛定义为"疼痛是一种令人不快的感觉和情绪上的感受,伴有实际存在或潜在的组织损伤"。疼痛的强度依组织受伤的程度、疾病的严重程度或对情绪的影响程度不同而不同。疼痛的第二层含义是"痛苦"。因此,疼痛是一种主观感受,是感受者认为存在就存在,认为是什么样就什么样,它表示一个人因痛的有害刺激造成由感觉神经传入的一种痛苦的反应。也就是说,疼痛不仅是一种简单的生理应答,同时还是一种个人的心理经验。所以在疼痛及其评估方面要相信患者的主述。

(二)病因

癌痛的原因多样,大致可分为以下三类。

1.肿瘤相关性疼痛

因肿瘤直接侵犯压迫局部组织,肿瘤转移累及骨等组织所致。

2.抗肿瘤治疗相关性疼痛

常见于手术、创伤性检查操作、放疗,以及细胞毒化疗药物治疗后。

3.非肿瘤因素性疼痛

包括其他合并症、并发症等非肿瘤因素所致的疼痛。大多数患者至少有一种疼痛是直接因肿瘤而引起的,晚期肿瘤患者大多有两种或两种以上原因造成疼痛。一般而言,3/4 的晚期肿瘤患者会发生与肿瘤浸润有关的疼痛,有 20% 的患者会发生与治疗相关的疼痛,只有小部分患者的疼痛与癌症或其治疗无关。

(三)机制与分类

1.按病理生理学机制分类

(1)伤害感受性疼痛:因有害刺激作用于躯体或脏器组织,使该结构受损而导致的疼痛。伤害感受性疼痛与实际发生的组织损伤或潜在的损伤相关,是机体对损伤所表现出的生理性痛觉神经信息传导与应答的过程。伤害感受性疼痛包括躯体痛和内脏痛。躯体性疼痛常表现为钝痛、锐痛或者压迫性疼痛。内脏痛通常表现为定位不够准确的弥漫性疼痛和绞痛。

(2)神经病理性疼痛:由于外周神经或中枢神经受损,痛觉传递神经纤维或疼痛中枢产生异常神经冲动所致。神经病理性疼痛常表现为刺痛、烧灼样痛、放电样痛、枪击样疼痛、麻木痛、麻刺痛、枪击样疼痛。幻觉痛、中枢性坠、胀痛,常合并自发性疼痛、触诱发痛、痛觉过敏和痛觉超敏。治疗后慢性疼痛也属于神经病理性疼痛。

2.按发病持续时间分类

癌症疼痛大多表现为慢性疼痛。与急性疼痛相比较,慢性疼痛持续时间长,病因不明确,疼痛程度与组织损伤程度可呈分离现象,可伴有痛觉过敏、异常疼痛、常规止痛治疗效果不佳等特点。慢性疼痛与急性疼痛的发生机制既有共性也有差异。慢性疼痛的发生,除伤害感受性疼痛的基本传导调制过程外,还可表现出不同于急性疼痛的神经病理性疼痛机制,如伤害感受器过度兴奋、受损神经异位电活动、痛觉传导中枢机制敏感性过度增强、离子通道和受体表达异常、中枢神经系统重构等。

(四)评估

癌痛评估是合理、有效进行止痛治疗的前提。癌症疼痛评估应当遵循"常规、量化、全面、动态"评估的原则。

1.常规评估

癌痛常规评估是指医护人员主动询问癌症患者有无疼痛,常规评估疼痛病情,并进行相应的病历记录,应当在患者入院后8小时内完成。对于有疼痛症状的癌症患者,应当将疼痛评估列入护理常规监测和记录的内容。疼痛常规评估应当鉴别疼痛暴发性发作的原因,例如需要特殊处理的病理性骨折、脑转移、感染以及肠梗阻等急症所致的疼痛。

2.量化评估

癌痛量化评估是指使用疼痛程度评估量表等量化标准来评估患者疼痛主观感受程度,需要患者密切配合。量化评估疼痛时,应当重点评估最近24小时内患者最严重和最轻的疼痛程度,以及通常情况的疼痛程度。量化评估应当在患者入院后8小时内完成。癌痛量化评估通常使用数字分级法(NRS)、面部表情评估量表法及主诉疼痛程度分级法(VRS)三种方法。

(1)数字分级法(NRS):使用《疼痛程度数字评估量表》(图2-1)对患者疼痛程度进行评估。将疼痛程度用0~10个数字依次表示,0表示无疼痛,10表示最剧烈的疼痛。交由患者自己选择一个最能代表自身疼痛程度的数字,或由医护人员询问患者:你的疼痛有多严重?由医护人员根据患者对疼痛的描述选择相应的数字。按照疼痛对应的数字将疼痛程度分为:轻度疼痛(1~3)、中度疼痛(4~6),重度疼痛(7~10)。

(2)面部表情疼痛评分量表法:由医护人员根据患者疼痛时的面部表情状态,对照《面部表情疼痛评分量表》(图2-2)进行疼痛评估,适用于表达困难的患者,如儿童、老年人,以及存在语言或文化差异或其他交流障碍的患者。

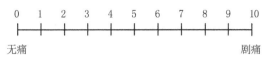

图 2-1　疼痛程度数字评估量表

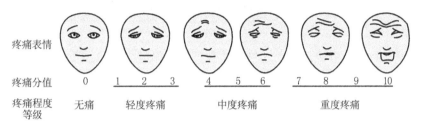

图 2-2　面部表情疼痛评分量表

（3）主诉疼痛程度分级法（VRS）：根据患者对疼痛的主诉，将疼痛程度分为轻度、中度、重度三类（表 2-1）。

表 2-1　疼痛程度分级法

程度	表现
轻度疼痛	有疼痛但可忍受，生活正常，睡眠无干扰
中度疼痛	疼痛明显，不能忍受，要求服用镇痛药物，睡眠受干扰
重度疼痛	疼痛剧烈，不能忍受，需用镇痛药物，睡眠受严重干扰，可伴自主神经紊乱或被动体位

3.全面评估

癌痛全面评估是指对癌症患者疼痛病情及相关病情进行全面评估，包括疼痛病因及类型（躯体性、内脏性或神经病理性），疼痛发作情况（疼痛性质、加重或减轻的因素），止痛治疗情况，重要器官功能情况，心理精神情况，家庭及社会支持情况，以及既往史（如精神病史、药物滥用史）等。应当在患者入院后 24 小时内进行首次全面评估，在治疗过程中，应当在给予止痛治疗 3 天内或达到稳定缓解状态时进行再次全面评估，原则上不少于 2 次/月。

癌痛全面评估通常使用《简明疼痛评估量表（BPI）》，评估疼痛及其对患者情绪、睡眠、活动能力、食欲、日常生活、行走能力、与他人交往等生活质量的影响。应当重视和鼓励患者描述对止痛治疗的需求及顾虑，并根据患者病情和意愿，制订患者功能和生活质量最优化目标，进行个体化的疼痛治疗。

4.动态评估

癌痛动态评估是指持续、动态评估癌痛患者的疼痛症状变化情况，包括评估疼痛程度、性质变化情况，暴发性疼痛发作情况，疼痛减轻及加重因素，以及止痛治疗的不良反应等。动态评估对于药物止痛治疗剂量滴定尤为重要。在止痛治疗期间，应当记录用药种类及剂量滴定、疼痛程度及病情变化。

二、治疗原则

癌痛应当采用综合治疗的原则，根据患者的病情和身体状况，有效应用止痛治疗手段，持续、有效地消除疼痛，预防和控制药物的不良反应，降低疼痛及治疗带来的心理负担，以期最大限度地提高患者生活质量。主要治疗方法包括病因治疗、药物止痛治疗和非药物治疗。

(一)病因治疗

针对引起癌症疼痛的病因进行治疗。癌痛疼痛的主要病因是癌症本身、并发症等。针对癌症患者给予抗癌治疗,如手术、放疗或化疗等,可能解除癌症疼痛。

(二)药物止痛治疗

根据世界卫生组织(WHO)癌痛三阶梯止痛治疗指南,癌痛药物止痛治疗的五项基本原则如下。

1.口服给药

口服为最常见的给药途径。对不宜口服患者可用其他给药途径,如吗啡皮下注射、患者自控镇痛,较方便的方法有透皮贴剂等。

2.按阶梯用药

按阶梯用药指应当根据患者疼痛程度,有针对性地选用不同强度的镇痛药物。

(1)轻度疼痛:可选用非甾体抗炎药(NSAID)。

(2)中度疼痛:可选用弱阿片类药物,并可合用非甾体抗炎药。

(3)重度疼痛:可选用强阿片类药,并可合用非甾体抗炎药。在使用阿片类药物的同时,合用非甾体抗炎药,可以增强阿片类药物的止痛效果,并可减少阿片类药物用量。如果能达到良好的镇痛效果,且无严重的不良反应,轻度和中度疼痛也可考虑使用强阿片类药物。如果患者诊断为神经病理性疼痛,应首选三环类抗抑郁药物或抗惊厥类药物等。

3.按时用药

按时用药指按规定时间间隔规律性给予止痛药。按时给药有助于维持稳定、有效的血药浓度。目前,控缓释药物临床使用日益广泛,强调以控缓释阿片药物作为基础用药的止痛方法,在滴定和出现暴发痛时,可给予速释阿片类药物对症处理。

4.个体化给药

个体化给药指按照患者病情和癌痛缓解药物剂量,制订个体化用药方案。使用阿片类药物时,由于个体差异,阿片类药物无理想标准用药剂量,应当根据患者的病情,使用足够剂量药物,使疼痛得到缓解。同时,还应鉴别是否有神经病理性疼痛的性质,考虑联合用药可能。

5.注意具体细节

对使用止痛药的患者要加强监护,密切观察其疼痛缓解程度和机体反应情况,注意药物联合应用的相互作用,并及时采取必要措施尽可能减少药物的不良反应,以期提高患者的生活质量。

(三)非药物治疗

用于癌痛治疗的非药物治疗方法主要有介入治疗、针灸、经皮穴位电刺激等物理治疗、认知-行为训练、社会心理支持治疗等。适当应用非药物疗法,可作为药物止痛治疗的有益补充。

三、宣教

癌痛治疗过程中,患者及家属的理解和配合至关重要,应当有针对性地开展止痛知识宣传教育。重点宣教以下内容:鼓励患者主动向医护人员描述疼痛的程度;止痛治疗是肿瘤综合治疗的重要部分,忍痛对患者有害无益;多数癌痛可通过药物治疗有效控制,患者应当在医师指导下进行止痛治疗,规律服药,不宜自行调整止痛药剂量和止痛方案;吗啡及其同类药物是癌痛治疗的常用药物,在癌痛治疗时应用吗啡类药物引起成瘾的现象极为罕见;应当确保药物安全放置;止痛治疗时要密切观察疗效和药物的不良反应,随时与医务人员沟通,调整治疗目标及治疗措施;应当定期复诊或随访。

(阚士锋)

第二节 发 热

一、概述

肿瘤患者伴发热的现象非常普遍,其中相当一部分归因于伴发的感染。然而有许多患者在经过全面检查后找不到发热的原因,而且这种发热与肿瘤的病程相关,当肿瘤进展时体温升高,在肿瘤控制后热退。因为发热与肿瘤伴发,也被称为肿瘤热。

(一)肿瘤热

肿瘤热可发生于几乎所有肿瘤,但更常见于淋巴瘤、急性白血病、骨肉瘤、肺癌、肾上腺肿瘤、原发或转移性肝肿瘤,以及有广泛转移的晚期肿瘤。肿瘤热一般表现为弛张热或持续发热型。绝大多数患者的体温在 38 ℃左右,不会超过 40 ℃。

肿瘤热的诊断必须排除感染性疾病及能引起发热的其他疾病才能确立。对症治疗常用吲哚美辛栓。肿瘤热的发病机制尚未完全明了,但可能起因于体内的多种致热原,它们可能来自:①肿瘤的致热原,如肿瘤坏死物;②宿主对肿瘤的免疫反应产生了免疫活性细胞,如激活的巨噬细胞,它能分泌白介素-2,后者是一种致热原;③许多肿瘤能合成前列腺素,这也是一种致热原。

(二)感染性发热

肿瘤患者发生感染的主要原因包括两个方面:①肿瘤患者自身免疫功能下降,易发生各种感染。或在自然腔道生长的肿瘤往往造成引流不畅,而诱发感染。长期卧床、住院、抗生素应用以及营养不良、低蛋白血症等,均易合并感染。②目前的抗肿瘤治疗是创伤性治疗,包括化疗引起的白细胞和自身免疫力下降,放疗引起的局部组织抵抗力下降等。由于肿瘤患者处于低免疫力状态,一旦发生细菌性感染,可快速出现全身毒血症症状,导致休克和死亡。因此,临床上应特别注意患者出现的感染症状,并及时作出诊断和治疗。引起感染的病原体包括细菌、真菌和病毒。

(三)鉴别诊断

部分肿瘤患者可出现肿瘤热,是由于机体对肿瘤及由肿瘤细胞释放的致热因子的防御反应,或对肿瘤坏死的反应,均可出现发热。肿瘤热一般表现为持续热,口腔体温常低于 38.5 ℃,可伴有轻度的白细胞总数和中性粒细胞升高,患者自我发热感觉不明显,毒血症症状也不明显。但肿瘤阻塞某些自然腔道而引起的阻塞性细菌炎症,如支气管阻塞引起的炎症,其典型的发热症状常表现为午后寒战,再出现持续高热,体温常超过 38.5 ℃,并伴有白细胞总数和中性粒细胞明显升高。因败血症出现的发热常为持续高热。

因化疗而引起的骨髓抑制易继发细菌感染。当白细胞总数 $<0.5\times10^9/L$,并出现体温 >38.5 ℃时,应首先考虑感染的存在,并特别注意寻找隐匿的感染灶。此时因患者体质虚弱,临床上仅表现为寒战和发热,而对于一般感染所出现的症状,如皮肤红斑、水肿、炎症部位脓肿形成及局部疼痛等,临床上表现并不明显。

二、治疗原则

(一)感染性发热

感染性发热主要是根据病原菌检查结果或经验给予敏感药物治疗,要强调足量、全程用药。同时,还应采取必要的降温措施。对于使用物理还是药物降温,目前说法不一。临床上最常见的感染性发热的病因为细菌感染和病毒感染:细菌感染的治疗主要根据病原体的不同选择合适的抗生素;病毒感染的治疗以利巴韦林(病毒唑)、吗啉胍(病毒灵)等为代表。

(二)肿瘤性发热

首先要针对肿瘤病灶和性质本身选择合适的手术或放化疗方案。肿瘤性发热很少以高热为主,如果有新出现的体温异常升高,应注意是否合并感染或肿瘤恶化、转移,应完善血常规、病原学、影像学等检查,以免延误治疗。发热治疗的原则是:对于中等程度以下发热者,主张物理降温为主。如物理降温不缓解,或体温持续升高,或伴有高热惊厥的儿童,或有心功能不全、器官衰竭的老年人,再考虑使用药物降温。

对于发热患者,特别是中等程度以下(体温<39 ℃)的发热患者,应以物理降温为主。即使是对中、重度发热(体温≥39 ℃),药物降温亦并非首选。特别是在患者出现脱水休克症状时,不主张采用解热药物降温。这是因为患者应用解热药物后会因大量出汗而加重脱水休克症状。可先应用乙醇擦浴、四肢大动脉处置冰囊、口服温开水等物理降温方法,同时,注意补液,缓解休克症状,如患者出汗较多,注意离子紊乱的可能,及时补充离子。

应用物理降温后,如果发热仍不缓解,甚至体温直线上升至>39 ℃时,如无禁忌,应及时采取药物降温。一般不主张滥用解热镇痛药或激素,除高热或超高热的患者需紧急处理外,对其他发热患者应以明确病因,进行病因治疗为重点。

目前,临床常用退热药物首选非甾体抗炎药。根据其药理机制大致分为 3 类:A 类,酮洛芬、吲哚美辛;B 类,阿司匹林、萘普生;C 类,布洛芬、双氯芬酸、对乙酰氨基酚。此外,还有一些清热解表的中草药,如安宫丸、清开灵、双黄连等,作用相对较缓和。有研究者称,萘普生还具有鉴别感染性发热和肿瘤性发热的作用。对于检查鉴别有困难者,如经验性应用抗感染治疗后,患者仍有不明原因的发热,可使用萘普生进行诊断提示性治疗。如果应用萘普生后快速降温且体温达到正常水平,停药后 24 小时内体温完全回升者,多为肿瘤热。

值得注意的是,高龄者、妊娠及哺乳期妇女,肝肾功能不全者、血小板减少症者、有出血倾向者以及有上消化道出血和/或穿孔病史者,应慎用或禁用非甾体抗炎药。对有特异体质者,使用后可能发生皮疹、血管性水肿、哮喘等反应,应当慎用。

对应用上述药物仍不缓解的顽固性高热或重度感染所致发热,应合理应用激素。不主张在发热患者中常规应用激素。当患者病情需要必须使用激素退热时,务必要严格控制剂量,切忌长期大剂量使用激素退热;尽量避免使用作用很强的地塞米松,一般给予中等强度的泼尼松或氢化可的松等即可;要在体温下降后停药。如大剂量且连续应用激素>3 天,就必须采取逐渐停药方法,切忌突然停药,以免引起激素反跳现象。

除上述退热方法外,还有人工冬眠等方法。对于使用哪种退热方法,还应该根据导致发热的原因、具体病情和患者本身状态、是否具备应用退热药物的适应证或禁忌证等多重因素进行分析,选择合适的治疗手段。

(阚士锋)

第三节 出 血

一、概述

出血在肿瘤患者中常见,大出血需紧急处理。引起出血的主要原因如下。

(1)发生于自然腔道的恶性肿瘤,如鼻咽癌、肺癌、胃癌、直肠癌、宫颈癌等,由于肿瘤侵蚀血管,引起局部出血。如侵及大血管,则引起大量出血而导致死亡。

(2)许多肿瘤患者呈高凝状态,如诱发弥散性血管内凝血可导致重要脏器内出血,如颅内出血而引起患者死亡。肿瘤侵犯肝脏,可引起凝血因子等与凝血有关的物质合成减少,并使纤溶酶原合成缺陷,易引起出血。

(3)抗肿瘤治疗引起的出血。如大剂量和反复化疗导致骨髓内血小板生成抑制或急性白血病,淋巴瘤等对骨髓侵犯引起造血功能抑制而导致继发性出血。

(4)某些药物如肝素、非甾体抗炎药、两性霉素B、长春新碱等,可诱发血小板功能障碍,均可潜在导致出血。血小板减少和功能障碍是导致肿瘤患者出血的最常见的原因(约占50%)。

(5)放疗可引起局部自然腔道内的肿瘤退缩,血管暴露,如血管破裂导致出血。如支气管肺癌、食管癌放疗后引起的出血。

患者可主诉心悸、乏力、头痛、呼吸困难和痰血增加、血尿、鼻出血等症状,体检和实验室检查可发现局部黏膜出血、牙龈出血、皮下瘀点和瘀斑,特别易发生在皮肤摩擦部位,如后背、胁腹部及四肢、口腔黏膜及舌部黏膜下易出现血疱,以及胃肠道、泌尿生殖道、中枢神经系统和鼻咽部、支气管、肺部的出血。如为血小板减少引起的出血,则血常规检查示外周血血小板绝对量减少,出、凝血时间延长。与内源性凝血有关的指标如活化部分凝血酶原时间延长,与外源性凝血有关的指标如凝血素时间也可能延长。如疑有弥散性血管内凝血,则血液涂片可见破裂的红细胞,且血清中纤维蛋白原和纤维蛋白原降解产物含量增加。对怀疑存在免疫性血小板减少症患者,可做骨髓穿刺确定诊断。

二、治疗原则

(一)血小板减少症引起出血的治疗

1.血小板减少但未出血的治疗

因化疗而导致的血小板减少,如外周血血小板计数$<1\times10^9/L$,但患者无活动性出血,则应每1~2天静脉输注血小板6~8 U,直至血小板计数稳定,并高于$10\times10^9/L$。如血小板计数在$(10\sim20)\times10^9/L$,但出现发热(>38 ℃)并高度怀疑存在感染时,则需在抗生素应用的条件下,静脉输注血小板。如血小板计数$<50\times10^9/L$,但需行创伤性检查和治疗,包括活检、内镜检查、手术等,则应先静脉输注血小板,待血小板达正常值后再进行相关检查。

2.因血小板减少而出血的治疗

应静脉紧急输注血小板,至少使血小板计数$>30\times10^9/L$。正常情况下输注多个供者的血小板与单个供者的效果一样。可通过输注血小板1小时后经修正(输注的单位数和体表面积的修正值)后的血小板增加值和输注后 10～15 分钟的出血时间,来评价血小板输注后的临床效果。酚磺乙胺(止血敏)可用于血小板减少性出血。用法为酚磺乙胺 0.25～0.75 g 肌内注射或静脉注射,每天2～3 次,或2～3 g 静脉滴注,每天 1 次。可加用维生素 C 每天 2～3 g 静脉滴注。必要时短期使用糖皮质激素,如氢化可的松每天 200～300 mg 静脉滴注。

(二)因肝脏疾病所致的凝血因子缺陷和/或合成减少引起的出血

如凝血因子 Ⅴ、Ⅶ、Ⅸ、Ⅹ、Ⅺ、Ⅻ、前激肽释放酶、激肽原、纤溶酶原、抗凝素Ⅲ、S 蛋白和 C 蛋白等缺乏,可通过维生素 K 和相应的凝血因子的输入来纠正。维生素 K 参与因子Ⅱ、Ⅶ、Ⅸ 和 Ⅹ 的合成。而新鲜冷冻血浆内富含凝血因子Ⅱ、Ⅴ、Ⅶ、Ⅹ、Ⅺ 和Ⅻ。

肿瘤患者常出现全身纤溶亢进,因此,使用竞争性抑制纤溶酶原药物,可避免纤溶酶原被激活。可使用的药物包括氨甲环酸(止血环酸)500 mg,每 8～12 小时一次,口服或静脉给予。氨基己酸5～10 g,缓慢静脉滴注,以后每小时 1～2 g,持续 24 小时。如出血减少,可改为口服维持。

(三)弥散性血管内凝血导致血小板减少引起的出血

治疗应首先解除引起 DIC 的诱因,如肿瘤、感染、代谢性酸中毒等,同时补充各种凝血因子和血小板。小剂量肝素治疗有效,每天 25～50 mg,分次静脉滴注或皮下注射,但必须监测APTT。

(四)自然腔道出血的处理

1.消化道出血

上消化道出血病例中约有 5% 系恶性肿瘤引起,主要为晚期胃癌,其中 42% 表现为大量出血。对于消化道肿瘤引起的出血,除了用一般凝血制剂与血管收缩药物外,还需针对肿瘤做特殊的处理,包括采用内镜将微波加热探头直接对出血处进行凝固治疗加局部肾上腺素应用,或进行电灼止血加局部硬化剂注射,或采用激光作姑息性止血治疗,均可取得较好的效果。对原发性肝癌或肝转移破裂出血,可作选择性肝动脉结扎或栓塞,也有一定的效果。

2.泌尿系出血

肾脏、输尿管、膀胱和尿道肿瘤常可发生泌尿道出血,有时盆腔肿瘤如直肠癌、卵巢癌等侵蚀泌尿道也可引起出血。某些抗肿瘤药物如环磷酰胺和异环磷酰胺的代谢产物经肾脏排泄至膀胱,刺激膀胱上皮引起出血性膀胱炎。临床上一般静脉给予环磷酰胺总量超过 18 g,或口服总量超过 90 g 易发生出血性膀胱炎;静脉给药常出现急性出血性膀胱炎,而口服给药则常呈慢性出血。多柔比星(阿霉素)应用也有引起急性肾脏出血的报道。盆腔和肾区的放疗也会引起出血,主要是射线造成膀胱和肾脏纤维化,毛细血管闭塞,脆性增加,加之局部刺激所致。

治疗泌尿道出血主要是针对原发肿瘤,应考虑尽早手术,同时积极采用药物止血治疗。膀胱出血伴血块常需作膀胱冲洗。化疗引起的出血性膀胱炎在临床上应重视,应用异环磷酰胺时加用美司钠,后者可与异环磷酰胺代谢产物丙烯醛作用形成非膀胱毒性化合物,可明显降低出血性膀胱炎的发生。如果在美司钠应用时再加静脉水化,则效果会更好。

3.呼吸系统出血

鼻咽癌在我国东南沿海,70% 患者伴有回缩性血涕或鼻出血。如放疗后出现超过 500 mL 的出血为大出血,主要由肿瘤侵犯大血管及放疗后局部组织充血、血管破裂造成。治疗视不同情况可采取坐位、半卧位或患侧卧位。出血少时可采用 1% 麻黄碱点滴纱条或明胶海绵作前鼻腔填塞,出血多时采用后鼻腔气囊填塞,同时全身给予止血药物,必要时可输血。在上述处理无效时可考虑作一侧颈外动脉结扎。

原发性支气管肺癌常伴有血痰。一次出血量超过 300 mL 或 24 小时连续性出血超过 600 mL 者为大咯血,应予紧急处理,包括患侧卧位和止血药等应用。如内科治疗无效可考虑经纤维支气管镜作冰氯化钠溶液灌注,局部滴注 1∶20 000 肾上腺素 5 mL;病变局限时可考虑手术。

(高德英)

第四节　贫　　血

肿瘤患者发生贫血的原因是多样的,包括癌症本身、放化疗引起的骨髓抑制、肿瘤侵犯骨髓、溶血、脾大、失血、铁生成障碍和促红细胞生成素(EPO)缺乏。顺铂是最容易引起贫血的化疗药物,其他化疗药物多疗程治疗后也会导致贫血。有证据表明,因顺铂对肾小管损伤而使 EPO 产生减少,是导致贫血的原因之一。脊髓和盆腔放疗,因照射范围包括了主要造血的部位,因此也会导致贫血。包括治疗因素在内的各种原因引起的癌性贫血,使患者生活质量受到影响。

一、概述

贫血的发生率及严重程度与肿瘤类型、分期、病程、治疗方案、药物剂量,以及患者放疗和治疗期间是否发生感染等因素有关。宋国红等报道 263 例肿瘤患者,贫血发生率为 48.3%,其中泌尿生殖系肿瘤的贫血发生率最高(70.6%)。Dalton 等对 28 个肿瘤中心接受化疗的 2 821 例肿瘤患者进行调查,其贫血发生率由化疗后第 1 周期的 17.0%升至第 6 周期的 35.0%(其中肺癌 51.0%,卵巢癌 49.0%),说明癌性贫血程度随化疗周期增加而加重。据 Campos 报道,不同化疗药物治疗卵巢癌患者引起 1～2 级、3～4 级贫血的发生率分别为紫杉醇 18.0%～19.0%、6.0%～64.0%,多西紫杉醇 58.0%～87.0%、27.0%～42.0%,卡铂或顺铂 8.0%～68.0%、1.0%～26.0%。环磷酰胺与卡铂或顺铂联合 32.0%～98.0%、2.0%～42.0%。BarrettLee 报道,各种癌症放疗后贫血的发生率分别为乳腺癌 45.0%、大肠癌 63.0%、肺癌 77.0%、前列腺癌 26.0%、宫颈癌和泌尿系统肿瘤 79.0%、头颈癌 32.0%。

肿瘤患者出现贫血时应及时对症治疗,更重要的是发现贫血原因,才能从根本上进行纠正。发生贫血原因主要为以下几种。

(一)肿瘤相关性贫血

此类贫血为肿瘤发生、发展中引起的慢性贫血。研究认为,肿瘤细胞和宿主免疫系统相互作用可致巨噬细胞活化,使 γ 干扰素(γ-IFN)、白介素-1(IL-1)、肿瘤坏死因子(TNF)等炎性细胞因子表达和分泌增加。其引起贫血的机制如下。

1.直接抑制红细胞生成

TNF、IL-1、γ-IFN 是抑制红细胞生成的特异性细胞因子,其升高可直接或间接抑制体内红系祖细胞(CFU-E)生成,导致红细胞生成减少,引起贫血。

2.抑制促红细胞生成素(EPO)产生

有学者提出,肿瘤患者 EPO 产生受抑为癌性贫血的重要原因之一,感染可加剧其恶化,肺癌、乳腺癌、神经系统实体瘤中均可见酷似慢性肾衰竭贫血的现象。

3.破坏铁的利用和分布

恶性肿瘤患者多数血清铁降低,但骨髓铁染色正常,说明其贫血是铁利用障碍,而非铁缺乏。其可能机制为肿瘤促使炎性细胞因子分泌增加,诱导白细胞产生乳铁蛋白,乳铁蛋白与铁结合,妨碍铁的分布与利用。

4.恶性肿瘤患者对 EPO 的反应性降低

据报道多数恶性肿瘤(尤其是晚期)贫血患者 EPO 增高,其原因可能如下。

(1)正常时血中 EPO 受肾组织氧分压影响,低氧和贫血是 EPO 升高的主要因素。肿瘤患者多有不同程度的组织缺氧和贫血可导致肾氧分压降低,刺激 EPO 产生。

(2)TNF、IL-1、γ-IFN 等可降低 CFU-E 对 EPO 的反应能力,故血清 EPO 保持较高水平。另外,机体靶细胞上的 EPO 受体对 EPO 产生耐受,使 EPO 受体对 EPO 刺激阈值提高,EPO 不能充分利用。

(3)部分非贫血肿瘤患者血清 EPO 升高可能与肿瘤异质性和自发性分泌有关。

(4)肿瘤患者肝脏分泌 EPO 增加。

(5)肿瘤患者血管紧张素、肾上腺素、血管升压素等不同程度升高,刺激血清 EPO 升高。EPO 较高时发生癌性贫血与患者对 EPO 反应性降低有关。

(二)治疗相关性贫血

放化疗引起的骨髓抑制为恶性肿瘤患者最常见的贫血原因。顺铂是最容易引起贫血的化疗药物,其他化疗药物多疗程治疗后也会导致贫血。有证据表明,因顺铂对肾小管损伤而使 EPO 产生减少,是导致贫血的原因之一。脊髓和盆腔放疗,因照射范围包括了主要造血的部位,因此也会导致贫血。

(三)营养缺乏性贫血

铁、叶酸、维生素 B_{12} 缺乏可致红细胞成熟障碍,以消化道肿瘤最多见。其慢性失血或胃肠功能下降造成的吸收障碍均可致铁吸收减少、丢失增加,引起缺铁性贫血。消化道肿瘤可使体内因子生成减少或内因子抗体或肠道细菌过度繁殖,导致肠道吸收功能下降,引起维生素 B_{12} 缺乏而致贫血。消化道肿瘤可影响叶酸、维生素 B_{12} 吸收,肿瘤细胞增生时叶酸或维生素 B_{12} 需要量增加,均可致机体叶酸或维生素 B_{12} 绝对或相对缺乏,引起贫血。

(四)急性或慢性失血

急性失血常见于肿瘤破裂或肿瘤侵蚀血管,使血管破裂而致大出血;慢性失血常见于胃肠道肿瘤。

(五)恶性肿瘤侵犯骨髓及其导致的骨髓纤维化

骨髓是肿瘤转移好发部位,肿瘤细胞浸润可直接抑制骨髓造血干细胞增殖,消耗造血物质;释放癌性代谢产物损伤骨髓。骨髓涂片可见增生低下及与原发病相应的瘤细胞。肿瘤细胞浸润还可导致骨髓纤维化。

(六)自身免疫性溶血

恶性肿瘤导致溶血的确切机制尚不明了,可能与单核-吞噬细胞功能过度活跃及肿瘤细胞产生某种溶血性产物有关。

二、治疗原则

(一)病因治疗

首先要尽可能明确癌性贫血的原因,对营养缺乏性贫血者可适当补充铁剂、叶酸、维生素B_{12}等;对失血引起者应找出出血部位,采取针对性治疗;对骨髓转移引起者应给予全身化疗,部分患者可获短期缓解。

(二)输血治疗

癌性贫血是一种慢性过程,患者对贫血的耐受性明显好于急性失血者。因此,血红蛋白>100 g/L很少考虑输血。当血红蛋白<70 g/L时可考虑输注红细胞。血红蛋白 70～100 g/L时应根据患者具体情况决定是否输血。一般老年患者耐受性较差,如伴有其他心肺疾病者,输注红细胞改善贫血症状可能使患者获益。

输血可引起许多并发症,可出现输血反应,还可增加肝炎、艾滋病、梅毒、人 T 淋巴细胞病毒等病原体感染机会。多次输血后患者体内常产生抗体,导致输血后血红蛋白(Hb)水平维持时间缩短,还可致血色病。输血后产生的免疫抑制作用可能促进肿瘤生长。

(三)重组人红细胞生成素(rHuEPO)治疗

内源性 EPO 产生于肾脏,对红细胞的生成起调节作用。当发生缺氧或红细胞携带氧的能力下降时,EPO 生成增加并促进红细胞生长。基因重组 EPO 最早被批准用于治疗慢性肾衰竭导致的贫血。临床试验表明,EPO 可缓解癌性贫血,减少输血需要,改善患者的一般状况。化疗引起的骨髓抑制,使红系造血祖细胞凋亡,而 EPO 可阻止祖细胞凋亡。然而,对外源性 EPO 的反应取决于患者发生贫血后自身 EPO 的产生能力。当内源性 EPO 产生数量不足时,机体才对外源性 EPO 有反应。血液肿瘤患者的外周血中 EPO 水平超过 500 mU/L 时,外源性 EPO 不能改善患者的贫血。另一个影响疗效的是机体是否产生对 EPO 的抗体。

化疗后血红蛋白≤100 g/L 可治疗性给予 EPO;当血红蛋白小于 120 g/L 时,可根据临床情况决定是否使用 EPO。EPO 剂量为 150 U/kg,每周 3 次,连续 4 周。如果对上述剂量无反应,可提高剂量为 300 U/kg,每周 3 次,连续 4～8 周。另一种比较方便的用法为 EPO 每周 40 000 U。EPO 治疗超过6～8 周仍然无效的患者应停药,继续治疗将无临床获益。应检查患者是否存在缺铁。

(高德英)

第五节 恶 性 积 液

一、概述

(一)恶性胸腔积液

恶性胸腔积液是一种常见的肿瘤并发症,其中 46%～64% 的胸腔积液患者为恶性肿瘤所致,约 50% 的乳腺癌或肺癌患者在疾病过程中出现胸腔积液。

在生理情况下,仅有 10～30 mL 的液体在胸膜腔内起润滑作用。但是在病理情况下,由于重吸收的动态平衡被破坏,导致胸腔积液。恶性胸腔积液最常见的原因是由于毛细血管内皮细胞炎症引起的毛细血管通透性增加以及因纵隔转移瘤或放疗所致纤维化引起的纵隔淋巴管梗阻造成的淋巴液流体静压增加。在罕见的情况下,肿瘤细胞局部蛋白分泌或释放也是原因之一。

1.临床表现

最常见的主诉为呼吸困难、咳嗽和胸痛,症状的轻重同胸腔积液发生的速度有关,与胸腔积液的量关系不大。查体可见,胸腔积液水平以下叩诊浊音,呼吸音消失及语颤减低。

2.诊断

可行胸腔穿刺细胞学检查以及包括蛋白质、CEA、pH、细菌、结核、真菌培养和染色等。如上述检查不能确诊,可再重复上述检查,也可在 B 超或 CT 引导下做针吸胸膜活检术,大多数的恶性积液患者可以确诊。对经上述方法仍不能确诊且高度怀疑为恶性胸腔积液者,可行胸腔镜胸膜活检。其中,恶性胸膜间皮瘤的诊断困难,下列方法有助于胸膜间皮瘤的确诊:仔细询问患者石棉接触史,胸部及上腹部 CT 扫描,闭合式胸膜多点活检(6~8 处),CT 引导下针吸活检或胸腔镜活检,必要时行开胸探查术做冷冻切片活检。

诊断性胸腔穿刺,抽液时应注意,放胸腔积液不能超过 1 000~1 500 mL,尤其是重复放胸腔积液超过 1 000~1 500 mL 时,由于肺重新膨胀,可导致肺水肿,偶可致患者死亡。采用胸腔内置管缓慢放液可避免上述情况,但需注意长期留置导管引起的并发症。

(二)恶性心包积液

与恶性胸腔积液相比,心包积液相对较少,预后更差。一般情况下,心包积液的出现是肿瘤患者的临终前表现。据有关尸检结果,癌症患者 5%~12%发生心脏及心包受侵,其中一半侵及心包,1/3 侵及心肌,余者为两者均受侵。只有 15%的心包转移者发生心包压塞,通常发生在终末期的患者。心脏和心包转移瘤比原发肿瘤多 40 倍。肺癌、乳腺癌、淋巴瘤及白血病是发生心脏和心包转移的最常见病因,其次为黑色素瘤及肉瘤。霍奇金病患者纵隔放疗后约 5%的患者发生心包积液。

1.临床表现

心包积液的血流动力学改变与前述的胸腔积液大致相同。此外,由于液体的积聚,心包腔内的压力增高,从而影响心脏舒张期的充盈,导致心脏排出量减少。许多心包转移患者无症状。心包积液通常为逐渐形成,也可很迅速,症状与心包积液形成速度相关。如积液的形成很缓慢,即使积液量1 000 mL症状也可不明显。但快速产生的积液,液体量仅 250 mL 就可产生明显症状。缓慢形成的心包积液导致心包压塞的常见症状包括充血性心力衰竭、呼吸困难、咳嗽、端坐呼吸、疲乏、虚弱、心悸、头和颈静脉充盈(Kussmaul's sign)。可伴有胸腔积液。心包压塞的患者查体可以发现心动过速、心脏的浊音界扩大、心脏搏动减弱、心音遥远、心包摩擦音等。心脏压塞的特点是奇脉,表现为吸气末脉搏减弱伴随收缩期血压上升 1.3 kPa(10 mmHg)以上。严重的心包压塞,不能有效地处理将最终导致心脏衰竭。

2.诊断

心脏超声检查是最有效且简便的方法。典型的心包积液 X 线检查示心脏呈烧瓶状,但心影正常的人也不排除心包积液。胸部 CT 及 MRI 可提示心包的厚度和原发肿瘤。B 超引导下的心包穿刺术,能缓解症状且积液细胞学检查可以明确诊断。胸腔积液的各种生化及细胞学检查均适合心包积液。如细胞学检查阴性,必要时可行心包活检术。

(三)恶性腹水

恶性腹水形成的机制与肝硬化腹水不同。肿瘤分泌的某些递质导致腹膜血管的通透性增强,以及液体产生过多、营养不良、低蛋白血症所致的流体动力学失衡、门静脉阻塞、肝转移、淋巴及静脉回流受阻可能是形成腹水的主要原因。引起恶性腹水的常见肿瘤有卵巢癌、结直肠癌、胃癌、肝癌、输卵管癌和淋巴瘤。恶性腹水通常是肿瘤的晚期表现。尽管恶性腹水患者的生存期有限,但是成功的姑息性治疗对选择恰当的患者也有相对好的预后。

1.临床表现

临床表现可为腹胀、足部水肿、易疲劳、呼吸短促、消瘦及腹围增加。查体包括腹部膨隆、叩诊浊音,亦可有腹部肿块、腹部压痛及反跳痛。腹部 B 超易查出腹水。腹部 CT 扫描不但能查出腹水,还有助于查找原发病灶。

2.诊断

腹腔穿刺有助于鉴别恶性腹水和其他原因的腹水。诊断性腹腔穿刺抽取的液体应做以下检查:外观、颜色、细胞计数、蛋白定量、腹水离心沉淀后涂片染色镜检或用石蜡包埋切片病理检查。恶性腹水多为血性,且为渗出液,镜检有大量红细胞,细胞学检查约在 60% 的恶性腹水中查出恶性细胞。如配合腹膜活检或在 B 超引导下做经皮壁腹膜肿物穿刺活检术,可进一步提高诊断率。一些必要的肿瘤标志物检查,如 CEA、CA-125、CA19-9、β-HCG 及 LDH,有助于恶性腹水的诊断。

二、治疗原则

(一)胸腔积液

1.全身治疗

对无症状或症状轻微的患者无须处理。对那些化疗敏感的肿瘤,如淋巴瘤、激素受体阳性的乳腺癌、卵巢癌、小细胞肺癌及睾丸恶性肿瘤等以全身化疗为主。

2.局部治疗

对那些必须要局部处理的患者,考虑行胸腔穿刺术。最常用的方法是采用博来霉素、四环素或多西环素等胸膜硬化剂治疗。

(二)心包积液

1.心包腔内置管引流

对无症状或症状轻,对心血管功能影响不大的患者,不需要处理,应积极采用有效的全身治疗。对有心包压塞的患者应立刻行心包穿刺术以解救患者的生命。在 B 超引导下,心包内置管间断或持续引流是改善心脏搏血量安全有效的方法,应作为首选。需注意的是避免引流速度过快,以免出现心脏急症。

2.全身治疗

根据原发肿瘤的类型、既往治疗、行为状态及其预后决定下一步治疗,如淋巴瘤及乳腺癌通过全身化疗大多可控制心包积液。

3.局部治疗

局部处理的常用方法有心包穿刺抽液后注入硬化剂、心包开窗术、心包切除术及放疗。急性放射性心包炎的处理应采用保守治疗,其通常是自限性的。

(三)腹水

1.腹腔穿刺引流

腹腔穿刺引流可以缓解腹内压力,还可缓解因腹水过多所致的呼吸困难。迅速放大量液体(大于 1 000 mL)可导致低血压及休克。故在放液过程中,应密切观察患者血压及脉搏。如心率增快及伴有口干感,则应停止放液以免引起血压下降。腹水虽然较多,可于 24～48 小时内逐渐放光。为避免腹水再度生长,可考虑腹腔内注入 IL-2、肿瘤坏死因子等,必要时每周 1～2 次,连续 2～4 周。反复放液可引起低蛋白血症及电解质紊乱,有时还可引起腹腔内感染,需要仔细观察,及时处理。

2.全身治疗

对化疗敏感的肿瘤,如卵巢癌、淋巴瘤、乳腺癌引起的腹水应采用有效的全身化疗。卵巢癌可选用 CAP(CTX,ADM,DDP)或紫杉醇联合卡铂;淋巴瘤选择 CHOP(CTX,VCR,ADM,PDN);乳腺癌选用 CAF(CTX,ADM,5-FU)或含紫杉类等联合化疗方案。

3.局部治疗

腹腔内灌注化疗是治疗恶性腹水的重要方法。患者如果没有黄疸、肝肾功能不全、严重骨髓抑制及感染、梗阻等合并症,可考虑给予腹腔内灌注化疗。常用药物有铂类、丝裂霉素、5-FU等。腹腔灌注的主要不良反应为化学性静脉炎以及粘连性肠梗阻、肠穿孔、出血等。

(高德英)

第六节　恶心与呕吐

恶心与呕吐是肿瘤患者比较常见的症状,60％晚期肿瘤患者会有恶心与呕吐的症状。然而最常见的是肿瘤治疗过程中的化疗、放疗、靶向治疗、生物治疗、止痛及手术导致的恶心与呕吐。另外,肿瘤本身导致的肠梗阻、肿瘤脑转移、营养障碍导致的电解质紊乱等,也可以引起恶心与呕吐。

恶心与呕吐对患者的情感、社会和体力功能会产生很强的不良影响,会增强患者对治疗的恐惧,降低生活质量,不愿意继续进行肿瘤治疗,影响其生存期。

一、定义

恶心是极为难受地想吐出胃内容物的感觉。呕吐是指用力将胃内容物带至口中或排出。呕吐涉及复杂的反射过程,首先是腹肌、膈肌的剧烈收缩,贲门开放,幽门收缩,同时鼻咽通道关闭,呼吸暂停。若仅有呕吐的动作而无胃内容物排出称为干呕。干呕和呕吐均是由躯体神经介导所引起,干呕时可伴有心动过缓、心房颤动和心律失常。

二、病机

恶心与呕吐过程复杂,是延髓的呕吐中枢调控协调呕吐的一系列神经反射综合反应。当各种刺激达到一定阈值时,由呕吐中枢发出冲动,通过支配咽、喉部迷走神经,支配食管及胃的内脏神经、膈肌的膈神经、腹肌及肋间肌的脊神经,引起一系列的肌肉协调反射动作完成呕吐的动作。

呕吐的刺激主要有三个方面：①由中枢神经系统传入的视觉、嗅觉、味觉的刺激。②位于呕吐中枢附近的化学感受器的触发区接收到刺激传出的冲动，刺激呕吐中枢。抗肿瘤化疗药物是该种触发剂之一。③来自消化道、心脏和泌尿系统等末梢神经的刺激。介导恶心的机制目前尚不明确，可能与呕吐的机制有不同的通路，但临床上防治恶心、呕吐常常同时进行。

三、病因

晚期肿瘤引起恶心与呕吐的病因很多，但常见的有以下几个方面的原因。

(一)肿瘤直接作用
胃肠道的肿瘤导致的肠道梗阻、胃停滞、胃肠道功能麻痹；其他部位的肿瘤的胃肠道转移，原发颅内肿瘤及脑外肿瘤脑转移导致的颅压升高、腹水、腹胀、电解质紊乱、类癌综合征等。

(二)肿瘤治疗的不良反应
化疗、放疗、靶向治疗、生物治疗、止痛药物及肿瘤的手术治疗均可引起恶心与呕吐。最常见的是化疗过程中化疗药的催吐作用。

(三)并发疾病
尿毒症、电解质紊乱、便秘、锥体外系症状等。

(四)精神心理因素
对肿瘤的焦虑、恐惧、抑郁、厌食等。

四、治疗

(一)一般治疗
提供安静、舒适的居住环境，选择可口的食物，食物以富含维生素、蛋白质、易消化少油腻的清淡饮食为主，少食多餐，餐后避免马上卧位以免引起恶心与呕吐。远离不愉快的人、环境及气味等，以及精神行为疗法、心理疗法、食物疗法等也有一定的作用。

(二)对症治疗
便秘给予温和的泻药，胃酸过多给予降低胃酸分泌的药物，包括 H_2 受体拮抗剂、抗酸药、质子泵抑制剂；颅压增高应用皮质类固醇类药，电解质紊乱的患者维持电解质平衡，减少对胃有刺激药物的摄入。

(三)药物治疗
引起肿瘤患者恶心与呕吐的原因很多，多数是肿瘤和并发症，以及化疗药物导致的呕吐，在用药过程中要注意考虑到呕吐的原因、呕吐发生的时间、与肿瘤治疗的关系来选择药物。

1.5-HT$_3$受体拮抗剂

5-HT$_3$拮抗剂通过与消化道黏膜的 5-HT$_3$ 受体结合发挥作用。临床常见各种司琼类药物，作用机制、止吐效果及安全性相似，可以互换。常见的不良反应有轻度头痛、转氨酶升高和便秘。临床中值得注意的是 5-HT$_3$ 受体拮抗剂治疗效果不与计量成正比，增加计量不会增加疗效，却会增加不良反应的发生率，甚至发生严重的 QT 间期延长。

2.糖皮质激素

地塞米松是长效糖皮质激素，通过抑制中枢和外周 5-HT 产生和释放改变血-脑脊液屏障和对 5-HT 的通透性降低血液中 5-HT 作用于肠道化学感受器的浓度，从而抑制呕吐。常用于化疗导致的呕吐，是为第一线用药。

3.NK-1 受体拮抗剂

NK-1 受体拮抗剂与大脑中的 NK-1 受体高选择性的结合,拮抗位于中枢和外周神经元中的神经激肽,也称 P 物质。P 物质通过 NK-1 受体介导发挥作用,与呕吐、抑郁、疼痛和哮喘等多种炎症免疫反应相关。临床常用阿瑞匹坦,福沙吡坦二甲葡胺是阿瑞匹坦口服制剂的前体药物,注射后在体内迅速转化成阿瑞匹坦。

4.多巴胺受体阻滞药

甲氧氯普胺为多巴胺受体阻断药,通过抑制中枢催吐化学感受区的多巴胺受体的阈值,发挥比较强的中枢性止吐作用。常用剂量为 10～20 mg,大剂量的甲氧氯普胺(50 mg)可能增加锥体外系统的并发症。

5.精神类药物

精神类药物不单独推荐,可用于不能耐受阿瑞匹坦、5-HT$_3$受体拮抗剂和地塞米松或呕吐控制不好的患者。常用氟哌啶醇,属丁酰苯类抗精神药,用于化疗所致恶心与呕吐的解救性治疗,口服 1～2 mg 每 4～6 小时 1 次,主要不良反应为椎体外系反应;奥氮平,口服 2.5～5 mg,1 天2 次;劳拉西泮,属抗焦虑药,0.5～2 mg 口服或静脉用药,或每 4～6 小时舌下含服;阿普唑仑,口服 0.5～2 mg,每天 3 次用于预期性恶心与呕吐。

6.吩噻嗪类

氯丙嗪属吩噻嗪类药物,阻断脑内多巴胺受体,小计量抑制延脑催吐化学感受区的多巴胺受体,大剂量抑制呕吐中枢,并有镇静作用。4～6 小时口服或静推 10 mg;苯海拉明为乙醇胺的衍生物,有抗组胺作用,通过抑制中枢发挥较强的镇吐、镇静作用,推荐剂量为 4～6 小时 10 mg 口服或静脉用;异丙嗪为吩噻嗪类衍生物,抗组织胺药,有镇吐、镇静、催眠作用,推荐剂量 12.5～25 mg 口服、肌内注射或静脉给药,隔 4 小时可重复应用。

（高德英）

第三章　肿瘤的病理技术与诊断

第一节　组织切片技术

不同的切片制备方法,其切片方法也有较大差别,组织切片法包括石蜡切片法、冰冻切片法、火棉胶切片法、石蜡包埋半薄切片法、树脂包埋薄切片法和大组织石蜡切片法等。常用的切片工具包括组织切片机、切片刀和自动磨刀仪器等。以下分别加以叙述。

一、石蜡切片法

组织经石蜡包埋后制成的蜡块,用切片机制成切片的过程称为石蜡切片法。为现在病理诊断常用的制作切片方法。在切片前应先切去标本周围过多的石蜡(此过程称为"修块"),但也不能留得太少,否则易造成组织破坏,连续切片时分片困难。一般,切 4～6 μm 的切片,特殊情况可切 1～2 μm。要观察病变的连续性可制作连续切片。除此之外,石蜡包埋的组织块便于长期保存,因此石蜡切片仍是目前各种切片制作方法中最常用、最普遍的一种方法。

(一)切片前的准备

(1)固定后的标本经脱水、透明、浸蜡和包埋后,制成蜡块。高质量的蜡块和锋利的切片刀是保证切片质量的关键环节。检查切片刀是否锋利,简便的方法是用头发在刀锋上碰一下。如一碰即断。说明刀锋锋利。用显微镜观察可确定刃口是否平整。有无缺口。

(2)准备充足的经过处理的清洁载玻片和恒温烤片装置,用大中号优质狼毫毛笔和铅笔(用于在载玻片的粗糙端写号)书写,如用普通载玻片,可用碳素墨水和蛋白甘油按 3∶1 体积混合后书写。

(二)切片制作过程

(1)预先修好的组织块先在冰箱中冷却,而后装在切片机固定装置上。将切片刀装在刀架上,刀刃与蜡块表面呈 5°夹角。将蜡块固定,调整蜡块与刀至合适位置,并移动刀架或蜡块固定装置,使蜡块与刀刃接触。

(2)切片多使用轮转式切片机,使用时左手执毛笔,右手旋转切片机转轮。先修出标本,直到组织全部暴露于切面为止,但小标本注意不要修得太多,以免无法切出满意的用于诊断的切片,大标本应注意切全。切出蜡片后,用毛笔轻轻托起,而后用齿科镊夹起,正面向上放入展片箱(展片温度根据使用的石蜡熔点进行调整,一般低于蜡熔点,10～12 ℃),待切片展平后,即可进行分片和捞片。切片经 30%的乙醇初展后,再用载玻片捞起放入展片箱,展片更易展平。为减少切片刀与组织块在切片过程中产生的热量,使石蜡保持合适的硬度,切片时可经常用冰块冷却切片刀和组织块,尤其在夏季高温季节更为必要。

(3)轮转式切片机切取组织,是由下向上切,为得到完整的切片,防止组织出现刀纹裂缝,应将组织硬脆难切的部分放在上端(如皮肤组织,应将表皮部分向上。而胃肠等组织,应将浆膜面朝上)。

(4)捞片时注意位置,要留出贴标签的空间,并注意整齐美观。捞起切片后,立即写上编号。

(5)切片捞起后,在空气中略微干燥后即可烤片。一般,在 60 ℃左右烤箱内烤 30 分钟即可,也可用烤片器烤片。血凝块和皮肤组织应及时烤片。但对脑组织(人体较大组织)待完全晾干后,才能进行烤片。否则,可能产生气泡影响染色。

(三)切片的注意事项

1.组织的取材和固定

取材时,组织块的大小厚薄应适当,过大、过厚的组织,固定液不易渗透,易引起固定不良。过小、过薄的组织,在固定和脱水的过程中易变硬或产生弯曲扭转,同样影响切片质量。陈旧、腐败和干枯的组织不宜制作切片。用陈腐组织制成的切片往往核浆共染,染色模糊,组织结构不清,无法进行观察。固定不及时和固定不当的组织,染色时常出现核质着色较浅,轮廓不清,出现不同程度的片状发白区。组织固定时,固定液的量应充足,至少要在 4 倍以上,同时注意组织块不要与容器贴壁。至于组织固定的时间,根据具体情况加以掌握。

2.组织脱水、透明和浸蜡

组织脱水用的各级乙醇,应保证相应浓度,以便组织脱水彻底。但无水乙醇中,组织块放置时间不宜过长,否则组织过硬,切片困难。遇到此情况,可将组织浸在香柏油中软化,用二甲苯洗去香柏油后,再重新浸蜡和包埋。脱水乙醇,尤其是无水乙醇中混有水分,则组织脱水不干净。经二甲苯时,组织也无法透明,呈现浑浊。此时,应将组织在新的乙醇中重新脱水。二甲苯透明也应充分,否则不利于石蜡的浸透。但组织在三甲苯内的时间应严格掌握,时间过长组织易碎,也无法切出好的切片。时间不足,则石蜡不易浸透。浸蜡的温度也不宜过高,时间长短也应加以控制。总之,组织脱水、透明和浸蜡对于切片质量都有一定影响,组织脱水、透明和浸蜡过度,组织块变硬变脆,因此对于小块组织或小动物标本应注意时间。但若时间不够,组织块硬化不够,也不利于切片和染色,对诊断带来困难。因此,应注意各具体环节的操作,并注意保证各种试剂的质量。

3.切片

组织块固定不牢时,切片上常形成横皱纹。切片刀要求锋利且无缺口,切片自行卷起多由切片刀不锋利所致,切片刀有缺口时,易造成切片断裂破碎和不完整。骨组织切片时,用重型较好。全钢刀或单面钨刀也适合石蜡或火棉胶包埋的骨组织。

4.切片刀和切片机

切片刀放置的倾角以 20°～30°为好。倾角过大切片上卷,不能连在一起。过小则切片皱起。应注意维护切片机,防止因螺丝松动产生震动,切片时会造成切片厚薄不均。遇硬化过度的肝、脑和脾等组织时,应轻轻切削,防止组织由于震动产生空洞现象。

5.特殊要求切片的制作

石蜡切片虽然有很多优点,但制片过程中要经过乙醇和二甲苯等有机溶剂处理,因此很易造成组织内抗原性的丧失,在用于免疫组化染色时影响结果的准确性。因而,有人采用冷冻干燥包埋法,即将新鲜组织低温速冻,利用冷冻干燥机在真空和低温条件下除去组织内的水分,然后用甲醛蒸汽固定干燥后的组织,而后再进行浸蜡、包埋和切片。此法可保存组织内的可溶性物质,防止蛋白质变性和酶的失活,减少抗原的丢失。用于免疫荧光标记、免疫酶标记和放射自显影。

二、冰冻切片法

冰冻切片在组织学技术中应用广泛,对临床手术患者的术中快速病理诊断尤其具有重要意义。另外,因冰冻切片制作时不经各级乙醇的脱水及二甲苯的透明等过程,因此对脂肪和类脂的保存较好,在进行脂肪染色和神经组织髓鞘的染色常用。

(一)直接冰冻切片法

冰冻切片多用于新鲜组织和用甲醛固定的组织和低温冰箱冷藏的组织块等。组织块不经任何包埋剂而直接放在制冷台上冷却后进行切片。

1.恒冷箱切片

将组织块在恒冷箱的切片机上切片。恒冷箱切片机的种类较多,可根据实际情况加以选用。一般调节温度为-25 ℃左右。箱内温度下降后,打开观察窗,将组织固着器放置到速冻台上,先放少量OCT或羧甲基纤维素,待冻结后将组织块放上,并在其周围加适量包埋剂,将组织块包埋。组织冻结后将组织固着器装到切片机上,调整组织的切面与刀刃平行并贴近刀刃,将厚度调至适当位置后,关闭观察窗。初步修出组织切面后放下防卷板,开始切片。切出切片用载玻片贴附后,进行吹干或固定。这种切片用于科研和教学的连续切片,效果较好。在切片前,应预先启动进行预冷,同时准备多个冷却头,用于多块组织切片。

2.半导体制冷冰冻切片法

组织块放置在半导体制冷台上,加少许蒸馏水,调好切片的厚度。接通循环流水后,再接通电源,而且在使用的全过程中流水不能中断,关闭电路后才能停水。还应注意电源正负极不能接反,用整流电源控制温度。冰冻组织周围的水不宜过多,用手检查组织块的硬度,当可切成厚薄一致的切片时,即可切片。切片用毛笔展平后,立即用载玻片贴附,待切片刚要融化时,即刻入固定液内固定1分钟。已固定的组织切片,收集于清水中。根据目的进行染色。暂时不染色的切片,用载玻片敷贴。

3.甲醇制冷器制冷箱

甲醇制冷器制冷箱为附有带导管的制冷台和制冷刀的甲醇循环装置。其冷却速度较快,属开放式,做一般常规冰冻切片用。

4.二氧化碳冰冻法

将组织块放在冰冻切片机的冷冻台上,加OCT少许。打开冷冻台的二氧化碳开关,二氧化碳气体喷出,待组织出现冷霜时,关闭二氧化碳,即可切片。组织冻结过硬易碎,若冷冻不够,组织块硬度不足,切片呈粥糜状,无法成片,应用间歇冷却法继续冷却。硬度一般在刚开始解冻时最适合,应迅速切片。

(二)冰冻切片粘片法

1.蛋白甘油粘片法

冰冻切片粘片法基本按石蜡切片的粘片处理,但烤片温度不宜超过40 ℃。烤干后立即取出,温度过高,时间过长,则切片易碎。烤干后用70%乙醇和自来水略洗后即可染色。

2.Lillie 明胶粘片法

切片放入 1%明胶水溶液数分钟,捞到载玻片上,倾去多余液体。用 5%甲醛水溶液固定 5 分钟,水洗 10 分钟,即可染色。

3.乙醇明胶粘片法

切片浸于 0.1%或 0.75%明胶溶液(用 40%乙醇配制)数分钟,用载玻片捞起后,室温干燥,入氯仿 1 分钟,经 95%和 75%乙醇洗去氯仿,再经蒸馏水洗后即可染色。

三、火棉胶切片法

(一)切片方法

火棉胶切片使用滑动式切片机。切片前应检查切片机情况,保证刀片锋利,无缺口,胶块硬度也应合适。切片刀与滑行轨道的角度以 20°～40°为好,组织较硬者,角度要小。清除角(刀刃与胶块平面的夹角)为 4°～6°,切片时,用右手推刀,左手用毛笔蘸 70%或 80%乙醇,随时湿润胶块和切片刀。切片时,右手来回推拉切片机的滑动部分(有刀架滑动和标本台滑动两种)进行切片,用力尽量均匀,不要中途停顿,速度过慢可能造成锯齿不平,过猛易引起切片碎裂。当修块到组织块切面全部露出时,即可正式切片。一般,切片厚度 10 μm。切连续切片时,切好的胶片应先放在 70%或 80%的乙醇中,而不立即贴在载玻片上。同时做好号码标记(书写液配方:丙酮:乙醚:浓墨汁=5:5:3)。余下的胶块也应保存在 80%乙醇中。

(二)切片的注意事项

火棉胶切片是采用湿切的方法,与石蜡切片法不同。用火棉胶包埋的组织块,在切片前后均应保存在 70%乙醇中,防止火棉胶继续挥发,影响硬度。切片时,也应随时用 70%或 80%乙醇涂在火棉胶组织块和切片刀上,保持一定的湿度和硬度。在支持器上固定火棉胶组织块的方法是用乙醚先溶解组织块的底部,而后用 8%的液体火棉胶粘贴组织块。

(三)火棉胶切片粘片法

1.蛋白甘油粘片法

切片放在涂有薄层蛋白甘油的载玻片上,用滤纸吸干,加几滴丁香油,放置数分钟,用滤纸沾去丁香油,经 95%乙醇和蒸馏水冲洗,即可染色。

2.明胶粘片法

明胶 4 g,溶于 20 mL 冰醋酸,在 65～70 ℃水浴内加温溶化。加 70%乙醇 70 mL 和 5%铬矾水溶液 1～2 mL。将以上混合液滴在载玻片上,干燥后即形成一层明胶膜,遇水后明胶膜溶化产生一定黏性,将切片贴附。

3.火棉胶粘片法

将切片从 70%乙醇移到载玻片,展平后,滤纸吸干,在切片上薄涂一层 0.5%火棉胶溶液,蒸馏水洗后染色。

四、大组织石蜡切片法

制备大组织块可观察完整的组织病变情况,以及保持结构上的连续性。有时在病理诊断上有重要的意义。因为有些病变在肉眼无法分辨正常组织和病变组织的界限,尤其像甲状腺组织肿瘤,观察有无包膜浸润或包膜是否完整,如不用大组织块,则必须将一完整肿瘤的断面分成若干小组织块,如果包埋不当或切面不正,则无法全面观察病变组织的分布情况而影响诊断。因此,制备大石蜡组织切片很有必要。制备方法简介如下。

（一）取材

组织取材厚度为 0.3～0.5 cm,厚度也可为 0.5～0.8 cm。

（二）冲洗

对陈旧性标本应用自来水冲洗 24～48 小时,而后用蒸馏水充分洗涤,再用乙醇氨水溶液浸泡组织 10 小时。

（三）脱水、透明和浸蜡

不同厚度的组织块。相应的时间不同。

（四）包埋

用 52～54 ℃石蜡包埋,包埋时注意放平整,否则切片不易切完整。

（五）切片

为减少大块组织块切片困难,可考虑采用以下方法:①用较软的蜡包埋,适当减小蜡块硬度;②切片前不用冰箱预冷;③切片刀尽量锋利,蜡块略倾斜。

（六）展片和烤片

切片切出后,用毛笔轻轻移到纸上,放入冷蒸馏水中,等片刻后用大载玻片捞到 20 ℃温水中,而后再入 40～50 ℃温水。完全展平后,捞片,晾干后烤片 5 分钟。

（七）染色

HE 染色时,切片脱蜡后,为防脱片,可用 5％火棉胶薄层覆盖,用 85％乙醇和水洗硬化。Harris 苏木精液染 3～5 分钟,盐酸乙醇适度分化,胞质用伊红乙醇饱和溶液。用中性树胶封片。根据需要,也可做特殊染色和免疫组化染色。

五、石蜡包埋半薄切片法

切片与常规方法相同,但切片刀要锋利,最好用一次性切片刀。气温高时,可将蜡块和切片刀冷却后切片。

六、树脂包埋半薄切片法

切片时用钢锉修整聚合块,露出组织。在普通切片机用硬质钨钢刀,切 1～2 μm 的切片。在常温水展平后,贴附于载玻片,充分烤干后即可按需要染色。

七、振动切片

用振动切 4 片机,可把新鲜组织(不固定,不冰冻)切成厚 20～100 μm 的切片。可用漂染法在反应板进行免疫组化染色,而后在立体显微镜下检出免疫反应阳性部位。经修整组织,进行后固定,再按电镜样本制备、脱水、包埋、超薄切片和染色观察。可较好地保存组织内脂溶性物质和细胞膜抗原,用于显示神经系统抗原分布。这种切片法尤其适用于免疫电镜观察。

八、塑料切片

塑料包埋组织的切片方法与常规切片方法相同。可同时进行光镜和电镜检测,定位准确。塑料包埋切片厚度可达 0.5～2.0 μm(半薄切片)。塑料切片主要用于免疫电镜的超薄切片前定位。包埋前染色的标本,切半薄切片后不需染色,直接在相差显微镜下观察。免疫反应部位呈黑点状,定位后进一步做超薄切片,这样可明显提高免疫电镜阳性检出率。

九、碳蜡切片

按石蜡切片法切片,但操作时注意碳蜡块尽量不要接触水和冰块,储存应密封干燥冷藏。该方法的缺点是夏季室温高时,切片困难,连续切片不如石蜡切片容易。但碳蜡吸水性较强,也不易长期保存。

十、超薄切片

用于电镜标本的制备。

(陈梅香)

第二节 组织的常规染色

苏木精和伊红染色方法简称 HE 染色方法,是生物学和医学的细胞与组织学最广泛应用的染色方法。病理细胞和组织学的诊断,教学和研究都是用 HE 染色方法观察正常和病变组织的形态结构。

一、HE 染色的基本原理

(一)细胞核染色的原理

细胞核内的染色主要是去氧核糖核酸(DNA),DNA 的双螺旋结构中,两条链上的磷酸基向外,带负电荷,呈酸性,很容易与带正电荷的苏木精碱性染料以离子键或氢键结合而被染色。苏木精在碱性溶液中呈蓝色,所以细胞核被染成蓝色。

(二)细胞质染色的原理

细胞质内主要成分是蛋白质,为两性化合物,细胞质的染色与 pH 有密切关系,当 pH 调到蛋白质等电点 4.5～5.0 时,胞质对外不显电性,此时酸或碱性染料不易染色。当 pH 调至 6.7～6.8 时,大于蛋白质的等电点的 pH,表现酸性电离,而带负电荷的阴离子,可被带正电荷的染料染色,同时胞核也被染色,核和胞质难以区分。因此必须把 pH,调至胞质等电点以下,在染液中加入醋酸使胞质带正电荷(阳离子),就可被带负电荷(阴离子)的染料染色。伊红 Y 是一种化学合成的酸性染料,在水中离解成带负电荷的阴离子,与蛋白质的氨基正电荷(阳离子)结合而使细胞质染色,细胞质、红细胞、肌肉、结缔组织、嗜伊红颗粒等被染成不同程度的红色或粉红色,与蓝色的细胞核形成鲜明对比。伊红是细胞质的良好染料。

(三)HE 染色中二甲苯、乙醇和水洗作用

1.二甲苯的作用

石蜡切片的常规染色必须先用二甲苯脱去切片中的石蜡,其作用是二甲苯可以溶解切片中的石蜡,以使染料易于进入细胞和组织,因为石蜡的存在妨碍水和染料进入细胞。染色后二甲苯起透明切片的作用,以利于光线的透过。

2.乙醇的作用

乙醇用于苏木素染色前由高浓度向低浓度逐渐下降处理切片,是为了洗脱用于脱蜡的二甲苯,使水能进入细胞和组织中,因为纯乙醇可以和二甲苯互溶,二甲苯经过二次纯乙醇的洗涤完全被除去,再经过乙醇使水分逐渐进入切片,以免引起细胞形态结构的人工改变。

伊红染色以后的乙醇由低浓度80%、90%和95%向100%逐渐过渡是为了逐渐脱去组织中的水分,为二甲苯进入细胞创造条件,这时必须彻底脱水,否则二甲苯不能进入细胞,组织切片透明度达不到光学显微镜观察时透光度的要求,在显微镜下不能显示清晰的细胞和组织结构。

3.水洗的作用

在脱蜡经乙醇处理之后,用水洗切片,使切片进入水,才能使苏木精染液进入细胞核中,使细胞核染色。染色之后的水洗作用是为洗去与切片未结合的染液。分化以后的水洗则是为了除去分化液和脱下的染料,终止分化作用。在伊红染色之后也可以用水洗去未结合的染液,以防止大量伊红染液进入脱水的乙醇中。

(四)分化和蓝化作用

1.分化作用

苏木精染色之后,用水洗去未结合在切片中的染液,但是在细胞核中结合过多的染料和细胞质中吸附的染料必须用分化液1%盐酸乙醇脱去,才能保证细胞核和细胞质染色的分明,把这个过程称为染色的分化作用。因酸能破坏苏木精的醌型结构,使色素与组织结合,分化不可过度。

2.蓝化作用

分化之后苏木精在酸性条件下处于红色离子状态,在碱性条件下则处于蓝色离子状态,而呈蓝色。所以分化之后用水洗除去酸而终止分化,再用弱碱性水使苏木精染上的细胞核便呈蓝色,称蓝化作用,一般用自来水冲洗即可变蓝,也可用稀氨水或温水变蓝。

二、染色中注意事项

(一)脱蜡

石蜡切片必须经过脱蜡后才能染色,脱蜡切片要经过烘烤,这样使组织与玻璃片粘贴牢固。组织切片脱蜡应彻底,脱蜡好坏主要取决于二甲苯的温度和时间,所有的时间都是指新的二甲苯在室温25 ℃以下时,如果二甲苯使用过一段时间,切片又比较厚,室温低应增加脱蜡时间,脱蜡不尽是影响染色不良的重要原因之一。

(二)染色

石蜡切片经水洗后放入苏木精染色,一般情况下在新配的苏木精溶液中只需要染10分钟左右,应根据染片的多少,逐步把染色时间延长。苏木精染色后,不宜在水中和盐酸乙醇中停留过长,切片分化程度应在镜下观察,分化过度,应水洗后重新在苏木精中染色,在水洗分化和使切片在自来水或稀氨水中充分变蓝。

新配的伊红染色快,切片染色不宜过长,应根据染切片的多少逐步延长时间,切片经伊红染后,水洗时间要短。

(三)脱水

切片经过染色后,通过各级乙醇脱水,首先从低浓度到高浓度,低浓度乙醇对伊红有分化作用,切片经过低浓度时间要短,向高浓度时逐步延长脱水时间,脱水不彻底,使切片发雾,在显微镜下组织结构模糊不清。

（四）透明与封片

石蜡组织切片染色经过脱水后必须经二甲苯处理，使切片透明，才能用树胶封片。在封片时，树胶不能太稀或太稠，不能滴加得太多或太少，太稀或太少切片容易出现空泡，树胶也不可太多，否则会溢出玻片四周。标签要敷贴牢固，封片中不能对着切片呼气。

（五）常规石蜡切片和 HE 染色标本的质量标准（全国统一评定标准）

（1）切片完整，厚度 $4 \sim 6~\mu m$，厚薄均匀，无褶无刀痕。

（2）染色核浆分明，红蓝适度，透明洁净，封裱美观。

（陈梅香）

第三节　免疫组织化学技术

在生物学、组织学、胚胎学和病理学曾广泛使用组织化学技术，该技术是通过分解置换、氧化和还原等化学变化，经呈色反应显示组织细胞内化学成分。免疫组织化学技术是利用免疫学中的抗原抗体反应，借助可见的标记物，对相应抗原或抗体进行定位、定性和定量检测的一种免疫检测方法。

常用的免疫组织化学方法有荧光免疫和酶免疫组化技术、金标免疫组织化学技术和免疫电镜。在免疫组织化学检查中，现在仍以免疫荧光标记法和免疫酶标记法的应用最为广泛。

一、酶免疫组织化学技术

酶免疫组织化学技术（enzyme immunohistochemistry technique，EIHCT）是利用酶标记已知抗体（或抗原），然后与组织标本中相应抗原（或抗体）在一定条件下相互结合形成带酶分子的复合物，酶遇到底物时，能催化底物水解，或氧化或还原，产生有色的不溶性产物，出现显色反应，在显微镜下进行细胞与组织表面或内部某种抗原成分的定位观察分析。

（一）组织切片的处理

待检组织要尽可能新鲜，经速冻储存于 $-70~℃$ 冰箱内，绝大多数待检物的抗原性可保持数年不变。检查时取组织用恒温冷冻切片机切成 $4~\mu m$ 厚的薄片，用铝箔包裹切片放 $-20~℃$ 冰箱可保存约 1 个月。

酶免疫染色的标本必须固定，其目的是防止切片上的细胞脱落，去除干扰抗原抗体结合的类脂。另外，标本一经固定，可保证在染色和反复清洗切片过程中抗原不致释放，从而可获得良好的染色，固定的标本又便于保存。

（二）直接法（一步法）

1.原理

在处理过的组织切片上，直接加酶标记抗体，再用底物二氨基苯胺（diamirlobenzidine，DAB）和 H_2O_2 进行显色，置普通光学显微镜下观察。

本法简便、快速、特异性强，非特异性背景反应低，结果可靠，可精确定位抗原，切片可较长期保存。

2.操作

(1)冷冻切片贴附后,吹干固定。冷丙酮固定 5 分钟,95％乙醇固定 10 分钟,PBS 洗涤 3 次后,用二甲苯脱 2 次蜡,用无水乙醇洗涤 2 次。

(2)用新配制的 3％H_2O_2 处理切片 10 分钟,以封闭内源性过氧化酶,再经无水乙醇处理。

(3)用 0.1 mol/L PBS 充分洗涤 2 次,每次 20 分钟。

(4)滴加最适浓度的 HRP 标记抗体,室温下湿盒内反应 60 分钟。

(5)用 PBS 洗涤 3 次,边洗边振荡,每次 5 分钟。

(6)用 0.05 mol/L Tris-HCl 缓冲液(pH 7.6)洗涤 5 分钟。

(7)用新配制的 DAB 反应液(3,3-二氨基联苯胺,内含 0.005％H_2O_2)于室温下,与组织切片反应 5～30 分钟。显微镜下观察染色情况。

(8)先用 Tris-HCl 缓冲液,后用自来水冲洗。

(9)必要时可用 Mayer 苏木精复染细胞核。

(10)脱水、透明和封固,抗原阳性部位有棕黑色沉淀。

(三)间接法(二步法)

1.原理

在直接法的基础上,为了增加敏感性和实用性而在酶标抗体与组织内抗原之间增加抗体反应层次。即先用未标记的特异性抗体与标本中相应抗原反应,再用酶标记的抗特异性抗体与之反应,形成抗原-抗体-酶标抗抗体复合物,加底物显色。该方法的敏感性比直接法高。

2.操作

切片及其处理同直接法的操作(1)～(3)步。

(1)滴加 1∶10(3％)的产生Ⅱ抗的正常动物血清,置温湿盒中反应 10 分钟,然后倾去多余血清。此步为减少非特异性背景。

(2)滴加特异性Ⅰ抗,室温下于湿盒内反应 30～60 分钟或 4 ℃过夜。

(3)用 PBS 充分冲洗 3 次。

(4)滴加 HRP 标记的Ⅱ抗,温湿盒内反应 30～60 分钟。

(5)先用 PBS,再用 Tris-HCl 缓冲液各冲洗 10 分钟。

(6)用新配制的 DAB 染色 5～30 分钟。

(7)用 Tris-HCl 缓冲液,自来水冲洗。

(8)用苏木精或甲基绿复染。

(9)脱水,透明,封固和镜检。

(四)过氧化物酶-抗过氧化物酶法

过氧化物酶-抗过氧化物酶(peroxidase anti-peroxidase,PAP)法是 1970 年 Sternherger 首先报道,其基本原理是先用足量的过氧化物酶与抗过氧化物酶结合,制成由 3 个酶分子和两个抗酶抗体分子组成的环形复合物,即 PAP,其相对分子质量为 432 000,直径 20.5 μm,结构非常稳定,在染色冲洗过程中酶分子不会脱落。PAP 中不存在游离的免疫球蛋白,不易产生非特异性染色,因而特异性、敏感性和重复性良好,可用于抗原损失较多的石蜡包埋组织的免疫组织化学检测。

(五)ABC 法

1.原理

亲和素-生物素-酶复合物法(ABC 法)的基本原理是,特异性的Ⅰ抗体与细胞或组织抗原结合后,再通过生物素标记的桥抗体,即第Ⅱ抗体与Ⅰ抗体结合将生物素带到抗原部位,生物素与HRP标记的亲和素可自行结合,于是形成酶-生物素-亲和素复合物,通过酶反应显示抗原。此法不仅非特异性着色少,背景清晰,对比效果佳,而且是目前最敏感的免疫组化方法,有广阔的应用前景。

2.操作

大体步骤如下。

(1)切片及其处理同免疫酶染色法。如系石蜡切片应当用胰蛋白酶消化,消除甲醛固定所致的掩盖作用,减少背景反应,通常用 0.134% CaCl$_2$,(pH 7.8)配制的 0.1%酶液,于 37℃处理切片15~60 分钟。

(2)用 PBS 洗 3 次,每次 5 分钟。

(3)滴加 1∶10 正常羊血清,温湿盒内放置 10 分钟,倾去多余血清液。

(4)滴加适当稀释的Ⅰ抗,温湿盒内反应 1 小时或 4℃过夜。

(5)用 PBS 洗 3 次。

(6)滴加生物素标记的Ⅱ抗(如羊抗兔 Ig 抗体),于湿盒内 37℃下保温 30 分钟。

(7)用 PBS 洗 3 次,每次 5 分钟。

(8)滴加亲和素-过氧化物酶复合物,湿盒内 37℃下保温 1 小时。

(9)依次用 PBS 和 0.05 mol/L Tris-HCl 缓冲液(pH 7.6)洗 10 分钟。

(10)用含 0.03%~0.05% H$_2$O$_2$ 的 DAB 液显色,室温下 5~10 分钟。光镜监测显色。

(11)依次用 Tris-HCl 缓冲液和水冲洗。

(12)用 2%甲基绿或苏木精复染。

(13)脱水、透明、封片和观察。

二、荧光免疫组织化学技术

(一)原理

荧光免疫组织化学技术是采用荧光素标记已知抗体(或抗原)作为探针,检测组织与细胞标本中的靶抗原(或抗体)。在此法中,以荧光素为标记物,当标记抗体与其相应抗原反应时,就将荧光带到抗原的部位。在荧光显微镜下观察荧光斑点。

常用的标记用荧光素有异硫氰酸(FITC)和罗丹明 B200(RB200)。前者的最大激发光 λ＝495 nm,最大发射荧光 λ＝525(490~619)nm;黄绿色,RB200 的最大激发光 λ＝560 nm,最大发射荧光 λ＝595(540~660)nm,橙红色。FITC 和 RB200 常用以标记 Ig。

(二)分类

荧光免疫组织化学技术也分直接法和间接法。

1.直接法

将荧光素(或其他标记物)标在第 1 抗体(Ⅰ抗)上,然后用标记的Ⅰ抗直接显示相应的抗原,其优点是特异性高、快速和简便,缺点是灵敏性差、费抗体和需标记每一种抗体。

2.间接法

用荧光素(或其他标记物)标记第 2 抗体(Ⅱ抗),Ⅰ抗与抗原相结合后,借此于Ⅱ抗与Ⅰ抗结合,显示抗原。直接法多用以检测 IgG、IgA、IgM 和补体 C$_3$ 和 C$_4$;间接法灵敏度高,省抗体,一种标记抗体可显示多种抗原,但非特异性高。多用于检测自身抗体,检测某些细菌与寄生虫抗体。

(三)操作

1.荧光素标记抗体直接显示 B 细胞表面 Ig(SIg)

(1)取静脉抗凝血经 Ficoll 液离心分离。

(2)淋巴细胞洗净悬浮于含 5%小牛血清的 PBS 或 Hanks 液中,浓度(2～3)×10^6/mL。

(3)FITC-抗人 Ig 抗体(若测鼠 SIg 时用 FITC-抗鼠 Ig 抗体),3 000 r/min,离心 30 分钟,除去聚合的 Ig。

(4)取 0.1 mL 细胞悬液,加稀释适度的 0.1 mL FITC-抗人 Ig 抗体,37 ℃下湿盒中静置 30 分钟。

(5)用预温为 37 ℃的含 5%血清的 0.01 mol/L PBS(pH 7.4)洗 2 次,洗去游离的荧光素标记抗体。

(6)荧光显微镜观察。将细胞悬液滴于载片上盖片,用蓝紫激发滤片(或紫外滤片),510 nm 隔阻滤片,SIg 阳性细胞发黄绿荧光。荧光定位于 B 细胞表面,呈环状、斑块或帽状分布。

(7)计数时先计视野中带荧光的 B 细胞,再在普通光源下计淋巴细胞总数,求 200～500 个淋巴细胞中 B 细胞数。正常人外周血中 SIg 阳性细胞占 12%～30%。

2.免疫荧光间接法染组织特异抗原

(1)组织经冷冻切片 2～4 μm,并黏附于载玻片上。

(2)将标本干燥,丙酮固定 5～10 分钟,95%乙醇固定 10～30 分钟,勿用戊二醛固定,因其有自发荧光。

(3)用 0.01 mol/L PBS 洗 3 次,每次 5 分钟。

(4)滴加Ⅰ抗,置湿盒中 37 ℃下保温 30 分钟或 4 ℃下过夜。

(5)用 0.01 mol/L PBS 洗 3 次,每次 5 分钟,边洗边振荡。

(6)滴加荧光标记的Ⅱ抗,置湿盒中 37 ℃下保温 30 分钟。

(7)洗净,封片待检。

(8)荧光显微镜下观察。

若标本切片上不加Ⅰ抗或加同种动物的正常血清,滴加荧光标记的Ⅱ抗,则荧光观察为阴性。

三、免疫金(银)组织化学技术

免疫胶体金制备简便,能与多种蛋白稳定结合,即可用于光学显微镜,又可用于电子显微镜。在用于前者时,染色操作简单,显色底物没有致癌性,染色结果可长期保存,是迄今最灵敏的免疫组化方法;用于电子显微镜时,由于金颗粒的电子密度高,使电镜的分辨率提高,有益于超微结构的观察。另外,免疫胶体金技术,还可通过用不同粒径的胶体金颗粒进行双重和多重标记。这种技术适用于各种生物分子在细胞表面和细胞内的定位分布,也适于检测体液中的抗原或抗体。而且,这种技术不需要复杂仪器设备,试剂已国产化,便于推广应用。

(一)原理

以不同的方法和实验条件,将氯金酸($HAuCl_4$)制成粒径不同的胶体金,再与抗原或抗体结合。这种结合可能是因为金颗粒表面带负电荷,蛋白质分子表面带正电荷,由静电吸引造成的。胶体金标记的抗原或抗体,可用于免疫组化检测与之相应的抗体或抗原,也可以在金标记抗体染色后,进一步用银显影液处理,金粒子还原银粒子生成银颗粒,在光学显微镜检查时,阳性部位呈现金属银的黑褐色,在电镜检查时,标记抗体的金颗粒沉着于相应抗原处。免疫胶体金还可用于免疫凝集试验,当胶体金标记的抗体与相应抗原相遇发生凝集时,胶体金颗粒越聚越大,引起散射光变化,产生肉眼可见的颜色变化,用分光光度计可进行定量测定。

(二)操作

1.胶体金制备

(1)维生素 C 还原法:将 20 mL 三蒸水、1 mL 0.1 mol/L K_2CO_3 和 1 mL 1‰氯金酸水溶液,在冰水浴上混合,并立即加入 1 mL 7.0 g/L 的维生素 C,充分摇动至呈紫红色,再加三蒸水至 100 mL,煮沸至显红色即可。此法制得的胶体金粒径为 10～15 nm。

(2)枸橼酸三钠还原法:将 125 mL 三蒸水煮沸,加 7.5 mL 1%的枸橼酸三钠后再煮 5 分钟,立即加入 1.25 mL 1%的氯金酸,在 100 ℃水浴上反应 15 分钟,放冷备用。此法可制备 8～10 nm 的胶体金。

(3)枸橼酸钠-鞣酸还原法:往 100 mL 三蒸水中加入 1 mL 1%的氯金酸,煮沸,加入 1.25 mL 枸橼酸钠-鞣酸液(2 mL 1‰枸橼酸钠+0.45 mL 1‰的鞣酸),继续煮沸 15 分钟即可。所得胶体金粒 5～6 nm。

(4)枸橼酸三钠法:100 mL 0.01%氯金酸煮沸,边搅拌边加入 0.7 mL 1%的枸橼酸三钠溶液,在 2 分钟内金黄色的氯金酸变为紫红色,接着再煮 15 分钟,冷却后用蒸馏水恢复到原体积。此法由于反应条件不同,虽与枸橼酸三钠还原法均为枸橼酸三钠还原,但所得胶粒直径为 60～70 nm。在可见光区的最高吸收峰在 535 nm,A 1 cm 535＝1.12。胶体金的粒径随加入的枸橼酸三钠的量而变化,加入量越多粒径越小。

为了获得大小均匀的胶体金颗粒,在按上述方法制备之后,可用蔗糖密度梯度离心法再分级。在制备胶体金过程中,应注意所用容器的清洁、水的纯度、pH 和温度。

一般而言,5～15 nm 粒径的胶体金可用于免疫组化实验,20 mm 以上者适用于免疫凝集试验。

2.免疫胶体金制备

(1)抗体蛋白的预处理:用超速离心的方法除去低温贮存过程中可能形成的聚合物,并对 0.05 mol/L NaCl 液(pH 7.0)透析,去除磷酸根或硼酸根。

(2)胶体金的预处理:根据标记蛋白的不同,调制胶体金的 pH,使之接近或略高于欲标记蛋白质的等电点。抗血清 IgG 标记 pH 为 9.0,单抗 IgG 的 pH 为 8.2,亲和层析纯的抗体结合时 pH 7.6,而 SPA 纯化抗体的 pH 为 5.9～6.2。

(3)确定胶体金与蛋白的合适比例:可将欲标记蛋白质配成一系列不同的浓度,各取 0.1 mL 加到 1 mL 胶体中,对照管只有胶体金不含蛋白。5 分钟后,向各管各加 0.1 mL 10%NaCl 溶液,混匀后室温静置 2 小时,不稳定的胶体金将发生聚沉。加入 0.1 mL 1%的 PEG(相对分子质量 20 kD)终止凝聚。此时,溶液由红变蓝色或无色。以保持红色不变的最低的蛋白量的 110%～120%,为稳定 1 mL 胶体金的实际蛋白用量。

(4)胶体金与蛋白质的结合:在搅拌条件下,往处理过的胶体金溶液中,加入预处理过的蛋白质,足量后再搅拌 5～10 分钟。加入 50 g/L 的 BSA 使其终浓度达到 10 g/L。亦可用终浓度为 0.5 g/L 的 PEG 代替 BSA。

(5)纯化:可用超速离心或凝胶过滤法纯化。离心速度一般在 1 万～10 万 g 下离心 30～

60 分钟,沉淀悬浮于含 0.2～0.5 mg/mL PEG 的缓冲液中,洗涤,最终将浓度调整为 A 1 cm 540＝1.5左右,加 0.5 mg/mL NaN₃ 防腐,4 ℃保存。

(6)凝胶过滤:可用丙烯葡聚糖 S-400 柱,用含 0.1％ BAS 的 0.02 mol/L Tris 缓冲液(pH 8.2)洗脱。

(7)保存:保存缓冲液的离子浓度不能过高,加 BAS 或 PEG 有利于胶体金的稳定,低浓度下保存更稳定。4 ℃下加 NaN₃ 防腐可贮存数月,若加少量甘油－70 ℃下储存时间更长。

(陈梅香)

第四节 子宫颈癌的病理诊断

一、宫颈鳞状上皮内肿瘤

在各种致癌因素中,包括人乳头瘤病毒(HPV)感染因素作用下,宫颈上皮的储备细胞在修复的过程中发生一系列化生-非典型化生-上皮内肿瘤性变化。这些变化是一个连续的谱系,常常是动态的和混合重叠的,可以自行消退或持续多年,也可进展为浸润性癌。病变初始常累及(80％以上)宫颈柱状上皮与鳞状上皮交界处(移行区),较少发生于颈管化生鳞状上皮及阴道部鳞状上皮;后唇较前唇多见。大体上无特点,可表现为红斑、白斑或糜烂。

命名与分类:以往根据细胞核非典型性的程度及其所累及表皮的范围分为轻、中、重度非典型性增生及原位癌(四级),以后又将此系列病变称做宫颈表皮内肿瘤(cervical intraepithelial neoplasia,CIN)。用 CIN 三级分类代替以前的四级分类,即用 CIN Ⅰ、Ⅱ 及Ⅲ代替以前的轻度、中度及重度非典型增生/原位癌能更好地反映病变的本质。从生物学行为来说,CIN 可分为低级别和高级别两大类。低级别 CINs 包括湿疣和 CIN Ⅰ级,大体上病变大多数扁平,仅 20％为尖锐或乳头状。湿疣保持正常鳞状上皮的结构,但在上皮的中层和浅层有凹空细胞;CIN Ⅰ则底层细胞有明确异型性,而凹空细胞较湿疣不明显。高级别 CINs 包括 CIN Ⅱ和Ⅲ级。1988 年 NCI 于 Bethesda 召开的工作会议提出了低级别鳞状上皮内病变(low grade squamous intraepithelial lesion,LSIL)和高级别鳞状上皮内病变(high grade squamous intraepithelial lesion,HSIL)两个名词。LSIL 包括 CIN Ⅰ级、轻度凹空细胞性不典型增生(warty CIN Ⅰ)和单纯性凹空细胞增多症;HSIL 包括 CIN Ⅱ和Ⅲ级。NCI 工作会议所提出的名词的优点是用病变代替肿瘤,这样能更正确地反映这些改变的本质,因为低级别的 CINs 并不完全是肿瘤性,有的可自行消退。Park 等(1996)分析 140 例 SILs 的克隆性,25 例 HSIL 均为单克隆性,而 68％LSIL 为单克隆性,71/79SILs 表现为单克隆者均与 HPV16、18、31、33、35、39、45、56、58 或 65 密切相关。

以上各种名词的变更反映了人类对这一病变的认识过程,由于老的名词已被大家接受,故本章保留和重叠应用了这些名词。

病理形态:主要观察宫颈鳞状上皮的生长图像、极向和核异型性。

(一)CIN Ⅰ

细胞及核有非典型性,病变的范围限于表皮基底层以上占 1/3 以内。以往称为轻度非典型性增生,也有人称为早期交界性病变。这类病变常伴随 HPV 感染(图 3-1)。与化生的不成熟鳞状上皮的鉴别要点：①核染色较深，染色质较粗；②核质比较大，胞质较少，且嗜碱性增强；③核大小不一致；④细胞极向紊乱。

（二）CIN Ⅱ

非典型性增生细胞异型性明显，病变范围累及表皮的 1/2 左右（图 3-2）。以往称为中度非典型性增生。

（三）CIN Ⅲ

目前 WHO 将此病变包括以往的重度非典型性增生及原位癌。非典型性细胞的异型性更明显，病变几乎累及表皮全层（图 3-3）。细胞极向紊乱更明显，可出现个别核较大的明显肿瘤性细胞。表层细胞可以较扁平，但核较大，有异型性。虽然表皮的各层细胞异型性明显，但基底膜完好，无间质浸润是重要特点。

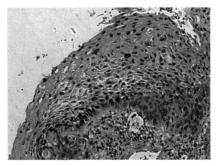

图 3-1　宫颈 CIN Ⅰ 合并 HPV 感染（HE）

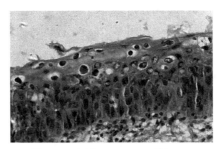

图 3-2　宫颈 warty CIN Ⅱ（HE）

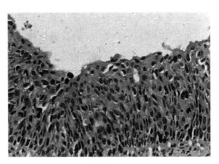

图 3-3　宫颈 CIN Ⅲ（HE）

（四）累及腺体

CIN 累及腺体简称 CIN 累腺。各级 CIN 均可以累及部分腺体即部分为正常柱状腺上皮，部分为基底膜完好的 CIN；也可是整个腺体都被累及（图 3-4），但中心部位即腔面仍为腺体柱状上皮被覆。CIN 累腺要与腺体鳞状上皮化生鉴别,鳞化的腺体轮廓常无明显扩大变形,细胞可呈现鳞状上皮各层次分化,无异型性以及细胞极向规则等。CIN 累及腺体可随腺体分支伸延,呈现不规则团状。此时还要与腺体原位癌发展为早期浸润癌鉴别,后者分支尖锐,呈指状或锯齿状突起或呈不规则巢状膨胀挤压,破坏基底膜,周围常有较明显的组织反应;而原位癌累腺常呈圆顶状分叶状突起,基底膜完好。两个累及腺体的原位癌巢互相融合,中间间质不完整断续残存(作网织纤维染色更易观察),可视为原位癌的早期膨胀性浸润。

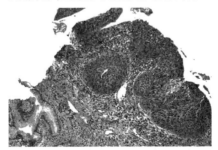

图 3-4　宫颈 CINⅢ,累及腺体(HE)

另外,有学者观察到伴随宫颈浸润癌周围的原位癌变有以下特点:①CINⅢ(CIS)广泛累及表面上皮和腺窝深部;②累及腺体时,原有的轮廓张力增大,腔内有坏死碎屑;③上皮内出现逆向成熟(图 3-5)。这些形态学变化提示病变存在浸润潜能,诊断时注意不要疏漏微浸润灶。

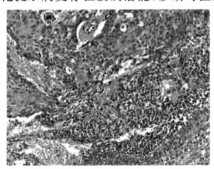

图 3-5　宫颈上皮内逆向成熟

异型的鳞状上皮中低层出现胞质嗜酸性的细胞;左中下侧的上皮开始突破基底膜(HE)

(五)鉴别诊断

CIN 在组织形态上可表现为种种亚型,如经典型、湿疣型、角化型、不成熟化生型和具有柱状细胞分化的复层上皮内病变型。后者实质上是原位腺癌(图 3-6)。认识这些亚型有助于在实际工作中与非肿瘤性病变鉴别。例如,角化型 CIN 需要与正常角化鉴别;不成熟化生型 CIN 需要与不成熟化生鉴别;特别是一些非肿瘤性病变的上皮,也可以出现分化不成熟、有轻微异型性,但上皮表层细胞胞质有鳞状分化迹象、细胞核增大但大小和形态相对较一致、核染色质匀细有核仁,这些微细的差异需要综合分析判断。

(1)反应性/修复性改变。其特点:①上皮内水肿;②核轻-中度弥漫增大(从表层到底层),均匀分布,略微大小不等;③核仁清楚;④上皮内炎细胞;⑤表层上皮趋向成熟。与 CIN 的鉴别是细胞核染色质不粗,核的大小和轮廓较为一致,无明确的异型性。

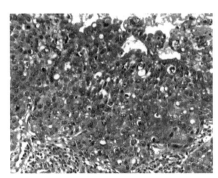

图 3-6 宫颈具有柱状细胞分化的复层上皮内病变(黏卡染色)

(2)不成熟鳞化:特点是表层有柱状上皮和黏液分泌。形态上还包括以下变化:①轻微的上述反应性变化包括核大小和染色;②背景细胞的核一致,有核仁;③伴有炎症时表层上皮可有异型性,但通常上皮表层有分化迹象,底部细胞核较拥挤,有核仁;④如果有明确异型性和染色质增粗,尤其是位于上皮表层的异型核,要考虑 CIN 病变;免疫组化 Ki-67、p16 显示上皮内的旁基底细胞及其以上细胞核阳性有助于 CIN 的诊断。

(3)萎缩:绝经后妇女。萎缩的上皮细胞核深染,但形态温和、一致;有时细胞核拉长,有核沟;有时可见假性凹空细胞或个别大的核异型细胞;重要的是无核分裂。

(4)非上皮性改变:主要包括小片状的组织细胞和局部的蜕膜灶,镜下见到这些组织时,只要想得到就不难鉴别。

(5)非肿瘤性印戒细胞:非肿瘤性印戒细胞相对常见于淋巴结以及消化道和泌尿生殖道黏膜,也可见于宫颈和子宫黏膜,需注意与印戒细胞癌鉴别。良性印戒细胞位于黏膜浅层上皮下或腺腔内,常伴有炎症反应,细胞分化成熟;免疫组化 E-Cadherin 阳性而增殖指数 Ki-67 和 p53 阴性。

(6)放疗后:主要是细胞核增大、深染,但胞质丰富,故细胞并不拥挤、核质比例不高;胞质有空泡变性,胞核染色质模糊、固缩。

二、宫颈鳞癌

宫颈鳞癌根据浸润扩散程度可以分为原位癌、微小浸润癌及浸润癌。临床按浸润程度分期。

(一)微浸润性鳞癌(microinvasive squamous carcinoma,MIVCs)

微浸润性鳞癌又称早期浸润性鳞癌和浅表浸润性鳞癌。关于微小浸润癌的定义一直有争议。目前较公认的意见是所谓微浸润是指早期间质浸润即 I_{A1} 期。微浸润癌大多无血管癌栓形成及淋巴结转移,预后较好。但少数也有血管癌栓形成,甚至有淋巴结转移。1947 年 Mestwerdt 最先提出微浸润性癌(早期间质浸润)这一名词,其诊断标准是癌浸润深度在 5 mm 以内。妇科肿瘤学会(SGO)主张从发生浸润的表面上皮的基底膜或宫颈内膜腺窝向浸润最深部测量,距离≤3 mm,并且无血管浸润者为微浸润性癌。Mestwerdt 当时提出以浸润深度来区分微浸润性癌和一般浸润性癌的目的是:深度在 5 mm 以内的癌不根治,预后好;但 1958 年 Schuller 报道 3 例浸润深度仅 3 mm 的宫颈癌患者,虽经根治术仍死于癌。此后陆续有报道浸润深度在 5 mm 以内者(1～5 mm)仍死于癌的病例。这些说明单一的浸润深度不能作为诊断微浸润性癌的唯一标准,而应考虑癌的面积,更可靠的是测量癌的体积。一些浸润深度为 3～5 mm 的癌如作连续切块和切片,可观察到癌向两侧浸润,可达 10～20 mm,甚至更大。1988 年国际妇产科联合会

(FIGO)提出的宫颈癌临床分期中ⅠA期相当于微浸润性癌。

选择浸润深度≤5 mm,横向扩展≤7 mm是基于这种肿瘤的体积≤350 mm³;因假定癌的第三度空间(未测量)不超过侧面直径的50%即5 mm×7 mm×10.5 mm=368 mm³。要测量微小癌的体积需做连续切片才能测出癌的三个最大径。有人认为SGO的标准(浸润≤3 mm,无血管浸润)较FIGO的标准好,因按SGO标准的微浸润性癌复发和淋巴结转移率极低(<1%)。Burghardt(1991)报道85例FIGOⅠA期的宫颈随诊5年以上,其中5例复发,5例中3例最终死于宫颈癌。

需要指出的是,微浸润癌的诊断需锥切标本经规范取材后才能确立,而宫颈活检材料并不能明确诊断。确立微浸润癌的意义是对需要保留生育功能的患者,可以通过腹腔镜取前哨淋巴结进一步明确分期后,采取保守治疗。

病理形态:癌的浸润灶可来自表面的CIN上皮或原位癌,也可来自累及腺体的CIN上皮或原位癌。浸润的深度从所发生浸润的上皮基底膜向下测量。若同时源自黏膜表面上皮与受累的腺体,则从黏膜表面上皮基底膜测量。

浸润方式分两型:第一型为"发芽"或"喷枪"即不规则浸润式,开始浸润时癌细胞形成小毛刺、小芽或舌状伸向间质(图3-7),随后一个或多个浸润癌灶在间质内像树根样生长分支、交叉,形成网状或融合的浸润癌灶;这种浸润式的肿瘤易有血管癌栓形成,易发生转移,局部容易再发;另外一型为推进式浸润,表现为膨大推压的下缘和重叠、融合的累腺,失去宫颈的管泡状腺体轮廓和CIN上皮的栅栏状极向,有的膨胀的上皮巢呈假腺样中央有坏死;这型浸润方式预后不良的概率仅为3%。

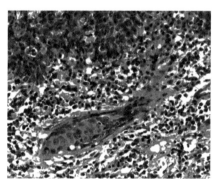

图 3-7 宫颈微小浸润癌(HE)

明确诊断有微浸润对治疗很重要,但有时鉴别一个真正的间质浸润灶和增生的上皮脚很困难,特别是单凭活检材料。老的概念是诊断浸润的指标是根据基底膜是否有破坏,但以后发现无论是特殊染色还是电镜观察均证实基底膜的完整与否并不是鉴别浸润的可靠指标,因为增殖的基底细胞和炎细胞均可破坏基底膜。在良性的上皮脚周围基底膜可消失,而在癌的浸润灶边缘可有完整的基底膜或基底膜再出现。

间质反应是鉴别浸润的一个重要指标。在浸润灶周围的间质纤维组织显得疏松,纤维收缩断裂和间质的基质改变,由于基质改变,在HE染色的切片上显示一定程度的嗜碱性。间质中有不等量的圆形细胞浸润。如癌细胞发生变性坏死则可出现多核巨细胞的反应。在非癌性浸润灶周围亦可有明显的炎细胞反应但无间质的改变。

除间质改变外,浸润灶内的癌细胞的形态和排列有重要参考价值,如浸润灶周围无栅栏状排列的基底细胞,浸润灶内的癌细胞一般都分化较好,胞质增多嗜酸性,细胞核空泡状,常有明显的核仁。这种现象的解释是当基底细胞分化时基底膜消失,基底膜消失后,基底细胞暴露在一个陌生的环境中,该环境阻碍基底细胞增殖而使之分化,所以处于没有基底膜包绕的浸润灶的癌细胞分化一般较好。

(二)浸润性鳞癌

浸润性宫颈鳞癌,简称为宫颈鳞癌,是女性器官中最常见的恶性肿瘤,绝大多数为中老年妇女,平均年龄在 40 岁以上。根据以前的统计宫颈癌中 90%～95% 为鳞癌,其余为腺癌。现在看来这个统计数字有必要纠正。从目前的诊断来看,鳞癌仅占 70%,腺癌占 20%,腺鳞癌占 8%～10%,腺癌的发病率增高除近 30 余年来腺癌的发生确实增多外,还由于在常规染色中增加了黏液染色(主要为 AB/PAS)。应用黏液染色后 20%～30% 在 HE 染色的切片中为鳞癌的组织实际上为分化差的腺癌或腺鳞癌。这一重新分类不仅纠正了癌的诊断、组织发生和不同类型宫颈癌的比例,更重要的是指出了预后;因黏液阳性的低分化腺癌和腺鳞癌恶性度高,其预后要比纯鳞癌差得多,而且这种隐蔽的黏液分泌性癌常发生在 40 岁以下的年轻妇女,是年轻妇女预后差和转移快的宫颈癌的重要组成部分。由于上述情况,鳞癌的定义不再仅仅是肿瘤像复层鳞状上皮,而应该明确为鳞癌是指一种癌,该癌具鳞状上皮分化即角化和/或有细胞间桥,而无腺体分化或黏液分泌。后两点即无腺体分化或黏液分泌很重要,根据这两点就可除外分化差的腺癌和腺鳞癌。

病理形态:大多数宫颈癌从鳞状上皮和柱状上皮交界处的移行带发生,来自该处表面上皮或累腺的 CIN 上皮或原位癌。35 岁以下的妇女其移行带位于宫颈外口,而 35 岁以上者倾向于回缩至颈管内,因此大多数老年人的癌位于宫颈管内。宫颈鳞癌的大体形态有 3 种。

1.外生型

这种癌一般来自宫颈外口,向外生长成息肉、乳头或菜花状肿物。肿瘤体积较大,但浸润宫颈组织浅。可侵犯阴道。这种外生性癌较少侵犯宫颈旁组织,故预后相对较好。

2.内生型

这种癌来自颈管或从外口长出后向颈管内生长。浸润宫颈深部组织,使宫颈增大成桶状或浸透宫颈达宫颈旁组。这种癌预后较差。

3.溃疡型

上述两型合并感染坏死后可形成溃疡,特别是内生型,溃疡可很深,有时整个宫颈及阴道穹隆部组织可溃烂而完全消失。

光镜下主要分为 3 型:①非角化型;②角化型;③小细胞型。

这 3 型鳞癌中小细胞型预后最差,此型形态有时似基底细胞癌,但比皮肤基底细胞癌分化差,异型性较明显。宫颈小细胞型鳞癌还需注意与小细胞神经内分泌癌鉴别,后者发病较年轻(平均年龄 36 岁),具有高度侵袭性,形态似原发于肺的小细胞癌,活检组织常容易有人为的挤压退变,免疫组化有明确神经内分泌表达;小细胞型鳞癌则呈巢状分布,细胞结构及其与周围间质界限均清楚,免疫组化 P63 阳性而神经内分泌表达阴性。还有一种特殊亚型的浸润性鳞癌被称作"CIN3 样癌",很像横切的 CIN3 累腺,以几乎融合的膨胀性球形隐窝和中心有核碎片为特点。

此外,鳞癌细胞巢内细胞发生棘层溶解可形成假腺样结构。它与腺癌的区别在于无黏液分泌以及有显示早期棘层溶解的细胞巢存在。癌巢周围间质可有不等量的淋巴细胞、浆细胞或嗜酸性粒细胞浸润。有大量淋巴细胞或嗜酸性粒细胞浸润者预后较好。

扩散与转移：宫颈鳞癌可直接扩散到宫体、阴道、子宫旁组织、卵巢以及盆腔器官如下部输尿管、膀胱、直肠以及阔韧带等。晚期肿瘤浸润并互相融合粘连，形成冷冻样团块，称为冷冻骨盆。

宫颈鳞癌的转移常通过淋巴道，转移可起始于直接扩散之前，但大多发生在有不同程度的直接扩散中，淋巴道转移中常按以下途径转移：子宫旁淋巴结，然后经髂内、髂外、闭孔、腹下及骶部等淋巴结，也可达腹股沟、髂总、主动脉旁以及主动脉淋巴结等。有的病例不按常规途径，而是跳跃式转移。

宫颈鳞癌很少发生血行转移，少数病例可发生肺（约 9％）及骨（约 4％）的血行转移。

三、宫颈腺上皮内肿瘤（cervical glandular intraepithelial neoplasia，CGIN）

CGIN 的初始发生部位也在移行区，并常伴有鳞状上皮病变（约 50％）。40％～50％的宫颈腺癌和腺原位癌为 HPV18，10％～20％为 HPV16。

理论上宫颈腺体恶变过程如鳞状上皮一样，腺上皮的非典型性增生-原位癌-浸润癌也可能是一个连续过程，即从宫颈腺体上皮内肿瘤发展为浸润性癌的过程。但宫颈腺癌的癌前病变远不如鳞癌的癌前病变那样已被肯定并得到公认，由于缺乏充分的随访研究，宫颈腺体的非典型增生目前尚无统一明确的形态学诊断标准。模糊的标准是腺体细胞的拥挤和异型程度均低于AIS。也有学者用免疫组化 p16、Ki-67、ER 等协助诊断。

病理形态：原位腺癌（adenocarcinoma In situ，AIS）远较原位鳞癌少见，病变多数位于宫颈移行区的近端即近宫体侧，沿颈管蔓延；可深达 5 mm，沿颈管扩展 0.5～25.0 mm，平均 12 mm；约15％为多灶性。

组织形态学定义是：具有恶性细胞特征，但保留正常腺体的位置和结构；可有腺腔内小乳头。病变的宫颈内膜表面上皮扁平或呈绒毛状或呈乳头状，其下的腺体保留原有轮廓但可有分支、出芽、背靠背或筛状，腺体的外形轮廓平滑规则，有时与原有的隐窝上皮延续；周围为正常的纤维平滑肌间质，无纤维组织反应。病变的腺上皮细胞为柱状，呈假复层排列（正常宫颈腺上皮细胞核位基底部，单层排列），核增大、深染、不规则，核分裂常在腺腔缘，而且位于基底部的凋亡小体明显增多。与原位鳞癌一样，活检标本只能作可疑原位癌的诊断，必须通过子宫全切或宫颈锥切标本充分取材、全面检查后，方能作宫颈腺体原位癌的明确诊断。

实际工作中要严格掌握标准，即不要将早期的分化好的浸润癌误诊为原位癌，也不要将非肿瘤性腺体增生误诊为癌。下列几点可作为宫颈腺体原位癌与浸润性腺癌的组织学诊断指标：①腺体的轮廓平滑，局限于原有的小叶结构内，相似于乳腺原位癌；②增生腺体位于内膜内，深度不超过原有的内膜厚度；③与正常腺上皮同存在于一个腺体结构单位内即同一基底膜内，二者界限截然，无移行；④增生的腺小叶体积增大，可有明显细胞异型性，但一般无筛状或表面乳头状结构或位置浅表；⑤无明显间质反应（包括水肿，炎症细胞浸润及纤维化等）。以上几点中最主要的是小叶增生扩大，有明显异型性，但保留原有结构且位置浅表，无明确的促纤维反应和密集拥挤无隐窝结构的小腺管。

宫颈腺体原位癌组织学可分为 4 型：宫颈腺型（图 3-8）、子宫内膜型、肠型（图 3-9）及杂类（如浆液性、透明细胞性和腺鳞癌等），这些不同组织学类型的原位腺癌在形态上各有特点，其临床意义尚有待于进一步探讨。原位腺癌的治疗原则和预后同原位鳞癌。

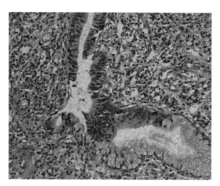

图 3-8 **宫颈原位腺癌**

与正常腺上皮同存在于一个腺体结构单位内即同一基底膜内,二者界限截然(HE)

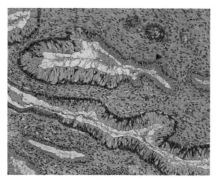

图 3-9 **宫颈肠型原位腺癌**

与正常腺上皮同存在于一个腺体结构单位内,肿瘤细胞异型性不突出(HE)

四、宫颈腺癌

宫颈腺癌也分为微浸润癌及浸润性癌。

(一)微浸润性腺癌(microinvasive adenocarcinoma,MIA)

微浸润性腺癌又称早期浸润腺癌,其定义、预后均与早期浸润鳞癌趋于一致,但由于管泡状的宫颈腺体结构特点,其浸润深度的测量方法目前尚未达成共识,WHO分类中也未明确列出微浸润性腺癌的分型。

病理形态:按浸润的生长方式将早期浸润的腺癌分为3型。①插入型。癌细胞形成毛刺、小芽或舌状从原位腺癌伸向间质,浸润的细胞胞质丰富嗜酸性,核仁空泡状,在间质延伸形成腺体,常伴有间质反应(图3-10)。②膨胀型。原位腺癌样腺体膨大,结构复杂的乳头、筛状、迷宫或实性,通常无间质反应;以超过周围正常腺体1 mm深度为标准。③外生型。表面乳头状生长呈繁复的分支状而不是原位腺癌的简单乳头,基底部或有或无间质浸润。这些浸润方式常混合存在或以一种方式为主,分化好的如绒毛管状癌多为膨胀或外生图像生长。

还有学者总结形态学上浸润的指征:①间质内有明确恶性细胞特点的单个细胞或不完整的腺体碎片;②周围有间质反应的恶性腺体;③腺体结构复杂、分支或融合的小腺体;④腺腔内无间质的恶性上皮呈筛状结构充填伴有周围间质反应;⑤位于正常腺体深层以远)。偶然情况下,个别深部腺体受到原位腺癌累及,与浸润的鉴别会很困难。也有学者用免疫组化 CEA、p16、ER、Ki-67 和 SMA 协助判断,其中 SMA 在腺体周围的细丝状表达提示浸润时的促纤维反应。即使运用这些综合的方法,实际工作中 10%～15% 的病例明确微浸润的深度仍然很困难,可以用肿瘤的厚度取代。病变累及活检组织的边缘或病变表面有溃疡形成时最好不诊断微浸润,因其完整的病变和浸润的实际深度无法评估。

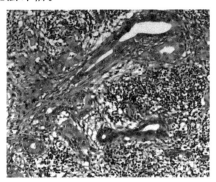

图 3-10 宫颈微浸润性腺癌

癌细胞形成小毛刺、小芽伸向间质并形成新的小腺体(HE)

(二)浸润性腺癌

浸润性腺癌较少见,只占宫颈所有上皮性恶性肿瘤的约 5%。临床主要症状是宫颈出血(>75%)。

大体:可呈结节、息肉状或形成溃疡等,约 15% 的病例在大体上无明显异常,或仅有宫颈肥厚,稍粗糙等变化。

光镜:宫颈腺癌的组织学类型是多种多样的,它可以呈现相似于 Müllerian 上皮的各型腺癌。组织学分型主要为黏液腺上皮型,部分为子宫内膜样型、透明细胞腺癌或浆液性腺癌等,还有少量罕见的特殊类型如腺样囊性癌、腺样基底细胞癌和微囊性腺癌等。

1.黏液性腺癌

组织学上分为宫颈内膜型和肠型等,大多为高分化及中分化的宫颈内膜型黏液腺癌;早期病变常伴有 AIS。高分化者如分泌多量黏液可呈黏液腺癌结构(图 3-11),中分化者细胞和腺管的异型性明显增加,黏液分泌减少;低分化腺癌的癌细胞形成实性巢、索或片块,很少形成腺管,这种癌只能用黏液染色和/或免疫组织化学来确定其性质,宫颈内膜腺癌除黏液阳性外 CEA 和这 p16 为阳性。发生于宫颈的肠型腺癌罕见,其特点是腺癌上皮内有明确的杯状细胞,甚至可见具刷毛缘的吸收细胞、亲银和嗜银细胞以及 Paneth 细胞;有时也表现为胶样癌或印戒细胞癌,此时需特别注意除外转移性。

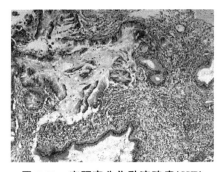

图 3-11 宫颈高分化黏液腺癌(HE)

　　鉴别诊断:典型的宫颈黏液腺癌诊断并不困难。主要注意与转移到宫颈的腺癌和宫颈腺体的良性增生病变鉴别。

　　2.微偏离腺癌

　　微偏离腺癌又称恶性腺瘤,发生率占宫颈腺癌的 1.0%～1.3%。很少合并 HPV 感染,其癌前病变尚不明确。组织学上多为宫颈内膜型,少数为子宫内膜型。大约 11% 伴有 Peutz-Jeghers 综合征,有的伴有卵巢黏液性肿瘤。临床可表现为水样或黏液样阴道流液,长期不断,有时量很大;偶有少量流血,反复检查找不到原因;也有的并无临床症状。窥镜检查宫颈外观正常,表面光滑或肥大呈桶状而无明确肿块;触诊质地较硬、肥大。细胞学检查或小的活检不易确诊,症状可拖延多年。大活检或楔形切除一般都能找到浸润的、比正常宫颈内膜相对异型的腺体,通常没有浸润的间质反应(图 3-12);有时这种腺体呈小囊状,又称微囊性腺癌(图 3-13);可用 CEA、p16 和 α-SMA 帮助诊断,腺癌为 CEA 阳性和 p16 核和/或胞质阳性,癌腺管周围间质 α-SMA 阳性。

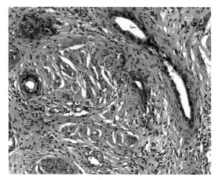

图 3-12　宫颈微偏离腺癌

浸润的小腺体,周围并无间质反应(HE)

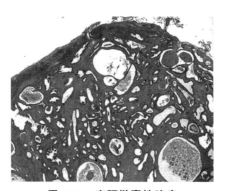

图 3-13　宫颈微囊性腺癌

患者 47 岁,宫颈肥大、质硬,触血阳性。低倍镜下浸润的腺
体呈微囊性结构,分化好,无间质反应,很像良性病变(HE)

　　以往由于早期确诊困难,临床多为晚期病变,故预后差;近年随着诊断率的提高,预后有所改善。Hirai(1998)报道的 6 例,临床均有典型的水样或血性阴道分泌物,虽然这 6 例活检均阴性,但细胞学阳性,仍行子宫切除证实为宫颈恶性腺瘤;由于诊断早,6 例治疗后均存活。目前认为这类肿瘤的预后比普通腺癌好,死亡的病例通常是经过漫长的过程才确诊的病例。

　　3.宫颈子宫内膜样腺癌

　　形态与分化好的子宫内膜腺癌相同,有时伴有 AIS。活检和刮宫材料鉴别宫颈子宫内膜样腺癌和子宫内膜腺癌较困难,存在 AIS 病变和识别宫颈型间质可提示为宫颈癌;宫颈间质 CD34 阳性,CD10 阴性,而内膜间质则反之。Ansari-Lari 等(2004)认为用 p16 免疫组化和检测 HPV DNA 可鉴别二者,因多数宫颈腺癌含高危性 HPV-DNA,而子宫内膜腺癌很少合并 HPV 感染。

4.绒毛腺管状腺癌

绒毛腺管状腺癌为丛状外生、界限清楚的低度恶性肿物,多见于 20～30 岁妇女,通常不发生转移;年轻妇女可以行保守的手术治疗。镜下特点是由长的指状乳头结构膨胀性生长,被覆在乳头表面的上皮显中度异型性,核分裂少。重要的是,肿瘤细胞核异型的程度不能超过中度,腺体的轮廓必须是平滑的,即没有筛状结构和高级别癌成分(图 3-14)。肿瘤有时侵入宫颈管壁浅层,通常是经锥切最后证实。需要强调的是,若肿瘤合并有其他腺癌成分则可能影响预后。因此,只有对完整切除的病变做充分取材观察后,才能最终确定此诊断。

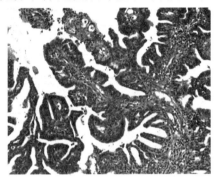

图 3-14 绒毛腺管状腺癌

宫颈绒毛腺管状腺癌的乳头结构,细胞分化好(HE)

5.透明细胞癌

透明细胞癌与子宫内膜、卵巢和阴道的透明细胞癌形态相同,有时伴有阴道透明细胞癌,均为苗勒管来源。部分患者有应用二乙基己烯雌酚史。

镜下肿瘤细胞形成腺样、管状、囊性、实性、乳头状(图 3-15)多种图像,或混合存在或以某种图像为主。

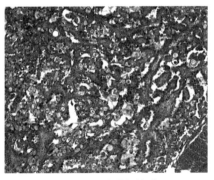

图 3-15 透明细胞癌

患者 22 岁,阴道出血半年,检查发现宫颈肿物,取活检为分化较
好的、腺样囊管状和少量乳头状结构的宫颈透明细胞癌(HE)

妊娠时宫颈上皮可有明显 Arias-Stella(A-S)反应,细胞核增大,胞质透明,但以下几点可与宫颈透明细胞腺癌鉴别:①妊娠发生的 A-S 反应,虽然核可增大,深染,但无核分裂活性,更无病

理核分裂;②腺体较规则,无明显囊性扩张,也无实性条索状增生;③无癌性纤维性间质反应;④无深部组织的浸润等。

6.浆液性腺癌

浆液性腺癌少见,患者年龄多为21~70岁。临床症状为不规则阴道出血、宫颈细胞学异常、阴道水样分泌物等。宫颈有息肉或外翻性肿物,或有溃疡或变硬。镜下形态与卵巢、子宫内膜、输卵管和腹膜发生的浆乳癌相同。瘤细胞形成复杂的乳头状结构和细胞簇,乳头核心和间质浸润处有大量急、慢性炎细胞浸润。

7.中肾管腺癌

中肾管腺癌位于宫颈侧壁,来自增生的中肾管残留物。镜下结构呈囊管状、网状、乳头、实性、梭形或索状混合,有时很像低级别上皮-间质混合性肿瘤。肿瘤周边有时能找到含嗜酸性物质的小管簇(图3-16)。免疫组化CK7、EMA、vimentin、CD10、Calretinin阳性;CEA、CK20、ER、PR阴性。与中肾管增生的鉴别是浸润性生长,与一般透明细胞癌或黏液腺癌的不同之处是中肾管腺癌的透明细胞内不含糖原亦不含黏液。预后可能好于普通腺癌。

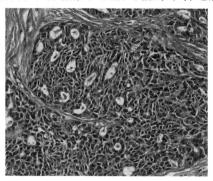

图3-16　宫颈中肾管腺癌

患者48岁,体检发现宫颈肌瘤1年,明显增大5个月手术切除。术中见宫颈光滑,宫颈管内膜下见一5 cm×4.5 cm×4 cm灰黄色类圆形肿物,界限较清楚,质地中等,子宫及双附件未见特殊。图示肿瘤周边的中肾管样小管结构(HE)

(三)腺癌的少见组织亚型

腺癌的少见组织亚型主要包括腺鳞癌、神经内分泌癌、类癌、非典型类癌或混合型癌、腺样囊性癌和黏液表皮样癌等。

1.腺鳞癌

癌组织内有明确的腺癌和鳞癌成分称为腺鳞癌。不同病例的腺癌和鳞癌成分的比例可不同、两种成分的分化从高到低。低分化的腺鳞癌中另有一种亚型,称为毛玻璃样细胞癌。

2.神经内分泌癌

形态上,宫颈神经内分泌肿瘤包括从分化好的类癌到分化差的像支气管燕麦细胞癌样的小细胞癌或大细胞神经内分泌癌。小细胞神经内分泌癌的癌细胞小,胞质少,核分裂多见(图3-17),常伴有坏死和瘤栓。由于一般不侵犯表面上皮,所以细胞学检查常为阴性。神经内分泌癌常伴鳞状或腺样分化,有研究证实二者为单克隆性(比例不超过5%,比例大则称为混合癌)。

诊断时需与分化差的非角化小细胞鳞癌鉴别,后者多见于年长的妇女,肿瘤有时也可伴有神经内分泌分化,但瘤细胞呈巢状而不是弥漫分布,细胞的结构及细胞巢与间质之间的界限清楚,免疫组化高分子角蛋白 CK5/6、34β₁2 和 P63 阳性。小细胞癌可分泌多种激素如 ACTH、生长抑素和 5-羟色胺等,但临床无激素引起的症状,免疫组织化学显示 CD56、chromogranin A、NSE、synaptophysin 等阳性(图 3-18),p16 通常阳性,但细胞角蛋白可以阴性。电镜下可找到神经分泌颗粒。真性的所谓小细胞未分化癌则应该是既无鳞状又无腺体和神经内分泌分化的癌。

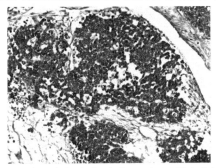

图 3-17　宫颈小细胞癌,患者 26 岁,已婚未育(HE)

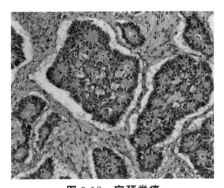

图 3-18　宫颈类癌

患者 44 岁,临床为宫颈浸润性癌,镜下为典型的类癌(HE)

3.腺样囊性癌

腺样囊性癌多见于老年妇女,与腺样基底细胞癌不同的是常形成宫颈肿块。形态与涎腺的腺样囊性癌相同,由大小一致的基底细胞样细胞排列成片块、实性巢或相互吻合的条索,核分裂多见;细胞巢常呈筛状,筛腔内含黏液样物;巢索周围有基底膜样嗜酸性玻璃样物围绕。癌巢周有明显的间质反应。肿瘤常混有鳞癌或腺癌成分。此癌常局部复发或发生远处转移,临床恶性度高,预后差。

(陈梅香)

第五节　输卵管肿瘤的病理诊断

一、良性肿瘤及瘤样病变

(一)Walthard 细胞巢

在输卵管浆膜面可见单发,偶为多发的小结节状病变,有时临床误诊为转移性瘤结节。结节由扁平到立方样复层细胞构成,有时似复层上皮巢(图 3-19)。一般无角化及明显细胞间桥分化。有时上皮巢中有柱状上皮被覆腺腔样结构,似 Brenner 上皮巢。

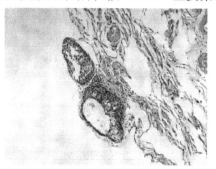

图 3-19　输卵管浆膜的 Walthard 细胞巢(HE)

(二)峡部结节状输卵管炎

这是一型特殊的慢性输卵管炎,临床可伴有不孕或异位妊娠。常为双侧性病变,在子宫角输卵管峡部有界限清楚结节状肿瘤样病变形成。光镜下间质纤维肌组织增生,肌纤维组织之间为小囊状扩张腺样增生上皮。炎症常不明显,似腺肌瘤结节。要注意与子宫角中肾管残件增生鉴别,后者与输卵管无关,无明显肌纤维组织增生,腺体无明显小囊状扩张。

(三)结节状蜕膜反应

结节状蜕膜反应常在其他原因摘除输卵管时偶然发现,由异位蜕膜形成结节状病变,可见于输卵管黏膜或浆膜。这种蜕膜结节可由于妊娠异位或药物引起。

(四)异位组织

异位的子宫内膜可位于输卵管黏膜或肌层内、浆膜或系膜内(图 3-20)。罕见的颗粒细胞小结节异位在黏膜皱襞的上皮下,可以是 2 个结节,容易误认为转移性肿瘤,被认为可能是与排卵有关。

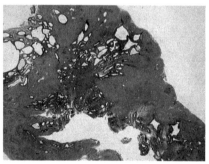

图 3-20　输卵管子宫内膜异位灶(HE)

在系膜内异位者常有平滑肌增生,形成卵管样结构或腺肌瘤样结节。也可继发出血或出血坏死结节,或胆固醇性肉芽肿。卵管系膜还可有肾上腺异位。

(五)化生性乳头状肿瘤

化生性乳头状肿瘤不常见,典型的病变是产后做绝育术时偶然发现,也可见于妊娠妇女;病变体积小,通常不形成明确的肿物。镜下病变体积小,仅累及部分输卵管皱襞,很像浆液性交界瘤,特点是乳头被覆细胞的胞质嗜酸性,有异型性和细胞出芽,但核分裂少见。偶尔为黏液上皮,分化很好;有时伴有间质细胞蜕膜样变。与输卵管早期癌的区别是体积小,无管壁浸润,细胞异型性轻微,并与妊娠有关。病变的性质是化生性还是肿瘤性不清楚,但迄今为止已报道的少数病例随诊结果均为良性。

(六)腺瘤样瘤

腺瘤样瘤是良性间皮源性肿瘤,多见于输卵管和子宫角的浆膜面。大体为界限清楚的实性小结节,少数为多发性,偶见大者或囊性者。镜下肿瘤细胞呈假腺样、隧道样或血管瘤样,被覆单层的矮立方或低柱状上皮,核分裂罕见。间质由增生和玻璃样变的纤维、平滑肌构成。肿瘤可以呈浸润性生长,不要误诊为癌。免疫组化和电镜证实为间皮细胞肿瘤。

(七)乳头状瘤、囊腺瘤和囊腺纤维瘤

乳头状瘤、囊腺瘤和囊腺纤维瘤多数为浆液性上皮,发生率远较卵巢少见,这些病变也可见于阔韧带。

(八)平滑肌瘤

平滑肌瘤很少见,与子宫平滑肌瘤相似。

二、输卵管上皮交界瘤

输卵管的交界瘤少见,组织类型和形态学诊断标准同卵巢。有报道输卵管还可发生交界性腺纤维瘤,影像学上很像输卵管妊娠,组织类型以子宫内膜样上皮为主。

如某医院1例是宫内孕47天合并输卵管肿物,因临床怀疑肿瘤破裂而急诊手术,术中见输卵管远端肿物 6 cm×4.5 cm×4 cm 大小,并有水样液体和乳头状物从输卵管伞端溢出,肿瘤并无破裂。镜下形态同卵巢的浆液性交界瘤(图3-21)。

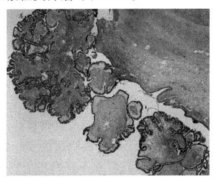

图 3-21 输卵管上皮交界瘤(HE)

三、输卵管癌

输卵管原发癌少见,发生率在宫颈癌、宫体癌、卵巢癌、外阴癌和阴道癌之后,居末位。但是输卵管伞端的癌,甚至上皮内癌或交界性病变,在病变早期就可以播散至盆腔,导致腹膜癌和卵巢癌而输卵管并不形成包块,这些被忽略的输卵管癌被认为是其发生率低的主要原因。

能够在输卵管形成肿物的卵管癌,临床绝大部分患者为绝经后妇女,主要表现为下腹痛、阴道分泌物增多或流血及盆腔可触性包块。这三种症状卵巢肿瘤也可以出现,故输卵管癌很少(约5%)能术前诊断。

病理形态:肿瘤大多是单侧性,也可双侧,多发生在输卵管远侧1/3处(壶腹部)。输卵管膨大增粗、扩张或结节状,也有些仅轻度变粗;伞端闭锁并可与周围粘连,早期很像慢性卵管炎、积

水或积脓。打开输卵管,癌组织呈灰白色实性或小囊性结节,或呈绒毛、息肉状充填管腔,有出血及坏死呈混浊的脓样液体,或形成溃疡性肿物侵蚀管壁。晚期可侵出管壁或从伞端突出。

光镜:所有卵巢癌的组织学类型均可在输卵管发生,其中以浆液性最常见(图 3-22、图 3-23),其次为子宫内膜样、移行细胞癌或未分化癌等,黏液性和透明细胞癌很少见。少数也可见其他如鳞癌、腺鳞癌、淋巴上皮样癌等。这些多样的组织类型反映了苗勒上皮的多向分化潜能。

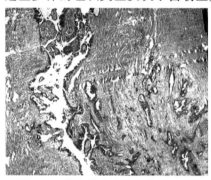

图 3-22　输卵管癌浸润卵管壁(HE)

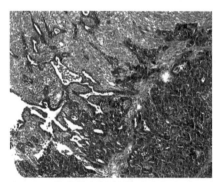

图 3-23　输卵管低分化浆乳癌伴未分化癌
48 岁,肿瘤广泛浸润双卵巢、子宫壁全层达内膜、宫颈外膜及腹膜(HE)

关于输卵管上皮内癌,有学者提出严谨的形态学与免疫组化结合的诊断方案。形态学指标包括:细胞核增大(>2 倍,与周围正常黏膜无纤毛细胞比较)和/或变圆;明显多形性;染色质异常(增粗或空泡核伴核仁突出);≥1 核分裂(正常或不正常);上皮复层(>2 层);细胞核模铸;凋亡小体。这些形态学指标具备 2 项以上,并在数量上>10 个无纤毛细胞,且免疫组化 p53 阳性>75%,同时 Ki-67 指数>10%者就可以诊断为上皮内癌。

四、上皮-间叶混合型肿瘤

(一)输卵管腺肉瘤
输卵管腺肉瘤很少见,形态学诊断标准同子宫腺肉瘤(图 3-24、图 3-25)。

(二)输卵管恶性混合瘤
输卵管恶性混合瘤或称癌肉瘤,很少发生在输卵管。患者多为绝经后妇女,表现为腹部不适或阴道出血。形态学诊断标准见子宫。

五、其他少见肿瘤

其他少见肿瘤主要为生殖细胞肿瘤、软组织肿瘤、恶性淋巴瘤/白血病和转移性肿瘤。文献报道的输卵管原发的生殖细胞肿瘤以囊性畸胎瘤为主,少数为未成熟畸胎瘤或单胚层畸胎瘤如类癌或卵巢甲状腺肿,偶有与卵黄囊瘤混合存在的病例报道。输卵管的转移性肿瘤大约89%来自卵巢,其次为子宫内膜,也有来自消化道、乳腺和盆腔外包括胆囊的个例报道。

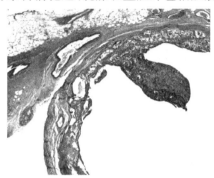

图 3-24　输卵管腺肉瘤

患者43岁,术中见卵巢-输卵管粘连,镜下卵管壁可见异位的子宫内膜(左上),同时见输卵管皱襞的间质细胞密集和个别小腺管(HE)

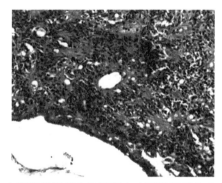

图 3-25　左图卵管皱襞高倍可见上皮下的间质肉瘤成分(HE)

Wolffian 管来源的肿瘤(tumors of Wolffian origin,FATWO)罕见,来源于阔韧带输卵管系膜残留的中肾管上皮。这些残留的小管被厚厚的肌层包绕,可以形成囊肿或肿瘤,往往是偶然被发现。大体上肿瘤通常单侧性,大小不等的团块,质地较韧,悬挂于阔韧带或输卵管系膜;切面淡黄色,实性,可有微囊。镜下很像宫颈的中肾管瘤,形成实性、弥漫梭形或密集的小梁、小管状结构,彼此交错存在;小管中常有 PAS 阳性的嗜酸性物质。免疫组化 CK 及 vimentin 阳性,EMA 阴性,提示中肾管来源。由于 FATWO 的 Inhibin(+),Calretinin(+),免疫组化表达不能与性索-间质肿瘤鉴别。FATWO 多为良性,但由于有术后复发和预后不良的报道,应视为低度恶性,术后密切随诊。

(陈梅香)

第四章 肿瘤的综合治疗

第一节 肿瘤综合治疗的原则

我国在肿瘤综合治疗方面在近几十年来进行积极的研究与探索,成功地治疗了大量患者,取得了宝贵丰富的经验,并制订出了有利于提高患者生存率、治愈率和能改善患者生存质量的一套综合治疗原则和计划,也受到国外包括发达国家同行的广泛认同和赞誉。

一、综合治疗的目的要明确

回顾恶性肿瘤治疗失败的原因主要有:一是局部治疗不彻底,或在不成功的治疗后局部复发;二是远处转移;三是机体免疫功能低下。

目前肿瘤临床治疗已进入综合治疗的时代。综合治疗的目的,是使原来不能手术的患者得以接受手术治疗,减少复发、控制转移、提高治愈率;或者能更好地防止致残,减少痛苦,改善生存质量,延长生存期和有利于康复。

二、治疗手段的安排顺序要符合肿瘤细胞生物学规律

近年来对于肿瘤细胞生物学,特别是增殖动力学的认识有了相当提高,这为合理的综合治疗提供了理论依据。肿瘤细胞的生长增殖并非直线增长,而是其有一定的阶段性。肿瘤在细胞增殖较快的时候不应进行手术,在倍增时间较长的时候进行手术效果最佳。经手术切除主要肿瘤后,由于负反馈作用,一些残存、处于休止期(G_0)的细胞进入增殖周期,此时给予化疗,效果最好。而经过一定时间的放疗之后,血管闭塞、纤维细胞增生,血运减少,此时若再作药物治疗,药物常不能进入肿瘤所在区域。因此为了加强疗效,最好在放疗之前或放疗之中合并应用化疗。射线和某些药物能抑制机体的免疫功能,在机体免疫功能低下时,免疫治疗的效果差。所以,免疫治疗或生物治疗一般不宜与化疗或放疗同时进行。最好是在手术,放疗或化疗之后,经过短期休息,当免疫功能有一定恢复之后才开始。但也不能过晚,因为肿瘤细胞增殖速度超过免疫杀伤能力时,免疫效果也不好。

临床实践证明,对有些肿瘤单用局部治疗是不够的。例如,对于小腿上一个不大的骨肉瘤,虽及时做了下肢截肢术,但大多数患者在半年到1年内死于肺转移。有的乳腺癌患者,肿块可能不大,及时做了根治术或扩大根治术,但随后会出现播散。目前已认识到这是由于在术前已有了微小转移灶的缘故,而通过合理的辅助化疗,在这些微小转移灶细胞数量不大的时候加以消灭,已经取得了很大成功。应用大剂量甲氨蝶呤加长春新碱、环磷酰胺、阿霉素已经使骨肉瘤早期患

者的生存率提高到 70%～80%。Link 给予辅助化疗的骨肉瘤患者 2 年无病生存率为 66%,而单纯手术组为 17%($P<0.001$);Eilber 的结果则分别为 55% 和 22%($P<0.01$)。不仅术后化疗对有些常见肿瘤有益,当前术前化疗(称为新辅助化疗)也受到相当重视。术前化疗可以使我们了解到化疗的疗效,有助于术后选择合适的药物。在有效的放、化疗之后,如能再做手术(即所谓的辅助手术)将残余病灶切除,可以将对放、化疗抗拒的某些癌细胞消除,提高治愈率。不但如此,通过对切除标本的深入检查,对肿瘤生物学本质也可有进一步认识。例如已发现肺的小细胞癌,治疗后有时残存鳞癌,说明原来就是混合癌。睾丸肿瘤也是如此,对化疗、放疗敏感的成分常常被消灭了,而不敏感的成分残留,如不手术将可能成为复发转移的根源。

三、要有计划地、合理地安排

全面分析和正确处理肿瘤临床上的局部与整体的关系,充分认识到各种治疗手段的适应证和限制,具体分析各个阶段中的主要矛盾,是制订合理的综合治疗的重要前提。对于某些肿瘤局部控制相对地具有重要地位,而另一些则必须加强全身措施,才能达到根治的目的。例如,笔者曾分析一些常见的肿瘤的局部致死率:中枢神经系统肿瘤和卵巢癌为 90%,皮肤癌和肝癌为 80%,食管部、颈部癌、宫体癌和前列腺癌为 60%,其次是胃癌、大肠癌、头颈癌、乳腺癌、肺癌、恶性淋巴瘤等。在肺癌的几种病理类型中,鳞癌治疗失败的重要原因以局部为主,小细胞癌则以远处播散为主,而腺癌和大细胞则二者兼有。上述因素对治疗方法的选择都有关系。

四、重视调动和保护机体的抗病能力

例如对于早期乳腺癌改良的手术配合放疗或化疗,甚至采用区段或象限手术加适当大范围的放疗及化疗,对患者上臂活动能力无影响,甚至可以保存乳腺良好的外形,这时患者的心理及生活质量无疑是一个良好的保障。上颌窦癌在动脉插管化疗的同时做放疗,以后做较小的局部手术治疗,5 年生存率达 70%,不但提高了生存率,而且避免了上颌骨广泛切除术造成的缺陷;睾丸精原细胞瘤在睾丸精索高位切除术后并用放疗或氮甲治疗,治愈率都超过 90%,从而避免了腹部手术;肢体的软组织肉瘤,局部切除加大剂量放疗和多程化疗可以不做截肢。说明综合治疗对于保护劳动力具有较大的优越性。

(张瑞召)

第二节　肿瘤综合治疗的常用模式

一、术后放化疗或加其他治疗

这是一种较传统且较常用的综合治疗方式,即对于比较局限的肿瘤先手术,以后根据手术的情况加用放/化疗。乳腺癌就是成功的例子,对于有淋巴结转移的患者,术后行预防性照射(如锁骨上和内乳区,必要时照射腋窝及胸壁,同时辅助化疗)。即使没有淋巴结转移的 T_1、T_2 患者,如果有播散趋向(如年轻、发展快、低分化、淋巴管或血管有瘤栓、癌周细胞反应不佳等),也都应给术后化疗,并酌情给予内分泌治疗,以提高治愈率。正是有了综合治疗,Ⅱ、Ⅲ期乳腺癌的治愈

率才有了提高,且术后生活质量也有改善。

二、术前放化疗

术前放化疗即对于局部较晚期或已有区域性转移的患者可先做化疗或放疗,以后再手术。晚期乳癌近年有人尝试先行化疗,局限以后再手术,术后再酌情放化疗,则可提高治愈率。另一个例子是Ⅲa期非小细胞肺癌术前化疗,已证明可提高切除率和疗效。对于头颈部的一些肿瘤,在术前放疗后可使肿瘤缩小并使手术范围减少,既提高疗效,又改善生活质量。还有一种情况,即有的肺鳞癌患者可伴有肺不张及感染,甚或伴有肺门或(及)纵隔淋巴结增大,这样的患者也可先作放疗使支气管通畅、引流好转、肺炎消散后再手术。这类患者纵隔淋巴结肿大并不意味着转移,因为炎症同样可以引起淋巴结肿大。少数患者在术后根据情况进行纵隔淋巴区域照射及化疗,同样可以治愈。先期化疗受到重视,代表了一定的趋势。

例如,对于骨肉瘤主张先做术前化疗,以后再手术,这样则使治愈率明显提高术前放化疗的另一个重要目的是通过化疗和/或放疗使不能手术者变为可以手术者。如卵巢癌和小细胞肺癌,国内外报道说明在化疗后手术能提高治愈率。另外,对于食管癌、上颌窦癌等,术前放疗可以大大提高分期较晚期患者手术的切除率。

三、放化疗的联合安排方式

对于不能手术或不宜手术而以放化疗为主治疗模式的恶性肿瘤,一般认为最好先做化疗,或放化疗同时进行。同为放疗后的纤维化引起血管闭塞使化疗药物很难进入,而先化疗则可避免这一问题,且化疗后可使肿瘤缩小,使随后的放疗照射面积可适当缩小,以避免过大照射野带来的放疗并发症而降低生活质量,如肺癌及纵隔淋巴瘤即是很好的例子。若身体情况允许,放化疗同时进行也是一种可以选择的模式,特别是当今已有许多支持治疗的药物及对症处理的新措施,使放化疗同时进行成为可能,且增加了放化疗的协同作用。当然对于身体条件差,不能耐受者则应慎用,否则将适得其反。在有些情况下,如上腔静脉受压、颅内转移和骨转移等这些以局部症状为主的情况,为了尽快缓解病情也可先做放疗。总之,放化疗的先后顺序安排应根据具体病情及病变的部位合理做出安排。

四、生物治疗与其他治疗结合

很多学者都认为目前最重要的是治疗观念上的转变,即不但研究致病原因,也要重视抗病因素。而细胞因子和基因的研究已经显示通过增强或调整机体抗病能力可在一定程度上提高治愈率。比较有说服力的例子已越来越多,基因治疗很多也都是从这方面入手的。但迄今,基因治疗仍处于实验阶段,在临床上还没看到大组病例的明显疗效。对于生物治疗,由于目前除在个别病例外尚无资料证明单用该疗法可以治愈晚期癌症,多为辅助应用,或作为手术、放疗、化疗的一种补充手段,对某些肿瘤如淋巴瘤合并应用干扰素则可明显提高5年生存率,扶正类中药辅助放化疗也在一定程度上提高了患者的远期生存率。

总之,为解决恶性肿瘤对人类生命健康的危害,一是要预防,二是要早期发现和诊断,三是要进行综合治疗,而后者是目前相当长的一个时期内的重要战略任务,必须引起各方面的充分认识和高度重视,从而较大幅度的提高治愈率,并使患者的生活质量不断改善和提高,为最终攻克癌症这一顽症而不懈努力。

(张瑞召)

第五章　肿瘤的放射治疗

第一节　放疗的分类

一、根治性放疗

根治性放疗是指通过给予肿瘤致死剂量的照射使病变在治疗区内永久消除,达到临床治愈的效果。

根治性放疗的患者需具备的条件是一般状况较好、肿瘤不能太大并无远隔器官转移、病理类型对射线敏感或中度敏感。根治性照射范围要包括原发灶和预防治疗区,照射范围较大,剂量较高,同时要求对肿瘤周围正常组织和器官所造成的损伤最小。

二、姑息性放疗

姑息性放疗是针对病期较晚、临床治愈较困难的患者,为了减轻痛苦、缓解症状、延长生存期而进行的一种治疗。

(一)高姑息放疗

肿瘤范围较广而一般状态较好的患者,可给予较高剂量或接近根治剂量的放疗,部分患者可能会取得较好的疗效。

(二)低姑息放疗

一般状态较差的患者,可给较低剂量的放疗,可取得缓解症状、减轻痛苦、止痛、止血、缓解梗阻等效果。

三、术前放疗或术前放化疗

术前放疗或术前放化疗为手术前进行的治疗,目的是提高手术的切除率、降低手术后复发率和提高远期疗效。

(一)术前放疗或术前放化疗的作用

(1)抑制肿瘤细胞的活性。

(2)防止术中引起肿瘤细胞的种植和播散。

(3)控制肿瘤周边的微小病灶和转移的淋巴结。

(4)提高手术切除率。

(5)消除肿瘤伴有的炎症和溃疡,减轻患者症状、改善患者状态。

(6)化疗与放疗同步,不但可增强放疗效果,而且可使远处存在的微小转移灶及血液循环中的肿瘤细胞得到早期治疗。

(二)术前放疗或术前放化疗的适应证

(1)肿瘤较大,切除有困难的患者。

(2)局部有多个淋巴结转移,手术很难彻底切除的患者。

(三)术前放疗的剂量

(1)低剂量:15～20 Gy/3～10 d。

(2)中等剂量:30～40 Gy/3～4 w。

(3)高剂量:50～60 Gy/5～6 w。

(四)术前放疗到手术治疗时间间隔

(1)低剂量放疗结束后可立即进行手术。

(2)中、高剂量放疗一般在放疗结束后 2～4 周手术。

(五)术前放疗或术前放化疗的肿瘤

头颈部肿瘤、食管癌、肺癌、直肠癌、胃癌、宫颈癌、巨大肾母细胞瘤等。术前治疗肿瘤病理完全消失(PCR)者,生存率显著提高。

四、术中放疗

手术中对准肿瘤病灶一次性大剂量的照射方法。

(一)术中放疗的优点

(1)准确性高。

(2)保护肿瘤后面的正常组织。

(3)减少了腹部外照射常出现的放射反应。

(二)术中放疗的缺点

(1)决定最适合的照射剂量比较困难。

(2)失去了常规放疗分次照射的生物学优势。

(三)术中放疗的适应证

(1)肿瘤深在或与大血管、重要脏器有浸润不能彻底切除者。

(2)肉眼观察肿瘤已切除,但怀疑有微小病灶残留者。

(3)病变范围广,手术不能切除,为了缩小肿瘤、缓解症状、延长生命者。

(四)常做术中放疗的肿瘤

胃癌、胰腺癌等。

五、术后放疗或术后放化疗

术后放疗或术后放化疗为手术后进行的治疗,目的是提高局部控制率,减少远处转移率。

(一)放疗或术后放化疗的适应证

(1)手术后肿瘤与重要器官粘连切除不彻底。

(2)术后病理证实切缘阳性。

(3)转移淋巴结清扫不彻底。

（二）手术后至术后放疗的时间

一般为 1 个月。

（三）术后放疗或术后放化疗的肿瘤

脑瘤、头颈部癌、胸部肿瘤、肺癌、食管癌、大肠癌、胃癌、宫颈癌、软组织肉瘤及皮肤癌等。术后放化综合治疗的疗效优于单纯放疗或单纯化学药物治疗。

（高德英）

第二节 放疗的适应证与禁忌证

一、放疗的适应证

根据肿瘤细胞的敏感性、放疗目的和放疗方法的不同将放疗的适应证分为以下五个方面。

（一）恶性肿瘤敏感性分类

根据肿瘤组织对射线的敏感程度不同,将恶性肿瘤分为 4 类。

1.高度敏感的肿瘤

恶性淋巴瘤、睾丸精原细胞瘤、肾母细胞瘤、神经母细胞瘤、髓母细胞瘤、尤文氏瘤、小细胞肺癌等。

2.中度敏感的肿瘤

头颈部鳞状细胞癌、食管鳞状细胞癌、肺鳞状细胞癌、皮肤癌、乳腺癌、移行细胞癌等。

3.低度敏感的肿瘤

胃肠道的腺癌、胰腺癌、肺腺癌、前列腺癌等。

4.不敏感的肿瘤

横纹肌肉瘤、脂肪肉瘤、滑膜肉瘤、骨肉瘤、软骨肉瘤等。

放射高度敏感的肿瘤恶性程度高,发展快,易出现远处转移,需要与化学药物治疗并用才能取得好的治疗效果。放射中度敏感的肿瘤发展相对缓慢,出现转移相对较晚,应用单纯放疗即可取得根治的效果,如鼻咽癌,早期喉癌、口腔癌、食管癌、宫颈癌、皮肤癌等。乳腺癌为全身疾病,放疗用于乳腺癌术后、复发、远处转移灶及局部晚期手术不能切除的病灶。放射低度敏感的肿瘤需很高的放射剂量才能根治,常规放疗技术,限制了肿瘤高剂量的照射,仅用于姑息性放疗。精确放疗技术,特别是精确补充（Boost）放疗技术的临床应用,可提高这类肿瘤照射剂量。对放射不敏感的肿瘤,放疗仅用于术后辅助治疗,对手术不能切除的复发或转移灶采用单纯放疗仅起到姑息、减症的作用,采用以放疗为主的综合治疗,如热化疗"三联",方可提高其疗效。

（二）肿瘤局部切除后器官完整性和功能保全治疗

这是一个临床放射肿瘤学中较新的、非常活跃的领域。它的优点是在取得与根治性手术相同效果的同时保留了器官的完整性和功能。这类肿瘤包括乳腺癌、直肠癌、膀胱癌等。

（三）放疗与根治手术的综合治疗

对局部晚期肿瘤术前或术后放疗可以预防和降低局部和区域淋巴结的复发,提高局部控制率,延长生存期。这类肿瘤包括乳腺癌、直肠癌、头颈部癌和各部位肿瘤切缘阳性或淋巴结转移清扫不彻底的癌症。

（四）姑息放疗

对于晚期患者出现局部复发或骨转移癌等，放疗是重要的手段，不但能起到止痛、减轻症状的作用，还能提高生存质量。

（五）某些良性病治疗

如血管瘤、瘢痕疙瘩等可采用放疗或放疗与手术结合。瘢痕疙瘩术后第一次放疗时间不超过 24 小时。

二、放疗的禁忌证

放疗的绝对禁忌证很少，当出现以下几方面的情况时不能接受放疗。

（一）全身情况

（1）心、肝、肾等重要脏器功能严重损害时。

（2）严重的全身感染、败血症、脓毒血症未控者。

（3）白细胞计数低于 $3.0 \times 10^9/L$，中度中低值贫血没有得到纠正者。

（4）癌症晚期处于恶病质状态者。

（二）肿瘤情况

（1）肿瘤晚期已出现广泛转移，而且该肿瘤对射线不敏感，放疗不能改善症状者。

（2）肿瘤所在脏器有穿孔。

（三）放疗情况

过去曾做过放疗，皮肤或局部组织器官受到严重损害，不允许再行放疗者。

（高德英）

第三节　放疗的剂量分布与散射分析

放疗过程中，很少直接测量患者体内所接受的剂量。剂量分布的数据几乎完全来自测量膜体即人体等效材料的剂量分布。对于特定的射野，只要测量的体积范围足够大，就可以达到射线散射的条件。在一个剂量计算系统中就是使用这些来自膜体测量的基本数据来预测实际患者在接受放疗时的剂量分布的。

一、膜体

基础的剂量分布数据都是在水膜体中测量得到的，水膜体对射线的吸收与散射与人体肌肉和软组织对射线的吸收与散射近似。因为实际测量时并不是所有的测量探测器都是放入水中的，所以固体的水等效材料就是一种很好的水的替代膜体。在理想情况下，对于软组织或者水的等效材料，它们必须有相同的有效原子序数，相同的克原子数和相同的质量密度。在临床使用的兆伏级射线中，康普顿效应占主导地位，此时要求等效材料具有相同的电子密度。透明合成树脂和聚苯乙烯是最常用的剂量测量膜体。尽管对于指定的个例这些材料的质量密度会不尽相同，但他们的原子构成和克原子数是恒定，因此可以使用这些膜体来进行高能光子、电子的剂量测量。

用不同的材料途模拟人体不同器官:组织、肌肉、骨头、肺以及气腔等。这些材料由使用微粒过滤器组成的混合物形成,它们最大限度地与人体组织属性相似。一种水的环氧树脂替代材料-固体水,可以作为放疗常用的光子电子线测量的校准体模。

二、深度剂量分布

当射线入射患者体内(或膜体)时,在患者体内剂量的吸收随着入射深度的变化而变化。变化与许多条件相关:射线能量、入射深度、场的尺寸、离放射源的距离以及准直器。计算患者体内剂量需要考虑到这些参数的影响,尤其是当这些参数影响到深度剂量的分布时。剂量计算时必须确定射线中心轴方向剂量随深度变化的情况。为此定义了许多指标,例如百分深度剂量、组织空气比、组织膜体比和组织最大比。

(一)百分深度剂量

描述射野中心轴剂量分布的方法之一就是,在指定的参考深度对射野中心轴上的剂量进行归一。百分深度剂量定义为射野中心轴深度 d 处的吸收剂量与射野中心轴上参考深度 d_0 处的吸收剂量之比,百分深度剂量(P)如下式所示:

$$P = \frac{D_d}{D_{d_0}} \times 100$$

对于中能 X 射线(高于 400 KVp)和低能 X 射线,参考深度通常取在表面($d_0 = 0$),对于高能射线,参考深度一般取在最大吸收剂量点($d_0 = d_m$)。在临床中射野中心轴上的最大吸收剂量点通常叫作最大剂量点,或者直接叫作 D_{max}。

影响射野中心轴深度剂量分布的参数有射线能量、照射深度、射野大小和形状,源皮距以及射野准直等。

1.射线能量和照射深度的影响

百分深度剂量(远离最大剂量点时)随射线能量的增加而增加,因此,射线能量越高,百分深度剂量曲线越高,如果不考虑平方反比定律和散射,百分深度剂量曲线随深度的变化近似指数衰减。因此射线本身影响百分深度剂量曲线是由平均衰减系数 $\bar{\mu}$ 描述的。当 $\bar{\mu}$ 减小时,射线的穿透能力更强,在远离建成区的区域,百分深度剂量曲线更高。

远离最大剂量点的深度时,百分深度剂量随着深度的增加而减少。但随着射线能量的增加,初始建成区就会越发显著。对于中低能 X 射线来说,剂量建成区在入射表面或者非常接近入射表面。对于高能射线,射线能量越高,最大剂量点在膜体内的深度越深。从表面到最大剂量点的区域称为剂量建成区。

高能射线的剂量建成区效应产生了临床的皮肤保护效应。对于兆伏级射线,例如 [60]Co 和能量高于它的射线,其表面剂量远小于最大剂量,这就是高能射线相对于低能射线的一个显著优势。对于低能射线,最大剂量往往在皮肤表面。因此在使用高能光子线时,深处的肿瘤不仅可以获得较高的剂量而且皮肤所受剂量也不会超过它的耐受剂量。这是因为肿瘤有较高的百分深度剂量曲线而皮肤又有相对低的表面剂量。

从物理方面可以这样解释剂量建成区:①当高能光子入射到患者或者膜体时,一部分高速运动的电子会从表面及表面下几层反射出去。②那些没有反射、散射的电子将会在组织中沉积它们的能量,相对于它们的入射点,有一条运动轨迹。③由于①和②共同作用的结果,电子通量和被吸收的剂量将在达到最大剂量点之前随着深度的增加而增加。但是由于光子能量通量随着深度的增加是连续减小的，因此，随着深度的增加，电子的产生也是逐渐减少的。这种效应在远离某个深度之后，剂量会随着入射深度的增加而减少。

比释动能代表光子直接传输给电离电子的能量，比释动能在表面取得最大值，并且随着深度的增加而减少，因为光子能量通量减少。从另一方面来说，在不同深度有高速运动的电子束，吸收剂量首先随深度的增加而增加。结果就会出现一个电子建成区深度。然而由于剂量取决于电子通量，它会在某一深度达到最大值，这个深度近似等于电子在该种介质中的射程。远离这个深度时，剂量会因为比释动能的减小而减小，这就导致次级电子产额的减少，从而引起电子注量的降低。

2.射野大小和形状的影响

射野大小可以通过几何尺寸或者剂量测量来指定。射野的几何尺寸定位为：放射源的前表面经准直器在膜体表面的投影；射野的物理学定义为，照射野相对于两边指定剂量（通常为50％）等剂量线之间的距离。

对于一个足够小的射野，我们可以假定它的深度剂量是由原射线造成的，这就是说光子穿过多层介质而没有相互作用。在这种情况下散射光子的剂量贡献可以近乎忽略。但是随着照射野的增加，散射剂量对于吸收剂量的贡献有所增加。当深度大于最大剂量点的深度时，随着深度的增加，散射剂量增大，因此百分深度剂量随着射野大小的增大而增大。

百分深度随射野增大的程度取决于射线质。因为散射概率或者作用截面随着射线能量的增加而减少并且高能光子首先是前向散射，高能射线的百分深度剂量对射野的依赖性要低于低能射线。

放疗中百分深度的剂量曲线通常是对方野而言，但是在临床治疗中会经常遇到矩形野和不规则野，这时就需要把方野等效为不同的射野。基于经验的方法把方野、矩形野、圆形野和不规则野与射野中心轴剂量联系起来。尽管通用方法（基于 Clarkson 法则）可以用来计算上述射野，但还是有更简单的办法去计算上述射野的剂量。

Day 指出对于中心轴剂量分布，一个矩形野可以与一个等效方野或等效圆形野近似相同。比如，10 cm×20 cm 的矩形野等效为 13.0 cm×13.0 cm 方野，因此 13.0 cm×13.0 cm 方野的百分深度剂量数据（从标准表格中得到）可认为近似与 10 cm×20 cm 的矩形野百分深度剂量数据相同。Sterling 等提出一个简单的矩形野与等效方野的经验计算法则。根据这个法则，一个矩形野和方野如果有相同的面积周长（A/P）比，就可以认为它们是等效的。比如，10 cm×20 cm 的 A/P 为 3.33，13.3 cm×13.3 cm 的 A/P 也为 3.33。

3.源皮距的依赖性

一个点放射源发出的光子通量与到该点距离的平方成反比。尽管临床放疗中的源（同位素源或焦点源）具有有限大小的尺寸，源皮距通常大于 80 cm，因此与较大数值的源皮距相比，源的尺寸不再那么重要。换而言之，在源皮距足够大的时候，源可以看作为点源。因此，空气中源的剂量率与距离的平方成反比。同时，剂量率的反平方定律成立的条件是只考虑原射线，不考虑散射线。然而，在临床应用中，射野准直器或其他散射材料可能会使反平方定律有所偏差。

因为反平方比定律的效应，百分深度剂量随 SSD 的增加而增加。尽管某一点实际的剂量率随着其到源的距离的增加而减少，百分深度剂量，即关于某一参考点的相对剂量，随 SSD 的增加而增加。距离某一点源的相对剂量率是其到源距离的函数，遵守反平方定律。

在临床反射治疗中,SSD 是一个非常重要的参数。因为百分深度剂量决定了相对于皮肤表面或最大剂量点,在某一深度给予多少剂量;SSD 需要尽可能的大。然而,因为剂量率随着距离的增大而减小,在实际应用中,SSD 设置在最大剂量率与百分深度剂量折中的位置。使用兆伏级射线治疗深部肿瘤时,最小的推荐 SSD 值是 80 cm。

临床中使用的百分深度剂量表格通常在标准 SSD(对兆伏级射线,SSD 为 80 或 100 cm)条件下测量获得。在特定的治疗条件下,患者的 SSD 也许与标准的 SSD 不同。例如,在大野的治疗条件下,SSD 需要设置成更大的值。因此,标准条件下的百分深度剂量必须转化为适用于实际治疗中 SSD 值的百分深度剂量。转换因子称为 Mayneord F 因子:

$$F = (\frac{f_2 + d_m}{f_1 + d_m})^2 \times (\frac{f_1 + d}{f_2 + d})^2$$

当 $f_2 > f_1$ 时,$F > 1$;当 $f_2 < f_1$ 时,$F < 1$。因此说明百分深度剂量随着 SSD 的增加而增大。

小野的条件下散射很小,Mayneord F 方法结果是准确的,然而对于大射野而且低能量来说,散射线会相对多一些,这时 $(1+F)/2$ 将会更加准确。在一些特定的条件下,也可以使用介于 F and $(1+F)/2$ 的值。

(二)组织空气比

组织空气比首先由 Johns 在 1953 年提出,起初称为"肿瘤空气比"。在当时,这个物理量主要是用于旋转治疗的剂量计算。在旋转治疗中,放射源是绕着肿瘤中心旋转的。SSD 会因表面的轮廓线而变化,但是源轴距是保持不变的。

TAR 定义为在模体中某点的剂量(D_d)与空间中同一点的剂量(D_{fs})的比值。TAR 取决于深度 d 和射野大小 r_d,其特性主要如下。

1.距离的影响

TAR 一个最重要的特性是它与源的距离无关。这个虽然是一种近似,但在临床实际中所用到的距离范围内,有大于 2% 的精度。TAR 是同一点的两个剂量(D_d and D_{fs})之比,距离对光子注量的影响可以消除。因此包含有源射线和散射线深度剂量的 TAR,并不依赖于与放射源之间的距离。

2.随能量、深度、射野大小不同而不同

TAR 跟 PDD 相似,是随着能量、深度,射野大小不同而不同。对于兆伏级的射线,TAR 在最大剂量点(d_m)处达到最大,而后随着深度的增加呈指数下降。对于散射贡献可以忽略的窄野,在 d_m 以上的 TAR 随着深度几乎呈指数变化。随着射野增大,散射线的贡献增加,TAR 随着深度的变化变得更加复杂。

(1)反向散射因子:反向散射因子(BSF)是在射野中心轴上最大剂量深度处的 TAR。它可以定义为射野中心轴上最大剂量点处的剂量,与空气中同一点的剂量之比。

反散因子和 TAR 一样,与到放射源距离无关,而是取决于射线能量和射野大小。然而 BSF 随着射野大小增加而增加,其最大值出现在半价层在 0.6~0.8 mm Cu 的射线,并且与射野大小有关。这样,对于中等能量并经过过滤的射线,对于大的射野,反散因子能高达 1.5。与自由空间的剂量相比,皮肤表面的剂量增加 50%;如果用照射量做单位,皮肤表面的照射量比自由空间增加 50%。

对于兆伏级的射线(^{60}Co 和更高的能量),反散因子会小一些。例如,10 cm×10 cm 射野大小的 ^{60}Co 射线,BSF 是 1.036。这表明,D_{max} 比在空间中高 3.6%。这种剂量的增加是由于在点

Dmax 下面的组织对射线的散射。随着能量的增加,散射会进一步减少,BSF 因子随之减小。能量大于 8 MV 的射线,在深度 D_{max} 的散射将变得很小,BSF 接近其最小值,几乎可以忽略。

(2)组织空气比和百分深度剂量的关系:组织空气比和百分深度剂量是相关联的。$TAR(d,rd)$ 是深度为 d、射野大小 rd 的 Q 点组织空气比,r 表示为表面射野大小,f 为源皮距,d_m 为最大剂量点 P 点的参考深度,$D_{fs}(P)$ 和 $D_{fs}(Q)$ 分别是自由空间 P 点和 Q 点的剂量值,其关系为:

$$P(d,r,P(d,r,f)=TAR(d,r_d)\times\frac{1}{BSF(r)}\times\frac{D_{fs}(Q)}{D_{fs}(P)}\times100$$

或

$$P(d,r,f)=TAR(d,r_d)\times\frac{1}{BSF(r)}\times(\frac{f+d_m}{f+d})^2\times100$$

3.旋转治疗中的剂量计算

组织空气比在等中心放疗的剂量计算中有着重要的作用。旋转照射和弧形疗法都是等中心照射方式,放射源绕旋转轴连续运动。

在旋转治疗的深度剂量计算中,需要确定等中心处的平均 TAR(组织空气比)。在包含旋转轴的平面中绘制患者的轮廓线,将等中心置于轮廓内(通常在肿瘤中心或距它几厘米处),以选定的角间隔(例如 20°)从中心点画半径。每条半径代表一个深度,在给定射束能量,等中心处的射野大小时,可以通过 TAR 表查出此深度处的 TAR。然后将得到的这些 TAR 值加和平均,得到 TAR。

(三)散射空气比

在非规则野的剂量计算中常用原射线和散射线分开计算的方法,散射空气比用于计算散射剂量。

散射空气比定义为体模内某一点的散射剂量率和该点空气中吸收剂量率之比。与组织空气比相似,散射空气比与源皮距无关,但受射束能量,深度和射野大小影响。因为体模内某一点的散射剂量等于该点的总吸收剂量与原射线剂量之差,因而散射空气比数值上等于给定射野的组织空气比减去零野的组织空气比:

$$SAR(d,r_d)=TAR(d,r_d)-TAR(d,0)$$

$TAR(d,0)$ 是射束中的原射线成分。

(四)非规则野的剂量计算——Clakson's 方法

矩形野、方形野和圆形野以外的任何形状射野称为不规则射野。治疗霍奇金淋巴瘤的"斗篷"和倒"Y"形野就是这样一个例子。深度剂量的散射线成分与原射线成分分开计算,其中散射线受射野大小和形状的影响,而原射线不受其影响,SAR 用于计算散射剂量。

如图 5-1 所示的一个非规则野,假定该野深度 d 处的截面,且垂直于射束轴。计算射野截平面中Q点的剂量。由点 Q 引出的半径将射野分为基本的扇区。每个扇区有不同的半径,并可以看做是具有该半径圆形射野的一部分。把每个扇区的散射线贡献作为其圆形野的一部分计算出,并加和得到所有的散射线贡献。

用圆形野的 SAR 表,计算出各扇区的 SAR,然后加和平均得到 Q 点的平均散射空气比(SAR)。对于经过遮挡部分的扇区,要减去被遮挡部分的散射线贡献。计算得到的 SAR 由下式转换为平均组织空气比 TAR:

$$TAR=TAR(0)+SAR$$

$TAR(0)$ 是零野的组织空气比。

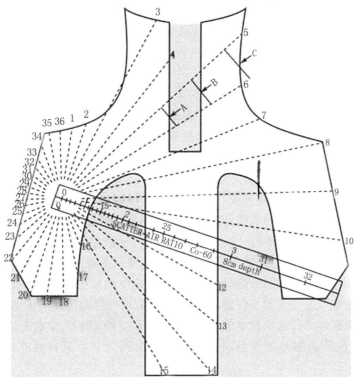

图 5-1 斗篷野射野轮廓图

从计算点 Q 每隔 10 度画出射野半径。

（高德英）

第四节 放疗的质量保证与控制

一、放疗的质量保证组织与内容

(一)质量保证组织

从放疗的全过程看,执行 QA 是一个组织问题。放疗医师负责治疗方针的制订、治疗计划的评定、监督治疗计划执行等责任,在 QA 组织中起主导的作用。物理工作者的主要任务是进行治疗机和其他辅助设备(如模拟定位机、治疗计划系统等)特性的确定及定期检查,射线剂量的定期校对,参与治疗计划的设计,保证工作人员和患者的安全防护等。放疗技术员是放疗计划的主要执行者。治疗计划能否被忠实执行的关键决定于技术员对具体治疗计划的理解程度、对机器性能的掌握和了解,以及对患者的服务态度。QA 组织的中心任务是在部门 QA 组织负责人(一般是科主任或由科主任指定)领导下,协调成员间的责任分工,及时发现和纠正 QA 执行过程中的差错,随时总结经验,提高本部门的 QA 工作水平。

(二)质量保证内容

部门内 QA 内容,共四个方面,包括建立 QA 程序、患者剂量控制、患者安全、工作人员安全。根据部门预想达到的 QA 级别。确定各部分的控制标准。

二、执行质量保证的必要性

肿瘤放疗的根本目标,不论是根治还是姑息放疗,在于给肿瘤区域足够的精确的治疗剂量,而使周围正常组织和器官受照量最少,以提高肿瘤的局部控制率,减少正常组织的放射并发症。而实现这个目标的关键是对整个治疗计划进行精心的设计和准确的执行。显然肿瘤患者能否成功地接受放疗,决定于放疗医师、物理工作者、放疗技术员的相互配合和共同努力。

治疗计划的设计以较好的剂量分布和时间-剂量分次模型为标准,划分为"临床计划"和"物理计划"两个基本阶段。前者是计划设计的基本出发点和治疗将要达到的目标。后者是实现前者的途径。两者相互依存,缺一不可。"临床计划"阶段,包括考虑使用综合治疗,时间剂量分次模型的选择,受照射部位的外轮廓,肿瘤的位置和范围,周围重要器官的位置和组织密度,并规定肿瘤致死剂量和邻近重要器官的允许剂量等。对具体部位和某一期别的肿瘤,临床医师要制订一个"最好的治疗方案",这个方案不仅要反映主管医师、所在部门以及其他国家和地区以往的治疗经验,同时应该根据本部门的当前条件,随时调整到相应的 QA 工作水平。因此,最佳的临床设计要求设计者对各类肿瘤和正常组织的放射生物学行为和临床特性有比较详细的透彻的了解。

三、靶区剂量的确定和剂量准确性

临床治疗计划制订的首要问题是确定临床靶区的范围和靶区(肿瘤)剂量的大小。最佳的靶区剂量应该是使肿瘤得到最大治愈而放射并发症很少。定义为得到最大的肿瘤局部控制率而无并发症所需要的剂量。该剂量一般通过临床经验的积累和比较分析后得到。有两种方法可以确定肿瘤的最佳靶区剂量,即前瞻性临床研究和回顾性病例分析。最佳靶区剂量的确定对预后是非常重要的。但由于诊断方法、肿瘤分期标准、临床靶区范围确定方法等的不统一,使得靶区剂量的选定不可能达到最佳,这只有通过执行 QA 才能使得情况得以改善。

对不同类型和期别的肿瘤,应该有一个最佳的靶区剂量。偏离这个最佳剂量一定范围就会对预后产生影响,这是指靶区剂量的精确性。自 1969 年以来,不少作者对靶区剂量的精确性要求进行了大量分析和研究。ICRU 第 24 号报告总结了以往的分析和研究后指出,已有的证据证明,对一些类型的肿瘤,原发灶的根治剂量的精确性应好于 5%。也就是说,如果靶区剂量偏离最佳剂量±5% 时,就有可能使原发灶肿瘤失控(局部复发或放射并发症增加)。应指出的是,±5% 的精确性是理想和现实的折中选择。尽管目前有人建议靶区剂量精确度应该升到 2%,但在目前技术条件下,这种精确度要求不可能达到。另外,±5% 精确性是一个总的平均值的概念,肿瘤类型和期别不同,对精确性的要求也不同。剂量响应梯度越大的肿瘤,对剂量精确性要求越低;相反,剂量响应梯度小的肿瘤,对剂量精确性要求较高。正常组织的放射反应随剂量变化也有类似的情况。

四、放疗过程及其对剂量准确性影响

放疗全过程主要分为治疗计划的设计和治疗计划的执行两大阶段。

(一)治疗计划的设计

治疗计划的设计又分为治疗方针的制定和照射野的设计与剂量分布的计算,前者的中心任务是确定临床靶区和计划靶区的大小和范围,以及最佳的靶区剂量大小。后者主要是提出达到最佳靶区剂量所应采取的具体照射方案。两者的目标是在患者体内得到较好的或较佳的靶区及其照射周围的剂量分布。计划设计阶段的 QA 一方面要加强对医院剂量仪的保管和校对、机器常规剂量的监测、射野有关参数的定期测量、模拟定位机和治疗计划系统的性能保证等,同时要采取积极措施确保靶区范围确定时的精度。

(二)治疗计划的执行

治疗计划的执行,在某种意义上是计划设计的逆过程。本阶段的中心任务是保证患者体内得到计划设计阶段所规定的靶区剂量大小及其相应的剂量分布。每天治疗摆位过程中治疗机参数变化和患者体位移动造成的位置不确定,为保证靶区剂量的精确性,因治疗机参数变化而造成的射野偏移允许度为 5 mm,因患者或体内器官运动和摆位允许的误差不超过 8 mm。

在治疗摆位过程中,可能产生两类误差:随机误差和系统误差。随机误差会导致剂量分布的变化,进而导致肿瘤局部控制率减少或正常组织并发症的增加。由于患者体位和射野在摆位和照射中的偏移,造成有一部分组织 100% 机会在射野内,有一部分组织 100% 机会在射野外,另有一部分组织可能在射野内也可能在射野外。假设计划靶区(即射野)大小为 9 cm×7 cm,体位和射野偏移的范围为 5 mm。有两种布野办法。

(1)主管医师估计到这种影响,将射野由 9 cm×7 cm 扩大到 10 cm×8 cm。这意味着照射体积增加 27%。按正常组织耐受剂量随体积变化的关系,将因照射体积增加而需要减少剂量 3%。如果要保持正常组织的损伤与标准野时相同。靶区剂量则应相应减少 3%。靶区剂量大小为 66 Gy 时,肿瘤局部控制率将从 60% 减少到 45%;74 Gy 时,从 95% 减少到 90%。

(2)如果不采用扩大野,仍用 9 cm×7 cm 射野,这意味着靶区边缘剂量因体位移动和射野偏移而减少,造成靶区边缘肿瘤细胞复发率增高。同样,系统误差亦会导致靶区边缘剂量的不准确。进而导致野内复发率的增加。

以上分析可以看出,控制治疗摆位过程中的误差对保证肿瘤的局部控制有多么重要的意义。

五、常规质量保证程序

当通过验收并且配置了本单位治疗机的数据时,系统便可以开始在临床使用。为保证系统性能一直保持在验收时的水平,需要建立常规质量保证程序,定期重复主要的验收测试项目,将新的测试结果与验收时的结果进行比较。如果结果有差别,就需要找出原因,使系统回到验收时的状态。测试项目应包括输入输出设备空间位置精确度,CT、MRI 图像输入,外照射 X(γ)光子束、电子束及腔内放疗剂量计算及其他特殊照射技术。用户可根据本单位治疗计划系统各部分发生变化的可能性来设计具体测试项目和相应的测试频度。测试应在规定频度和系统升级或维修后进行。

治疗计划系统是一个专用的计算机系统,因此常规的计算机系统维护方法也适用于治疗计划系统。定期执行硬件测试维护程序,包括定期检查软件和数据文件的大小、日期及其他特性是否有变化。

六、患者治疗计划的检查

上面介绍的 QA 内容均是针对治疗计划系统,具体到每一个患者的治疗计划,当计划完成时应进行下面三个步骤的检查,以避免因机器或人为因素造成患者治疗计划的错误。

(1)第一步,设计计划的物理师直观判断剂量分布是否正确。

(2)第二步,设计计划的物理师采用一个独立的计算机程序验算每个射野的机器跳数。对于简单布野条件,验算值与计划系统的结果差别应在 2%~3% 的范围;对于复杂布野条件,超过 5% 的情况应分析原因。

(3)第三步,由高年资或同年资的物理师核对全部计划资料。

总之,QA 和 QC 是放疗的重要一环,是患者利益的生命线,是每个从事放疗工作者高度重视的工作之一。

(高德英)

第五节　放疗实施过程中的问题

一、选择适应证、确定放疗原则

(一)选择适应证

放疗的适应证是指治疗患者有效性,无论患者的肿瘤性质如何,只要放疗在患者的治疗中发挥了作用并取得了有益的效果,这一病例就属于放疗的有效性。有效性的证据来源于临床实践和科研资料,回顾性的单中心的研究可以作为证明放疗作用的基础,Ⅰ、Ⅱ期的临床研究可以进一步证实放疗的有效性及安全性。Ⅲ期临床研究、循证医学是证实放疗临床应用价值的可靠依据。但是这些取代不了医师的个人经验,放射肿瘤医师依据患者病情作出正确判断,给患者一个更加合理的个体化治疗更加重要。

(二)确定放疗的原则

确定治疗原则时,在考虑到有效性的基础上,还要根据肿瘤生物学特点、不同的治疗目的综合考虑治疗的指征,同时要考虑治疗的毒性以及给患者带来的利和弊。

根治性放疗时要以最小的并发症来达到根治肿瘤的目的,选择合适的放射技术,给予根治剂量的放疗,可能发生转移的区域也要给予预防性放疗。首次根治性放疗对患者预后起关键性作用,肿瘤达不到根治性放射剂量,不但肿瘤很快复发而且明显增加了远处转移率(表 5-1),也给二次治疗增加了难度。

表 5-1　人癌症治疗后局部失败对远处转移的影响

病种	期别	例数	远处转移(%)	
			局部控制	局部失败
乳腺	Ⅰ~Ⅳ	1 175	9~22	67~90
肺	$T_{1\sim3}/N_0$	108	7~24	67~90

病种	期别	例数	远处转移（%）	
			局部控制	局部失败
头颈	Ⅰ～Ⅳ	9 866	3～29	17～41
前列腺	A$_2$～C	2 936	24～41	49～77
妇科	Ⅰ～Ⅳ	3 491	4～30	46～90
直肠	B$_1$～C$_3$	306	3～32	50～93
肉瘤	Ⅰ～Ⅳ	828	25～41	56～71

姑息性放疗的目的主要是对晚期患者缓解临床症状，提高生存质量。但是对采用高姑息放疗的患者在采用与化疗、生物治疗、介入等综合治疗取得好的疗效情况下，也可改为根治性放疗。

二、外照射靶区的确定方法

(一)临床确定

通过临床体检确定靶区的方法，通过体表标记确定放疗范围，其特点是简便易行。常用于浅表肿瘤，如皮肤癌、头颈部癌转移淋巴结、恶性淋巴瘤等。

(二)根据影像学确定靶区

1.X 线透视法

应用 X 线模拟定位机，确定照射范围，是放疗科不可缺少的常用设备。

2.CT 扫描定位

CT 模拟定位机是实现精确放疗定位的一种必不可少的工具。大孔 CT 模拟定位机更有利于特殊患者的定位。CT 模拟定位机由三部分组成：①高档的大视野的 CT 扫描机；②激光定位系统；③三维工作站。医师在三维工作站上勾画确定肿瘤的范围，包括 GTV、CTV，勾画确定正常重要器官，确定照射靶区等中心等，然后经网络传送到三维治疗计划系统。

3.磁共振定位

磁共振成像与 CT 图像融合确定靶区。MRI 与 CT 相比的优点：①神经系统的显像优于 CT；②没用骨投影的干扰；③可多层面成像；④有流空效应。特别适用于中枢神经系统病变的靶区定位。

4.PET-CT 定位

正电子发射计算机断层用于靶区定位更加精确。PET-CT 是一种高分辨率定量的功能显影和定位技术，它通过生化的方法早期发现肿瘤及部位、观察肿瘤治疗效果、鉴别放疗后肿瘤复发与放射性损伤。PET-CT 是高端诊断及定位设备，价格昂贵，目前还不能常规用于肿瘤精确定位。

5.全身骨 ECT 扫描

可发现和诊断骨原发和继发肿瘤，明确放疗的范围。

6.彩色多普勒超声

辅助诊断、判定淋巴结转移，指导照射野设计。

三、治疗计划设计中需要注意的问题

(一)治疗体位和固定技术

1.治疗体位要求

(1)患者舒适安全。

(2)充分满足治疗要求,重复性好。

(3)摆位容易、快速。

(4)对放疗的婴幼儿,要给镇静药物以保证治疗体位的要求。

2.常用的固定方法

根据肿瘤所在的部位、治疗目的和放射方法选择固定装置,常用的固定装置有:①面网、体膜固定;②乳腺拖架固定;③真空垫及固定架等。

(二)选择照射野

根据肿瘤所在的位置、范围和与正常组织的关系,合理选择:①单野照射;②二野对穿照射;③三野照射;④多野照射;⑤特殊野照射(斗篷野、倒 Y 野),以便更好地符合临床剂量学原则,达到照射野适形和剂量均匀。

(三)选择治疗装置及治疗计划设计

目前临床放疗使用的设备主要有医用电子直线加速器和远距离^{60}Co 治疗机。开展多叶三维适形放疗、调强放疗以及像引导的放疗的单位均使用了多功能直线加速器,即一台机器产生多档不同能量 X 线和电子线,并配有计算机控制的多叶光栅。物理师根据放射肿瘤医师放疗的处方要求,在三维治疗计划系统上选择不同能量 X 线及电子线、照射野数目、角度、各种照射野剂量分配等完成优化设计,即"最佳放疗方案"。此方案在得到放射肿瘤医师认可后,实施放疗。

(四)治疗计划的评估

1.观察等剂量曲线

从三维治疗计划系统的显示器上,可直观肿瘤区或靶区在横断面、冠状面、矢状面以及任何一个重建的斜平面和三维立体图像上等剂量曲线形状与解剖结构的关系。90%等剂量曲线应完整地包括肿瘤区或靶区,靶区的剂量曲线分布梯度在±5%之间,避免出现剂量的热点或冷点,即高剂量点或低剂量点。肿瘤区周围正常器官的照射剂量不超过放射肿瘤医师处方剂量的要求。

2.治疗计划的定量评估

通过剂量体积直方图(DVH)可直观多大体积肿瘤或不同正常组织体积接受多大剂量的照射,并可直接评估高剂量区与靶区的适合度,它不但可评估单一治疗计划,也可比较多个治疗计划。它的缺点是不能显示靶区内的剂量分布情况,要与等剂量曲线分布图结合才能发挥作用。

(五)修改治疗计划

肿瘤的放疗一般在 4~8 周的时间才能完成,随着治疗的进行,肿瘤范围不断缩小和变化,应不断地修正放疗计划,以适应肿瘤变化的情况。目前多采用的方法是完成肿瘤照射剂量 40 Gy 或50 Gy后,进行缩野第二次放疗设计,直到放疗结束。如采用第二次缩野第三次设计补充放疗,更适合肿瘤变化的情况,有利于肿瘤照射剂量的提高,减少正常组织高剂量照射。影像引导和威麦特放疗技术从根本上解决了上述问题,但由于设备较昂贵,目前仅几家大医院能开展这项放疗技术。

(高德英)

第六节 放疗反应与放射损伤

现代的肿瘤治疗完全建立在高强度放疗、化学药物治疗和生物辅助治疗的基础之上,这些高强度治疗方法的治疗剂量和毒性常常达到正常组织的耐受边缘,甚至超过正常组织可接受的程度。因此,制订治疗计划时要周密考虑正常组织的耐受性,治疗中及治疗后要积极预防和治疗正常组织发生的治疗不良反应和损伤。

一、放射反应

放疗外照射是射线通过肿瘤周围正常组织达到肿瘤的一种方法。治疗过程中不可避免地要发生不同程度的放射反应,临床上就会表现不同的症状,大部分症状在治疗结束后会逐渐消失,也有一些反应会造成组织器官功能下降。放射反应根据发生的时间的不同分为急性放射反应、亚急性放射反应和晚期放射反应。急性放射反应发生于治疗期间,亚急性放射反应和晚期放射反应出现于放疗后几个月或几年。如果肿瘤周围正常组织器官所接受的照射剂量远远是超过了它的耐受范围,这种反应就会变成不可逆的,甚至会产生威胁生命的一些临床表现,这就是放射损伤。但有时放射反应与放射损伤也无明显界限。

放疗期间出现的放射反应较重时影响患者的治疗进程,因而需要临床必要的治疗。常见的急性反应及处理如下。

(一)全身反应及其处理

接受局部射治疗的患者很少出现全身放射反应,即使出现也很轻微,对放疗无影响。全身反应多在胸腹部大野照射、全身及全淋巴结照射时表现疲乏、头晕、失眠、食欲下降、恶心、呕吐、性欲减退和血常规改变,照射总量较高时,可引起血小板减少。

处理:①增强患者的信心,消除恐惧心理,加强营养,给高热量、高蛋白、高维生素饮食,生活规律,一般都可以坚持放疗;②放疗过程中给多种维生素类药物,升白细胞药物和提高免疫功能的药物治疗。如果白细胞低于正常值时,可给粒细胞集落刺激因子治疗。

(二)局部反应及处理

1.皮肤反应及处理

(1)干性反应:最初表现为皮肤红斑,继之有色素沉着,皮肤脱屑和表皮脱落。这种反应在大多数患者都会出现,一般不需要治疗。

处理:保持治疗区皮肤清洁干燥,不能涂抹有刺激性的药物,不要贴胶布和胶纸,要穿柔软的衣服,瘙痒也不要抓挠。

(2)湿性反应:皮肤出现水疱,水疱逐渐增大破裂流出渗出液,继之表现为湿性脱皮。

处理:中止放疗,反应处皮肤暴露,不要有衣物摩擦,保持室内空气清洁、干燥,防止感染,局部可用含维生素 B_{12} 的药物涂抹,一般 $1\sim4$ 周可治愈。

(3)全皮坏死:如果超出了皮肤的耐受剂量,会出现皮肤全层细胞的死亡。局部表现为永久不愈的溃疡或坏死,这是常规放疗不应该出现的反应。

处理:这种反应治疗很困难,大部分遗留下终身溃疡。如果不影响患者的生理功能,保持溃痂清洁可不做特殊处理,如果严重影响生理功能可切除全部坏死组织,做成形修补术。

2.黏膜反应及其处理

口腔、鼻腔、鼻咽、喉部、食管、胃肠道、膀胱等处经照射后均出现程度不同的黏膜反应。由于照射部位的不同,临床症状也各异,但病理表现是一致的。开始表现为黏膜充血水肿,局部疼痛,继之黏膜上皮细胞脱落、糜烂,伴有纤维蛋白和白细胞渗出,形成假膜,假膜剥离后可有出血。

处理:头颈部受到照射时,要保持口腔清洁,可用复方硼酸溶液含漱,也可用维斯克喷雾。如果已出现糜烂,不能进食,要停止放疗,有感染者要用抗生素、肾上腺皮质激素类药物治疗,如果疼痛不能进食,可用些黏膜麻醉剂,一般不会影响治疗的进行。胃肠道对射线的耐受剂量较低,治疗中要特别注意,防止穿孔发生,治疗过程中要吃易消化的食物,出现腹泻、黏液便时可给收敛药物治疗。

二、放射损伤

晚期放射反应往往在治疗结束后数月或数年才出现,治疗时只能了解其发生概率,因此制订放疗计划时一定要考虑正常组织器官的耐受情况。如果接受射线累计剂量超出该组织器官的最大耐受量时,就会发生不可逆性放射反应,这就是放射损伤。

这种损伤无有效的治疗方法,严重者能危及生命。不可逆的放射反应在临床治疗中要尽量避免。

各种组织不同,其耐受照射剂量也不同,而且就同一种器官,不同的患者也有个体差异。一般把正常组织的耐受分两种:即临床医师能接受的最大和最小剂量。可用 $TD_{5/5}$ $D_{50/5}$ 表示。

(一)$TD_{5/5}$

表示在标准治疗条件下治疗肿瘤患者,在 5 年后因放射线造成严重损伤的患者不超过 5%。标准治疗条件是指超高压射线进行常规治疗,1 次/天,5 次/周,10 Gy/周,整个疗程在 2~8 周完成。

(二)$D_{50/5}$

表示在标准治疗条件下治疗肿瘤患者,在 5 年后因放射线造成严重损伤的患者不超过 50%。

尽管正常器官的耐受剂量 $TD_{5/5}$、$TD_{50/5}$ 仍有指导价值,但目前肿瘤的治疗已经由单一治疗方式转变为多学科的综合治疗,放疗与其他治疗方法的相互作用已经改变了正常组织的耐受剂量,常规认为安全的耐受剂量已不完全适应临床,在联合治疗时可能要增加放射损伤(表 5-2)。

表 5-2　部分正常组织器官的耐受剂量

器官	损伤	$TD_{5/5}$(Gy)	$TD_{50/5}$(Gy)	器官照射的范围
口腔、咽部	溃疡、黏膜炎	60	75	50 cm²
食管	食管炎、溃疡	60	75	75 cm²
胃	穿孔、溃疡出血	45	55	100 cm²
小肠	溃疡、穿孔	45	55	400 cm²
	出血	50	65	100 cm²
结肠	溃疡、狭窄	45	65	100 cm²
直肠	溃疡、狭窄	60	80	100 cm²

器官	损伤	TD$_{5/5}$(Gy)	TD$_{50/5}$(Gy)	器官照射的范围
膀胱	挛缩	60	80	全膀胱
脑	梗死、坏死	60	70	全脑
脊髓	梗死、坏死	45	55	10 cm^2
肺	急、慢性肺炎	30	35	100 cm^2
		15	25	全肺
心脏	心包炎、心脏炎	45	55	60%心脏
肾	急、慢性肾硬化	15	20	全腹照射
		20	25	全肾
肝	急、慢性肝炎	25	40	全肝
卵巢	绝育	2～3	6.25～12	全卵巢
睾丸	绝育	1	4	全睾丸
眼	全眼炎、出血	55	100	全眼
甲状腺	功能减退	45	15	全甲状腺
肾上腺	功能减退	＞60	—	全肾上腺
脑垂体	功能减退	45	200～300	全脑垂体
骨髓	发育不全、再障	30	40	局部骨髓
		2.5	4.5	全身骨髓

　　除照射剂量的影响之外,器官受照射体积也显著影响器官的耐受剂体积直方图(DVH)直观地反映受照射剂量及体积情况,为临床预测治量(表5-2),剂量疗计划提供了有利参考。

　　正常组织器官的耐受性还受其他多种因素的影响,如肿瘤因素:肿瘤对器官的直接侵犯,肿瘤间接引起的梗阻、阻塞性炎症等肿瘤带来的全身症状的影响;合并疾病(如糖尿病、心脑血管病等),儿童的不同发育阶段正常组织结构的变异等,因而要全盘考虑,周密设计,防止严重放射损伤的发生。

(高德英)

第七节　质子治疗技术

一、质子治疗技术的发展

　　经过近半个世纪的努力与发展,质子技术治疗肿瘤已逐渐走向成熟。由于质子束有一个Bragg峰,能量大、穿透力强,正常组织损伤小,用高度精确计算机技术控制可随意将Brag峰调整到肿瘤区并释放大量能量。目前其他技术与之无可比拟,已成为世界各国优先发展和令人瞩目的肿瘤治疗高新技术。质子束的医学应用是1946年Wilson提出的。1954年Tobias等人在美国加州大学Lawrence Berkeley实验室(IBL)进行世界上第一例质子线治疗晚期乳腺癌,用质子线照射垂体进行去势治疗。此后瑞典、苏联也先后开展了质子治疗的临床研究,美国麻省总医院(MGH)在质子治疗的发展中起到了非常重要的推动作用。1961年开始在哈佛回旋加速器实验室(HCL)治疗脑垂体有关疾病,如肢端肥大症,库欣综合征,糖尿病引起的视网膜病、动静脉畸形等。1975年MGH和HCL联手用质子治疗眼球脉络膜黑色素瘤、颅底软骨瘤、脊索瘤、前列腺癌。20世纪80年代后期开始,日本筑波大学质子医学研究中心(PM-RC)根据东方人的特点,将肿瘤治疗研究的重点放在肝癌、食管癌、肺癌等内脏器官肿瘤上。

1992年美国Lomalinda大学医学中心(LLUMO)启用了医学专用质子装置,这在质子治疗的历史上具有划时代的意义。在这以前,质子治疗仅是高能物理实验室实验用大型加速器的附属产品之一,而医学专用加速器的应用,正式宣告质子治疗进入了医学领域,而且确定了其在应用中的地位,加快了这一技术的发展与推广应用。他们采用的是同步加速器,在这8年中,在前列腺癌、肺癌等的治疗中已取得良好成绩。

最近,在两家质子治疗中心已经建成并部分投入使用,一家是美国麻省总院的东北质子治疗中心,另外一家是日本的国立癌中心病院。这两家都是采用回旋加速器。装置的体积较同步加速器已大大减少,但能量调节的难度较大。目前正在建设和筹备中的质子中心有12家,亚洲国家和地区有日本和我国的台湾地区。

由于质子治疗在肿瘤和非肿瘤的治疗中,均获得了较好的疗效,得到了各国政府的有力支持1985年成立了国际性的质子治疗合作组(PTCOG),进行世界范围内的质子课题合作研究。迄今为止,全世界有17家质子医疗中心,美国、俄罗斯、日本各3家,加拿大、比利时、南非、英国、瑞典、瑞士各1家。累计治疗患者已超过25万例。

二、质子的物理学和生物学效应

质子治疗是放射肿瘤学中一种新兴的放疗方法,尤其是用于眼部肿瘤的治疗、较大体积的深部肿瘤的治疗和对常规辐射(X线,γ线)敏感性差的肿瘤的治疗等。由于质子束在生物组织中的优良剂量分布特性,可使高辐射剂量集中于肿瘤部位,减少对周围正常组织的损伤。在质子治疗中引入质子生物效应方面的考虑则可进一步提高治疗的精确度。质子的生物效应主要由初始的物理作用以及相继的化学变化对细胞生命中起关键作用的生物大分子所造成的破坏所致。

(一)物理学特性

质子是带有1个正电荷的粒子,是原子核的组成部分,其质量为电子的1836倍。用于医学利用的质子来源于氢(H_2),氢电离后成为质子(H),经同步或回旋加速器加速到接近光速后用于治疗疾病。质子束的最大特征是它进入人体内形成尖锐的Brag峰,在形成峰之前的低平坦段为坪,峰后则是一个突然减弱陡直的尾。由于Bragg峰太尖,所以一般都将它扩展后形成与肿瘤大小吻合的扩展Brag峰(SOBP)。但对于小的肿瘤则可调整质子束的能量,使Bragg峰直接用于肿瘤。由于质子束的能量巨大,在达到靶区的途中与组织形成的散射远小于电子线,在照射区域周围半影非常小。而且,质子束峰锐减(尾),所以肿瘤后面与侧面的正常组织可以得到保护,而肿瘤区域以前的受量也只有X线、电子线的一半,其正常组织损伤也是非常少的。

(二)初始物理效应与化学损伤

被加速的质子进入生物材料中时,主要是通过质子-电子碰撞引起分子电离和分子激发,而被电离和激发的分子具有较大的内能,可对细胞生命中起关键作用的生物大分子(如DNA)产生破坏作用。质子也可直接作用于这些生物大分子使其键链断裂。由于质子质量远大于电子质量,在每次质子-电子碰撞中质子方向改变极少,相对而言其能量损失也较小,由此引起的横向位置模糊也较小,所以质子运动可以近似看成直线,因而质子射程有确切的意义,它依赖于质子初始动能和介质的特性。此外,在单能质子剂量深度(射程)分布曲线中存在很窄的"Brag"峰,在峰后沿剂量急速下降到零,该峰还可以通过展宽技术进行任意扩展。上述质子的物理剂量分布特性可用来精确地控制质子治疗中的剂量分布,使得质子束可在生物组织中形成较常规射线更理想的剂量分布。

化学损伤主要包括水的辐射分解和共价键分子的键断裂所产生的自由基对生物分子的破坏作用,称之为间接作用。直接作用和间接作用都是导致细胞死亡的主要原因。此外,氧效应能够增强辐射效应。

(三)生物效应的定量描述

电离辐射能量在生物体内的沉积过程和对生物功能分子破坏(如 DNA 链断裂与 DNA 簇损伤、DNA 交叉连接和碱基损伤等)的最终结果,表现为某些正常生物功能被破坏或改变,辐射损伤的程度依赖于辐射类型、吸收剂量及其在体内的分布等。从宏观上可用相对生物效应(RBE)与传能线密度(LET)对辐射效应和辐射品质进行定量描述。相对生物效应定义为如下。

$$RBE = \frac{产生某一生物学终点效应的参考辐射剂量}{产生同一生物学终点效应所需被检验辐射剂量}$$

RBE 依赖于辐射类型、所选择的生物学终点效应以及该生物效应的定量水平(细胞辐照后的存活率),而 LET 定义为质子径迹上某一点附近小区域内沿径迹单位长度生物介质吸收的能量,但不包括离开该区域的次级粒子(如 δ 电子)的动能。LET 具有局域的含义,但它仍是个统计量,没有考虑能量传递的不连续性。人们预期不同类型辐射的生物效应与其 LET 相联系(正比),目前许多研究仍将 LET 作为主要辐射品质参数。然而,粒子径迹结构的微观特征才是决定粒子 RBE 的关键因素,20 世纪 70 年代发展起来的微剂量学模型对解释低 LET 辐射的生物效应取得了很好的结果,它将辐射品质与局域能量密度的(不连续)分布相联系。例如,取参考体积元大小为典型的染色体尺寸,能量沉积在这些体积元上的分布就给出该射线品质的一个更为精确的微观定量描述。细胞存活曲线描述了辐射剂量与细胞致死效应的实验关系,传统解释方法是基于某些关于辐射作用机制的假设推导出细胞存活的数学公式,然后用之拟合实验数据,如靶理论、双辐射模型等。

(四)低能质子的生物效应

低能质子具有较高的 LET 和较大的 RBE。在利用质子 Bragg 峰进行质子治疗时,有一部分剂量是低能质子贡献的,对低能质子生物效应的研究有助于从微观上理解辐射作用的生物物理机制。

BelliM 等人利用单能质子束对单层 V79 细胞进行照射,在质子能量小于 4 MeV 的范围内,系统地研究了 V79 细胞的存活率及相应的 RBE 与 LET 的关系,结果表明存在一个 LET 值范围(目前实验给出的范围为 11~31 keV/μm),在这个范围内,质子比具有相同 LET 值的其他重粒子(特别是 α 粒子)使 V79 细胞失活的效应更强,质子 RBE 不仅大于 1,而且随 LET 值增大而增大,在 LET=31 keV/m 处达到最大,而 α 粒子 RBE 最大值位置在 LET=100 keV/m 处。实验结果还表明,在 LET 值位于 20~23 keV/m 范围内,低能质子诱导 V79 细胞突变的生物效应大约是 α 粒子的两倍。所以,从诱导细胞突变这一生物学效应来看,低能质子也比 α 粒子更有效。此外,利用低能质子束还可进行诱发 DNA 链断裂的实验研究。

(五)质子治疗与生物剂量

总体上说,质子的生物效应基本与常规辐射相近。质子束基本上属于低 LET 射线,适合用于传统的分次治疗。实验对比质子入口端(坪)和扩展 Bragg 峰中心处的生物效应发现,无论是在有氧还是乏氧条件下都无显著差别,因此多数质子治疗中心都使用 RBE＝1.1 将质子剂量变换为等价的 $^{60}Co\ \gamma$ 线剂量。但是,在质子射程末端(10 MeV 以下)剂量下降部分,质子 RBE 值升高,RBE≈1.4,OER(氧增比)降低,尤其是在深端边缘 RBE 上升十分陡峭,这使得生物 Bragg 峰位置延伸大约 2 mm,所以当被治疗体积接近敏感的正常组织时,应当充分考虑质子 RBE 的这一特征。高 LET 射线适合于治疗对常规辐射敏感性差的肿瘤,但也会对正常组织带来不可修复的损伤。

单能质子剂量随深度分布的特征是存在很窄的 Bragg 峰,也就是说,在接近射程的末端,剂量达到极大值。在临床治疗中需要根据病灶的深广度调节质子能量来确定 Bragg 峰的位置和宽度,以使 Brag 峰落到病灶位置上。若再加上可调光栅、点扫描技术和三维空间的(相对)转动,使高剂量区的形状在三维方向上与肿瘤靶的形状一致,这便是质子的三维适形治疗技术。国外已开始对质子适形治疗和调强治疗方面的研究。当考虑到低能质子生物效应较强,要求扩展 Bragg 峰顶部有均匀的生物效应时,顶部的物理剂量就不应是均匀的,而应当随着深度逐渐有所下降,即引入所谓空间可变的 RBE 参量。由于在质子治疗中包含了高低 LET 两种成分,它们对细胞损伤的机制(DNA 的双链断裂与簇损伤)有所不同,在质子治疗(多采用多次照射疗法)中会导致两种不同的放射性损害的修复率。此外,过高的质子瞬间剂量不仅会给剂量测量带来困难,也会使质子的生物效应发生变化,这些生物效应上的变化对临床治疗的影响也应适当给予考虑。

三、质子治疗系统

质子治疗系统中关键设备为加速器、旋转机架、治疗头和治疗计划应用软件等 4 类。各供应商产品性能和价格都有不同,各有其优缺点,用户要根据自己的性能要求和价位来进行选择。

四、质子治疗的分类

质子治疗的分类质子治疗通常可分为 3 类,包括质子放射手术、眼部质子治疗和较大照射野的质子治疗。

(一)质子放射手术

质子放射手术也称质子刀,特点是治疗一次或几次,将高剂量集中于较小的区域使靶区组织完全破坏。主要用于颅内良性小肿瘤、功能性神经疾病和动静脉畸形。质子刀分为两种方法进行:一种是能量不变,从不同的多个角度对病灶区照射,病灶中心剂量可达 200 Gy,产生急性凝固坏死等反应而达到治疗目的;另一种则是调节质子束能量,使 Bragg 峰落到病灶区域,照射野可以少些。前一种方法一般多用于小的病灶(如直径<15 mm),一次治疗即可完成。而后一种则多用于多野多次、剂量不均匀的较大病灶。质子刀治疗是质子治疗中最原始的方法,美国、瑞典、苏联均积累了丰富的经验。至 1992 年止,HCL 已治疗 3582 例肢端肥大病患者和 1351 例脑动静脉畸形的患者。

(二)眼部质子治疗

眼黑色素瘤是西方的多发病,过去的治疗方法是摘除眼球,患者痛苦至极。质子治疗可使 90％以上患者保存眼球,5 年局部控制率为 96％,治愈率达 80％以上。治疗方法为 8～9 天内进行 5 次治疗,平均总剂量为 70～80 Gy。仅 HCL 和瑞士的 Paul scherrer 研究所(PS)治疗眼球黑色素瘤达 3 000 例以上,获得良好的效果。

(三)较大照射野的质子治疗

提高和调节质子的能量及扩展质子的 Bragg 峰,使较大照射野的治疗成为可能。较大照射野治疗都采用分次照射的方法。MGH 主要用于治疗颅底软骨和脊索瘤,并确立了质子治疗为颅底软骨和脊索瘤的首选治疗方法。日本筑波大学质子医学研究中心在研究扩大质子治疗应用方面做了大量的工作,他们试用质子治疗肝癌、食管癌、肺癌,获得了良好的疗效。LLUMC 应用于前列腺癌的治疗,4 年存活率达 90%,每年治疗患者总数超过 500 例。

五、临床应用

(一)眼部肿瘤

1.局限型眼色素层黑色素瘤

大批患者的材料显示,对中等大小的局限型眼色素层黑色素瘤,质子治疗的无瘤 5 年生存率为 86%,10 年生存率为 79%;对较大的局限型眼色素层黑色素瘤,质子治疗的无瘤 5 年生存率为 68%,10 年生存率为 60%;美国麻省总医院和哈佛大学回旋加速器实验室(MGH-HCL)报道的 1 006 例局限型眼色素层黑色素瘤的 5 年局控率为 96%,眼球保持率为 90%。

2.视网膜母细胞瘤

由于质子线可以集中在肿瘤区,因此可避免眼内其他结构、眼眶骨质和周围的软组织受到照射,以保持视力,避免损伤和减少第二个肿瘤的发生。

(二)颅底肿瘤

由于视神经、脑干和脊髓等重要器官临近颅底,因此在治疗颅底软骨瘤和软骨肉瘤时无法予以高剂量照射,一般照射剂量不超过 60 Gy。用质子照射时可把局部剂量提高到 70 Gy 左右,明显提高局部控制率。

(三)中枢神经系统肿瘤和脑动静脉畸形

1.脑胶质瘤或星型细胞瘤

绝大多数脑胶质瘤或星型细胞瘤在手术切除后需进行术后放疗,MGH-HCL 对 25 例患者在术后先用光子行大野照射,然后再用质子进行小野照射,小野区的照射量高达 90 cGy,无一例在小野内复发。

2.垂体瘤

MGH-HCL 用质子治疗垂体瘤引起的肢端肥大患者,5 年缓解率达 50%,而视力损伤率仅 108%。

3.脑动静脉畸形

许多中心报道了用质子治疗脑动静脉畸形,治疗后血管造影显示畸形血管闭塞效果良好。

(四)前列腺癌

美国罗马林达大学用光子对前列腺和盆腔大野照射 45 Gy,然后用质子对前列腺照射 75 Gy,肿瘤控制良好,并发症低,照射野内复发率仅 2.8%。

(五)其他肿瘤

日本筑波大学报道了他们用质子治疗食管、肝、肺、宫颈和膀胱癌疗效,并和其他治疗方法治疗的结果进行比较如下。

1.食管癌(32 例)

质子治疗的 5 年生存率为 43.7%(Ⅰ期 3/4,Ⅱ期 5/14,Ⅲ期 6/14)。对比之下,全国 5481 例手术患者(1969－1980)的总 5 年生存率为 23.8%(Ⅰ期 64%,ⅡA 期 41%,ⅡB 期 25%,Ⅲ期 17%)。

2.肝癌(117 例)

5 年生存率为 38%(其中 50 例仅有轻度肝功能障碍的患者 5 年生存率为 59%)。对比之下,国立肿瘤中心 379 例手术患者(1974－1988)的 5 年生存率为 41%,非手术患者(1977－1989)而用化疗的患者 5 年生存率仅 6%。

3.肺癌(10 例)

其中期老年患者(平均年龄 77 岁),一般情况较差的 5 年生存率 38%,局部控制率 56%:Ⅱ、Ⅲ期患者无法比较。对比之下,日本 Mountain 医院的肺癌手术患者的 5 年生存率为 $T_1N_0M_0$ 62%,$T_2N_0M_0$ 36%。

4.膀胱癌(19 例,其中 T_2 7 例,T_3 12 例)

用强烈化疗＋放疗(体外 X 线＋瘤体质子照射)。结果为 90%(17/19)存活 6～30 个月(平均 14 个月),其中 76.5%(13/17)保留膀胱。对比之下,104 例 T_2、T_3 接受手术加术后常规射线照射的患者,5 年生存率为 T_2 58%、T_3 63%。此外,各国报道还有头颈部肿瘤、直肠癌、脊髓瘤、宫颈癌等,均取得较好疗效。

根据以上各国报道的临床治疗结果,可看出质子可治疗许多肿瘤,并有较好的疗效,而且其适应证正在逐渐扩大。但是质子加速器仅仅是一个较先进的设备和工具,绝不应滥用。医师对每一位肿瘤患者所制订和采取的首选治疗方案,往往决定此患者的治疗效果和预后。因此,肿瘤医师在决定对某一位肿瘤患者的治疗方案时,必须要有全面考虑。首先应该从多学科综合治疗的观点来考虑,尽可能利用和综合各种治疗手段的优点,制订出一个最佳治疗方案(包括外科手术、放疗、化疗和其他手段)。同样道理,在制订放疗方案时,也应从临床肿瘤学、放射生物学、放射物理学和照射技术学等方面,进行全面考虑。在选择射线方面,也应综合考虑各种射线的特点,制订一个最佳的治疗方案(包括用其他射线和质子相结合或单纯质子治疗),在设计和执行质子放疗计划时,对于确定靶区,设计放疗计划,确保体位固定和每次照射时的重复性等方面,必须比应用其他射线的治疗更为严格,以免出现靶区的边缘部分剂量丢失或靶区周围正常组织的高剂量。

六、质子治疗与其他放疗技术的比较

(一)与立体放疗的比较

近年来,立体放疗(γ 刀、χ 刀)已经广泛用于中枢神经系统肿瘤和良性疾病(如 AVM)等,从目前的研究情况看,质子治疗对小的肿瘤(<26.0 mm)无明显剂量分布优势,而对较大的肿瘤、形状不规则的肿瘤和肿瘤位于脑组织周围者,质子治疗优于其他治疗方法,即可减少正常组织的损伤,而且治疗计划设计时间也明显缩短。

(二)与调强适形放疗的比较

调强适形放疗(IMRT)是在普通高能直线加速器通过多叶光栅的运动,在三维治疗计划系统的精确计划与控制下,实现照射高剂量区域与肿瘤或靶区的形状基本一致,减少周围组织的受量,提高靶区的剂量,目前被公认为是放疗最新技术之一。放射剂量学研究表明,对一个头颈部的肿瘤采用剂量为 70 Gy(100％)的常规放疗、调强适形放疗和质子治疗时,腮腺可分别获得 60 Gy(86％)、23 Gy(33％)、14 Gy(20％)。由此可见,IMRT 优于常规放疗,而质子治疗又明显优于前两者。当然,目前质子治疗也已经发展到多野照射、三维适形计划、补偿器的束流调强,从而利用质子束 Bragg 峰的优越性可大大超过 X 线的各种治疗。

(三)与 π 负介子的比较

从 1974 年始,美国开始了 π 负介子的治疗研究。π 负介子为带电离子,具有快中子的生物学特性和质子的物理学特性,目前加拿大和比利时等国仍在进行研究。1997 年加拿大的 Pickles 报道了脑星型细胞瘤随机分组试验认为,π 负介子治疗组并未比常规 X 线治疗组获得更多好处。1999 年 Pickles 报道了晚期前列腺癌随机分组试验指出,局部控制率和生存率在常规 X 线治疗组与 π 负介子治疗组均相同。π 负介子治疗的设备成本高,而疗效并无明显提高,美国已经停止临床试验。

(四)与其他离子束治疗的比较

美国加州大学的 LBL 曾在 1957 年以后改用氦离子束进行肿瘤治疗试验,其物理特点与生物学效应类似于质子,而成本则高于质子,疗效与质子治疗近似。所以,1992 年他们停止了氦离子束肿瘤治疗试验。其他离子也类似质子束 Bragg 峰的特性,而且 LET 也比较高,对肿瘤的控制比较有利,因为高 LET 射线对乏氧细胞同样具有较强的杀伤力。但高 LET 射线治疗也有其缺点,对各种细胞杀伤力差别较小,正常组织和细胞将受到损伤,且高 LET 射线的损伤不易修复。当原子序数>20 的原子所产生的重离子在体内传输时,一些离子由于核碰撞而碎裂,碎片具有较长的射程,导致 Brag 峰后尾较大而长,在坪处的 RBE 较高,很不利于保护肿瘤区域前后的正常组织。从剂量学方面,高 LET 离子射线对肿瘤前后正常组织保护不利,不适于放疗,应该选择较轻的离子。一般认为^{12}C 和^{16}O 为佳,目前正在进行碳离子束治疗研究,现在下结论为时尚早。

(五)与 MM50ARTSTM 装置的比较

MM50ARTSTM 装置是新近开发的回旋加速器,其电子线和 X 线的能量都能达到 50 MeV,而且可以设置两个以上的治疗机头。加大电子线能量的主要目的是既利用高能量射线提高最高剂量深度达到肿瘤部位,又能利用电子线的高剂量峰后锐减特性保护瘤后的正常组织,而提高 X 线的能量则主要是减少射线入射浅层剂量。此外,MM50ARTSTM 装置可进行比较精确的调强适形放疗。Brahme 对各种能量的电子线、X 线与以质子束为代表的其他离子束进行物理和生物学方面的比较研究,认为 50 MeV 电子线和 X 线的剂量分布不能达到质子束为代表的其他离子束的优良程度,其 LET 则与质子束(160 MeV)相等,并低于其他离子束。因此,50 MeV电子线和 X 线的生物学效应与常规治疗相似。

七、质子治疗技术的发展趋势与展望

现代放疗技术不断完善,正向精确化方向发展,例如三维治疗计划、适形治疗、调强治疗、CT 和 MRI 图像定位、短距离治疗和种植等技术是目前精确放疗的代表。放疗与其他方法联合治疗的方向,如热疗和药物增敏与化疗同时联合应用等。应用和寻找新的放射源,如正在开发应用中的质子治疗和其他离子线治疗等。质子治疗技术将向更加完善与普及的方向发展。技术上的完善是指适应证的扩大(包括良性病治疗的开发与利用);临床与基础研究的更加深入;用质子束照射联合其他治疗的方法,提高治疗效果。为了普及这一技术,必须研究新的、简单的装置,昂贵的

成本极大地阻碍了此项技术的普及。目前的价格是一台 Conforma 3000TM 相当于48台γ刀的价格。如果价格降低到现在价格的一半或 1/3 时,它将可以装备到各大城市,而现在则只能在少数发达国家中应用。

质子冲击靶后可以产生 π 介子,它也是一种放疗的辐射源,并且美国、加拿大和瑞士等国家已经试用了介子治疗,今后的质子治疗装置应该向具有各种离子治疗的功能方向发展。也许不同疾病对不同的离子束流效果不一样,从而可灵活地选择最佳的离子治疗各种肿瘤和各种良性病。

随着科学技术的发展,预计近年内,可能有更小型化的质子治疗装置问世,因为从美国 Loma Linda 大学的同步加速器 Conforma 3000TM 系统到如今比利时 IBA 公司制造的小型化回旋加速器 IBA proton therapy system,所花费的时间不到 10 年。只有发展小型化装置,才能有望加快对质子治疗技术的普及。

质子基础医学的研究已经在各国中心中放在了重要的地位。临床研究已有单独的组织,可组织和实施世界范围内的大联合研究。如果与其他一些方法联合进行,有望获得肿瘤治疗的重大突破。质子技术的另一个发展方向是进行质子诊断,如质子照射和质子断层优点是物质密度分辨率高,也可以利用质子在人体组织中由核反应产生的正电子发射进行正电子断层照相(PET),可以检查和了解质子剂量的分布。

(高德英)

第八节　立体定向治疗技术

立体定向治疗技术包括立体定向放射外科(SRS)治疗和立体定向放疗(SRT)技术。两者共同特点是借助于立体定向装置和影像设备准确定出靶区的空间位置,经计算机优化后通过γ线(γ刀)或Χ线(Χ刀)聚焦照射;使靶接受高剂量均匀照射而周围组织受量很低以达到控制或根除病变目的。SRS 始于 20 世纪 50 年代初,一般采用单次大剂量照射。经 50 年的发展,设备不断更新,技术日臻成熟,目前已成为某些颅脑疾病的重要治疗手段,在全世界许多医院应用。SRT 是在 SRS 基础上发展起来的90 年代初才用于临床的新技术。它采用多次分割治疗方法,更符合临床放射生物学要求。可用于头颅,亦可用于体部,扩大了适应证。立体定向放射在一定条件下能获得类似手术治疗的效果。因此,它是一项具有发展活力的新技术。

一、基本概念和原理

(一)立体定向治疗技术发展

1.γ射线的 SRS(γ刀)

立体定向治疗技术是 Leksell 首先提出这一理论并率先于 1951 年用 200 kV Χ线治疗机装上立体定向仪治疗某些脑功能性疾病。20 世纪 50 年代末质子等粒子线曾成为 SRS 的主角,但由于设备昂贵、笨重,技术要求高,只能在个别研究单位开展。1968 年世界第一台由 179 个[60]Co源组成的立体定向放射设备(γ刀)在瑞典问世。到 20 世纪 80 年代初,机器有了很大改进,[60]Co源由 179 个增加到 201 个,扩大了半球面,准直器使光束在球形中心形成焦点,四套准直头盔其孔径分别为 4 mm、8 mm、14 mm 和 18 mm，可依病灶大小选用。每个源的射线经准直孔相交于中心点可形成一个以点向各方向呈等向递减的剂量分布，即一个类圆形照射区。^{60}Co 发射平均 1.25 MeV 能量的 γ 射线，经此精确聚焦照射毁损病灶边缘锐利如刀割，而病灶中心"坏死"类似于手术切除效果（实际上是外科医师对放射效应的一种理解）故称之为 γ 刀，用于治疗某些颅内疾病比较理想，但因其用途专一，造价昂贵，且每隔 5~10 年需要换钴源 1 次，故很难普及。

2.等中心直线加速器 SRS 和 SRT

立体定向治疗技术飞速发展和普及是以影像诊断技术发展和等中心直线加速器高精度为基础的 1982 年以来 Colombo 和 Betti 等研究用常规放疗的直线加速器和治疗计划系统实现 SRS，即利用 CT 或 MRI 及三维重建技术，确定病变和邻近重要器官的准确位置和范围，使复杂的立体图像重建和计算得以迅速实现。在加速器上装配专用限光筒和立体定向仪器，用多个弧非共面旋转使射线集中于一点进行放疗。因直线加速器是发射 X 线，故有 χ 刀之称。与 γ 刀比较，χ 刀具有易普及、价格效益比方面的优越性。因此在各国得到迅速发展。20 世纪 90 年代初瑞典 Karolinska 医院的 Blomgren 和 Lax 等又将立体定向放疗应用到体部深在的肿瘤。他们成功地使用一种新的立体定向体部装置，用于颅外病灶靶区的定位、固定和治疗。使立体定向放疗近几年得到较快的发展。

3.立体定向放射的特点和优越性

(1)高精度：精确定位、精确摆位、精确剂量。一般用 CT 及血管造影检查等定位；设计三维治疗计划；每个环节严格操作，保证整个治疗误差<1 mm。计算机软件系统即时提供剂量分布，对治疗计划进行优化，靶区外剂量要求以每毫米 7%~15% 递减。就是说靶周边等剂量线为 90%，在 10 mm 以外剂量降至 10% 以下，限光筒口径愈小，剂量下降梯度越大。由于高量靶区与低受量的正常组织界线分明，保护了正常组织器官。

(2)安全快速：为非创伤性治疗，无手术感染或并发症，手术有关的死亡罕有。SRS 治疗痛苦很小，是受患者特别是不能承受手术患者欢迎的治疗手段。正确掌握适应证和质量控制。SRS 所致并发症很低，当天完成治疗，不需住院或 2~3 天即可离院。

(3)疗效可靠：多年临床结果已得到证实。

(二)立体定向照射的生物学、物理学基础

1.常规分次照射治疗的根据

常规分次照射治疗是把总剂量在疗程内分成若干次照射完成，如 6~7 周内照射 30~35 次给予总剂量 60~70 Gy。在正常组织中受照射后亚致死损伤的细胞在分次治疗间隔时间内几乎可以完全恢复。因此，分次照射对正常组织具有相对的"保护作用"，而肿瘤组织细胞亚致死损伤的修复能力远低于正常组织。经照射后其中对放射敏感的细胞被杀灭数目减少后，原来对放射抵抗的乏氧细胞不断得到充氧和 G_0 期细胞进入分裂周期，变为对放射敏感，使得下一次照射仍可有效杀灭相当数量的肿瘤细胞。也就是说分次照射有利于杀灭肿瘤。多分次的放疗在对正常组织不造成严重损伤的前提下，对恶性肿瘤达到较好的控制效果。

2.SRS 生物学和物理学特点

SRS，无论用 γ 刀或是 χ 刀都采用单次大剂量治疗，是利用物理学上放射剂量分布优势。通过三维空间立体照射，在小的靶体积内给予单次相当高的剂量，靶体积外剂量锐利下降，周围正常组织只受到小剂量照射。如果能严格掌握适应证，SRS 照射确实是一种安全可行的方法。但这种单次照射有其本身不足。

(1)不符合肿瘤放射生物学的要求,因在单次照射中正常组织细胞无亚致死损伤的修复,肿瘤也没有乏氧细胞和 G_0 期细胞变为放射敏感细胞过程,靠单次照射得到对肿瘤控制的机会较小。除非单次剂量非常高,但这种高的单次剂量对正常组织细胞损伤又会加大。

(2)目前从理论和临床报告中都证实 SRS 并发症的发生与靶体积正相关。即在给予同样剂量,靶体积越大,放射损伤发生率就越高。为降低 SRS 治疗并发症,当靶体积增加时,总剂量必须减少。但从放疗考虑,为取得相同肿瘤控制,肿瘤体积越大所需的剂量就应越高。因此,SRS在治疗较大体积肿瘤时,为减少并发症发生,而减低单次剂量的结果又必然是降低了对肿瘤的控制。因此,γ 刀或 χ 刀更适宜治疗体积小的病变。

(3)SRS 一次大剂量照射生物效应强,不利于对正常组织,尤其晚反应组织的保护,易增加放射损伤的发生率。按放射生物学 α/β 值推算,与常规分割照射比较,采用 15 Gy 的单次照射,对早反应组织(皮肤、黏膜等)等于 31 Gy 的剂量;而对晚反应组织(肝、肺、脑等),等于 64 Gy 的照射剂量。

(三)容积剂量与疗效和损伤

1.容积

影响局部病灶控制率的因素很多,其中以病灶体积大小最为重要。容积越小疗效越好。以动静脉畸形(AVM)为例,病灶体积<4 cm³,2 年闭塞率 94%,3 年达 100%。若病灶>25 cm³,2、3 年闭塞率分别为 39%、70%。分析 AVM 治疗结果,不论采用重粒子、γ 刀或 χ 刀,中位剂量在 20~35 Gy,对局部疗效影响最大的均为受治的靶体积大小。对正常组织来说,被照射的容积越大,耐受性越差,损伤越重。动物试验表明:1 次照射 4 mm 长脊髓能耐受 40 Gy,而照 2 mm 长时耐受量倍增达80 Gy。临床资料也证明,正常组织容积剂量低实施大剂量放疗才有安全保证。

2.剂量与损伤

视神经对 1 次照射很敏感。根据 Pittsburgh 大学经验,如果视神经视交叉部位一次剂量<8 Gy,无1 例(0/35)发生视损害,1 次>8 Gy 4/17 例(24%)有视力损伤。剂量>8~10 Gy,和剂量在 10 Gy 以上病例均有视神经并发症出现。故要求放射外科照射时,视神经受量应低于 8 Gy安全阈值。又如Ⅲ~Ⅵ脑神经并发症,剂量>15~20 Gy 有 2/14 例,>20~25 Gy 有 1/8 例,>25~30 Gy 有 1/7 发生脑神经损害。因此Ⅲ~Ⅵ脑神经受照量<15 Gy 才安全。有别于常规分次照射,1 次大剂量治疗所致并发症往往难预测,而且常常潜伏期较短,病情也较严重。Engenhart用 SRS 治疗 18 例良性瘤,中位剂量 1 次给 25 Gy,伴发严重脑水肿 5 例(28%)。Sturm报道12 例单灶脑转移,1 次剂量 20~30 Gy。1 例小脑部位转移灶较大,直径 42 mm,中心剂量照射40 Gy,灶周有明显水肿,结果在照射后 15 小时因严重脑水肿致脑疝而死亡。Loeffler 治疗18 例复发性脑转移,有 17 例曾行脑放疗,用限光筒 17.5~37 mm,1 次照 9~25 Gy,无放射性坏死并发症,发生 4 例(22%)白质深部水肿,用激素 2~6 个月治疗才缓解。由于 SRS1 次用量往往高于正常组织尤其敏感结构的耐受量,加之放射敏感性的个体差异在单次大剂量照射时更为突出,对可能的并发症较难预料,给选剂量带来一定难度,因此要结合病情综合各方面因素慎重考虑。

3.剂量与疗效

一定范围内,剂量大小固然对疗效有直接影响,但在有效剂量范围内不同剂量的效果差别不大。动物实验,对小鼠听神经瘤模型分 10 Gy、20 Gy、40 Gy 三组照射,4~12 周观察病理变化。20 Gy、40 Gy 组瘤体积分别缩小 46.2%、45%,两者无差别。而 10 Gy 组瘤体缩小 16.4%与对照组也无区别。根据一些听神经瘤患者临床观察和尸检病理结果,认为在瘤周剂量为 12~20 Gy即可控制肿瘤生长,有效率达 85%~90%。故近年来对 1~2 cm 直径的听神经瘤的周边剂量已从 25 Gy 逐步下调至 12 Gy 左右。对 AVM 的周边剂量从 20~25 Gy 下调至 15~20 Gy,疗效并无降低,而并发症则由 10%~15% 降至 2% 以下。总之,预选剂量要从安全、有效两者统一的原则出发,在有效剂量范围内对体积小病灶可用偏高些剂量治疗,对较大体积则用较低剂量。对良性疾病治疗要避免严重放射并发症发生,有时在剂量上要持"宁少勿多"的态度。

4.剂量与靶体积

严格掌握适应证,挑选小体积病变治疗、掌握容积剂量,既保证疗效又避免严重并发症。在容积与剂量关系,Kjiellberg 曾指出,质子治疗产生 1% 放射脑坏死的阈值为 7 mm 直径限光筒照射 50 Gy 剂量,50 mm 直径限光筒照射量为 10.5 Gy。参考预测脑损害风险公式以及临床治疗经验,为避免或降低晚期并发症,一定要根据靶体积决定治疗剂量。以下数据可作为参考:①靶直径≤20 mm,可给予 18~21 Gy(必要时至 24 Gy)。②靶直径 21~30 mm,可用 15~18 Gy(必要时至 21 Gy)。③靶直径 31~40 mm,可用 12~15 Gy(必要时至 18 Gy)。综上所述,1 次大剂量放疗依据放射生物原理即早反应组织和晚反应组织对照射剂量效应存在较大差别,尽管用物理学手段通过立体定向照射改善病变靶区与周围正常组织和器官的剂量分布,但当病灶偏大或所在部位限制时,采取低分割 SRT 治疗更为合适。

二、立体定向放射的临床应用

(一)工作程序

立体定向放射通过 4 个工作程序:定位、治疗计划、验证和照射。要保证定位准确、放疗设计优化、重复性强,精确照射。

1.头部 X 刀的治疗的操作程序

立体定向头架(或称头环)用螺钉可靠固定在患者颅骨,患者带着头环进行 CT 定位,把 CT 图像显示的靶区位置与头架附加的参照系统、方位资料转送入计算机化三维治疗计划系统。制订计划时对任意治疗设计逼真模拟,直视下进行动态观察和评估,通过优化制订最佳照射方案。限光筒为 5~50 mm,依病变性质、部位、大小所选用的限光筒应比病灶直径大 2~4 mm。对单病灶力争采用单个等中心,非共面等中心的弧数≥6 个,总度数大于 300°。靶灶周边剂量取 80% 等剂量线,此剂量面把病变轮廓全包在内,必要时选多个等中心点照射,经验证无误之后,按打印的治疗单完成操作程序。治疗时,把头环固定在床架或地板支架上,遵医嘱完成照射。由于定位、计划、治疗,每个工作环节体位不变,连贯完成,保证治疗误差在 1 mm 以内。

在 X 刀配置基础上,头环的固定除用螺钉固定在颅骨上的方法外,还有无创牙模式头架或无创面膜头架,可施行头部立体定向分次放疗,适用于体积偏大的病变,或界限较明确的局限性脑胶质瘤。依据病情不同和病灶局部状况可在 1 周内分 2 或 3 次照射,2 周内治疗 4~6 次不等。每次照射剂量一般在 6~12 Gy 内选择,总剂量在 24~42 Gy 范围。

2.体部立体定向装置的应用

在立体定向体部框架内刻有标志线可显示断面扫描影像,框架的外界与框的内标尺用于靶区的坐标确定。立体定向体部框架是为分次 SRT 而设计的,患者可重复定位,而且准确性高,并可与多种诊断仪器如 CT、MRI、PET 设备相匹配。

立体定向体部框架内用一个真空垫固定患者的位置。患者在框架内位置保持重复性好取决于真空垫和 2 个标记(胸部和胫骨标记)来控制。为了保持立体定向框架水平位和控制膈肌运动对靶区定位的影响,专门制作一个控制水平位设备和控制膈肌运动设备。在一组研究中,共进行

72次位置定位的 CT 扫描,来比较立体定向系统对靶区重复定位的可靠性。这一检查包括了体内肿瘤本身的移动及患者在框架中的位置移动。所有扫描与首次 CT 扫描相比,肿瘤在横轴方向平均偏离面为 3.7 mm(95％在 5 mm 以内),在纵轴向为 5.7 mm(89％在 8 mm 以内)。

治疗技术是一种适形照射技术,采用 5～8 个非共面固定射线束,线束从任何角度都与肿瘤外形相适形,并在射线入射方向考虑重要器官所在的位置。临床靶体积(CTV)的勾画依据 CT、MRI 定位的肿瘤位置,即与重要组织和器官的关系,最后在射野方向观视下设计出治疗计划。此计划要求在不规则的靶体积要获得适形的剂量分布,依据病灶以及与近邻正常组织关系进行三维空间照射优化。

(二)体部立体定向放疗(SRT)应用

1.常见肿瘤治疗

全身 SRS 技术是瑞典的 Karolinska 医院于 1991 年率先开展。我国 1995 年11月中国医学科学院肿瘤医院放疗科首先开展这项技术。1996 年 9 月原沈阳军区总医院放疗科应用 Philips SL-18 直线加速器,美国 Rend-plan 三维治疗计划和瑞典立体定向体部框架,系统地开展了该项技术,已治疗 380 多例患者。SRT 后肿瘤局部控制率国外报道为 90％～95％,笔者资料为93.1％。下面简单分述几种常见肿瘤的 SRT。

(1)肝细胞性肝癌(HCC):手术虽然是治疗 HCC 的首选方法,但临床上遇到的患者多数已不适于手术。HCC 对放射又不敏感,根治剂量至少 60 Gy。这个剂量由于受到肝体积与剂量效应限制(全肝照射 35 Gy,半肝照射<55 Gy)以及对肝内肿瘤精确定位的困难,而无法对肿瘤给予一个根治剂量,因此常规放疗只能起到抑制肿瘤生长的姑息治疗作用。近年来 SRT 的技术已应用到躯体各部,收到了良好的临床效果。已治疗的 36 例 HCC 中,CTV14～916 cm^3,PTV 每次剂量 5～20 Gy,治疗 3～6 次,2～5 天 1 次。肿瘤消失 4 例(11.1％),缩小 20 例(55.0％),无变化 8 例(22.2％),未控 4 例(11.1％)。

(2)胰腺癌:胰腺癌患者大多数就诊时为中晚期,所以手术切除率仅在 12％左右。姑息性手术(胆囊空肠吻合术和扩大的胆总管空肠吻合术)不能延长生存期,平均生存 5.5 个月。化疗(静脉和动脉)效果不佳。放疗的疗效与剂量有明显关系,放疗剂量常常受到肿瘤周围组织和重要器官对放射耐受性的限制。术中放疗虽可直接高剂量照射病灶又保护了四周正常组织,但是 1 次大剂量照射对恶性肿瘤来讲不符合放射生物效应。所以说无论国内或国外目前尚缺少资料证明术中放疗这一方法比常规外照射有更大好处。SRT 既可以像术中放疗给予较高剂量照射又可以对恶性肿瘤给以分次照射,疗效明显优于其他方法。有学者用 SRT 的方法治疗胰腺癌26 例,CTV20～434 cm^3,PTV 每次剂量 6～18 Gy,治疗 2～6 次,2～5 天 1 次。结果是肿瘤消失 3 例(1.5％),缩小 11 例(42.3％),无变化 5 例(19.2％),未控 7 例(26.9％)。

(3)肺癌:目前对肺癌中占多数的非小细胞肺癌多采用以手术切除为主的综合治疗,但不能手术切除的仍占患者大多数,需做放疗。由于正常肺组织对放射耐受较低和一些部位特殊(如纵隔,靠近脊髓),使常规放疗剂量受到限制。SRT 与常规放疗配合,可改善剂量分布提高疗效。如对肺门纵隔区常规放疗后 SRT 补量到根治量,能提高局部控制率。经用 SRT 的 79 例肿瘤中,CTV3～163 cm^3,PTV 每次剂量 7.5～23 Gy。治疗 2～5 次,2～5 天 1 次。疗效是肿瘤消失 27 例(34.2％),缩小 44 例(57％),未控7 例(包括 3 例失随病例,占 3.8％)。

(4)肝转移性肿瘤:肝转移癌的手术治疗,仅限于肝内小的孤立灶,无其他脏器转移者。肝动脉化疗对肝转移癌的效果一般不佳。肝脏转移灶由于受到肝体积与剂量效应及肝内肿瘤精确定位的限制,所以放疗难以给予根治剂量。假若对肝脏进行常规放疗,放射性肝炎的发生率在5%时,全肝受照射的耐受量为≤35 Gy,半肝照射为55 Gy,1/4肝受照射时,则耐受量增至90 Gy。近年来采用SRT正是利用这个容积剂量原理,对肝内转移灶可给根治性剂量治疗。在对26例肝内1~4个转移灶的SRT资料里,一般CTV2~311 cm³,PTV每次最小剂量6~8.5 Gy,PTV每次最大剂量8~28 Gy,治疗2~4次,2~6天1次。

(5)肺转移性肿瘤:肺转移灶有手术指征,应争取外科手术治疗。对有多个转移灶或其他不宜手术但病变较局限者可用SRT。

综上所述,对肝脏和肺脏转移肿瘤,选择SRT两个主要原因是:①由于正常肝脏和肺脏组织对放射耐受性较低,且常规放疗一直不尽如人意。②肝脏和肺脏是一个功能均一的脏器,具有较大体积,代偿能力强,即使对相对较大的肿瘤体积采用SRT也不会损害患者的健康状况。在对肝脏和肺脏转移性肿瘤采用SRT前应明确原发肿瘤已控制,患者全身其他部位无转移灶,肝脏和肺脏转移灶的数目及每个转移灶的大小以决定是否适合作SRT。

2.SRT临床的放射不良反应与并发症

目前无论使用何种放疗技术,都不可避免地要照射到一些正常组织或器官。虽然使用SRT技术可以对各种肿瘤给予相对较高的剂量,以达到控制或治愈的目的,但是肿瘤周围正常组织和器官对射线敏感性和耐受性不同,所致放射反应就有异。应掌握适应证避免严重的反应。常见反应有以下几点。

(1)胸部肿瘤SRT后的不良反应:依据肿瘤的部位,大小,可出现不同的反应。肺周边肿瘤照射后无急性反应。中心型肺癌或肿瘤位于食管旁,患者可出现咳嗽、进食后有哽噎感。可给止咳药及保护食管黏膜的药物对症处理。肿瘤体积>125 cm,高剂量SRT几个小时后患者可出现发热(38.5 ℃以下),可用解热镇痛药(对乙酰氨基酚)处置。高剂量SRT几个月后多数患者在靶体积内出现放射性肺纤维化,少数患者在入射径路出现条索性放射纤维化改变,有些患者可出现节段性肺不张等晚期不良反应。

(2)原发性肝癌和肝转移性肿瘤SRT的不良反应。①急性反应:高剂量SRT几个小时后,有些患者出现发热寒战、恶心、呕吐,严重者在照射1~3天出现较重上腹痛,可能由于胃肠黏膜水肿所致。②晚期反应:对原发性肝癌患者可能增加肝硬化的发病率或加重原有肝硬化。对肝转移性肿瘤照射后2个月在病灶周围出现肝细胞性水肿。CT表现病灶周围低密度,半年到1年后恢复正常。能否引起肝硬化目前尚在观察。多数患者受照射后对胃肠无损伤。在极少数患者可出现肠出血,肠狭窄,胃溃疡。为避免放射损伤,要掌握各类组织容积剂量(图5-2)。

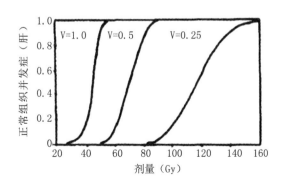

图5-2 并发症发生率与正常组织受照容积,剂量-效应曲线

3.目前体部 SRT 在肿瘤放疗中的作用和地位

(1)补充治疗:在常规外照射疗程后期,剂量达 50～60 Gy 时,使用体部 SRT,在 1～2 周内治疗 2～4 次给予 18～24 Gy 的补量。提高治疗剂量又缩短疗程,争取更好的根治效果。

(2)转移癌灶的姑息治疗:如各个系统恶性肿瘤转移至肺、肝、骨、腹膜后区,使用此项治疗技术快捷有效。

(3)功能保护性治疗:如年龄＞70 岁或心肺功能差、病期偏早肺癌、拒绝手术的高龄外周型肺癌患者,采用体部 SRT 可减少正常组织容积受照,保护肺功能。可以相信,继续深入临床研究,各种时间、剂量方案的立体定向照射与常规放疗有机结合,在肿瘤的综合性治疗中将会发挥更大的作用,也有利放射反应的减轻和提高放疗的效果。

(三)颅内常见病的立体定向放射外科(SRS)应用

SRT 治疗的颅内常见病包括动静脉畸形(AVM),垂体及其他良性瘤,脑转移瘤,功能性疾病,脑膜瘤及某些脑胶质瘤。各类放射源在不同时期对 AVM 的治疗均占重要地位,γ 刀、χ 刀占 40％～50％,粒子治疗占 40％左右。近些年用于功能性疾病治疗有所减少,治疗脑肿瘤日趋增多,尤其 χ 刀在脑转移瘤的治疗中日益受到重视(表 5-3)。

表 5-3　SRS 各种放射源治疗的病种

技术	例数	血管病变	垂体瘤	听神经瘤	良性瘤	恶性瘤	功能病变
Kjidberg 质子线	2118 例	777 例(30％)		59 例	33 例		
Kihlstron γ 刀	1311 例	41％		14％		14％	
Chierego χ 刀	150 例	44％			33％		

1.疗效

(1)AVM:治疗经验最成熟,疗效满意,经 SRS 治疗,第 1 年血管闭塞率约 40％,随诊至 3 年闭塞率高达 85％左右。疗效与所用放射源所给的一定的剂量范围关系不大。而体积愈小疗效愈满意,AVM＜4 cm³ 3 年血管闭塞率达 100％。此类患者治疗前约 40％左右有出血病史,SRS 治疗后第 1 年未见明显减轻,在 2 年内仍可有 2％因出血致死。2 年以后才基本控制。因此疗后自我护理及定期复查,很有必要。

(2)垂体瘤:有效率在 85％以上,控制效果以激素恢复正常水平作为标准。一般激素改善在疗后半年左右开始,经 1.5～2 年才达到正常标准。在采用高剂量阶段,肢端肥大症型垂体瘤患者疗后不良反应,约 6％伴发眼球运动紊乱,10％垂体功能低下需补充类固醇或甲状腺素,或两者兼之。Degerbad 用 γ 刀治疗库欣(Cushing)综合征型垂体瘤,4 次照射 70～100 Gy,有 12/22 例发生垂体功能不足。把剂量降至靶周边剂量 15～25 Gy 以后,并发症发生率减低到 0.5％。为避免对视交叉、颅神经产生严重并发症,已不再用上述大剂量而多主张用较小剂量如 10 Gy 照射鞍上区,鞍内用较大剂量照射。严格掌握适应证非常重要,挑选鞍内微小腺瘤作为 SRS 对象,使视神经离靶＞5 mm,才能保证 SRS 治疗的安全。

(3)听神经瘤、脑膜瘤:虽为良性肿瘤,由于部位深在手术有难度,如听神经瘤、颅底蝶嵴等脑膜瘤外科治疗不理想或不能切除。评定疗效以肿瘤缩小,或无变化即按局部有效计算。一组 110 例听神经瘤,经 SRS 治疗病灶缩小 44％,无变化 42％,则局部控制率 86％,无效指肿瘤继续增大,占 14％。并发症有面神经功能障碍约 15％,三叉神经功能不全 18％。这些并发症大多为暂时性,最好能选择＜25 mm 的听神经瘤做 SRS 治疗。表 5-4 介绍 4 组病例的治疗结果,随访均在 3 年以上。疗后瘤体缩小时间从 3 个月至33 个月,中位时间 12 个月。脑膜瘤局部控制率在 85％以上,其中瘤体缩小占 20％～50％,影像复查示肿瘤中央坏死,肿瘤稳定 30％～50％,约 15％肿瘤继续增大。如瘤体偏圆形直径＜30 mm,可优先考虑用 SRS 治疗,此外手术残留或术后复发也可选择病例治疗。

表 5-4　SRS 治疗良性瘤的结果

肿瘤	单位	技术	例数					
			剂量(最低)	中位	最高)	例数	局部控制率(％)	随访率
听神经瘤	Karolinska	γ 刀	10	17.5	35	227	85	4
4	Pittsburgh	γ 刀	12	16	20	136	89	
脑膜瘤	Pittsburgh	γ 刀	10	17.5	25	97	95	4
3	Heidelberg	χ 刀	10	30	50	17	100	

2.适应证和禁忌证

下述一些条件作为适应证参考:①外形较规则病灶体积不大,直径 20～35 mm,不宜超过 40 mm,所治病种如 AVM、脑膜瘤、听神经瘤、垂体瘤等良性疾病,低分级脑胶质瘤或低放射敏感性脑转移瘤。②患者拒绝手术,或病变部位手术难度大,或常规外照射疗效差的颅内病变。

下述情况不宜单独 SRS 治疗:①病灶位于或紧靠敏感组织结构,如病灶处在视神经、视交叉处,要求距离＞5 mm。②肿瘤急性出血,病灶周边外侵界限不明确,如脑胶质瘤。③对常规放疗敏感且易在中枢神经系统内播散的肿瘤如颅内生殖细胞瘤,室管膜瘤等均不宜首先使用 SRS。④病变四周严重水肿,且伴明显颅高压。⑤肿瘤中心积液,需综合治疗后才考虑。

(四)立体定向照射治疗脑转移

1.SRS 治疗脑转移瘤的适应证

(1)单发转移灶,瘤体直径≤35 mm,病情稳定适合手术切除而患者拒绝;或小瘤灶位置深在难以手术时,首先考虑用 χ 刀称为手术替代治疗。

(2)挑选放射敏感低的肿瘤类型如腺癌、肺泡癌、黑色素瘤脑转移。

(3)小细胞肺癌脑转移经外照射、化疗仍有残留病变,病情稳定者可考虑 χ 刀追加治疗。

(4)脑转移治疗后(包括外照射)原处复发或出现单个新病灶,或多发脑转移(病灶≤3 个),同时伴有神经功能障碍时,作为减症姑息治疗,慎重选用。对全身扩散病情发展快的患者,或多个病灶(＞3 个)又无相应病症,或高龄兼体弱者应避免使用。

2.SRS 治疗脑转移的策略

因为脑转移有 50％～60％为多发,开始表现为单发者,其后常出现新的转移灶。故 SRS 常与全脑预防性外照射结合。既可减少新病灶的发生率,又可防止受 SRS 照射过的靶灶边缘复发,通常惯例先行外照射再作 χ 刀治疗,若患者因转移灶引起相应神经功能障碍,为尽早减症缓解病情,可考虑先行 χ 刀再做外照射的治疗方案。患者经 χ 刀治疗一般情况改善,便于后继的全脑外照射顺利完成。

临床资料证明,外照射与 χ 刀结合,其疗效优于单纯 χ 刀。如 Brigham and Wornem 医院统计 282 个转移灶经 SRS 疗后结果不够满意,有 6％原处复发;3％瘤灶周边复发;30％出现新转移灶或癌性脑膜炎,归因无全脑外照射配合。Flickinger 5 个医疗机构报道116 例(116 个病灶)经 γ 治疗情况,其中 51 例单用 γ 刀,65 例结合外照射(平均 34 Gy)。单纯 γ 刀组控制率为(52.9±11.9)％,

综合组高达(81.2±8.1)%。故应强调综合放疗,一般用 SRS 治疗脑转移瘤时要与全脑外照射匹配。

3.治疗结果

立体定向放射包括单次大剂量如 γ 刀和 χ 刀的治疗,也包括低分次高量照射(FSR)脑转移治疗已有不少报道。有资料表明做 γ 刀治疗脑转移,多发病灶转移与单灶转移中位生存期相近,决定预后主要原因是病情进展和全身转移扩散。也有报告认为单发灶脑转移预后较好,中位期为 10~12 个月,而多发灶者只有 3~4 个月。有的资料说明转移瘤局部控制率与肿瘤病理类型无统计学上的差别。也有些资料介绍,病理类型不同的肺癌单灶脑转移的预后主要与原发灶性质及病情进展有关。肺鳞癌、腺癌单灶脑转移的中位生存期分别为 52 周和 43 周。

χ 刀的治疗的结果,与 γ 刀无明显差别,病灶消退、缩小、稳定,合计有效率85%~90%。SRS1 次照射与 FSR 分次照射,疗效无明显差别,但后者有助于减轻放射反应和损伤。

4.充分个体化,拟定综合治疗方案

脑转移患者的治疗往往具有多向选择机会,在决定某种治疗方案之前宜结合病情、肿瘤病理性质、病灶多少并衡量疗效/并发症/经济比等条件慎重考虑。以乳腺癌为例,当病情稳定仅发现单发灶 2 年生存率达 24%~29%,而合并全身扩散或脑多发灶,则 2 年生存者不超过 4%。如日本报道一组 γ 刀治疗病例,单灶转移中位生存期 10.5 个月,多灶患者仅为 2.5 个月。资料表明,患者预后最终由病情进展程度决定。又如小细胞肺癌脑转移,常规放、化疗即很有效,原则上不用 χ 刀,手术切除、放疗以及化疗的综合应用为行之有效的治疗方法。又如积液性颅咽管瘤采取手术切除,立体定向囊腔内放疗(核素 P-32)及 SRS 三者结合,是综合治疗的范例。χ 刀的介入,不应削弱、排挤惯用的手段,而应该正确挑选并合理匹配使用。由于脑转移属肿瘤临床Ⅳ期,整体方针是采取姑息性治疗。对病程进度各异的患者应深入分析病情在治疗上要有所区别。

(五)SRS 治疗后颅内并发症

1.常见并发症

偏低的剂量照射可引起脑组织水肿、脱髓鞘、反应性胶质化和血管增生;高剂量则为出血、凝固性坏死。照射后不同阶段可出现脑水肿、脑坏死、脑神经损伤、内分泌功能低下等相应的临床表现。

(1)急性反应:照射时或数天后,可出现头痛、呕吐、抽搐等症状,因血管性水肿所致。当照射累及第4脑室底部呕吐中枢,更易出现上述症状。在 SRS 照射前6小时用激素及脱水药物治疗,可达到预防目的。

(2)早期迟发反应:一般在 SRS 疗后数周至半年出现,如脑水肿、神经功能障碍、脑神经损伤等。如用 χ 刀或 γ 刀照射听神经瘤之后,一些患者有面部麻木、日后呈永久性面瘫,甚至造成三叉神经损害。

(3)晚期迟发反应:治疗后半年至数年出现,与剂量偏高有关。包括不可逆的放射性坏死,如高剂量受照部位脑组织坏死,前颅凹区域经 SRS 引致视神经损伤、失明,以及垂体功能不全等。

2.并发症预防

(1)健全组织制度:按规范诊治患者。正确认识立体定向照射的优点和局限性。

(2)严格掌握适应证:从疗效、安全、费用以及疗程长短综合考虑。选择病例宁严毋滥。

(3)控制靶灶的体积:在有效的剂量范围内病灶偏小,可选偏高的剂量。病灶偏大用偏低剂量治疗对病变部位及邻近结构的敏感组织,受照射剂量要在安全阈值以下。如视神经、视交叉与病灶要有一定距离,最好≥5 mm。正确预选处方剂量,周边等剂量曲线按50%～90%计算,靶灶周边剂量可在12～30 Gy挑选。正确选用单个或多个等中心多弧非共面照射技术,使靶区内剂量分布均匀,力争靶中心最大剂量与靶边缘剂量差≤5 Gy。肿瘤体积、最大剂量、靶灶剂量均匀度是发生并发症相关因素(表5-5),在放射外科治疗工作中要了解、掌握,以保证疗效,避免、减少放射并发症。

表 5-5 并发症几个相关因素

可变因素	范围	例数	并发症	
			例数	(%)
最大剂量	0～20 Gy	12	1	8.3
	20～25 Gy	17	3	17.6
	25～35 Gy	11	3	27.3
	＞35 Gy	8	7	87.5
肿瘤体积	0～5 cm³	17	0	0
	5～10 cm³	14	5	35.7
	10～20 cm³	10	4	40.0
	＞20 cm³	7	5	71.4
肿瘤剂量不均匀性	0～5 Gy	21	1	4.8
	5～10 Gy	9	2	22.2
	10～20 Gy	8	2	25.0
	大于 20 Gy	10	9	90.0

三、立体定向放射的展望

立体定向放射的问世和发展确实为沿用多年进展较缓慢的放疗注入了新的活力,扩大了放疗的适应证,提高了疗效。少数以往常规放疗不能治疗的疾病(如 AVM、脑功能性疾病等)和治疗但难以收效的肿瘤(如脑干部小肿瘤、肝、胰、腹膜后和纵隔等部位的肿瘤)立体定向放射获得了令人鼓舞的治疗效果。但是,无论 SRS 还是 SRT 治疗的适应证都是有一定限度的,多数情况下单独应用很难取得满意疗效,特别是肿瘤体积较大时,需与常规放疗或其他治疗方法配合应用。依物理学理论,只有经球形或半球形弧面的聚焦照射才能形成以焦点为中心向周围等梯度快速下降的环形等剂量曲线,这是 SRS 治疗的基础,也是之所以 SRS 只能用于颅内(个别鼻咽如颅底)疾病治疗之缘由。而体部肿瘤治疗不能采用单次大剂量的 SRS,必须采取分次较大剂量治疗(SRT),因此已无"刀"可言。实际 SRT 就是立体定向条件下的低分割放疗。立体定向可使靶区更准确划定,剂量分布与靶区适形。加上分次治疗对肿瘤有较好的放射生物效应,对晚反应组织损伤减轻。因此,SRT 的适应证较 SRS 广,不仅体部,头部疾病亦可应用,随着立体定向和患者支撑,固定装置的进一步改进和完善,今后会有更广泛的发展前景。

立体定向放射虽经 10 年发展,但还有不少问题有待解决,如目前的检查手段对多数肿瘤(不规则的形状,浸润性生长)特别是亚临床灶还难以准确确定边界给准确设靶带来困难。另外各种类型、大小的肿瘤病灶单次最佳剂量,最佳分割次数,总剂量与常规放疗配合的最佳方案等也有待摸索完善。立体定向放射临床资料已有几万例之多,但组织病理资料却十分有限,立体定向放射后肿瘤或邻近的正常组织近期和晚期反应过程,晚反应的真实发病率,影像检查与病理检查对比等还存在许多问题,包括检查定位治疗设备的精度,制度的建立和认真执行,人员整体素质提高等都需要进一步加强,这样才能确保治疗计划正确实施,临床资料可信。

(王　勇)

第九节　近距离放疗

"近距离放疗"来源于希腊字 Brachy,是"近"或"短"的意思,它与希腊字 tele(远)相对。从广义的角度上说,近距离就是放射源与治疗靶区距离为 0.5～5 cm 以内的放疗,是指将密封的放射源通过人体的天然腔道(如食管、气管),或经插针置入、经模板敷贴于瘤体内或临近瘤体表面进行的照射,指腔内照射、管内照射、组织间照射、术中置管术后照射和模具或敷贴器治疗。其基本特征是放射源可以最大限度地贴近肿瘤组织,使肿瘤组织得到有效的杀伤剂量,而周围正常组织受量较低。近距离放疗是放疗的重要方法之一,由早期的镭针插植、施源器、氡籽植入演变至目前常用的后装治疗,是一个不断发展的过程。它随社会科技进步而不断进行演变、改进以适应临床的需要。在电子计算机发展迅速的年代,剂量测量准确度明显提高,由计算机控制的遥控和治疗计划系统可使靶区剂量分布更理想、疗效更明显。因此近距离治疗在放疗学中占据了不可替代的地位。

"近距离放疗"至今已有很长历史。1898 年居里夫人发现镭,1905 年即进行了第一例镭针插置治疗。1930 年 Paterson 及 Parker 建立了曼彻斯特系统,即建立了镭模制作及插植的规则以及剂量计算方法。1935 年小居里夫妇发现了人工放射性同位素。20 世纪 50 年代,外照射发展很快,^{60}Co 远距离治疗机以及后来迅速发展的电子直线加速器,它们的防护性能好,深度剂量高,因而近距离治疗的发展受到一定限制。1965 年 Pierquin 及 Dutrex 建立了巴黎系统,20 世纪 80 年代中期现代近距离治疗迅速发展起来。它安全、可靠、防护好,灵活性高,因而近年来发展很快,取代了传统的近距离治疗。

一、近距离放疗的特点

与远距离放疗相比较,近距离放疗的特点见表 5-6,主要有以下几方面。

表 5-6　近距离放射与远距离放射的区别

比较项目	近距离放疗	远距离放疗
放射源强度	小(10 Ci)	大
治疗距离	短(0.5～5 cm)	长
组织吸收的能量	多	少
到达肿瘤的途径	直接	经皮肤及正常组织
区靶剂量分布	不均匀	均匀

(1)近距离放疗的放射源活度小(一般不大于 10 Ci)、治疗距离短(在0.5～5 cm)。

(2)近距离放疗的辐射能量大部分被组织吸收,而远距离治疗,其放射线的能量大部分被准直器、限束器等屏蔽,只有少部分能达到组织。

(3)远距离放疗因必须经过皮肤和正常组织才可到达病变,为防止正常组织超过耐受量,必须选择不同能量的射线和多野或旋转照射等复杂技术,而近距离照射则不一样。

(4)吸收剂量分布特点:外照射治疗计划要求靶区内剂量变化保持在肿瘤量的±10%以内,而精度误差(即周边-中心量差)控制在±5%以内。近距离照射时施源器的表面剂量最高,随离源距离的增加而剂量迅速减小,故近距离治疗是在不均匀递减剂量(率)模式下进行(图5-3)。靶区剂量分布的均匀性远比远距离照射的差,应注意靶区部分组织剂量过高或部分组织剂量过低的情况发生。再则在内外组合照射时,其射线的生物效应与剂量率、治疗分次及分次剂量等参数密切相关,故显示其内外合照时应采用线性二次方程L-Q公式换算成等效生物剂量(BED)表示,用叠成物理剂量方式处理没有意义。

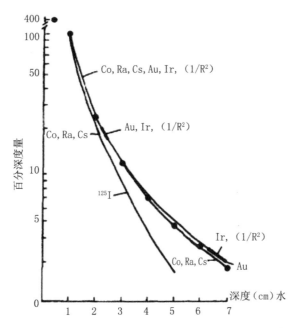

图 5-3　不同核素在水中的剂量递减变化与距离反平方曲线的比较

(5)近距离治疗放射物理概念:与远距离照射互为相通,原理一致,基本物理效应相同,但某些范畴上有差异。例如,远距离照射靶区指接受特定吸收剂量和剂量时间模式照射的区域,不仅包括显的瘤体,还包括潜在的、可能受肿瘤侵犯的组织(靶区可能不止一个),靶区的确定与剂量分布无关。近距离照射的靶区主要指显见的瘤体,应给出物理尺寸,以便进行体积剂量(率)的计算。近距离和外照射合用时,应对各自的靶区分别描述。

(6)远距离照射的治疗区由特定的等剂量面即以靶区剂量的最小值形成的等值面来描述。而近距离治疗时,只能由医师指定的剂量等值面来确定治疗区。通常采用绝对吸收剂量(率)值,不用百分相对剂量(率)来确定,因放射源周围剂量梯度变化大,加上肿瘤位置、形状和大小的千差万别,很难选择普遍认可的归一点。近代腔管内治疗,宫颈癌仍以传统的 A 点为剂量参考点,食管、气管癌的剂量参考点,一般设在距源轴 10 mm 处,直肠、阴道癌设在黏膜下,即施源器表面外 5 mm 处。

(7)远距离照射的照射区比治疗区范围广,它接受的剂量用于评价组织耐受性,通常用靶区剂量的 50% 所定的区域。近距离照射的照射区与外照射类同,但照射区的范围实际上是全身照射。

(8)参考体积:近距离照射时应确定参考区的大小,参考体积即是由参考剂量值包括的范围,参考剂量是为了便于各放疗部门之间相互比较而约定的剂量值,治疗区的治疗处方剂量值与参考剂量值可相等也可不等。而外照射则不用参考体积的概念。近距离照射靶区内剂量不均匀,因此只有靶区剂量最小值和参考点剂量才有实际意义,越邻近放射源剂量越高。

(9)危及器官:指邻近及位于靶区内的敏感器官,它们的放射耐受量直接影响治疗方案及放射量的选定,腔内照射范围的定义与外照射相同,例如宫颈癌腔内放疗,主要危及的器官有直肠、膀胱,应考虑直肠、膀胱的受量。

二、近距离照射技术分类

(一)模具或敷贴器治疗

将放射源置于按病种需要制成的模具(一般用牙模塑胶)或敷贴器内进行治疗,多用于表浅病变或容易接近的腔内(如硬腭)。为降低靶区剂量变化梯度,需避免直接将塑管贴敷于皮肤表面,可用组织等效材料、蜡块或凡士林纱布隔开。辐射源和病变间的距离通常为 0.5~1 cm。近年来已为浅层 X 射线或电子束治疗所替代。

(二)组织间插植治疗

组织间插植治疗是通过一定的方法将放射源直接植入人体治疗部位,对肿瘤组织(瘤床)进行高剂量照射的一种近距离治疗方法。根据放射源的排列方式,可将其分为单平面插植、双平面或多平面插植,以及直接用插植的几何形状,如圆柱形予以叙述。具体的植入方式可分为以下几种:①模板插植。②B 超或 CT 图像引导下插植。③立体定向插植。④借助各种内镜辅助插植。⑤术中直接插植(手术中在瘤体范围预置数根软性塑管,术后行高剂量率后装分次照射)。

组织间植入治疗可分为暂时性插植和永久性插植两种。暂时性插植现多采用高剂量率后装分次照射,先将空心针管植入组织内或瘤体内,再导入步进源进行照射。永久性插植需用特殊的施源器将放射性粒子种植到组织内或瘤体内,粒子可长期留存在体内,最常用的有 ^{125}I、^{103}Pd、^{198}Au(具体在放射性粒子植入治疗中介绍)。随着后装放疗技术的迅速发展和普及,组织间的照射应用很广泛,如脑瘤、头颈部肿瘤、乳腺癌、前列腺癌、软组织肿瘤等。单纯使用组织间插植根治性治疗时,必须是病变小、局限、放射敏感性中等或较好并且无淋巴结转移的病变。最常用于外照射后和手术中插植。如果肿瘤过大,易造成坏死;在肿瘤边界不清时,如肿瘤侵犯骨组织,则治愈机会很少,造成骨坏死概率却较大;如肿瘤体积难确定,容易造成某一部位低剂量或超量,以上情况都不适合组织间插植治疗。

(三)腔内治疗或管内治疗

先将不带放射源的施源器或导管置放于人体自然体腔或管道内,固定后再用放射源输送管将施源器或导管与放射源贮源罐连接,遥控操作后装机导入步进源进行照射。适用于宫颈、宫体、阴道、鼻咽、气管、支气管、肝管、胆管、直肠、肛管等癌肿的治疗。传统的腔内放疗需带源操作,防护性差,现已弃之不用。

(四)放射粒子植入治疗

粒子种植治疗属于近距离治疗的范畴,但是又有别于传统的后装近距离治疗。包括短暂种植治疗和永久种植治疗两种。短暂种植治疗需要后装机将放射性粒子传输到肿瘤组织间,根据计划进行治疗,达到规定时间后粒子自动回到后装机内;永久种植治疗是通过术中或在 CT、B 超图像引导下,根据三维立体种植治疗计划,利用特殊的设备直接将放射性粒子种植到肿瘤靶区,放射性粒子永久留在体内。它一般需三个基本条件:①放射性粒子。②粒子种植三维治疗计划系统和质量验证系统。③粒子种植治疗所需要辅助设备。

1.放射性粒子

放射性粒子的选择取决于肿瘤种植治疗的种类、放射性粒子的供应情况和医师对其特性的了解。短暂种植治疗核素包括^{192}Ir、^{60}Co 和^{125}I;永久种植治疗核素包括^{198}Au 和^{125}I 等。^{125}I 是既可作为短暂治疗,又可作为永久治疗的放射性粒子。短暂粒子种植治疗的放射性核素穿透力较强,不宜防护,因此临床应用受到很大限制。而永久粒子种植治疗的放射性核素穿透力较弱、临床操作易于防护、对患者和医护人员损伤小,尤其是^{103}Pd 和^{125}I 两种粒子,近年来临床应用发展非常迅猛。

2.三维治疗计划系统和质量验证系统

粒子种植治疗有三种治疗方式:①模板种植。②B 超和 CT 图像引导下种植。③术中种植。由于粒子种植是在三维空间上进行,而每种放射性粒子的物理特征又不相同,因此每一种核素均需要一种特殊的三维治疗计划系统。

这一系统的原理是根据 B 超和 CT 扫描获得的靶区图像,计算机模拟出粒子种植的空间分布,同时决定粒子种植个数和了解靶区及周围危及器官的剂量分布,指导临床粒子种植治疗。

3.粒子种植治疗的辅助设备

根据肿瘤部位不同,选择粒子种植治疗的辅助设备,如脑瘤可利用 Leksell 头架辅助三维立体定向种植粒子。头颈和胸腹部肿瘤可利用粒子种植枪或粒子种植针进行术中种植。盆腔肿瘤可在 B 超或 CT 图像引导下利用模板引导种植粒子。其他的一些辅助设备包括粒子储存、消毒和运输装置等,用以确保放射性粒子的防护安全。

粒子治疗后由于人体活动和器官的相对运动,需要通过平片和/或 CT 扫描来验证粒子种植的质量,分析种植后的粒子空间分布是否与种植前的治疗计划相吻合,剂量分布是否有变异和种植的粒子是否发生移位。

放射性粒子种植治疗肿瘤是一种非常有效的局部治疗手段,它的生物学优势是:①放射性粒子种植可以提高靶区局部与正常组织剂量分配比。②永久种植时放射性粒子留在体内,肿瘤的再增殖由于受到射线持续的照射而明显减少。③连续低剂量的照射抑制肿瘤细胞的有丝分裂。④近距离治疗时,乏氧细胞放射抗拒力降低,同时在持续低剂量照射的条件下乏氧细胞再氧合,提高了其对射线的敏感性。

放射性粒子种植治疗已应用于临床,如脑胶质瘤及脑转移瘤、鼻咽癌、口腔癌、肺癌、胰腺癌、直肠癌和前列腺癌等。对于术后复发的肿瘤,尤其是外科和放疗后复发的肿瘤,粒子种植治疗无疑是更合理、更有效的治疗途径。由于其创伤小、靶区剂量分布均匀和对周围正常组织损伤小等特点,粒子种植治疗肿瘤已显示了广泛的应用前景。

三、现代近距离治疗常用的放射性核素

表 5-7 列出了现代近距离治疗常用的放射性核素。其中铯-137 已少用,因为它的活度低,体积大。为暂时性插植,腔内及管内照射主要用钴-60,而铱-192 更合适更常用,这是因为其能量

低,便于防护,作为永久性插值则用碘-125及钯-103。

表 5-7　现代近距离治疗常用的放射性核素

核素	符号	半衰期	能量/MeV		
			α	β	γ
铯-137	^{137}Cs	30.0a	—	＋	0.66
钴-60	^{60}Co	5.26a	—	＋	1.17～1.33
铱-192	^{192}Ir	74.2d	—	＋	0.03～0.4
碘-125	^{125}I	59.4d	—	＋	0.28～0.35
金-198	^{198}Au	2.7d	—	＋	0.41
钯-103	^{103}Pd	16.79d	—	＋	0.020～0.023

注:＋/—表示是否产生 α/β 射线

四、近距离治疗剂量率的划分

ICRU 第 38 号出版物(ICRU,1985)将剂量率按以下标准进行分类:0.4～2.0 Gy/h为低剂量率(LDR),2.0～12.0 Gy/h 为中剂量率(MDR),超过12.0 Gy/h为高剂量率(HDR)。长期以来采用镭针、镭模(低剂量率照射)治疗宫颈癌、舌癌、阴道癌、皮肤癌等已积累了大量的经验,取得了较好的效果,且有一整套完整的布源规范和剂量计算法可借鉴。有人认为低剂量率在一定范围内存在一个生物学的等效效应平台区。近期高剂量率技术的应用有发展,但应用时间较短,对它们的短时间高剂量照射的生物效应仍不十分清楚,临床也缺乏长期观察对比结果。然而它减少了医护人员工作量,缩短了患者治疗时间;方便患者,减少痛苦,受到患者的欢迎。高剂量率后期反应的问题应引起重视,采用增加分割次数、减少每次剂量的方法,类似于体外照射常规分割方法来消除远期不良反应,也是近来行之有效的方法,它与体外常规分割有类似之处。相反,次数减少,每次剂量增大则近期、远期反应都重。

五、现代近距离治疗的特点

(1)后装技术:早期近距离治疗基本是手工操作。具体操作步骤如下。首先由主管医师根据治疗部位的形状和体积,以及解剖结构的特点,按照特定剂量学系统的规则设计放射源的几何分布;然后主管医师在护理人员协助下,用手工方法直接将放射源植入治疗部位,即可实施治疗;待治疗结束后,医护人员再将放射源取出,放置在贮源器中。不难看出,这一操作方法,医护人员协助下,用手工方法直接将放射源植入治疗部位,即可实施治疗;待治疗结束后,医护人员一般只能采取简单的防护手段,不可避免地会受到放射源的辐照。后装技术正是为克服上述方法的不足而发展起来的。

后装技术,顾名思义,是主管医师首先通过手术方法或直接在患者的治疗部位放置不带放射源的治疗容器,包括能与放射源传导管连接的空的装源管、针和相应的辅助器材(又称施源器,可为单个或多个容器),使用"假源"通过 X 射线影像技术,检验施源器位置准确无误后,再由医护人员在安全防护条件下或用遥控装置,用手工或机械驱动方式在隔室将放射源通过放射源导管,送至已安放在患者体腔内空的管道内,进行放疗。由于放射源是后来才装进去的,故称之为"后装式"。这种技术在手工操作或机械传动时都大大地减少或较好地防止了医护人员在放疗中的职业性放射,在解决防护问题上向前跨进了大大的一步。这种机器的面世,使传统的腔内治疗产生了根本的变革,起了革命性的改造,成为先进近距离放疗发展的重要基础。

现代近距离放疗实际上是远距离(控制)高剂量率(HDR)近距离治疗。应用高强度的微型源(以^{192}Ir 为最多),直径 0.5 mm×0.5 mm 或 1.1 mm×6 mm,在程控步进电机驱动下,可通过任何角度到达身体各部位肿瘤之中,并由电脑控制,得到任意的潴留位置及潴留时间,实现适应临床治疗要求的各种剂量分布(调强近距离治疗)。而且治疗时限短,仅需数分钟(一般为 1～12 分钟),再加上良好施源器的使用,使得治疗过程可在门诊完成,不必占床位。通常不需要麻醉,治疗过程中施源器移动的风险很低,器官运动幅度也很小,可精确控制给予肿瘤和周围正常组织的剂量,并可减少患者的不适感,因此颇受患者和医护人员的欢迎。

(2)治疗方式方法多元化,在临床更能适合体腔及组织或器官治疗所需的条件,因而补充了外放疗的不足,在单独根治或辅助性治疗或综合治疗等方面,已成为放疗中必不可少的方法之一。

(3)计算机优化、测算、控制、贮存治疗计划,使治疗更为合理、精细、准确、方便。

六、后装放疗的基本操作步骤

近距离治疗和远距离治疗一样也需要一组专业人员,包括放疗医师、护士、技术员及物理师等,治疗时要职责分明,配合默契,有条不紊。

(一)治疗前准备、施源器置放及护理措施

适合于做近距离放疗的肿瘤患者需按照治疗病种及技术充分做好疗前准备:准备工作主要由近距离治疗室的护士负责,他们除了要了解肿瘤患者的基础护理知识外,还需掌握近距离放疗中腔内、管内组织间插植、术中置管及模板敷贴等各具特点的技术操作。

(二)确定治疗靶区体积

通过详细的体格检查、各种特殊检查(包括内镜、B 超、X 线片、CT、MRI 检查等)以及手术记录等材料,明确肿瘤的大小、侵及范围以及和周围组织、器官的关系,确定靶区和治疗范围,设置剂量参考点和参考剂量低剂量率的治疗类似于传统镭疗,治疗时间长达数十小时。高剂量率后装治疗为分钟级,其生物效应比低剂量率者高,故应注意高低剂量率的转换(转换系数多为0.60～0.65)以避免正常组织的损伤。

(三)放置施源器和定位缆

施源器的置放可通过手术或非手术的方法,组织间插植一般需要手术方法,而腔内治疗一般可通过正常解剖腔道放入施源器,再通过施源器放置定位缆,在它上面按一定距离镶嵌着金属颗粒,可在 X 线片上显影,然后确切固定施源器和定位缆。

(四)拍摄定位片

一般要求等中心正交或成角两张平片;在模拟机或 X 射线机下拍摄 2 张不同的 X 线片。摄片首先确定中心点,再确定通过此点的中心轴,此点可作为三维空间坐标重建的原点。摄片定位的方法有正交法、等中心法、半正交法、变角法及空间平移法等。其中以正交法及等中心法为最常用。

1.正交法

该方法适用于同中心回转模拟定位机或附加影像增强器、重建装置的 X 射线机,拍摄正侧位片各一张,2 片线束中轴线垂直通过中心点,类似拍正侧位诊断片,但要求 2 片严格垂直(图 5-4)。

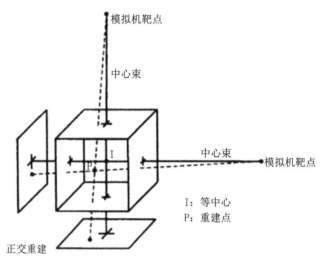

图 5-4　正交法示意图

2.等中心法

该方法适用于回转式模拟定位机或回转式 X 射线诊断机。先确定靶点到中心点的垂直距离，然后左、右摆动相同角度，拍摄 2 张 X 线片。图中 FID 为焦点到等中心的距离，IFD 为等中心与 X 线片的距离，α 为摆动角度（图 5-5）。

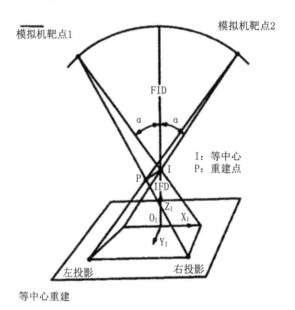

图 5-5　等中心法示意图

3.半正交法

半正交法似正交法，但在某些特殊情况下，拍摄正交片存在困难（如手术床上多针插植，患者不易挪动），可采取半正交法。本方法不要求严格的同中心正交，但经计算机相关的数学处理后，仍可获得准确的重建数据（图 5-6）。

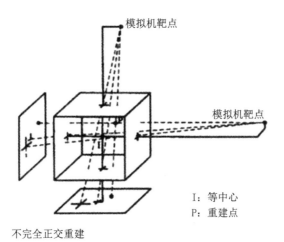

I：等中心
P：重建点

不完全正交重建

图 5-6　半正交法示意图

4.变角法

变角法类似于等中心法,但左右 2 片的角度可不相等,焦点到等中心的距离也可不同(图 5-7)。

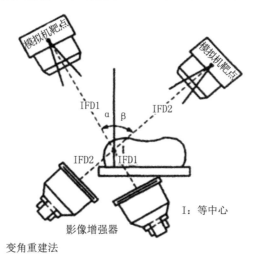

I：等中心

影像增强器

变角重建法

图 5-7　变角法示意图

5.平移法

平移法系拍摄患者在同一平面的 2 张 X 线片,可将 X 射线机球管与所要拍摄的平面平行移动一定距离摄片,但本方法不够精确,故不常用(图 5-8)。

(五)放射源空间位置重建

重建的概念是从两组不同视角拍摄的投影定位片,经数学处理后获取施源器、放射源或解剖结构的三维空间位置坐标的过程。完成这一操作的是近距离后装治疗机的计划系统,它实际是一套计算机系统,主要有三部分功能。首先是获取患者的解剖图像和放射源信息;其次是剂量计算和优化处理剂量分布的显示和治疗计划的评估;最后生成步进源的驱动文件。首先在计算机计划系统中找"重建"菜单,重建项目中有关的子项(如正交法、等中心法等),输入计算机内,并逐步回答计算机提出的问题。如等中心法应回答以下问题:①焦点至中心距离。②中心至 X 线片距离。③对称角度。④所用管道数。⑤步数（国内后装机常按放射源移动 2.5 mm 为 1 步，5 mm为2步，依此类推）。⑥起始点（可为驻留点开始处，亦可为管道顶点）。⑦终止点（指与起始点相对应的驻留点）。回答完毕后，先将左侧等中心 X 线片置于图像数字化处理仪的发光板上，定出坐标原点及 X 轴，然后将 X 线片显示的定位金属标志点输入计算机内，再同法将右侧等中心 X 线片中显示的定位金属标志点输入计算机内，至此重建完成，计算机可显示三维空间的不同平面（如 XY、YZ、XZ 平面）中放射源的位置。现多使用三维计划系统，可接收 CT/MRI/PET 等影像信息，自动完成重建。

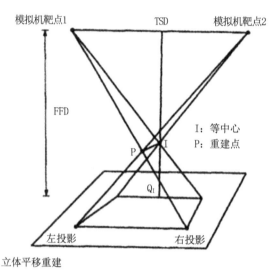

图 5-8　平移法示意图

（六）治疗计划、优化处理及计划的执行

放射源空间位置重建完成后，即着手设计具体的治疗计划。首先确定参照点的位置，对于子宫癌，参照点 A 点、F 点均在源旁 2 cm 的轴上，其他则依肿瘤具体情况及部位决定。如选择肿瘤表面、中心、基底、周围正常组织黏膜面及黏膜下层等，一般均离源 2 cm 以内。输入参照点，再将参照点的剂量输入计算机，然后进行剂量计算及剂量优化。所谓优化是利用计算机进行复杂的数学运算，根据临床对靶体积剂量分布的要求，设计和调整放射源配量——位置和/或强度，即放射源在驻留点停留不同的时间，使得照射形成的剂量分布最大限度符合临床剂量学原则要求。近距离治疗剂量优化是对布源方式，包括施源器的使用数目和排列，放射源的位置和强度等，做个体化处理，以使得近距离照射形成的等剂量分布在三维方向能更好地覆盖患者的靶体积，同时周边的正常组织中剂量跌落更快。

根据计划系统显示的剂量分布图，以及一些计划评估工具，如剂量-体积图等，由主管医师确定治疗计划是否可以接受，并可适当调整剂量限制条件，重新计算和优化处理。待计划通过后，计划系统生成相应的后装治疗机步进源驱动文件。这一文件包括治疗所使用的放射源通道数，每一通道内放射源不同的驻留位置及相对驻留时间，和总治疗时间及参考总剂量。将驱动文件输入后装治疗机后即可实施治疗。

七、现代近距离治疗的发展

我国人口众多，癌症患者相应也多，近年来恶性肿瘤死亡率已攀升至我国死因的第 1 位。社会的迫切要求和临床实践的需要,促使我国现代近距离放疗取得突飞猛进的发展。为了取得更好的疗效,新的近距离放疗法在不断探求中。

(一)"吻合式放射疗法"(或称适形放疗)

其目的是利用 3D(三维)图像及 CT 或磁共振检查所确定的肿瘤大小,在组织间插植治疗时,从多角度多针插植给予剂量,以便加大对肿瘤的放射剂量,同时避免伤害周围正常组织,这样就改善了对局部的控制而不增加并发症的发生率。

(二)放射性同位素永久插入法

对某些局限化的肿瘤(如前列腺癌 B 期)近年开发了一种新的治疗选择,即永久插入^{125}I(碘)种子形小管。种子形小管是在经直肠超声波的指引下用针插入的,这种治疗的 5 年控制率与根治性前列腺切除或根治性外放疗疗效相同。而且它有一个好处,就是不会引起旧疗法中常见的阳痿的并发症,所以颇受患者的欢迎。

(三)对良性疾病的探索性治疗

随着现代近距离放疗的广泛临床应用,治疗方法的改进,使用^{192}Ir 同位素为放射源进行治疗,在剂量学及放射生物学方面已有更深刻的认识。临床学家们注意到高剂量率后装治疗剂量学的特点是靶区局部剂量极高,剂量下降梯度显著和射程短,符合对良性疾病治疗的要求:低剂量、高局控率、短时治疗、无严重并发症等,所以为良性疾病提供了新的治疗方法。目前临床已有报道的有血管瘤、男女生殖器性病中乳头状瘤包括尖锐湿疣等。

(四)中子后装治疗机

它是现代近距离治疗的新生儿,经过半个世纪的努力,以当前治疗的规范,现代遥控后装治疗机的机型和品种已基本定形,根本变革的机会不大。20 世纪 90 年代早期,寻求新型放射源机械的发展有了新的动向。应用中子治疗癌症始于 20 世纪 30 年代,初期主要采用加速器中子源进行治疗,属于远距离放疗技术,直至近 30 年,属于近距离放疗技术的中子后装技术才得到较大的发展。欧、美、日等国及苏联在这方面取得较大的进展,尤其是苏联研制的中子后装机已在 1983 年用于临床治疗实验,用^{252}Cf(锎)中子后装机治疗妇科肿瘤。目前经临床治疗实验已确认疗效显著的有子宫颈癌、子宫体癌、阴道癌、食管癌及皮肤黑色素细胞瘤等。^{252}Cf(锎)放射同位素在放射生物学领域中有一定的独特优势,从理论上讲大多数恶性肿瘤中存在乏氧细胞,而少许乏氧细胞的存在,将使肿瘤抗辐射能力加强,对低 LET 辐射(光子、电子)具有抗性[OER(增氧比)≈3]。相比之下,中子的 OER 值约为 1.6,RBE(相对生物效应)一般在 2～10 之间。可见,中子治疗癌症的优势是明显的。

^{252}Cf 中子后装机是新一代的现代近距离治疗机械,由于还在研制阶段,其临床评价还不能定论,但造价十分昂贵,还不能商品化,相信在今后的发展中会在 γ 射线后装机中突围而出,成为近距离放疗的新式武器。

20 多年来,近距离放疗随着放射肿瘤学的发展也在高速前进。进入 20 世纪 90 年代,由于高科技电子技术的快速发展,生物工程技术的开拓,在基础研究和理论验证的配合下,大大促进了新技术、新方法应用于临床,扩大了近距离治疗的适应证,产生了许多新理论。近距离放疗配合外照射,取得了明显的治疗效果,一些早期肿瘤,单纯放疗也获得治愈。

八、近距离治疗技术员职责

(1)检查施源器和其他辅助设备。

（2）对治疗设备进行日检。

（3）在插植过程中辅助医师（或护士）。

（4）拍摄定位片。

（5）在物理师监督下执行治疗计划。

（6）实施治疗。

（7）在控制台监测治疗过程。

（8）在相关档案中记录治疗过程。

九、近距离放疗病历报告的内容

完整的病历报告和记录有助于正确设计后续治疗的剂量，并为预后结果提供分析、总结的依据。报告和记录所需参数。

（一）对各区域的阐述最低限度

其应包括 GTV、CTV 和 TV。

（二）对源的描述

（1）核素及滤过壳层结构。

（2）源类型，如丝源、子粒源、塑封串源、发针型源及针状源。

（3）源的几何尺寸。

（4）源的参考空气比释动能率。

（5）源强分布（均匀分布或非均匀分布）。

（三）对治疗技术和源布局

若源布局是遵从某标准剂量学系统，则需明确指出，否则应按前面段落要求描述。与此同时还需记录以下数据。

（1）源的数量。

（2）线源间距和层间距。

（3）中心平面的源布局几何形状（如三角形、正方形等）。

（4）插植表面的形状（平面或曲面）。

（5）线源是否有交叉，交叉形式如何。

（6）施源管的材料、性质（柔性或刚性）、源位置是否采用模板确定。

（7）若采用遥控后装技术需指明类型。

（四）时间模式

对时间模式的叙述应包括与辐照方式有关的数据如剂量等，目的是计算瞬时和平均剂量率。

（1）连续照射：记录全程治疗时间。

（2）非连续照射：记录全程治疗时间和总照射时间以及治疗间隔时间。

（3）分次和超分次照射：记录每次照射时间和脉冲宽度、分次间隔时间和脉冲间隔。

（4）当不同源的照射时间不相同时需分别记录。

（5）对移动源、步进源，应记录步长、驻留时间。

通过改变步进源的驻留时间可改变剂量分布。若采用了剂量优化处理需指出所用的类型（参考点优化还是几何优化）。

对脉冲照射需指出脉冲平均剂量率，即脉冲剂量与脉宽（时间）之比，另外还应指明距源

1 cm处的最大局部剂量率。

振荡源：记录源向量在不同位置的速度。

（五）总参考空气比释动能

总照射时间内的参考空气比释动能（TRAK）应予记录。

（六）剂量分布的描述

以下剂量参数应予记录。

（1）处方剂量：若处方剂量不是按最小靶剂量（MTD）或平均中心剂量（MCD）概念定义的需另外指明；若因临床和技术原因，接受的剂量与处方不同时需加以说明。

（2）MTD 和 MCD。

（3）应记录高剂区 HDV 的大小、任何低剂量区的尺寸、剂量均度数据等。

（王　勇）

第十节　远距离放疗

远距离放疗是放疗最主要的方式，通常提及放疗时多指远距离放疗。远距离放疗亦称外射束治疗（简称外照射），是指辐射源位于体外一定距离处（一般指至皮肤距离大于 50 cm），照射人体某一部位。远距离放疗的特点除了治疗距离外，主要采用辐射束形式进行治疗。外照射时射线需经过人体正常组织及邻近器官照射肿瘤。

一、远距离放疗的临床用途

（一）深部放疗

深部放疗是对位于人体内部并可能为健康组织包围的靶区所进行的放疗。

（二）表浅放疗

表浅放疗是对人体表浅组织（通常不超过 1 cm 深度）所进行的放疗。

（三）全身放疗

全身放疗是对人体全身所进行的放疗，主要用于骨髓移植或外周血干细胞移植前的预处理。

（四）全身皮肤电子束治疗

全身皮肤电子束治疗是用低能（4～6 MeV）电子束对全身皮肤病变进行的放疗。

（五）术中放疗

术中放疗是指在经外科手术切除肿瘤后或暴露不能切除的肿瘤，对术后瘤床、残存灶淋巴引流区或原发灶，在直视下避开正常组织和重要器官，一次给予大剂量电子束照射的放疗。术中放疗必须配备不同尺寸和形状的术中限束器。

二、远距离放疗对辐射性能的要求

辐射不是单个的粒子，而是粒子的集合。不是所有的电离辐射都适合用于放疗，放疗对电离辐射的性能有一定的要求。

(一)对电离辐射类型的要求

辐射类型是表征辐射或粒子性质的方式之一,不同类型具有不同的性能。放疗常关心辐射的放射生物学性能和放射物理学性能。对于所使用的每一种类型的电离辐射,希望这种类型电离辐射不要掺杂其他类型的电离辐射。

1.放射生物学性能

从放射生物学角度,辐射的生物学效应除依赖于吸收剂量外,还依赖于吸收剂量的分次给予、吸收剂量率和电离辐射在微观体积内局部授予的能量,即传能线密度(Linear Energy Transfer,LET)。常用的 X 辐射、γ 辐射和电子辐射都属低 LET 射线,相对生物效应为1,它们对细胞分裂周期时相及氧的依赖性较大,所以对 G_0 期、S 期和乏氧细胞的作用较小。中子辐射、重离子辐射(^{4}He、^{12}C、^{14}N、^{16}O等)属高 LET 射线,相对生物效应远大于1,它们对细胞分裂周期时相及氧的依赖性较小,所以对处于 G_0 期、S 期和乏氧细胞的作用仍较大。对普通 X 射线、γ 射线不敏感的肿瘤,采用这类射线可能获得较好的治疗效果。

虽然理论上高 LET 辐射的生物效应优于低 LET 辐射,但高 LET 辐射的装置复杂庞大,价格很贵,因此实际使用的主要是低 LET 辐射。

2.放射物理学性能

从放射物理学角度,辐射射入人体后的剂量分布影响它们的效果。从深度剂量分布,可分为有射程(带电粒子如电子、β 粒子、质子、α 粒子等)和无明显射程(电磁辐射如 X、γ、中性粒子如中子等)的两大类。电磁辐射虽没有明显的射程但具有剂量建成现象。重带电粒子辐射(电子除外)入射与出射剂量低于中心靶区剂量,相对于电磁辐射及中性粒子辐射具有物理特性方面的优越性。

(二)对电离辐射能量方面的要求

一般而言,1~50 MeV 都是放疗的适用能量范围。临床应用的最佳能量范围必须具体分析。总的需要考虑的因素有:在靶区有均匀而比较高的辐射剂量,周围正常组织的辐射剂量尽可能低,皮肤入射、出射的剂量尽可能低,侧散射少,骨吸收少,体剂量比大。

$^{60}_{27}$Co辐射源,在衰变过程中放出电子(β 射线)、γ 射线,最后变成稳定的元素镍($^{60}_{28}$Ni)。β 射线能被钴源外壳吸收,故可将^{60}Co源看成为单纯的 γ 射线源,它的两种 γ 射线能量比较接近,分别为 1.17 MeV 和1.33 MeV,平均能量为 1.25 MeV,可认为是单能射线,其深度量相当于峰值 3~4 MeV 的高能 X 射线;对于提供 X 辐射及电子辐射的医用电子加速器,电子辐射和 X 辐射的能量均取决于电子加速能量,加速器输出的电子束能量不可能完全是单一的,而是具有一定的能谱分布范围,故放疗希望加速器输出的电子束有尽可能窄的能谱。

在远距离放疗中电子辐射主要用于表浅放疗及术中放疗、全身放疗等。能量在2~20 MeV 范围,电子辐射在人体中的最大射程约为标称能量数值乘以 0.5。50％剂量深度(cm)约为标称能量数值的 0.4 左右。能量超过 25 MeV 时逐渐失去电子辐射射程特征。综合考虑,电子辐射能量一般选在 4~25 MeV 范围。

(三)对电离辐射强度的要求

远距离放疗最常用的辐射为 X 辐射及电子辐射。由于辐射强度即发射量率直接与吸收剂量率有关,而吸收剂量率又直接与每次治疗时间有关,故常用吸收剂量率表征辐射强度。

1.对 X 辐射强度的要求

对于大多数肿瘤,放疗要求在肿瘤靶区给予 50~70 Gy 的剂量。放射生物学要求采用分次疗法。常规放疗 1 个疗程一般分为 25～35 次,每次给予 1.8～2.0 Gy。以每次治疗时间 1 分钟计,吸收剂量率在 2～3 Gy/min 范围即可。在全身放疗时,一般要求用低剂量率,在 SSD＝(350～400 cm)处,吸收剂量率以低于 0.05 Gy/min 为佳。

精确放疗往往采用低分次疗法,每次要求给予较高剂量,故希望有较高的剂量率,要求剂量率在 5～8 Gy/min。

2.对电子辐射强度的要求

常规放疗电子辐射剂量率在 2～4 Gy/min 范围,过高的剂量率有不安全的隐患,最大剂量率常限制在 10 Gy/min 以下。采用全身电子束放疗,因为治疗距离往往要延长到 350～400 cm,要求有高剂量率。

(四)对辐射野轮廓的要求

远距离放疗所用辐射野形状分为规则辐射野和适形辐射野两大类。

1.X 辐射

(1)规则辐射野:常规放疗常用可调矩形辐射野,必要时加挡块,立体定向放射外科治疗常用圆形辐射野。

(2)适形辐射野:三维适形放疗及调强适形放疗需要采用适形辐射野,可以通过不规则形状挡块或多叶准直器来产生。

2.电子辐射

采用不同尺寸的矩形及圆形限束器获得矩形或圆形辐射野,必要时加挡块。

(五)对辐射野强度分布的要求

远距离放疗所用 X 辐射强度分布有三种方式。

1.均匀分布

均匀分布指在辐射野内,最高与最低吸收剂量之比不超过一定范围的分布,均匀分布是基本方式,用于常规放疗、三维适形放疗。

2.楔形分布

用于常规放疗,配合均匀分布的辐射野使用。

3.调强分布

不规则的、变化的强度分布,由逆向放疗计划求得,用于调强放疗。

远距离放疗对电子辐射强度分布要求是均匀分布。

三、远距离放疗装置

根据辐射来源可划分为以下类型。

(1)放射性核素远距离放疗机:临床最常用的是 ^{60}Co 远距离治疗机,其次有 ^{137}Cs 远距离治疗机。

(2)医用加速器:临床最常用的是医用电子直线加速器,另外还有医用质子加速器、医用重离子加速器、医用中子发生器。

四、远距离放疗技术

远距离放疗技术正逐渐由常规放疗(传统的二维放疗)向精确放疗发展,所谓精确放疗是指采用精确定位/精确计划/精确照射的放疗。

（一）常规放疗

常规放疗的照射区（Irradiation Volume，IV）（50％等剂量面包围的区域）是由 2～3 个共面的直角锥形束相交而成的照射体积，往往还会加上铅挡块，能将肿瘤全部包围住。由于大多数肿瘤形状是不规则的，所以不可能与靶区形状大小一致，特别是当肿瘤附近有要害器官时，不易躲开，照射区与靶区差别更大。正常组织及要害器官的耐受剂量往往限制了靶区内治疗剂量的提高，影响局部控制率。因此，随着放疗技术的发展，有逐渐被淘汰的趋势，仅用于姑息治疗和/或患者经济条件不能承担更先进放疗技术的情况。但常规放疗每次照射所需时间短（1～2 分钟），摆位操作简单，是我国目前最常用的治疗方法。通常所说的放疗就是指常规放疗。

1.常规放疗的特点

（1）常用 ^{60}Co 远距离治疗机发出的 γ 射线及医用电子直线加速器产生的高能 X 射线治疗深部肿瘤，有时采用电子辐射治疗浅表肿瘤，亦可采用低能 X 射线治疗浅表肿瘤。

（2）采用均匀分布辐射野，在 X 辐射时用均整过滤器，在电子辐射时用散射过滤器。IEC 规定了允许的 X 辐射与电子辐射均整度。

（3）采用规则形状辐射野，X 辐射野轮廓是由上下两对矩形准直器产生，最大辐射野的面积 40 cm×40 cm，辐射束为锥形束，截面为可调矩形，有时附加挡块以保护重要器官；电子辐射野则由用不同形状和尺寸的矩形或圆形限束器来获得矩形或圆形辐射野，最大辐射野面积的直径在 20 cm 左右，附加低熔点合金块以保护正常组织。

（4）采用楔形过滤器，在 X 辐射时有时补充采用由楔形过滤器产生深部剂量的楔形分布和用补偿过滤器来补偿由于被照组织表面形状不规则而引起的辐射分布不均匀。

（5）采用放疗模拟机进行治疗前的模拟定位工作。

（6）治疗计划设计采用手工或计算机辅助二维治疗计划系统进行，主要计算剖面内的剂量分布。

2.常规放疗的方法

常规放疗通常用三种方法：源皮距（SSD）放疗技术、等中心定角放疗（SAD）技术和旋转放疗技术（ROT）。无论采用哪种治疗技术，放疗的疗效与治疗的定位、摆位都有着十分重要的关系。

（1）源皮距放疗技术：放射源到患者皮肤的距离是固定的，而不论机头处于何种角度。治疗时将机架的旋转中心轴放在患者皮肤上的 A 点，肿瘤或靶区中心 T 放在放射源 S 和皮肤入射点 A 的连线的延长线上[图 5-9（a）]。

摆位要点：机架的转角一定要准确，同时要注意患者体位的重复性，否则肿瘤中心会偏离射野中心轴，甚至在射野之外。由此，SSD 技术在大的肿瘤中心只在姑息治疗和非标称源皮距治疗时才使用。

源皮距垂直照射摆位程序为：①体位，根据治疗要求，借助解剖标志，安置与固定好患者体位，并使照射野中心垂线垂直于床面，如需特殊固定，可应用头、颈和体部固定装置。②机架角和床转角都调整为 0°。③确定源皮距，打开距离指示灯，将灯光野中心"＋"字线对准体表照射野中心"＋"，升降机头或将床升降到医嘱要求的照射距离。一般源皮距为 60 cm、80 cm 或 100 cm。④照射野，打开照射野指示灯，调节照射野开关，将灯光野开到体表照射野大小，必要时调整小机头转方位角使灯光野与体表照射野完全重合。⑤挡野，根据治疗情况把照射野范围内需要保护的部分用铅块遮挡。应正确使用挡野铅块，将照射野挡至所需的形状。一般 5 个半价层厚度的铅块可遮挡 95％的射线。⑥填充物，按医嘱要求，放置改变照射剂量的蜡块或其他等效物质。⑦摆好位回到操作室，不要急于开机治疗，要认真核实医嘱准确无误后，方可治疗。

照射摆位工作要求医务工作者要有高度责任心,要严格按操作规范做,养成良好的科学作风,摆位治疗就会有条不紊,就能做到摆位既迅速又准确。

源皮距照射技术,在摆位时只注重照射野与体表中心相一致是远远不够的,因为每照射一野时都可能要改变患者体位。例如,食管癌用前一垂直野和后两成角野时,就需分别取仰卧位和俯卧位;对较肥胖或软组织松弛患者,按皮肤标记摆位误差更大。因此,源皮距摆位多用于姑息性放疗和简单照射野的放疗,如脊髓转移瘤的姑息照射、锁骨上或腹股沟淋巴区的照射等。

(2)等中心定角放疗技术(等中心照射技术):等中心是准直器旋转轴(假定为照射野中心)和机架旋转轴的相交点,与机房中所有激光灯出射平面的焦点相重合。此点到放射源的距离称源轴距(Source Axis Distance,SAD)。

等中心定角放疗,亦称固定源瘤距治疗,即放射源到肿瘤或靶区中心 T 的距离是固定的。其特点是只要将机器旋转中心放在肿瘤或靶区中心 T 上,即使机器转角准确性稍有误差或患者体位稍有偏差,都能保证射野中心轴能通过肿瘤或靶区中心[图 5-9(b)]。但是该技术要求升床距离必须准确。SAD 技术摆位方便、准确,故此技术应用广泛。这项技术实际上是一个完整的工艺,包括肿瘤定位、摆位、剂量处理等一系列过程。

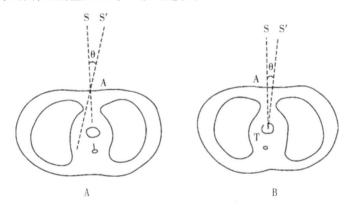

图 5-9 SSD 照射技术与 SAD 照射技术示意图

(a)SSD 照射技术;(b)SAD 照射技术

坐标系统与面:要执行放疗,必须明确患者、组织、器官、靶区等与射线的关系,这就需要定义坐标系统。坐标系统由原点和三个相互垂直的轴构成。ICRU 62 号报告指出应定义三种坐标系统,为患者的坐标系统、影像设备的坐标系统、治疗机的坐标系统。

放疗中常用的人体坐标系统如图 5-10(a)所示:X 轴代表左右的方向,正方向为观察者面对患者时原点的右边(通常是患者的左边);Y 轴为头脚方向,正方向为原点向头的方向;Z 轴为前后方向,正方向指向前方。患者的坐标系统是对真实人体的抽象,通常是在模拟的时候确定的。在这个过程中,患者躺在舒适而可重复的位置,称为治疗位置。典型的情况是患者左右、前后水平的平面床上,无论是仰卧还是俯卧,都不应观察到有明显的扭曲和旋转。一般来说将患者坐标系统的原点放置在治疗靶的中心上,并用体表的标志点来标志,这种方法比较方便,但不是必要的。患者的坐标系统也不总是要将标志点放在患者的皮肤上,也可根据一些明显的体内标志。有时,为了准确,也可使患者的坐标原点离开靶区的中心,而将其标在皮肤比较固定、平坦的地方,这样可避免由于皮肤的移位而造成的摆位误差。但总的来说,标记点应该离靶中心越近越好,而且体内标记比体外标记引起的误差要小得多。

人体三个面的确定如下：横断面为平行于 X 轴与 Z 轴确定的平面的面，将人体分为上下两部分。矢状面为平行于 Y 轴与 Z 轴确定的平面的面，纵向地由前向后将人体分为左右两部分。冠状面为平行于 X 轴与 Y 轴确定的平面的面，将人体分为前后两部分。

影像设备的坐标系统如图 5-10(b)所示，治疗机的坐标系统如图 5-10(c)所示，坐标系统的原点定义在治疗机的等中心点上。X 轴为水平轴，Y 轴与治疗机的臂架旋转轴重合，Z 轴为垂直方向轴。如果患者仰卧在治疗床上，患者 Y 轴与治疗床纵轴平行，床的旋转角度为 0 的话，患者的坐标系统就与治疗机的坐标系统一致。

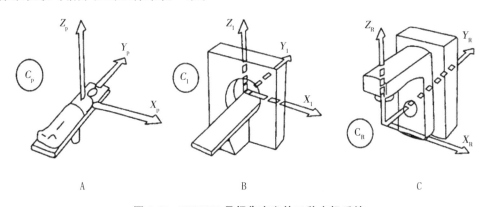

A   B   C

图 5-10　ICRU62 号报告定义的三种坐标系统

(a)患者的坐标系统；(b)影像设备的坐标系统；(c)治疗机的坐标系统

激光定位灯：现代放疗模拟机、治疗机机房一般都配备激光定位灯。激光定位灯是摆位的主要工具，激光定位灯安装是否准确直接影响到摆位的精确性。

激光定位灯目前种类品牌很多，有安装在治疗机机头上的，有安装在治疗室墙壁上的。有三个一组或四个一组的，也有按不同要求多个组合的。激光灯的光束有点状、十字点状，有纵轴线、横轴线或相交成十字线，还有随人体曲面投影激光线。其颜色有红色和绿色两种。

三个一组壁挂式是最常用的普通型组合（图 5-11）。在机架对面中央上方墙壁上安装一个人体曲面纵轴激光束激光灯，其作用是校正人体纵轴矢状面是否成直线，人体纵轴和人体中线要相重叠。在机架左、右两侧壁上安装一个具有双窗口双功能，有纵轴线和横轴线的双线激光灯，其纵轴线和横轴线相交成十字线，两侧纵轴线和横轴线在同一平面，十字线需相交重叠。它们的交点也正是旋转中心，即等中心治疗的靶区中心。在体表纵轴线可以校正人体横断面是否在一平面，横轴线可以校正人体冠状面是否在一平面（图 5-12）。

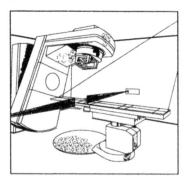

图 5-11　三个一组挂壁式激光定位灯的组合

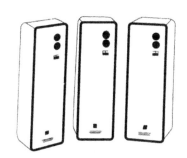

图 5-12　双窗口十字线激光定位灯

激光定位灯在放疗、模拟定位及放疗摆位照射中都具有一定的意义。它可以使患者定位时的体位较好地在治疗机床上得到复原,可以保证每次治疗时的重复性。在照射时可以提供射线的入射点及入射方向,并可提示射线出射点及出射方向。在等中心照射时可提示靶区中心的体表位置,因此对一些照射技术要求严格的,如照射野偏小、体位易移动重复性差,周围重要器官比较多的照射野,最好都使用激光定位灯。

中央人体曲面纵轴激光束:它与治疗机机架在零度时的射野中心相重叠。在摆体位时,一般中央激光线都定到人体中线,它可以随人体曲面将人体中轴线表示出来。这就要求模拟定位机和治疗机中央激光体位线,在定位、治疗时保持一致,才能保证患者体位躺正不变,并可弥补单凭视觉摆体位的不足,达到摆位简捷、方便、精确、重复性好的效果。

左右两侧纵横双线激光束:纵轴激光束在人体横断面与射野中心线相交,它可以保证人体左右在一个平面,横轴激光束与等中心照射的靶区中心在一水平面。它可以提示出肿瘤中心在体表的位置,使用左、右激光十字线定两侧野照射野中心,可以保证体位要求正确,达到水平照射野在同一照射中心,并可保证左右两侧的射野中心入射角的正确,达到水平照射的目的。如两侧野照射面积相同,剂量比也相同。SSD 和 SAD 用激光灯水平照射摆位,这样两对穿野会得到一个较理想的剂量均匀分布。

激光灯的要求:性能精确、稳定,激光线清晰可见度好,在较强光环境下仍清楚可见,射线要精细,在 3 m 距离激光束不得宽于 1.5 mm。要准确可靠,在 1.5 m 距离时误差不得大于0.2 mm,同时要定期校正。

等中心治疗技术的定位方法:①在模拟机下对好 SSD,一般直线加速器为 100 cm。②找出肿瘤病变中心,打角。③升床,使病变中心置于旋转中心上。④机器复位,计算升床高度,即肿瘤深度,然后可进行等中心照射。

等中心治疗技术的摆位方法:摆位的最终目标是实现射线束与人体的相互关系。人体的空间位置与形状的确定,只是这个过程中的一个环节,要实现这个最终目标,放疗机、模拟机与空间坐标关系也应严格确定。实施等中心治疗技术,放疗设备必须是"等中心型"的机器,该机器必须有三个转轴和一个等中心点。①准直器必须能沿射野中心轴旋转,该轴通过等中心点。②机器臂架必须能绕一固定的水平轴旋转,该轴也通过等中心点。③治疗床身沿铅直线旋转,此轴同样通过等中心点。此三轴交于一点是等中心治疗机的必要条件,治疗机的灯光野投射一个光学的十字叉丝,可精确地表明射野中心轴的位置(图 5-13)。根据治疗机的质量保证要求,治疗机的床也要经过精确的校准,其运动轴必须为水平或者垂直的。通常,计划设计时将靶区的中心放在机器的等中心点上,然后从各个不同的臂架方向照射靶区。

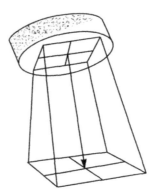

图 5-13　治疗机的灯光野投射一个光学的十字交叉丝

那么,怎样才能把靶区中心放在机器的等中心点上,这里可以先做一个简化,将患者简化成一个刚性的物体,他的背部是平直的,而且肿瘤体积与周围正常器官的位置相对固定,对这样一个患者的摆位是很容易实现的。如图 5-14 所示,治疗机臂架取 0 度(垂直向下),由于患者背部是平直的,让他仰卧在平整的水平床面上,在该平面内左右、前后移动床面,使射野中心轴的十字叉丝与患者前表面的标志点重合,再垂直升高或降低床面。一般来说,治疗机都有一个简单的工具(光距尺)可以读出源到皮肤表面的距离(源皮距 SSD),它可以帮助精确地确定床面的高度。由于治疗机的源轴距 SAD 是确定的,根据患者肿瘤中心距体表的深度 d,源轴距减去深度就可知道 0 位源皮距。这样,就可将患者的靶区中心放在治疗机的等中心点上。也就是说,对这样一个简单的患者,一个患者前表面的标志点和一个深度似乎就足以确定等中心。

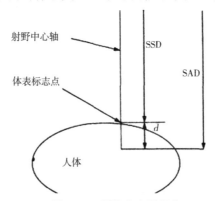

图 5-14　刚性患者的摆位

源皮距 SSD＝源轴距 SAD-深度 d

但实际的摆位是一个复杂的过程,即使对以上假设的刚性患者,上述的摆位过程也不足以充分地确定患者位置。假定已将靶区中心放在机器的等中心点上,然而,患者可旋转、滚动、倾斜,这样即使靶区中心受到了正确的照射,但整个靶体积及周围的正常组织却可能受到不正确的照射。因为,除中心点的坐标外,要描述一个刚性患者的位置还应有三种情况:左右滚动、上下倾斜及围绕垂直轴的旋转。如果一个刚性患者的背部是平坦的,仰卧在一个平板床上,就可限制他的左右滚动、上下倾斜。但围绕垂直轴的旋转问题依然没有解决。

以上讲到现代放疗模拟机、治疗机机房都配备激光灯。可通过激光灯的帮助来完善刚性患者的摆位:一般要求患者的纵轴与顶后壁激光灯平行,建立合适的患者坐标系统、定位,并根据激光灯做好体表的标志,包括患者两侧的标记和前表面的标志;在治疗机的床上仔细摆位,使患者坐标与治疗机坐标重合。重合的标准是两侧激光点对准患者两侧的标志,侧向激光灯的垂直激光的垂直激光线应精确通过患者体表的三个标志点,顶后激光通过患者的前表面标志,定义矢状面的位置(图 5-15)。由此可见,激光灯在摆位中有确定体位的作用,即根据患者体表上的标志点调整床面的位置及刚性患者的左右滚动、上下倾斜及围绕垂直轴的旋转,使激光点与标记点重合,确定患者的体位。这样,可将刚性患者等中心放疗计划的摆位总结为以下的步骤。①体位:患者采用合适的体位躺在治疗床上,必要时使用沙袋、枕头及同定设备。若治疗条件需要更换治疗床面时,应首先选定网状床面还是撤板床面,避免患者上床后更换。如需撤板床面治疗,还应注意按照射野大小撤同侧相应块数床板,多撤会影响体位,少撤会使部分照射野被挡。②确定距离:使用激光灯调节患者,按要求对准激光定位点(或"十"字线),再升床使患者两侧标记与激光投影重合。或将灯光野中心"十"字对准医师定位的体表"十"字,把床缓缓升至所需高度,达到SSD 距离要求。③打角:按医嘱要求给大机架角度和小机头方位角,一定要准确无误,误差为0.1°。在给角度时,开始转速可快,但到所需角度时应该放慢速度,以确保角度准确。④照射野:如在操作台上可以设置照射野的治疗机,可首先在操作台上设置好照射时间、剂量、照射野面积,但要注意照射野 X、Y 轴的方向,它与机头角方位有关,并要注意医师对照射野宽度与长度要求。一般都是宽×长,如 6 cm×12 cm,6 cm 是照射野宽,12 cm 是照射野长。如有楔形板照射野,可在操作台上设置楔形板的角度及方向,同时注意机头角的方向。旋转臂架到照射的角度,读出源皮距 SSD,验证关系 SSD=SAD-d 是否正确,做进一步的验证。

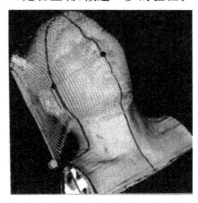

图 5-15 摆位中使用激光灯确定体位(深色圆点为体表标志,深色线为激光线)

以上的步骤可以充分地定位一个刚性患者的体位,但是对一个实际的患者,可能还不大充分。因为即使使用激光点的帮助,确定了等中心点的位置,阻止了患者三个轴向的旋转,可是患者的体形并不确定。患者体形的变形可能有弯曲变形、扭转变形、剪切变形、压缩变形和体积变形等。举例说明,虽然患者仰卧在平板床上,但是患者的颈部、脊柱、四肢等却难以保证每次都可重复。这样,由于器官相对于患者坐标的移动,可能会造成靶区出现低剂量而危及器官却遭受高剂量的照射,患者实际的 DVH 与计划设计的 DVH 有很大不同。所以,越能使患者成为一个刚性的物体,就越容易实行精确的治疗摆位。以下给出一些建议:①定位时,患者应采取舒适、放松的体位,如果患者对体位感到不舒适,就会不由自主地运动,直到找到一个相对比较舒服的体位,另外,如果定位时,患者的肌肉比较紧张,而治疗时却放松,患者的体形也会发生改变。②充分地使用激光线调整体形,为了更好地调整体形,尽可能将患者体表的标志线画得长一些。③使用有效的固定装置。

(3)SSD 与 SAD 放疗技术的区别如下：①SSD 是固定由源到皮肤的距离进行的照射。射线束从放射源中心射出由机架转角后通过身体照射野中心照射到肿瘤中心（靶区中心）位置。这就要求模拟机角度一定要准确,治疗时机架角要给准,若角度有偏差,即使源皮距离很准、射线束中心也通过照射野体表中心,但不一定照射到肿瘤中心（靶区中心）。因此,用 SSD 照射时,一定要先给准角度再对源皮距。②SAD 是将肿瘤中心（靶区中心）定到治疗机的旋转中心轴部位,也就是以肿瘤为中心,以治疗机源轴距为半径来照射。因此,只要将肿瘤定到旋转轴中心部位,角度略有误差肿瘤也会照到。最重要的是升床高度,因为升床高度也就是将肿瘤中心（靶区中心）送到治疗机旋转中心轴的位置。因此,SAD 照射时,必须先对好距离再给机架角度。③SSD 与 SAD 照射野标记的区别。SAD 照射时,医师在模拟定位机下定好升床高度及机架角度、照射野面积、机头转角等条件。患者采取仰卧体位时,只在照射野中心标记标出"十"字线,技术员摆位时按照模拟定位的条件,给好照射野大小,将灯光野中心对准体表野中心,按要求升床,给好机头角后,再转机架角,机架在任何角度都可以照射到病变,但为避开危险组织器官,一定按医嘱执行。SSD 给角照射时,体表一定要画出照射野的范围,如果背部给角度野照射时,患者取俯卧位,要先调准角度,再对距离和照射野。④SSD 剂量计算是用中心百分深度量查中心轴百分深度剂量（PDD）表求出,SAD 剂量计算是用肿瘤最大剂量比查组织最大剂量比（TMR）表求得。

等中心技术优于源皮距技术主要是摆位准确。如果患者采用等中心技术,那么只要第一个照射野摆位准确,照射以后的照射野时只需转动机架和小机头,调整照射野大小等,而不需要改变患者对治疗床的位置,既准确又省时。

(4)旋转放疗技术：旋转放疗技术（rotational therapy,ROT）与 SAD 技术相同,也是以肿瘤或靶区中心 T 为旋转中心,用机架的旋转运动照射代替 SAD 技术中机架定角照射。旋转照射是等中心照射的延伸,是放射源连续围绕患者移动进行的照射,可看做是无数个等中心的照射。

旋转放疗可分为 360°旋转照射和定角旋转照射。360°旋转照射即机架在转动时一直出射线。而定角旋转照射则是机架在做 360°旋转时,为了保护某一角度内的正常组织和重要器官而在规定的角度中不出射线。如果只是部分旋转则称为弧形照射。旋转照射时照射野从各方向集中于患者体内某一点（该点为旋转中心）,这样可以提高旋转中心的剂量,并可以大大降低表面剂量,同时也可以降低所经过的正常组织和重要器官的照射剂量。高能光子束旋转照射由于照射区范围较大,不同机架角度肿瘤的形状不一致,因此适用范围较窄。但对于一些小病变或圆柱形病变,简单的旋转照射就可取得较高的治疗增益比。另外,对于一些特殊部位的肿瘤如外周胸膜间皮瘤,不用旋转照射很难获得较理想的照射剂量分布。

旋转照射摆位程序如下。

按医嘱要求摆好体位,将照射野开至治疗单上要求的面积,再将灯光野中心"十"字对准体表野中心"十"字,如果是等中心旋转照射还需将床升至要求高度。

摆好位后不要急于离开治疗室,要检查治疗机头方位钮是否固定,在不出射线的情况下旋转一次,看周围有无障碍物、患者照射部位有无遮挡和吸收物质等。

在控制台上核对照射剂量,时间,照射方式,向左、向右旋转,起始角和终止角。

治疗时应在监视器中观察患者和机器运转情况,如遇异常情况随时停止治疗。

由于模拟定位机的普遍采用,多数钴治疗机和医用加速器都是等中心旋转型,加之 SAD 和 ROT 技术给摆位带来的方便和准确,SAD 技术应用越来越多,可用于固定野治疗,也可用于旋转和弧形治疗,它不仅可用于共面的二维治疗,也可用于非共面的三维立体照射技术。

(二)精确放疗

1.精确放疗概述

放疗是肿瘤的一种局部治疗模式,其根本目标是在保护正常组织,尤其是危及器官的前提下,给予靶区尽可能高的剂量,以便最大限度地杀死癌细胞、治愈肿瘤。从物理技术的角度看,实现这一根本目标的途径就是使高剂量分布尽可能地适合靶区的形状,并且靶区边缘的剂量尽可能地快速下降。因此必须从三维方向上进行剂量分布的控制。精确放疗是实现这一目标的有效物理措施,它包括三维适形放疗(three-dimensional radiotherapy,3DCRT)、调强放疗(intensity modulated radiotherapy,IMRT)和图像引导放疗(image-guided radiotherapy,IGRT)。

3DCRT技术于20世纪80年代开始广泛应用于临床,目前在发达国家早已是常规,适用于所有不需要或不宜采用IMRT技术的情况;在中国采用该技术的患者也在逐年快速增长。该技术的发展得益于两方面的技术进步。首先是CT机的发明为获取患者3D解剖数据提供了条件,并有力地推动3D治疗计划系统的研制成功;其次是计算机控制的MLC的研制成功为射野适形提供了快捷的工具。CRT的技术特征是:①采用CT模拟机定位,根据CT断层图像或CT图像结合其他模式图像(如MRI和PET)定义靶区。②采用3D治疗计划系统设计治疗计划,采用虚拟模拟工具布野,采用等剂量分布、剂量体积直方图等工具评价计划。③采用MLC或个体化挡块形成的照射野实施治疗。

适形可以在两个层面上理解。较低的层面是射野适形,即通过加挡块或用MLC形成与靶区投影形状一致的射野形状;而较高的层次是剂量适形,即多射野合成的剂量分布在3D空间中适合靶区的形状。对于凸形靶区,射野适形是剂量适形的充要条件,即只要用多个适形射野聚焦照射靶区,就可以实现剂量适形。对于凹形靶区,仅射野适形不能形成凹形剂量分布。这时需要调整适形野内诸点照射的粒子注量,即调强。因此,IMRT技术可以理解为3DCRT技术的延伸。前者具有后者的一些技术特征(如CT模拟定位和3D计划系统设计计划),同时也延伸出一些新的技术特征(如计划只能逆向设计,治疗实施不仅可以采用计算机控制的MLC,还有其他多种方式)。

IMRT技术于20世纪90年代始用于临床,并迅速推广,目前在发达国家已是一些肿瘤的治疗常规,如头颈部肿瘤和前列腺癌;而在中国,由于经济条件的限制,在具有适应证的患者中,目前只有少数接受这种技术的治疗。

如果从字面理解,上述三种放疗技术都可以称为IGRT技术,因为它们在定位阶段、计划阶段和/或实施阶段都用到图像。如2D技术在定位阶段用到2D透视图像,在计划阶段用到横断面轮廓或图像。又如,3DCRT和IMRT在定位阶段和计划阶段用到3DCT图像,或3DCT图像结合其他模式图像,在治疗阶段用到射野图像验证射野和患者摆位。显然字面上的理解不能反映IGRT的技术特征,不能区分它和其他的放疗技术。中国医学科学院、中国协和医科大学肿瘤医院戴建荣建议将图像引导放疗技术定义为利用在治疗开始前或治疗中采集的图像和/或其他信号,校正患者摆位或引导射线束照射或调整治疗计划,保证射线束按照设计的方式准确对准靶区照射的技术。采集的图像可以是X线2D透视图像或3D重建图像,或有时间标签的4D图像,也可以是超声2D断层图像或3D重建图像。通过比较这些图像和参考图像(模拟定位图像或计划图像),可以确定患者的摆位误差,并实时予以校正,或实时调整照射野。其他信号可以是体表红外线反射装置反射的红外线,或埋在患者体内的电磁波转发装置发出的电磁波。这些信号可以直接或间接地反映靶区的空间装置和运动状态。

根据上面的定义可知,IGRT 与上述其他三种技术不同,它不是一种独立的放疗技术,需要与其他技术结合应用。如与 3DCRT 结合形成 IG-CRT,与 IMRT 结合形成 IG-IMRT(表 5-8),其目的在于缩小计划靶区、正确评估器官受量、提高治疗精度,最终提高治疗比。

表 5-8　4 种放疗技术的特点和相互之间的关系

任务	技术		
	2D	3DCRT	IMRT
模拟定位:常规模拟机	√		
CT 模拟机	√	√	
计划设计:2D 计划系统			
3D 计划系统	√		
3D 逆向系统	√	√	
治疗实施:计算机控制的 MLC*	√	√	
能否与 IGRT 结合#	√	√	

注:"√"表示每种技术的标准配置情况;

　　*　计算机控制的 MLC 是实施 CRT 和 IMRT 治疗的主流工具,但不是唯一工具;

　　#　从理论上讲 IGRT 与 2D 技术可以结合,但从临床应用角度看,用 3DCRT 或 IMRT 技术代替 2D 技术显然比 IGRT 与 2D 技术结合意义更大

2.精确放疗的实施过程

(1)体位及固定:尽量减少摆位误差,提高摆位的重复性,是常规放疗更是精确放疗的基本保证,摆位误差最好能控制在 2～3 mm 以内。患者一般取仰卧位,根据照射部位选择适当的固定设备,如头颈部肿瘤用头颈肩热塑面罩进行固定,并将患者的姓名、病案号、头枕型号、制作日期记录在面罩上,以便于使用时识别。

(2)CT 模拟定位:3DCRT 和 IMRT 的实施都是通过 CT 模拟定位系统来完成的。激光线对位,选择定位参考点,行模拟 CT 扫描。常规 CT 扫描,一般层厚为 3 mm(图 5-16)。

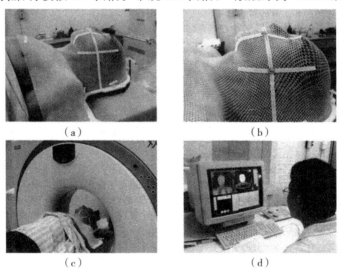

（a）　　　　　　　　　　　　（b）

（c）　　　　　　　　　　　　（d）

图 5-16　体位及其固定、CT 模拟定位

（a）头颈部癌常用体位及固定方式;（b）定位参考点;（c）CT 模拟定位;（d）CT 扫描场景

（3）图像传输：将 CT 扫描所获得的影像资料，通过网络系统输入 TPS 工作站（图 5-17）。

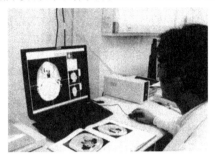

图 5-17 工作站接收患者的影像资料

（4）靶区设计：由临床医师根据肿瘤侵犯的范围，需要保护的重要组织和器官在工作站进行靶区的设计。根据具体情况可以设计多个 GTV、CTV 等，如鼻咽癌的原发肿瘤和颈部转移淋巴结可分为两个 GTV 进行勾画。

（5）计划设计：由物理师根据临床医师提出的要求进行计划设计。

（6）计划评估：用剂量体积直方图（DVH）等多种方法对治疗计划进行定量评估。

（7）确定照射中心：将各个照射野的等中心点根据相对于 CT 扫描时定位参考点的位移重新在患者的皮肤或固定装置上做好标记，再次行 CT 扫描，检验等中心点是否准确，确认无误后完成模拟定位工作（图 5-18）。

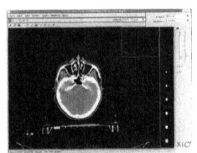

图 5-18 CT 扫描时的定位参考中心点

（8）计划验证：由物理师进行剂量验证，未经验证的治疗计划不得执行。

（9）治疗的实施：确认治疗计划由两位物理人员和主管医师的签字认可后才能进行治疗，技术员根据治疗单的医嘱，在治疗室里完成患者的摆位及体位固定，开始治疗。第一次治疗要求物理师和主管医师参加摆位，并摄等中心验证片与模拟定位 CT 等中心图像进行比对，无误时才可开始治疗。

（王　勇）

第十一节　三维和调强适形放疗

一、三维和调强适形放疗的基本原理

放疗的基本目标是努力提高其增益比，即最大限度地将放射线的剂量集中到病变（靶区）内，杀灭肿瘤细胞,而使周围正常组织和器官少受或免受不必要的照射。理想的放疗技术应按照肿瘤形状给靶区很高的致死剂量,而靶区周围的正常组织不受到照射。要使治疗区的形状与靶区形状一致,必须在 3D 方向上进行剂量分布的控制。X(γ)线立体定向治疗和高能质子治疗成功的临床经验揭示并证明,采用物理手段不仅能够改善病变(靶区)与周围正常组织和器官的剂量分布,而且能够有效地提高治疗增益。适形放疗是一种提高治疗增益比较有效的物理措施,使高剂量区分布的形状在 3D 方向上与病变(靶区)的形状一致。从这个意义上讲,学术界将它称为三维适形放疗。为达到剂量分布的二维适形,必须满足下述的必要条件:①在照射方向上,照射野的形状必须与病变(靶区)的形状一致。②要使靶区内及表面的剂量处处相等,必须要求每一个射野内诸点的输出剂量率能按要求的方式进行调整。满足上述两个必要条件的第一个条件的 3D-CRT 称为经典适形放疗,同时满足上述两个必要条件的 3D-CRT 称为调强适形放疗。

二、调强适形放疗计划及实现方式

射野内诸点输出剂量率按要求的方式进行调整是满足 IMRT 的两个必要条件之一。调强的概念启发于 X 线横向断层 CT 成像的逆原理,CT X 线球管发出强度均匀的 X 线束穿过人体后,其强度分布反比于组织厚度与组织密度的乘积,反向投影后形成组织的影像。如果使用类似于 CT X 线穿过人体后的强度分布的高能 X(γ)线、电子束或质子束等,绕人体旋转(连续旋转或固定野集束)照射,在照射部位会得到类似 CT 的适形剂量分布。根据调强的概念,首先要根据病变(靶区)及周围重要器官和组织的 3D 解剖,和预定的靶区剂量分布及危及器官的限量(包括危及器官的允许体积),利用优化设计算法,借助计划系统计算出射野方向上应需要的强度分布,这是常规治疗计划设计的逆过程,称为逆向计划设计。然后按照设计好的强度分布,在治疗机上采用某种调强方式实施调强治疗。

三、调强适形放疗的应用及局限性

IMRT 的临床价值是高剂量分布区与靶区 3D 形状的适合度较常规治疗大有提高;进一步减少了周围正常组织和器官卷入射野的范围,这已在鼻咽癌、前列腺癌、非小细胞肺癌和颅内肿瘤等 3D-CRT 与常规治疗的研究比较中得到证实。靶区剂量分布的改善和靶周围正常组织受照范围的减少,可导致靶区处方剂量的进一步提高和周围正常组织并发症的减低,并且在上述几种癌瘤的临床增量计划研究中得到证实。理论和临床经验证明,靶区剂量的提高,必然导致肿瘤局部控制率的提高,减少肿瘤远地转移率,进而改进和提高生存率。肿瘤对放射线的抗拒和肿瘤的个体差异,造成剂量-效应曲线随剂量继续增加变得平坦,会减弱由于靶剂量增加带来的治疗增益的提高;但由于 3D-CRT 使靶区外周(边缘)剂量得到提高,靶剂量的提高总体上能提高局部控制率。因此适形治疗不能使所有患者的生存率得到提高,而只是对局部控制失败占主要的或对局控失败未控肿瘤细胞再生所致远处转移的肿瘤患者治疗有意义。也就是说,具有上述特征的肿瘤患者,通过适形治疗,可望提高肿瘤的局部控制率,进而提高生存率。除此之外,采用适形技术,正常组织和器官可以得到保护。适形治疗特别适用于复杂解剖结构的部位、形状比较复杂及多靶点的肿瘤治疗,可减少放射并发症和改进患者治疗后的生存质量。采用适形治疗后,周围正常组织和器官剂量的进一步减少,有可能吸取 X(γ)线立体定向治疗的经验,改变传统的剂量分次模式,加大分次剂量和减少疗程分次数,使疗程缩短,对肿瘤的控制会更有利。

四、调强治疗方式

常规物理楔形板是一维(1D)线性调强器,动态楔形板是 1D 非线性调强,能在楔形平面内生成 1D 强度分布。调强方式基本上可划分为以下方法。

(一)物理(2D)补偿器

补偿器原用于人体曲面和不均匀组织的补偿。2D 补偿器出现在多叶准直器用作调强之前,目前仍广泛使用可靠的物理调强技术。因每个射野都需要使用补偿器,给模室制作和治疗摆位带来不便。补偿器件为一种滤过器,也会影响原射线的能谱分布。

(二)MLC 静态调强

MLC 的运动和照射不同时进行的调强方法称为 MLC 静态调强。此类调强是将射野要求的强度分布进行分级,利用 MLC 形成的多个子野进行分步照射,其特征是每个子野照射完毕后,切断照射;MLC 调到另一个子野,再继续照射,直到所有子野照射完毕。所有子野的流强相加,形成要求的强度分布。MLC 静态调强,由于每个子野照射结束后,射线必须关断,才能转到下一个子野。这样因加速器的射线"ON"和"OFF"动作,带来剂量率的稳定问题。只有带"栅控"电子枪的加速器,才可以执行 MLC 静态调强。

(三)MLC 动态调强

MLC 运动和照射同时进行的调强方法称为 MLC 动态调强,这种调强是利用 MLC 相对应的一对叶片的相对运动,实现对射野强度的调节。属于此类的方法有动态叶片、调强旋转和动态 MLC 扫描等方法。其特征是在叶片运动过程中,射线一直处于"ON"的位置。

(四)断层治疗

断层治疗技术,因模拟 X 线计算机断层技术而得名,是利用特殊设计的 MLC 而成扇形束,绕患者体纵轴(此轴一般与加速器机架旋转轴一致)旋转照射,完成一个切片治疗;然后利用床的步进,完成下一个切片的治疗。按床的步进方式不同,在美国两个不同的地方,分别独立发展了两种不同的断层治疗方式,即 Green 方式和 Maekie 方式。前者是在每次旋转照射完毕后,床步进一段距离;后者采取类似螺旋 CT 扫捕方式,机架边旋转床边缓慢前进。从技术意义上讲,后者才是真正的断层治疗。

(五)电磁扫描调强

在所有的扫描技术中,电磁偏转扫描技术是实现调强治疗的最好方法,与前述的独立 MLC 运动调强相比,不仅具有 X 线光子利用率高和治疗时间短的突出优点,而且可实现电子束和质子束的调强治疗。在电子回旋加速器的治疗头上,安装有两对正变(四极)偏转磁铁,通过计算机控制其偏转电流的大小,在几个微秒时间内就可以形成 50 cm×50 cm 大小的射野。按照预定的扫描方案,控制偏转磁铁的电流,改变电子射出(电子束治疗)或电子击靶(X 线治疗)方向,产生所需要的方向不同、强度各异的电子笔型束或 X 线笔型束。这些笔型束在患者体内的集合,形成要求的强度分布或剂量分布。

(王　勇)

第十二节　图像引导放疗

一、图像引导放疗的必要性

在患者接受分次治疗的过程,身体治疗部位的位置和形状都可能发生变化,位于体内的靶区形状及其与周围危及器官的位置关系也会发生,根据引起变化的原因可将这些变化分为下述3类。

(一)分次治疗的摆位误差

治疗摆位的目的在于重复模拟定位时的体位,并加以固定,以期达到重复计划设计时确定的靶区、危及器官和射野的空间位置关系,保证射线束对准靶区照射。但实际上,摆位仍可能有数毫米误差,甚至更大。其原因首先是人体非刚体,每个局部都有一定的相对独立运动的能力,体表标记对准了,而皮下的脂肪、肌肉及更深处的靶区位置可能重复不准;其次摆位所依据的光距尺和激光灯有 $1\sim2$ mm 的定位误差;再次治疗床和模拟定位机床的差别、体表标记线的宽度和清晰程度等因素均会影响摆位的准确度;另外技术员操作不当还会引入误差。

(二)不同分次间的靶区移位和变形

消化和泌尿系统器官的充盈程度显著影响靶区位置;另外随着疗程的进行,患者很可能消瘦、体重减轻,会进行性地改变靶区和体表标记的相对位置;再则随着疗程的进行,肿瘤可能逐渐缩小、变形,靶区和危及器官的相对位置关系发生变化,计划设计时没有卷入照射野的危及器官可能涉及。

(三)同一分次中的靶区运动

呼吸运动会影响胸部器官(肺、乳腺等)和上腹部器官(肝、胰腺、肾等)的位置和形状,使其按照呼吸的频率做周期性的运动。心脏搏动也有类似呼吸的作用,只是影响的范围小、程度轻。另外,胃肠蠕动和血管搏动也会带动紧邻靶区。

针对上述的器官运动和摆值误差,目前最常用的处理方法是临床靶区外扩一定的间距,形成计划靶区,间距的宽度是以保证在靶区运动和摆位误差的情况下,靶区不会漏照。这种处理方法简单易行,但却是非常消极的,因其以更大范围的周围正常组织,尤其是危及器官的受照为代价的。更积极的处理办法应采用某种技术手段探测摆位误差和/或靶区运动,并采取相应的措施予以应对。对于摆位误差和分次间的靶区移位(以下合称摆位误差),可采用在线较位或自适应放疗技术;对于同一分次中的靶区运动,可采用呼吸控制技术和四维放疗技术或实时跟踪技术。这些技术均属于图像引导放疗技术的范畴。

二、图像引导放疗实现方式

(一)在线校位

在线校位是指在每个分次治疗的过程中,当患者摆位完成后,采集患者 2D 或 3D 图像,通过与参考图像(模拟定位图像或计划图像)比较,确定摆位误差,实时予以校正,然后实施射线照射。该技术应视为最简单的 IG-RT 技术。近年新的发展主要体现在以下 3 个方面。

1.射线探测装置

从胶片到电子射野影像系统,提高了在线校位的自动化程度,缩短了其附加时间。电子射野影像系统可分为荧光摄像、液体电离室和非晶硅平板阵列等类型。非晶体硅平板阵列是目前商用最先进的成像装置,具有探测效率高、空间分辨率和对比分辨率高的优点,可用较少的剂量获得较好的成像,并且是一种快速的二维剂量测量系统,既可以离线校正验证射野的大小、形状、位置和患者摆位,也可以直接测量射野内剂量。

2.成像用射线源

由治疗级 MV 级 X 线,发展到 MV 级 X 线与 kV 级 X 线并用或只用 kV 级 X 线源。诊断 X 线的能量范围是 $30\sim150$ kV,有许多 kV 级 X 线摄片和透视设备与治疗设备结合在一起的尝试,有的把 kV 级 X 线球管安装于治疗室壁上,有的安装在直线加速器的机架臂上。

3.校位图像

从 2D 发展到 3D,获取 3D 图像可采用 CT-on-rail 技术或锥形束 CT 技术。锥形束 CT 是近年发展起来的基于大面积非晶硅数字化 X 线探测板技术,具有体积小、重量轻及开放式架构的特点,可以直接整合到直线加速器上,机架旋转一周就能获取和重建一个体积范围内的 CT 图像。这个体积内的 CT 影像重建后的三维患者模型,可以与治疗计划的患者模型匹配比较,并得到治疗床需要调节的参数。

(二)自适应放疗

在设计一位患者的治疗计划时,计划靶区和临床靶区的间距是根据患者群体的摆位误差和器官运动数据设定的。但实际上,由于个体之间的差异,每位患者需要的间距是不同的,对大部分患者而言,群体的间距过大;对少数患者而言,群体的间距又过小。因此,有必要使用个体化的间距,自适应放疗技术正是为了这个目的而设计的。该技术自疗程开始,每个分次治疗时获取患者 2D 或 3D 图像,用离线方式测量每次的摆位误差;根据最初数次(5~9 次)的测量结果预测整个疗程的摆位误差,然后据此调整计划靶区(PTV)和临床靶区(cTV)之间的间距,修改治疗计划,按修改后的计划实施后续分次治疗。

(三)屏气和呼吸门控技术

对于受呼吸运动影响的靶区,屏气可以使靶区暂时停止运动;如果只在此时照射靶区,则在计划设计及由 PTV 外放生成 CTV 时可以设定更小的间距,因为靶区运动对间距的贡献可以忽略;屏气技术主要有 Elekta 的主动呼吸控制技术和美国纽约 Memorial Slaon Ketterins 癌症中心开展的深吸气屏气技术。由于需要患者的配合和治疗前的适当呼吸训练,要求患者能承受适当时间长度的屏气动作,且患者积极配合。

呼吸门控技术是指在治疗过程中,采用红外线或其他方法监测患者的呼吸,在特定的呼吸时相触发射线束照射。时相的位置和长度就是门的位置和宽度。该技术的代表是 Varian 的 RPM 系统。该类技术只能减少靶区的运动范围,但不要求患者屏气,患者的耐受性好。

(四)四维放疗

四维放疗是相对于 3D 放疗而言的,在2003 年 ASTRO 会议上,专家们将其定义为,在影像定位、计划设计和治疗实施阶段均明确考虑解剖结构随时间变化的放疗技术,由 4D 影像、4D 计划设计和 4D 治疗实施技术 3 部分组成。4D 影像是指在一个呼吸或其他运动周期的每个时相采集一套图像,所有时相的图像构成一个时间序列。同前 CT 的 4D 影像技术已经成熟,并且有了呼吸门控和心电门控四维影像的 CT 系统。

4D治疗实施的基本设想,即在患者治疗时采用4D影像所用的相同呼吸监测装置监测患者呼吸。当呼吸进行到某个呼吸时相时,治疗机即调用该时相的射野参数而实施照射。

(五)实时跟踪治疗

尽管4D治疗技术可以完成运动靶区的不间断照射,但是以治疗时靶区运动及周围危及器官的运动,完全与影像定位时各自的运动相同为前提条件的。这个前提只能近似成立,因为人的呼吸运动并不是严格重复的,且治疗时间往往要比影像定位时间长,患者难以保持固定不变的姿势,对于这些不能预先确定的运动,只能采用实时测量和实时跟踪治疗的技术。

目前,最常用的实时测量方法是X线摄影。由于不断的摄影可能会使患者接受过量照射,该方法往往与其他方法(如体表红外线监测装置)结合,以减少摄影频率和累积剂量。实时跟踪治疗要求,应实时调整射线束或调整患者身体,以保证射线束与运动靶区相对不变的空间位置。射线束调整有3种方式:①对于配备MLC的加速器,可以实时调整MLC叶片位置,改变照射野形状,保证照射野始终对准靶区照射。②对于电磁场控制的扫描射线束,可以调整电磁场,改变射线束方向,保证照射野对准靶区照射。③对于安装于机器手上的加速器,可以调整整个治疗机,改变射线束的位置和方向,保证照射野始终对准靶区照射。比较3种方式,显然第一种最容易实现,用途也最广;后两种只适用于一些非常规的治疗机上。患者身体调整可以通过治疗床的调整实现,该方法只适用于缓慢的间断性的运动,不适用于呼吸引起的连续运动,因此其应用价值有限。

三、图像引导放疗发展方向

从图像引导设备的发展过程来看,IGRT在3个方面获得了发展:从离线校正向在线校正发展;从模糊显像向高清晰显像发展;从单一显像向集成显像发展。其目的是通过赋予放疗医师更精确地确定靶区和跟踪肿瘤的能力,以提高肿瘤治疗的精确性和有效性。展望未来,IGRT有望在以下3个方面获得重大进展。

(一)剂量引导的放疗

现在应用MV X线的EPID系统已经不是传统意义上的成像设备,同时具有剂量检测设备的作用,显示出剂量引导放疗设备的雏形。其未来的发展方向是,提高软组织显像的清晰度和精准的实时剂量监测能力,照射时进行照射野与计划照射野的形状、剂量的双重比对校正。

(二)动态跟踪治疗系统

在图像设备的实时引导下,通过治疗床的运动或照射野的运动,使照射野与运动的肿瘤(靶区)保持相对位置固定,达到动态适形。这种治疗模式对于受呼吸、心搏等影响较大的胸腹部肿瘤的放疗具有重要的意义。外放的边界进一步缩小,没有设备门控间期的停滞时间,照射时间缩短,机器的利用率提高,放疗将更加精确、高效。

(三)多维图像引导放疗

上述讨论的图像引导技术重点在于减少PTV边界,而以正电子发射断层扫描、单光子发射断层和核磁波谱等为代表的功能影像技术将进一步深化对靶区的认识,有望对靶区中功能和代谢程度不同的区域实施个体化的剂量分布,并可能在肿瘤很早期发现病变,用很小的照射野和较低的照射剂量就可以达到根治。但功能影像的缺点是空间分辨率低,未来的图像引导设备既要采集肿瘤的三维解剖结构和运动信息,又要采集肿瘤的生物信息,如乏氧及血供、细胞增殖、凋亡、周期调控、癌基因和抑癌基因改变、侵袭及转移特性等,并和计划信息进行比对校正,即多维图像引导放疗。

(王　勇)

第六章 肿瘤的化学治疗

第一节 肿瘤化疗的药理学基础

一、常用抗癌药物及作用机制概要

抗癌药物的理想分类方法是根据它们的作用机制,但有不少药物杀灭肿瘤细胞通过几种途径,另一些药物虽然有效,但作用机制不明。所以,仍按传统的方法将抗癌药物分成以下几类(图6-1,图6-2)。

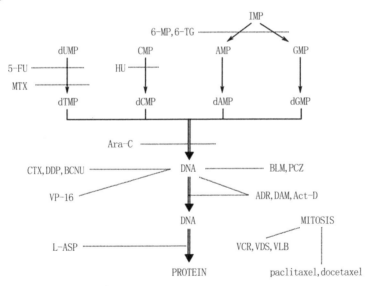

图 6-1 抗恶性肿瘤的主要部位示意图

(一)烷化剂

烷化剂是第一个用于肿瘤治疗的化疗药物。虽然烷化剂的结构各异,但都具有活泼的烷化基团,能与许多基团(氨基、咪唑、羧基、硫基和磷酸基等)形成共价键。DNA 的碱基对细胞很重要,特别是鸟嘌呤上富含电子的 N-7 位。烷化剂的细胞毒作用主要通过直接与 DNA 分子内鸟嘌呤的 N-7 位和腺嘌呤的 N-3 形成联结,或在 DNA 和蛋白质之间形成交联,这些均影响 DNA 的修复和转录,导致细胞结构破坏而死亡。虽然烷化剂对增殖细胞的毒性高于对非增殖细胞的毒性,但差别不像抗代谢药那么显著。烷化剂是细胞周期非特异性药物,对非增殖期(G_0期)的细胞也敏感,因而对生长缓慢的肿瘤如多发性骨髓瘤也有效;烷化剂的另一个特点是量效曲线为直线上升型,故成为癌症超大剂量化疗(high dose chemotherapy,HDC)的主要药物。肿瘤细胞对烷化剂耐药的机制主要有减少药物的吸收,通过增加鸟嘌呤6位烷基转移酶和移动DNA的杂交交联减少错配,增加细胞的硫醇和特别谷胱甘肽转移酶来增强解毒作用,改变细胞凋亡的通路等。

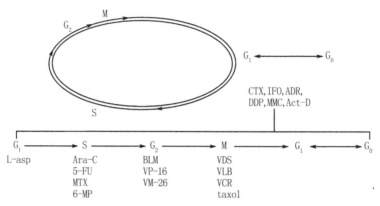

图 6-2　抗癌药物与细胞周期

烷化剂主要包括氮芥类的氮芥、环磷酰胺、异环磷酰胺、苯丁酸氮芥、美法仑;亚硝脲类的卡莫司汀、洛莫司汀、司莫司汀和链佐星;磺酸酯类的白消安和曲奥舒凡;氮丙啶类的噻替哌、二氮化合物、丝裂霉素;氮甲基类的六甲密胺、达卡巴嗪、丙卡巴肼和替莫唑胺等。

(二)抗代谢类药物

抗代谢类药物的化学结构与体内某些代谢物相似,但不具有它们的功能,以此干扰核酸、蛋白质的生物合成和利用,导致肿瘤细胞的死亡。甲氨蝶呤(MTX)是叶酸的拮抗物,强力抑制二氢叶酸还原酶。5-FU在体内必须转化为相应的核苷酸才能发挥其抑制肿瘤的作用,主要产生两种活性物,一为氟尿三磷(FUTP),结合到肿瘤细胞的RNA上,干扰其功能;另一个是通过尿苷激酶的作用,生成氟去氧尿一磷(FdUMP),它抑制胸苷酸合成酶而阻止肿瘤细胞的DNA合成,是5-FU的主要抗肿瘤机制。近年来合成的卡培他滨(Xeloda)是活化5-氟-2'-脱氧尿苷(5-FUDR)的前体药物,该药口服后,在胃肠道经羧酸酯酶代谢为5-DFCR,随后在肝脏胞苷脱氨酶作用下代谢为5-FUDR,最后在肿瘤组织内经胸苷酸磷酸化酶转变为5-FU。

阿糖胞苷(cytosine arabinoside,Ara-C)在体内转化为阿糖胞三磷(Ara-CTP)才能发挥抗癌作用。一直认为Ara-CTP的抗癌机制是由于它竞争性抑制DNA多聚酶,近来发现Ara-CTP分子嵌入到DNA的核苷酸键内,阻止DNA链的延长和引起链断裂的作用似乎更加重要。吉西他滨(gemcitabine,2'-difluorodeoxycytidine,dFdc)是Ara-C的同类物,为核苷类化合物,其在细胞内受脱氧胞苷激酶所催化,变成活化的二磷酸化物dFdCDP及三磷酸化物dFdCTP,掺入细胞的DNA结构中,使DNA合成中断,进而诱导细胞的凋亡。DFdCDP亦是核糖核酸还原酶的抑制底物,可阻止核糖核苷酸还原为脱氧核糖核苷酸,使脱氧核糖核苷酸减少,阻滞DNA的合成。

6-巯嘌呤(6-mercaptopurine,6-MP)和6-硫尿嘌呤(6-thioguanine,6-TG)能分别阻断次黄嘌呤转变为腺嘌呤核苷酸及鸟嘌呤核苷酸而阻断核酸的合成。氟达拉滨(fludarabine,2-fluoro-ara-AMP)是嘌呤的同类物,通过5'端的核苷酸酶脱磷酸化变成2-fluoro-ara-A后进入细胞,

2-fluoro-ara-A 在细胞内经脱氧胞苷激酶的催化成磷酸化,三磷酸盐的产物抑制 DNA 聚合酶和核(糖核)苷酸还原酶,还可以直接与 DNA 或 RNA 结合起抗肿瘤作用。其他的嘌呤同类物还有脱氧柯福霉素、CdA 等,均有一定的抗肿瘤活性。

培美曲塞是一种结构上含有核心为吡咯嘧啶基团的抗叶酸制剂,能够抑制胸苷酸合成酶、二氢叶酸还原酶和甘氨酰胺核苷酸甲酰转移酶的活性,这些酶都是合成叶酸所必需的酶,参与胸腺嘧啶核苷酸和嘌呤核苷酸的生物再合成过程。培美曲塞破坏细胞内叶酸依赖性的正常代谢过程,抑制细胞复制,从而抑制肿瘤的生长。

近年来,抗肿瘤药物生化调节方面亦进行了深入的研究,取得了不少进展,尤其是在应用生化调节来提高 5-FU 的抗瘤活性方面。临床上应用醛氢叶酸(CF)对 5-FU 的化学修饰是目前生化调节应用于抗肿瘤药物从实验室到临床最成功的例子。临床前的研究阐明了 CF 的增效机制:5-FU 在体内活化成 FduMP(脱氧氟苷单磷酸盐)后,抑制胸苷酸合成酶(TS),阻止尿苷酸向胸苷酸的转变,最终影响 DNA 的合成。这一个途径需要一碳单位(CH_3)的供体还原型叶酸(FH_4)的参与。Fdump、TS、5,10-CH_2-FH_4 在细胞内形成三重复合物。在生理情况下,由于还原型叶酸的供给不足,三重复合物易于分离,如果外源性地供给大剂量的 CF,细胞内可形成结合牢固、稳定的三重复合物,对 TS 的抑制作用大大延长,最终增加了 5-FU 的细胞毒作用。1982 年法国的 Machover 等首先报告大剂量($200 \ mg/m^2$)CF 合并 5-FU 治疗胃肠道癌的初步结果。近几年来,大部分随机对照的Ⅲ期临床研究结果证明 5-FU+CF 的有效率比单用 5-FU 高,而且部分研究显示 5-FU+CF 可延长生存期。德国一个多中心随机对照研究亦表明 5-FU 加小剂量 CF 亦可提高疗效、改善生存质量,并且毒性反应较小。在 CF/5-FU 的治疗方案中,有各种剂量组合的报道,但 CF/5-FU 的最佳剂量方案组合至今未能确定。

5-FU 在体内的降解主要通过二氢嘧啶脱氢酶(DPD)来完成,故 DPD 酶的活性直接影响 5-FU血药浓度。近期有较多的 5-FU 和 DPD 酶抑制剂联合应用的临床报告,采用的 DPD 酶抑制剂有尿嘧啶、CDHP、恩尿嘧啶和 CNDP 等,如口服 UFT(替加氟:尿嘧啶为 1∶4)加 CF 的Ⅱ期临床研究报告,有效率为 42.2%。另外,临床前研究发现 CDHP 对 DPD 酶抑制强度比尿嘧啶强 200 倍,采用 CDHP、替加氟等组成的复方口服制剂 S-1 单药治疗晚期胃癌初步结果令人鼓舞,其临床价值有待进一步研究加以证实。

(三)抗肿瘤抗生素类

抗肿瘤抗生素包括很多药物,蒽环类是此类药物中的一大类药,包括多柔比星(阿霉素,adriamycin,ADR)、柔红霉素(daunomycin,DAM)、阿克拉霉素、表柔比星、去甲柔红霉素、米托蒽醌等。抗肿瘤抗生素的作用机制呈多样化,蒽环类抗生素与放线菌素 D 的作用机制相似,与DNA 结合后,发生嵌入作用而抑制依赖于 DNA 的 RNA 合成,现发现其同时有抑制拓扑异构酶Ⅱ的作用;博莱霉素(bleomycin,BLM)是直接损害 DNA 模板,使 DNA 单链断裂;普卡霉素也与DNA 结合,抑制依赖 DNA 的 RNA 聚合酶,从而影响 RNA 的合成;链黑霉素对 DNA 合成显示出选择性抑制,可引起 DNA 降解或单链断裂。

(四)抗肿瘤的植物类药物

长春碱类药物是从植物长春花分离得到具有抗癌活性的生物碱,包括长春新碱(vincristine,VCR)、长春碱(vinblastine,VLB)、长春碱酰胺(vindesine,VDS)、长春瑞滨(vinorelbine,VRL)等药物抗肿瘤的作用靶点是微管,药物与管蛋白二聚体结合,抑制微管的聚合,使分裂的细胞不能形成纺锤体,核分裂停止于中期。紫杉醇类药物如紫杉醇和紫杉特尔,能促进微管聚合,抑制微管解聚,使细胞的有丝分裂停止。鬼臼毒素类的药物依托泊苷(etoposide,VP16-213)和替尼泊苷(teniposide VM-26)则主要抑制拓扑异构酶Ⅱ的作用,阻止 DNA 的复制。喜树碱类包括我国的羟喜树碱及国外的拓扑替康、伊立替康(irinotecan,CPT-11)等则通过抑制拓扑异构酶Ⅰ的活性而阻止 DNA 的复制。

(五)铂类

铂类抗肿瘤药物的作用机制主要是与 DNA 双链形成交叉联结,呈现其细胞毒作用。主要包括顺铂(cisplatin,DDP)及其类似物奈达铂、卡铂、草酸铂(oxaliplatin,L-OHP)和乐铂等,卡铂、草酸铂和乐铂的肾毒性和胃肠道毒性均较顺铂轻。其他正在进行临床试验的铂类同类物包括 JM216(BMS 182751)、JM473(AMD473,ZD0473)、BBR3464 和脂质体顺铂等。

(六)其他

门冬酰胺酶使肿瘤细胞缺乏合成蛋白质必需的门冬酰胺,使蛋白质的合成受阻。

二、细胞周期动力学与抗癌药物

细胞周期系指亲代细胞有丝分裂的结束到 1 个或 2 个子细胞有丝分裂结束之间的间隔,细胞经过一个周期所需要的时间称为细胞周期时间。有丝分裂后产生的子代细胞,经过长短不等的间隙期,也称 DNA 合成前期(G_1),进入 DNA 合成期(S),完成 DNA 合成倍增后,再经短暂的休止期,也称 DNA 合成后期(G_2),细胞又再进行丝状分裂(M 期)。有时细胞 G_1 期明显延长,细胞长期处于静止的非增殖状态,常称为 G_0 期(图 6-2)。G_0 期的细胞与 G_1 期的细胞的区别是它对正常启动 DNA 合成的信号无反应。但是,处于 G_0 期的细胞并不是死细胞,它们继续合成 DNA 和蛋白质,还可以完成某一特殊细胞类型的分化功能。这些细胞可以作为储备细胞,一旦有合适的条件,即可重新进入增殖细胞群中并补充到组织中。

多数临床上常用的化疗药物均直接影响 DNA 的合成或功能,不同的抗癌药物可有不同的作用机制。有些药物主要作用系阻碍 DNA 的生物合成,仅作用于细胞增殖的 S 期,称 S 期特异性药物,如 MTX、5-FU、6MP、Ara-C 等。也有些药物主要损伤纺锤体,使丝状分裂停滞于分裂中期(M 期),如 VLB、VCR、VDS、紫杉醇等,这些药物称之为 M 期特异性药物。S 期与 M 期特异性药物均系作用于某一特定的时相,故通称为周期特异性药物。而直接破坏或损伤 DNA 的药物,如烷化剂、丙卡巴肼、顺铂、亚硝脲类等,则不论细胞处于哪一时相,包括 G_0 期的细胞,均可起杀伤作用,称之为周期非特异性药物。

周期非特异性药物对肿瘤细胞的杀伤力一般较周期特异性的药物强,且随着药物浓度的升高,对肿瘤细胞的杀伤作用越明显,特别是此类药物对 G_0 期的细胞亦有作用,故对增殖比率(generation fraction,GF)低的肿瘤也有作用。因此在实体瘤常规化疗和超大剂量化疗方案的组成中经常必不可少。而周期特异性药物仅对某一时相的细胞有杀伤作用,故其作用较弱,单独使用较难达到彻底的抗肿瘤效果。

三、化疗药物的耐药机制

化疗药物对增殖迅速的肿瘤的疗效较好。临床上,我们经常可以观察到,经过化疗后,肿瘤体积缩小,增殖速度逐渐加快,尽管继续用原方案治疗,肿瘤又再次增大。显然,恶性肿瘤对化疗的耐药,无法用肿瘤生长动力学来解释,必然还有其他的机制。

第一,恶性肿瘤细胞可能位于大多数药物不能到达的庇护所,如由于大部分药物不能进入中枢神经系统和睾丸,所以这些部位的肿瘤常常不受影响,成为复发的部位。如儿童急淋白血病治疗中,脑膜是复发的常见部位。可通过用放疗、大剂量 MTX 和 MTX 鞘内注射的预防性治疗方法,使经全身化疗已经达到完全缓解的患儿增加治愈的机会。

第二,发生抗药性的生物化学机制可以有多个方面。例如肿瘤细胞对抗癌药物的摄取减少,药物活化酶的量或活性降低,药物灭活酶含量或活性增加,药物作用靶向酶的含量增高或与药物的亲和力改变,肿瘤细胞的 DNA 修复加快,细胞的代谢替代途径的建立和细胞对药物的排出增加等。这些耐药性部分可以通过逐渐增加药物剂量,直到对正常组织出现轻度毒性而得到克服。另外,可通过使用联合化疗,从多个靶点代谢途径打击肿瘤细胞来克服抗药性。

第三,恶性肿瘤细胞耐药的遗传基础,已经确立并得到许多证据支持。Goldie 及 Coldman 认为,肿瘤细胞在增殖过程中,有较固定的突变率(约 10^{-5}),每次突变均可导致抗药瘤株的出现。因此,倍增次数越多(亦即肿瘤越大)、抗药瘤株出现的机会越大。每次突变,可导致对某种药物发生抗药,同时对多种药物发生抗药的机会远较小。因此,他们主张为防止抗药性的产生,应尽早在肿瘤负荷最低时,短期内足量使用多种有效的抗癌药,以便及时充分杀灭敏感的及对个别药物抗药的瘤细胞,防止其增殖形成优势。按照他们的理论,20 世纪 70 年代出现了两种所谓无交叉抗药作用的化疗方案:序贯交替治疗方案,如用 MOPP/ABV 方案治疗霍奇金病;尽早使用多种有效药物的方案,例如 ProMACE-MOPP、MACOP-B 等方案用于治疗非霍奇金淋巴瘤。

第四,有些肿瘤(主要为实体瘤)对化疗不敏感,是由于多量瘤细胞处于非增殖的 G_0 期。由于肿瘤负荷越大,增殖比率越低,G_0 细胞所占比率越高。故防治此类抗药性的关键在于尽早治疗,并应用一切手段(包括手术、放疗)减少肿瘤负荷。并有人试用持续长时间静脉输注抗癌药来克服此类抗药性。

近年来发现,肿瘤细胞有多药抗药性,即患者同时对多种作用机制不同的抗癌药均发生抗药(图 6-3)。

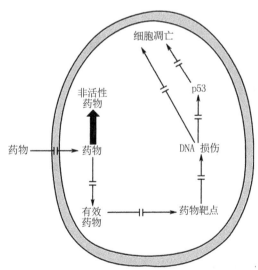

图 6-3 肿瘤耐药的机制

四、多药抗药性

肿瘤细胞对抗癌药物产生抗药性是化疗失败的主要原因。引起抗药性的原因很多,目前很引人注目的是多药抗药性（multidrug resistance，MDR），或称多向抗药性。多药抗药性是指恶性肿瘤细胞在接触一种抗癌药后，产生了对多种结构不同、作用机制各异的其他抗癌药的抗药性。

多药抗药性多出现于天然来源的抗癌药如长春碱类、鬼臼毒素、紫杉醇类（紫杉醇和紫杉特尔）和蒽环类抗生素（多柔比星和柔红霉素）。多药抗药性的共同特点是：一般为亲脂性的药物，分子量在300～900 kD；药物进入细胞是通过被动扩散；药物在 MDR 细胞中的积聚比敏感细胞少，结果胞内的药物浓度不足而未能致细胞毒性作用；MDR 细胞膜上多有一种特殊的蛋白，称P-糖蛋白，编码此蛋白的 MDR 基因扩增。

Endicott 等发现，MDR 细胞膜上往往出现膜糖蛋白的过度表达。进一步研究发现，膜糖蛋白的水平与抗药性及细胞内的药物积聚减少程度呈正相关，提示这种蛋白与药物在细胞内的积聚有关，亦可能与细胞膜的通透性有关，故称这种膜糖蛋白为 P-糖蛋白，编码此 P-糖蛋白的基因为 MDR 基因。P-糖蛋白具有膜转运蛋白的许多结构特征，一旦与抗癌药物结合，通过 ATP 提供能量，将药物从胞内泵出胞外，抗癌药物在胞内的浓度就不断下降，其细胞毒性作用因此减弱或消失，出现抗药现象。

有人发现，一些钙通道阻滞剂如维拉帕米、硫氮䓬酮、硝苯地平，钙调蛋白抑制剂如三氮拉嗪、氯丙嗪和奎尼丁、利血平等亦能与 P-糖蛋白结合，且可有效地与抗癌药物竞争同一结合部位，使抗癌药物不再或减少从胞内泵出胞外，从而在细胞内不断积聚，多药抗药性得以克服或纠正。这一现象已经在体外和体内实验中得到证实。但临床上如维拉帕米的最大耐受浓度为 $2~\mu mol/L$，这一浓度在体外组织培养中不能纠正多药抗药性，如超过此血浓度，人体可出现不适甚至较严重的毒性反应，限制了临床的使用。更安全的可逆转多药抗药性的药物正在研究中。

（张瑞召）

第二节　临床常用化疗药物

一、分类

（一）根据细胞增殖周期分类

肿瘤细胞包括增殖期细胞群、非增殖期细胞群和无增殖能力细胞 3 类（图 6-4）。

增殖细胞按细胞分裂能力，可分为 4 期：DNA 合成前期（G_1 期）、DNA 合成期（S 期）、DNA 合成后期（G_2 期）、有丝分裂期（M 期）。增殖期细胞呈指数方式生长，代谢活跃，增殖迅速，是肿瘤组织不断增大的根源。此类肿瘤细胞对药物敏感。

非增殖期细胞主要是静止期（G_0）细胞，有增殖能力但暂不增殖，当增殖周期中对药物敏感的细胞被杀灭后，G_0 期细胞即可进入增殖期，以补充其损失，是肿瘤复发的根源。G_0 期细胞对药物不敏感。

肿瘤组织中尚有一部分无增殖能力的细胞群，不能进行分裂增殖，通过老化而死亡，在肿瘤化疗中无意义。

根据对细胞周期不同阶段的选择性作用，抗恶性肿瘤化疗药物可分为以下两类。

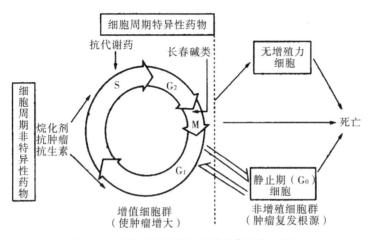

图 6-4　细胞增殖周期与抗肿瘤药分类示意图

1.细胞周期非特异性药

细胞周期非特异性药对增殖周期各阶段细胞均有杀灭作用。如烷化剂和抗肿瘤抗生素等。

2.细胞周期特异药

细胞周期特异药仅对增殖周期中某一阶段细胞有杀灭作用。

(1)主要作用于 S 期的药物:如抗代谢类药甲氨蝶呤、氟尿嘧啶等。

(2)主要作用于 M 期的药物:如长春新碱。

(二)根据药物作用机制分类

根据作用机制可将抗肿瘤药分为以下 4 类,主要抗肿瘤药作用如下(图 6-5)。

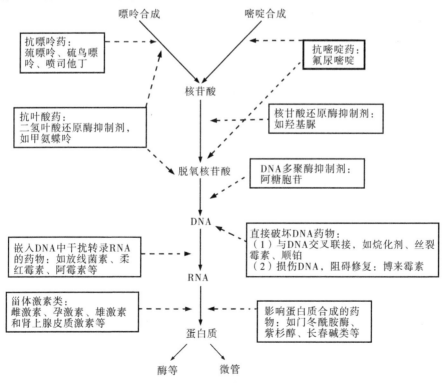

图 6-5　抗恶性肿瘤药的主要作用机制

1.干扰核酸合成的药物

这类药物的化学结构与核酸合成代谢所必需的物质如叶酸、嘌呤、嘧啶相似,起到干扰酸代谢而阻碍肿瘤细胞分裂的作用,故又称为抗代谢药。根据作用靶位的不同分为下列几种。

(1)二氢叶酸还原酶抑制剂(叶酸拮抗药):如甲氨蝶呤等。

(2)胸苷酸合成酶抑制剂(抗嘧啶药):如氟尿嘧啶等。

(3)嘌呤核苷酸互变抑制剂(抗嘌呤药):如巯嘌呤等。

(4)核苷酸还原酶抑制剂:如羟基脲。

(5)DNA 聚合酶抑制剂:如阿糖胞苷。

2.干扰蛋白质合成的药物

(1)微管蛋白抑制剂:如长春碱类、紫杉类和鬼臼毒素。

(2)干扰核糖体功能:如高三尖杉碱。

(3)影响氨基酸供应:如门冬酰胺酶。

3.直接破坏 DNA 结构与功能的药物

直接破坏 DNA 结构与功能的药物如烷化剂、丝裂霉素、柔红霉素等。

4.影响激素平衡的药物

影响激素平衡的药物如肾上腺皮质激素、性激素及其拮抗药。

二、常用化疗药物

(一)烷化剂

目前临床上常用的烷化剂主要有氮芥、环磷酰胺、塞替哌、白消安、福莫司汀等。此类药物分子中均含有 1～2 个烷基,所含烷基是活性基团,可使 DNA、RNA 及蛋白质中的亲核基团烷化,该类药物对 DNA 分子作用强,在一定条件下,DNA 碱基上的所有 N 和 O 原子都可以不同程度地被烷化,DNA 结构受到破坏,影响细胞分裂。属细胞周期非特异性药物。

1.药物作用及机制

此类药物对细胞增殖周期各时相均有细胞毒作用,而且对静止细胞 G_0 期亦有明显的杀伤作用。

(1)氮芥(nitrogen mustard,mustine,HN_2):最早应用于临床的烷化剂是注射液,其盐酸盐易溶于水,水溶液极不稳定。此药是一高度活泼的化合物,可与多种有机亲核基团结合,其重要的反应是与鸟嘌呤第 7 位氮呈共价键结合,产生 DNA 的双链内的交叉联结或链内不同碱基的交叉联结,从而阻碍 DNA 的复制或引起 DNA 链断裂。对 G_1 期及 M 期细胞作用最强,对其他各期以及非增殖细胞均有杀灭作用。

(2)环磷酰胺(cycllophosphamide,CPA):较其他烷化剂的选择性高,体外无细胞毒作用,在体内活化后才能产生抗肿瘤作用,口服及注射均有效。抗肿瘤作用机制为无活性的 CPA,在体内经肝药酶作用转化为 4-羟环磷酰胺,进一步在肿瘤组织中分解成环磷酰胺氮芥,其分子中的 β-氯乙基与 DNA 双螺旋链起交叉联结作用,破坏 DNA 结构,抑制肿瘤细胞分裂。

(3)塞替哌(thiotepa,triethylene thiophosphoramide,TSPA):有三个乙烯亚胺基,能与细胞内 DNA 的碱基结合,从而改变 DNA 功能。对多种移植性肿瘤有抑制作用。虽属周期非特异性药物,但选择性高,除可抑制人体细胞及肿瘤细胞的核分裂、使卵巢滤泡萎缩外,还可影响睾丸功能。

(4)白消安:属磺酸酯类化合物,在体内解离而起烷化作用。

2.药动学特点

(1)氮芥:注射给药后,在体内停留时间极短(0.5~1.0分钟),起效迅速,作用剧烈且无选择性。有90%以上很快从血中消除,迅速分布于肺、小肠、脾、肾脏、肝脏及肌肉等组织中,脑中含量最少。给药后6小时与24小时血中及组织中含量很低,20%的药物以二氧化碳形式经呼吸道排出,有多种代谢产物从尿中排除。

(2)环磷酰胺:口服吸收良好,生物利用度为75%~90%,经肝转化成磷酰胺氮芥,产生细胞毒作用。静脉注射后,血中药物浓度呈双指数曲线下降,为二房室开放模型,$t_{1/2\alpha}$ 为 0.97 小时,$t_{1/2\beta}$ 为 6.5 小时,V_d 为21.6 L/kg,清除率为(10.7±3.3)mL/min。主要经肾排泄,48 小时内尿中排出用药量的70%左右,其中2/3为其代谢产物。肾功能不良时,清除率下降,$t_{1/2\beta}$ 可延长到10 小时以上。

(3)塞替哌:口服易被胃酸破坏,胃肠道吸收差,静脉注射后 1~4 小时血中药物浓度下降90%,$t_{1/2}$ 约为 2 小时,能透过血-脑屏障。主要以代谢物形式经尿中排泄,排泄量达 60%~85%。

(4)白消安:口服易吸收,口服后 1~2 小时可达血药高峰,$t_{1/2}$ 约为 2.5 小时。易通过血-脑屏障,脑脊液中浓度可达血浓度的 95%。绝大部分以甲基磺酸形式从尿中排出。

3.适应证及疗效评价

(1)氮芥:是第一个用于恶性肿瘤治疗的药物,在临床上主要用于恶性淋巴瘤,如霍奇金淋巴瘤及非霍奇金淋巴瘤等。尤其适用于纵隔压迫症状明显的恶性淋巴瘤患者。亦可用于肺癌,对未分化肺癌的疗效较好。

(2)环磷酰胺:具有广谱的抗肿瘤作用,可用以治疗多种恶性肿瘤。①恶性淋巴瘤:单独应用对霍奇金病的有效率达 60%左右,与长春新碱、丙卡巴肼及泼尼松合用对晚期霍奇金病的完全缓解率达 65%。②急性白血病和慢性淋巴细胞白血病:有一定疗效,且与其他抗代谢药物无交叉抗药性,联合用药可增加疗效。③其他肿瘤:对多发性骨髓瘤、乳腺癌、肺癌、卵巢癌、尤文神经母细胞瘤、软组织肉瘤、精原细胞瘤、胸腺瘤等均有一定疗效。④自身免疫性疾病:类风湿关节炎、肾病综合征、系统性红斑狼疮、特发性血小板减少性紫癜及自身免疫性溶血性贫血等。

(3)塞替哌:对卵巢癌的有效率达 40%;对乳腺癌的有效率达 20%~30%,和睾酮合用可提高疗效;对膀胱癌可采用膀胱内灌注法进行治疗,每次 50~100 mg 溶于 50~100 mL 生理盐水中灌入,保留2 小时,每周给药 1 次,10 次为 1 个疗程;对癌性腹水、胃癌、食管癌、宫颈癌、恶性黑色素瘤、淋巴瘤等亦有一定疗效。

(4)白消安:低剂量即对粒细胞的生成有明显选择性抑制作用,仅在大剂量下才对红细胞和淋巴细胞有抑制作用,由于它对粒细胞的选择性作用,对慢性粒细胞白血病有明显疗效,缓解率可达 80%~90%,但对慢性粒细胞白血病急性病变和急性白血病无效,对其他肿瘤的疗效也不明显。

福莫司汀:主要用于治疗已扩散的恶性黑色素瘤(包括脑内部位)和原发性脑内肿瘤,也用于淋巴瘤、非小细胞肺癌、肾癌等。

4.治疗方案

(1)氮芥:静脉注射,每次 4~6 mg/m²(或 0.1 mg/kg),每周 1 次,连用 2 次,休息 1~2 周重复。腔内给药:每次 5~10 mg,加生理盐水 20~40 mL 稀释,在抽液后即时注入,每周 1 次,可根据需要重复。局部皮肤涂抹:新配制每次 5 mg,加生理盐水 50 mL,每天 1~2 次,主要用于皮肤蕈样霉菌病。

(2)环磷酰胺:口服,每次 50～100 mg,每天 3 次。注射剂用其粉针剂,每瓶 100～200 mg,于冰箱保存,临用前溶解,于 3 小时内用完。静脉注射每次 200 mg,每天或隔天注射 1 次,8～10 g 为 1 个疗程。冲击疗法可用每次 800 mg,每周 1 次,以生理盐水溶解后缓慢静脉注射,8 g 为 1 个疗程。儿童用量为每次3～4 mg/kg,每天或隔天静脉注射 1 次。

(3)塞替哌:常静脉给药,亦可行肌内及皮下注射,常用剂量为 0.2 mg/kg,成人每次 10 mg,每天1次,连用 5 天,以后改为每周 2～3 次,200～300 mg 为 1 个疗程。腔内注射为 1 次 20～40 mg,5～7 天 1 次,3～5 次为 1 个疗程。瘤体注射为 1 次 5～15 mg,加用 2％普鲁卡因,以减轻疼痛。

(4)白消安:常用量为口服 6～8 mg/d,儿童 0.05 mg/kg,当白细胞下降至 $1×10^4$～$2×10^4$ 后停药或改为1～3 mg/d,或每周用 2 次的维持量。

5.不良反应

(1)胃肠道反应:均有不同程度的胃肠道反应,预先应用氯丙嗪类药物可防止胃肠道反应,其中塞替哌的胃肠道反应较轻。福莫司汀可有肝氨基转移酶、碱性磷酸酶和血胆红素中度、暂时性增高。

(2)骨髓抑制:均有不同程度的骨髓抑制。抑制骨髓功能的程度与剂量有关,停药后多可恢复。

(3)皮肤及毛发损害:以氮芥、环磷酰胺等多见。

(4)特殊不良反应:①环磷酰胺可致化学性膀胱炎,出现血尿,血尿出现之前,可产生尿频和排尿困难,发生率及严重程度与剂量有关,主要是因为环磷酰胺代谢产物经肾排泄,可在膀胱中浓集引起膀胱炎,故用药期间应多饮水和碱化尿液以减轻症状;大剂量可引起心肌病变,可致心内膜、心肌损伤,起病急骤,可因急性心力衰竭而死亡,与放疗或阿霉素类抗生素并用时,也能促进心脏毒性的发生。②白消安久用可致闭经或睾丸萎缩,偶见出血、再障及肺纤维化等严重反应。

(5)其他:①环磷酰胺有时可引起肝损害,出现黄疸,肝功能不良者慎用。少数患者有头昏、不安、幻视、脱发、皮疹、色素沉着、月经失调及精子减少等。②氮芥有时可引起轻度休克、血栓性静脉炎、月经失调及男性不育。③福莫司汀少见发热、注射部位静脉炎、腹泻、腹痛、尿素暂时性增加、瘙痒、暂时性神经功能障碍(意识障碍、感觉异常、失味症)。

6.禁忌证

烷化剂类抗恶性肿瘤药毒性较大,因此,凡有骨髓抑制、感染、肝肾功能损害者禁用或慎用。过敏者禁用。妊娠及哺乳期妇女禁用。

7.药物相互作用

(1)氮芥:与长春新碱、丙卡巴肼、泼尼松合用(MOPP疗法)可提高对霍奇金淋巴瘤的疗效。

(2)环磷酰胺:可使血清中假胆碱酯酶减少,使血清尿酸水平增高,因此,与抗痛风药如别嘌呤醇、秋水仙碱、丙磺舒等同用时,应调整抗痛风药物的剂量。此外也加强了琥珀胆碱的神经肌肉阻滞作用,可使呼吸暂停延长。环磷酰胺可抑制胆碱酯酶活性,因而延长可卡因的作用并增加毒性。大剂量巴比妥类、皮质激素类药物可影响环磷酰胺的代谢,同时应用可增加环磷酰胺的急性毒性。

(3)塞替哌:可增加血尿酸水平,为了控制高尿酸血症可给予别嘌呤醇;与放疗同时应用时,应适当调整剂量;与琥珀胆碱同时应用可使呼吸暂停延长,在接受塞替哌治疗的患者,应用琥珀胆碱前必须测定血中假胆碱酯酶水平;与尿激酶同时应用可增加塞替哌治疗膀胱癌的疗效,尿激酶为纤维蛋白溶解原的活化剂,可增加药物在肿瘤组织中的浓度。

(4)白消安:可增加血及尿中尿酸水平,故对有痛风病史的患者或服用本品后尿酸增高的患者可用抗痛风药物。

8.注意事项

(1)氮芥:本品剂量限制性毒性为骨髓抑制,故应密切观察血常规变化,每周查血常规 1～2 次。氮芥对局部组织刺激性强,若漏出血管外,可导致局部组织坏死,故严禁口服、皮下及肌内注射,药物一旦溢出,应立即用硫代硫酸钠注射液或 1% 普鲁卡因注射液局部注射,用冰袋冷敷局部6～12 小时。氮芥水溶液极易分解,故药物开封后应在 10 分钟内注入体内。

(2)环磷酰胺:其代谢产物对尿路有刺激性,应用时应多饮水,大剂量应用时应水化、利尿,同时给予尿路保护剂美司钠。当大剂量用药时,除应密切观察骨髓功能外,尤其要注意非血液学毒性如心肌炎、中毒性肝炎及肺纤维化等。当肝肾功能损害、骨髓转移或既往曾接受多程化放疗时,环磷酰胺的剂量应减少至治疗量的 $1/3～1/2$。腔内给药无直接作用。环磷酰胺水溶液不稳定,最好现配现用。

(3)塞替哌:用药期间每周都要定期检查血常规,白细胞与血小板及肝、肾功能。停药后3 周内应继续进行相应检查,防止出现持续的严重骨髓抑制;尽量减少与其他烷化剂联合使用,或同时接受放疗。

(4)白消安:治疗前及治疗中应严密观察血常规及肝肾功能的变化,及时调整剂量,特别注意检查血尿素氮、内生肌酐清除率、胆红素、丙氨酸转移酶(ALT)及血清尿酸。用药期间应多饮水并碱化尿液或服用别嘌呤醇以防止高尿酸血症及尿酸性肾病的产生。发现粒细胞或血小板迅速大幅度下降时应立即停药或减量以防止出现严重骨髓抑制。

(二)抗代谢药

抗代谢药是一类化学结构与机体中核酸、蛋白质代谢物极其相似的化合物,所以在体内与内源性代谢物产生特异性、竞争性拮抗:①二者在同一生化反应体系中竞争同一酶系统,影响其正常反应速度,降低或取消代谢产物的生成,影响大分子(DNA、RNA 及蛋白质)的生物合成,并抑制核分裂。②以伪代谢物的身份参与生化反应,经酶的作用所生成的产物是无生理功能的,从而阻断某一生化反应而抑制细胞的分裂。此类药物属细胞周期特异性药物,临床上常用的有甲氨蝶呤、巯嘌呤、氟尿嘧啶、阿糖胞苷、盐酸吉西他滨等。

1.药理作用

(1)甲氨蝶呤:为叶酸类抗代谢药,其化学结构与叶酸相似,对二氢叶酸还原酶有强大的抑制作用,可与二氢叶酸还原酶形成假性不可逆的、强大而持久的结合,从而使四氢叶酸的生成障碍,干扰体内一碳基团的代谢,致使核苷酸的合成受阻,最终抑制 DNA 的合成。该药选择性地作用于细胞增殖周期中的S 期,故对增殖比率较高的肿瘤作用较强。但由于其可抑制 DNA 及蛋白质合成,故可延缓 G_1-S 转换期。

(2)巯嘌呤:为嘌呤类抗代谢药,能阻止嘌呤核苷酸类的生物合成,从而抑制 DNA 的合成,属作用于S 期的药物,亦可抑制 RNA 的合成。还具有免疫抑制作用。

(3)氟尿嘧啶:为嘧啶类抗代谢药。在体内外均有较强的细胞毒作用,且抗瘤谱广。进入体内经转化后形成氟脲嘧啶脱氧核苷(5-FUdRP),5-FUdRP 可抑制胸腺嘧啶核肾酸合成酶(thymidylate synthetase,TS)活力,阻断尿嘧啶脱氧核苷酸(dUMP)甲基化形成胸腺嘧啶脱氧核苷酸(dTMP),从而阻止 DNA 合成,抑制肿瘤细胞分裂繁殖。另外,在体内可转化为氟尿嘧啶核苷掺入 RNA,从而干扰蛋白质合成。该药对 S 期敏感。

(4)阿糖胞苷:属于脱氧核糖核苷酸多聚酶抑制剂,抗肿瘤作用强大,另外还具有促分化、免疫抑制及抗病毒作用。Ara-C 抗肿瘤作用的机制是经主动转运进入细胞后,转化为阿糖胞苷三磷酸(Ara-CTP)而产生如下作用:①Ara-CTP 可抑制 DNA 聚合酶而抑制 DNA 合成。②Ara-CTP 也可掺入 DNA,干扰 DNA 的生理功能。③Ara-CTP 可抑制核苷酸还原酶活性,影响 DNA 合成。④Ara-C 还可抑制膜糖脂及膜糖蛋白的合成,影响膜功能。⑤Ara-CTP 亦可掺入 RNA,干扰其功能。

2.抗药性作用

(1)癌细胞与 6-MP 长期接触,可产生抗药性,主要是由于癌细胞内缺乏 6-MP 转化为 6-巯基嘌呤核苷酸的转换酶,另外也与膜结合型碱性磷酸酶活力升高导致癌细胞中硫代嘌呤核苷酸减少有关。

(2)肿瘤细胞与 5-FU 长期接触可出现抗药性,其抗药机制为:①肿瘤细胞合成大量的 TS。②细胞内缺乏足够的 5-FU 转化酶。③胸苷激酶量增加,可促进肿瘤细胞直接利用胸苷。

(3)肿瘤细胞与 Ara-C 长期接触可产生抗药性,可能与下列原因有关:细胞膜转运 Ara-C 能力下降;瘤细胞中活化 Ara-C 的酶活性提高,使之代谢失活;脱氧三磷酸胞苷(dCTP)增高,阻断其他脱氧核苷酸合成;细胞内 Ara-CTP 与 DNA 聚合酶的亲和力下降;Ara-CTP 从 DNA 解离。

3.药动学特点

(1)甲氨蝶呤(Methotrexate,amethopterin,MTX):口服小剂量(0.1 mg/kg)吸收较好,大剂量(10 mg/kg)吸收较不完全,食物可影响其吸收。进入体内后全身分布,肝、肾等组织中含量最高,不易透过血-脑屏障,但可进入胸腔积液及腹水中。血药浓度呈三房室模型衰减:$t_{1/2\alpha}$ 为 2～8 分钟;$t_{1/2\beta}$ 为 0.9～2 小时;$t_{1/2\gamma}$ 为 0.4 小时,清除率每分钟大于 9 mL/m²。在体内基本不代谢,主要以原形通过肾小球滤过及肾小管主动分泌,经尿排出,排除速度与尿 pH 有关,碱化尿液可加速排出。MTX 血药浓度与其骨髓毒性密切相关,可根据血药浓度监测毒性。

(2)巯嘌呤(6-mercaptopurine,6-MP):口服吸收不完全,生物利用度个体差异较大,为 5%～37%,可能与首关效应有关。静脉注射后,半衰期较短,$t_{1/2}$ 约为 50 分钟,脑脊液中分布较少。体内代谢有两种途径:①巯基甲基化后再被氧化失活,甲基化由硫嘌呤甲基转移酶(TPMP)催化;当 TPMP 活性低时,6-MP 代谢减慢,作用增强,易引起毒性反应。该酶活性在白种人为多态分布(约 15% 的人酶活性较低),而在中国人为均态分布。②被黄嘌呤氧化酶(XO)催化氧化为 6-硫代鸟酸。该药主要经肾排泄。

(3)氟尿嘧啶(5-氟尿嘧啶,5-fluorouracil,6-MP):口服吸收不规则且不完全,生物利用度可随剂量而增加,临床一般采用静脉注射给药。血中药物清除为一房室模型,$t_{1/2}$ 为 10～20 分钟。吸收后分布于肿瘤组织、肝和肠黏膜细胞内,可透过血-脑屏障及进入胸、腹腔癌性积液中。80% 在肝内代谢。在 8～12 小时内由呼吸道排出其代谢产物 CO_2,15% 左右以原形经尿排出。

(4)阿糖胞苷(cytarabine,Ara-C):口服无效,需静脉滴注。易透过血-脑屏障,在体内经胞嘧啶核苷脱氨酶作用,形成无活性的阿拉伯糖苷(ara-U)。该酶在肝、脾、肠、肾、血细胞及血浆中含量较高。药物的消除为二房室模型,$t_{1/2\alpha}$ 为 10～15 分钟,$t_{1/2\beta}$ 为 2～3 小时,24 小时内约有 80% 的药物以阿糖尿苷的形式排泄。

4.适应证及疗效评价

(1)甲氨蝶呤。①急性白血病:对于急性淋巴性白血病和急性粒细胞性白血病均有良好疗效,对儿童急性淋巴性白血病的疗效尤佳,对于成人白血病疗效有限,但可用于白血病脑膜炎的预防。②绒毛膜上皮癌、恶性葡萄胎:疗效较为突出,大部分患者可得到缓解,对于早期诊断的患者疗效可达90%。③骨肉瘤、软组织肉瘤、肺癌、乳腺癌、卵巢癌:使用大剂量有一定疗效。④头颈部肿瘤:以口腔、口咽癌疗效最好,其次是喉癌,鼻咽癌疗效较差,常以动脉插管滴注给药。⑤其他:鞘内注射给药对于缓解症状较好,亦可用于预防给药和防止肿瘤转移。对肢体、盆腔、肝、头颈部肿瘤可于肿瘤区域动脉注射或输注,加用醛氢叶酸(CF),疗效较好。对自身免疫系统疾病如全身系统性红斑狼疮、类风湿关节炎等有一定疗效。另外,对牛皮癣有较好的疗效。

(2)巯嘌呤。①急性白血病:常用于急性淋巴性白血病,对儿童患者的疗效较成人好;对急性粒细胞、慢性粒细胞或单核细胞白血病亦有效。②绒毛膜上皮癌和恶性葡萄胎:我国使用大剂量6-MP治疗绒毛膜上皮癌收到一定疗效,但不如MTX。③对恶性淋巴瘤、多发性骨髓瘤也有一定疗效。④近年已利用其免疫抑制作用,用于原发性血小板减少性紫癜、自身免疫性溶血性贫血、红斑狼疮、器官移植、肾病综合征的治疗。

(3)氟尿嘧啶。①消化道癌:为胃癌、结肠癌、直肠癌的最常用药物,常与丝裂霉素、阿糖胞苷、阿霉素、卡莫司汀、长春新碱、达卡巴嗪等合用;可作为晚期消化道癌手术后的辅助化疗;亦可采用动脉插管注药或持久输注法治疗原发性肝癌。②绒毛膜上皮癌:我国采用大剂量5-FU与放线菌素D合用,治愈率较高。③头颈部肿瘤:以全身用药或动脉插管注射、滴注,用于包括鼻咽癌等的头颈部肿瘤治疗。④皮肤癌:局部用药对多发性基膜细胞癌、浅表鳞状上皮癌等有效,对广泛的皮肤光化性角化症及角化棘皮瘤等亦有效。⑤对乳腺癌、卵巢癌,以及肺癌、甲状腺癌、肾癌、膀胱癌、胰腺癌有效,对宫颈癌除联合化疗外,还可并用局部注射。

(4)阿糖胞苷。①急性白血病:对急性粒细胞白血病疗效最好,对急性单核细胞白血病及急性淋巴细胞白血病也有效。但单独使用缓解率差,常与6-MP、长春新碱、环磷酰胺等合用。②对恶性淋巴肉瘤、消化道癌也有一定疗效,对多数实体瘤无效。③还可用于病毒感染性疾病,如单纯疱疹病毒所致疱疹;牛痘病毒、单纯疱疹及带状疱疹病毒所致眼部感染。

5.治疗方案

(1)甲氨蝶呤。①急性白血病:口服每天0.1 mg/kg,也可肌内注射或静脉注射给药。一般有效疗程的安全剂量为50～100 mg,此总剂量视骨髓情况和血常规而定。脑膜白血病或中枢神经系统肿瘤:鞘内注射5～10 mg/d,每周1～2次。②绒毛膜上皮癌及恶性葡萄胎:成人一般10～30 mg/d,每天1次,口服或肌内给药,5天为1个疗程,视患者反应可重复上述疗程,亦可以10～20 mg/d静脉滴注(加于5%葡萄糖溶液500 mL中于4小时滴完),5～10天为1个疗程。③骨肉瘤、恶性淋巴瘤、头颈部肿瘤等:常采用大剂量(3～15 g/m²)静脉注射,并加用亚叶酸(6～12 mg)肌内注射或口服,每6小时一次,共3天,这称为救援疗法。因为大剂量的MTX可提高饱和血药浓度,由此可升高肿瘤细胞内的药物浓度并便于扩散至血流较差的实体瘤中,但因血药浓度的提高,其毒性也相应增加,故加用CF,后者转化四氢叶酸不受MTX所阻断的代谢途径的限制,故起解救作用,提高化疗指数。为了充分发挥解救作用,应补充电解质、水分及碳酸氢钠以保持尿液为碱性,尿量维持在每天3 000 mL以上,并对肝功能、肾功能、血常规以及血浆MTX的浓度逐日检查,以保证用药的安全有效。对有远处转移的高危患者,则需和放线菌素D等联合应用,缓解率达70%以上。

(2)巯嘌呤。①白血病:2.5~3.0 mg/(kg·d),分2~3次口服,根据血常规调整剂量,由于其作用比较缓慢,用药后3~4周才发生疗效,2~4月为1个疗程。②绒毛膜上皮癌:6 mg/(kg·d),10天为1个疗程,间隔3~4周后重复疗程。③用于免疫抑制:1.2~2 mg/(kg·d)。

(3)氟尿嘧啶。①静脉注射:10~12 mg/(kg·d),每天给药量约为500 mg,隔天1次;国外常用"饱和"剂量法,即12~15 mg/(kg·d),连用4~5天后,改为隔天1次,出现毒性反应后剂量减半;亦有以500~600 mg·m²,每周给药1次;成人的疗程总量为5.0~8.0 g。②静脉滴注:毒性较静脉注射低,一般为10~20 mg/(kg·d),把药物溶于生理盐水或5%葡萄糖注射液中,2~8小时滴完,每天1次,连续5天,以后减半剂量,隔天1次,直至出现毒性反应。治疗绒毛膜上皮癌时,可加大剂量至25~30 mg/(kg·d),药物溶于5%葡萄糖液500~1 000 mL中点滴6~8小时,10天为1个疗程,但此量不宜用作静脉注射,否则,将产生严重毒性反应。③动脉插管滴注:以5~20 mg/kg溶于5%葡萄糖液中(500~1 000 mL)滴注6~8小时,每天1次,总量为5~8 g。④胸腹腔内注射:一般每次1.0 g,5~7天1次,共3~5次。⑤瘤内注射:如宫颈癌每次250~500 mg。⑥局部应用:治疗皮肤基底癌及癌性溃疡,可用5%~10%的软膏或20%霜剂外敷,每天1~2次。⑦口服:一般5 mg/(kg·d),总量为10~15 g或连续服用至出现毒性反应,即停药。

(4)阿糖胞苷。①静脉注射:1~3 mg/(kg·d),连续8~15天。②静脉滴注:1~3 mg/(kg·d),溶于葡萄糖液中缓慢滴注,14~20天为1个疗程。③皮下注射:作维持治疗,每次1~3 mg/kg,每周1~2次。④鞘内注射:25~75 mg/次,每天或隔天注射一次,连用3次。

6.不良反应

(1)胃肠道反应:均有不同程度的胃肠道反应,为常见的早期毒性症状。MTX较严重,可引起广泛性溃疡及出血,有生命危险。巯嘌呤大剂量可致口腔炎、胃肠黏膜损害、胆汁淤积及黄疸,停药后可消退。5-FU可致假膜性肠炎,此时需停药,并给予乳酶生等药治疗。

(2)骨髓抑制:均有不同程度的骨髓抑制。MTX严重者引起全血抑制,当白细胞计数低于3×10^9/L、血小板计数低于0.7×10^9/L或有消化道黏膜溃疡时,应停用或用亚叶酸钙救援及对症治疗。6-MP严重者也可发生全血抑制,高度分叶核中性白细胞的出现,常是毒性的早期征兆。

(3)皮肤及毛发损害:常见于阿糖胞苷和盐酸吉西他滨。

(4)特殊不良反应:①MTX有肝、肾功能损害,长期应用可能引起药物性肝炎、肝硬化和门脉高压;大剂量MTX应用,其原形及代谢产物从肾排泄,易形成结晶尿及尿路阻塞,形成肾损害,要多饮水及碱化尿液。②6-MP可致部分患者出现高尿酸血症、尿酸结晶及肾功能障碍。③5-FU毒性较大,治疗量与中毒量相近,可致神经系统损害:颈动脉插管注药时,部分患者可发生小脑变性、共济失调和瘫痪;还可引起心脏毒性:出现胸痛、心率加快,心电图表现为ST段抬高,T波升高或倒置,同时可见血中乳酸脱氢酶升高。④阿糖胞苷可致肝损害,可见转氨酶升高、轻度黄疸,停药后可恢复。大剂量可致阻塞性黄疸。⑤盐酸吉西他滨可致泌尿生殖系统毒性:轻度蛋白尿及血尿常见,偶尔见类似溶血尿毒症综合性的临床表现,若有微血管病性溶血性贫血的表现,如血红蛋白及血小板迅速下降,血清胆红素、肌酐、尿素氮、乳酸脱氢酶上升,应立即停药。有时停药后,肾功能仍不能好转,则应给予透析治疗;呼吸系统中气喘常见,静脉滴注过程中可见支气管痉挛;心血管系统:可有水肿,少数有低血压。

(5)其他:①MTX鞘内注射,可引起蛛网膜炎,出现脑膜刺激症状;长期大量用药可产生坏死性脱髓性白质炎。可引起间质性肺炎,出现咳嗽、发热、气急等症,部分患者可致肺纤维化;少数患者有生殖功能减退、月经不调,妊娠前3个月可致畸胎、流产或死胎。②5-FU有时引起注射部位动脉炎,动脉滴注可引起局部皮肤红斑、水肿、破溃、色素沉着,一般于停药后可恢复。③阿糖胞苷有时可致小脑或大脑功能失调及异常抗利尿激素分泌综合征。

7.禁忌证

过敏者、感染患者、孕妇、哺乳妇女禁用,肝、肾功能障碍患者慎用。

8.药物相互作用

(1)MTX蛋白结合率高,与磺胺类、水杨酸盐、巴比妥类、苯妥英钠合用,可竞争与血浆蛋白结合,使其浓度增高。糖皮质激素、头孢菌素、青霉素、卡那霉素可抑制细胞摄取MTX,减弱其作用。苯胺蝶呤可增加白血病细胞中的二氢叶酸还原酶浓度,减弱MTX的作用。该药与氟尿嘧啶序贯应用,可使MTX作用增加,反之可产生阻断作用。长春新碱于MTX用前30分钟给予,可加速细胞对MTX的摄取,并阻止其逸出,加强MTX的抗肿瘤作用。门冬酰胺酶可减轻MTX的毒性反应。在给MTX 24小时后加用门冬酰胺酶,可提高MTX对急性淋巴细胞白血病的疗效。

(2)与别嘌呤醇合用,可使6-MP抗肿瘤作用加强,还可减少6-硫代尿酸的生成。

(3)甲酰四氢叶酸、胸腺嘧啶核苷、甲氨蝶呤、顺铂、尿嘧啶、双嘧达莫、磷乙天门冬氨酸可增强5-FU的抗肿瘤作用。别嘌呤醇可降低5-FU的毒性,但不影响抗肿瘤作用。

阿糖胞苷与硫鸟嘌呤合用可提高对急性粒细胞性白血病的疗效;与四氢尿嘧啶核苷合用,使其$t_{1/2}$延长,增强骨髓抑制。大剂量胸腺嘧啶核苷酸、羟基脲可增强其抗肿瘤作用,阿糖胞苷亦可增强其他抗肿瘤药物的作用。

9.注意事项

应对患者的血小板、白细胞、中性粒细胞数进行监测,应根据骨髓毒性的程度相应调整剂量;静脉滴注药物时间延长和增加用药频率可增加药物的毒性;静脉滴注时,如发生严重呼吸困难(如出现肺水肿、间质性肺炎或成人呼吸窘迫综合征),应停止药物治疗。早期给予支持疗法,有助于纠正不良反应;应定期检查肝、肾功能;盐酸吉西他滨可引起轻度困倦,患者在用药期间应禁止驾驶和操纵机器。

(三)抗肿瘤抗生素

抗肿瘤抗生素是由微生物产生的具有抗肿瘤活性的化学物质,至今报道具有抗肿瘤活性的微生物产物已超过1 500种,但应用于临床的抗肿瘤抗生素只有20多种,此类药物属细胞周期非特异性药物,他们通过各种方式干扰转录,阻止mRNA合成,抑制DNA复制,阻止肿瘤细胞的分裂、繁殖而起到抗肿瘤作用。此类药物对肿瘤选择性差,不良反应较多,毒性较大。常用的有多柔比星及柔红霉素、丝裂霉素、博来霉素、放线菌素D等。

1.药理作用

(1)多柔比星(doxorubicin,adriamycin,ADM,DOX,阿霉素)及柔红霉素(daunorubicin,DNR):属于醌环类抗生素,体外具有明显的细胞毒作用,体内具有广谱抗肿瘤作用,还具有免疫调节作用。柔红霉素的细胞毒作用比多柔比星小。两药的抗肿瘤作用相似,经主动转运机制进入细胞内,其分子可插入DNA分子中,影响DNA功能。ADM在细胞内的浓度较血浓度高出数倍,进入细胞后,很快与细胞核结合,与DNA形成稳定的复合物,使DNA链易于折断,导致DNA、RNA及蛋白质合成受到抑制。ADM对S期细胞的杀伤作用最大。

(2)丝裂霉素(mitomycin,MMC):本品具有烷化作用,主要影响 DNA 功能,可抑制 DNA 的合成,高浓度时使 DNA 崩解,细胞核溶解。还可抑制 RNA 合成。MMC 在体内经转化后,可与 DNA 产生交叉联结破坏 DNA,使 DNA 发生烷化,其中对 G_1 期细胞尤其是 G_1 晚期及 S 期最为敏感。对多种移植性肿瘤有强大抗肿瘤作用,抗瘤谱广。此外,还具有较强的抗菌作用,其抗菌谱广,对革兰阳性及阴性菌作用强,对立克次体及病毒亦有作用。同时具有免疫抑制作用。

(3)博来霉素(Blemycin,BLM):与铁离子络合产生游离氧破坏 DNA,使 DNA 单链断裂,阻止 DNA 的复制,其抗瘤谱广。另外,还具有抗菌和抗病毒作用,可阻止 DNA 病毒的复制,对葡萄球菌、炭疽杆菌、枯草杆菌、大肠埃希菌、痢疾杆菌、伤寒杆菌及分枝杆菌均有抑制作用。

(4)放线菌素 D(dactinomycin,DACT):抗瘤谱广,具有免疫抑制作用。其抗肿瘤机制主要为低浓度抑制 DNA 指导下的 RNA 合成;高浓度时抑制 DNA 合成,还可使某些肿瘤细胞发生凋亡。

2.抗药性作用

癌细胞与 ADM 及 DNR 长期接触会产生抗药性。其间亦可产生交叉抗药性,并对长春新碱、长春碱及放线菌素 D 等产生抗药性。出现多药抗药性的机制复杂,可能是由于抗药性细胞抗药基因(mdr)的扩增,其基因产物 P170 糖蛋白具有能量依赖性药物外排泵性质,使大量药物被泵出细胞外。抗药性的产生还与某些肿瘤细胞内产生大量的谷胱甘肽过氧化物酶有关,可消除 ADM 及 DNR 所产生的自由基。此外,有些肿瘤细胞与 ADM 及 DNR 长期接触后,细胞内蛋白激酶 C 含量升高,肿瘤坏死因子(TNF)增加,膜流动性提高,由此也可产生抗药性。

长期与 MMC 接触,瘤细胞可产生抗药性。抗药性与药物还原型活化能力下降及 DNA 修复能力增加有关。该药与蒽环类及长春碱类可呈交叉抗药性。

瘤细胞与 BLM 长期接触可产生抗药性,机制未明,可能与细胞内 BLM 灭活酶 B 含量增高、谷胱甘肽、谷胱甘肽过氧化物酶(GSH-PX)含量增高,细胞对 BLM 摄取减少,BLM 从细胞内溢出增高有关,也可能与 BLM 所诱导的 DNA 损伤易于修补有关。

癌细胞与 DACT 长期接触可产生抗药性:与蒽环类抗生素及长春碱类之间有交叉抗药性,出现多药抗药性。抗药性主要是由于 mdr 基因过度表达,癌细胞上产生大量 P170 糖蛋白,致使 DACT 泵出细胞。抗药性产生还与瘤细胞内拓扑异构酶-Ⅱ活性降低有关。

3.药动学特点

(1)多柔比星及柔红霉素:ADM 口服无效,DNR 口服吸收欠佳。ADM 静脉给药后很快分布于肝、心、肾、肺等组织中,在肿瘤组织中浓度亦较高,不易透过血-脑屏障。ADM 及 DNR 在血中皆呈二房室模型衰减,ADM 的 $t_{1/2\alpha}$ 为10分钟,$t_{1/2\beta}$ 为 30 小时;DNR 的 $t_{1/2\alpha}$ 为 30～40 分钟,$t_{1/2\beta}$ 为 24～55 小时。两药均在体内代谢转化,原形及代谢产物主要通过胆汁排泄,肝功能严重受损时,可使 ADM 的血药浓度升高,半衰期延长,DNR 部分自肾排泄。

(2)丝裂霉素:口服吸收不规则,口服同等剂量的 MMC,血中浓度仅达静脉注射的 1/20,分布广泛,以肾、舌、肌肉、心、肺等组织中浓度较高,脑组织中含量很低,腹水中浓度亦较高。常静脉注射给药,吸收后分布于全身各组织器官,$t_{1/2}$ 为 50 分钟,体内许多组织如肝、脾、肾、脑及心脏可灭活 MMC。主要经肾小球滤过排泄,但尿中排泄量仅为用药量的 15%。

(3)博来霉素:局部刺激性小,除可用静脉注射外,还可做肌内、腔内注射。体内分布广,尤以皮肤、肺、腹膜及淋巴组织中积聚较多,癌组织中浓度高于邻近组织。一次静脉注射消除呈二房室模型,$t_{1/2\beta}$ 为2～4 小时,肌内注射于 1～2 小时达峰浓度,$t_{1/2\beta}$ 为 2.5 小时,V_d 为 0.39 L/kg,主要经肾排泄,24 小时内排出给药量的 $1/2\sim2/3$,肾功能障碍者排出减少, $t_{1/2}$ 延长。

(4)放线菌素 D:口服吸收差。静脉注射后,迅速分布于机体各组织中,血药浓度迅速降低,主要分布于肝、肾、脾及颌下腺中,不易透过血-脑屏障。骨髓及肿瘤组织中浓度明显高于血浆。体内很少被代谢,主要从胆汁和尿中原型排出,末端相半衰期为 36 小时。

4.适应证及疗效评价

(1)多柔比星及柔红霉素:ADM 临床可用于恶性淋巴瘤、肺癌、消化道恶性肿瘤、乳腺癌、膀胱癌、骨及软组织肉瘤、卵巢癌、前列腺癌、甲状腺癌等。DNR 主要用于白血病的治疗。

(2)丝裂霉素。①消化道恶性肿瘤:如胃、肠、肝、胰腺癌等疗效较好。②对肺、乳腺、宫颈、膀胱、绒毛膜上皮癌也有效。③对恶性淋巴瘤有效。

(3)博来霉素:主要用于治疗鳞状上皮癌,包括皮肤、鼻咽、食管、阴茎、肺、外阴部和宫颈癌等,常可取得较好效果,另对淋巴瘤类,如霍奇金病、非霍奇金淋巴瘤、蕈样肉芽肿以及睾丸癌、黑色素瘤也有一定疗效。

(4)放线菌素 D:对霍奇金病和神经母细胞瘤有突出疗效,对绒毛膜上皮癌疗效也较好,但对睾丸绒毛膜上皮癌疗效差,与放疗合用可提高瘤组织对放疗的敏感性。另外,对小儿肾母细胞瘤、横纹肌肉瘤、纤维肉瘤、原发性及转移性睾丸肿瘤、Kaposi 肉瘤也有一定疗效。

5.治疗方案

(1)多柔比星及柔红霉素:ADM 一般采用静脉注射,每次 $50\sim60$ mg/m² ,每 3 周 1 次,或每天 $20\sim25$ mg/m² ,连用 3 天,3 周为 1 个疗程,总剂量不超过 550 mg/m² 。对浅表性扩散型膀胱癌以 ADM 60 mg 溶于 30 mL 生理盐水中做膀胱内灌注,保留 2 小时,每周 2 次,每 3 周重复 1 次。DNR 每天静脉注射 $30\sim60$ mg/m² ,连续 3 天,每 $3\sim6$ 周为 1 个疗程。

(2)丝裂霉素:常用静脉注射给药,每次 $4\sim6$ mg,每周 $1\sim2$ 次, $40\sim60$ mg 为 1 个疗程。做腔内注射,剂量为 $4\sim10$ mg,每 $5\sim7$ 天 1 次, $4\sim6$ 次为 1 个疗程。口服每次 $2\sim6$ mg,每天 1 次, $80\sim120$ mg 为 1 个疗程。

(3)博来霉素:肌内和静脉注射 $15\sim30$ mg/次,每天 1 次或每周 $2\sim3$ 次, $300\sim600$ mg 为 1 个疗程。还可用软膏外涂来治疗溃疡面。

(4)放线菌素 D:成人每次静脉注射或静脉滴注 200 μ g,每天或隔天 1 次,连用 5 次,每 4 周为 1 个疗程。儿童每天 15 μ g/kg,连用 5 天,每 4 周为 1 个疗程。

6.不良反应

(1)胃肠道反应:均有不同程度的胃肠道反应。

(2)骨髓抑制:均有不同程度的骨髓抑制,多柔比星和柔红霉素发生率达 $60\%\sim80\%$ 。

(3)皮肤及毛发损害:均有不同程度的皮肤损害及脱发。

(4)特殊不良反应:①多柔比星及柔红霉素有较严重的心脏毒性,也是最严重的毒性反应,成人及儿童均可产生,一种为心脏急性毒性,主要为各型心律失常,常发生于用药后数小时或数天内;另一种为与剂量有关的心肌病变,常表现为充血性心力衰竭。②丝裂霉素可引起肺毒性,且与剂量有关,主要表现为间质性肺炎,出现呼吸困难、干咳,肺部 X 射线可见肺部浸润阴影,此时应立即停药,并服用糖皮质激素类;可引起心脏毒性,也与剂量有关,表现为少数患者于停药后突发心力衰竭而死亡,心脏病患者应慎用;可致肾毒性,也与剂量有关,表现为血肌酐升高、血尿、尿蛋白及贫血,常伴有微血管病变性溶血性贫血;还可引起肝性静脉阻塞性疾病综合征,表现为进行性肝功能损害、腹水、胸腔积液。

(5)其他：①多柔比星及柔红霉素还可致药热；ADM偶致肝功能障碍及蛋白尿，还可引起变态反应；局部刺激性强，静脉注射可引起静脉炎，药液外漏时可引起局部组织坏死，该药的代谢产物可使尿液变红，一次给药可持续1～2天。②丝裂霉素可引起发热、头痛、四肢乏力、视力模糊、肌肉酸痛和注射部位蜂窝组织发炎及致畸、致癌作用。③放线菌素D可使放疗效过加强，使既往放疗部位皮肤出现发红及脱皮；静脉注射可引起静脉炎，漏出血管外可致局部炎症，疼痛及组织坏死。还可致药热，少数患者可见肝大及肝功能异常，还可致突变和致畸作用。

7.禁忌证

孕妇禁用；抗生素过敏者，肝、肾功能障碍患者慎用。

8.药物相互作用

(1)多柔比星等蒽环类抗生素在体外可与硫酸黏多糖类（如肝素及硫酸软骨素等）结合产生沉淀，避免与肝素及硫酸软骨素同时合用。苯巴比妥钠可加强ADM的心脏毒性，维生素E及乙酰半胱氨酸可减轻ADM所致心肌病变，雷佐生及其右旋体（ICRF-187）可对抗ADM的心脏毒性。ICRF的同系化合物乙双吗啉及氯丙嗪等亦有相似作用，两性霉素B可部分降低癌细胞对ADM的抗药性。

(2)鸟嘌呤及黄嘌呤可使MMC的抗大肠埃希菌作用减弱；维拉帕米可逆转其抗药性，可加强6-MP的免疫抑制作用。

(3)半胱氨酸及谷胱甘肽等含巯基化合物的药物可减弱BLM的作用，与CPA、VCR、ADM及Pred合用（COAP方案）可使肺部毒性增加。

(4)维拉帕米可逆转瘤细胞对DACT的抗药性，氯丙嗪可减轻DACT的胃肠道反应。

9.注意事项

抗恶性肿瘤抗生素的应用应在有经验的肿瘤化疗医师指导下使用，用药期间应密切随访血常规及血小板、血尿素氮、肌酐等。

(四)植物类抗肿瘤药

从植物中寻找有效的抗肿瘤药物已成为国内外重要研究课题，目前用于治疗肿瘤的植物药已筛选出20多种。它们分别通过抑制微管蛋白活性、干扰核蛋白体功能、抑制DNA拓扑异构酶活性等发挥抗肿瘤作用。临床常用的有长春碱类、喜树碱类、鬼臼毒素类、紫杉醇和三尖杉碱等。

1.药理作用

(1)长春碱类抗肿瘤药主要有长春碱（vinblastine.VLB）、长春新碱（vincristine，VCR）及人工半合成的长春地辛（vindesine，VDS），皆有广谱抗肿瘤作用，均属细胞周期特异性抗肿瘤药。VCR抗肿瘤作用强度与VDS相似，强于VLB。VDS还具有增强皮肤迟发性变态反应及淋巴细胞转化率的作用。长春碱类抗肿瘤作用机制：主要抑制微管蛋白聚合，妨碍纺锤体的形成，使纺锤体主动收缩功能受到抑制，使核分裂停止于中期，可致核崩解，呈空泡状或固缩成团，主要作用于细胞增殖的M期。VCR还可干扰蛋白质代谢，抑制细胞膜类脂质的合成，抑制氨基酸在细胞膜上的转运，还可抑制RNA聚合酶的活力，从而抑制RNA合成。

(2)喜树碱类包括喜树碱（camptothecin，CPT）及羟喜树碱，其中羟喜树碱亦可人工合成。抗肿瘤作用强，具有广谱抗肿瘤作用，为周期特异性抗肿瘤药。10-OHCPT抗肿瘤作用较CPT明显，毒性较小。二者抗肿瘤原理相似，直接破坏DNA并抑制其合成，对S期细胞的作用比对G_1期和G_2期细胞的作用明显，较高浓度抑制核分裂，阻止细胞进入分裂期。

(3)依托泊苷及替尼泊苷(teniposide,VM-26)是从小檗科鬼臼属植物鬼臼中提取的鬼臼毒素的衍生物,在体外有广谱的抗肿瘤作用,属细胞周期非特异性药物。体外 VM-26 的细胞毒作用较 VP-16 强 10 倍。VP-16 还具有抗转移作用。此类化合物主要作用于 S 及 G_2 期细胞,使 S 及 G_2 期延缓,从而杀伤肿瘤细胞。作用靶点为拓扑异构酶Ⅱ(TOPO-Ⅱ),干扰拓扑异构酶Ⅱ修复 DNA 断裂链作用,导致 DNA 链断裂。VM-26 对 TOPO-Ⅱ的作用较 VP-16 强 1.4 倍。

(4)紫杉醇具有独特的抗肿瘤机制,作用靶点为微管,促使微管蛋白组装成微管,形成稳定的微管束,且不易拆散,破坏组装—扩散之间的平衡,使微管功能受到破坏,从而影响纺锤体功能,抑制肿瘤细胞的有丝分裂,使细胞周期停止于 G_2 及 M 期,属周期特异性药物。

(5)三尖杉碱属细胞周期非特异性药物。抑制蛋白质生物合成,抑制 DNA 合成,还可促进细胞分化,促进细胞凋亡。

2.抗药性作用

VLB、VCR 之间存在交叉抗药性,与其他抗肿瘤药间亦有交叉抗药性,呈多药抗药性。但 VDS 与 VCR 间交叉抗药性不明显。抗药性产生机制与肿瘤细胞膜上 P 糖蛋白扩增,微管蛋白结构的改变从而影响药物与微管蛋白结合有关。

肿瘤细胞与 VP-16 长期接触可产生抗药性,与其他抗肿瘤药物出现交叉抗药性,呈现典型性多药抗药性。主要与细胞膜上 P 糖蛋白的扩增,导致药物从胞内泵出,胞内药物浓度明显降低有关。还可出现非典型性多药抗药性,其原因往往与 TOPO-Ⅱ的低表达及出现功能异常有关。VP-16 的抗药性主要为典型性多药抗药性,VM-26 的抗药性主要为非典型性多药抗药性。

肿瘤细胞与紫杉醇长期接触可产生抗药性,抗药性产生的机制是 α 及 β 微管蛋白变性,使之不能聚合组装成微管;另一机制是抗药细胞膜上存在 mdr 基因,P 糖蛋白过度表达,使紫杉醇在细胞内聚集减少,并呈多药抗药性。

3.药动学特点

(1)长春碱类:口服不吸收,静脉给药,VCR 体内半衰期约为 24 小时,末端相半衰期长达 85 小时。主要集中于肝、血小板、血细胞中,经肝代谢,其代谢产物从胆汁排出,肝功能不全应减量应用。

(2)喜树碱类:CPT 静脉注射后,很快分布于肝、肾及胃肠道,在胃肠道停留时间长,浓度高,胆囊中浓度较血中高出 300 倍,肝中药物浓度较血中高出 2 倍,$t_{1/2}$ 为 1.5～2.0 小时,主要从尿中排泄。10-OHCPT 静脉注射后,分布于各组织,肿瘤组织中含量较高,维持时间较长,主要通过粪便排出。

(3)鬼臼毒素类:①静脉注射 VP-16 后,蛋白结合率为 74%～90%,主要分布于肝、肾、小肠,不易透过血-脑屏障,血药浓度的衰减呈二房室开放模型,$t_{1/2\alpha}$ 为(1.4±0.4)小时,$t_{1/2\beta}$ 为(5.7±1.8)小时;VP-16 亦可口服,口服后生物利用度有个体差异,吸收不规则,且口服吸收后有效血浓度仅为静脉注射的 28%～52%,口服后 0.5～4.0 小时血药浓度达峰值,$t_{1/2}$ 为 4～8 小时;原形及代谢产物主要经尿排泄。②静脉注射 VM-26,血中蛋白结合率达 99%,脑脊液中浓度低,血浆中药物浓度的衰减呈三房室开放模型,末相 $t_{1/2}$ 为 11～38 小时,主要经尿排泄,原形占 35%。

(4)紫杉醇:静脉注射后,蛋白结合率达 95%～98%。体内分布广,Vd 为 55～182 L/m²。血药浓度的衰减呈二室开放模型:$t_{1/2\alpha}$ 为 16.2 分钟;$t_{1/2\beta}$ 为 6.4 小时,清除率为每分钟 253 mL/m²。主要由尿排泄,大部分为其代谢产物。

(5)三尖杉碱:口服吸收迅速,但不完全。静脉注射血中药物浓度呈二房室模型衰减,$t_{1/2\alpha}$ 为

3.5 分钟，$t_{1/2\beta}$ 为 50 分钟。注射后 15 分钟，分布于全身各组织中，肾中分布最高，其次为肝、骨髓、肺、心、胃肠、脾、肌肉、睾丸，血及脑中最低。给药 2 小时后，各组织中药物浓度迅速降低，但骨髓中浓度下降慢。主要通过肾及胆汁排泄。

4.适应证及疗效评价

(1)长春碱类：VLB 主要用于恶性淋巴瘤、睾丸癌、泌尿系统肿瘤。对乳腺癌、Kaposi 肉瘤亦有一定疗效。VCR 可用于急性淋巴细胞白血病、恶性淋巴瘤、儿童肿瘤及治疗晚期肺鳞癌作为同步化药物使用。VDS 可用于白血病，如急性淋巴细胞性白血病、急性非淋巴细胞性白血病及慢性粒细胞白血病急性病变，还可用于肺癌、乳腺癌、食管癌、恶性黑色素瘤。

(2)喜树碱类：CPT 对胃癌、绒毛膜上皮癌、恶性葡萄胎、急性及慢性粒细胞白血病、膀胱癌、大肠癌及肝癌均有一定的疗效。10-OHCPT 用于原发性肝癌、头颈部恶性肿瘤、胃癌、膀胱癌及急性白血病。

(3)鬼臼毒素类：①VP-16 临床上对肺癌、睾丸癌、恶性淋巴瘤、急性粒细胞性白血病有较好疗效，对食管癌、胃癌、儿科肿瘤、Kaposi 肉瘤、原发性肝癌亦有一定疗效。②VM-26 主要用于急性淋巴细胞白血病、恶性淋巴瘤、肺癌、儿童肿瘤、脑癌、卵巢癌、宫颈癌、子宫内膜癌及膀胱癌，与顺铂合用治疗伴有肺、淋巴结、肝、盆腔转移的膀胱癌。

(4)紫杉醇：主要用于晚期卵巢癌、乳腺癌、肺癌、食管癌、头颈部肿瘤、恶性淋巴瘤及膀胱癌的治疗。

(5)三尖杉碱：主要用于急性粒细胞性白血病。对真性红细胞增多症及恶性淋巴瘤有一定疗效。

5.治疗方案

(1)长春碱类。①VCR：静脉注射成人 25 μ/kg，儿童 75 μ/kg，每周 1 次，总量为 10～20 mg，亦可用同一剂量点滴；胸腹腔内注射每次 1～3 mg，用 20～30 mL 生理盐水稀释后注入。②VLB：一般用量为 0.1～0.2 mg/kg，每周 1 次。③VDS：一般用量为每次 3 mg/m²，每周 1 次，快速静脉注射，连用 4～6 次。

(2)喜树碱类：临床常静脉给药，CPT 每次 5～10 mg，每天 1 次，或 15～20 mg，隔天 1 次，总剂量 140～200 mg 为 1 个疗程。10-OHCPT 每次 4～8 mg，每天或隔天 1 次，总剂量 60～120 mg 为 1 个疗程；动脉内注射：每次 5～10 mg，每天或隔天 1 次，总剂量 100～140 mg 为 1 个疗程；膀胱内注射：每次 20 mg，每月 2 次，总量 200 mg 为 1 个疗程。

(3)鬼臼毒素类。①VP-16：静脉注射每天 60 mg/m²，每天 1 次，连续 5 天，每 3～4 周重复 1 次；胶囊每天口服 120 mg/m²，连服 5 天，隔 10～15 天重复 1 个疗程。②VM-26：静脉注射，每次 1～3 mg/kg，每周 2 次，可连用 2～3 个月。

(4)紫杉醇：每 3 周给药 1 次，每次 135 mg/m² 或 175 mg/m²，用生理盐水或葡萄糖水稀释后静脉滴注，持续 3 小时、6 小时或 24 小时。

(5)三尖杉碱：成人每天 0.10～0.15 mg/kg；儿童为 0.15 mg/kg，溶于 250～500 mL 葡萄糖液中静脉滴注，4～6 天为 1 个疗程，间歇 2 周重复 1 个疗程。

6.不良反应

(1)胃肠道反应：均有不同程度的胃肠道反应。VLB 可致口腔炎、口腔溃疡等，严重可产生胃肠溃疡，甚至危及生命的血性腹泻。VDS 很少引起胃肠道反应。

(2)骨髓抑制：均有不同程度的骨髓抑制，多为剂量-限制性毒性。三尖杉碱可致全血减少。

（3）皮肤及毛发损害：均有不同程度的皮肤损害及脱发。

（4）特殊不良反应：①长春碱类可致神经系统毒性，多在用药 6～8 周出现，可引起腹泻、便秘、四肢麻木及感觉异常、跟腱反射消失、颅神经麻痹、麻痹性肠梗阻、眼睑下垂及声带麻痹等；总量超过 25 mg 以上应警惕出现永久性神经系统损害；神经系统毒性 VCR 较重，VDS 较轻。②鬼臼毒素类可引起变态反应，少数患者于静脉注射给药后出现发热、寒战、皮疹、支气管痉挛、血压下降，抗组胺药可缓解，减慢静脉滴注速度可减轻低血压症状。③紫杉醇引起的变态反应，与赋形剂聚乙基蓖麻油促使肥大细胞释放组胺等血管活性物质有关，主要表现为 I 型变态反应；还可引起心脏毒性，表现为不同类型的心律失常，常见为心动过缓，个别病例心率可降低至 40 次/分；可致神经毒性，以感觉神经毒性最常见，表现为手套-袜状分布的感觉麻木、刺痛及灼痛，还可出现口周围麻木感，常于用药后 24～72 小时出现，呈对称性和蓄积性。④三尖杉酯碱可引起心脏毒性，表现为心动过速、胸闷、传导阻滞、心肌梗死、心力衰竭。

（5）其他：①长春碱类还可引起精神抑郁、眩晕、精子减少及静脉炎，外漏可造成局部坏死、溃疡，VCR 可致复发性低钠血症；VDS 还可引起肌痛及咽痛、碱性磷酸酶升高及药热。②喜树碱类中 CVT 毒副作用较大，主要为骨髓抑制，尿路刺激症状，胃肠道反应，另有肝毒性；10-OHCPT泌尿系统损伤少见，少数可见心律失常，一般不需处理可自然恢复。③鬼臼毒素类可引起少数患者轻度视神经炎、中毒性肝炎，出现黄疸及碱性磷酸酶升高，还可诱发急性淋巴细胞性白血病及急性非淋巴细胞白血病。④紫杉醇可致肝肾轻度损伤，局部刺激性大，可致静脉炎，外漏可致局部组织红肿、坏死。⑤三尖杉碱还可导致肝功能损伤、蛋白尿。

7.禁忌证

禁用于白细胞减少患者、细菌感染患者及孕妇、哺乳妇女，另外，肝、肾功能障碍，有痛风史的患者，恶病质，大面积皮肤溃疡患者慎用。

8.药物相互作用

（1）甘草酸单胺盐可降低 CPT 的毒性。

（2）鬼臼毒素类与长春碱类生物碱合用可加重神经炎，抗组胺药可减轻变态反应。

（3）肿瘤组织对紫杉醇的抗药性可被维拉帕米等钙阻断剂、他莫昔芬、环孢素等逆转。与顺铂、长春碱类药物合用，可加重紫杉醇的神经毒性，与顺铂合用还可加重紫杉醇的心脏毒性。

9.注意事项

长春碱类仅供静脉应用，不能肌内、皮下、鞘内注射，鞘内应用可致死。

（五）肿瘤的生物治疗

肿瘤的生物治疗发展非常迅速，自 20 世纪 80 年代以来，肿瘤生物治疗已成为继手术、化疗和放疗之后的第四种治疗肿瘤的方法，它被广泛研究和应用于临床，并取得一定疗效。肿瘤生物治疗主要包括免疫治疗、基因治疗以及抗血管生成三方面。免疫治疗的种类较多，但是大体的分类上主要有细胞免疫治疗和体液免疫治疗两种。免疫治疗还包括抗癌效应细胞的激活、细胞因子的诱发、抗癌抗体的筛选、新型疫苗的研制，这些都与免疫学理论的发展和分子生物技术的进步密切相关。基因治疗是指将细胞的遗传物质——核苷酸通过某种手段转移到靶细胞中（机体的免疫细胞、瘤细胞和其他一些能起到治疗作用的细胞中）以纠正或扰乱某些病理生理过程，基因治疗虽然难度很大，但它是生物治疗的方向，让这些细胞自然增长，分泌有效因子，以调节各种抗癌免疫活性细胞或直接作用于癌细胞，这应是治疗微小转移灶和防止复发最理想的手段。对此已在多方面进行深入、细致地研究。根据肿瘤生长与转移有赖于血管生成这一基本现象，针对肿瘤血管形成的分子机制来设计的抗血管生成治疗策略,已成为目前肿瘤治疗的热点研究领域,许多抗血管生成剂已进入临床研究阶段。肿瘤生物治疗合理方案的制订,基础和临床研究的密切配合以及基因治疗等都有待进一步深入研究。

目前常用的一些生物反应调节剂(biological response modifiers,BRM)的抗肿瘤作用:①激活巨噬细胞或中性粒细胞。②激活自然杀伤细胞。③促使 T 淋巴细胞分裂、增殖、成熟、分化,调整抑制性 T 细胞与辅助性 T 细胞的比值。④增强体液免疫功能。⑤诱生干扰素、白介素、肿瘤坏死因子等细胞因子。⑥通过产生某些细胞因子再进一步激活有关免疫细胞而起作用。由免疫效应细胞和相关细胞产生的、具有重要生物活性的细胞调节蛋白,统称为细胞因子。这些细胞因子在介导机体多种免疫反应过程中发挥重要的作用,他们除了单独地具有多种生物学活性外,彼此之间在诱生、受体调节和生物效应的发挥等水平上相互作用。细胞因子的功能总和概括了 BRM 效应。

(六)其他类

1.铂类配合物

临床常用的有顺铂及卡铂。二者具有相似的抗肿瘤作用,卡铂的某些抗肿瘤作用强于顺铂,其毒性作用亦小于顺铂。该类化合物能抑制多种肿瘤细胞的生长繁殖,在体内先将氯解离,然后与 DNA 上的碱基共价结合。形成双链间的交叉联结成单链内两点的联结而破坏 DNA 的结构和功能,属周期非特异性药物。为目前联合化疗中常用的药物之一。

主要对睾丸癌、恶性淋巴瘤、头颈部肿瘤、卵巢癌、肺癌及膀胱癌有较好疗效,对食管癌、乳腺癌等亦有一定的疗效。

常用静脉滴注给药。顺铂:每天 25 mg/m^2,连用 5 天为 1 个疗程,休息 3~4 周重复 1 个疗程,亦可每次 50~120 mg/m^2,每 3~4 周 1 次;卡铂:100 mg/m^2,每天 1 次,连用 5 天,每 3~4 周重复 1 个疗程,亦可每次 300~400 mg/m^2,每 4 周重复 1 次。

不良反应主要表现为消化道反应,如恶心、呕吐、骨髓抑制、耳毒性及肾毒性,卡铂的上述不良反应均较顺铂轻。

2.激素类抗肿瘤药

激素与肿瘤的关系早已为人们所注意,用激素可诱发肿瘤,当应用一些激素或抗激素后,体内激素平衡受到影响,使肿瘤生长所依赖的条件发生变化,肿瘤的生长可因之受到抑制。常用的有糖皮质激素、雌激素等。

临床常用的雌激素制剂己烯雌酚,实验证明,对大白鼠乳腺癌有抑制作用。另外,可激活巨噬细胞的吞噬功能及刺激体内网状内皮系统功能。临床主要用于前列腺癌和乳腺癌的治疗。治疗前列腺癌:3~5 mg/d,3 次/天。治疗乳腺癌:5 mg,3 次/天。

临床上常用的孕激素一般为其衍生物,如甲地孕酮、去甲脱氢羟孕酮。主要用于子宫内膜癌、乳腺癌及肾癌的治疗。甲地黄体酮口服,由 4 mg/d 渐增至 30 mg,连服 6~8 周,或 4 次/天,每次 4 mg,连用 2 周;去甲脱氢羟孕酮口服,开始 0.1 g/d,每周递增 1 倍,3 周后剂量可达 0.8 g/d。

(葛云亮)

第三节　化疗的毒副作用与处理

肿瘤化疗的合理应用使恶性肿瘤治疗的疗效有较大幅度的提高。但是抗肿瘤药物在杀灭肿瘤细胞的同时,对人体正常组织器官也有损害或毒性作用,尤其是骨髓造血细胞与胃肠道黏膜上皮细胞。这些与治疗目的无关的作用就是抗肿瘤药物的不良反应。在临床治疗过程中,不良反应发生的严重程度与用药种类、剂量、患者个体差异均有直接关系。因此,了解抗肿瘤药物的不良反应及其处理原则不仅可以取得较好的治疗效果,还可以尽量减轻患者的痛苦。

一、常见不良反应的分类

目前,临床中常用的是世界卫生组织分类(WHO)法(表 6-1)。

表 6-1　抗肿性反应的分度标准(WHO 标准)

项目	0 度	Ⅰ度	Ⅱ度	Ⅲ度	Ⅳ度
血液学(成人)					
血红蛋白(g/L)	≥110	95～109	80～94	65～79	<65
白细胞(×10⁹/L)	≥4.0	3.0～3.9	2.0～2.9	1.0～1.9	<1.0
粒细胞(×10⁹/L)	≥2.0	1.5～1.9	1.0～1.4	0.5～0.9	<0.5
血小板(×10⁹/L)	≥100	75～99	50～74	25～49	<25
出血	无	瘀点	轻度失血	明显失血	严重失血
消化系统					
胆红素	≤1.25 N	1.26～2.5 N	2.6～5 N	5.1～10 N	>10 N
ALT/AST	≤1.25 N	1.26～2.5 N	2.6～5 N	5.1～10 N	>10 N
碱性磷酸酶(AKP)	≤1.25 N	1.26～2.5 N	2.6～5 N	5.1～10 N	>10 N
口腔	正常	疼痛、红斑	红斑、溃疡可进一般饮食	溃疡只进流食	不能进食
恶性呕吐	无	恶心	短暂呕吐	呕吐需治疗	难控制呕吐
腹泻	无	短暂(<2 天)	能耐受(>2 天)	不能耐受、需治疗	血性腹泻
肾					
尿素氮、血尿酸	≤1.25 N	1.26～2.5 N	2.6～5 N	5.1～10 N	>10 N
肌酐	≤1.25 N	1.26～2.5 N	2.6～5 N	5.1～10 N	>10 N
蛋白尿	无	+,<0.3 g/L			肾病综合征
血尿	无	镜下血尿	严重血尿	严重血尿、血块	泌尿道梗阻
肺	正常	症状轻微	活动后呼吸困难	休息时呼吸困难	需安全卧床
药物热	无	<38 ℃	38～40 ℃	>40 ℃	发热伴低血压
变态反应	无	水肿	支气管痉挛无须注射治疗	支气管痉挛,需注射治疗	变态反应

项目	0度	Ⅰ度	Ⅱ度	Ⅲ度	Ⅳ度
皮肤	正常	红斑	干性脱皮,水疱,瘙痒	湿性皮炎,溃疡坏死	剥脱性皮炎
头发	正常	少量脱发	中等斑片脱发	完全脱发但可恢复	不能恢复的脱发
感染	无	轻度感染	中度感染	重度感染	重度感染伴低血压
心脏节律	正常	窦性心动过速休息时心率110次/分	单灶PVC,房性心律失常	多灶性PVC	室性心律失常
心功能	正常	无症状,但有异常心脏体征	有暂时心功能不全症状,但无须治疗	有心功能不全症状,治疗有效	有心功能不全症状,治疗无效
心包炎	无	有心包积液无症状	有症状,但不需抽水	心包压塞需抽水	心脏压塞需手术治疗
神经系统					
神志情况	清醒	短暂嗜睡	嗜睡时间不到清醒的50%	嗜睡时间多于清醒的50%	昏迷
周围神经	正常	感觉异常和/或腱反射减弱	严重感觉异常和(或)轻度无力	不能耐受的感觉异常和/或显著运动障碍	瘫痪
便秘	无	轻度	中度	重度,腹胀	腹胀,呕吐
疼痛	无	轻度	中度	重度	难治的

注:N——指正常值上限;PVC——房性期前收缩;便秘——不包括麻醉药物引起的;疼痛——指药物所致疼痛,不包括疾病引起的疼痛。

二、不良药物反应的处理

化疗药物绝大多数在杀伤肿瘤细胞的同时,对正常组织器官也会造成不同程度的损害。认识化疗不良反应并正确予以处理,是保证肿瘤化疗达到预期效果的重要环节。

(一)骨髓抑制

骨髓是储存造血干细胞的器官。骨髓抑制是肿瘤化疗十分常见的毒性反应,90%以上的化疗药物可出现此反应,表现为白细胞计数下降、血小板计数减少、贫血等。紫杉醇、CBP、米托蒽醌、IFO、长春地辛、替尼泊苷、氮芥类对骨髓的抑制作用较明显,而VCR、博来霉素、DDP对骨髓抑制较轻。人类红细胞的半衰期为120天,血小板的半衰期为5~7天,粒细胞的半衰期为6~8小时,故化疗后通常白细胞计数下降最常见,一般多在用药后第2天开始,7~10天降至最低。其次为血小板,对红细胞的影响较少。有些药物抑制时间可达4周左右。粒细胞的明显减少往往可导致各种继发感染,严重感染和出血通常是这些患者的直接死因。处理要点如下。

1.根据血常规进行药物剂量调整

一般化疗前后及过程中需监测血常规变化,除白血病外,当白细胞计数$<3.5\times10^9$/L,血小板计数$<80\times10^9$/L时不宜应用化疗药物。必要时应调整药物剂量。

2.提升白细胞数

当3.5×10^9/L<白细胞计数$<4.0\times10^9$/L时,可以口服升白药为主,如利血生、鲨肝醇等;若白细胞计数$<3.0\times10^9$/L时,可皮下注射粒细胞、巨噬细胞集落刺激因子;若白细胞计

数<$1.0×10^9$/L时,除了使用升白药,还可以给予成分输血,如白细胞等。贫血明显,可用促红细胞生成素皮下注射。血小板计数减少可用白细胞介素-Ⅱ或输注血小板。

3.防治感染

当白细胞计数<$3.0×10^9$/L时,应积极预防感染;若已经出现发热等感染症状时,应使用敏感抗生素。当白细胞计数<$1.0×10^9$/L时,应让患者进入无菌隔离室。

4.防止出血

有出血倾向者应给予止血药。

(二)胃肠道反应

胃肠道反应是化疗药物常见的不良反应之一,发生率在65%~85%。其反应程度与用药的种类、剂量、次数、单用还是联用,以及患者个体差异、心理状态等因素相关。大多数化疗药物可刺激胃肠道黏膜上皮细胞,抑制其生长。其刺激可经传入神经至自主神经系统与脑干,兴奋第四脑室底部的化学感受区,引起不同程度、不同类型胃肠道反应。较强烈的致吐剂有 DDP、ADM、CTX、IFO、CBP 等。

1.常见症状

(1)恶心、呕吐:是最常见的早期毒性反应,严重的呕吐可导致脱水、电解质紊乱和体重减轻,并可增加患者对化疗的恐惧感。化疗药物引起的呕吐可分为急性呕吐、延迟性呕吐与预期性呕吐3种。急性呕吐是指化疗后 24 小时内发生的呕吐;延迟性呕吐是指化疗 24 小时后至第 7 天发生的呕吐;预期性呕吐是指患者在第一个化疗周期中经历了难受的急性呕吐之后,在下一次化疗即将开始之前发生的恶心或呕吐,是一种条件反射。

(2)黏膜炎:化疗药物可损伤增殖活跃的黏膜上皮组织,易引起消化道黏膜炎,如口腔炎、唇损害、舌炎、食管炎和口腔溃疡,导致疼痛和进食减少,甚至吞咽困难。

(3)腹泻与便秘:5-FU 引起的腹泻最常见,大剂量或连续给药,可能会引起血性腹泻。长春新碱类药物尤其是长春新碱可影响肠道运动功能而产生便秘,甚至麻痹性肠梗阻,老年患者及用量较大的患者更易发生。

2.处理要点

(1)心理治疗:解除患者对化疗的恐惧感,减轻心理压力。

(2)饮食调理:化疗期间忌生冷硬及各种刺激性、不易消化的食物,可少食多餐,多饮水及流质饮食。可同时服用具有促进脾胃运动功能的中药。

(3)预防和对症处理:目前临床上用于预防化疗所致恶心、呕吐的药物品种较多,大部分为5-羟色胺受体拮抗剂,如恩丹西酮等。还有镇静剂、普通止吐药,如盐酸甲氧氯普胺、吗丁啉、维生素 B_6、地塞米松等,但这类药物止吐作用较弱,单用很难预防和控制较明显的呕吐。因此,多采用联合止吐,即用中等剂量作用强的止吐药与中等剂量作用弱的止吐药并用。腹泻较明显者可使用思密达,或口服洛哌丁胺,同时应补液及电解质,尤其注意补钾。若出现血性腹泻,则应停用化疗药,同时补液、止血,给予肠道黏膜保护剂,并监测生命体征及时对症处理。发生口腔炎或溃疡者,首先保持口腔卫生,进行口腔护理。

(三)肝脏损伤

肝脏是许多抗癌药物代谢的重要器官,许多抗癌药物或其代谢产物,如 CTX、多柔比星、阿糖胞苷、MTX 等,均可引起肝脏损伤。

1.临床表现

(1)肝细胞功能障碍:通常由药物或其代谢产物直接作用引起,是一个急性过程。表现为一过性的血清氨基转移酶升高,严重者可产生脂肪浸润和胆汁郁积,一般停药后可恢复。

(2)静脉闭塞性肝病:是由于肝小叶下小血管阻塞,静脉回流障碍所引起的。表现为血清肝酶显著增高、腹水、肝大和肝性脑病。

(3)慢性肝纤维化:多次接受化疗或大剂量化疗后的患者可以出现。

2.处理要点

(1)化疗开始前认真了解患者的肝脏功能,正确选择化疗药物;化疗期间及结束后应监测肝功能,随时给予对症处理。

(2)化疗过程中若出现肝功能损害,首先是药物减量或停药(表6-2),其次给予保肝治疗,如联苯双酯、维生素C等。有严重肝功能损害者以后的治疗应换药或进行剂量调整。

表 6-2　肝功能障碍时化疗药物剂量调整标准

磺溴酞钠(BSP)潴留百分率(45 分钟)	血清胆红素/($\mu mol/L$)	其他肝功能参数	药物剂量调整	
			蒽环类	其他
<9	<20.5	2 N	100%	100%
9～15	20.5～51.3	2～5 N	50%	75%
>15	>51.3	>5 N	25%	50%

注:N 为正常值上限;其他肝功能参数包括凝血酶原时间、血清蛋白、血清氨基转移酶等,这些指标异常时,亦应减少剂量;其他药物包括甲氨蝶呤、亚硝脲类、长春碱类、丝裂霉素等。

(四)心血管损伤

许多化疗药均可引起心脏损伤,如多柔比星、紫杉醇、CTX 等。其中首推蒽环类抗癌药物对心脏毒性最大。统计表明多柔比星的慢性心肌毒性与总剂量密切相关。化疗药物诱发的心脏毒性包括急性毒性反应与慢性毒性反应。急性毒性反应包括一过性心电图改变如窦性心动过速、ST 段与 T 波的改变,这一反应与剂量关系不大,出现与消失均较快,不必停药。慢性毒性反应为不可逆的"心肌病综合征",呈充血性心力衰竭的征象。既往如有因胸部肿瘤及恶性淋巴瘤等放疗后的患者,照射常可累及心脏,加重化疗药物对心脏的毒性反应。另外,化疗可加重以往存在的心脏病。处理要点如下。

(1)主要以预防为主,化疗前应对患者的心脏功能仔细评价。

(2)目前推荐阿霉素的累积总剂量≤500 mg/m²;老年人、15 岁以下儿童、有心脏病病史及纵隔或左侧乳腺曾接受过放疗的患者,ADM 总剂量不应超过 350 mg/m²;合用氨磷汀可减轻反应;同时应给予一定心肌营养药,如维生素 E、维生素 B_6、维生素 B_{12} 等。

(3)同用 CTX、放线菌素 D、MMC、曲妥珠单抗等可能会增加心脏毒性;曲妥珠单抗本身可引起严重的心脏毒性,如联用蒽环类易诱发或加重慢性心功能衰竭。

(4)若出现心律失常,可用维拉帕米、乙胺碘酮。

(5)若出现心衰可给予能量合剂、洋地黄强心剂、利尿剂及低钠饮食。

(五)泌尿系统毒性

泌尿系统毒性主要指化疗药物对肾及膀胱所产生的毒性。肾脏是体内药物排泄的主要器官,许多抗癌药物及其代谢产物经肾及膀胱排泄的同时给肾及膀胱造成损伤。常见的药物有

DDP,MTX,IFO,CTX,MMC 等。临床症状轻度只表现为血肌酐升高、轻微蛋白尿或镜下血尿，严重可出现少尿、无尿、急性肾衰竭、尿毒症。

1.肾毒性

化疗药物引起的肾脏毒性，可在用药时即刻出现，如 DDP、大剂量 MTX 等；也可在长期应用中或停药后发生，如 MMC、洛莫司汀等。肾脏毒性是 DDP 的剂量限制性毒性。单一剂量 $<40\ mg/m^2$ 通常很少引起肾损害，但大剂量化疗而不水化，则可发生不可逆性肾衰竭；CBP 肾毒性较轻，过去接受过肾毒性药物治疗的患者或大剂量应用时，卡铂也可产生肾毒性。MTX 大剂量用药可产生急性肾毒性，导致急性。肾功能不全，血清肌酐和血尿素氮迅速增加，出现脱水、少尿甚至无尿。IFO 肾毒性发生率在儿童较高，表现为肾小管功能障碍。

2.化学性膀胱炎

CTX、IFO 代谢产物可损伤泌尿道上皮尤其是膀胱上皮，引起泌尿道毒性。两者诱发的膀胱炎通常在静脉给药后早期发生，而口服给药通常发生较晚。另外膀胱内灌注化疗药物或生物反应调节剂治疗膀胱表浅肿瘤也可引起化学性膀胱炎。处理要点如下。

(1)化疗前应评估患者肾功能状况，老年人、有肾病病史者慎用有肾毒性药物，而肾功能不全者不用；在使用易致肾功能损害的药物时，应严密定期检测肾功能指标。如尿素氮、肌酐等。

(2)DDP 单次剂量 $>40\ mg/m^2$ 时，化疗前后均需水化，尿量每天应大于 $100\ mL/h$。一般而言，水化用生理盐水最好，因为高氯化物浓度可抑制 DDP 在肾小管水解，使肾脏得到保护。

(3)大剂量 MTX 静脉滴注，应碱化尿液，防止肾小管损伤；可提前口服别嘌呤醇防止高尿酸血症发生；用 IFO 和大剂量 CTX 时，必须同用美司钠，可大大减少血尿的发生。

(4)肾功能差者需减量或停药，剂量调整见表 6-3。

表 6-3　肾功能损害时化疗药物剂量调整标准

肌酐清除率 mL/(min×1.73)	血清肌酐 (μmol/L)	尿素氮 (mmol/L)	药物剂量调整		
			DDP	MTX	其他药物
>70	<132.6	<7.14	100%	100%	100%
70~50	132.6~176.8	7.14~17.85	50%	50%	75%
<50	>176.8	>17.85	—	25%	50%

注:蛋白尿≥3 g/L 也应调整剂量;其他药物包括博来霉素、依托泊苷、环磷酰胺、丙卡巴肼、丝裂霉素、六甲密胺。

(六)肺毒性

引起肺组织损害的药物首推博来霉素、MTX、白消安、卡莫司汀、MMC、CTX 等。临床表现常呈缓慢发展趋势，早期多为非特异性表现，可有咳嗽、呼吸短促，X 线表现为慢性肺间质性病变，晚期可呈不可逆肺纤维化改变。确诊需结合用药史，以往接受过胸部放疗的人容易发生肺毒性。处理要点如下。

(1)限制药物累积总量，如白消安的总剂量不超过 500 mg，博来霉素不超过450 mg，MMC 40~60 mg 等。

(2)对于放疗后、联合化疗、70 岁以上半年内用过博来霉素、既往有慢性肺病患者，应慎用博来霉素。

(3)用药期间密切观察肺部症状、体征及 X 线改变,定期行血气分析及肺功能检查。

(4)出现肺毒性症状时则立即停药,并给予对症处理:可试用类固醇皮质激素治疗,有发热时应合并使用抗生素,同时予以支持治疗。

(七)神经毒性

化疗引起神经系统损伤并非少见,放疗、化疗或联合治疗都可引起神经毒性。VCR、长春碱等对周围神经有明显毒性,临床表现肢体感觉异常、肌无力、便秘、尿潴留、肠麻痹等。MTX 鞘内大剂量注射可引起中枢神经系统不良反应,表现为脑膜刺激征。DDP 诱发的神经病变可表现为末梢神经病、听神经损伤等。

处理要点:抗癌药物引起的神经系统损伤应及时减量或停药,给予维生素 B 族、胞磷胆碱,并可配合中药、针灸治疗。一般神经功能可能需要数周至数月恢复。

(八)生殖功能障碍

已知在实验动物中丙卡巴肼、白消安、CTX、阿糖胞苷和多柔比星等都明显影响精子的形成或直接损伤精子,但临床上以氮芥类药物和丙卡巴肼最易引起不育,而大多抗代谢药物似不易发生。联合化疗特别是长期应用后,其发生率较高。闭经在化疗患者中虽多见,但化疗对卵巢功能的影响了解尚少。

(九)皮肤毒性

化疗药物可引起局部和全身性皮肤毒性。局部毒性是指发生于药物注射部位周围组织的反应,包括静脉炎、疼痛、红斑和局部组织坏死。全身毒性包括脱发、皮疹、瘙痒、皮炎及皮肤色素沉着等。处理要点如下。

(1)化疗药物所致的脱发为可逆性的,通常在停药后 1～2 个月内头发开始再生,不需做特殊处理。

(2)药物外渗需预防:给药期间应细心观察注射部位,若疑有外渗,应立即停止药物输注;若发现药物外渗,可立即予氢化可的松琥珀酸钠局部多点向心性注射,以稀释止痛或普鲁卡因局部封闭,局部冷敷;在顺利的静脉滴注过程中,直接推注或经输液管将这些药物注入静脉然后再予冲洗可避免静脉炎或栓塞。

(3)若合并感染,适当加用抗生素。

(4)若出现溃疡长期不愈,应请外科处理。

三、远期反应

由于肿瘤治疗的进展,许多患者能长期生存。随访中发现与治疗相关的远期反应主要有发育不良、不育、第二原发肿瘤等。

(一)对性腺的影响

CTX、长春碱等常引起闭经;CTX 可致精子缺乏。

(二)第二原发肿瘤

第二原发肿瘤比正常人的预期发病率高 20～30 倍。发生在治疗后 1～20 年,发病高峰为 3～9 年。霍奇金病常发生急性非淋巴细胞性白血病和非霍奇金淋巴瘤。非霍奇金淋巴瘤常发生实体瘤和急性淋巴细胞性白血病。

(葛云亮)

第四节　化疗药物监测的临床应用

肿瘤的化疗药物毒性大，安全系数比较小，而且在人体代谢和排泄个体差异大，因此可能导致个体间的不同的治疗结果。有的患者可能因达不到治疗浓度导致化疗失败；有的患者可能因药物浓度过高而产生严重的不良反应。临床药代动力学和治疗药物检测（TDM）工作，是通过对用药患者血药浓度的检测，采集相关数据，计算出个体对药物的代谢和排泄能力的参数，根据这些参数就可设计个体化的理想给予方案，这对于提高肿瘤化疗疗效、肿瘤的及时治疗及高效合理应用现有医疗资源有重大意义。

一、获取个体药动学参数

药动学模型及参数是反映药物体内过程随时间变化规律的较客观的指标，也是制定用药方案的基础。虽然现在新药上市前均要求进行临床药动学研究，但由于历史原因，目前临床上广泛应用的药物中，不少仍缺乏药动学资料，即便有，也多得自国外其他人种。近年来遗传药理学研究表明，不同人种间在生物转化及排泄等体内过程上存在着差异。即便在同一人种间，由于先天因素及后天环境因素和病理情况的影响，也存在巨大的个体差异。因此通过治疗药物监测（TDM）工作，求得具体监测对象的药动学模型及各有关参数，是一重要的基础工作。并且，还可借以积累我国人群的群体药动学资料。只要确定药物在具体监测对象的房室模型、消除动力学方式及有关药动学参数后，即可制订出较合理的个体化用药方案。

二、制订用药方案

需进行 TDM 的药物，其药物效应（包括治疗作用及多数毒性作用）与血药浓度间存在着密切的相关性，并且各药的群体治疗浓度范围及中毒水平均已确定，故在制订用药方案时，可参照有关资料，确定欲达到的稳态浓度水平（静脉滴注）或范围（多剂间隔用药）。应用测定计算得到的该个体有关药动学模型及参数，可按公式计算出静脉滴注时的用药速度；对于非线性动力学消除的药物，在确定个体的 Vm 和 Km 值后，可计算出每天用药量。如果不能获得监测患者的具体药动学模型及参数时，可采用有关药物的群体模型及参数均值，作为制订用药方案的依据，但最好能选用同一人种及同一病种的群体资料，以求尽量与接受用药方案的个体接近。此外，对二室及多室模型药物，在制订静脉滴注或多剂用药方案时，一般均按一室模型处理。需强调指出，无论用什么方法制订的用药方案，在实施过程中，仍需通过 TDM 监测效果，并做出必要的调整。

三、指导调整剂量

通过上述方法制订的用药方案，仅是一理论上的理想方案，实际工作中由于患者具体情况千差万别，在用药过程中任一影响药物体内过程的因素发生改变，均可使血药浓度不是恰在预期水平。即便正好达到预期水平者，也可能在继续用药过程中因上述因素改变，或病情的好转、恶化，使血药浓度改变。因此，通过 TDM 测定血药浓度，监测用药方案实施效果，指导进行必要的剂量调整，是剂量个体化的必需环节，也是 TDM 的常规工作。常用的方法有以下两种。

(一)比例法

凡属一级消除动力学的药物,假设其剂量调整期间接受治疗的个体体内过程无较大变动,则药动学参数可视做不变,在其达稳态浓度时,血药浓度与剂量间存在正比例关系。因此,根据使用 X1 剂量或滴注速度达稳态后(5～6 个半衰期),某次用药后取样测定的稳态血药浓度 Css1 及在该时刻所需的 Css,可计算出调整剂量 X＝Css·X1/Css1。按调整剂量 X 用药后,经过 5～6 个半衰期又可达到新的稳态浓度。可如此多次重复定期监测、调整,以达到维持在有效而安全的血药浓度范围水平的目的。

(二)Bayes 法

该法使用预先按群体药动学资料编制的电脑程序,根据群体药动学参数,结合患者的体质及病理情况,先估算出该个体的药动学参数及用药方案。在按该方案实施过程中,分别在不论是否达稳态的不同时间取血 2～4 次测定血药浓度,将相应血药浓度和时间输入电脑,用渐近法原理修正出该个体所需的调整方案,经几次反复即可逼近最适方案。该法优点是将前述确定个体药动学参数、制订用药方案及调整剂量多步合在一起完成,并且可同时考虑心、肝、肾功能的影响。但使用本法时,不同药物需不同程序软件,目前仅有地高辛、苯妥英钠、利多卡因等少数药物采用。例如,以亚叶酸钙作为解救剂可使甲氨蝶呤的剂量增加,但以大剂量甲氨蝶呤化疗一定要在合理的血药浓度监测下进行,恶性肿瘤患者给予大剂量甲氨蝶呤为主的化疗,对甲氨蝶呤的血药浓度以荧光偏正免疫测定法进行监测,以甲氨蝶呤血药浓度比值决定亚叶酸钙的剂量,合理应用亚叶酸钙,既能充分发挥甲氨蝶呤的抗癌作用,又能保护正常细胞。

四、肝、肾功能损伤时剂量的调整

肝脏生物转化和经肾及肝胆系统的排泄,是绝大多数药物消除的主要方式。肝、肾功能的改变将显著影响药物的消除动力学,这是 TDM 工作中必须考虑的。对于肝、肾功能不良的患者,能测定其个体药动学参数或用 Bayes 法制定用药方案,最为理想。若仅能借用群体资料时,则应通过 TDM 进行必要的调整。该类个体药动学参数中,仅有消除速率常数 k 因肝、肾功能损伤而发生改变,而 V、F、ka 等参数均不受影响。若在按群体资料制订的用药方案实施中,第一次和第二次给药后相同的 t 时间(选在消除相中)分别取血,测定得血药浓度 C1 和 C2,则此两点间的时间恰等于给药间隔。根据上面计算所得患者 k 值及群体资料的其他药动学参数,可按下式计算出按此试验剂量和间隔时间用药所能达的最小稳态浓度。$(Css)min＝C1·e-kt/e-kt(1-e-kt)$,式中 t 为 C1 的取样时间。若此最小稳态浓度与欲达到的值不相符,则可按本节中介绍的比例法,求出达到期望的最小稳态浓度所需的剂量。

必须强调指出,通过 TDM 指导临床用药时依据的有效治疗血药浓度范围及中毒水平,仅是根据群体资料获得的,并未考虑靶器官、组织或靶细胞对药物反应性的个体差异,以及同时使用的其他药物在药效学上的相互作用(协同或拮抗)。因此,判断患者药物治疗是否有效或发生毒性反应,绝不能仅拘泥于 TDM 结果,而应结合患者临床表现及其他有关检查,综合分析才能做出正确结论。

(葛云亮)

第五节 局 部 化 疗

局部化疗是将药物直接灌注到肿瘤所在区域,以增加该部位与抗肿瘤药物接触的机会,同时减少全身的毒性反应。临床上应用时,具体选择何种形式的局部化疗,取决于肿瘤所处部位的特殊性和局部肿瘤正常组织血液供应的差异性。

一、腔内化疗

腔内化疗是指胸、腹膜腔及心包腔内化疗。一般选用可重复使用、局部化疗刺激较小、抗瘤活性好、腔内注药后 AUC(曲线下面积)明显比其血浆 AUC 高的药物。

(一)胸腔内化疗

治疗恶性胸腔积液可通过闭合胸腔或在腔内直接杀灭肿瘤而达到目的。目前主要选择以下两种药物。

1.非抗肿瘤药物

如四环素、米帕林、滑石粉、细菌制剂,其作用是导致局部纤维化,胸膜腔闭合。

2.抗肿瘤药物

如 BLM 每次 40~60 mg,还可选择 DDP、卡铂、MMC、ADM 和 HN(氮芥)等,这类药物既可引起局部纤维化,又可杀灭肿瘤,但其杀死腔内肿瘤的作用比粘连更重要。目前临床应用最多的药物是 DDP 和 BLM 等。

(二)腹腔内化疗

腹腔内化疗一般选择 AUC 比值高、刺激性小的药物,以免引起腹痛和肠粘连。为了使药物更均匀分布,需先将药物溶解于较大量的溶液中(如 1 400 mL/m²),再注入腹腔。卵巢癌可选 DDP、卡铂、VP-16、米托蒽醌和紫杉醇等,并且可以进行腔内联合化疗,如 DDP＋VP-16 等。目前尚不能确定联合化疗比单药好。腹腔内化疗最适合卵巢癌术后残留病灶小或全身化疗获完全缓解但有复发危险的患者;恶性间皮瘤疗效次之,消化道肿瘤疗效较差。

近年,亦有提出在腹腔内注射抗癌药的同时,通过静脉给予解毒药,中和血中抗癌药,以减少全身毒副作用,即所谓双途径化疗,如腹腔内或胸腔内给 DDP,静脉给硫代硫酸钠。但这些解毒药可能从血液循环中进入腹腔或通过毛细血管进入肿瘤组织而影响局部疗效。

(三)心包内化疗

恶性心包积液可用心包穿刺、手术心包开窗、心包硬化剂、全身化疗和放疗。心包内化疗可选用 DDP、卡铂、5-FU、BLM、噻替哌和 IL-2 等。

二、鞘内化疗

鞘内化疗的药物可通过腰椎穿刺或 Ommaya Reservoir(一种埋在皮下的药泵)给药。鞘管与侧脑室相连,经长时间灌注将抗癌药物带到脑脊液中。这种方法给药,药物分布均匀,有效率高,复发率低。另外,常规腰椎穿刺注射药物的患者,如果连续平卧一段时间,可明显改善药物分布。目前鞘内用药仍以 MTX、Ara-C 和皮质激素为主,尚有报告应用噻替哌。

MTX 鞘内注射后,脑脊液浓度达 $1 \sim 20 \ \mu m$,维持大于 $0.1 \ \mu m$ 的浓度达 48 小时,并且腰骶部消除比脑室慢,浓度比侧脑室高 $4 \sim 5$ 倍。部分患者鞘内注射后可出现急性蛛网膜下腔炎、假性脑膜炎、恶心呕吐、脑脊液淋巴细胞增多,此外还可引起轻瘫、截瘫、脑神经损害、共济失调等。

Ara-C 亦是常用药物,鞘内注射剂量在 $30 \sim 100 \ mg/m^2$,每周 $1 \sim 2$ 次,侧脑室每次 30 mg Ara-C 注入,脑脊液浓度达 2 mmol,半衰期 3.4 小时,由于脑脊液内胞嘧啶脱氨酶活性低,因此脑脊液 Ara-C 半衰期明显比血浆中长。鞘内注射脂质体 Ara-C 后 Ara-C 缓慢释放,与普通 Ara-C 比较峰浓度降低,维持时间延长,临床上可每 2 周给药 1 次。Ara-C 鞘内注射的毒性反应与 MTX 相似,但发生率明显为少。

MTX、Ara-C 和皮质激素多为联合应用治疗中枢神经系统(CNS)白血病或肿瘤侵犯,亦可与局部放疗结合应用。如治疗儿童前 B 细胞性急性白血病伴单独 CNS 复发患者,联合方案几乎可使 100% 患者 CNS 转为正常。该组合对预防儿童急淋或高度恶性淋巴瘤的中脑侵犯非常重要。随机对照研究表明,对于标危和中危儿童 ALL 多次应用 MTX+Ara-C+皮质激素做联合鞘内预防,可避免全颅放疗,并可延长生存期。鞘内联合化疗和放疗治疗脑膜白血病,有效率 $40\% \sim 60\%$,但复发常见,中位生存期 $1 \sim 5$ 个月。然而,鞘内注射上述药物单独治疗其他肿瘤 CNS 受累则效果欠佳,常与放疗同时应用。

三、动脉内化疗

为了提高抗癌药物在肿瘤局部有效浓度,可用动脉内给药化疗(intra-arterial chemotherapy, IACT),药代动力学研究表明,动脉内药物的灌注术,药物首先进入靶器官,使靶器官的药物分布量不受血流分布的影响,同时靶器官的首过效应使其成为全身药物分布最多的部位。而且动脉内给药时,减少靶器官的血流量能进一步提高其药物接受量。实验表明,采用球囊导管阻塞和可降解微球阻塞的方法减少靶器官血流量,使靶器官的局部药物浓度在较长时间内保持较身体其他部位高 $13 \sim 15$ 倍。另外,抗癌药物通过与载体的结合,更有选择性地进入肿瘤组织,是提高疗效的另一个方式。如以脂质体为载体,是目前广泛采用的一种形式;碘化油—抗癌药物混悬液或乳化剂是临床上最常用的给药方法。脂质体在水中形成微球,将药物包埋其中,通过改变脂质体的生物物理性质,使微球易进入肿瘤细胞,并且被细胞内溶酶体释放的酶作用,而使药物释出,从而延长肿瘤药物的作用时间。此外,抗癌药物还可以与单克隆抗体结合,用导管直接注入肿瘤部位,有可能进一步提高抗癌药物的选择性杀伤作用。

动脉内化疗对一些实质性器官的肿瘤确比静脉给药优越,能达到提高疗效和减低不良反应的效果。原发性肝癌由于确诊时大部分已晚期,无法手术切除,而且全身化疗效果欠佳。目前常采用经导管肝动脉栓塞化疗(TAE)和经导管碘油化疗药物栓塞术(transcatheter oily,TOCE)治疗,使晚期复发性肝癌的治疗有了明显的进步。有报告用 TOCE 治疗 125 例晚期肝癌,2 年生存率 $32.8\%(41/125)$,其中巨块型、结节型和弥漫型分别为 75.0%、39.0% 和 0。在头颈癌放疗期间,每周动脉灌注 DDP $150 \ mg/m^2$,共 4 次,同时静脉用硫代硫酸钠解毒,治疗 60 例不能手术的 Ⅲ 和 Ⅳ 期头颈癌,结果 4 年无病生存率为 29%、总生存率 50%,局部复发的比例明显下降。此外还在肾癌、盆腔肿瘤、肢体骨及软组织肿瘤、头颈癌和脑瘤等方面也取得一定的进展。相信随着介入诊疗技术及器材和相关学科的发展和完善,介入治疗在肿瘤治疗中会起到越来越重要的作用。

(葛云亮)

第七章　肿瘤的免疫治疗

第一节　主动特异性免疫治疗

肿瘤疫苗也称肿瘤主动特异性免疫治疗,指利用灭活的肿瘤细胞、肿瘤细胞提取物、肿瘤抗原、肿瘤多肽或独特型抗体来免疫机体,诱导肿瘤特异性的免疫应答,阻止肿瘤生长、扩散和复发。虽然乙肝疫苗和人乳头状瘤病毒疫苗通过预防肝炎和宫颈炎的发生,能够减少肝癌和宫颈癌的发病率,但当前研发的肿瘤疫苗主要用于肿瘤治疗。肿瘤疫苗的优势在于一旦获得成功,可产生长期的免疫记忆,抗肿瘤作用比较持久。肿瘤疫苗可分为肿瘤细胞疫苗、DC 疫苗、肿瘤多肽疫苗、独特型疫苗和核酸疫苗等。

一、肿瘤细胞疫苗

采用灭活的自体或异体肿瘤细胞作为疫苗刺激机体产生抗肿瘤免疫应答,是研究最早、最多的肿瘤疫苗。肿瘤细胞疫苗的优势在于富含肿瘤抗原,如自体肿瘤细胞疫苗具有全部肿瘤细胞的抗原。为避免肿瘤种植,肿瘤细胞必须经过可靠的灭活才能临床使用。采用肿瘤细胞的裂解物或外泌小体(胞外体)等亚细胞结构,既可以保留肿瘤的抗原性,又可以保证疫苗的安全性,是肿瘤疫苗治疗常采用的办法之一。自体肿瘤疫苗由于肿瘤组织获取困难、制备过程复杂、机体存在免疫耐受以及肿瘤抗原被正常组织稀释等原因,临床应用有一定困难。异基因肿瘤细胞疫苗利用交叉抗原,可部分替代自体肿瘤疫苗。近年来多采用基因修饰的肿瘤疫苗,如转染粒细胞-巨噬细胞集落刺激因子(GM-CSF)、共刺激分子 B4-1 等增强肿瘤细胞的免疫原性,或 TGF-β 反义核苷酸去除肿瘤的免疫抑制,提高抗瘤活性。

黑色素瘤疫苗由两种黑色素瘤细胞系的裂解物辅以佐剂制备而成,是世界上第一个被批准上市的肿瘤疫苗。在一项临床研究中,黑色素瘤患者随机接受环磷酰胺联合黑色素瘤疫苗治疗或 CBDT 方案化疗,两组疗效相当,但黑色素瘤疫苗组的Ⅲ/Ⅳ度毒性更低。基于此研究,加拿大批准黑色素瘤疫苗上市。而Ⅲ期临床研究中发现,尽管黑色素瘤疫苗不能减少Ⅱ期黑色素瘤患者术后的复发风险,但其中 HLA-A2/C3 患者的 5 年无病生存率(DFS)和总生存率(os)显著高于观察组。该研究提示,疫苗的疗效可能受患者的 HLA 类型影响。另外一项Ⅲ期临床研究中,Ⅲ期黑色素瘤患者接受黑色素瘤疫苗联合低剂量 IFN 治疗或单纯大剂量 IFN 治疗,两组的中位生存期(MS)和无复发生存期(RFS)无显著性差异,而黑色素瘤疫苗组的神经和精神毒性明显减少。

OncoVAX 疫苗是通过照射灭活自体肿瘤细胞,辅以 BCG 作为佐剂制备而成,是目前已被多个国家批准的肿瘤疫苗。最初的一项随机研究发现,OncoVAX 能够改善结肠癌患者术后的疗效,但在直肠癌患者中无明显作用。随后进行的临床研究证实,OncoVAX 能够降低 II / III 期结肠癌患者术后的复发风险,其中 II 期患者尤其明显,下降达 61%。尽管 III 期临床研究显示,OncoVAX 不能延长结肠癌患者术后的 MS 和 DFS,但 OncoVAX 组患者的疗效与迟发性皮肤超敏反应(皮疹大小)的程度相关,而迟发性皮肤超敏反应一般在治疗后 6 个月消退。近来在一项 III 期临床研究中,OncoVAX 组患者在既往疫苗治疗(每周 1 次,连续 3 周)的基础上,增加疫苗治疗 1 周期(6 个月时),该研究发现,OncoVAX 能够显著减少结肠癌 II 期患者的复发风险(57.1%,$P=0.015$),而在 III 期患者无显著疗效。上述研究表明,OncoVAX 的疗效不仅受患者的疾病类型和临床分期影响,而且还与治疗的次数密切相关。在动物实验以及肾癌的临床研究中同样发现,肿瘤疫苗的疗效与治疗次数正相关。

GVAX 前列腺癌疫苗是两种前列腺癌细胞系经 GM-CSF 转染后获得的肿瘤疫苗,已经有两个 III 期临床研究(VITAL-1 和 VITAL-2)完成。VITAL-1 采用 GVAX 或多烯紫杉醇联合泼尼松治疗,入组的前列腺患者均无临床症状。结果显示,两组患者的 MS 无显著性差异,然而 GVAX 组患者在 22 个月时开始出现生存优势,并且毒性远低于化疗。VITAL-2 研究采用多烯紫杉醇联合 GVAX 或多烯紫杉醇联合泼尼松治疗,纳入 408 例有症状的前列腺癌患者,两组患者的 MS 为 12.2 和 14.1 个月($P=0.007\ 6$),而毒性接近。VITAL-1 研究提示,GVAX 在前列腺癌患者中的疗效与联合化疗相当,而且抗癌作用持久。而 GVAX 在 VITAL-2 研究中疗效不佳的原因,可能与患者的瘤负荷较大有关。

二、DC 疫苗

通过肿瘤抗原与 DC 孵育后获得的肿瘤疫苗。DC 作为专职的抗原递呈细胞,具有强大的抗原递呈能力,一直受到肿瘤疫苗研究的关注。

一项 III 期临床研究中,黑色素瘤患者随机分为 DC 疫苗组和达卡巴嗪化疗组。入组 108 例患者时发现,两组的客观反应率(ORR)为 3.8% 和 5.5%。进一步亚组分析发现,DC 组中 HLA-A2+/B44- 患者与其他患者相比,MS 显著延长,而在 DTIC 组中无明显差异。该研究与黑色素瘤疫苗的发现非常相似,即 DC 的疗效可能受患者的 HLA 类型影响。

DCVax-Brain 是患者胶质瘤细胞与 DC 共孵育后获得的一种自体肿瘤疫苗。临床研究中发现,胶质瘤患者经 DCVax-Brain 治疗后的 3 年生存率达 53%,MS 和无进展时间(TTP)分别为超过 36 个月和18.1 个月,远优于传统胶质瘤治疗的疗效(分别为 14.6 个月和 6.9 个月)。

Sipuleucel-T 是 PA2024(前列腺酸性磷酸酶和 GM-CSF 的融合蛋白)与患者 DC 孵育后获得的肿瘤疫苗。一项 III 期临床研究中,127 例前列腺癌患者根据 2∶1 随机接受 Sipuleucel-T 或安慰剂治疗,Sipuleucel-T 组患者的 MS 延长 4.5 个月($P=0.01$),TTP 也有延长趋势(1.7 周,$P=0.052$)。最近一项 III 期临床研究中,有 521 例无症状或轻微症状的前列腺癌患者参加,Sipuleucel-T 组的死亡风险与安慰剂组相比下降 22.5%($P=0.032$),MS 延长 4.1 个月。这两项研究表明,Sipuleucel-T 能够延长前列腺癌患者的生存期。该疫苗已经向美国食品和药物管理局(FDA)提出申请,如获得批准,将有可能成为 FDA 批准的第一个肿瘤治疗性疫苗。

三、肿瘤多肽疫苗

肿瘤多肽疫苗指以肿瘤抗原或肿瘤生长所需的细胞因子为靶点的疫苗。多肽疫苗成分比较单一,便于研究,易于生产,不存在肿瘤细胞的抑制成分,而且无肿瘤种植的危险。缺点是该疫苗的疗效受 MHC 类型限制,而且肿瘤一旦出现该抗原变异,便会逃避免疫的攻击。目前多采用多肽联合,或增加多肽的长度来提高疫苗的疗效。

Oncophage 是由通过加工、纯化自体肿瘤细胞的 gp96 等热休克蛋白(HSP)制备而成。一项Ⅲ期临床研究中,728 例肾癌术后患者被随机分为 Oncophage 组和观察组。尽管两组患者的复发率无显著性差异,但 Oncophage 治疗能够降低中危患者(肿瘤细胞低分化的 Ⅰ/Ⅱ 期患者或高分化的Ⅲ期患者)的复发风险达 45%($P = 0.004$)。另外一项Ⅲ期临床研究中,Ⅳ期黑色素瘤患者随机分为 Oncophage 组(61.86% 的患者制备出 Oncophage)和传统治疗组(化疗、大剂量 IL-2 治疗等)。两组患者的 MS 无显著性差异,而 Oncophage 组患者的疗效与疫苗治疗次数相关。另外,与传统治疗组相比,疫苗治疗 ≥10 次的 M1a(转移部位限于皮肤、皮下组织或淋巴结)和 M1b(肺转移)期患者的死亡风险下降 55%($P = 0.03$),而在 M1c(伴 LDH 增高或存在肺以外的内脏转移)期患者中无显著性差异。该研究提示:Oncophage 对于黑色素瘤负荷较小的患者有效,并受治疗次数影响。

Cima Vax Egf 由 2 个重组人表皮生长因子(EGF)分子和 1 个 P64K 分子经化学交联,辅以佐剂制备而成。该疫苗通过诱导机体产生 EGF 抗体,减少内源性 EGF,来抑制肿瘤生长。一项Ⅱ期研究中,80 例Ⅲb/Ⅳ期非小细胞肺癌(NSCLC)患者在一线化疗后随机分为 Cima Vax Egf 组和最佳支持组。疫苗治疗组患者的 MS 有延长趋势,其中 60 岁以下患者延长达 6 个月($P = 0.012$)。另外,疫苗组患者的 MS 与 EGF 抗体滴度正相关。

IDM-2101 是一个人工合成的多肽疫苗,含 10 个抗原表位(9 个为 CEA、P53、HER^{-2}/Neu 和 MAGE2/3 的 HLA-A * 0201 限制性 CTL 表位和 1 个辅助性的全 HLA-D 表位)。一项Ⅱ期临床研究中,63 例 HLA-A2+的ⅢB/Ⅳ期 NSCLC 患者接受 IDM-2101 治疗,1 例 CR,1 例 PR,MS 和 1 年生存率分别达 17.3 个月和 60%。其中 14 例患者治疗超过 2 年,其疾病无一例进展。而且,患者的 MS 与机体产生免疫应答的表位数量有关,如 0～1 个表位为 406 天,2～3 个表位为 778 天,4～5 个表位为 875 天($P < 0.001$)。

BiovestID、MyVax 和 Mitumprotimut-T 都是利用滤泡性淋巴瘤细胞的 B 细胞受体(BCR)独特型,将患者 BCR 与钥孔虫戚血兰素(KLH)耦联,辅以 GM-CSF 制备而成的肿瘤疫苗。一项Ⅲ期临床研究中,177 例滤泡性淋巴瘤化疗 CR 后的患者按 2:1 随机分为 BiovestID 治疗或 KLH/GM-CSF 治疗(对照组)。两组的 RFS 为 44.2 个月和 30.6 个月($P = 0.045$)。在 MyVax 的Ⅲ期临床研究中,287 例滤泡性淋巴瘤患者一线化疗后按 2:1 随机分为 MyVax 治疗或 KLH/GM-CSF 治疗组。两组的 TTP 为 19 个月和 23 个月($P = 0.297$)。MyVax 组中产生 My-Vax 免疫应答患者的 TTP 为 40 个月,未产生者为 16 个月($P = 0.000\ 3$)。在 Mituraprotimut-T 的Ⅲ期临床研究中,349 例 CD20$^+$滤泡性淋巴瘤经利妥昔单抗(抗 CD20 单克隆抗体)治疗 4 周疾病无进展者随机接受 Mitumprotimut-T/GM-CSF 或 KLH/GM-CSF 治疗。两组的 TTP 为 9.0 个月和 12.6 个月($P = 0.019$)。该研究根据滤泡性淋巴瘤国际预后指数进一步分析发现,Mitumprotimut-T 的疗效与对照组无显著差异。上述 3 个Ⅲ期临床研究结果迥异的原因与疫苗制备的工艺有关外,还可能与试验设计有关。三组临床研究中,BiovesfID 的研究中单纯选择 CR

患者,肿瘤负荷最小。Mitumprotimut-T 研究中,全部患者接受过利妥昔单抗治疗,常免疫功能低下,不能有效地产生抗肿瘤的免疫应答。而 MyVax 研究提示,抗肿瘤免疫应答与疗效密切相关。上述研究表明,肿瘤疫苗的抗肿瘤能力有限,而且需要患者具备一定的免疫功能。

四、独特型疫苗

通过抗原与抗体结合的特异性,利用某些抗体也称抗独特型抗体作为抗原的内影像来模拟抗原免疫机体。独特型抗体可部分代替相应的肿瘤抗原,主要用于某些不易获得的肿瘤抗原或难以分离纯化的肿瘤抗原。独特型疫苗的最大优势在于不含真正的肿瘤蛋白,避免了癌基因和病毒的污染。独特型抗体多为鼠源性,常诱导人体产生中和抗体,需要人源化和单区抗独特型抗体来避免。

Bec2 是神经节苷脂抗原 GD3 的抗独特型抗体,而 GD3 在小细胞肺癌(SCLC)等肿瘤细胞表面广泛表达。一项Ⅲ期临床研究中,515 例局限期 SCLC 患者在放化疗后随机分为 Bec2/Bcg 组和安慰剂组,两组的 MS 为 14.3 个月和 16.4 个月($P=0.28$)。Bec2/Bcg 组中 1/3 患者产生 Bec2 的体液免疫反应,而体液免疫反应阳性者与阴性者相比,MS 有延长趋势(22.3 个月和 14.1 个月,$P=0.076$)。

五、核酸疫苗

核酸疫苗也称基因疫苗或 DNA 疫苗,是一种含有肿瘤抗原编码基因的真核表达质粒。当核酸疫苗注入体内后,能够被体细胞摄取并表达肿瘤抗原,从而诱导机体的抗肿瘤免疫应答。核酸疫苗的优势在于便于生产,使用安全,在体内表达时间较长,易于诱发抗肿瘤免疫应答。缺点是肿瘤抗原的表达差异很大,而长期低水平的肿瘤抗原常诱导免疫耐受。

MVA-5T4 是携带 5T4 的减毒安哥拉病毒瘤苗,而 5T4 在肾癌等多种肿瘤中过表达,参与肿瘤转移。一项 MVA-5T4 的Ⅲ期临床研究中,733 例肾癌患者在一线治疗(舒尼替尼、低剂量 IL-2 或 IFN-α)的基础上,随机接受 MVA-5T4 或安慰剂治疗。尽管两组的 MS 无显著性差异,但 MVA-5T4 在 IL-2 有效的患者中有显著优势($P=0.04$)。另外,抗 5T4 抗体阳性患者的生存期较阴性者延长,表明 IL-2 与 MVA-5T4 有协同作用的可能。

Tg4010(Mva-Muc1-IL2)是一个表达 Muc1 和 IL-2 的减毒安哥拉病毒瘤苗,利用 Muc1 作为肿瘤相关抗原,通过 IL-2 活化免疫细胞。而 Muc1 是上皮细胞表达的Ⅰ型跨膜蛋白,在肺癌等肿瘤中过表达或异常糖基化。一项Ⅱb 期临床研究中,148 例 NSCLC 患者随机分为吉西他滨联合顺铂化疗或化疗联合 TG4010,两组患者的 ORR 为 27% 和 43%($P=0.03$)。对于 NK 细胞数量正常的患者,两组的 ORR 为 26% 和 56%($P=0.007$),MS 为 11.3 个月和 18 个月($P=0.02$)。以上结果提示,NK 细胞可能参与了 TG4010 的抗瘤活性。

迄今为止的研究表明,肿瘤疫苗虽然能够诱导机体产生肿瘤特异性的 CTL 或抗体,但确切的抗肿瘤能力有限,因此更适于肿瘤负荷较小的患者。对于瘤负荷较大的患者,肿瘤疫苗应在化疗等方法降低瘤负荷、打破免疫耐受的基础上进行。

(葛云亮)

第二节　过继性免疫治疗

过继性免疫治疗包括过继性细胞治疗和以肿瘤抗原为靶点的抗体治疗。一般情况下,过继性免疫治疗指过继性细胞治疗或过继性淋巴细胞治疗。过继性细胞治疗通过分离自体或异体淋巴细胞,经体外激活并回输,直接或间接(如免疫介导的抗血管生成作用)消除肿瘤。另外,过继性细胞治疗还可替代、修补或改善细胞毒治疗引起的免疫功能受损。过继性细胞治疗的关键在于产生数量足够、能够识别肿瘤抗原的 T 细胞;效应细胞能够到达肿瘤细胞,并在肿瘤周围被激活且发挥抗瘤作用。以肿瘤抗原为基础的抗体治疗,如利妥昔单抗、曲妥珠单抗、西妥昔单抗等主要通过抗体依赖性细胞介导的细胞毒作用、补体依赖的细胞毒作用以及免疫调理作用等机制控制肿瘤。

过继性免疫治疗与肿瘤疫苗不同,并不需要机体产生初始免疫应答,这对于已经没有时间或能力产生初始免疫应答的肿瘤晚期患者极具吸引力。

一、淋巴因子活化的杀伤细胞(LAK)

LAK 是外周血单个核细胞在体外经 IL-2 刺激培养后诱导产生的一类杀伤细胞,如 NK 和 T 细胞等,其抗肿瘤作用不依赖抗原致敏,且无 MHC 限制性。1985 年,Rosenberg 采用 LAK 联合 IL-2 治疗 25 例难治性肾癌、黑色素瘤、肺癌、结肠癌等肿瘤,11 例有效,提示 LAK 有高效、广谱的抗肿瘤活性。但随后进行的一项随机对照临床研究中,181 例难治性晚期肿瘤患者(以肾癌和黑色素瘤为主)被分为大剂量 IL-2 联合 LAK 组或单纯大剂量 IL-2 组,两组的 MS 无显著性差异,表明 LAK 细胞并不能提高大剂量 IL-2 的疗效。进一步分析发现,该研究中黑色素瘤患者(54 例)的 2 年生存率为 32% 和 15%,4 年生存率为 18% 和 4%($P=0.064$)。平均随访 63.2 个月时 LAK 组(28 例)中 5 例存活(其中 3 例持续 CR),而单纯 IL-2 组中的 26 例全部死亡,提示 LAK 有提高 IL-2 在黑色素瘤患者中疗效的可能。在一项 Ⅲ 期临床研究中发现,LAK 作为 NSCLC 的辅助治疗,可显著改善 5 年生存率。

二、肿瘤浸润性淋巴细胞(TLL)

TLL 是从肿瘤部位分离出的一群淋巴细胞,经 IL-2 等细胞因子扩增后产生。TIL 具有一定的肿瘤特异性,但操作过程相对复杂。最初报道 TIL 联合 IL-2 在 IL-2 无效黑色素瘤患者中的 ORR 为 32%,在 IL-2 初治患者中为 35%,提示 TIL 具有抗黑色素瘤活性,且不完全依赖 IL-2。一项 Ⅱ/Ⅲ 期临床研究中,88 例 Ⅲ 期黑色素瘤术后患者随机分为 TIL 联合 IL-2 组和单纯 IL-2 组,两组的 RFS 和 MS 无显著性差异。其中仅单个淋巴结转移的患者经 TIL 联合 IL-2 治疗后,复发风险显著减低,MS 明显延长,表明 TIL 的疗效可能受肿瘤负荷的影响。还有研究发现,经放疗或化疗预先抑制体内的淋巴细胞、后进行 TIL 治疗,转移性黑色素瘤患者的 ORR 可达 50% 以上。另外,一项 Ⅲ 期临床研究发现 TIL 具有抗肺癌活性。

三、细胞因子诱导的杀伤细胞(CIK)

CIK 是外周血单个核细胞经抗 CD3 单克隆抗体、IL-2、IFN-γ、肿瘤坏死因子(TNF)-α 等细胞因子体外诱导分化获得的 NK 样 T 细胞。CIK 呈 $CD3^+CD56^+$ 表型,与 LAK 相比具有更强的增殖活性和抗瘤活性。目前发现 CIK 在白血病、肝癌、肺癌等多种肿瘤中具有抗瘤活性。

四、供者淋巴细胞输注(DLI)

大量研究发现,肿瘤复发率在异基因干细胞移植后明显低于同基因移植,而前者的肿瘤复发率和移植物抗宿主病(GVHD)的程度呈负相关,减少淋巴细胞输注的数量或去除 $CD8^+$ 淋巴细胞可以降低 GVHD 的发生,同时伴复发率的增加,表明供者的淋巴细胞具有抗肿瘤作用。目前,供者淋巴细胞的输注已成为慢性粒细胞白血病异基因骨髓移植后复发和 EBV 病毒相关淋巴瘤的主要治疗,这种治疗简称 DLI。已知慢性粒细胞白血病异基因移植后复发的患者在 DLI 治疗后,60% 以上可以获得分子生物学水平上的完全缓解。疗效通常出现在治疗后几周至几个月,符合 T 细胞介导的获得性免疫应答,最严重的不良反应是 GVHD,可通过调整淋巴细胞的输注次数和数量得到减轻。

目前,提高淋巴细胞的肿瘤特异性是过继性免疫治疗研究的一个热点。最近一项研究中,将黑色素瘤特异性 TCR 转染患者 T 细胞,用于治疗 15 例转移性黑色素瘤患者。治疗后 1 年,2 例缓解患者体内仍然可以检测到转染细胞的存在。在另外一项研究中,1 例细胞因子治疗失败的黑色素瘤患者,病理结果显示 NY-ESO-1、MAGE-3 和 MART-1 阳性,gp100 阴性。研究者分离出患者 NY-ESO-1 特异性 $CD4^+$ T 细胞克隆,体外扩增至 5×10^9 后回输患者,2 个月后肿瘤全部消失。令人吃惊的是,该治疗不仅诱导出 NY-ESO-1 特异性 $CD8^+$ T 细胞,而且通过"抗原扩展"产生 MAGE-3 和 MART-1 特异性免疫应答,但无 gp100 特异性免疫应答。这些研究给过继性细胞治疗提供了新的思路。

(葛云亮)

第三节 非特异性免疫调节剂

非特异性免疫调节剂的抗癌机制主要有两种,如 α-干扰素、IL-2、咪喹莫特和卡介苗等通过刺激效应细胞来治疗肿瘤,而抗 CTLA-4 单克隆抗体、地尼白介素等通过抑制免疫负调控细胞或分子发挥作用。

一、α-干扰素

α-干扰素具有免疫调节、抗增殖、诱导分化、促凋亡、抗血管生成等多种作用,是第一个被证实具有抗肿瘤活性的细胞因子,目前已被 FDA 批准用于的粒细胞白血病、慢性淋巴细胞白血病、非霍奇金淋巴瘤、卡波肉瘤、黑色素瘤、多发性骨髓瘤和肾癌的治疗。

二、IL-2

IL-2 调控 T 细胞和 NK 细胞等淋巴细胞生长的重要因子,目前被 FDA 批准用于治疗黑色素瘤和肾癌。大剂量 IL-2 治疗转移性肾癌的 ORR 和 CR 率为 21％和 7％,5％的患者能够长期无病生存(10 年以上),是当前唯一能够使转移性肾癌患者长期无病生存的药物。

三、咪喹莫特

咪喹莫特是 Toll 样受体 7(TLR7)的激动剂,能增强天然免疫应答和获得性免疫应答。研究发现浅表性基底细胞癌患者经咪喹莫特局部治疗,12 周时的 CR 率达 75％。另外一项研究中,咪喹莫特治疗后 2 年的 CR 率达 79％。目前,咪喹莫特已经被 FDA 批准用于治疗浅表性和结节性基底细胞癌。

四、地尼白介素

地尼白介素是重组的白喉毒素/IL-2 融合蛋白,与 IL-2 受体(CD25)结合后,能够抑制细胞的蛋白合成,导致细胞死亡,已被 FDA 批准用于治疗 CD25 阳性的皮肤 T 细胞淋巴瘤。该融合蛋白能够去除 T 调节细胞,从而活化 CD4$^+$ 和 CD8$^+$ 效应细胞。一项研究中,16 例转移性黑色素瘤患者接受地尼白介素治疗,5 例 CR,1 例接近 CR。治疗期间,多数患者出现 T 调节细胞、CD4$^+$T 细胞和 CD8$^+$T 细胞一过性缺失。

五、CTLA-4 单克隆抗体

CTLA-4 单克隆抗体有伊匹单抗和替西木单抗,主要通过抑制活化 T 细胞的 CTLA-4 与抗原递呈细胞的 B7 结合,打破免疫耐受,增强 T 细胞的活性。伊匹单抗二线治疗黑色素瘤的 ORR 达 17％,部分患者的疗效表现为迟发性反应(如停药 8 个月后达最大疗效)。而替西木单抗在黑色素瘤的一线治疗中疗效与化疗相当,二线治疗的 ORR 为 8.3％,达最大疗效的中位时间超过 4 个月。

六、其他

卡介苗也已经被 FDA 批准用于膀胱癌治疗,可以减少 67％浅表性膀胱癌患者的复发。

近来,新的非特异性免疫调节剂不断涌现,如 1-甲基-色氨酸(IDO 抑制剂)、抗 4-1BB 单克隆抗体等,将推动肿瘤免疫治疗的快速发展。

（葛云亮）

第八章 肿瘤的分子靶向治疗

第一节 抗肿瘤小分子靶向药物

许多肿瘤中存在信号转导途径的异常,如上皮细胞肿瘤中常见 EGFR 家族受体的过度表达,胶质瘤中常见 PDGFR 家族受体的过度表达,慢性粒细胞性白血病 Bcr/Abl 的激活等。这些受体的过度表达或生长因子的过度表达导致受体的过度激活及胞内激酶突变激活等,导致其下游信号途径的增强,最终导致细胞的转化、增殖和抵抗细胞凋亡、促进细胞生存,与肿瘤的发生、发展密切相关。因此,许多学者致力于从阻断信号转导途径角度来研究新的抗肿瘤药物,并且已取得了巨大的突破,如针对 HER2 受体的人源化抗体曲妥单抗已被美国 FDA 批准用于 HER2 过表达的乳腺癌的治疗、针对 EGFR 酪氨酸激酶的吉非替尼治疗非小细胞肺癌、针对 Bcr/Abl 的伊马替尼治疗慢性粒细胞性白血病等。另外,还有许多抗体、小分子抑制剂已在临床上治疗肿瘤或正在临床试验。

一、蛋白酪氨酸激酶抑制剂

大多数细胞生长因子受体都含有酪氨酸激酶的肽链序列。所以,这类受体通称为酪氨酸激酶受体。这些受体具有极为相似的结构:细胞外的一段糖基化肽链,是与配体结合的部位;中间是疏水性的跨膜区;胞内的一段为具有酪氨酸激酶活性的膜内区。根据肽链序列的相似性和其他一些结构上的特点,这些受体被分成若干家族:①以上皮生长因子受体(EGFR)为代表,包括 EGFR、HER2、HER3、HER4 等,此类受体的高表达常见于上皮细胞肿瘤;②为胰岛素受体家族,包括胰岛素受体、胰岛素样生长因子受体(IGF-R)、胰岛素相关受体(IRR)等,在血液细胞肿瘤中常见此类受体的高表达;③为血小板衍生的生长因子受体(PDGFR)家族,包括 PDGFRα、PDGFRβ、克隆刺激因子(CSF-1R)、c-Kit 等,此类受体在脑肿瘤、血液细胞肿瘤等常见高表达;④为纤维细胞生长因子受体(FGFR)家族,包括有 FGFR1、FGFR2、FGFR3、FGFR4 和角化细胞生长因子等,此类受体在血管生成方面起着重要的作用;⑤为血管内皮细胞生长因子受体(VEGFR),是血管生成重要的正性调节因子;⑥另外,还有肝细胞生长因子受体(HGFR)类、纤维结合素Ⅲ型受体类、神经细胞生长因子受体(NGFR)家族等。酪氨酸激酶受体分别在不同类型肿瘤中过表达,致使其细胞内信号激活,导致细胞转化、不断增殖,促进肿瘤的发生、发展,抵抗细胞凋亡,打乱细胞的生长平衡。因此,靶向酪氨酸激酶信号途径应该是很好的抗肿瘤策略。

(一)酪氨酸激酶受体的抗体

1.抗 EGFR 的抗体

(1)西妥昔单抗是针对 EGFR 受体胞外区的嵌合型小鼠单克隆抗体。西妥昔单抗是通过将单克隆抗体 C225 的重、轻链与人 κ 轻链和人 R 重链复合表达而成。人鼠嵌合型抗体 C225 与 EGFR 受体结合亲和性高,能阻止配体与 EGFR 受体结合,阻断配体诱导的酪氨酸激酶活性,刺激受体的内化。西妥昔单抗干扰 EGF 配体自分泌途径导致细胞周期演进障碍,即 G1 期停止。G1 期停止的诱导伴随 p27 的上调。在某些细胞中,西妥昔单抗能诱导细胞凋亡。临床前研究表明西妥昔单抗能诱导裸鼠体内建立的 EGFR 过表达肿瘤的完全缓解。体内这些抗瘤作用是通过细胞稳定作用,而非细胞毒性作用。体内增强抗瘤作用还与抑制血管生长部分相关,在过度表达 EGFR 受体的肿瘤细胞中,西妥昔单抗能抑制 VEGF 的产生。西妥昔单抗在体内诱导肿瘤缓解涉及免疫或炎症反应(Fc 中介)。再者,西妥昔单抗已经呈现减少肿瘤细胞的转移潜能。临床前研究表明,西妥昔单抗增强顺铂、阿霉素、紫杉醇等抗瘤作用。

(2)帕尼单抗是靶向表皮生长因子受体(EGFR)的单克隆抗体。已被美国 FDA 批准用于临床治疗对标准化疗无效的转移性直肠结肠癌患者。

帕尼单抗是第一个完全人源性的针对 EGFR 的 IgG2 单克隆抗体,如同西妥昔单抗,它针对 EGFR 胞外配体结合域,其结果是帕尼单抗与 EGFR 相结合,阻止了 EGFR 与 EGF 或 TGF-alpha 结合,从而阻断肿瘤细胞内增殖、生存的主要下游信号途径。帕尼单抗的抗肿瘤活性在体外和体内试验中均得到证实,并且在大量恶性肿瘤模型中(特别是肺癌、肾癌和结肠直肠癌)均已观察到肿瘤生长受到抑制。临床实验结果表明,帕尼单抗有望治疗已扩散到身体其他部位的结肠直肠癌。帕尼单抗是一种完全人源化抗体,而西妥昔单抗是部分鼠源化抗体,帕尼单抗的耐受性将更好。该药物最普通和常见的不良反应表现为皮疹,以及其他较轻的不良反应,包括疲劳、呕吐和腹泻。

2.抗 HER2/neu 的抗体

曲妥单抗是针对 HER2 的重组人源化单克隆抗体。曲妥单抗已经被批准在临床应用。临床研究的结果表明,在治疗转移性 HER2 过表达的乳腺癌中,单药的完全缓解率为 5%,部分缓解率为 18%,与化疗药物合用的有效率为 57%~64%

3.抗 VEGF 的抗体

Genentech 公司开发的重组人抗 VEGF 抗体贝伐单抗用于转移性结肠癌的一线治疗药物。研究表明,其抑制 VEGF 诱导的内皮细胞增殖和肿瘤生长。Ⅰ期临床研究表明 rhu Mab-VEGF 是安全的。在一项 800 多例转移性结、直肠癌的随机双盲临床试验中,一半患者接受伊立替康、5-Fu/CF 治疗,一半患者接受伊立替康、5-Fu/CF 联合贝伐单抗治疗,有效率分别为 35% 和 45%。贝伐单抗的严重不良反应有肠穿孔、伤口愈合障碍、肺出血和内出血等,但非常罕见;另外,常见的不良反应主要是高血压、疲倦、血栓、腹泻、白细胞下降、头痛、食欲下降和口腔炎等。

(二)受体酪氨酸激酶抑制剂

1.EGFR 酪氨酸激酶抑制剂

(1)吉非替尼是针对 EGFR 酪氨酸激酶的口服小分子抑制剂。体外研究表明,吉非替尼能抑制 EGFR 酪氨酸激酶磷酸化和 EGF 刺激的细胞增殖。Sirotnac F M 等研究表明,吉非替尼单药最大耐受量(150 mg/kg)在裸鼠体内诱导上皮细胞肿瘤 A431 部分缓解,对不同程度 EGFR 表达的肿瘤 A549、SKLC-16、TSU-PR1、PC-3 的抑制率为 70%~80%。对 EGFR 低水平表达的肿瘤 LX-1 的抑制率为 50%～55%。吉非替尼能增强大多数细胞毒类化疗药物的作用,而且并不依赖于肿瘤 EGFR 的表达水平。例如,铂类药物单药对 A431、A549、LX-1、TSU-PR1、PC-3 等肿瘤细胞有很强的抑制作用,但与吉非替尼合用能使效果增强几倍。紫杉醇类药物单药能显著抑制 A431、LX-1、SKLC-16、TSU-PR1、PC-3 等肿瘤的生长,但当与吉非替尼合用能导致部分或完全缓解。吉非替尼使 A549 对阿霉素的敏感性增强 10 倍,与吉西他滨合用既不增强,也不减弱其细胞毒效应,但与长春碱类合用时患者的耐受性差。总的来说,吉非替尼对细胞毒类药物增强作用并不依赖于 EGFR 的表达水平。Ⅰ期临床研究结果显示吉非替尼在体内的半衰期为 27～41 小时,患者对其耐受性很好,最常见的不良反应为皮肤红疹、恶心、呕吐和腹泻,且这些不良反应均易处理。

机制研究表明,在 A431 异体移植瘤中,吉非替尼能抑制 c-fosmRNA 的表达,并呈剂量和时间依赖性。经 50 mg/kg 或 200 mg/kg 吉非替尼处理后,c-fosmRNA 转录减少至对照组的 6% 或 0.4%,且 36 小时后尚未恢复至正常水平。另在人 A431 细胞和 DiFi 肿瘤细胞株中,吉非替尼能通过抑制 MAPK 的活性来抑制细胞的生长。参与吉非替尼Ⅰ期临床试验的非小细胞肺癌患者接受穿刺检测,发现肿瘤 MAPK 表达明显减少,与增殖细胞减少相一致(Ki67 减少和 P27 表达的增加)。还有,吉非替尼能诱导细胞周期停止于 G1 期,同时 P27 明显上调和 CDK2 活性下降。另外,吉非替尼也抑制抗凋亡 AKT/NF-κB 途径。吉非替尼不但能抑制肿瘤坏死因子 α 诱导的 AKT 和 IκB 磷酸化,还显著地抑制 NFκB 的转录活性和 NFκB 寡聚核苷酸结合,并抑制 P21 激活激酶的活性和 EGFR 诱导的细胞骨架结构的形成和体外侵袭等。研究还发现,吉非替尼在体内能通过抑制 EGF 诱导的 VEGF 和 IL-8 的形成来抑制肿瘤血管的生成。

吉非替尼的吸收、代谢、分布与排泄:在大鼠和狗中的研究表明吉非替尼的生物利用度大约为 50%,分布全身。在人体内最大血浆浓度 C_{max} 出现在单次口服后的 3～7 小时内。实体瘤患者接受吉非替尼 50～700 mg/d,共 2 周,C_{max} 和 AUC 呈现剂量相关性增加。平均 C_{max} 为 106～2 146 $\mu g/L$,平均 AUC 24 h 为 1 670～36 077 $\mu g/L$,在第 7 天至第 10 天达到稳态浓度。食物对吉非替尼的生物利用度没有明显的影响。在接受单次口服 50 mg 剂量后,吉非替尼的平均 $t_{1/2}$ 是 34 小时;在接受 50～700 mg 剂量,每天 1 次,共 2 周,患者体内吉非替尼平均 $t_{1/2}$ 为 37～65 小时。在 1～75 mg 剂量下,原型吉非替尼尿中回收率<0.5%,表明肾排泄不是吉非替尼排除的主要途径。吉非替尼在肝中经 P450CYP3A4 酶代谢。在利福平(强诱导剂)存在的情况下,吉非替尼的 C_{max} 减少 65%,当在伊曲康唑(抑制剂)存在的情况下,C_{max} 增加 32%。AUC 值在利福平存在下和在伊曲康唑存在下呈现相应的减少 83% 和增加 58%。研究还表明在中度肝功能异常患者不需要调整吉非替尼的剂量。

剂量与用法:吉非替尼已被批准在日本和美国治疗不可手术或复发的非小细胞肺癌,剂量为每天 1 次,每次 250 mg。此剂量的疗效与 500 mg/d 相似。引起 3/4 级不良反应发生率很低。中度肝功能异常者不必改变剂量。注意与影响 CYP3A4 酶的药物合用会影响吉非替尼的代谢。

(2)厄洛替尼是一个新的 EGFR 受体酪氨酸激酶抑制剂。研究表明厄洛替尼对 EGFR 受体酪氨酸激酶抑制的 IC_{50} 值为 2 nmol/L,为一可逆性的 ATP 竞争性抑制剂。用 Src、Abl、胰岛素、胰岛素样的酪氨酸激酶作对照,发现该抑制剂对 EGFR 受体酪氨酸激酶的选择性超过 1 000 倍。厄洛替尼在体外对 EGFR 过表达肿瘤细胞受体的自身磷酸化有明显抑制作用,其 IC_{50} 值为 20 nmol/L。同时发现,该抑制剂在体内外对 EGFR 过表达的上皮细胞肿瘤 HN5 和 A431 肿瘤具有明显抑制作用,其对肿瘤生长的抑制与其对 EGFR 磷酸化的抑制一致。Ⅱ期和Ⅲ期临床试验表明,厄洛替尼在 150 mg/d 治疗化疗耐受的非小细胞肺癌、卵巢癌、头颈癌的抗瘤活性中等。厄洛替尼对 57 例化疗耐药的非小细胞肺癌患者的完全缓解率为 1.8%,部分缓解率为 14%,病情稳定达 26%。中位生存期为 37 周,1 年生存率为 48%。厄洛替尼处理 124 例化疗耐药的头颈癌患者,部分缓解率 6%,病情稳定为 40%。厄洛替尼对 34 例化疗耐药的卵巢癌,部分缓解为 6%,病情稳定为 50%。主要毒性是皮肤红疹和腹泻。

(3)拉帕替尼是一种新型的靶向双重酪氨酸激酶的口服小分子抑制剂,于 2007 年 3 月 13 日获美国食品药品管理局(FDA)批准上市,与抗癌药物卡培他滨联合用于治疗晚期 Ⅱ 型表皮生长因子受体(HER2)阳性乳癌患者。

拉帕替尼能有效抑制 EGFR 和 HER2 酪氨酸激酶活性,其作用机制为抑制细胞内的 EGFR 和 HER2 的 ATP 位点,阻止其磷酸化和激活,并通过与 EGFR 和 HER2 的同质和异质二聚体结合来阻断下游信号分子,如 p-ERK,p-Akt,cyclinD,从而干预肿瘤细胞的增殖、分化等过程。体外研究结果显示,拉帕替尼对纯化 HER1 和 HER2 的半数抑制浓度分别为 10.2 nmol/L 和 9.8 nmol/L,其对 HER1 和 HER2 的选择性是其他激酶的 300 倍。研究发现,拉帕替尼除了对 Her-2 过表达乳腺癌细胞系的生长抑制作用明显外,而且还能明显抑制 EGFR 或和 Her-2 过表达的肿瘤细胞株 HN5、A-431、BT474、CaLu-3 和 N87 的生长,其 IC_{50} 值均<0.2 $\mu mol/L$。另外,在 HN5 和 BT474 细胞裸鼠移植瘤模型上拉帕替尼也取得了较好的抑瘤率。

在临床研究过程中,拉帕替尼与曲妥单抗无交叉耐药。与分子较大的曲妥单抗相比,小分子的拉帕替尼可以通过血-脑屏障。在一项 Ⅱ 期临床研究中,拉帕替尼显示出可在一定程度上缩小乳腺癌脑转移灶。临床试验还显示,对于那些已对罗氏的曲妥单抗产生耐药性的 HER2 型乳癌患者,这种新药有很好的临床效果。在一项国际多中心 Ⅲ 期临床研究中,研究人员比较了拉帕替尼和卡培他滨联合治疗与卡培他滨单药治疗在曲妥单抗治疗失败患者中的疗效,结果表明,联合治疗组患者肿瘤再次生长的中位时间为 8.5 个月,有效率为 44%,而单药治疗组患者肿瘤再次生长的中位时间为 4.4 个月,有效率为 29%。卡培他滨与拉帕替尼联用治疗乳腺癌的疗效要好于单独用卡培他滨。而在另一项 Ⅲ 期临床研究中,研究者观察了拉帕替尼对转移性肾癌的疗效。结果表明,与对照组相比,拉帕替尼能延长 EGFR(+++)患者肿瘤再次生长的中位时间。目前,拉帕替尼在其他一些实体瘤,如转移性直肠癌、肺癌、膀胱癌的 Ⅱ 期临床研究仍在进展中。

从总体上说,拉帕替尼的治疗耐受性良好,两个 Ⅰ 期临床试验结果表明,即使在用量达到 1 800 mg/d(900 mg,口服,每天 2 次)也未见患者有明显的毒副作用。

拉帕替尼最常见的不良反应包括胃肠道反应(腹泻、恶心和呕吐),皮肤反应(手足综合征以及皮疹)和疲劳,其中腹泻是导致研究终止最常见的不良反应,其他还包括口腔炎、消化不良、皮肤干燥、肢端疼痛、背痛、呼吸困难、失眠和轻微的心脏毒性等。

2.靶向多种受体酪氨酸激酶抑制剂

(1)索拉非尼是靶向丝氨酸/苏氨酸激酶和多种受体酪氨酸激酶的一种多靶点的小分子抑制剂,具有直接抑制肿瘤细胞的增殖和阻断肿瘤新生血管的形成两种抗肿瘤作用。美国 FDA 相继于 2005 年和 2006 年批准索拉非尼用于治疗晚期肾细胞癌和不能行手术的肝细胞癌,这是近 10 多年来世界上被批准的治疗晚期肾癌的第一个新药,也是医疗界第一次找到能够延长晚期肝癌患者生命的药物。

生长因子受体酪氨酸激酶活性增加、RAS 基因突变或过度表达、RAS 下游信号通路蛋白,如 B-RAF 突变都可导致 RAS/RAF/MEK/ERK 信号通路的过度激活,从而导致细胞的过度增殖。人类多种肿瘤的发生和发展与这一信号通路的异常相关。索拉非尼是一种新型信号转导抑制剂,为一可逆性的 ATP 竞争性抑制剂。体外生物化学筛选实验结果表明,索拉非尼能通过抑制 RAF-1、野生型和突变的 B-RAF 丝氨酸/苏氨酸激酶的活性(IC_{50} 值分别为 6 nmol/L、22 nmol/L 和 38 nmol/L),阻断 RAS/RAF/MEK/ERK 信号传导通路,直接抑制肿瘤细胞的生长;也能通过抑制 c-Kit,FLT3、RET 激酶的活性($IC50$ 值分别为 68 nmol/L、58 nmol/L 和 47 nmol/L)对肿瘤细胞的增殖产生直接的抑制作用;另外,索拉非尼还能抑制血管内皮生长因子受体 VEGFR-1(IC_{50},26 nmol/L)、VEGFR-2(IC_{50},90 nmol/L)、VEGFR-3(IC_{50},20 nmol/L),血小板衍生生长因子受体 PDGFRβ(IC_{50},57 nmol/L),阻断肿瘤新生血管的形成和切断肿瘤细胞的营养供应,间接地抑制肿瘤细胞的生长。Wilhelm 等的研究表明,索拉非尼能明显抑制 RAS 或 RAF 基因存在突变的多种结直肠癌、前列腺癌、乳腺癌细胞的 ERK 途径及胞内 VEGFR-2、VEGFR-3 的磷酸化水平。在体内试验中,索拉非尼[7.5~60.0 mg/(kg·d),口服]对人肿瘤的动物移植模型显示了广泛的抗肿瘤活性,包括结肠癌、非小细胞癌、乳腺癌、黑色素瘤、胰腺癌、白血病和卵巢癌模型,免疫组化或 Westernblot 法均能检测到受试肿瘤模型内的 p-ERK 水平受到了抑制。此外,通过测定裸鼠瘤组织中微血管密度及 CD31 的表达情况,证实索拉非尼显著抑制了肿瘤新生血管的生成。

索拉非尼最常见的不良反应包括手足综合征、疲乏、腹泻、皮疹、高血压、脱发、瘙痒、恶心和食欲下降。

(2)舒尼替尼是能够选择性地靶向多种酪氨酸激酶受体的口服小分子抑制剂,中止向肿瘤细胞供应血液的抗血管形成和直接攻击肿瘤细胞的抗肿瘤两种作用机制。该药已于 2006 年 1 月被美国 FDA 正式批准应用于临床治疗胃肠道间质肿瘤(胃肠间质瘤.)和晚期肾细胞癌(MRCC),并于 2007 年被欧盟批准为转移性肾细胞癌的一线药。FDA 发布的新闻公报称,这是该机构首次批准能同时治疗两种疾病的抗癌药物。由于它是第一个能够选择性地针对多种酪氨酸激酶受体的新型靶向药物,相对于更高选择性的激酶抑制剂,它的多靶点协作既具有可以接受的毒性,又大幅提高了抗癌活性。其在临床的成功应用证明了这样一种概念,即多目标分子疗法能够克服对治疗癌症的其他标的药物的耐药性,这代表了新一轮靶向疗法的问世,使癌症治疗又向前迈出重要一步。

目前,已明确的舒尼替尼的作用靶点有血管内皮生长因子受体(VEGFR1、VEGFR2、VEGFR3),血小板衍生生长因子受体(PDGFRα 和 PDGFRβ)、干细胞因子受体(KIT),类 Fms 酪氨酸激酶-3(FLT3)、胶质细胞源性神经营养因子受体(RET),集落刺激因子 I 受体(CSF-IR)等。这些受体与肿瘤生长、病理性血管生成和癌症转移进展过程密切相关。大分子与小分子对接实验表明,舒尼替尼与 ATP 竞争结合于野生型或突变的受体酪氨酸激酶的 ATP 结合袋中,使 ATP 不能与此激酶的 ATP 位点相结合,从而抑制该激酶的活性,并阻断其下游信号转导途径。在体外,生物化学筛选实验显示舒尼替尼对这些激酶具有明显的抑制作用,其 IC_{50} 值介于 0.01~0.25 μmol/L,细胞学实验显示舒尼替尼不但能抑制 VEGF、SCF 和 PDGF 诱导的多种肿瘤细胞的增殖,并能诱导人脐静脉上皮细胞凋亡。Mendel 等研究表明,舒尼替尼[40 mg/(kg·d)或 80 mg/(kg·d)]在裸鼠体内能明显缩小 HT-29、A431、Colo205、H460、ST-763T、A375、MDA-MB-435 等多种人肿瘤细胞的移植瘤的体积,其抑瘤率达到 70%~90%,而且当舒尼替尼在裸鼠体内的血浆浓度达到 50~100 ng/mL 时即能抑制 PDGFRβ 和 VEGFR2 的磷酸化水平。

由于胃肠间质瘤.患者中 85% 有 KIT 基因突变,5%~7% 有 PDGFRα 基因突变,VEGFR 和

PDGFR 基因突变在 MRCC 病理形成中起着关键作用。因此在随后的临床试验中,舒尼替尼显示了显著的疗效。此外,Ⅰ期和Ⅱ期胃肠间质瘤.研究的长期随访数据显示,舒尼替尼可使那些尽管进行过其他标准治疗但癌症进展的患者的总体存活时间延长至将近 20 个月。此外,所有患者的中位肿瘤发展时间为 7.8 个月,有些特定的次类别患者的受益程度甚至超过对伊马替尼的预期。

在转移性肾细胞癌临床研究中,舒尼替尼也显示了良好的疗效。肾细胞癌(RCC)的发病率居泌尿生殖系肿瘤的第 2 位,且呈上升趋势,手术是治疗 RCC 的有效方法,但 65% 的患者术后出现复发或转移,对放化疗敏感性不高,目前 IL-2 和/或 IFN-α 与化疗是公认的第一线方案,但只有少数患者受益,故急需新的治疗策略。由美国 Memorial Sloan-Kettering Cancer Center 中心的 Motzer 博士主持的两项多中心Ⅱ期临床研究的数据显示,罹患耐药性肾细胞癌即肾癌的患者在接受舒尼替尼治疗后,有很高的应答率,延迟了肿瘤的发展。一项由舒尼替尼治疗 63 例曾用细胞因子(IFNα、IL-2)治疗失败或因不良反应不能耐受的 MRCC 患者,结果显示,63 例中 25 例(40%)PR,17 例(27%)SD 持续时间≥3 个月,TTP 为 8.7 个月(95%CI5.5～10.7),中位总生存期(PFS)为 16.4 个月,且耐受良好。而另一项舒尼替尼治疗 106 例第一线治疗无效的 MRCC 患者,剂量方案如前,可评价疗效的 105 例患者中,36 例达 PR(34%,95%CI25～44),中位 PFS 为 8.3 个月(95%CI7.8～14.5 个月),提示舒尼替尼治疗有效。在此基础上,Motzer 博士随后开展了大型Ⅲ期临床研究,将舒尼替尼作为一线抗癌药物来治疗透明细胞转移性 RCC 患者,评价舒尼替尼与一线用药 IFN-α 的疗效。750 例患者中,随机 375 例使用舒尼替尼(口服 50 mg/d,用药 4 周,每 6 周重复),375 例使用 IFN-治疗(皮下注射,9MU,3 次/每周),结果显示舒尼替尼治疗组的患者客观应答率为 44%,RR 为 31%,中位 TTP 为 11 个月;而 INFα 治疗组的患者客观应答率为 11%,RR 为 6%,中位 TTP 为 4 个月。且舒尼替尼治疗组的患者总体耐受性好,中断治疗率低于干扰素治疗组(6% 对 9%),很少有患者因与治疗相关的不良反应而中断治疗(6% 对 9%)。

在其他类型的肿瘤中,也观察到令人鼓舞的Ⅱ期临床研究结果,其中包括转移性非小细胞非肺癌、乳腺癌和神经内分泌癌。目前,辉瑞公司还开始了舒尼替尼单用或与其他抗肿瘤药物,如厄洛替尼联用的后期临床实验,观察对许多其他类型实体瘤的疗效。

在舒尼替尼临床研究中常见毒副作用多为轻中度,而且在停药之后可逆转。舒尼替尼一般不良反应有疲乏、腹泻、恶心、胃炎、消化不良、味觉减退和呕吐,皮肤脱色。严重不良反应有肺栓塞、血小板计数减少、肿瘤出血、中性白细胞计数降低所致的发热及高血压等,特别需要注意的是甲状腺功能减退。建议对于接受舒尼替尼治疗的患者需要常规监测其甲状腺功能及心脏情况,以保证患者的收益大于风险。

(3)ZD6474 是一种强效的口服的 VEGFR 酪氨酸激酶小分子抑制剂,其化学名为[N-4-溴-2-氟苯基]-6-甲氧基-7-[1-甲基哌啶-4-]甲氧基喹唑啉-4-氨。对 VEGFR 酪氨酸激酶的 IC50 值为 40 nmol/L。对 Fms 样的酪氨酸激酶的 IC50 为 110 nmol/L,对 EGFR 的 IC_{50} 值为 500 nmol/L。ZD6474 明显抑制 VEGF-A 刺激的血管内皮细胞 HUVEC 的生长(IC_{50} 值为 60 nmol/L),其对 VEGF 信号的选择性抑制在体内已被证明。ZD6474 在 2.5 mg/kg 下静脉注射,能逆转 VEGF 诱导的低压改变(63%),但对 FGF 诱导的改变无影响。口服每天 1 次 ZD6474(共 14 天)产生剂量依赖性增加,与 VEGF 信号和血管生成抑制相一致。ZD6474 在 50 mg/(kg·d)剂量下在裸鼠体内也能抑制 A549 肿瘤新生血管生成。

(4)PTK787/ZK222584是另一种VEGFR酪氨酸激酶抑制剂,其化学名为1-[4-氯苯氨基]-4-[4-吡啶甲基]丁二酸酰嗪。PTK787能直接作用于多发性骨髓瘤细胞,PTK787在$1\sim5\ \mu mol/L$浓度下抑制多发性骨髓瘤细胞增殖达50%。PTK787增强地塞米松对多发性骨髓瘤细胞的抑制作用,并克服IL-6对地塞米松诱导凋亡的保护作用。PTK787也阻断VEGF诱导的多发性骨髓瘤细胞迁移通过细胞外基质。这些发现证明了PTK787直接作用于多发性骨髓瘤细胞和抑制旁分泌的IL-6中介的多发性骨髓瘤细胞生长。

3.c-Met抑制剂

c-Met由原癌基因c-Met编码,为受体酪氨酸激酶家族成员,配体为肝细胞生长因子(hepatocyte growth factor,HGF)。成熟的c-Met蛋白定位于细胞膜上,由50kD的α亚基和140kD的β亚基组成异二聚体,α亚基位于胞外,β亚基分为胞外区、跨膜区和胞内区,α亚基和β亚基的胞外区作为配体识别部位识别并结合HGF,而胞内部分具有酪氨酸激酶活性。HGF与c-Met结合后激活受体发生自身磷酸化,进而导致多种底物蛋白磷酸化,从而引起细胞内一系列信号传导,最终发挥HGF的生物学活性。

现已证实许多肿瘤组织中都有c-Met的过度表达,且明显高于相对应的正常组织。当细胞过表达HGF或c-Met时可通过:①促进肿瘤细胞运动;②调节肿瘤细胞间的黏附作用;③促进ECM降解;④促进肿瘤血管生成从而导致细胞癌变,促进肿瘤细胞的生长、侵袭和转移。

PHA665752属于2-吲哚酮类衍生物,体外生化实验结果显示,它对c-Met的选择性是其他激酶的50倍以上(IC509 nmol/L,Ki4 nmol/L)。PHA665752可以结合于c-Met的ATP结合位点,抑制c-Met发生磷酸化,从而阻断HGF/c-Met信号通路,影响下游信号分子ERK1/2,Akt,FAK,STAT-3,PLC-γ等的功能,最终抑制肿瘤细胞的生长、向正常组织的侵入及转移。大量研究证明,PHA665752能诱导多种高表达c-Met的肿瘤细胞发生凋亡,而对于c-Met表达正常的细胞无明显影响,并在裸鼠模型上包括c-Met高表达的胃癌和肺癌细胞移植瘤显示出明显而持续的抗肿瘤作用。研究还证实,PHA665752还可以与雷帕霉素发生协同作用,使非小细胞肺癌细胞H441发生细胞周期阻滞,并诱导细胞凋亡。

CE-355621是一种新型c-Met抑制剂。在小鼠神经胶质瘤异体移植模型中,用18F-FDGPET来评估药物的治疗效果。结果发现,CE-355621处理组2周后体内18F-FDG聚集量无明显改变,而对照组增加了66%。在CE-355621处理3天后即可见到明显的抑制18F-FDG聚集的作用,这比抑制瘤体积的作用出现得早(7天)。它可以在肿瘤体积发生改变前抑制18F-FDG在体内的聚集。这种作用也可用来评价肿瘤对CE-355621的治疗早期反应。

PF-2341066也是一种c-Met受体酪氨酸激酶的强效抑制剂,在胃癌动物模型中显示出明显而持续的抗肿瘤作用,目前已进入临床Ⅰ期试验。

二、非受体酪氨酸激酶抑制剂

(一)Src酪氨酸激酶抑制剂

STI571用于治疗Ph+慢性粒细胞性白血病,但其对慢粒的危象期和Ph+急性淋巴细胞白血病效果不明显。在B淋巴细胞中Bcr-Abl能激活Src激酶Lyn,Hck,Fgr。Bcr-Abl转导缺乏Src激酶Lyn,Hck,Fgr的小鼠能诱导慢性粒细胞性白血病,但不能诱导出B细胞急性淋巴细胞白血病。Src激酶抑制剂CGP76030阻止表达Bcr-Abl的B淋巴细胞增殖,延长小鼠B-ALL的生存期,但对CML无明显作用。Src激酶抑制剂和STI571联合应用对Ph+的急性白血病有明显的效果。

PD166326 是一种双向特异性酪氨酸激酶抑制剂,抑制 Src 和 Abl 活性的 IC_{50} 值分别为 6 nmol/L 和 8 nmol/L。PD166326 抑制 K562 细胞生长,诱导 G1 期停止,而对无 Bcr-Abl 的细胞没有明显的抑制作用,对 E255K 型 Bcr-Abl 突变体蛋白有明显的抑制作用,但 T315I 突变体 Bcr-Abl 对 PD166326 耐受。

AP23464 是一种 ATP 竞争性 Src 和 Abl 酪氨酸激酶的强力抑制剂,对人慢性粒细胞性白血病 CML 细胞株和转导 Bcr-Abl 的 Ba/F3 细胞有明显的抑制作用,IC_{50} 约为 14 nmol/L,而 STI571 的 IC_{50} 约为 350 nmol/L。AP23464 抑制 Bcr-Abl 酪氨酸激酶磷酸化,阻断细胞周期演进,促进细胞凋亡,但 AP23464 对 Abl 突变体 T315I 没有抑制作用。

(二)Abl 酪氨酸激酶抑制剂

伊马替尼(STI571)是针对 Bcr-Abl 酪氨酸激酶的小分子抑制剂,2001 年已被美国 FDA 正式批准应用于临床治疗慢性粒细胞性白血病。STI571 能抑制 Bcr-Abl 酪氨酸激酶及其下游信号转导途径。大分子与小分子对接实验表明,STI571 与 ATP 竞争结合于酪氨酸激酶的 ATP 结合袋中,使 ATP 不能与此激酶的 ATP 结合位点结合,从而抑制该激酶的活性。DrukerBJ 等报道的临床研究证明,STI571 的不良反应很小,主要为恶心、水肿和腹泻等。伊马替尼的有效性是基于血液学和细胞遗传学反应率。伊马替尼治疗 Ph＋染色体阳性的慢性粒细胞性白血病三个国际临床研究表明,慢性期干扰素治疗失败的 532 例患者开始剂量 400 mg,49％的患者获得细胞遗传学反应,30％完全缓解,完全血液学缓解达到 88％;加速期 235 例,77 例开始剂量400 mg,发现剂量可以增加,另外 158 例开始剂量 600 mg,63％的病例达到血液学缓解。21％的患者也获得部分细胞遗传学缓解,14％完全缓解。600 mg 剂量组 9 个月的无进展生存和完全生存率为 68％和 83％。粒细胞危象期 260 例,95 例接受过化疗,165 例未接受过化疗。开始 37 例用 400 mg,结果发现剂量可以加大,因此后 223 例用 600 mg,26％的病例获得血液学缓解(以前未接受过治疗的是 30％,而接受过治疗的是 19％),而 600 mg 的缓解率为 29％。以前未接受过治疗和接受过治疗的患者中位生存期分别为 7.1 个月和 5.2 个月。淋巴细胞危象期 10 例,血液学反应为 70％。

1.伊马替尼的药物代谢动力学

伊马替尼的平均生物利用度为 98％,在临床应用浓度下,伊马替尼结合到血浆蛋白大约为 95％,主要是白蛋白和酸性糖蛋白,很少与脂蛋白结合。主要的代谢物为 N-去甲基-哌嗪衍生物,该衍生物在体外与其母体有相似的作用。CYP3A4 是伊马替尼生物转化的主要 P450 酶。影响 CYP3A4 的药物能影响伊马替尼的代谢。伊马替尼主要是经肝代谢。口服后,血浆 $t_{1/2}$ 为 18 h,表明每天一次给药是适合的。年龄和性别对药物的分布体积没有明显的影响,肝功能中度异常对伊马替尼代谢影响不大,但肝功能患者应用时应注意;经肾排泄很少,因此肾功能异常者可以应用,但应注意监测血药浓度。

2.药物剂量与使用方法

在 CML 的慢性期,建议剂量 400 mg/d,加速期建议剂量 600 mg/d,危象期建议用剂量 600 mg/d。在慢性期剂量可以从 400 mg 增加至 600 mg,而加速期或危象期可从 600 mg 增加至最大 800 mg,同时注意监测血药浓度和毒副反应。

STI571 对慢粒治疗效果十分显著,但也发现对 STI571 耐药的病例。GorreME 等研究发现对 STI571 耐药的慢粒患者主要是由于 Bcr-Abl 基因扩增或突变所致。

(三)Bcr-Abl/SRC 酪氨酸激酶抑制剂

达沙替尼是 Bcr-Abl 和 Src 激酶双重小分子抑制剂,包括甲磺酸伊马替尼耐药或不能耐受的慢性骨髓性白血病所有病期(慢性期、加速期、淋巴系细胞急变期和髓细胞急变期)的成人患者,以及对其他疗法耐药或不能耐受的费城染色体阳性的急性成淋巴细胞性白血病成人患者。

尽管伊马替尼在治疗 CML 上产生了彻底改革,使得 5 年存活率从不到 50% 提升到将近90%,且大多数治疗反应稳定,但有少数会在起初的治疗反应后因 Bcr-Abl 突变而产生抗药性,第 5 年时,将近 17% 的病患发生某些程度的抗药性,且另有 5% 因毒性而停药。因此,第二代酪氨酸激酶抑制剂应运而生,最先出现的是达沙替尼。达沙替尼是一种强效 ATP 酶竞争性 Src 和Bcr-Abl 双重抑制剂,对两种激酶的 Ki 分别为 (16.0 ± 1.0) pmol/L 和 (32 ± 22) pmol/L。它也能有效抑制其他 Src 家族成员,并对 c-Kit 和血小板源性生长因子 B(PDGF-β)具有显著抑制活性。在 CML 异种移植鼠模型中,达沙替尼表现出强效体内活性和良好的药动学特性,其作用强度为伊马替尼的 325 倍。另一小鼠模型实验显示达沙替尼能有效抑制乳腺癌、前列腺癌、结肠癌、胰腺癌、小细胞肺癌及肉瘤等实体瘤的生长。达沙替尼还可显著延长伊马替尼耐药性,且 Bcr-Abl 依赖性疾病模型小鼠存活期,但是移植 T3151 肿瘤细胞的小鼠对达沙替尼治疗无明显效果。

多中心临床研究证实达沙替尼对临床广泛的伊马替尼耐药性病例都有效。FDA 统计了4 项单组研究的结果,这些研究共纳入对伊马替尼治疗不能耐受或无效的 400 例患者,采用有效率确定于达沙替尼的有效性。CML 初期(慢性期)患者的有效率为 45%,晚期 CML 患者的有效率为 31%~59%。大多数患者开始服药后对达沙替尼的治疗反应可持续 6 个月。

达沙替尼的不良反应包括液体潴留、出血、腹泻、皮疹、感染、头痛、疲劳和恶心。达沙替尼也常导致贫血、中性粒细胞减少症和血小板减少症。

三、蛋白酪氨酸激酶下游途径关键分子抑制剂

(一)RAS 及法尼基转移酶抑制剂

Ras 的活化的第一步为法尼基化,即法尼基转移酶(FTase)将法尼基焦磷酸中的法尼基基团转移至 Ras 蛋白的 CAAX(C:半胱氨酸;A:脂肪族氨基酸;X:任何氨基酸酶)的半胱氨酸残基上。因此,抑制 FTase 即抑制 Ras 的功能。法尼基转移酶抑制剂的研究主要集中在法尼基焦膦酸酯(FPP)类似物、CAAX 四肽类似物、双底物类似物、天然产物这 4 类化合物。

1.FPP 及其类似物

Ras 蛋白和 FPP 均为 FTase 的底物,故 FPP 类似物有可能成为法尼基转移酶抑制剂。根据 FPP 设计出其类似物,经筛选发现 α-羟基法尼基磷酸对 FTase 有明显的抑制作用。

2.CAAX 四肽类似物

在该类化合物中,以 CVIM 和 CVFM 的活性最高,其 IC_{50} 分别是 150 nmol/L 和 37 nmol/L。许多 4 肽构型与 CAAX 相似,发生竞争性抑制 FTase,本身并不法尼基化,但在体内易被破坏。James 等以 3-amino-1-carboxylmethyl-5-phenyl-benzoazepine-2-one(BZA)取代-CAAX 中的AA,得到一系列以 BZA 为骨架的化合物,具有强大的 FTase 抑制作用。BZA-2B 和 BZA-4B 抑制 FTase 的 IC_{50} 均为 1 nmol/L 左右,BZA-2B 对 GGTase 不敏感。BZA-4B 对 GGTase 较敏感。BZA-2B(200 μmol/L)和 BZA-5B(25 μmol/L)可逆转活化的 Ras 转化大鼠成纤维细胞的恶性转化。这种作用也可见于 H-ras 转化的小鼠成肌细胞及 K-rasB 转化的 NIH3T3 细胞。另外,非肽类三环抑制剂 SCH66336,已进入临床试验,Ⅱ期试验结果表明对转移性胰腺癌有效。

3.双底物模拟物

根据法尼基化的研究机制和法尼基蛋白的结构分析,在法尼基转移酶的催化作用下,FPP转移到 Ras 的 CAAX 上。根据这个机制分析设计出了一系列双底物的法尼基转移酶抑制剂。根据这个模型设计的一系列化合物中,保留了 CAAX 的特征和 FPP 的基本基团。该类化合物如 BMS-185878,BMS-186511 和 BMS-184467 等分子极性较大,在细胞内的活性较小,合成比较困难。

4.天然产物

柠檬烯为植物细胞甲羟戊酸代谢途径的终产物之一,由牻牛儿基焦磷酸代谢而来,是橘皮中的主要单萜。许多研究表明,柠檬烯对化学诱发的啮齿类动物的乳腺癌、胃癌、肺癌、前胃癌、肝癌有很强的化学预防作用。对 DMBA 及 NMU 诱发的乳腺癌,完全缓解率>80%。英国已将柠檬烯用于 I 期临床试验。手霉素及相关化合物是从链丝菌培养液中发现的,其酰胺侧链与 FPP 的异戊二烯基团类似,与 FPP 竞争性结合酵母及大鼠脑 FTase,其中抑制酵母 FTase 的 IC_{50} 为 $5~\mu mol/L$,且特异性强。该类化合物生物活性较广。目前,FPP 及其类似物中手霉素 A,L-704272,BMS-186511,J-104871 等正在进行临床前研究。

(二)MEK/MAPK 抑制剂

AZD6244 是靶向 MEK 激酶的小分子抑制剂。Ras/Raf/MEK/ERK 信号通路负责调控细胞的分化和存活,而肺癌、胰腺癌、结肠癌、黑色素瘤和甲状腺癌等多种肿瘤的生成均与该信号传递系统的活化作用有关。体外研究结果显示,AZD6244 能选择性地抑制在该信号传递系统过程中起重要作用的 MEK1/2 酶,其对纯化的 MEK1 的半数抑制浓度为 14 nmol/L。Tammie 等的研究表明,AZD6244 能明显抑制 RAS 或 RAF 基因存在突变的肿瘤细胞 HT-29、Malme-3M、MIAPaCa-2、SK-MEL-2、SK-MEL-28 的增殖,在 HT-29 裸鼠移植瘤模型上也取得了明显的抑瘤效果,免疫印迹和免疫组化的结果显示,用药后细胞及瘤组织中 ERK 的磷酸化水平被明显抑制了。另有研究报道,AZD6244 可以诱发骨髓瘤细胞的细胞毒性及抑制破骨细胞生成,而AZD6244(30 mg/kg)与多西紫杉醇(泰素帝)(15 mg/kg)合用能明显抑制骨髓瘤细胞裸鼠移植瘤的生长。AZD6244 的 I 期临床试验结果显示,该药物可通过抑制肿瘤的关键靶位起到长期稳定晚期实体瘤的治疗作用。但在 II 期临床试验的初步结果公布后,该药研发公司宣布并不打算对其进行 III 期临床试验。

(三)PI3K 抑制剂

PX-866 是靶向 PI3K 的小分子抑制剂,在体外对纯化的 PI3K 的半数抑制浓度为 0.1 nmol/L。Ihle 等的研究表明,PX-866 能明显抑制 HT-29 结肠癌细胞的增殖(IC_{50} 值为 20 nmol/L),在 $10~mg/(kg \cdot d)$ 的剂量下,使 HT-29 裸鼠移植瘤的体积明显缩小,其抑瘤率达到 80%,免疫印迹及免疫组化结果均显示 PI3K 的下游 Akt 的磷酸化水平被明显抑制了;另外,在卵巢癌 OvCar-3 和肺癌 A-549 细胞的裸鼠移植瘤模型上,PX-866 也取得了良好的抑瘤率,并能增强顺铂对 A-549 移植瘤的疗效,及 OvCar-3 移植瘤对放疗的敏感性。在体外三维培养模型上,PX-866 亦能显著抑制肿瘤细胞的迁移和生长。目前还未见 PX-866 的临床试验研究报道。

SF1126 是不可逆的靶向 PI3K 的小分子抑制剂。它可以与所有的 PI3K I A 异构体以及其他 PI3K 的超家族成员包括 DNA-PK 和 mTOR 形成共价结合,从而抑制 PI3K/Akt 途径。临床前实验表明,SF1126 能抑制多种肿瘤细胞的生长,并能抵抗肿瘤新生血管的形成。目前,SF1126 I 期多中心临床试验已正式启动,30 名至少已接受 2 次治疗的多发性骨髓瘤患者参与了该试验,该试验的目的主要是评价 SF1126 的安全性和耐受性。

(四)PKB/AKT 抑制剂

近年来,基于 Akt 为靶点的抗肿瘤药物的研究正在蓬勃发展,并且取得了一些具有开发前景的化合物。这些化合物主要靶向 Akt 的 ATP 结合位点、PH 域、蛋白底物结合位点。临床前实验已证明这些候选化合物可以拮抗 AKT 的抗凋亡作用,破坏癌细胞耐药性,诱导癌细胞凋亡,但它们大多稳定性差,细胞通透性和溶解度不佳,故除了哌立福辛、米替福新和 GSK-69093 外,至今未见其他化合物的临床试验报道。

1.靶向 ATP 结合位点的化合物

竞争性抑制 ATP 结合位点的抑制剂是 Akt 抑制剂研发中最有前途的药物。因为 Akt 与 PKA、PKC 的 ATP 结合区高度同源,因此这类化合物不但能抑制 Akt 的活性,也能抑制 PKA 或 PKC 的活性。如化合物 NL-71-101 对 Akt1 的抑制比对 PKA 的抑制强 2.4 倍(IC50 值分别为 3.7 μmol/L 和 9 μmol/L),这种化合物在高浓度时($>$25 μmol/L)能诱导卵巢癌 OVCAR-3 细胞发生凋亡。另,由世界著名的制药公司葛兰素史克美占公司投入研究的 GSK69093 的 I 期临床试验正在进行当中。

2.变构抑制剂

含有 2,3-二苯基喹喔啉核的化合物 Akti-1,Akti-2 和 Akti-1,2 是最新发现的具有 Akt 亚型选择性的抑制剂。它们能与 Akt 的 PH 结构域或连接 PH 结构域与激酶区的连接结构域结合,引起 Akt 构象的改变,从而阻碍 PDK-1 与 Akt 活化位点的靠近,使 Akt308 位点苏氨酸残基不能被磷酸化而抑制 Akt 的活化。

3.磷脂酰肌醇类似物

因为 PIP3 能直接与 Akt 的 PH 域相结合,故 PIP3 类似物可竞争性地与 Akt 相结合,阻止 Akt 移位至胞膜并被激活。目前,米替福新在欧洲已被批准用来局部治疗皮肤转移病灶。而哌立福辛联合放疗、吉西他滨、多西紫杉醇、紫杉醇的 I 期临床试验以及单独应用治疗复发的乳腺癌、前列腺癌、头颈部肿瘤以及肺癌的临床 II 期试验正在进行当中。另一类新开发的磷脂酰醚脂类似物 PIAS(即 PIAS5,6,23,24 和 25)可作为 PIP3 下游效应物的抑制剂,其 IC50$<$5 μmol/L。这类化合物能选择性地诱导 Akt 活性高表达的肿瘤细胞发生凋亡,降低 Akt 下游靶分子的磷酸化水平,而对上游激酶 PI3K、PDK1 的活性无影响。但其在体内是否有效及是否影响其他蛋白的 PH 域还未知。

4.三环核苷类化合物

TCN/API-2 是一种具有抑制肿瘤活性的三环核苷类代谢物。它能通过与 Akt 的 PH 域相互作用而抑制激酶的活性及 Akt 的磷酸化水平,对 Akt 下游因子,如 BAD、GSK-3β 和 AFX 均有明显的抑制作用,而对 PI3K、PDK1、PKC、PKA、Stat3、Erk-1/2、JNK 的活性无抑制作用,因而 TCN/API-2 选择性地作用于 Akt。有研究报道,TCN/API-2 在 10 μmol/L 浓度下就能有效地诱导高表达 Akt 的肿瘤细胞发生凋亡,体内裸鼠实验结果显示 1 mg/(kg·d)的 TCN/API-2 具有良好的抑瘤效果。

5.短肽

Masayuki 实验小组开发了一种短肽 Akt-in。Akt-in 是由新的原癌基因家族 TLC1 的第 10~24 氨基酸残基与人免疫缺陷病毒蛋白的转移信号肽融合而成。Akt-in 能有效地从细胞外进入细胞质,并与 Akt1、Akt2、Akt3 氨基端的 PH 结构域结合。体外活性分析结果显示,Akt-in

对 Akt 的抑制作用具有选择性,它对含有 PH 结构域的 PDK-1 或具有相似催化结构域 PKA 均无抑制作用。体内实验结果显示,Akt-in 皮下给药对 C57BL/6 小鼠 QRsP211 成纤维细胞移植瘤具有明显的抑制作用,并且 Akt-in 还能显著延长荷瘤小鼠的存活时间。

另外,一些针对 Akt 的抗体等分子靶向药物也在进一步研发中。

(五)mTOR 抑制剂

mTOR 是 PI3K-Akt 的下游信号分子,活化的 Akt 可使其激活,mTOR 下游分子为 eIF-4E 和 p70S6 激酶。雷帕霉素(西罗莫司)是从链球菌属中分离的一种大环内酯类抗免疫抗生素。雷帕霉素结构上与免疫抑制剂 FK506 相似,在细胞中与 FK506 结合蛋白结合,使其不能与钙神经蛋白相互作用,而是与细胞内 TOR 结合,进而抑制 mTOR 的功能。雷帕霉素主要作为免疫抑制剂,用于器官移植。近来发现其具有明显的抗瘤作用。雷帕霉素对多种肿瘤细胞具有生物抑制作用,如横纹肌肉瘤、神经母细胞瘤、胶质母细胞瘤、小细胞性肺癌、骨肉瘤、胰腺癌、乳腺癌和前列腺癌等。在体外,雷帕霉素与其他化疗药物合用,提高顺铂、喜树碱等的细胞毒作用。

雷帕霉素(坦罗莫司,又名 CCI-779):雷帕霉素的水溶性很差,在溶液中稳定性差,研究者设计并研究出两个酯衍生物 CCI-779 和 RAD-001(依维莫司)。临床前研究表明,CCI-779 具有与雷帕霉素相似的抗肿瘤特性,可明显抑制多种体外培养的人癌细胞,在裸鼠体内对乳腺癌、前列腺癌、胶质母细胞瘤、胰腺癌等具有明显的抗瘤作用。雷帕霉素能抑制 mTOR 激酶活性,阻断蛋白的合成,抑制血管生长因子的表达来抑制血管生成等从而抑制肿瘤生长。Ⅰ期临床试验显示 CCI-779 每周静脉滴注 30 分钟,剂量从每周 $7.5 \sim 220.0 \ mg/m^2$。8 周后可见 CCI-779 具有良好的安全性和耐受性,不良反应轻,主要是痤疮样皮疹、轻微黏膜炎、血小板减少症等。雷帕霉素治疗转移性肾癌的多中心临床研究表明,雷帕霉素单药较 α 干扰素组生存时间长和无进展时间延长。干扰素组、雷帕霉素、联合治疗组的中位生存时间分别为 7.3 个月,10.9 个月,8.4 个月。雷帕霉素的严重毒性表现低于干扰素组,且雷帕霉素加干扰素不能提高治疗效果。雷帕霉素已被批准用于治疗晚期肾癌。

依维莫司是雷帕霉素的同系物,但水溶性比雷帕霉素好。用于预防心脏和肾移植患者的器官排异。依维莫司同时还具有抗肿瘤活性。研究已证实,依维莫司能通过抑制 mTOR 活性来抑制肿瘤细胞增殖和抑制肿瘤新生血管形成,并能与细胞毒抗肿瘤药物联合使用。在一项Ⅱ期临床试验中,依维莫司二线治疗 25 例转移性肾透明细胞癌患者,至少 7 例获得 PR,1 例 SD 超过 3 个月,4 例尚未能评价疗效。除了肾细胞癌,依维莫司作为单一制剂或者与现有的癌症治疗方法合用来治疗神经内分泌肿瘤、淋巴瘤、其他癌症的研究正在进行当中。在临床研究中,依维莫司常见的不良反应包括口腔溃疡、高血脂、高血糖、皮疹、血红蛋白低、磷酸盐水平低以及肺部炎症。

(六)PKC 抑制剂

蛋白激酶 C(PKC)是一个多基因家族,至少含有 12 个不同的亚型。按照其活性对复合因子的需要和对佛波酯的反应,PKC 被分为 3 个亚家族,常规 PKC(cPKCs),如 PKCs-α,PKCs-β,PKCs-γ,它们需要钙离子;新 PKCs(nPKCs),例如 PKCδ、ε、θ 是钙离子非依赖性和非典型 PKCs(aPKCs),如 PKCζ、PKCι、PKCλ,该类 PKC 不被佛波酯或二酰基甘油激活。PKC 的功能在一些肿瘤中发生改变,这个功能异常与无控制性增殖相关。PKC 的过度表达在肿瘤形成中起重要作用。PKC 除了对肿瘤细胞生长起作用外,还影响肿瘤细胞对细胞毒类药物的耐药。PKC 能磷酸化与耐药相关的 P-糖蛋白,从而增强肿瘤细胞的耐药表型。

PKC 在肿瘤细胞周期、凋亡、血管生成、分化、侵袭、衰老和药物外排中起重要的作用。因此,PKC 可以作用于治疗肿瘤的靶点。研究的 PKC 抑制剂有米哚妥林(PKC-412,CGP41251,N-苯基-十字孢碱),UCN-01,苔藓抑素 1,哌立福辛,伊莫福新,Ro31-8220,Ro32-0432,GO6976,ISIS-3521,大环双吲哚-马来酰亚胺(LY333531,LY379196,LY317615)。其中星形孢菌素(十字孢碱)及其类似物的研究比较多,CGP41251 和 UCN-01 是很有希望的抗肿瘤新药。CGP41251 和 UCN-01 抑制 A549 肺癌细胞和 MCF-7 乳腺癌细胞株生长,IC50 分别为 82~97 nmol/L 和 18~34 nmol/L。CGP41251 在其最大耐受量的 1/10 对 T4 膀胱癌有抗肿瘤活性。目前,人们对 CGP41251 的主要兴趣在于它对 MDR 表型的调节。CGP41251 能逆转淋巴母细胞的耐药性,但对敏感细胞并无增敏作用。

UCN-01 和 CGP41251 被设计作为 PKC 的抑制剂,它们的分子药理学主要集中在对 PKC 的影响上。星形孢菌素类似物不表现对 PKC 亚型的选择性,但它们对 cPKC 抑制作用比 nPKC 和 aPKC 强。近来研究发现 UCN-01 能削弱 G2 关卡通过与灭活 CDC2 激酶干扰。这种特性被认为负责于其对细胞毒类药物的增强作用。CGP41251 和 UCN-01 目前均在临床评价阶段。UNC-01 最显著的药理学特性是其药代特性在啮齿类动物和人之间不同。静脉给予 UCN-0110 mg/kg 排泄的起始和终末相的半衰期是 10 分钟和 85 分钟,口服同样剂量的半衰期是 150 分钟。口服生物利用度约 13%。UCN-01 人药代动力学研究表明 UCN-01 输注 3 h 或 72 h 后排除的半衰期是 253~1660 h。进一步研究发现可能是 UCN-01 与血浆 α-酸性糖蛋白结合所致。临床Ⅰ和Ⅱ期研究表明,肿瘤患者对 CGP41251 和 UCN-01 的耐受性好。

(七)Aurora 激酶抑制剂

VX-680 是一可逆性的 ATP 酶竞争性靶向 Aurora 激酶的小分子抑制剂。体外实验表明,VX-680 不但能明显抑制 Aurora-A,Aurora-B,Aurora-C 激酶的活性(其 IC_{50} 值分别为 0.6 nmol/L,18 nmol/L,4.6 nmol/L),还能抑制 Bcr-Abl 和 Flt-3 等酪氨酸激酶的活性。VX-680 可通过诱导细胞凋亡和阻断细胞周期,抑制多种肿瘤(如乳腺癌、直肠癌、前列腺癌、白血病、黑色素瘤、淋巴瘤)细胞株的生长,IC_{50} 值介于 15~113 nmol/L,并抑制白血病小鼠模型中血癌细胞的生长。更令人瞩目的是,VX-680 不但可以抑制野生型和突变型 Bcr-Abl,还可显著抑制 T315IBcr-Abl 突变细胞株(其 IC_{50} 只有 1 nmol/L)。VX-680 的Ⅰ期临床研究目的是鉴定血液肿瘤病患者按 5 天 1 个疗程服用 VX-680 时的安全性和耐药性。这项研究将鉴定 VX-680 在复发性或难以治愈的急性骨髓性白血病、骨髓增生异常综合征、急性淋巴细胞白血病或处于慢性髓细胞白血病急性转化期时的患者身上所产生的疗效。

PHA739358 和 PHA680632 都是靶向 Aurora 激酶的小分子抑制剂。它通过阻止细胞中 Aurora 蛋白的生成而阻断细胞分化过程,继而干扰肿瘤的生长。这两种抑制剂在体内外均表现出良好的抗瘤活性。其中,PHA-739358 用于治疗晚期实体瘤的Ⅰ期临床试验已取得初步进展。该Ⅰ期临床试验的主要目标是考查抗癌药物 PHA-739358 在治疗晚期或转移性实体瘤时的疗效。试验结果肯定了该药物可阻止肿瘤恶化。另外,PHA739358 因能显著抑制 T315IBcr-Abl 突变细胞株的生长而成为治疗 CML 的第三代很有前景的药物。

AZD1152 是美国阿斯利康公司研发的特异性靶向 AuroraB 激酶的小分子抑制剂。临床前研究表明,AZD1152 能通过诱导凋亡和阻断细胞周期抑制多种白血病细胞的增殖,IC_{50} 值介于 3~40 nmol/L 之间,并在多种人肿瘤细胞的裸鼠移植瘤模型上表现出广泛的抗瘤活性。目前,该药的Ⅰ期临床试验正在进行当中。

四、抗血管生成抑制剂

(一)O-(氯乙酰-氨甲酰基)烟曲霉醇(AGM-1470;TNP-470)

Folkman 研究小组的一位成员 Ingberg 意外地发现,作为污染物的一种霉菌明显地抑制了血管内皮细胞的生长和增殖。随后他们鉴定出正是烟曲霉菌分泌的烟曲霉素对血管内皮细胞具有抑制作用。烟曲霉素以往用于治疗阿米巴病。然而,动物实验显示烟曲霉素可引起明显的毒性。为改良烟曲霉素,Folkman 与日本大阪一公司合作,人工合成了 100 多种烟曲霉素的类似物,并从中筛选出高效低毒的 O-(氯乙酰-氨甲酰基)烟曲霉醇,即 TNP-470。TNP-470 对血管内皮细胞增殖的抑制作用较烟曲霉素强 50 倍,且无明显的毒副作用。

体外实验证明,烟曲霉素及 TNP-470 均可明显抑制内皮细胞的增殖、迁移及毛细血管样管的形成,而对非内皮细胞则影响很小;TNP-470 可抑制内皮细胞中周期素依赖性激酶,它活化并抑制 Rb 基因产物的磷酸化,但对蛋白质酪氨酸磷酸化或原癌基因的表达并无抑制作用。在皮下海绵移植物实验中,TNP-470 全身给药可抑制 bFGF 诱导的新生血管形成,并有明显抗肿瘤作用。在荷瘤动物实验中,TNP-470 对血管内皮瘤的抑瘤率高达 90%,对 Lewis 肺癌和纤维肉瘤 105 的抑瘤率分别为 55%～66% 和 76%～79%,且能明显抑制结肠癌的肝转移和骨肉瘤的肺转移。对动物的毒性小,给小鼠 30 mg/(kg·d),连用 100 天,未发现任何毒性反应。

TNP-470 已进入临床试验,在 33 例转移性雄激素非依赖性前列腺癌的一项研究中表明,TNP-470 的最大耐受量为 70.88 mg/m^2,主要毒性为神经系统毒性,剂量限制性毒性为特征性神经-精神症状(感觉麻木、肠道紊乱、易怒等),停药后可恢复。Ⅰ期临床试验的药动学结果可见,在 1 h 静脉滴注 TNP-47010 mg/m^2、20 mg/m^2、30 mg/m^2、40 mg/m^2、50 mg/m^2、70 mg/m^2,平均血浆消除半衰期(t$_{1/2}$)为(0.06±0.04) h,血清清除率(CL)为(1487±1216)L/h。

(二)金属蛋白酶抑制剂

细胞外基质含金属蛋白酶,它能使基底膜降解,酶的活力需要锌离子参与。合成的 bastimastat 和 matlystatin 能与金属蛋白酶活性部位的锌结合,从而抑制血管生成。这两个金属蛋白酶抑制剂体外不直接抑制肿瘤细胞和成纤维细胞的生长。matlystatin 有多种,如 matlystatin A、matlystatin B、matlystatin D 等,其中 matlystatin A 效果最好。临床前研究显示,BB-94 和 matlystatin 能抑制人卵巢癌移植癌,并显示叠加效应。因此,BB-94 能与传统化疗药合用。两组Ⅰ期临床试验治疗恶性腹水瘤患者表明,BB-94 静脉注射最高血药浓度达 1 mg/L。38 例患者用后 25 例患者 60 天内不需要引流腹水。另有 40 例患者至少 60 天内不需要引流腹水。另一项 40 例患者的Ⅱ期临床试验,初步结果表明有效率为 25%。不良反应包括小肠梗阻、腹痛、恶心和呕吐等。BB-2516 是 BB-94 类似物,可供口服。

(三)内皮抑素和血管抑素

血管抑素和内皮抑素能强烈抑制由 bFGF 诱发的血管生成,特异地抑制血管内皮细胞的增生,而不影响其他非内皮系统起源的细胞如肿瘤的增生。在动物实验中,血管抑素[0.6 ng/(kg·d)]可使转移灶的数量减少 18 倍,并使转移灶新生血管生成罕见,但它并不会阻止肿瘤的转移,但内皮抑素[0.3 mg/(kg·d)]能几乎完全抑制 Lewis 肺癌转移灶的生长。内皮抑素[0.3 mg/(kg·d)]能使原发肿瘤的体积缩小 53%,增至 10 mg/(kg·d)能显著抑制原发瘤,无毒性反应。血管抑素和内皮抑素均进入临床试验。Ⅰ期临床试验结果表明,每天在 1 小时内静脉滴注内皮抑素,28 天为 1 个疗程。开始剂量为 30 mg/m^2,逐渐提升剂量到 60 mg/m^2,100 mg/m^2,150 mg/m^2,

225 mg/m² 和 300 mg/m² 无明显的剂量限制性毒性。15 例难治性肿瘤患者对内皮抑素的耐受性比较好,仅见简单的 I 级变态反应。内皮抑素在肿瘤患者血清中的水平比无肿瘤的健康志愿者高。血清半衰期起始 $\alpha t_{1/2}$ 为 45.2 分钟,$\beta t_{1/2}$ 为 21.6 小时。内皮抑素的清除并非剂量依赖性 [24.01 L/(h·m²)]。内皮抑素应用后,在一些肿瘤患者体内,初步观察发现血管密度和血清中 VEGF 的水平均下降。

Folkman 提出血管抑素和内皮抑素可能的抗肿瘤机制:①阻止血管生成因子从肿瘤或其他细胞释放;②中和已释放的血管生成因子;③阻止血管内皮细胞对血管生成因子刺激的反应。在肿瘤组织中存在着肿瘤细胞和血管内皮细胞两类细胞,肿瘤细胞不断产生生长因子保证更多自身血管增生,同时内皮细胞产生更多的生长因子刺激肿瘤细胞生长,一旦封闭生长因子的作用便会导致肿瘤细胞凋亡。而当血管生成因子增多或抑制因子减少时,肿瘤又会转变表型,结束休眠,恢复生长。有研究发现,血管抑素可与只存于内皮表面的特异性粘附受体,如整合蛋白 $\alpha V\beta3$ 相互作用,从而阻断由其介导的 VEGF、bFGF、TGF-α 等的促内皮细胞增生和血管生成作用的共同通路。

(四)角鲨胺

角鲨胺是一种氨基固醇类化合物,起初是从鲨鱼组织中分离的。最后,进行化学合成为临床应用。角鲨胺的化学名为 $3'$-(7,24-二羟基,24-硫酸化胆甾烷类固醇)精胺。角鲨胺具有抑制有丝分裂原诱导的内皮细胞增殖和迁移,并引起显著的体内血管生成的抑制作用。机制研究表明,角鲨胺抑制 H^+-Na^+ 交换,引起细胞内 pH 的变化,从而改变内皮细胞的形状和体积。角鲨胺被内皮细胞摄取后,可存在至少 5 天。被摄取的角鲨胺与钙调素结合,引起细胞内钙调素的分布改变,下调细胞内信号途径,有助于发挥其抗血管生成效应。

角鲨胺对血管生成抑制与抗肿瘤活性平行。角鲨胺在剂量 10～20 mg/(kg·d) 下,对乳腺癌、胶质瘤裸鼠移植瘤生长有明显的抑制作用。与化疗药物联合应用,角鲨胺能增强化疗药物,如 CTX、顺铂、紫杉醇、5-Fu 抗瘤效果。I 期临床试验结果可见,剂量限制性毒性剂量为 384 mg/(m²·d)。其他毒性包括 1～3 级皮疹,1～2 级恶心和神经肌肉毒性症状。连续静脉灌注 20 天剂量为 192 mg/(m²·d) 无明显的毒副作用。II 期临床试验治疗非小细胞肺癌、卵巢癌、脑肿瘤正在进行中。

(五)羧氨三唑(carboxylamidotriazole,CAT)

咪唑类衍生物通过阻断配体激活的钙离子的内流,以及第二信使花生四烯酸和肌酸多聚磷酸酯的释放,抑制信号转导通路。研究显示,羧氨三唑(CAT)具有抗癌活性,在体内抑制 bFGF 激活的内皮细胞的增殖和毛细血管的形成,CAT 能减少细胞外基质蛋白的黏附和游走,阻止内皮细胞的侵入。CAT 临床前研究显示,口服有很好的生物利用度和很低的毒性。口服能够抑制肿瘤生长及肺转移,与槲皮素合用对人乳腺癌细胞具有协同抗癌作用。49 例 I 期临床研究表明,CAT 用于化疗不敏感肿瘤患者,在血药浓度范围内能抑制信号传导和侵入。患者口服 CAT 液体或胶囊后,49% 的患者病情得到稳定和改善。主要的不良反应为恶心和呕吐等。

五、凋亡诱导剂

(一)Bcl-2 阻断剂

ABT737 是特异性靶向 Bcl-2,Bcl-XL 和 Bcl-w 的小分子抑制剂。ABT-737 类似于原凋亡 Bcl-2 家族蛋白的 BH3 结构域,可插入 Bcl-2 家族的(立体结构)缝隙中,从而直接抑制抗凋亡蛋白 Bcl-2、Bcl-XL 和 Bcl-w 的功能,诱导细胞发生凋亡。体外实验结果显示,ABT737 对 Bcl-2 有极强的吸附力(Ki<1nmol/L)。Oltersdorf 等在研究中发现,ABT737 不但能明显抑制淋巴瘤、肺癌等肿瘤细胞增殖,增强肿瘤细胞对传统化疗药物和放疗的敏感性,而且在动物模型上也取得了较好的抑瘤效果。最近,RichardLock 博士的研究团队首次证明 ABT-737 在体内外均能增加传统疗法对儿童急性淋巴细胞性白血病的效果。在这项研究中,研究人员测试了 ABT-737 和 3 种急性淋巴瘤患者常用的化疗药物左旋天冬胺、长春新碱、地塞米松相结合使用的效果。结果发现,在 7 种急性淋巴细胞性白血病细胞株中,ABT-737 能通过线粒体死亡途径提高这些药物对于细胞的综合毒性。而且在将从复发的急性淋巴瘤患者血中分离出来的血癌细胞移植建立的小鼠模型上,ABT-737 与长春新碱联用能明显提高小鼠的治愈率。这些实验结果提示,可在临床上将 ABT-737 与长春新碱联用来治疗那些对常规药物产生抗药性的复发的急性淋巴瘤患者。

(二)Smac

凋亡蛋白抑制子(inhibitor of apoptosis protein,I APs)家族成员包括 IAP1 和 2、XIAP、ML-IAP、Livin、Bruce 和 Survivin。它们通过直接和半胱天冬酶作用抑制细胞凋亡。线粒体蛋白 Smac/DIABLO 和 Omi 可以与 IAPs 结合,阻断 IAP 对半胱天冬酶的抑制,从而促使细胞凋亡的发生。此外,Smac/DIABLO 和 Omi 还可通过本身的丝氨酸蛋白酶活性诱导凋亡。

实验表明,SmacN-末端的 10 个氨基酸可以与 ML-IAP 的 BIR 区域结合,促发细胞凋亡。Vucic 等研究发现,这 10 个氨基酸可以增强阿霉素诱导的 MCF-7 乳腺癌细胞凋亡。另有研究发现,Smac/DIABLON-末端 4 个氨基酸就足以增强 TRAIL 或抗微管药物诱导的 Jurkat T 细胞凋亡及一些化疗药物(包括紫杉酚、依托泊苷和阿霉素)诱导的乳腺癌细胞系死亡。

肿瘤治疗已从过去的经验用药转向针对发病机制的靶向性治疗,因此深入研究肿瘤生物学,了解肿瘤细胞中分子或基因水平上的异常,并以此为靶点进行药物的研发,将会为肿瘤的治疗带来更好的前景。

六、端粒酶抑制剂

端粒在维持染色体的稳定性和 DNA 复制的完整性中起着重要的作用,它能防止染色体端-端之间融合、重组,防止被核酸外切酶降解。端粒酶是人体内唯一携带自身 RNA 模板的反转录酶,其能以自身 RNA 为模板反转录合成端粒 DNA 序列添加至端粒末端,以弥补细胞分裂时端粒的进行性缩短。人体的正常细胞经过有限的分裂次数后,端粒缩短到一定程度,即进入衰老阶段,停止增殖而最终走向衰亡。相反,呈恶性生长的癌细胞,以某种方式激活了端粒酶的活性,从而摆脱了正常衰老过程的约束,获得了"永生化"。这些结果说明,端粒酶的激活在肿瘤发生、发展过程中起着重要的作用。因此,如果能够抑制肿瘤细胞的端粒酶活性,那么随着细胞的分裂,端粒将逐渐缩短,最终导致细胞衰老、死亡,从而达到抑制肿瘤细胞增殖的目的。由于端粒酶在细胞的永生化及癌变过程中的重要作用,端粒酶抑制剂已成为高效低毒的新型抗肿瘤药物的研究热点。

(一)靶向端粒酶反转录酶抑制剂

1.核苷类抑制剂

$3'$-叠氮脱氧胸苷(AZT)是一种小分子的反转录酶的抑制剂,作为核苷类似物,在 DNA 复制时,可以掺入链中而使复制终止。研究发现,AZT 在体外有抑制肿瘤细胞增殖的作用,对体外培养的肝癌细胞、大肠癌细胞、乳腺癌及肺癌细胞都有作用,但存在敏感性差异;同时 AZT 降低端粒酶活性达 50％左右。AZGTP 及其衍生物也具有较强的端粒酶抑制活性,但研究发现,AZGTP 可以和线粒体 DNA 结合,使 mtDNA 损失,引起线粒体中毒。所以,核苷类抑制剂在应用于临床前还有待于进一步研究。

2.非核苷类抑制剂

非核苷类抑制剂是一类小分子化合物,通过结合反转录酶的活性位点抑制端粒酶活性,并能引起端粒的缩短。这类小分子化合物主要包括异噻唑酮衍生物 TMPI,FJ5002 和 BIBR1532。

BIBR1532 作为近来报道的首个非竞争性抑制剂,具有较高的选择性,对 DNA 和 RNA 聚合酶不产生影响。在体内和体外实验中,该化合物在 nmol 水平可使多种肿瘤细胞的端粒缩短和细胞衰老。但是该化合物的作用机制还不清楚。EI-Daly 等研究小组将高剂量的 BIBR1532 引入白血病细胞中,可选择性引起细胞毒性,端粒的减少,TRF2 的缺失,并增加 P53 的磷酸化,而且对正常的 CD34＋细胞的增殖和具有较长端粒的正常成纤维细胞不产生影响。

3.siRNA

RNA 干涉(RNA interference,RNAi)是指序列特异性的转录后基因沉默。它已经发展成为高效、特异阻断目的基因表达的有效工具。在肿瘤基因治疗中,通过人工合成特定癌基因靶向的 siRNA 或构建上述 siRNA 的表达载体,并将它们设法导入肿瘤细胞中,可以特异性地抑制目的基因的表达。研究表明,siRNA 较单链反义 DNA、反义 RNA 有更高效的抑制效果。

(二)靶向 G-四链体的药物

最常见的 DNA 是单链或双链螺旋结构,但在 K^+、Na^+ 等离子的存在下,富含鸟嘌呤碱基重复序列的核苷酸能够形成 G-四链体。人端粒 DNA 由 5′-(TTAGGG)-3′ 重复序列和一个 3′ 悬突端组成,这一段单链结构有可能会形成 G-四链体,由于端粒酶对端粒的延伸要以单链 DNA 为引物,若形成 G-四链体,端粒酶无法对端粒进行延伸,端粒酶的活性受到抑制。因此稳定 G-四链体的化合物,有可能抑制端粒酶的活性。研究发现,除了染色体端粒末端,一些重要的癌基因,如 c-myc,bcl2,c-Fos 以及 c-ABL 等,也可以形成 G-四链体。因此,以 G-四链体为靶点来研究开发抗肿瘤药物是目前一个非常有潜力的研究方向。

自从证实对 K^+ 离子稳定的 G-四链体能抑制端粒酶的活性,G-四链体 DNA 已成为寻找端粒酶抑制剂的新靶点。在 G-四链体结构的基础上,若干研究小组成功地设计和合成了与其相互作用的先导化合物,到目前已开发出几类化合物,且广泛研究了它们与 G-四链体的相互作用。

1.telomestatin

telomestatin(SOT-095)是一种从链霉菌 3533-SV4 中分离的天然产物,其结构与 G-四链体很相似,能促进或稳定 G-四链体的形成,从而抑制端粒酶活性。telomestatin 能特异性抑制端粒酶的活性而不影响反转录和聚合酶的功能。并且,在非细胞毒剂量下,可以引起端粒酶阳性细胞生长抑制并且能有效抑制 Bcr-Abl 阳性的白血病细胞 OM22 和 K562 细胞中端粒酶活性,诱导其端粒缩短,并增强化疗药物敏感性。

2.三取代丫啶类化合物

BRACO-19 是根据 G-四链体结构设计的三取代丫啶类化合物,与二取代丫啶类化合物,如 BSU-6048 相比,对 G-四链体结构有较高的结合力。非细胞毒剂量下选择性抑制端粒酶的活性,在亚细胞毒浓度下,抑制肿瘤细胞生长,诱导细胞衰老。非毒性剂量 2 mg/kg 下,单药并不能明显抑制肿瘤生长,当与紫杉醇联合应用后,能显著增强紫杉醇的抗肿瘤作用。

3.阳离子型卟啉类化合物

很长一段时间以来,卟啉类化合物在肿瘤的荧光疗法方面备受关注,这主要是因为与正常组织相比较,它们可在肿瘤组织中蓄积达较高浓度。研究人员推测卟啉的芳香环平面结构,使得该类化合物可通过与G-四分体堆积型的相互作用而结合到G-四链体结构上。根据圆二色散和NMR数据,Hurley和Sheardy研究小组分别发现卟啉衍生物TMPyP4[四-(N-甲基-4-吡啶基)卟啉]可以结合并稳定G-四链体结构,并且通过这种作用抑制端粒酶活性。而其2-位异构体TMPyP2[四-(N-甲基-2-吡啶基)卟啉]则无活性。光裂解分析显示,由于这两个异构体与G-四链体结合部位的不同而导致它们与G-四链体相互作用上的差异。根据理论推测,由于2-位异构体存在较大的空间位阻,使得整个结构在与G-四链体相互作用时难以形成平面而嵌入其中,需要较高的能量。应用肿瘤细胞株研究表明,TMPyP4比TMPyP2更具有较强的抑制细胞生长作用;另外,TMPyP4可诱发后期染色体桥,而TMPyP2无此作用。研究者还发现TMPyP4能抑制癌基因c-myc的表达。

4.二萘嵌苯类化合物

通过应用计算机辅助药物设计软件DOCK,认为二萘嵌苯是一类与G-四链体相互作用较强的化合物。在该分子模型的基础上,Fedoroff等设计并合成了N,N′2双[22(12哌啶基)乙基]23,4,9,102北四甲酰二亚胺(PIPER),此分子两侧末端分别含有一阳离子电荷。现已通过实验证实PIPER是一强特异性与G-四链体作用的化合物,而与单链或双链DNA作用微弱。PIPER-G-四链体复合物的NMR结构分析显示其G-四链体的结合模型与卟啉类化合物相似(即外向堆积在G-四分体上)。并且,同其他与G-四链体相互作用的化合物一样,PIPER具有良好的端粒酶和DNA聚合酶抑制活性。然而更有意义的是,该化合物具有促进G-四链体形成的作用。这一发现说明除了被动的结合和稳定G-四链体结构外,这类化合物还可能在细胞内起诱导G-四链体形成的作用。

5.三嗪类衍生物

配体12459属于2,4,6-三氨基-1,3,5三嗪类衍生物,与端粒G-四链体结合抑制端粒酶的活性,与其他核酸类物质相比,12459对不同的G-四链体结构都有很强的亲和力。目前的报道表明,12459引起端粒G-悬突的快速降解与诱导的凋亡过程相符合,12459诱导细胞短期凋亡的效果,不依赖于端粒酶的活性。

6.其他化合物

除了上述化合物,人们还发现某些与DNA双链螺旋相互作用的化合物,也具有与G-四链体作用的活性,例如溴乙啡啶(ethidiumbromide,EtBr),原为一强效双链螺旋嵌入剂,据报道其可嵌入G-四分体之间并稳定G-四链体结构。Chen等报道一种羰花青染料DODC,当其结合至双分子发夹型G-四链体时,显示出独特的光谱特征;而其与单链、双链或平行型G-四链体结合时则无此特征。因此,有人认为该化合物可以作为发夹型G-四链体的特殊探针。

七、细胞周期蛋白激酶抑制剂

(一)夫拉平度

夫拉平度是一种从印度植物Dysoxylumbinectariferum中分离所得的黄酮类物质,再经人工合成的化合物,是细胞周期蛋白激酶-2抑制剂。其他相关的化合物还有槲皮素和异黄酮类化合物。夫拉平度对EGFR-TK显示抑制作用。50%的抑制浓度(IC_{50})为21 μmol/L,对蛋白激酶C

的 IC_{50} 为 6 $\mu mol/L$,对蛋白酶 A 的 IC_{50} 为 122 $\mu mol/L$。美国 NCI 对 60 种肿瘤细胞的高通量研究发现它能抑制细胞的生长。在乳腺癌及肺癌细胞株的研究显示它能阻止细胞 G1/S 期、G2/M 期的转换。进一步研究发现,夫拉平度对 CDK1、CDK2 和 CDK4 有强力的抑制作用。其 IC_{50} 值为 100 到 400 nmol/L。此浓度小于抑制 EGFR-TK 和蛋白酶 C 的 IC_{50} 所需的浓度。现在正在进行单药的 II 期临床应用,与紫杉醇和顺铂合用作 I 期临床应用。

1.抗肿瘤作用

夫拉平度对 MDA-MB-435 乳腺癌细胞生长有显著的抑制作用。对 B 细胞淋巴瘤、T 细胞白血病、食管癌细胞、慢性淋巴细胞白血病、非小细胞性肺癌细胞、头颈上皮癌细胞的生长亦有强力的抑制作用。用 A549 肺癌细胞的克隆形成试验证明,给予夫拉平度前,先用紫杉醇、阿糖胞苷、拓扑特肯、羟基柔红霉素、鬼臼乙叉苷单独处理,可以显示协同的细胞毒作用。值得注意的是,当夫拉平度与氟尿嘧啶(5-Fu)同时使用或先用 5-Fu 也可以看见两药的相加作用。当与顺铂联合使用时,与药物使用的顺序无关,或前、或后或同时合并使用两药均有相加作用。

动物移植性瘤株证明,夫拉平度对乳腺癌裸鼠皮下移植瘤及肾包膜下移植瘤模型有抑制作用;对结肠癌细胞和前列腺癌细胞的裸鼠移植性肿瘤亦有抑制作用;对淋巴肉瘤及白血病的异种移植瘤及头颈部上皮细胞癌细胞异种移植性肿瘤有显著的抗瘤作用。

2.夫拉平度的抗肿瘤作用机制

夫拉平度的抗肿瘤作用机制是多方面的。据目前所知道的有如下 4 种。

(1)抑制细胞周期蛋白依赖性激酶(CDKs)在乳腺癌细胞 MCF-7 及 MDA-MB-468 的研究表明,夫拉平度通过抑制 CDK4 和 CDK2 将细胞阻止在 G1 期。在 MCF-7 细胞的另一项实验中,夫拉平度通过下调 CyclinD1 的启动子,随后降低 CDK4 活性而降低 CyclinD1 的水平。

(2)诱导细胞凋亡夫拉平度能诱导 MDA-MB-435 乳腺癌细胞凋亡。使用夫拉平度处理 24 小时的细胞中可测出 DNA 梯形带的形成、Caspase-3 的剪切和聚(ADP-ribose)聚合酶(PARP)的剪切。夫拉平度对 B 细胞淋巴瘤、T 细胞白血病、食管癌细胞、慢性淋巴细胞白血病、非小细胞性肺癌细胞及头颈上皮细胞亦有诱导凋亡的作用。夫拉平度诱导非小细胞性肺癌细胞凋亡和头颈上皮癌细胞凋亡分别是 p53 依赖性和 bcl-2 依赖性。

(3)下调血管表皮生长因子的抗血管生成作用在人单核细胞实验中显示夫拉平度能下调低氧诱导的血管内皮生长因子蛋白。在抗血管生成的小鼠胶原(Matrigel)的模型实验中,夫拉平度能降低血管的形成。

(4)其他的作用机制。实验还证实夫拉平度能抑制表皮细胞生长因子受体-酪氨酸激酶(EGFR-TK)、蛋白激酶 C(PKC)、蛋白激酶 A(PKA)的作用;与细胞质内脱氢酶和 DNA 结合;抑制糖原的磷酸化酶破坏葡萄糖代谢;与多药耐药外排蛋白(MRP-1)相反应,阻止药物的外排,阻止肿瘤细胞内抗肿瘤药物浓度的降低。

3.药物代谢动力学

药代动力学分析显示不同病例之间有很大的差异,药物灌注后能增加血浆药物的浓度。夫拉平度灌注后,30% 的病例血浆浓度升高。给药 50 mg/(m^2·d)×3 的平均稳态血浆浓度(Css)的浓度是 271 nmol/L,这正是体外能抑制 CDKs 活性的浓度。比较夫拉平度 1 小时灌注及 72 小时灌注时,夫拉平度血浆浓度的半衰期分别为 3.6 小时比 11.6 小时。没有证据证明夫拉平度有肝肠循环,这可解释为什么夫拉平度的半衰期较短。

4.临床应用

夫拉平度是第一个用于临床试验的 CDK 抑制剂。延长结肠癌和前列腺癌异体移植瘤模型给药时间能增强夫拉平度的抗增殖作用,成为临床上 72 小时连续灌注给药的基础。美国 NCI 对 76 例晚期肾细胞癌、结肠癌、前列腺癌、乳腺癌和非霍奇金淋巴瘤患者进行了剂量递增性研究。结果 1 例肾癌病例获得部分缓解,4 例患者占 5%(4/76)获得微效,10 个病例(占 13%)病情稳定 6 个月或更长一点。另一组 21 例晚期癌症病例作 72 小时的连续灌注,有 1 例转移的胃癌病例获得完全的缓解。

在Ⅱ期临床试验中继续采用 72 小时的连续灌注治疗。一组 35 例转移或未能切除肿瘤的病例中,34 例可估计疗效,2 例(占 6%)获得部分缓解。另一组 20 例Ⅳ期的非小细胞性肺癌病例中无一例可以观察到客观疗效,但有 3 例获得微效,10 例病情稳定,中数生存期为 7.5 个月。在 14 例结肠直肠癌病例中,有 10 例可被评价疗效,无 1 例显示明显疗效,1 例疾病稳定 6 个月。作 72 小时单药灌注的还有非霍奇金淋巴瘤、套细胞淋巴瘤和前列腺癌,疗效尚未确定。

夫拉平度的短时灌注给药方案是基于白血病和淋巴瘤异体移植瘤模型,连续 5 天,每天应用 7.5 mg/kg 剂量的药物行静脉内和腹腔内推注给药可见动物肿瘤体积的缩小伴有细胞凋亡。对头颈部上皮细胞异种移植瘤模型连续 5 天,每天以 5 mg/kg 的药物作腹腔内推注,亦可见显著的肿瘤缩小,伴有细胞凋亡及 CyclinD1 表达的降低。在 NCI 的Ⅰ期临床试验中观察了 1 小时静脉灌注给药方案。临床Ⅰ期主要是观察毒副作用。临床Ⅱ期单药 1 小时灌注方案正在进行之中,被入选试验的肿瘤包括复发性或转移性头颈部癌,转移性黑色素瘤、未能切除或转移性肾癌、复发性子宫内膜癌、慢性淋巴细胞白血病和肉瘤。27 例Ⅱ、Ⅲ期或Ⅳ期的套细胞淋巴病例每天接受 50 mg/kg 剂量夫拉平度作 1 小时静脉灌注,连续 3 天,3 周重复治疗。其中 25 例可以评估疗效,3 例患者(占 12%)获得部分缓解,18 例病情稳定 1.3~10.3 个月不等。

5.毒性与不良反应

美国国立癌症研究所(NCI)在 76 例转移癌病例中进行了剂量爬升研究,夫拉平度开始剂量为 50 mg/(m² · d)×3(连续 72 小时灌注),最大限制性剂量为 62.5 mg/(m² · d)×3(连续 72 小时灌注),剂量限制性毒性为腹泻。10 例腹泻患者中有 3 例为Ⅲ或Ⅳ度的腹泻。其他不良反应还有发热、疲乏、食欲降低、淋巴细胞减少(无显著的临床意义)、暂时性的高胆红素血症、高血糖症。Wisconsin 大学Ⅰ期 21 例晚期癌症病例试验与 NCI 相比,最大耐受剂量(MTD)较低,为 40 mg/(m² · d)×3(连续 72 小时灌注),剂量限制性毒性与 NCI 相似,包括腹泻、直立性低血压。

在第Ⅱ期的临床试验中,35 例肿瘤发生转移或肿瘤不能手术切除患者接受夫拉平度 50 mg/(m² · d)×3 天(连续 72 小时灌注),毒性反应包括Ⅰ、Ⅱ或Ⅲ度(83%)疲乏,Ⅲ或Ⅳ度的腹泻为 20%。一组 20 例Ⅳ期的病例,最常见的不良反应是Ⅰ、Ⅱ或Ⅲ度疲乏(50%)及Ⅰ或Ⅱ度的腹泻占 55%。在一组 14 例病例中,毒副作用有腹泻、疲乏、食欲减退。在 35 例病例中有 9 例出现动静脉血栓形成,其中 6 例为深部静脉血栓形成,3 例为动脉血栓形成。

NCI 进行了每天 1 小时,连续 5 天的静脉灌注,最大耐受量为 52.5 mg/(m² · d)×5 天,毒副作用有Ⅳ度白细胞减少和Ⅲ度疲乏。单药 1 小时灌注的Ⅱ期临床试验仍在进行之中。毒副作用仍然是不同程度的腹泻、疲乏及淋巴细胞减少。

6.剂量及使用方法

在临床试用中,本品分 1 小时静脉灌注及 72 小时连续静脉灌注。1 小时给药方案剂量为

50 mg/m²,1 小时静脉灌注,连续 3 天。72 小时给药方案为 50 mg/(m²·d)×3 天,72 小时内作静脉连续灌注。更适合的使用剂量及使用方法仍在摸索之中。

(二)其他 Cyclins/CDKs 抑制剂

1.UCN-01

UCN-01 是星形孢菌素的 7-羟基类似物,是 PKC 的一个选择性抑制剂。UCN-01 24 小时处理 T 细胞白血病和其他细胞株显示不可逆的抑制细胞生长,阻抑细胞于 G1 期,3~12 小时处理即出现凋亡的特征,揭示了除 PKC 之外,还与 CDK1 和 CDK2 的活性有关。其 IC50 为 300~600 nmol/L。Wang 等证明 UCN-01 在抑制 CDC2 和 CDK2 激酶活性的同时,G2 期细胞减少,亚二倍体 DNA 含量的细胞数量上升,与凋亡的诱导相一致。目前在美国和日本正进行 UCN-01 的 I 期临床试验。剂量限制性毒性是贫血、高血糖及肺毒性。NCI 计划将 UCN-01 和以 DNA 为作用对象的药物、抗代谢药物等联合用药。由于 UCN-01 具有独特的化学结构及新型作用机制,很有潜力成为新一代的抗癌药物。

2.paulones 类似物

paulones 类似物代表着一组新型的小分子 CDK 抑制剂。NCI 利用抗癌药物筛选板块(panel)和计算机辅助筛选发现一系列新型的 CDK 抑制剂,如 kenpaulone 对 cyclinB/CDK1 的 IC50 为 0.4 mmol/L,对 cyclinA/CDK2 的 IC50 为 0.68 mmol/L,对 cyclinE/CDK2 的 IC50 为 7.5 mmol/L,对 CDK5/p25 的 IC50 为 0.85 mmol/L。分子模型研究表明,kenpaulone 竞争性结合 CDK2 的 ATP 结合位点。而 10-Bronpaullone(NSC672234)抑制各种蛋白激酶包括 CDKs。用 MCF10 乳腺上皮细胞来观察 kenpaulone 对细胞周期的影响,血清饥饿法诱导细胞同步化(G0/G1 期),然后刺激进入细胞周期,加入 kenpaulone,细胞停留在 G1/S 边缘(IC50 为 30nmol/L)。

3.嘌呤霉素类似物(Pruines)和嘌呤衍生物

第一个鉴定的化合物是一个选择性的 CDK1 抑制剂;6-二甲基氨基嘌呤(6-dimethylamin-opurine,IC50 为 120 nmol/L)。它的同系物抑制海胆的有丝分裂,但并不抑制蛋白合成。其他的嘌呤衍生物 isopenyladenine(IC50 为 55 mmol/L)和 olomucine(IC50 为 7 mmol/L)等通过对 CDC2/CyclinB 磷酸化实验确定为 CDK 抑制剂。olomucine 抑制 CDK1、CDK2、CDK5 和 ERKl。晶体结构显示两个嘌呤衍生物都与激酶 CDK2 的 N,C 末端之间深隙结合,即 ATP 的嘌呤环占据的位置。

对于细胞周期各调控因子及其相互关系的深入研究,以及它们的失调可能造成的紊乱及与肿瘤之间的关联,使我们对肿瘤的发生有了深入的了解,相关抑制剂的发现也为肿瘤的治疗开辟了新途径。细胞周期抑制剂类化合物是很有潜力的一类抗癌药物。但是,目前通过对细胞周期调控的研究筛选抗癌药物主要还是依靠偶然发现和随机筛选,没有建立系统的大规模的筛选模型对化合物进行广泛的筛选。我国每年都可从植物、海洋生物中分离到大量的单体化合物,建立细胞周期调控蛋白为靶点的抗癌药物筛选模型对化合物进行广泛的筛选很有必要,还可以根据已知的受体结合位点的三维结构或药效基团的空间分布,借助计算机的辅助,利用数据库检索法或全新设计法设计新活性分子的结构。

(张瑞召)

第二节 特异性抗肿瘤药物

自氮芥用于治疗肿瘤以来,药物治疗肿瘤已有了很大的进展,并且日益受到重视。从中草药中寻找天然抗肿瘤药物、从海洋生物中寻找生物抗肿瘤药物及抗转移药物、防癌变药物、免疫激活药物、载体单克隆抗体及反转录酶抑制剂的研究,都是抗肿瘤药物发展的新方向。

抗肿瘤药大致可分为烷化剂类、抗代谢类、植物类、抗生素类、现代抗肿瘤药物及其他抗肿瘤药物6类。

一、烷化剂类药物

烷化剂类抗肿瘤药物是一类具有高度的化学活性、能直接作用于对肿瘤细胞生长具有重要作用的蛋白质、酶、核酸的关键部分,与这些组织中的氨基、疏基、羧基及磷酸基等起烷化反应,使细胞的蛋白质、酶及核酸发生变性、结构或生理功能发生变异,从而阻止肿瘤细胞增殖使其死亡。因本类药物直接与生物大分子发生烷化反应,故又称为生物烷化剂。烷化剂因对细胞有直接毒性作用,故被称为"拟放射线药物",分裂旺盛的肿瘤细胞对它们特别敏感。其缺点是选择性差。因对骨髓、胃肠道上皮和生殖系统等生长旺盛的正常细胞有较大的毒性,对体液或细胞免疫功能的抑制也较明显,所以在临床应用方面受到一定的限制。烷化剂类抗肿瘤药物按化学结构还可分为氮芥类、乙烯亚胺类、磺酸酯类、卤代多元醇类及亚硝基脲类等。

二、抗代谢类药物

抗代谢抗肿瘤药物是一类干扰细胞正常代谢的化合物。其化学结构与细胞正常代谢的必需物质嘌呤、嘧啶和叶酸的结构很相似,能与这些代谢物发生特异性拮抗作用,取代这些代谢物竞争性与酶结合,通过抑制代谢所必需酶的功能而抑制肿瘤细胞的正常代谢;或代替正常代谢物,欺骗性地掺入DNA或RNA生物大分子中,形成假的、无功能的生物大分子,导致肿瘤细胞的致死性合成。抗代谢类药物为细胞周期特异性药物,主要抑制细胞DNA的合成。S期细胞对它们最为敏感。有时也能抑制RNA与蛋白质的合成。故对G1期或G2期细胞也有一定的作用。常用的抗代谢类药物主要可分为3类:①嘧啶类抗代谢药物,如氟尿嘧啶,盐酸阿糖胞苷。氟尿嘧啶主要治疗胃癌、食管癌、结肠癌、直肠癌、肝癌、乳腺癌;盐酸阿糖胞苷主要治疗急性粒细胞白血病、头颈部鳞癌。②嘌呤类抗代谢药物,如巯嘌呤、磺巯嘌呤。巯嘌呤主要治疗急性白血病、慢性粒细胞白血病、绒毛膜上皮癌、恶性淋巴瘤、多发性骨髓瘤。③叶酸类抗代谢药物,如甲氨蝶呤,主要治疗急性白血病、绒毛膜上皮癌、头颈部癌、肝癌及胃肠道肿瘤。

三、抗肿瘤植物药物

这类药物多是从植物中提取的抗肿瘤有效成分,植物中的抗肿瘤有效成分多种多样,作用机制也各有不同,或抑制细胞的有丝分裂或抑制RNA的合成等。如长春花生物碱类、喜树生物碱类、三尖杉碱类、秋水仙碱类、木脂素类、萜类、靛玉红等。①长春花生物碱类,如长春碱主要治疗恶性淋巴瘤、淋巴网状细胞瘤、绒毛膜上皮癌;长春新碱主要治疗急性淋巴白血病、恶性淋巴瘤。

②喜树生物碱类,如喜树碱主要治疗胃癌、肝癌、结肠癌、直肠癌、膀胱癌、白血病;羟喜树碱主要治疗原发性肝癌和头颈部肿瘤;拓扑替康主要治疗小细胞肺癌、非小细胞肺癌、前列腺癌、卵巢癌和结直肠癌;9-氨基喜树碱主要治疗复发性淋巴瘤、乳腺癌、非小细胞肺癌。三尖杉碱类,如三尖杉碱、高三尖杉碱主要治疗急慢性粒细胞白血病、单核细胞白血病、恶性淋巴瘤、早幼粒细胞白血病。秋水仙碱类,如秋水仙胺主要治疗慢性髓性白血病、皮肤癌;秋水仙碱主要治疗皮肤癌、慢性白血病、乳腺癌。③木脂素类,如鬼臼霉素主要治疗皮肤癌;依托泊苷主要治疗小细胞肺癌、淋巴癌、睾丸肿瘤、单核细胞白血病、粒细胞白血病;替尼泊苷主要治疗恶性淋巴瘤、急性淋巴细胞白血病、小细胞肺癌、卵巢癌、乳腺癌、神经母细胞瘤、多发性骨髓瘤。④萜类,如多西紫杉醇主要治疗乳腺癌、非小细胞癌、肺癌、卵巢癌;冬凌草甲素主要治疗食管癌、贲门癌、肝癌;人参皂苷 Rg3主要治疗肺癌、乳腺癌、胃癌、肝癌。⑤吲哚衍生物类,如靛玉红主要治疗慢性粒细胞白血病。

四、抗生素类药物

抗肿瘤抗生素是指由微生物产生的具有抗肿瘤活性的化学物质。这类物质能抑制肿瘤细胞的蛋白或核糖核酸合成,或直接作用于染色体。近 20 年来,已发现有数千种微生物的代谢产物对肿瘤细胞有细胞毒作用,或对试验动物肿瘤有抑制作用,其中 10 余种有明显疗效,已成为临床常用的抗肿瘤化疗药物。抗肿瘤抗生素为细胞周期非特异性药物,对增殖和非增殖细胞均有杀伤作用。这类抗肿瘤药物化学结构多种多样,大致分为:①醌类,其中又可以分为蒽环类,如柔红霉素、多柔比星、洋红霉素、阿柔比星等;蒽醌类,如贵田霉素、多色霉素等;苯醌类,如丝裂霉素、链黑霉素等。②亚硝脲类,如链左星。③糖苷类,如普卡霉素(光辉霉素)、色霉素 A3 等。④氨基酸类,如重氮丝氨酸、氧化赖氨酸等。⑤色肽类,如放线菌素 C、放线菌素 D 等。⑥糖肽类,如博来霉素、腐草霉素等。⑦蛋白质类,如新制霉菌素、大分子霉素、力达霉素等。⑧核苷类,如吡唑霉素、桑霉素、嘌呤霉素等。

五、现代抗肿瘤药物

传统的肿瘤化疗药物缺乏对肿瘤细胞的特异性,现代抗肿瘤药物研制方向是专门杀死肿瘤细胞而对正常细胞无毒性的新型药物。

(一)细胞凋亡及其抑制剂

P53 抑癌基因产物是当存在 DNA 损伤时,使细胞周期停滞或凋亡的核转录因子。P53 诱导凋亡的机制之一是诱导 Bax 基因的转录,它的信号途径中的另一个目标是 MDM2 基因。该基因不仅拮抗 P53 的活性,还可灭活抑癌基因 Rb 的产物,刺激 E2F1/DP-1 转录因子从而促使细胞由 G1 期向 S 期转变。抑癌基因 Ink4a 的产物 P19Arf 可拮抗 MDM2 对 P53 的抑制作用,提示 MDM2 可作为抗癌治疗的研究对象。Bcl-2 癌蛋白及其家族成员,如 Bcl-X1,Bcl-W 和 Mcl-1,通过同多种凋亡相关蛋白作用而发挥其抗凋亡功能,它们还协助 Myc 诱导癌变,其抑制凋亡作用与肿瘤耐药性有关。上述 Bcl-2 的特性可用于肿瘤的治疗。最近又新发现一种强效抗凋亡分子存活素(survivin),下调该分子可促进凋亡并抑制转化细胞的生长。

(二)细胞周期及其抑制剂

研究表明,细胞周期素依赖性激酶(CDKs)是细胞周期的主要调节因子,它由内源性的 CDK 抑制剂(CDKIs)来调节,运用 X 线晶体衍射技术可以洞察 CDK 同 CDKIs 的相互作用,CDKs 的发现为抗肿瘤药物的研究开拓了广阔的空间。最常见的 CDKIs 有夫拉平度、十字孢碱衍生物

UCN-01。其中夫拉平度是一种黄酮衍生物,可抑制 CDK2 和 CDK4,它导致细胞分裂停止于 G1期,并改变 CDKs 的磷酸化状态,抑制 cyclinsB-CDK1 的激酶活性,导致细胞分裂停止于 G2 期。人们运用重组化学新技术开发特异的和强效的 CDKs 嘌呤类抑制剂。这些药物中抑制作用最强的是 oyevakanolB,其中 IC50 仅为 6 nmol/L。

(三)促血管生成、转移因素及其抑制剂

最近研究表明,血管抑素和 endostatin 拮抗促血管内皮生成因子,发挥高效抗癌作用。细胞外基质蛋白,特别是基质金属蛋白酶(MMPs)尿激酶(UPA)和细胞粘附分子由于其在肿瘤浸润和血管生成过程中的作用,也成为研究抗癌药物的对象。UPA 受体拮抗剂可能性适用于恶性黑色素瘤、结肠癌、非小细胞肺癌、胃癌、乳癌、卵巢癌。异黄酮类物质-高金雀花碱(genistein)可抑制酪氨酸激酶,通过下调 MMP-9 和上调 TIMPs 抑制雌激素受体阴性的乳腺癌固有的和由 EGF刺激后产生的浸润力。细胞外基质中另外一类与肿瘤生长相关的是细胞粘附分子-粘合素。拮抗粘附分子相互作用的合成肽类(特别是嵌合有 RGD 结构域的)对预防肿瘤转移有一定效果。RGD 肽类还可通过单独激活 caspase-3 诱导细胞凋亡。

(四)生长因子受体酪氨酸激酶(RTKs)及其抑制剂

在肿瘤细胞增殖过程的信号传导中,RTKs 起着重要作用。表皮生长因子受体(EGFR)、HER-2/neu 受体、血小板衍生的生长因子受体(PDGFR)、血管内皮细胞生长因子受体(VEGFR)、成纤维细胞生长因子受体(FGFR)是研究最广的用于抗癌的 PTKs。最近美国已批准抗 HER-2/neu受体 Herceptin 用于治疗转移性乳腺癌。抗 EGFR 和 HER-2/neu 的两种抗体联合运用治疗卵巢癌细胞株的实验研究也取得进展。

六、其他类药物

其他类抗肿瘤药物主要包括激素类药物、铂类金属和酶制剂等。激素是一类对机体功能起调节作用的化学物质,激素与许多肿瘤的发病和生长有密切关系,调节激素平衡可以有效控制肿瘤的生长。临床上常用的有性激素类(包括雄性和抗雄性激素类、雌性和抗雌性激素类、孕激素等),肾上腺皮质激素类,甲状腺激素类。铂类金属的抗肿瘤机制大致可分为 4 个步骤:跨膜转运、水合解离、靶向迁移、作用于 DNA,引起 DNA 复制障碍,从而抑制癌细胞的分裂。铂类抗肿瘤药物影响 DNA 合成的作用的是特异性的。但癌细胞比正常细胞增殖快,合成 DNA 迅速,并且 DNA 受损后的修复功能不完善,因此,癌细胞对抗肿瘤药的细胞毒作用更为敏感,从而显示出药物的抗肿瘤作用。铂类抗肿瘤代表药物有顺铂、卡铂、奥沙利铂等。

（张瑞召）

第九章 神经系统肿瘤

第一节 神经胶质细胞瘤

一、概述

神经胶质细胞瘤简称胶质瘤,是发生于神经上皮组织的肿瘤。在颅内各种肿瘤中胶质瘤发病率最高,约占50%,在胶质瘤中星形细胞瘤发病率居第1位,多形性胶质母细胞瘤次之。

二、临床表现

(一)病程

长短不一,一般病程自出现症状至就诊时间多为数周至数月,少数可达数年,取决于肿瘤的病理类型、性质及肿瘤发生的部位等。恶性度高,发生在功能区或后颅窝的肿瘤病程短,良性肿瘤或位于所谓静区的肿瘤病程都较长,肿瘤如有出血或囊肿形成时病程进展会加快。

(二)颅内压增高症

头痛、呕吐、复视、视力下降、癫痫发作等。

(三)局部症状

由于肿瘤压迫、浸润,破坏局部脑组织而产生相应的症状,且进行性加重。

三、诊断要点

(一)症状及体征

根据病史,颅内压增高及颅脑局灶性症状。

(二)辅助检查

(1)颅脑CT扫描,尤其是增强扫描,可以较准确地显示肿瘤所在部位、形状、范围、脑正常组织反应情况及脑室受压情况。

(2)磁共振对脑瘤的诊断较CT扫描更准确,可发现CT扫描所不能显示的微小肿瘤。

(3)正电子发射断层扫描(positron emission tomography,PET),不仅可以得到与CT扫描相似的图像,还能观察到肿瘤代谢情况,有助于良、恶性肿瘤的鉴别。

(4)脑脊液检查:颅内压显著增高者行腰椎穿刺有促进脑疝的危险,应该慎用,一般仅用于需与炎症或出血鉴别时,或有蛛网膜下腔种植性转移的高危患者。

四、治疗方案及原则

（一）手术治疗

脑胶质瘤应以手术治疗为主，其原则是在保存神经功能的前提下尽可能多地切除肿瘤。部分患者需行减压手术，如去骨板减压或脑脊液分流术。

（二）放疗

放疗是治疗神经系统肿瘤的重要组成部分。

1.术后放疗

脑胶质瘤绝大多数为浸润性生长，与正常脑组织无明显边界，再加上颅脑的特殊功能与结构，致使手术无法彻底切除肿瘤，为了提高肿瘤局部控制率，放疗成为脑瘤术后的重要治疗手段。术后放疗开始时间以术后2～4周为宜。但是如有术后并发症，如感染、活动性出血、神经损伤、颅内压增高等，均需得到一定控制后再开始放疗。

(1)低度恶性脑胶质细胞瘤：一般认为星形细胞瘤、少突胶质瘤、少突星形细胞瘤为低度恶性肿瘤，但有浸润生长的生物行为，应选择性做术后放疗。小脑星形细胞瘤、Ⅰ级的大脑半球星形细胞瘤手术切除干净、无临床症状患者，可不作术后放疗，只需密切随访。肿瘤未能全切者均需做术后放疗。放疗原则为局部照射，靶区范围以术前脑 CT 或 MRI 扫描所显示肿瘤区适当外放。有条件者可采用三维适形放疗技术。复发或有转移者可配合化疗。

(2)高度恶性脑胶质细胞瘤：通常指间变性星形细胞瘤、胶质母细胞瘤、恶性少突胶质瘤，恶性少突星形细胞瘤和多形性胶质母细胞瘤。所有患者均需做术后放疗。靶区范围为局部扩大野，即术前 CT 或 MRI 扫描所显示肿瘤边缘适当外放。常规分割，部分患者可作立体定向放疗。多发病灶者可先行全脑放疗。

2.单纯放疗

神经胶质瘤原则上不采用单纯根治性放疗。对个别不能耐受手术，有手术禁忌证的恶性胶质瘤的患者可给予单纯放疗，但疗效差。条件允许者最好有组织学诊断（立体定向活检）。追加剂量可采用缩野技术或三维适形放疗、立体定向放疗或组织间照射。

（三）其他治疗

如有颅内压增高，电解质紊乱或癫痫发作的患者，应予对症处理。注意急性放射反应的治疗与护理。

（四）化疗

恶性脑胶质瘤（间变性星形细胞瘤、多形性胶质母细胞瘤）患者术后或放疗后可考虑化疗。

（五）随诊

除注意一般临床检查外，要注意观察及鉴别放疗的晚期反应与肿瘤复发，定期复查脑 CT 或 MRI。

（贺　璐）

第二节　松果体区肿瘤

松果体区肿瘤发病率仅占颅内肿瘤的 0.4％～1％，80％以上发生于青少年。这是一组来源各异的肿瘤,每一种肿瘤有其相对独特的病程和临床表现,治疗方法与预后也不同。约69%为胚生殖细胞来源的肿瘤(生殖细胞瘤占大多数,其次为畸胎瘤、绒毛膜上皮癌、内胚窦瘤等),约14%是来源于松果体实质细胞的肿瘤(松果体细胞瘤、松果体母细胞瘤),约17%为胶质细胞瘤。

一、流行病学特点

松果体区肿瘤占成人颅内肿瘤的1%～2%,占儿童颅脑肿瘤的3%～8%。据日本肿瘤登记数据库资料统计1969—2000年间日本全国脑肿瘤发病率,松果体区肿瘤以生殖细胞瘤最为多见,占全部松果体区肿瘤的49.2%,其后依次为松果体细胞瘤8.5%,胶质瘤6.5%,松果体母细胞瘤5.1%,恶性畸胎瘤5.2%,畸胎瘤5.1%。

(1)年龄分布:生殖细胞瘤好发年龄段为10～19岁,有些患者年龄>30岁;松果体母细胞瘤好发年龄段<5岁;而松果体细胞瘤好发年龄段较宽,分布于10～60岁之间。

(2)性别差异:生殖细胞瘤发生在第三脑室后部时,男性：女性为3：1,发生于第三脑室前部时则为1：1。

(3)5年生存率:生殖细胞瘤89.4%;胚胎癌为35.3%,卵黄囊肿瘤37.5%,绒癌为58.1%。

总结上述流行病学有如下特点:①有明显的年龄差异。②某些肿瘤还有明显的性别差异。③有地域差异,亚洲似乎多于欧美。尤其是年龄和性别对诊断有重要参考价值。

二、临床表现

(1)颅内压增高症:头痛、呕吐、视盘水肿,婴儿可出现囟门膨隆等症状。

(2)眼症:肿瘤压迫四叠体上丘,引起眼球上视不能,伴瞳孔散大及光反应消失,称其为Parinaud综合征。

(3)小脑症:肿瘤向后下方发展,侵及或压迫上蚓部,而出现躯干共济失调及眼球震颤。

(4)丘脑下部损害症:尿崩症、嗜睡、肥胖等。

(5)内分泌症:性发育紊乱,多数表现性早熟。

三、病理与影像学

松果体区肿瘤的组织成分和来源复杂,不同报告中的发病率差异很大。按照来源分类大致有4种:生殖细胞、松果体实质细胞,胶质细胞、脑膜细胞等其他支持组织细胞和某些非肿瘤性囊性占位性病变,如松果体囊肿等。

(一)来源于生殖细胞

1.生殖细胞瘤

生殖细胞瘤占松果体区肿瘤的50%以上,脑脊液(cerebral spinal fluid,CSF)转移高达50%。生殖细胞瘤发病率东西方有种族差异。亚洲人高于西方人数倍。90%为20岁以下的青年患者。有性别差异,发生于松果体区的中枢神经系统(central nervous system,CNS)生殖细胞瘤男性占绝大比例。

CNS的生殖细胞来源肿瘤分为两类:纯粹来自生殖细胞的"纯"生殖细胞瘤和来自并非生殖细胞的生殖细胞瘤。后者包括畸胎瘤、绒毛膜上皮癌等。"纯"生殖细胞瘤对放疗敏感,5年生存率近90%。非生殖细胞性生殖细胞瘤中,以成熟型畸胎瘤预后最好。其余预后不良。此类肿瘤发病率低,单纯临床和影像学上有时很难鉴别,但其肿瘤细胞表型有一定差异。因此可以通过血清和脑脊液中肿瘤标志物的检测做进一步鉴别。必要时可以定向或导航下活检,通过病理学和免疫组织化学方法以明确病理诊断。

血清或脑脊液中特异性癌蛋白不仅有鉴别诊断价值,还可以用于治疗效果的追踪观察指标。常用肿瘤标志物如下。

甲胎蛋白(AFP)正常由卵黄囊内胚层、胚肝、胚肠上皮分泌;绒毛膜促性腺激素(β-HCG)合体滋养层细胞分泌的糖蛋白;胎盘碱性磷酸酶(PLAP)合体滋养层和原始生殖细胞产生的细胞表面蛋白。

生殖细胞瘤影像学:CT 上表现为稍高密度的均质性占位病变,并可均匀强化。MRI T_1 上表现为稍低或等信号,T_2 上为等或高信号,并可存在囊性改变。全部患者均应行强化成像,转移病灶可在转移部位呈显著增强改变。生殖细胞瘤强化后表现为程度不同的混杂信号。MRI 生殖细胞瘤 T_1 像呈略低灰质信号强度的低信号病变,在 T_2 像上为等信号和高信号混杂;或在 T_1 和 T_2 上均为等信号强度。对放疗高度敏感是区别胶质瘤和畸胎瘤的特征之一。除定向活检等措施外,常可行试验性放疗以资鉴别。放疗 5 年存活率可达 75%～85%。

2.畸胎瘤

畸胎瘤发病率仅次于生殖细胞瘤,在松果体区原发肿瘤中占第 2 位。发病人群主要为婴幼儿,好发年龄在 10 岁以内,男性占绝大多数。畸胎瘤分为成熟(良性)、中分化和未成熟(恶性)3 类,表现为巨大反差的异质性,如钙化、脂肪、脂类成分、出血、坏死和囊变等混合存在。钙化为线状或结节状,CT 上很容易被检出。

CT 和 MRI 上混杂密度或信号,伴环形强化。脂肪或脂类在 T_1 上表现为高信号。畸胎瘤病理学上表现为明显的异质性,反映在影像学上为混杂密度(或混杂信号),并常有钙化,T_1 和 T_2 上显著高信号,偶见脂肪信号。恶性畸胎瘤除上述表现外,还显示浸润性生长特征,如侵蚀中脑顶盖部、胼胝体压部等结构。畸胎瘤区别于松果体细胞瘤的主要表现是为高度异质性的蜂巢状多发囊变,混杂脂肪和钙化组织。

(二)来源于松果体细胞

1.松果体瘤

松果体瘤来源于松果体细胞,WHO Ⅱ级,缓慢生成,很少转移。占松果体实质性肿瘤的45%,全部颅内肿瘤的 0.4%～1%。发病年龄在 18～50 岁之间,无性别差异。组织学上为小的成熟的松果体细胞组成,细胞质比例较多,形成松果体样的条带。松果体细胞瘤为良性界限良好的成熟细胞,与支持松果体细胞几乎难以区别。影像学表现的变化差异很大。MRI 上为分叶状实质性占位,显著强化。CT 等密度或高密度。均质性或异质性强化,可见钙化。MRI 上 T_1 呈低信号,T_2 呈高信号。中等度增强,信号均匀或不均匀混杂。松果体细胞瘤囊变发生率为 90%。中度分化的松果体细胞瘤占松果体实质性肿瘤的 10%～20%。各年龄段均可发生,但较易侵犯年轻人,女性偏多,进展较快,WHO Ⅱ～Ⅲ级。松果体瘤是由松果体细胞或其前体细胞发展而来。中等程度的细胞成分,核的非典型性和有丝分裂象。CT 上稍高密度,并伴有较多数目的钙化。MRI T_1 上病变显示高信号,T_2 上显示低或等信号,提示细胞成分较多。显著强化,较大肿瘤显示混杂信号(异质性)。

2.松果体母细胞瘤

松果体母细胞瘤由恶性的、未分化的松果体细胞组成,WHO 分级属Ⅳ级。虽然各年龄段均可发生,但易侵犯 10 岁以内和 20 岁以内两个年龄段的青少年。此类肿瘤是发生于松果体的神经外胚层肿瘤,实属神经外胚层肿瘤的亚型之一,类似于髓母细胞瘤或神经母细胞瘤。多数确诊时已从蛛网膜下腔或脑室内转移,生长迅速,发现时肿瘤直径往往≥4 cm。肿瘤形状不规则,无被膜,侵入周围结构,如顶盖、胼胝体、丘脑和小脑蚓部等,同时可合并 CSF 转移。肿瘤内常有出血和坏死,因此表现为混杂密度或信号。MRI T_1相对灰质为等信号或低信号,T_2为等信号或高信号;可被对比剂增强;偶见间杂囊状坏死灶。在 T_2像上信号与大脑灰质相同的等信号。如细胞成分比例增大,则表现为高信号,同时可能还有瘤周水肿和侵蚀周围结构的表现。5 年生存率为 50%。

(三)来源于胶质细胞

松果体区的胶质瘤多由来自附近脑组织向该部位蔓延形成的,少数为起始于松果体胶质的肿瘤。如发生于中脑顶盖部,多为低级别胶质瘤,压迫导水管,早期形成脑积水。来自丘脑和胼胝体的胶质瘤恶性度较高,多为分化不良型或胶质母细胞瘤。

(四)来源于其他支持细胞

1.脑膜瘤

脑膜瘤多从小脑幕尖发生,T_1为低信号,T_2半数为等信号,半数为高信号。均匀性强化显著。硬膜附着处增厚并强化,形成硬膜尾征是其特征。

2.松果体囊肿

松果体囊肿占松果体区肿瘤的 15%,难与真性肿瘤鉴别。其大小多数在 10~15 mm。松果体囊肿为常见的良性囊性占位,在尸检中的检出率高达 40%,囊壁由松果体细胞、胶质细胞和胶原纤维构成,囊壁光滑,境界清楚。囊内容物对于 CSF 为均质性等信号或高信号。后者提示囊液被孤立,或蛋白含量高,甚或出血。影像学表现各异,MRI 扫描表现一般无强化或强化延迟,如有松果体细胞残留,该处可有强化表现。

四、诊断要点

(1)常见症状:颅内压增高症,内分泌紊乱症,性早熟、尿崩症等。

(2)临床检查:视盘水肿,展神经不全、麻痹,双眼上视困难等。

(3)影像学检查:CT 或 MRI 可显示肿瘤范围。

(4)血清和脑脊液中甲胎蛋白(AFP)和 β-HCG 的检测。

(5)由于难以进行活体组织检查,常无法获得病理诊断,可进行诊断性放疗。

五、治疗方法

(一)显微外科手术适应证

治疗策略各不相同,仍有争议。

(1)良性肿瘤,如松果体瘤、脑膜瘤等。

(2)对放疗不敏感的非生殖细胞性恶性肿瘤。

(3)囊壁完整,无转移征象的肿瘤。

(二)立体定向活检

手术指征:①取材明确病理诊断;②囊性病变的治疗。

立体定向活检是有一定风险的诊治操作,病死率 1.3%,病残率 7%。质地坚韧,难以穿入者穿刺活检的并发症较多,不可勉强,改行开颅术为妥。

（三）放疗

照射野的设计以病理诊断指导最为理想。若病理诊断确诊为生殖细胞瘤，照射野应以全脑＋全脊髓（全中枢神经系统）照射为宜。全中枢神经系统照射的原则是：①经 CT、MRI 或腰穿检查证实有椎管内播散。②颅内有多发病灶或异位生殖细胞瘤。③脑室内播散。④患者无条件定期返院复查。无病理证实时，可采用诊断性放疗，若肿瘤明显缩小（体积至少缩小 50％），则提示生殖细胞瘤的可能性较大，进一步的治疗按生殖细胞瘤治疗原则实施，否则按原野继续放疗至根治量。

生殖细胞瘤对放疗敏感，为放疗首选病种。对诊断稍有疑惑者，有时可行 5 Gy 小剂量的放疗敏感试验。如果肿瘤缩小，可继续行全剂量放疗。对于脑和椎管转移患者，除增加病变部位照射剂量外，还须行全脑和脊髓的照射。但后者对于防止广泛转移的预防性的应用效果尚存争议。

（四）化疗

全身化学药物治疗简称为全身化疗，也称为系统性化疗。全身化疗与手术治疗、放疗等局部治疗手段不同，它是通过全身（静脉或口服）给药来直接杀死肿瘤细胞，或者通过遏制肿瘤细胞增殖，改变肿瘤细胞的生物学行为。与手术治疗、放疗比较而言，化疗属于比较新兴的学科。20 世纪 40 年代，氮芥被成功应用于淋巴瘤的治疗，这一成就促进了烷化剂的合成和应用研究，从而拉开了肿瘤现代化疗的序幕。此后，随着新型细胞毒性药物，如紫杉类、喜树碱类、鬼臼类的衍生物、新型烷化剂（替莫唑胺等）等的发现，推动了药物治疗的发展。虽然肿瘤现代化疗至今仅有60 余年的历史，但由于新药的不断涌现及在细胞增殖动力学理论指导下的联合化疗的出现，使化疗的重要性日益增加。目前，化疗、外科手术与放疗已成为恶性肿瘤治疗的三大常用手段，包括化疗在内的多学科综合治疗已成为绝大多数实体瘤的标准治疗模式。

长期以来，由于神经系统肿瘤发生来源的特殊性，以及缺乏有效的化疗药物、存在血-脑屏障等特殊问题，化疗在神经系统肿瘤治疗中的地位和作用并未引起人们足够的重视。随着新药（如替莫唑胺）的不断出现，以及对神经系统肿瘤分子生物学和分子遗传学特征的认识，化疗在神经系统肿瘤中的应用范围不断扩大。目前，化疗用来治疗原发中枢神经系统恶性肿瘤如间变性星型胶质瘤和多形性胶质母细胞瘤已被广泛认可。在原发中枢神经系统淋巴瘤、生殖细胞肿瘤、髓母细胞瘤等敏感肿瘤中，化疗已成为常规治疗。在脑转移瘤中，化疗也开始扮演越来越重要的角色，逐渐成为综合治疗不可缺少的一部分。综合 12 个随机对照研究进行的 Meta 分析以及前瞻性的多中心临床Ⅲ期研究均证实，化疗确实可以延长恶性脑胶质瘤患者的生存时间。

全身化疗主要是通过静脉或口服给药，可以单药给予，也可联合用药。单药不易克服耐药，联合用药可起到协同或叠加作用，也有利于克服耐药。联合用药的原则是：尽量选择作用机制不同，作用时相各异，不良反应类型不同的药物联合；所设计的联合化疗方案应经严密的临床试验证明其有实用价值。根据化疗目的可分为根治性化疗、辅助化疗、新辅助化疗、姑息性化疗和研究性化疗。辅助化疗在诊断和其他治疗之后实施，如胶质母细胞瘤在手术和放疗后，但在复发前、即尚未出现疾病进展时给予。有时候，化疗也可以和其他治疗如放疗同时给予（同期放/化疗），可增加放疗的敏感性，提高疗效。姑息性化疗主要用于其他治疗失败之后的挽救治疗。此外，为了寻找高效低毒的新药和新方案，开展探索性的新药或新化疗方案的临床试验也是必要的，但研究性化疗应有明确的目的，完善的试验计划，详细的观察和评价方法，并需严格遵守医学伦理学原则，现在已有规范化的质控标准，称为"GCP"。

(五)外科治疗

1.手术入路概况和选择

(1)后方入路:根据病变的原发部位和扩展范围,常用手术有5种,细分为后上(经胼胝体压部切开),后外上(经侧脑室三角区),后外下(经颞底),正后中线旁幕上(枕下经小脑幕切开)和正后中线幕下(幕下小脑上)等入路,可根据病变部位、大小、性质和范围,患者一般情况和术者经验恰当选择。其中较常用的是枕下经小脑幕入路和幕下小脑上入路,基本可以满足临床需要。

(2)枕下经小脑幕入路:适当切开镰幕接合部附近的小脑幕前缘和/或大脑镰下缘,有利于扩大暴露视野,由于此处病变已经将大脑内静脉和基底静脉推挤开,游离该静脉并不困难。幕下小脑上入路的优点是在深静脉系统后方进入四叠体池,对大脑大静脉及其诸回流支(基底静脉、大脑内静脉等)的损伤最小,同时易于处理病变向深静脉系统回流的出血,适合于病变向下延伸,小脑幕比较平坦的患者。

(3)枕下经小脑幕入路:躯干摆放同醉汉体位,令术侧朝下,以减少该侧枕叶牵开;头颈部适当前屈,头部抬高,头纵轴向对侧倾斜,使大脑镰与地平面呈45°倾角。后枕部马蹄形切口,切口起止两端齐上项线,内侧缘跨过中线,皮瓣翻向后方。骨窗内侧缘恰位于矢状窦外侧,下缘平齐横窦上缘,具体高度和宽度根据术前磁共振静脉成像(MRV)上矢状窦后部和横窦走行个别调整。X形沿两对角线切开硬膜,或先切开连接后上角至外下角对角线硬脑膜,然后在此线中点,向内下角做1/2对角线的切开,硬脑膜切口呈斜丁字形。未曾切开的外上1/2硬脑膜作为枕叶的保护,内下和外下1/4硬脑膜瓣,分别翻向矢状窦和横窦侧悬吊。牵开枕叶内侧面,刺破四叠体池后壁蛛网膜,释放脑脊液。待脑张力下降后,再进一步牵开枕叶,扩大术野,分离深静脉,游离肿瘤,切除病变。肿瘤体积较大时,可先行瘤内挖空,待病变与周围组织出现间隙时,再沿分离界面切除肿瘤。

(4)幕下小脑上入路。体位:坐位、半坐位、俯卧位、协和式体位和醉汉体位。有学者习惯采用醉汉体位。坐位或半坐位摆放复杂,对麻醉条件要求高,容易发生气栓和气颅并发症。

此入路有两个基本要求:松果体区肿瘤大部分位于中线并向幕下延伸,向幕上和向两侧扩展较少;患者小脑幕对水平面的倾角较小。反之,若该倾角较大,小脑幕陡立,术者视线严重受限,视线不能平视直达松果体区和第四脑室内。如再遇患者颈部较短,前屈困难,给体位摆放增加难度,可改行选择枕下经小脑幕开颅。如小脑幕两侧之间对矢状面的下夹角较锐利,则有利于经此入路暴露病区。术前应进行静脉影像检查如MRV、CT血管成像(CTA),DSA,了解横窦、枕窦以及深静脉和颅后窝静脉回流等变异情况,以设计颅后窝硬脑膜切口。

术中有时需要多普勒超声测量桥静脉临时夹闭后小脑半球局部脑血流,以确定该静脉是否可以永久性阻断。

2.术前计划及准备

(1)影像学检查:鉴别、排除转移瘤和生殖细胞瘤。后者对放疗敏感,因此可以采取放疗。对于难以确定病理性质的患者,考虑病理活检等鉴别措施。对于手术计划,了解病变位置和扩展范围,浅静脉有无阻挡,深静脉属支与病变的关系,确定术式。有利深静脉成像:确认上矢状窦的走行、位置和偏离中线的程度;横窦的位置和优势引流侧;回流到上矢状窦的桥静脉的分布、走行、位置和粗细,是否阻挡手术路径,可否阻断,有助于选择手术侧别;明确大脑大静脉及其属支的位置、分支及其与病变的关系等。

(2)肿瘤标志物:用作来源于生殖细胞的肿瘤诊断和鉴别参考。

（3）一般准备：纠正营养不良、脱水等内环境紊乱。

（4）脑室外引流：一般情况下，术中可先行脑室钻孔置管外引流，以备术中调节颅内压和术后引流之需。如果术前患者因脑积水出现严重的高颅压和意识障碍，为提高手术的安全性和耐受性，可酌情采用术前脑室外引流，3～4天后，再行开颅切除肿瘤。脑室外引流应距钻孔切口5 cm以外，另做小切口引出，或用特制尾端带引流管的三棱针穿出。引流管在帽状腱膜下间隙内潜行一段，再引出皮外，引出前预置两针缝合线，一针用于固定引流管；另一预置针线用作拔出引流管后，结扎头皮切口。一个部位引流管放置时间通常不应超过4～5天。如果术后需要继续引流，可更换部位引流，如拔出额角引流管，改行枕角再引流。内镜第三脑室底造瘘术可以同时探查第三脑室和松果体并行活检。诊断与治疗并举，对于囊性病变尤其值得推荐。

3.手术步骤、要点和风险

手术步骤和要点详情可参考有关手术学书籍。本节主要讲述手术的难点和风险。"适可而止"，这一外科医师经验准则是说：术者在术中不仅要时刻清楚"处于何处"，而且要正确掌控手术进行该"在何处打住"。脑和神经结构的完整性保留，动脉、静脉和脑脊液循环通畅性的保持与病变切除同等重要，甚至有时病变切除要让位于结构保存原则。神经外科学人性化准则不提倡以牺牲脑重要结构与功能为代价，而一味追求病变的全切除。

松果体区的动脉走行方向是从后向前，从外向内。这一走行与经后方入路暴露方向和顺序一致，因此动脉出血的控制并不十分困难。此区最重要的影响因素是深静脉系统和静脉窦与病变和手术路径的关系。松果体区和第三脑室的病变均位于此深静脉系统的前方，病变的静脉是向后回流到大脑大静脉系统或其属支。当这些静脉在术中意外地被齐根撕断后，这些大静脉的前壁形成漏孔，出血较凶猛，且背向术者，术者视线被静脉干遮挡，不易看到出血漏口，影响直视下的止血。对于此类出血，不应牺牲所在静脉主干，应用小面积的肌肉片或止血纱贴在吸收性明胶海绵上，压迫静脉破口，再用适当口径的吸引器带小块脑棉吸引、冲洗，反复交替进行，直至出血停止。防止此类出血发生要在直视下分离肿瘤，看清肿瘤的供血动脉和回流静脉，逐一阻断，不可粗暴牵拉。肿瘤体积较大阻挡视野时，可先行瘤内挖空，待瘤中心体积缩小后，周边腾出操作空间再寻找恰当界面分离的方法。

幕下小脑上入路偶有遭遇横窦缺如或发育不良时枕窦替代横窦的变异情况，此时需要保留枕窦，分别在枕窦的左右侧剪开硬膜；若是偶遇小脑旁中央静脉或小脑上静脉发达，或保留该静脉，或在术中应用多普勒超声，试验性临时夹闭该回流静脉，看是否影响小脑的血流，再决定是否可以永久性阻断该静脉，以防止小脑静脉淤血性水肿和梗死。术前如能常规检查MRV或CTA，了解静脉窦和相关静脉回流情况，或可避免此类灾难发生。

（1）调整显微镜和术者站位（通常需要转90°），改变视角至面对出血漏口，再进行止血操作。

（2）用适当口径的吸引器带小棉片，压迫出血点并翻转静脉干，使静脉漏口处于直视下。

（3）保留大的静脉，不用电凝，用小面积的肌肉片-海绵-脑棉片覆盖出血漏口，压迫片刻至出血停止为止。

（4）开颅后，充分切开四叠体池后壁的蛛网膜，并充分松解足够长度的静脉干，以便一旦出血，可以按照上述步骤处理。

其次是病变层次与蛛网膜关系。脑膜瘤发生于四叠体池蛛网膜外位，当其生长时，将蛛网膜推挤到肿瘤的表面，与大脑大静脉及其属支均有蛛网膜相隔，剥离时保持手术剖面在蛛网膜外，可以降低损伤深静脉的机会。但起源于四叠体池内的病变，与深静脉两者之间无蛛网膜相隔，直接接触或粘连,分离病变时容易损伤。

最后,由于松果体距离导水管很近,后者是幕上脑脊液排向第四脑室的咽喉要道,因此解决脑积水问题,恢复脑脊液循环通畅性是手术应实现的最基本目标。手术最低要求是打通脑脊液的循环通路。此区患者术前多数合并脑积水,一期手术起码要求解决脑积水引起的高颅压问题,肿瘤切除多少还排在其次地位。措施包括:行侧脑室-枕大池分流术、侧脑室-腹腔分流术或第三脑室造瘘术等。如果第 1 次手术不能实现这一最低目标,术后会出现头皮切口愈合不良,脑脊液漏,颅内感染和高颅压等一系列棘手问题。

4.术后并发症处理

松果体区域的手术病死率在显微外科技术应用于临床前高达 26.5%。随着显微外科技术的走向成熟,目前手术病死率多数降低到 5% 以下。

(1)大脑大静脉系统损伤:Samii 总结术后静脉并发症有 4 种机制:①静脉窦撕裂;②静脉或静脉窦闭塞;③脑牵拉造成静脉回流障碍;④由于病变切除后静脉血流动力学改变。大脑大静脉及其属支的损伤除术中出血外,部分分支梗阻引起相应部位的静脉性梗死,如大脑大静脉主干回流受阻,引起几乎是全脑的静脉淤血性弥漫性脑肿胀,患者表现为静脉窦闭塞性高颅压症状:头痛、呕吐,意识恶化等,严重者出现脑室或脑实质内出血。将患者头部抬高,脱水治疗,数周后症状自行缓解。重者且合并视力障碍者须做脑室腹腔分流术。脑室出血者可行临时的脑室外引流。

(2)脑积水:导水管直径仅 3 mm,极易因肿瘤或水肿压迫闭塞引起脑积水。对于术前已经有脑积水存在的患者,因梗阻的导水管术后不一定马上开放,或可因水肿而加重病情,因此开颅前最好先做经枕角预置脑室外引流管,便于术中控制颅内压和术后引流,待脑水肿逐渐消退后拔除。如为内镜手术,切除病变前,可先行预防性第三脑室底造瘘术。

(3)视野缺损:属脑牵拉性损伤,是枕叶牵拉过重,或时间过长造成的枕叶视皮质中枢功能障碍。较大的动脉或静脉损伤也可以造成枕叶缺血性梗死或淤血性梗死。手术需要切开胼胝体压部的患者,左侧枕叶损伤还会增加术后失读的风险,故尽可能采用右侧入路。

(4)脑脊液漏:多半在脑积水的基础上发生。因高颅压存在,头皮张力高不易愈合,或硬脑膜和头皮缝合不确切,脑脊液经伤口漏出很容易引起颅内感染。一旦发现,应及时补针,严密缝合,并行腰池引流数天,暂缓颅高压,以利伤口愈合。

(5)气栓和气颅:是特殊体位和麻醉带来的风险造成的症状。如严重脑积水引起脑室扩张,一旦梗阻打通后,脑室迅速塌陷,产生气颅,硬脑膜下积液、积血,甚至发生蛛网膜下腔出血或颅内血肿。坐位、半坐位或头位过高时,静脉窦压力为负值,术中瘤体意外破裂时,极易发生气栓。当头抬高 25°时,窦汇内静脉压力为零。坐位手术气栓发生率为 9.3%。

(贺 璐)

第三节 脑 膜 瘤

脑膜瘤主要发生在颅内有脑膜组织覆盖的区域,是由脑膜组织中的蛛网膜细胞形成的轴外病变。无脑膜组织覆盖的器官因胚胎时期残留蛛网膜细胞也可形成脑膜瘤,如头皮、眼眶、鼻窦等部位,在这里不做讨论。脑膜瘤位置多样,脑膜的结构及各种发病部位解剖学特点在这里不做赘述。本节主要介绍脑膜瘤的一些临床常见特点及处置原则。

一、病因

脑膜瘤的病因目前尚不清楚。可能与染色体缺失、癌基因和抑癌基因调控失衡、脑膜损伤、放射线、病毒感染等因素有关,也可能是多种因素共同作用的结果。

(一)基因水平

目前报道脑膜瘤患者基因异常可发生在 1、3、6、7、8、10、12、14、18、19、X 和 Y 等染色体上,但与之关系最为密切的是 22 号染色体,理由是:①部分脑膜瘤患者 22 号染色体为单体型,染色体缺失造成与之相关的抑癌基因缺失;②Ⅱ型神经纤维瘤病和乳腺癌患者可并发脑膜瘤,而这两种病也存在 22 号染色体缺失。此外,H-ras、c-fos、$cmyc$、c-erb、c-sis 等一些癌基因也与脑膜瘤的发生相关。

(二)脑膜损伤

脑膜瘤发病可能与脑膜损伤有关,有研究发现部分脑膜瘤患者有外伤病史,发病部位与外伤部位一致;而颅脑手术后在手术部位亦有发生脑膜瘤的患者。

(三)放射线

研究发现接受头部放疗的患者,脑膜瘤的发病率增高,放疗剂量越大,危险性越高。

(四)其他因素

脑膜瘤的发生还可能与病毒感染、性激素、生长因子、细胞因子等受体异常有关,但都缺乏确切证据,有待于进一步研究。

二、发病率

脑膜瘤是颅内发病率最高的良性肿瘤之一,占颅内肿瘤的15%~24%。成年人发病率占中枢神经系统肿瘤的约 30%,而儿童及青少年的发病较低,占 0.4%~4.6%。Wiemels 等人做的脑膜瘤流行病学调查显示,女性发病率要略高于男性并随年龄增长发病率升高。

三、发病部位

脑膜瘤可发生于颅内任何部位,好发部位靠前的依次是:①矢状窦旁和大脑镰旁(两者起源和临床表现具有相似之处);②大脑凸面;③蝶骨嵴;④嗅沟、鞍结节(两区相近);⑤桥小脑角、小脑幕(两区相近);⑥颅中窝、斜坡(两区相近)。

四、病理

脑膜瘤由脑膜组织发生,大脑表面有 3 层脑膜组织:硬脑膜、蛛网膜、软脑膜。目前认为脑膜瘤主要是由蛛网膜细胞发生,其理由是:①蛛网膜细胞具有修复和演变功能;②细胞演变后形态与脑膜瘤多种亚型细胞形态相似;③蛛网膜颗粒的分布与脑膜瘤的好发部位一致;④蛛网膜颗粒细胞巢结构与脑膜瘤病理相似。

脑膜瘤形态多呈球形或类圆形,在颅底存在于骨嵴或硬脑膜游离缘的部位,因其阻隔作用而呈哑铃形,部分脑膜瘤呈扁平状;良性脑膜瘤多有一层包膜,肿瘤借此包膜与脑组织间形成明显界面,呈球形的脑膜瘤一般质地韧,包膜厚,而扁平状或不规则形态的脑膜瘤多质地软而包膜薄;

恶性脑膜瘤常无包膜或包膜不完整,呈浸润性生长。肿瘤实质多为灰白色,剖面有旋纹,内部可有钙化、骨化或囊变。周围颅骨可因破坏或反应性骨增生而出现筛状小孔和骨疣。

1993年WHO在1979年分类的基础上对脑膜瘤进行了重新分类,2000年WHO根据脑膜瘤侵袭性和复发倾向对分类的亚型进行分组和分级。

颅内有多个不相连的脑膜瘤,同时伴有神经纤维瘤病,称为脑膜瘤病。

颅内有多个不相连的脑膜瘤,不伴有神经纤维瘤病,称为多发脑膜瘤。

脑膜瘤肉眼全切后,在肿瘤原生长部位处又重新出现肿瘤,称为复发脑膜瘤。

五、临床表现

(一)局灶性症状

因脑膜瘤生长缓慢,增大的肿瘤体积因脑组织和脑脊液的代偿作用而不引起明显的颅内压增高,局灶症状常常是脑膜瘤的首发症状,最常见的是癫痫(额、颞叶多见),尤以老年人明显。根据肿瘤部位不同可出现不同的症状,如肢体运动或感觉障碍、精神症状、记忆力和计算力下降、失语、视野缺损、脑神经功能障碍、眩晕、眼震、共济障碍、尿崩、意识障碍等,将在各部位脑膜瘤分论中详细论述。

(二)颅内压增高症

脑膜瘤引起颅内压增高症状常不明显,常有轻微头痛。视盘水肿常见,有时可见视神经萎缩,当肿瘤增长到一定体积,颅内压失代偿时会出现剧烈头痛、恶心、呕吐症状。

六、辅助诊断

(一)头颅CT检查

头颅CT检查是筛查和体检中发现脑膜瘤的最常见手段,可显示肿瘤钙化情况,肿瘤邻近骨质变化情况。典型表现:①边界清晰、密度均一的占位病变,多呈类圆形、半圆形,也可有分叶状或不规则形改变。②肿瘤多呈等密度或略高密度,少数可呈低密度,囊变者可密度不均,钙化者局部可伴点、块状高密度影。③增强扫描均匀强化。④部分肿瘤附近颅骨可见增厚、骨疣或缺失。⑤有的伴有瘤周低密度水肿带。

(二)头部MRI检查

头部MRI检查可在轴位、冠状位、矢状位清晰显示肿瘤部位,肿瘤与周边邻近神经、血管、脑组织等的关系,特别是肿瘤与硬膜的关系,为脑膜瘤的主要诊断方法,是手术前不可缺少的诊断资料。脑膜瘤具有诊断意义的MRI表现:①边界清晰、密度均一的肿瘤影,T_1加权像多呈等T_1或略长T_1(低)信号,少数可呈略短T_1信号;T_2加权像多呈等T_2信号或略长T_2(高)信号,肿瘤可有囊变(长T_1、长T_2信号)或钙化表现(长T_1、短T_2信号)。②多数呈广基底与硬脑膜接触,少数向脑内球状生长者亦可找到与脑膜相连接处,脑室内脑膜瘤与脉络丛相连;肿瘤基底硬脑膜附着处可见脑膜尾征,为其特征性表现。③少数脑膜瘤在瘤周或瘤内形成囊变,囊变部分表现为长T_1和长T_2表现。④有的脑膜瘤伴有明显的瘤周水肿。

(三)血管成像(DSA、MRA、CTA、MRV)检查

邻近鞍结节、蝶骨嵴或侧裂、静脉窦、斜坡、枕骨大孔等部位的脑膜瘤应行血管成像检查。血管成像检查目的:①观察肿瘤周边动静脉的出入情况及血管受侵袭情况,对重要血管术中加以保护,如海绵窦内脑膜瘤观察颈内动脉位置及受累情况,斜坡脑膜瘤观察基底动脉是否被包裹。

②观察肿瘤供血动脉,增粗、分支变多而无重要功能的动脉可术前栓塞或在适当时机结扎,如颈外动脉供血术前栓塞,脑膜中动脉供血在开骨窗时电闭。③观察静脉窦受侵袭情况及阻塞程度,静脉窦完全阻塞可术中切除,如矢状窦旁脑膜瘤在矢状窦闭塞术中切除。众多方法中因 MRA、MRV 检查为无创检查,应用次数逐渐增多。CTA 能够很好地显示颅底脑膜瘤与颅底骨质、血管的关系。DSA 有多个成像期,是观察肿瘤血管细微形态的有利手段,在毛细血管期可见肿瘤染色,静脉期仍可见,称迟发染色;因其有创和价格昂贵在脑膜瘤的辅助诊断中应用较少,需要术前栓塞的患者更适合做 DSA。各种血管成像的特点不再一一介绍。

(四)头部 X 线片检查

目前已基本不用于脑膜瘤的辅助诊断,可看到一些间接征象:肿瘤钙化可见高密度影,局部骨质破坏或增生改变,板障静脉增粗等。

七、治疗

脑膜瘤的有效治疗方法包括手术治疗和立体定向放疗,目前以手术治疗为主。

(一)手术治疗

大多数脑膜瘤属于良性肿瘤,通过手术切除可以达到治愈,肿瘤全切是防止术后复发的关键,因此任何部位的脑膜瘤在不引起不可逆性功能障碍和致命性损伤的前提下都应该力争全切肿瘤。下列情况出现其中一条应行手术治疗:①肿瘤有明显的占位效应,引起局灶性神经功能缺失、脑室受压移位、梗阻性脑积水;②肿瘤引起颅内高压症状、刺激症状如癫痫,局部改变如瘤周水肿;③肿瘤直径>3 cm,且两次检查对比肿瘤有增长趋势;④肿瘤邻近重要结构,肿瘤生长导致手术难度大大增加或不能行放疗的区域,如大脑凸面、矢旁、镰旁、海绵窦旁、鞍结节、嗅沟、桥小脑角、蝶骨嵴。脑膜瘤手术没有绝对的适应证和禁忌证,其他情况应根据患者年龄、患者全身状态、肿瘤大小、肿瘤部位综合考虑是否需要手术治疗。肿瘤较小而无症状者建议定期复查,长期随访。

注意事项:①在条件允许的情况下先处理瘤蒂或颈外系统供血动脉是减少术中出血的有效方法;②肿瘤包裹神经、有功能血管或操作空间较小时分块切除扩大空间是保护神经血管的有效途径;③保护肿瘤周边粘连而未进入肿瘤的动静脉,邻近动静脉可在设计手术切口和入路时避开;④术中不要刻意寻找在影像学上观察到的肿瘤周边的血管和神经,减少对脑组织的牵拉和损伤;⑤静脉窦旁的脑膜瘤先处理窦周肿瘤,再处理窦内肿瘤,切开静脉窦前要做好止血和静脉窦修补或重建的准备,完全闭塞的静脉窦可切除,但有时术前静脉成像显示无血流通过时不代表完全闭塞,术中试行夹闭血管是有效观察手段,同时要防止气体栓塞;⑥前颅底和岩骨嵴附近的脑膜瘤,处理硬膜及颅骨后时要防止脑脊液鼻漏和耳漏;⑦全切肿瘤、处理受侵硬膜和颅骨是防止复发的关键,但斜坡、蝶骨嵴内侧等深在复杂区域的脑膜瘤适当残留有助于提高患者术后生活质量。

Simpson 在 1957 年提出的对脑膜瘤切除程度的评估分类法得到国际公认,G_1:彻底切除-全切肿瘤,并切除附着硬膜及受侵颅骨;G_2:全切除-全切肿瘤,但与其附着的硬膜仅做电灼;G_3:肉眼全切除-全切肿瘤,但肿瘤附着的硬脑膜及受侵颅骨未作处理;G_4:次全或部分切除-肿瘤未全切,有残留;G_5:开颅减压-肿瘤仅作减压或活检。

(二)立体定向放疗

立体定向放疗的治疗方法包括 γ 刀、X 刀和粒子刀,其优点是无手术创伤、无感染、低并发症。X刀照射准确性略差；粒子刀具有高度精准性且正常组织副损伤微小，治疗病灶体积可＞3 cm等优点，但价格昂贵使其应用较少；一般γ刀因高度准确性（误差＜0.2 mm），操作简单而得到广泛应用，在此简单介绍γ刀对脑膜瘤的治疗。γ刀一般治疗＜3 cm的脑膜瘤，适用于位于颅底及重要结构附近的脑膜瘤，术后残存或早期复发者，年高体弱不适合手术者。γ刀治疗肿瘤生长控制率（肿瘤停止生长或缩小）在90%左右，γ刀治疗后脑水肿的发生率较高，尤其是大脑凸面脑膜瘤，所以大脑凸面脑膜瘤及已经有瘤周水肿的脑膜瘤建议手术治疗；γ刀治疗需有一定的副损伤距离，例如肿瘤上表面与视交叉的距离必须＞3 mm；治疗效果有潜伏期，需半年至数年后才能观察到肿瘤缩小。

（三）其他治疗方法

其他治疗方法包括栓塞治疗、放疗和药物治疗，这些方法均为辅助治疗手段。术前应用栓塞治疗或放疗减少肿瘤血供，有利于术中操作增加手术安全性，栓塞常用物理性栓塞，放疗也用于偏恶性的脑膜瘤术后辅助治疗。药物治疗包括溴隐亭、枸橼酸他莫昔芬、米非司酮等，应用较少，在此不做介绍。

八、不同部位脑膜瘤

（一）矢状窦旁和大脑镰旁脑膜瘤

矢状窦旁脑膜瘤是指脑膜瘤的基底部主要位于矢状窦外侧壁或一部分基底部覆盖矢状窦；前者主要是起源于矢状窦壁的脑膜组织，而后者可能起源于大脑镰或者大脑凸面，随着肿瘤不断增长，基底部蔓延覆盖矢状窦，当矢状窦受累后肿瘤的临床表现、处理方法和预后与前者相似，所以归为一类。矢状窦旁脑膜瘤瘤体多位于矢状窦一侧，早期多位于矢状窦外，后期长入矢状窦可造成矢状窦部分或完全阻塞，晚期肿瘤浸透矢状窦，从对侧矢状窦壁长出，形成矢状窦双侧脑膜瘤。Krause-Merrem按照肿瘤生长过程将矢状窦旁脑膜瘤分为6型。Ⅰ型：肿瘤仅附着于矢状窦的侧壁；Ⅱ型：肿瘤侵犯上矢状窦的外侧角；Ⅲ型：肿瘤向窦腔内生长，同侧窦壁全层受侵；Ⅳ型：上矢状窦部分闭塞，肿瘤侵及上矢状窦顶；Ⅴ型：上矢状窦完全闭塞，肿瘤侵及对侧窦壁内侧；Ⅵ型：上矢状窦完全闭塞，肿瘤侵袭对侧窦壁全层，生长至对侧。大脑镰旁脑膜瘤起始于大脑镰，基底部附着于大脑镰而肿瘤突向脑实质内，矢状窦旁和大脑镰旁脑膜瘤占脑膜瘤的23%～31%。

1.临床表现

颅高压症状包括：头痛、视力减退。局灶症状前中后各异：①肿瘤位于矢状窦或大脑镰前1/3，局灶症状以额叶症状为主，包括癫痫、痴呆、淡漠、欣快、记忆力减退、计算力下降，癫痫常常是主要和首发症状；②肿瘤位于矢状窦或大脑镰中1/3，局灶症状以癫痫、对侧肢体运动障碍和/或感觉障碍为主，病变位于大脑纵裂内，因累及中央旁小叶症状以下肢为重，凸面受压出现上肢症状，最后是面部；③肿瘤位于矢状窦或大脑镰后1/3，常缺乏局灶神经缺损表现，可引起对侧视野缺损。

2.影像学要点

影像学要点：①矢状窦旁脑膜瘤侵袭颅骨时，CT骨窗位或X线可见邻近肿瘤的颅骨受侵袭破坏，MRI检查可判断肿瘤是否穿透颅骨长至皮下；②MRI检查可显示肿瘤的基底部位，确定肿瘤是矢旁还是镰旁，判断肿瘤与矢状窦或大脑镰的关系，矢状位检查分辨前、中、后1/3的关系；③MRI冠状位检查可辨别肿瘤是单侧或双侧生长，有助于合理设计切口；④MRI水平位检查常可见中 1/3 位置肿瘤前后粗大血管,对术中操作有重要提示作用;⑤动脉成像(DSA、MRA 或 CTA)检查了解肿瘤供血动脉,矢状窦前、中 1/3 肿瘤供血多主要来源于大脑前动脉,脑膜中动脉也可供血,如脑膜中动脉供血丰富,可术前栓塞,后 1/3 肿瘤供血主要是大脑后动脉;⑥静脉成像(DSA 或 MRV)检查观察矢状窦是否阻塞变细或中断,回流静脉与肿瘤的关系及移位情况。

3.手术治疗

矢状窦旁或大脑镰旁脑膜瘤以手术切除为主,手术应考虑如下情况:①肿瘤是单侧还是双侧生长,单侧生长手术切口达中线,上侧生长手术切口过中线;②开骨窗时注意保护矢状窦,矢状窦表面出血以吸收性明胶海绵压迫止血为主,单侧开骨窗要贴近矢状窦,有利于打开纵裂;③中1/3部位手术时要根据动脉成像及 MRI 检查判断回流静脉与肿瘤的位置关系,合理设计入路,尽可能避开回流静脉或给予保护,避免术后偏瘫;④前 1/3 部位手术可做矢状窦结扎,中后 1/3 部位手术如果术前或术中证实矢状窦已经闭塞,可做矢状窦切除,但是要保护周围代偿回流静脉,如果证实未完全闭塞,窦内可不做切除,或切开窦壁刮除同时做窦壁修补或矢状窦再建成形术;⑤如切开矢状窦应预防气体栓塞或瘤细胞栓塞;⑥做到 Simpson 1 级切除是防止复发的关键,在条件允许的情况下尽可能切除受侵的矢状窦或大脑镰。

(二)大脑凸面脑膜瘤

大脑凸面脑膜瘤的发生率较高,占颅内脑膜瘤的 18%~27.7%,大多数凸面脑膜瘤呈半球形,基底位于硬脑膜而球面突向脑实质;有的肿瘤瘤蒂窄小,而大部分被脑组织覆盖深埋于脑实质内,这类肿瘤血供主要来源于脑表面血管,整体切除困难;部分脑膜瘤可致颅骨反应性增生,手术时应一并处理颅骨,恶性度高的脑膜瘤可侵袭穿透颅骨长至皮下,这类脑膜瘤术中尽可能不要使用自体血回输,避免种植转移。

1.临床表现

症状依部位不同而各异,包括:癫痫、精神症状、运动障碍、感觉障碍、视野缺损、失语、头痛、呕吐、视盘水肿、视神经萎缩等。

2.影像学要点

凸面脑膜瘤的影像学表现没有特殊之处,较易诊断。阅片时:①注意脑膜瘤基底宽度与肿瘤最大直径间的关系,有利于手术切口的设计;②注意增强 MRI 上脑膜尾征,个别患者脑膜尾征呈小的串珠样改变,术中应尽可能全切避免复发;③动脉成像(DSA、MRA、CTA)可观察肿瘤的血供,有时肿瘤以颈外系统供血为主。

3.手术治疗

大脑凸面脑膜瘤治疗原则是彻底切除脑膜瘤及其附着的硬膜,处理受侵的颅骨,手术治疗相对简单,术中可用神经导航系统辅助设计皮、骨瓣,减少开颅面积,功能区脑膜瘤应注意保护周边引流静脉,尽可能从蛛网膜层分离肿瘤。

(三)蝶骨嵴脑膜瘤

蝶骨嵴脑膜瘤起源于蝶骨大、小翼表面脑膜,内自前床突,外达翼点范围内的脑膜瘤称为蝶骨嵴脑膜瘤。蝶骨嵴脑膜瘤占颅内脑膜瘤 10.6%~23%,发病率仅次于矢状窦旁和大脑镰旁脑膜瘤、大脑凸面脑膜瘤。Cushing 将蝶骨球形脑膜瘤按肿瘤与脑膜的黏着部位不同分为 3 型,该分型被广泛采用和接受:蝶骨嵴内部(内1/3),称床突型;蝶骨嵴中部(中1/3),称小翼型;蝶骨嵴外部(外1/3),称大翼型。Al-Meft 进一步将床突型脑膜瘤细分为 3 种。Ⅰ型:肿瘤起源于前床突下方;Ⅱ型:肿瘤起源于前床突上方或侧方;Ⅲ型:起源于视神经管。临床上各种分型常混合存在,无法细分。

1.临床表现

蝶骨嵴附近结构复杂,有垂体、视神经、颈内动脉、动眼神经、滑车神经、展神经、三叉神经、大脑中动脉及其分支等,蝶骨嵴脑膜瘤因其起源部位和生长方向不同,其临床表现多样。①蝶骨嵴内侧(床突型):视力下降,肿瘤压迫视神经或造成颅高压引起,肿瘤生长较大时,因慢性颅高压可出现 Foster-Kennedy 综合征,表现为同侧视神经萎缩,对侧视盘水肿;突眼、眼睑肿胀,原因有两种,一种是肿瘤引起蝶骨嵴或蝶骨翼骨质增生,造成眶内容积变小,一种是肿瘤压迫海绵窦,两者均可引起静脉回流受阻,这种突眼一般无疼痛、无波动;上睑下垂、眼球固定、瞳孔散大、角膜反射消失、眼神经分布区感觉障碍等症状形成眶上裂综合征或海绵窦综合征,主要是由于肿瘤累及第Ⅲ、Ⅳ、Ⅴ、Ⅵ对脑神经所致;精神症状(额叶受累)、嗅觉丧失(嗅神经受累)、垂体功能低下(垂体受累)、对侧肢体偏瘫(大脑脚受累)等。②蝶骨嵴中部(小翼型)。颅高压症状:头痛、恶性、呕吐、视力下降;额叶症状:记忆力、计算力下降,精神症状,失语,运动障碍等。③蝶骨嵴外部(大翼型):癫痫、头痛、颅骨局部隆起、精神症状、运动障碍等;肿瘤生长至蝶骨嵴中内部时,可引起相应的中内部症状。

2.影像学要点

影像学要点:①CT 或 MRI 检查可见肿瘤位于前颅中窝交界、蝶骨嵴所在位置处。②MRI检查可观察肿瘤与垂体、颈内动脉、大脑中动脉、海绵窦、侧裂的关系,是否有主要血管在肿瘤内穿行,是重要术前参考资料。③动脉成像检查可显示肿瘤的供血动脉及与肿瘤的毗邻关系,特别是颅底 CTA 检查可显示肿瘤、颅骨、动脉三者的毗邻关系;内侧型多与颈内动脉和大脑中动脉粘连或包裹,颈内动脉虹吸部拉直后移,有时可见大脑前动脉向对侧移位;外侧型多与大脑中动脉及其分支粘连或包裹,大脑中动脉弧形走向消失,陡峭抬高,颈外系统的脑膜中动脉是外侧型主要供血动脉,血供丰富者可发生术前栓塞。

3.手术治疗

蝶骨嵴脑膜瘤常选用翼点入路或扩大翼点入路,也可选用经额下或颞下入路。术中注意事项:①蝶骨嵴脑膜瘤应尽可能全切,但有神经、血供粘连包裹,特别是内侧型脑膜瘤时,不要刻意全切,避免术后出现严重并发症,残存肿瘤可术后放疗。②蝶骨嵴脑膜瘤颈外动脉系统供血丰富,使邻近肿瘤的颞肌和颅骨血供增多,在开颅时易出血,应快速、沉稳止血;皮瓣形成过程中可解扎颞浅动脉,翻开骨瓣后可缝扎脑膜中动脉,减少外侧型脑膜瘤出血。③蝶骨嵴脑膜瘤一般血供丰富,手术难度大;球形脑膜瘤一般质韧,不易切除,但电凝肿瘤易止血,且与脑组织易分辨;不规则形态的脑膜瘤,质地软,不易止血,邻近侧裂不易与脑组织分辨,应注意保护侧裂内血管。④靠近内侧的脑膜瘤应可能分块切除,以扩大操作空间,保护颈内动脉和视神经;靠近外侧的肿瘤应先处理肿瘤基底部,减少肿瘤血供。肿瘤体积小、质地韧、与脑组织间有蛛网膜分界是整体切除的有利条件。

(四)嗅沟脑膜瘤

嗅沟脑膜瘤基底位于嗅沟及附近筛板至鞍结节之间的硬脑膜,文献报道发病率不尽相同,据报道嗅沟脑膜瘤占颅内脑膜瘤发病率的百分比范围为8%～18%,嗅沟脑膜瘤可单侧生长也可双侧生长,哪种生长占多数,统计结果各异,肿瘤供血主要来自眼动脉的分支筛前和筛后动脉。

1.临床表现

临床表现:①嗅觉障碍,最常见且具有诊断价值,主要是由于肿瘤生长将嗅球抬高或推向外侧,嗅神经被拉断造成嗅觉障碍,可发生单侧或双侧障碍,单侧障碍常因不影响患者主观感受而被忽略。②视力障碍,视神经受压或颅高压造成视盘水肿、视神经萎缩都可以引起视力障碍。③颅高压症状,头痛、恶心、呕吐,部分患者嗜睡。④额叶症状,精神症状、癫痫、记忆力下降等。

2.影像学要点

影像学要点:①CT 或 MRI 检查可见肿瘤位于前颅底中线一侧或双侧,单靠 CT 检查难与颅前窝底脑膜瘤鉴别。②MRI 检查可观察颅底骨质变化和肿瘤与大脑前动脉的关系。③动脉成像(DSA、CTA、MRA)检查可见大脑前动脉向后移位,A2 段抬高。

3.手术治疗

手术治疗:①一般采用单侧或双侧额下入路或翼点入路。②双侧额下入路,结扎并切断矢状窦和大脑镰。③分离肿瘤周边蛛网膜,减少对视神经的牵拉,尽可能多地保留嗅神经。④肿瘤为双侧嗅沟脑膜瘤时,术中争取至少保留一侧嗅神经,避免术后双侧嗅觉丧失。⑤在肿瘤后方要注意保护视神经、视丘下部和大脑前动脉,特别是肿瘤巨大时要注意减少对视丘下部的牵拉和损伤,以免造成术后昏迷、内分泌功能不足和生物节律紊乱。⑥处理筛孔处脑脊液鼻漏时,如肿瘤侵袭严重,可用肌肉、生物胶、人工硬脑膜等修补。

(五)鞍结节脑膜瘤

鞍结节脑膜瘤起源于鞍结节脑膜,临床上的鞍结节脑膜瘤还包括鞍膈、前床突、蝶骨平台脑膜瘤。鞍结节脑膜瘤占颅内脑膜瘤的 5%～10%。

1.临床表现

临床表现:①视力减退、视野缺损,因视神经受压可出现单眼或双眼颞侧偏盲,随着肿瘤的增长可逐渐加重至视力完全丧失。②头痛,以额部、颞部为主。③尿崩、无力、闭经、性欲减退,垂体受压出现内分泌功能障碍症状。④眼球运动障碍(第Ⅲ、Ⅳ、Ⅵ对脑神经受累)、脑积水(第三脑室)、嗜睡(下丘脑)、精神症状(额叶)、运动障碍(后期累及内囊、大脑脚、脑干)等。

2.影像学要点

影像学要点:①CT、MRI 检查可见鞍上区肿瘤影像,视交叉被抬高,颈内动脉可毗邻粘连或被包裹。②动脉成像检查可见双侧大脑前动脉上抬、后移,呈拱门形改变。③肿瘤向上方生长突入三脑室,向下方生长进入鞍内,肿瘤也可长入视神经管内。

3.手术治疗

一般采用翼点入路、扩大翼点入路或单侧额下入路,也可采用双侧,操作与嗅沟脑膜瘤相似。①注意保护肿瘤两侧的颈内动脉、后交通动脉,注意保护后方的视交叉、终板、大脑前动脉和前交通动脉,注意保护前方的视神经。②该区动脉分支较多,注意保护过路的穿通动脉,特别是贴附于肿瘤表面蛛网膜内的穿支动脉,这些血管多供应下丘脑、视神经、视交叉等结构,损伤容易造成严重并发症。③切除肿瘤时尽可能先行基底部切断,有利于减少出血。④可在视交叉间隙、视神经和颈内动脉间隙、颈内动脉与小脑幕游离缘间隙内对肿瘤不同的角度电凝使之缩小或分块切除,减少对周边组织的牵拉。

(贺　璐)

第四节　垂　体　腺　瘤

　　垂体腺瘤占中枢神经系统肿瘤10%～15%。在随机尸检中,无症状的垂体腺瘤高达20%。1/3的垂体腺瘤无分泌激素功能,2/3的垂体腺瘤具有分泌激素的功能。垂体腺瘤不能单纯根据病理特征区分良、恶性。侵及局部骨质和软组织的垂体腺瘤经常是良性,而细胞的多形性经常与临床恶性表现不一致,因而垂体腺瘤有良性、侵袭性和垂体癌之分。90%以上的垂体腺瘤为良性肿瘤。

　　正常垂体位于颅底中央,蝶鞍上面的垂体窝。垂体由腺垂体(相当于前叶)和神经垂体(相当于后叶)组成。垂体腺瘤是发生在垂体前叶的肿瘤。垂体位于蝶鞍内,其两侧以海绵窦为界,垂体的前上方是视交叉,因此垂体肿瘤向上发展可压迫视交叉,导致双颞侧偏盲和挤压丘脑下部而致视野缺损,向两侧侵袭可到海绵窦(其内有第Ⅱ、Ⅲ、Ⅳ、Ⅵ对脑神经),向下至蝶窦,向上发展可顶起前后床突,少数病变可蔓延侵袭颞叶、第三脑室和后颅窝。

　　根据垂体前叶腺细胞普通染色方法,可分为嗜色性(嗜酸性或嗜碱性)和嫌色性(中性)细胞两大类。细胞的着色反映了细胞所产生的激素的化学特性。生长激素(GH)和催乳素(PRL)可见于嗜酸性粒细胞。促肾上腺皮质激素(ACTH)和促甲状腺素(TSH)、卵泡刺激素(FSH)、促黄体素(LH)和(MSH)在嗜碱性粒细胞内产生。

一、流行病学

(一)患病率

1.尸检资料

　　Ezzat等报道,垂体腺瘤的患病率为16.7%,尸检率为14.4%,影像学率为22.5%,垂体腺瘤中催乳素腺瘤占43%、促肾上腺皮质激素腺瘤占4.9%、促性腺激素腺瘤占1.4%、生长激素腺瘤占2.8%、促甲状腺激素腺瘤占0.7%。Buurman等报道,3048例标本中发现316个有垂体腺瘤(10.4%),其中催乳素腺瘤占39.5%、无功能腺瘤占22.5%、嗜酸性腺瘤占9.3%、促肾上腺皮质激素腺瘤占13.8%、促性腺激素腺瘤占6.6%、生长激素腺瘤占2.1%、促甲状腺激素腺瘤2例、Ⅰ型多激素分泌腺瘤5例、Ⅱ型多激素分泌腺瘤4例、不能分类腺瘤6例、包含α亚基的腺瘤2例;腺瘤直径<0.1 mm占43.1%,76例(22.7%)直径>3 mm,3例直径>10 mm,肿瘤的平均直径为1.97 mm。

2.肿瘤研究中心资料

　　Molitch等总结美国脑肿瘤注册中心(Central Brain Tumor Registry of the United States,CBTRUS)的18 902例垂体标本,得到垂体腺瘤的患病率为10.7%,考虑影像学分析所选取的样本不规范,未对影像学研究进行分析。

3.人口调查

　　1999年,Clayton等进行人口调查报道垂体腺瘤总体的患病率为(19～28)/10万。2006年,Daly等抽样调查71 972人,垂体腺瘤年患病率为94/10万(1∶106 4),其中催乳素腺瘤占66.2%、无功能腺瘤占14.7%、生长激素腺瘤占13.2%、促肾上腺皮质激素腺瘤占5.9%,这项报道所提到的患病率远比之前的研究高 3～5 倍,比癌症登记系统的数据高 6～11 倍。2010 年,英国样本量为 81 149 的一项流行病学调查发现了 63 名垂体腺瘤患者,患病率为 77.6/10 万(催乳素腺瘤占 57%,无功能腺瘤占 28%,生长激素腺瘤占 11%,促肾上腺皮质激素腺瘤占 2%,无法分类的腺瘤占 2%)。各组织类型垂体腺瘤中位年龄分别为催乳素腺瘤 32 岁,无功能腺瘤 51.5 岁,生长激素腺瘤 47 岁,促肾上腺皮质激素腺瘤 57 岁,催乳素腺瘤在低于 60 岁的患者中最常见,其中 0～20 岁占 75%,20～60 岁占 61%,年龄>60 岁的患者无功能腺瘤占 57%。男性发病率最高的为无功能腺瘤占 57%,对应催乳素腺瘤在女性患者中占 76%。垂体卒中患病率为 6.2/10 万。最近的以 1992－2007 年芬兰北部人口发病率为目标的回顾性研究中发现,垂体腺瘤的年发病率为 4/10 万。其中,催乳素腺瘤为 2.2/10 万,生长激素腺瘤为 0.34/10 万,促肾上腺皮质激素腺瘤为 0.17/10 万,促甲状腺素腺瘤为 0.03/10 万。男性与女性的发病率分别为 2.2/10 万和 5.9/10 万,同时当调查结束时,人口的总患病率为 68/10 万。虽然年发病率呈现上升趋势,但有学者认为,主要是因为影像学诊断水平的进步。2009 年瑞士的一项研究中,发现垂体腺瘤患病率为 80.5/10 万。

(二)家族性孤立性垂体腺瘤

所谓家族性孤立性垂体腺瘤(FIPA)指发生于同一家族中,相同或不同组织类型的垂体腺瘤。尽管早期的研究提到垂体腺瘤患者后代的标准化发病率与普通人群并没有显著的差异,但随着 FIPA 这个概念的提出,使得家族性垂体腺瘤占垂体腺瘤类型中的 5%,涉及家族性垂体腺瘤的研究对于相关基因研究更有意义,研究结果显示在 RR(Relative risk)值在第一代和第三代亲属中明显升高,分别为 2.83 和 1.63。在 Ciccarelli 发表于 2005 年的一项研究中显示,在 FIPA 中催乳素腺瘤占 41%,生长激素腺瘤占 30%,无功能腺瘤占 13%,催乳素生长激素腺瘤占 7%,促性腺激素瘤占 4%,促肾上腺皮质激素腺瘤占 4%,促甲状腺激素细胞瘤占 1%,in firstdegree 中,患垂体腺瘤的患者,占 75%,FIPA 发病时间比自发性垂体腺瘤早 4 年,且在自发性垂体腺瘤中不常见的大腺瘤占 FIPA 中的 63%。

(三)垂体腺瘤与其他肿瘤相关性研究

一项研究提示:上一代患皮肤癌,白血病与子代垂体腺瘤发病率有相关性,分别为 1.60 和 1.90(慢性淋巴细胞白血病为 2.59,可能通过 microRNA 作用)。而联系最为密切的是血管外皮细胞瘤为 182,相关的研究还有生长激素腺瘤患者的父母中,甲状腺癌(3%)、子宫颈癌(3%)、子宫内膜癌(3%)、结肠癌(2%)的发生率比正常人群升高。

(四)垂体癌的患病率

垂体癌患病率较低,占垂体肿瘤的 0.2%。

(五)偶发瘤的预后

偶发瘤定义为偶然发现的,无任何临床相关症状的肿瘤。在涉及偶发瘤 3～5 年的跟踪研究中发现,12.5% 的偶发瘤生长为大腺瘤,5.7% 存在实性变,3.3% 发展为小腺瘤,0.05% 为囊性变,造成垂体卒中和视野缺损的患者并不常见。在另一篇类似研究中,提示 0.6% 的患者会出现垂体卒中,0.6% 出现视野缺损,0.8% 出现内分泌功能紊乱,且垂体卒中发生率随腺瘤大小而改变。

以上为涉及垂体腺瘤主要流行病学研究,其中尸检可作为分析垂体腺瘤组织类型的最佳方法,人群调查对发病率和患病率研究的准确性最高,不过并没有人群调查相关的 Meta 分析。FIPA 作为家族性垂体腺瘤为基础研究提供了更佳的选择,如果能够追踪到临床上 FIPA 的家系,对基因相关研究有促进作用。国内对于垂体腺瘤的流行病学研究尚待完善。

二、病理生理

腺垂体:细胞排列成团索状,细胞间质由毛细血管窦和结缔组织构成。HE 染色可分为嗜酸性粒细胞、嗜碱性粒细胞和嫌色细胞。电镜免疫细胞化学技术发现,各种腺细胞均具有分泌蛋白类激素的结构特点,根据细胞质中分泌颗粒数量的多少可分为致密颗粒和稀疏颗粒细胞,而各类腺细胞细胞质内颗粒的形态结构、数量及所含激素的性质存在差异。

(一)嗜酸性粒细胞

嗜酸性粒细胞呈圆形或椭圆形,胞质内含嗜酸性颗粒。嗜酸性粒细胞分以下两种。①生长激素细胞:可合成和释放生长激素,能促进体内多种代谢过程。在幼年时期,生长激素分泌不足可致垂体侏儒症,分泌过多引起巨人症;成人则表现为肢端肥大症。②催乳素细胞:女性含量较多。生理情况下,胞质内分泌颗粒的直径<200 nm;在妊娠和哺乳期,分泌颗粒的直径可>600 nm,分泌的催乳素能促进乳腺发育和乳汁分泌。

(二)嗜碱性粒细胞

嗜碱性粒细胞呈椭圆形或多边形,胞质内含嗜碱性颗粒,含糖蛋白类激素。嗜碱性粒细胞分3 种:①促肾上腺皮质激素细胞,呈多角形,胞质内的分泌颗粒大,可分泌促肾上腺皮质激素和促脂素。前者促进肾上腺皮质分泌糖皮质激素,后者作用于脂肪细胞,使其产生脂肪酸。②促性腺激素细胞,呈圆形或椭圆形,可分泌卵泡刺激素和黄体生成素。卵泡刺激素在女性促进卵泡的发育,在男性则刺激生精小管的支持细胞合成雄激素结合蛋白,促进精子的发生。黄体生成素在女性促进排卵和黄体形成,在男性则刺激睾丸间质细胞分泌雄激素。③促甲状腺激素细胞:呈多角形,分泌的促甲状腺激素能促进甲状腺激素的合成和释放。

(三)嫌色细胞

嫌色细胞细胞数量多,体积小,呈圆形或多角形,胞质少,着色浅,细胞界限不清楚。电镜下,部分嫌色细胞胞质内含少量分泌颗粒,因此认为这些细胞可能是脱颗粒的嗜色细胞,或是处于形成嗜色细胞的初期阶段。其余大多数嫌色细胞具有长的分支突起,突起伸入腺细胞之间起支持作用。

下丘脑视前区和结节区(弓状核等)的一些神经元具有神经内分泌细胞功能,细胞合成的多种激素经轴突释放进入漏斗的第一级毛细血管网,经垂体门静脉输至远侧部的第二级毛细血管网。这些激素调节远侧部各种腺细胞的分泌活动,包括对腺细胞分泌起促进作用的释放激素,对腺细胞起抑制作用的释放激素。下丘脑通过所产生的释放激素和释放抑制激素,经垂体门脉系统,调节腺垂体内各种细胞的分泌活动。目前已知的释放激素有:生长激素释放激素(GRH)、催乳激素释放激素(PRH)、促甲状腺激素释放激素(TRH)、促性腺激素释放激素(GnRH)、促肾上腺皮质激素释放激素(CRH)及黑色素细胞刺激素释放激素(MSRH)等。释放抑制激素有:生长激素释放抑制激素(或称生长抑素,SOM)、催乳激素释放抑制激素(PIH)和黑素细胞刺激素释放抑制激素(MSIH)等。

视上核和室旁核的神经内分泌细胞合成抗利尿素和缩宫素,分泌颗粒沿轴突运送到神经部储存。抗利尿素的主要作用是促进肾远曲小管和集合管重吸收水,使尿量减少;抗利尿素分泌若超过生理剂量,可导致小动脉平滑肌收缩,血压升高,故又称加压素。

三、垂体腺瘤分类和临床表现

(一)垂体腺瘤的分类

1.按肿瘤细胞内分泌功能分

催乳素腺瘤、生长激素腺瘤、促肾上腺皮质激素腺瘤、促甲状腺素腺瘤、促性腺激素腺瘤、混合激素腺瘤、无内分泌功能腺瘤。

2.按肿瘤大小分

肿瘤<1 cm 为微腺瘤,肿瘤在 1～4 cm 为大腺瘤,>4 cm 为巨大腺瘤。

(二)临床表现

垂体腺瘤主要有肿瘤增大后引起的神经压迫症状和功能性腺瘤分泌过多激素所引发的内分泌功能紊乱的临床症状。主要有以下两个方面。

1.功能性腺瘤激素分泌过多

功能性腺瘤激素分泌过多引起一系列的代谢紊乱和脏器损害。如催乳素腺瘤引起女性月经紊乱、闭经、泌乳、不孕,男性性功能减退、阳痿、不育等;生长激素腺瘤引起肢端肥大症或巨人症;促肾上腺皮质激素腺瘤引起的 Cushing 病,表现为向心性肥胖,下腹部、腰背部和臀部等处紫纹,可伴有高血压、糖尿病等;促甲状腺素腺瘤引起甲状腺功能亢进;促性腺激素腺瘤引起闭经、不育、性功能减退、阳痿等。

2.肿瘤压迫症状

(1)头痛:垂体腺瘤增大后颅内压增高,压迫周围正常组织结构,如肿瘤压迫垂体周围硬脑膜致头痛,头痛主要位于前额或两颞部;肿瘤出血、坏死后颅内压急性增高,头痛可急性起病或剧烈头痛。

(2)视野缺损、视力下降:肿瘤压迫视交叉、视神经引起视野缺损、视力下降。典型者可表现为双颞侧偏盲;肿瘤偏侧生长可有单眼颞侧偏盲或象限盲;肿瘤大或病程长者可引起视力严重下降甚至双眼近全盲,常有视神经萎缩,术后视力恢复困难;大或巨大肿瘤不伴有视力下降和视野缺损,提示视交叉前置位或后置位。

(3)垂体功能低下:肿瘤增大后正常垂体组织受压,引起垂体功能低下,导致相应靶腺功能障碍。

(4)其他:肿瘤压迫或侵犯海绵窦导致海绵窦内第Ⅲ、Ⅳ、Ⅴ、Ⅵ对脑神经受压引起眼睑下垂、眼球运动障碍等。肿瘤增大向后上方发展压迫垂体柄和下丘脑可出现尿崩症和下丘脑功能障碍,肿瘤压迫第三脑室、室间孔和中脑导水管引起颅内压增高、梗阻性脑积水。肿瘤侵及额叶产生精神症状、向颅中窝生长产生颞叶症状。肿瘤向下突破鞍底骨质和硬脑膜,向鼻腔生长,产生脑脊液漏、鼻漏甚至颅内感染,临床可见于催乳素腺瘤经溴隐亭治疗后肿瘤缩小者。

四、检查

(一)内分泌检查

1.常规内分泌检查

性激素 6 项(血清卵泡刺激素、促黄体生成素、催乳素、雌二醇、血清黄体酮、血清睾酮),生长激素,甲状腺功能 5 项(T_3、T_4、TSH、fT_3、fT_4),血清促肾上腺皮质激素(ACTH),血清皮质醇(8 am、12 pm、4 pm),24 小时尿游离皮质醇(UFC)。

2.Cushing 病的内分泌检查

(1)对疑为 ACTH 腺瘤患者:测定血浆 ACTH,正常人上午 8～10 时平均值为 22 pg/mL,晚上 10～11 时平均值为 9.6 pg/mL,ACTH 不稳定,进入血浆中很快分解,含量甚微。血浆皮质醇及尿游离皮质醇＞100 μg 有临床诊断意义。

(2)垂体源性 Cushing 病:血浆 ACTH 中度增高或正常,血浆皮质醇升高、且昼夜节律消失,24 小时尿游离皮质醇升高,小剂量地塞米松抑制试验不能抑制,大剂量地塞米松抑制试验能抑制,对明确诊断有特殊意义。

(3)肾上腺素瘤或肾上腺癌:血浆 ACTH 不升高,血浆皮质醇明显增高、节律消失,大小剂量地塞米松抑制试验均不能抑制。

(4)异位源性库欣综合征(肺癌、支气管类癌):血浆 ACTH 明显增高,节律消失,大小剂量地塞米松抑制试验均不能抑制。

(5)对诊断困难者可行 ACTH 刺激试验、胰岛素低血糖诱发试验,双侧岩下窦采血、颈内静脉或下腔静脉采血对诊断有帮助。

3.肢端肥大症或巨人症的内分泌检查

(1)口服葡萄糖耐量试验后 GH 谷值＞2.5 μg/L(口服葡萄糖 75 g,分别于服葡萄糖前、服糖后 30 分钟、服糖后 60 分钟、服糖后90 分钟、服糖后 120 分钟抽血测 GH)。

(2)胰岛素样生长因子-1(insulin-like growth factor 1,IGF-1)水平至少超过性别、年龄相匹配正常值上限。

(3)心肺功能及腹部 B 超等检查。

(二)影像学检查

1.X 线检查

X 线检查可见蝶鞍底等处局部骨质吸收、破坏,蝶鞍扩大,鞍背和后床突向后移位,鞍底双边征等。

2.CT 检查

CT 检查是诊断垂体腺瘤常用的方法。目前高分辨率薄层扫描、蝶鞍区的冠状位和矢状位重建,提高了垂体微腺瘤的检出率。同时,蝶鞍区轴位、冠状位和矢状位的图像对经蝶手术准确定位有重要参考价值。

垂体微腺瘤的 CT 影像。①直接征象:鞍内低密度影,少数为高密度影;②间接征象:垂体高度＞10 mm,垂体上缘局部饱满或膨隆,垂体柄偏移。鞍底局部骨质变薄、塌陷。

垂体大腺瘤的 CT 影像:鞍内和/或鞍上等密度或高密度影,增强后肿瘤内不均匀强化,向鞍上生长,可有"雪人征""束腰征"等征象,视交叉可受压移位,鞍上池、第三脑室可变形、闭塞,两侧可推压海绵窦或包绕颈内动脉。

3.MRI 检查

MRI 检查是诊断垂体腺瘤重要方法。包括 T_1 加权像和 T_2 加权像的平扫和增强扫描,随着 1.5T 和 3.0T MRI 的广泛应用,对垂体微腺瘤早期诊断已非难事,垂体动态强化扫描可增加垂体微腺瘤的检出率。MRI 可清楚显示肿瘤与视交叉、海绵窦、颈内动脉、鞍上池、三脑室等周围结构的关系。①垂体微腺瘤:T_1 像呈低信号或等信号,T_2 像高信号,可有鞍膈不对称膨隆、垂体柄偏移等间接征象。②垂体大腺瘤:T_1 像呈低信号或等信号,T_2 像高信号,增强后腺泡颗粒样强化为典型征象。

4.其他检查

PET-CT 检查对了解垂体功能和正常垂体位置需积累资料。血管造影（CTA、MRA 和 DSA）检查对单纯诊断垂体腺瘤较少应用，对鉴别蝶鞍区血管性疾病可酌情选用。

五、诊断与鉴别诊断

（一）垂体腺瘤的诊断

垂体腺瘤的诊断根据临床表现、内分泌检查、影像学检查 3 个方面结合确诊。

临床症状、内分泌及影像学检查典型者，诊断垂体腺瘤并不难，如闭经、泌乳或性功能减退，血催乳素增高，影像学有鞍区肿瘤，可诊断为垂体催乳素腺瘤；如患有肢端肥大症状，血清生长激素和胰岛素样生长因子-1 增高，生长激素腺瘤诊断可明确；如视力障碍、视野缺损，影像学有鞍内肿瘤，而内分泌激素检查正常，应重点考虑无功能腺瘤。临床症状不明显或轻微，内分泌及影像学检查支持，诊断上亦无困难。

功能性垂体腺瘤的内分泌学指标：血清 PRL>200 $\mu g/L$，GH 谷值>2.5 $\mu g/L$，24 小时尿游离皮质醇（UFC）>100 $\mu g/L$，上午血清促 ACTH>20 pg/mL，TSH、游离 T_3 和游离 T_4 高于正常值上限，对明确诊断有意义。

垂体腺瘤患者的早期症状往往非特异性、不典型，容易漏诊或误诊，如老年无功能性垂体腺瘤导致的垂体功能低下，视力下降；儿童及青春期垂体腺瘤出现视力下降；男性催乳素腺瘤所致阳痿；女性催乳素腺瘤所致月经紊乱、不孕；肢端肥大症患者的症状缓慢发展，这不仅需要神经外科、内分泌科医师重视，而且需要眼科、妇产科等相关科室医师的重视，其中 MRI 和内分泌激素检查是提高垂体腺瘤早期诊断的重要手段。

仅有临床表现或内分泌检查异常，垂体影像学检查未能明确，应排除垂体以外的其他病变，并进行随诊观察。对于磁共振发现蝶鞍区占位病变的患者，应做全面的内分泌检查及详细询问病史，与其他病变如淋巴细胞性垂体炎、垂体脓肿、甲状腺功能低下所致的垂体增生、拉克氏囊肿等相鉴别；同时应与鞍区生殖细胞瘤、颅咽管瘤、脑膜瘤等相鉴别。这些病变的具体治疗方案及手术入路的选择与垂体腺瘤有区别，故在术前尽可能地做出正确诊断。

（二）需与垂体腺瘤鉴别的鞍区其他病变

1.颅咽管瘤

颅咽管瘤多见于儿童或青春前期。有内分泌功能低下、视力下降、视野缺损、发育迟缓等表现，约 1/3 患者有尿崩表现。X 线或 CT 检查可有鞍区骨质破坏，囊性者囊壁呈环形强化，鞍内和/或鞍上出现钙化斑块，囊壁呈蛋壳样钙化是颅咽管瘤的特点。实质性颅咽管瘤有时难与无功能垂体腺瘤鉴别，需病理检查才能确诊。

2.脑膜瘤

脑膜瘤可有头痛、视力视野改变，内分泌症状不明显，多为实性，囊变较少。CT 或 MRI 检查 T_1 像呈低信号或等信号，T_2 像稍高信号，增强后均匀强化，可伴有硬脑膜尾征。影像学上肿瘤形态不规则、边界不清，周围脑水肿明显，邻近骨质受侵蚀破坏，增强 CT 肿瘤无强化或不均匀强化，提示肿瘤有侵袭生长倾向。

3.Rathke 囊肿

Rathke 囊肿起源于 Rathke 囊残余部分，多数位于鞍内，可向上生长突破鞍膈达鞍上。临床症状主要是由囊肿压迫周围组织结构所引起，如内分泌功能改变和视觉功能损害的临床表现，与鞍内型颅咽管瘤、无功能性垂体腺瘤临床表现相似。CT上为低密度影,增强后无强化征象,病灶边缘清楚。MRI为长 T_1、长 T_2 信号,增强后无强化征象。

4.垂体增生

垂体增生包括生理性增生和病理性增生。青春发育期、妊娠哺乳期可引起垂体生理性增生。病理性增生多有垂体细胞异常肥大和/或分泌异常,如PRL腺瘤、GH腺瘤和无功能腺瘤等。甲状腺功能低下或肾上腺皮质功能低下反馈造成垂体促甲状腺激素分泌细胞和促肾上腺皮质激素细胞增生,治疗精神病药物诱发垂体增生。生理性增生不需要特殊处理,病理性增生则需治疗干预。

5.垂体细胞瘤

垂体细胞瘤十分罕见,是起源于成年人神经垂体或者垂体柄神经胶质细胞的良性实体性梭形星形细胞肿瘤。有学者单位确诊2例,加文献报道共30例。

CT检查示病灶内密度不均,有多个囊变区及斑片状钙化影,呈不均匀强化,MRI检查示肿瘤呈囊性、囊壁环形强化,肿块信号不均,T_1WI 呈稍低信号混杂稍高信号,T_2WI 为高信号混杂低信号,T_2WI 水抑制序列仍为不均匀高信号

甲状腺功能低下致垂体增生,左甲状腺素3周后明显缩小治疗4个月后垂体形态恢复正常

垂体细胞瘤是起源于成年人神经垂体或垂体柄神经胶质细胞的实体性良性梭形星形细胞肿瘤,属WHOⅠ级。构成神经垂体和垂体柄的神经胶质细胞包括主细胞、暗细胞、嗜酸瘤细胞、室管膜细胞和颗粒细胞5种,垂体细胞瘤被认为起源于前两种细胞或其前体细胞。该概念由Brat等于2000年首先提出,在2007年WHO中枢神经系统肿瘤分类法中得到认可。过去所提及的颗粒细胞瘤、迷芽瘤、毛细胞星形细胞瘤和颗粒细胞成肌细胞瘤等也被包含在垂体细胞瘤范围内,此外,还包括"神经垂体星形细胞瘤"和起源于垂体柄的"漏斗瘤"。

目前,垂体细胞瘤被明确定义为是不同于上述肿瘤的星形细胞肿瘤,其同义词"漏斗瘤"不再使用,也不再与神经垂体星形细胞瘤混用。WHO工作组认为:"垂体细胞瘤"有助更清楚地对起源于神经垂体和垂体柄的肿瘤进行临床分类。

临床表现:临床症状依次为视力、视野损害,性欲减退,头痛,全身乏力,少数患者表现为记忆减退、恶心、眩晕、精神异常、尿崩、肿瘤卒中、腺垂体功能低下、催乳素增高、促肾上腺皮质激素增高和男性乳房发育等症状。有学者单位2例表现为视力、视野损害,头痛和视物模糊。

影像学特征:主要表现为鞍内、鞍上肿物;CT显影为等密度类圆形实体性肿块,呈明显均匀强化,未发现钙化、瘤组织坏死、周围骨组织破坏等。MRI显像上肿瘤表现为实体性肿块,边界清楚,T_1 为等信号,T_2 大多为轻、中度高信号,绝大多数患者表现为均匀一致的明显强化,非均质强化和囊性变少见。有学者单位2例表现为鞍内、鞍上肿物,肿瘤边缘清晰,增强肿瘤密度较均匀,见斑片状低密度未强化影。

病理学特点:肿瘤主要由呈胶质纤维束状或席纹状排列的纺锤状或胖圆状的双极梭形细胞构成,血管网丰富,细胞含较丰富的嗜酸性胞质,边界清楚。主要特点包括:梭形细胞肿瘤,免疫组织化学GFAP(+),免疫组织化学S-100(+)和vimentin(+),MIB-1<2%。

CT检查增强扫描,大小为 9 mm×7 mm×6 mm,肿瘤呈均一增强;术前MRI检查轴位和冠状位增强,强化强度与垂体一致,肿物与垂体柄及垂体漏斗分界不清。

临床治疗方法:手术切除肿瘤是主要治疗手段。手术方式包括经颅和经蝶入路。有研究发现1例经蝶全切除、1例经颅全切除,术后分别随访3年和2年,肿瘤均无复发。28例患者,仅

12例肿瘤全切除,其余为次全切除或部分切除,未能全切除主要原因是肿瘤血供丰富。化疗和放疗有待总结。

6.脊索瘤

脊索瘤起源于胚胎残留的脊索组织,在胚胎期间,脊索上端分布于颅底的蝶骨和枕骨,部分达到颅内面;脊索的下端分布于骶尾部的中央及旁中央等部位。脊索瘤好发蝶枕部和骶尾部。头痛为最常见的症状,约70%的患者有头痛,头痛与缓慢持久的颅底骨浸润有关。蝶鞍区脊索瘤可有垂体功能低下、视力减退、视野缺损等表现;鞍旁脊索瘤可有第Ⅲ、Ⅳ、Ⅵ对脑神经麻痹,以展神经受累较为多见;斜坡脊索瘤可有脑干受压症状,如步行障碍、锥体束征、第Ⅵ、Ⅶ对脑神经功能障碍。

7.空蝶鞍综合征

空蝶鞍综合征可有先天性和继发性,CT或MRI检查可确诊。无症状者不需要处理,有脑脊液漏或进行性视力视野障碍可手术治疗。

8.垂体脓肿

垂体脓肿包括原发性脓肿和继发性脓肿。脓肿病因可有来自邻近的感染病灶,如上颌窦、筛窦、蝶窦、额窦、乳突、中耳的炎症直接波及;目前隐源性脓肿有增多趋势。典型脓肿可有发热、血白细胞计数升高等表现,临床上很少见;乏力、食欲减退、头痛等为非特异表现。术前难与Rathke囊肿、垂体腺瘤囊性变等鉴别。影像学上无特异性,脓液沉积后可有分层排列。

9.朗格汉氏组织细胞增生症(Langerhans细胞增生症)

CT上增强扫描呈轻度不均匀强化,边界清楚,肿瘤周围骨质破坏。MRI检查表现为T_1WI呈不均匀等信号伴稍低信号、T_2WI不均匀高信号,注射Gd-DTPA后肿块呈不均匀性轻度强化,伴有蝶窦、斜坡周围骨质破坏,髓质骨高信号区消失

增生的组织压迫神经垂体和下丘脑可引起尿崩症、垂体功能低下等表现。化疗对本病有一定疗效。MRI显像表现垂体柄明显增粗,垂体柄位置居中,向上轻度推移视交叉;垂体形态饱满,信号欠均匀,T_1WI后叶残存细条状高信号影。T_1WI呈等信号,T_2WI大部分呈等信号,内见少量高信号,注射Gd-DTPA后可见逐渐明显强化。

10.多发内分泌腺瘤

多发性内分泌腺瘤病(multiple endocrine neoplasia,MEN)为遗传性多种内分泌组织发生肿瘤综合征的总称,有2个或2个以上的内分泌腺体病变。肿瘤可有功能性(分泌活性激素并造成特征性临床表现)或无功能性,可同时出现或先后发生,间隔期可长短不一。MEN可分为两种类型:MEN 1及MEN 2,还有不能归属于MEN 1或MEN 2的混合型MEN。

11.异位松果体瘤

异位松果体瘤典型者可有性早熟、尿崩等。其内分泌功能正常或低下,有时要依靠病理诊断来确诊。

12.淋巴细胞性垂体炎

淋巴细胞性垂体炎可局限于腺垂体,发病机制不清楚,目前认为是一种自身免疫性内分泌疾病。MRI上显示垂体体积增大,明显大于均匀的强化,垂体柄常不偏移,神经垂体短T_1信号消失,周围硬脑膜可明显受累。蝶鞍压迫症状主要是头痛和视觉功能异常。本病并不都出现腺垂体功能低下症状,可有神经垂体受累——尿崩症状。激素治疗可有一定疗效。

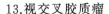

13.视交叉胶质瘤

视交叉胶质瘤可有视力和视野改变,常为低级别的毛细胞型星形细胞瘤,多见于儿童,占儿童鞍旁肿瘤的 25%。MRI 上 T_1 低信号,T_2 高信号。

14.垂体癌

原发性垂体癌患病率较低,占垂体肿瘤的 0.2%。继发性垂体癌常见的原发灶为乳腺、肺和前列腺。垂体癌的临床表现无特异性,术前难与垂体腺瘤鉴别。垂体癌以手术治疗为主,放疗和化疗的疗效需要更多数据评价。

六、垂体腺瘤的治疗

(一)手术

手术是治疗垂体腺瘤的主要方法,包括经蝶窦入路、神经内镜和内镜辅助经蝶窦入路、翼点入路、额下硬脑膜外和硬脑膜下入路、眶上锁孔入路等手术方式,以经蝶窦入路为首选。

(二)术前准备

1.影像学检查

了解蝶窦发育情况、肿瘤大小、生长方向、肿瘤与周边结构的关系、肿瘤有无囊变和出血等。MRI 可清楚显示病变范围及肿瘤对海绵窦、蝶窦和斜坡的侵犯程度。CT 可发现病变钙化和颅底骨质破坏程度,鞍区薄层扫描和三维重建对垂体腺瘤定位有帮助。

2.眼科检查

眼科检查包括视力、视野、眼底检查。

3.内分泌检查

常规行内分泌激素检查,包括生长激素、催乳素、促肾上腺皮质激素、促甲状腺激素、尿促卵泡素、黄体生成素、血尿皮质醇等。

4.药物准备

肾上腺皮质功能不全者应于围术期补充氢化可的松、甲泼尼龙等。伴有甲状腺功能低下者术前应补充甲状腺素。患者于手术前 3 天鼻腔内开始滴入抗生素溶液,术前 1 天剪除鼻毛并清洗鼻腔。

5.特殊情况准备

Cushing 病、GH 型腺瘤患者合并高血压、高血糖应予以控制;TSH 腺瘤伴甲状腺功能亢进者应予以纠正;垂体腺瘤伴电解质紊乱者术前应予以纠正。

(三)术中处理

(1)体位与切口:患者采用仰卧位,上半身抬高 20°~30°,头后仰15°~30°。单鼻孔蝶窦入路适合大多数病例,鼻孔过小、大及巨大肿瘤或肿瘤侵袭海绵窦者选用唇下切口或扩大经蝶窦入路。根据条件可选用术中 C 臂 X 线机、神经内镜、导航系统或术中 MRI。

(2)切除肿瘤:了解骨窗与鞍结节、斜坡等结构的位置关系。先切除鞍内后方和两侧肿瘤,然后切除侵入鞍旁和海绵窦部分,最后切除鞍上肿瘤。随着鞍内部分肿瘤的切除,视野外鞍上部分肿瘤会逐渐进入鞍内。术区渗血用止血材料压迫常能止血。术中有少数病例的颈内动脉襻可进入蝶窦内,此时需先保护好颈内动脉,再切除颈内动脉外侧肿瘤。切除蝶窦、蝶鞍及鞍膈上肿瘤时,应注意中线两旁的重要神经血管结构,如视神经、颈内动脉及海绵窦等。在蝶鞍内操作时需注意保护肿瘤周围的残留垂体组织,勿损伤垂体柄,以免术后垂体功能低下或尿崩。为减少术后脑脊液漏发生,术中应尽量避免进入蛛网膜下腔。肿瘤侵犯海绵窦可选用扩大经蝶窦入路的方法,辅以神经内镜可扩大侧方视野。

(3)术中如蛛网膜破裂,瘤腔可填塞脂肪,这时应使用生物蛋白胶封闭鞍底,骨性鼻中隔重建鞍底,术后辅腰大池引流,以减少脑脊液漏发生。

(四)术后处理

(1)抗生素:选用第三代头孢菌素,用药3~7天,出现脑脊液漏者,酌情延长抗生素使用时间。

(2)激素替代治疗:可选用氢化可的松、甲泼尼龙等,术后48~72小时,根据血皮质醇、尿皮质醇结果和临床症状调整药物用量或停用;伴有甲状腺功能低下者,补充皮质激素后可加用甲状腺素。术前有垂体功能低下或肿瘤急性卒中者,术后需系统内分泌激素替代治疗。

(3)注意视力和视野变化。

(4)术中有蛛网膜破裂按脑脊液鼻漏处理。

(5)记录:每小时尿量和24小时液体出入量。尿崩者应酌情补液和用药物治疗尿崩症,定期复查电解质。

(6)鼻腔内填塞物于术后3天左右取出,唇下入路可术后5天取出。

(7)术后复查:根据垂体腺瘤病理类型,复查相关激素水平,MRI等检查根据患者具体情况安排。

(五)治愈标准

(1)GH腺瘤治愈标准:口服葡萄糖耐量试验后GH谷值<1 μg/L,IGF-1水平降至与性别、年龄相匹配正常水平。新的肢端肥大症治疗指南建议GH谷值<0.4 μg/L为治愈标准。

(2)PRL腺瘤治愈标准:没有多巴胺受体激动剂治疗情况下,女性PRL<20 μg/L,男性PRL<15 μg/L。

(3)ACTH腺瘤治愈标准:血ACTH水平、血皮质醇水平、尿皮质醇水平正常。

(4)TSH腺瘤治愈标准:TSH、游离T_3和游离T_4水平恢复正常;接受甲状腺放射性核素治疗者,每6小时服用甲状腺素25 μg,持续10天以上,TSH水平正常。

(5)无功能腺瘤治愈标准:术后3至6个月MRI检查无肿瘤残留。

(6)对于功能性腺瘤,一般要求术后激素水平恢复正常持续6个月以上为治愈基线。

(六)术后并发症

1.尿崩症

尿崩与术中骚扰神经垂体或垂体柄有关,绝大多数尿崩是一过性,极少数为持续性尿崩。患者表现为口干、口渴、饮水多、尿多,24小时尿量>4 000 mL,尿比重<1.005。常用去氨加压素(弥凝)治疗尿崩症,剂量每次0.05~0.10 mg,每天2~3次,剂量可根据每天尿量做相应调整,同时注意电解质变化。

2.鼻出血

术后鼻出血多与鼻腔填塞物拔除后鼻黏膜分离出血或蝶腭动脉分支出血有关。鼻黏膜出血量一般不多,多数可自行停止,出血多时可适当加用止血药物;出血量较多可能与蝶腭动脉分支结痂脱落有关,可在鼻内镜下止血处理。多数病例内镜下也未能有明确出血点时,可用碘仿纱或膨胀海绵填塞。蝶腭动脉分支或颈内动脉海绵窦段分支破裂,可表现为出血凶猛、出血量大,甚至形成颈内动脉海绵窦漏,这时可按颈内动脉海绵窦漏处理。

病灶 T_1WI 以混杂等信号为主、T_2WI 压脂以混杂低信号为主,病灶内可见小斑片样 T_1WI 高信号影,病灶与右侧颈内动脉虹吸段关系密切。T_1WI 高信号区未见明显强化。病灶向后上延伸。MRA 和 DSA 证实术区假性动脉瘤并附壁血栓形成,病灶与右侧颈内动脉相通。

3.脑脊液鼻漏

脑脊液鼻漏多见于肿瘤与鞍膈蛛网膜粘连紧密、蛛网膜菲薄者。脑脊液鼻漏多数发生于术中,术后也可因用力不当、打喷嚏、便秘或增加腹压等情况发生。患者头低位后可有清水样液体滴出,收集漏液做生化检查,若含有糖即可确诊脑脊液漏。头颅 CT 或 MRI 检查提示蛛网膜下腔或脑室内积气量增加,表明蛛网膜下腔与外界持续相通,也提示有脑脊液漏存在。

对于术中鞍膈蛛网膜破裂者,除术中修补鞍底外,术后可常规放置腰大池引流,术后一周左右拔除,可减少术后脑脊液鼻漏发生。术后出现脑脊液鼻漏者,可半卧位息,广谱抗生素预防感染,避免做打喷嚏、便秘等引起颅内压增高的动作,同时放置腰大池引流,多数可治愈。对于经非手术治疗不愈者,可选择显微镜下鼻内入路修补术和内镜下修补术等术式。一次手术未治愈者可再次手术。脑脊液鼻漏形成张力性气颅者,在修补漏口时应行气颅钻孔引流术。

4.术后视力下降

大多数患者经蝶窦手术后视力、视野得到不同程度的改善,少数患者术后视力下降。主要原因有:①术中损伤视神经管;②术中操作时突破鞍膈,伤及视神经或视交叉;③瘤腔出血或鞍内填塞物过多、过紧而压迫视交叉及视神经;④较大鞍上肿瘤与视交叉有粘连,术中强行分离引起损伤;⑤较大肿瘤切除后,鞍膈塌陷引起视交叉移位或扭曲,导致视交叉卒中或视交叉综合征。术后视力下降原因大多数与手术操作有关。医师术中应熟悉相关解剖,勿损伤视神经、视交叉及其血管,鞍内填塞物松紧要适度。对于视交叉卒中或视交叉综合征者,在排除出血情况下,可用扩张血管、溶栓药物。瘤腔出血者,可经原切口入路血肿清除。若为瘤腔渗血,止血处理后多数可治愈。

(七)经蝶窦手术评价

1.显微镜经蝶窦手术

自 1889 年 Horsley 经额下入路切除第一例垂体腺瘤以来,经 Schloffer、Cushing、Dott、Guiot、Hardy 等前辈们的临床实践,垂体腺瘤手术方式经历了经蝶窦入路兴起、经颅入路占主导地位、经蝶窦入路复兴等发展阶段。由于对垂体柄、下丘脑、视神经干扰小,病死率及严重并发症发生率低,手术时间短、术后恢复快等优点,经蝶窦入路显微手术成为了垂体腺瘤首选的治疗方式。手术的主要适应证包括:功能性腺瘤者(催乳素腺瘤可首先药物治疗),大或巨大垂体腺瘤伴有视觉功能障碍或垂体功能低下者,治疗或随访期间肿瘤增大者,药物治疗无效或效果欠佳者,不能耐受药物不良反应者,拒绝长期服用药物治疗者,垂体腺瘤伴脑脊液鼻漏者,复发垂体腺瘤者。

大样本研究报道(Hardy Ⅰ级 406 例、Hardy Ⅱ级 1823 例、Hardy Ⅲ级 1620 例、Hardy Ⅳ级 201 例)显微镜下 Hardy Ⅰ级、Hardy Ⅱ级、Hardy Ⅲ级和 Hardy Ⅳ级的全切除率分别为 97.3%、95.2%、90.4%和 47.4%;1987 年前的病例总切除率为 87.6%,1987 年至 2003 年间总切除率为 96.9%。另一研究报道,1140 例垂体腺瘤中,大腺瘤 788 例(69.1%),其中 233(20.4%)例肿瘤侵犯一侧或双侧海绵窦。功能性垂体腺瘤治愈率为 66.1%,无功能性垂体腺瘤治愈率为 64.8%;微腺瘤和大腺瘤的治愈率分别为 78.9%和 55.5%,肿瘤侵犯海绵窦的治愈率为 7.4%,病死率为 0.26%。以上数据说明经蝶窦手术是安全有效的。

20世纪90年代以来,经唇下鼻中隔蝶窦入路得到进一步应用发展,出现经鼻-鼻中隔-蝶窦入路、经单鼻孔直接经蝶窦入路等术式,丰富了经蝶窦手术方式。随着手术器械改进和手术者经验的积累,经蝶窦手术适应证进一步扩大,如哑铃形腺瘤经蝶窦手术等。而扩大经蝶窦手术通过磨除鞍结节部分骨质、筛窦后壁及蝶骨平台、海绵窦腹侧骨质和斜坡肿瘤前方的骨质,可切除鞍结节、额叶底部、海绵窦、颞叶底部和中上斜坡的肿瘤,部分向前、中、颅后窝发展的肿瘤避免开颅手术,提高手术疗效,减少术后并发症。而一些向鞍上发展的巨大腺瘤可采用分次经蝶窦手术,以提高肿瘤全切除率。一些巨大侵袭性腺瘤可先采用手术、结合药物和放疗等综合治疗策略。当然,经蝶窦手术方式的选择,应以术者的经验和对本项技术应用的熟练程度为前提,盲目追求新技术和新方法,不仅不能达到预期效果,有时还会带来不必要的损伤。

2.神经内镜和内镜辅助经蝶窦手术

近十多年来,神经内镜由于对病变组织及其周围结构观察清晰,可用不同角度的内镜观察显微镜下看不到的视野死角等优点,使得神经内镜或内镜辅助经蝶窦手术治疗垂体腺瘤得到快速发展,并取得较好疗效。综合文献分析,在总体疗效方面,神经内镜与显微镜在肿瘤全切除率和激素水平缓解率方面无统计学差异,内镜手术脑脊液鼻漏发生率低于显微镜手术。

2009年,Tabaee首先报道3D内镜手术治疗13例垂体大腺瘤,其中未侵犯海绵窦的7/9获得全切除,3D内镜在手术时间、住院时间等与2D内镜无差异,术者主观的立体视觉效果明显好于2D内镜。Vladimir报道3D内镜手术治疗垂体腺瘤72例,2D内镜手术治疗43例,平均手术时间145和168分钟,住院时间均为5天,功能性腺瘤治愈率分别是20/30(67%)和12/21(57%),脑脊液鼻漏修补率分别为0/72(0%)和3/43(7%),两者在脑脊液鼻漏修补方面有统计学差异,3D内镜可提高手术疗效。对于向鞍上发展的巨大腺瘤、向侧方生长或侵袭海绵窦的肿瘤,神经内镜更易在直视下将其切除,而术中脑脊液漏和出血限制内镜的运用。

内镜和内镜辅助经蝶窦手术目前病例数较少,且为回顾性数据,缺乏对照资料,需进一步积累经验,相信内镜在治疗垂体腺瘤方面会有更广阔的发展空间。

3.术中MRI、导航和超声在经蝶窦手术中的应用

神经影像学的飞速发展,使得术中超声、神经导航、术中MRI应用于垂体腺瘤手术,这些技术的应用不仅提高肿瘤的全切除率,也能够最大限度的保留正常组织和减少并发症的发生。

(1)术中MRI:Theodosopoulos等报告27例垂体腺瘤手术,在参考术中MRI后有23例全切除肿瘤(85%)。也有报告称4例垂体瘤患者在参考术中MRI影像后有3例完全切除残余肿瘤,肿瘤全切除率达96%。Wu等报告55例垂体大腺瘤(Hardy's II～IV级),术中MRI(0.15 Tesla Polestar N20)发现有17例残留肿瘤,在参考术中MRI影像后获得全切除,肿瘤全切除率从58.2%升至83.6%。Pettersen等报告20例垂体大腺瘤,肿瘤直径11～41 mm(平均27 mm),术中MRI(0.5T)检查后有8/20例肿瘤获得全切除,再次手术后行术中MRI检查有4/12例肿瘤全切除,剩余病例中有3例行第3次手术、均未能切除肿瘤,肿瘤全切除率为12/20(60%)。Berkmann等报告60例垂体大腺瘤术中使用MRI(0.15T),并与之前32例垂体大腺瘤作对照,术中MRI组肿瘤全切除率为85%、对照组为69%;术中MRI组不需要进一步治疗,对照组13%需治疗,垂体功能低下发生率术中MRI组与对照组分别为29%和45%。研究认为,低磁场MRI对估计鞍旁海绵窦内肿瘤残余量方面存在不足,低磁场MRI可能会提供错误或不确切的影像信息而难以区分海绵窦内残余肿瘤和血液成分。近年来,国内外一些医疗单位采用1.5T或3.0T高磁场术中MRI辅助垂体腺瘤手术,取得较好效果。Hlavac等报告19例大腺瘤或复发腺瘤术中

使用 1.5T MRI,肿瘤全切除率从 62% 升至 85%。

然而,也有学者对术中 MRI 的效果提出质疑,即使 MRI 发现残留肿瘤,也不能直视下切除肿瘤,只有内镜才能在直视下看到术区内的肿瘤范围及其邻近的解剖结构,由此认为内镜技术比术中 MRI 在提高肿瘤完整切除率方面作用更大。

(2)神经导航:近年来,神经导航在经蝶窦手术中得到广泛应用,导航可实时监控手术过程,定位精确、减少偏差,增加手术安全性、减少并发症,对经鼻蝶窦入路术后复发和甲介型蝶窦的垂体腺瘤更为合适。Xu 等报告,神经导航切除垂体腺瘤,术后复发病例肿瘤全切除 12 例,9 例肿瘤次全切除;30 例侵袭性生长激素腺瘤无一例内分泌治愈;45 例生长激素微腺瘤均全切除、其中 38 例激素水平正常;甲介型蝶窦各有 2 例肿瘤全切除和次全切除;研究认为神经导航下垂体腺瘤手术是精确、安全和有效的,尤其适合复发病例和鞍底较复杂的病例,并可避免 X 线定位的放射损害。

(3)术中超声:由于术中 MRI 和导航设备昂贵,使用费用高,所以术中超声也是近来发展的新技术。Suzuki 等报告 3 例巨大腺瘤和 2 例不规则腺瘤使用术中超声,术时在患者额部颅骨钻一孔,硬脑膜表面置入探头实时监测肿瘤切除,4 例肿瘤获得全切除。Ole 等报告 9 例垂体大腺瘤术中应用带侧面高频探头的二维高分辨率超声,术中获得高清图像,能分辨周围神经血管和正常垂体,对指导肿瘤切除有益;Ole 建议开发可弯曲的探头直接经蝶窦进入手术区来获得图像,将使超声在经蝶窦术中发挥更大作用。

综上所述,经过一个多世纪的发展,经蝶窦手术治疗垂体腺瘤的手术疗效取得了可喜成绩,神经影像及神经内镜也在蝶窦手术中得到广泛应用。而对于侵袭海绵窦的肿瘤、巨大肿瘤和质地韧的垂体腺瘤,无论采取何种治疗手段,疗效仍不尽人意。需要强调的是垂体腺瘤手术应由经验丰富的治疗团队来完成,才能更好地结合患者的实际情况,选择合适的治疗方式,以期达到最佳的手术疗效和尽可能减少手术并发症。

(八)药物治疗

药物治疗部分病例有一定的疗效。如多巴胺受体激动剂溴隐亭,半合成的麦角肽衍生物如培高利特、喹高利特和卡麦角林治疗 PRL 腺瘤;生长抑素(奥曲肽、兰瑞肽、醋酸奥曲肽和生长激素受体阻滞剂)治疗 GH 腺瘤或 TSH 瘤;赛庚啶、美替拉酮治疗 ACTH 腺瘤;药物治疗可不同程度缓解症状,但不能根本治愈,停药后症状会复发,瘤体可能会继续增大。

(九)放疗

适用于手术后肿瘤残留、患者体质差或合并有其他系统疾病不能耐受手术者,尽管放疗垂体腺瘤有一定的疗效,但临床上对其剂量、疗效以及对视交叉视神经、周围血管神经结构等的损害尚待进一步研究。

(十)随诊观察

并不是所有的垂体腺瘤都需要手术切除,直径<1 cm 的垂体无功能性瘤、临床上无明显症状者可定期复查。

七、不同病理类型垂体腺瘤

(一)催乳素腺瘤(PRL 腺瘤)

多见于女性,男性约占 15%,以 20~30 岁年龄段多见。女性患者临床典型症状为闭经-溢乳-不孕三联症(Forbis-Albright 症),一些病例并不完全具备此 3 种症状,患者就诊时常诉乳头有分泌物或乳汁样物质,就诊检查时有溢乳;其他症状可有性欲减退、流产、肥胖等症状。男性患者 PRL 增高后可引起血清睾酮生成和代谢障碍,血清睾酮降低,或抑制下丘脑促性腺激素释放激素的释放,导致精子生成障碍,数量减少,活力降低,形态异常;临床上出现性功能减退、阳痿、不育、睾丸缩小等症状,可伴有毛发稀少、肥胖、乳房发育等女性第二性征出现。男性病例大腺瘤多见,肿瘤增大向鞍上、鞍旁生长,可伴有视力下降、视野缺损。PRL 腺瘤在经溴隐亭治疗肿瘤缩小后可出现脑脊液鼻漏。

(二)垂体 PRL 微腺瘤

1.随诊观察

月经周期正常、性功能正常、泌乳轻、不准备妊娠者,可随访观察。随诊期间定期复查 PRL 水平,血清 PRL 水平高于两倍基础值时应加药物治疗。

2.药物治疗

溴隐亭可使 80%～90%患者的催乳素水平恢复正常,大部分患者泌乳减少或消失。半合成的麦角肽衍生物,如卡麦角林、培高利特和喹高利特等,疗效优于溴隐亭,但需更多临床数据。少部分患者药物可以治愈。

3.经蝶窦手术治疗

手术是最根本的治疗方法,适合不能耐受药物不良反应或多巴胺激动剂耐药者。对于有经验的经蝶窦手术专家,手术严重并发症发生率很低。

(三)垂体 PRL 大腺瘤

1.药物治疗

催乳素大腺瘤患者可以首选药物治疗,对有占位效应的患者也可选用药物治疗;药物敏感者肿瘤可缩小,血清 PRL 水平下降,月经恢复、泌乳消失。溴隐亭治疗期间,应根据血清 PRL 水平增加或减少溴隐亭的剂量,调整至长期维持治疗剂量。对于有生育要求者,应在妊娠后停用溴隐亭,孕期定期复查 PRL 水平,直至产后再恢复溴隐亭治疗。有临床数据证明,新生儿的致畸率和智力障碍发生率与孕期服用溴隐亭无相关性。

2.手术治疗

药物治疗无效或治疗后视力、视野障碍无改善的患者应行手术治疗。视力、视野障碍严重或伴有卒中患者应首选手术治疗。垂体大腺瘤合并轻微 PRL 升高,可能是无功能腺瘤,对此需要进行手术治疗。对于肿瘤边界清楚的大腺瘤或微腺瘤,也可首选手术治疗,手术治愈率高。手术治疗本病可避免长期服药和药物相关不良反应。

3.放疗

单纯放疗很少使 PRL 降至正常水平,放疗是 PRL 腺瘤的辅助手段,用于手术后肿瘤残留者。

(四)生长激素腺瘤(GH 瘤)

GH 分泌过多可引起代谢紊乱,软组织、骨骼及内脏过度生长。在青春期前因骨骺未闭合,表现为巨人症,成年后表现为肢端肥大症。促生长作用是 GH 通过肝脏所产生胰岛素样生长因子-1(IGF-1)作用于含有 GH 受体的各种细胞来完成的。由于肿瘤本身引起的压迫症状,生长激素对代谢影响(糖尿病、高血压),IGF-1 对躯体生长的影响,以及由此产生的并发症(关节炎、心律失常、呼吸睡眠暂停综合征、恶性肿瘤),使得肢端肥大症患者病死率和致残率比正常人群高 2 倍以上,患者中位数生存年龄约 50 岁。

肢端肥大症的早期症状主要有:额骨增宽变长、鼻唇肥厚、颧骨突出、皮肤粗糙,手指脚趾变粗大、手指伸屈幅度下降、易疲劳、记忆力下降,晨起时手指小关节僵硬、双手麻木,手指不灵活,鞋码逐渐变大,女性患者可有月经紊乱、闭经及不孕等症状,男性患者可有性功能减退、阳痿等症状。值得注意的是这些症状缓慢发展,从发病到诊断的平均时间为 6～10 年,且是非特异性症状,不易被患者和长期生活在一起的亲属注意。晚期则有全身乏力、记忆力减退、注意力不集中、头痛及全身疼痛等症状。少数病例可有多汗、突眼性甲状腺肿等。部分病例伴有血清 PRL 增高,可能为下丘脑控制失调或为 GH-PRL 混合性腺瘤。本病易并发糖尿病、高血压、关节炎、心律失常、呼吸睡眠暂停综合征等并发症,如不及时治疗可因代谢并发症、心血管疾病、呼吸系统疾病而死亡。

肢端肥大症治疗目标是完全切除腺瘤或减少肿瘤体积,抑制 GH 过多分泌,使 IGF-1 恢复至与年龄、性别相匹配的正常水平。手术、药物和放疗是治疗肢端肥大症的 3 种方法。

经蝶窦神经外科手术切除垂体腺瘤,是绝大多数肢端肥大症患者首选的治疗方法,手术能迅速减少 GH 和 IGF-1 分泌,手术的病死率和严重并发症发生率低,是安全有效的。对于有经验的神经外科专家,微腺瘤的一次手术治愈率在 90％ 上下,而大腺瘤手术能使 50％～70％ 患者的 IGF-1 水平正常化,而对于肿瘤侵袭海绵窦者,手术治愈率为 15％～49％。

目前,治疗肢端肥大症的药物有 3 类,即多巴胺受体激动剂、生长抑素类似物(奥曲肽、长效奥曲肽和兰端肽)、GH 受体拮抗剂。生长抑素类似物(somatostatin analogues,SSA)能使 60％以上肢端肥大症患者的 GH 和 IGF-1 水平正常化,且能减轻临床症状。SSA 能缩小肿瘤体积,大约 75％ 的肢端肥大症患者 SSA 治疗后肿瘤体积缩小超过 20％(体积缩小中位数是 50％)。特别是大腺瘤,理论上来讲瘤体缩小后更容易获得根治性切除。对于手术前 SSA 治疗能否提高手术治愈率方面的研究仍有争议,一些研究认为术前 SSA 治疗能提高手术治愈率,而另一些则认为与手术前未用药者相比无差异。

γ 刀治疗肢端肥大症患者 5 年缓解率为 29％～60％,而 γ 刀在选择病例时通常包括诸多微腺瘤的患者,治疗结果易产生偏倚。在其他治疗措施安全前提下,放疗存在的主要问题是安全性。放疗后 5～10 年,患者垂体功能低下发生率＞50％,普通放疗和立体定向放疗在垂体功能低下发生率方面相近,大约 5.5％ 患者有潜在视觉功能损害的危险。普通放疗由于放射性血管病变,存在继发其他肿瘤事件的风险,这些风险仍需要长期随访数据。因此,放疗通常作为治疗肢端肥大症的三线方案,偶尔用作二线治疗,很少用于一线治疗。

(五)促肾上腺皮质激素腺瘤(ACTH 瘤,Cushing 病)

神经肿瘤细胞会分泌过多的 ACTH 导致肾上腺皮质增生,分泌过多的糖皮质激素引起多种物质代谢紊乱。

(1)因脂肪代谢紊乱可引起头、面、颈及躯干的脂肪增多,四肢相对瘦小,即向心性肥胖,脸呈圆形(满月脸),背颈交界处有肥厚的脂肪层(水牛背)。

(2)因蛋白质代谢紊乱可导致皮肤、真皮处成胶原纤维断裂,皮下血管暴露,在下腹、股、臀及上臂等处产生"紫纹";骨质疏松导致腰背酸痛、佝偻病、病理性骨折,儿童可影响骨生长;血管脆性增加可导致皮肤瘀斑、伤口不易愈合等。

(3)因糖代谢紊乱,部分病例可产生类固醇性糖尿病。

(4)因电解质代谢紊乱患者产生血钾、血氯降低,引起低钾、低氯性碱中毒,可出现顽固性低钾血症。

(5)因垂体促性腺激素的分泌受抑制,女性患者可出现闭经、不孕及不同程度男性化(乳房萎缩、毛发增多、痤疮等),男性患者出现性欲减退、阳痿、睾丸萎缩等。

(6)约85%患者有高血压,晚期可导致左心室肥大、心力衰竭、脑卒中及肾衰竭。

(7)因患者抗体免疫功能降低,使溶酶体膜稳定性增加而不利于消灭抗原,导致细菌性或真菌性感染经久不愈。

促肾上腺皮质激素腺瘤由于较早出现向心性肥胖、满月脸、水牛背及在下腹、股、臀及上臂等处产生"紫纹"等症状,临床上多数ACTH微腺瘤就诊时能得到确诊。本病常合并糖尿病、高血压及顽固性低钾血症,建议尽早行经蝶窦手术治疗。药物治疗,如赛庚啶、美替拉酮等,疗效有待于进一步评价。放疗(如γ刀)由于起效较慢,不易对ACTH瘤所产生的糖尿病、高血压及顽固性低钾血症等症状早期控制,在诊断为Cushing病后不建议首选。

(六)促甲状腺激素腺瘤(TSH瘤)

此类型肿瘤少见。本病患者TSH、T_3、T_4均增高,可出现突眼、性情急躁、易激动、双手颤抖、多汗、心动过速、食欲亢进、消瘦等甲状腺功能亢进症状;甲状腺局部可扪及震颤、闻及血管杂音。本病首选手术治疗。有报道生长抑素(奥曲肽、兰瑞肽、长效奥曲肽和生长激素受体阻滞剂)治疗TSH瘤,疗效有待评价。

(七)促性腺激素腺瘤(FSH/LH瘤)

临床上较为罕见。本病血FSH增高、睾酮降低,男性早期可无性功能改变,晚期可有性欲减退、阳痿、睾丸缩小、不育等。女性有月经紊乱或闭经。

此类型肿瘤多数确诊时肿瘤已为大腺瘤或巨大腺瘤,建议尽早行经蝶窦手术治疗,以减轻对视交叉的压迫,避免视力恶化。对于侵入海绵窦或包绕颈内动脉部分肿瘤,术中不能完全切除者,术后可行放疗。

(八)混合性腺瘤

按肿瘤细胞分泌的激素不同,可产生相应的症状。本病临床上较为少见,以经蝶窦手术治疗为首选。

(九)无分泌功能腺瘤

临床无明显内分泌功能紊乱症状,主要是肿瘤增大后引起压迫症状及产生垂体功能低下的临床表现,例如肿瘤压迫鞍底硬脑膜产生头痛、视交叉受压引起视野缺损、垂体功能低下可表现为少汗、疲劳、乏力、精神萎靡、食欲减退、嗜睡及第二性征变化等。多数确诊时肿瘤已为大腺瘤或巨大腺瘤。无分泌功能腺瘤首选手术治疗。

(十)Nelson症

患Cushing综合征行双侧肾上腺切除后,有10%～30%患者可发生垂体腺瘤,其原因多为当初认为Cushing综合征即为ACTH微腺瘤所致,因肿瘤微小检查未能发现,或未能做一步检查;双侧肾上腺切除后,因缺少皮质醇对下丘脑所释放的CRH的负反馈作用,CRH得以长期刺激垂体产生肿瘤或使原有微腺瘤增大而产生症状。年轻妇女及术后妊娠者易发。临床症状有全身皮肤、黏膜等处色素沉着,部分肿瘤有侵袭性生长。大腺瘤以经蝶窦手术为首选,术后补充皮质激素。

(贺　璐)

第五节　椎管内肿瘤

一、概述

椎管内肿瘤是发生于椎管内各种组织（如脊髓、神经根、脊膜和椎管壁组织）的原发性肿瘤及转移性肿瘤的统称。原发于椎管内肿瘤根据肿瘤与脊髓和硬脊膜的关系，一般可分为髓内、髓外硬膜内及硬膜外 3 种。按病理类型分，有神经纤维瘤、脊膜瘤、神经胶质瘤（室管膜瘤占 60%，星形细胞瘤占 30%）以及一些先天性肿瘤。

二、临床表现

（1）早期症状：肌力减退、感觉异常、运动障碍为其早期症状。早期诊断、早期治疗才能取得较好的疗效，故熟悉其早期症状十分重要。

（2）肿瘤所在部位不同，所引发的症状也不同。如由于神经根牵拉引起相应分布区阵发性刺痛，脊髓实质受压产生的布切综合征，髓内肿瘤可致病变同侧痛温觉减退，马尾部肿瘤可发生马尾综合征等。

三、诊断要点

（一）临床检查

注意有无脊髓和神经受压症状和体征。脑脊液检查有无蛋白-细胞分离现象。

（二）影像学检查

脊髓 X 线平片检查可显示椎体和附件有无破坏，椎间孔及椎管有无扩大及钙化等。脊髓造影可显示蛛网膜下腔及脊髓病变范围、椎管阻塞情况及病变所在部位。CT、MRI 可显示肿瘤的部位、大小、范围以及骨质破坏情况。

四、治疗方案及原则

椎管内肿瘤一般采用手术与放疗的综合治疗或单纯放疗。

（一）术后放疗

放疗原则：除多灶性分化差的恶性室管膜瘤和恶性淋巴瘤外，一般采用肿瘤局部放疗。

（二）单纯放疗

因各种原因不能手术的，可行单纯放疗，但效果较差，易出现放射性脊髓炎。

（贺　璐）

第十章　呼吸系统肿瘤

第一节　肺部良性肿瘤

　　肺部良性肿瘤是指生长在气管、支气管和肺实质内的良性肿瘤，包括支气管腺瘤、支气管错构瘤、乳头状瘤、支气管平滑肌瘤、支气管软骨瘤、脂肪瘤、肺纤维瘤、肺黏液瘤、肺化学感受器瘤等所谓的真性肿瘤，也包括一组临床和影像学上酷似肿瘤的肿瘤样病变，如肺炎性假瘤、支气管炎性息肉、淀粉样变性、子宫内膜易位症。大多数肺部肿瘤为恶性，肺部良性肿瘤少见，美国报道的肺部良性肿瘤仅占所有肺部肿瘤的 2%～5%，国内一组 1 953 例肺部原发肿瘤中，经手术证实的良性肿瘤占 12.6%（246 例）。良性肿瘤生长缓慢，生长过程中不侵犯周围组织，也不发生远处转移，虽然良性肿瘤本身对健康的危害不大，但是肿瘤阻塞气道可以导致肺不张、咯血、肺炎等多种并发症。

　　肺部良性肿瘤的症状与肿瘤的生长部位有密切关系。肿瘤位于气管内，患者表现为刺激性干咳、胸闷、喘鸣，有时有咯血，部分患者因胸闷喘憋被长期误诊为哮喘；X 射线胸片和胸部 CT 发现气管内阴影，气管镜检查可以明确诊断。支气管良性肿瘤常出现支气管阻塞导致的症状，如反复发作的同一部位的肺炎、肺不张，胸片和胸部 CT 往往难以发现支气管肿瘤，支气管镜检查可以明确诊断。位于肺实质的良性肿瘤多无症状，仅偶然被发现，大多数的肿瘤表现为肺内孤立性结节影。胸部 X 射线检查有时难以鉴别肿瘤的良性与恶性，功能显像的 FDG-PET 检查对肺内结节病变的诊断有较高的特异性。

一、支气管腺瘤

　　支气管腺瘤是起源于支气管黏液腺体、腺管上皮或黏膜下 Kulchitsky 细胞的一组良性肿瘤，包括支气管类癌、腺样囊性癌和黏液表皮样癌。其占肺部良性肿瘤的 50%，肿瘤生长缓慢，但有恶性倾向，目前研究者认为在这一组肿瘤中多数实为低度恶性的肿瘤。

（一）临床特点

1.支气管类癌

　　支气管类癌来源于支气管黏膜上皮和黏膜下的神经内分泌细胞（Kulchitsky 细胞），占支气管腺瘤的 80%～90%，大体上类癌分为 3 种类型：中央型、周围型和微瘤型。中央型最常见，占支气管类癌的60%～80%，肿瘤倾向在支气管内生长，多形成表面光滑、血管丰富的息肉样肿块。微瘤型极少见，其发生常与慢性肺病，特别是支气管扩张或纤维化有关，肿瘤直径不超过4 mm，临床上常没有症状,仅在外科或尸检标本中被发现。

发病年龄较高,平均 56 岁。临床表现除了肿瘤阻塞气道导致的症状(如发热、咳嗽、咯血、喘鸣或呼吸困难)外,部分患者出现类癌综合征,表现为面部潮红、腹泻、哮喘样发作。迁延性病例,右心可发生瓣膜病,如肺动脉狭窄、三尖瓣狭窄或关闭不全。少数患者伴发库欣病、肢端肥大症等内分泌病。

2.腺样囊性癌

腺样囊性癌占支气管腺瘤的 $10\%\sim15\%$。仅发生在气管及左右主支气管,尤以气管多见,肿瘤常突入气道,呈息肉样生长,或沿管壁浸润生长,呈弥漫浸润性结节。该病多见于中年人,发病没有性别差异。其恶性程度是腺瘤中最高的,可局部浸润,常见局部淋巴结和肺转移,甚至可以转移到肝、肾。

3.黏液表皮样瘤

黏液表皮样瘤源于大支气管的黏液腺,临床罕见,约占支气管腺瘤的 $2\%\sim3\%$,多发生在大支气管内,一般为无蒂肿块。发病早,近半数患者发生在 30 岁以前,平均发病年龄 35 岁。根据肿瘤中黏液细胞、表皮样细胞及中间型细胞的比例不同和异型性差异,组织学上又分为低度恶性型和高度恶性型。低度恶性型生长局限,手术后预后良好,高度恶性型肿瘤罕见,呈浸润性生长,并可发生远处转移。儿童及年轻成人的黏液表皮样瘤几乎均为低度恶性。

(二)诊断

由于支气管腺瘤多发生在大气道,呼吸道症状出现较早,症状依肿瘤生长部位和支气管腔是否阻塞而异。肿瘤引起气道阻塞可以导致阻塞性肺气肿、肺不张、阻塞性肺炎、支气管扩张或肺脓疡。临床上容易误诊为哮喘、慢性支气管炎、支气管扩张。胸部 X 射线检查是发现支气管腺瘤的常用手段,除常规的胸部X射线摄影外,过去常借助体层摄影发现气道内病变,随着CT 扫描及计算机重建技术的发展,传统的体层摄影技术已让位于胸部 CT 扫描。发生在气管支气管内的肿瘤较小时 X 射线检查常难以发现原发肿瘤,但肿瘤导致的阻塞性改变为进一步检查提供依据。肿瘤较大时,X 射线检查可以显示大气道内的肿块影,肺实质内的肿瘤则表现为周围型结节或肿块影。通过支气管镜获得肿瘤组织标本是确诊位于大气道的支气管腺瘤的主要方法,但表面覆盖有正常支气管黏膜的肿瘤,由于支气管镜活检深度的限制,有时难以取到真正的肿瘤组织。

(三)治疗

手术切除是治疗支气管腺瘤的主要方法。切除范围取决于肿瘤的生长部位和受累及远端肺组织情况。对于恶性程度较低的类癌,在切除肿瘤时应尽可能保留正常肺组织,对于恶性程度较高的黏液表皮样癌可以行肺叶或全肺切除,并清扫可疑转移的区域淋巴结。术后可以辅助放疗。对于因禁忌证无法手术的中央型腺瘤,可以在气管镜介导下进行肿瘤切除,或植入支架缓解症状。

二、肺错构瘤

错构瘤是最常见的肺部良性肿瘤,生长在肺实质,国内报道约占肺内球形病灶的 8%。过去肺错构瘤被认为是肺正常组织的不正常组合所构成的瘤样畸形,现在被认为是一种良性间叶性肿瘤。

（一）临床特点

肺错构瘤大多位于肺实质内，偶尔可以累及中央气道。位于肺实质的肿瘤多发生在胸膜下肺表浅部位，常为单发病灶，呈球形或椭圆形，边界清楚，有完整的包膜，直径 1～7 cm，多小于 4 cm。肿瘤由肺内组织成分异常组合而形成，含有多种间叶成分，如软骨、平滑肌、脂肪组织、结缔组织。肿瘤可发生钙化，多位于中心，分布较均匀，此种钙化结构常见爆米花式或核桃肉样。

此瘤多见于成年人，平均发病年龄为 40 岁，男性患者多于女性患者，男、女患者之比为 2：1。肺错构瘤大多位于肺的外周，由于生长缓慢，一般没有症状，多为偶然发现。少数位于中央气道的肿瘤引起刺激性干咳，喘鸣，呼吸困难，发生阻塞性肺炎时出现发热。

典型的 X 射线表现为肺野外带的单个圆形或椭圆形结节或肿块，直径多小于 4 cm，肿瘤边缘光滑，可有浅分叶，周围无浸润。肿瘤内可见钙化，多在中心而且分布均匀，典型者呈"爆米花"样，脂肪组织较多者，瘤体内见低密度区。

（二）诊断

肺错构瘤多为偶然经胸部 X 射线检查发现。典型的"爆米花"样钙化虽然不是肺错构瘤的特征性表现，但有助于鉴别肺错构瘤和恶性肿瘤。支气管镜对大气道内错构瘤的诊断有帮助，经胸针吸活检有助于良性与恶性病变的鉴别，多数病例需要手术活检确诊。

（三）治疗

手术切除病灶是唯一的治疗方法。肺错构瘤极少恶变，但有些病灶难与周围型肺癌区别，因而对于有肺癌高危因素，应对疑为肺错构瘤的中老年患者行剖胸手术探查，并切除病灶。大多数肺错构瘤病例可采用肿瘤摘除术，尽量保留正常的肺组织，减少术后并发症。

三、肺炎性假瘤

炎性假瘤是一种境界清楚的炎症增生性肿块，由炎症细胞和梭形间叶细胞以不同比例混合而成，并非真正的肿瘤，其发病机制不清楚。其发病率在肺部良性肿瘤中仅次于肺部错构瘤。

（一）临床特点

肺炎性假瘤的病理学特征是组织学的多形性，肿块内含有排列成条索的成纤维细胞、浆细胞、淋巴细胞、组织细胞、上皮细胞以及内含中性脂肪和胆固醇的泡沫细胞或假性黄瘤细胞，以往文献按假瘤中细胞成分将炎性假瘤分为假乳头状瘤型、纤维组织细胞瘤型、浆细胞瘤型、假淋巴瘤型等。目前新的分类中将假性淋巴瘤归为交界性淋巴增生性病变，其余部分分为纤维组织细胞型和浆细胞肉芽肿型两种类型。

该病可发生在任何年龄，多数患者在 40 岁以下。半数患者常没有任何症状，仅在胸部 X 射线检查时偶然发现。部分患者在此前有呼吸道感染病史，表现为咳嗽、咳痰及痰中带血等症状。

（二）诊断

胸部 X 射线检查是发现炎性假瘤的主要方法，表现为密度较低而均匀、边缘清楚、轮廓完整的球形阴影，没有特征性表现，可以发生于任何肺叶，但多位于肺的外周，可累及胸膜。10% 的病例缓慢增大。肺炎性假瘤没有特异性诊断方法，纤维支气管镜检查无助于诊断，确定诊断靠开胸肺活检。

（三）治疗

影像学上炎性假瘤很难与恶性肿瘤区别，并且部分炎性假瘤可缓慢增大，药物治疗无效，因此，一旦发现应积极采取手术治疗，手术应采用肺楔形切除或肺段切除，尽量保留正常肺组织，手术切除后预后良好。

四、支气管乳头状瘤

支气管乳头状瘤是一种少见良性肿瘤,组织学分为鳞状上皮乳头状瘤、柱状细胞乳头状瘤和混合型。临床上支气管乳头状瘤分单发性和多发性,前者多见,多发性者又称为乳头状瘤病,与人乳头状瘤病毒感染有关。孤立性肿瘤在支气管腔内呈乳头状生长,基底部较宽,多发性肿瘤多见于喉,部分波及气管、支气管,呈疣状或菜花状赘生物。

常见症状与气道刺激和阻塞有关,表现为咳嗽、咯血、胸闷。哮喘样症状,胸部 X 射线检查可能发现阻塞性肺炎、肺不张等气道阻塞的表现。支气管镜检查有助于诊断。

肿瘤位于大气道内可以通过气管镜摘除,无法经气管镜介入治疗时可以考虑手术。部分成人孤立性乳头状瘤可能恶性变,术后注意随访,以便及早发现复发或恶变。

五、肺部其他罕见良性肿瘤

间叶性肿瘤(如黏液瘤、纤维瘤、脂肪瘤、软骨瘤)以及其他良性肿瘤(如肺硬化性血管瘤、透明细胞瘤、神经鞘瘤、畸胎瘤、副节瘤)临床上罕见,仅有少量的病例报道,此类肿瘤的临床表现没有特异性,术前很难获得确定诊断。手术是诊断和治疗此类肿瘤的主要手段。

(陈少平)

第二节　非小细胞肺癌

一、非小细胞肺癌早期筛查的现状与进展

(一)背景

肺癌是全球最常见的恶性肿瘤,发病率及死亡率均位于恶性肿瘤之首,因此可以说肺癌是严重危害人类健康的杀手。在世界范围内,肺癌是造成肿瘤死亡的主要病因之一。

肺癌的发生是由多种因素导致的,包括吸烟、环境污染、基因突变等。研究发现吸烟是肺癌最主要的致病因素,特别是重度吸烟与肺癌有明显的相关性。肺癌死亡率的时间和空间的变化趋势也反映了人群吸烟行为的变化趋势。吸烟者的患病风险为不吸烟者的 10～80 倍,在美国等发达国家由于其香烟消费逐渐降低,发病率已经由高峰阶段开始下降。而在中国等发展中国家,随着其香烟消费率升高,肺癌的发生率不断攀升,中国肺癌发病率在过去 30 年上升了 465%。

目前我国男性烟草使用的流行水平已达到高峰,由于吸烟危害的滞后性,加上人口老龄化、城镇工业化的进程,以及生存环境污染和破坏的加剧,可以确信在未来的几十年内,我国男性肺癌的发病和死亡率仍将继续保持上升的趋势。同时,女性发病也呈明显上升趋势,目前越来越常见的腺癌很大比例是非吸烟的女性患者,这部分患者的疾病可能是由基因突变所引起。

肺癌的预后与临床分期关系密切,有研究数据显示,全球肺癌平均五年生存率仅为 16%,这主要是由于多数肺癌早期无症状,出现咳嗽、痰中带血等症状及体征时,往往已经到了肺癌中晚期,许多患者在首次就诊时就已经出现了转移,甚至有的已有肺外播散,因而失去了根治性手术

治疗的机会。此时再进行临床干预,投入大、效果差,对降低肺癌死亡率的作用极为有限。如果患者在肺癌的早期就得到确诊,便可能有效改善肺癌患者的预后。在手术的患者中,TNM分期较早的患者的五年生存率远远高于晚期患者。

肺癌患者的治疗也是一个沉重的经济问题。晚期肺癌的治疗具有复杂性,导致其花费远远高于早期肺癌。通过筛查能更多地发现肺癌早期病变,临床医师能及时采取手术、放疗、化疗等治疗措施,不仅能提高预后水平,还大大降低治疗的难度及费用。

因此降低肺癌死亡率的关键是对肺癌高危人群进行合理、有效的筛查,以期做到早期诊断和早期治疗,来降低病死率及治疗成本,以最小的经济及医疗代价取得最大的治疗收益。

肺本身的解剖和生理特征便于利用影像学技术和痰细胞学进行早期诊断。而近年来影像学技术和设备、分子生物学迅速发展,针对早期肺癌的治疗手段有效,都使其早期诊断和早期治疗成为可能。建立合理、有效的筛查方案,对高危人群进行简单而有效的筛查是临床工作的重点。国际上许多医疗协会都建议行肺癌筛查,包括美国癌症协会(American Cancer Society, ACS),美国放射协会(American College of Radiology, ACR),美国临床肿瘤学会(American Society of Clinical Oncology, ASCO),和美国胸外科医师协会(American Association for Thoracic Surgery, AATS)等。

(二)肺癌筛查现状

1.肺癌筛查对象的选择

对肺癌进行筛查,首先要确定筛查对象,即肺癌高危人群。不同的试验研究、学术机构及文献报道中所划定的高危人群标准也不尽相同。

(1)美国全国性肺癌筛查试验(National Lung Screening Trial, NLST):将肺癌高危人群定为A和B两种情况。A:55～74岁,吸烟≥30包年(pack-years)(1包年指每1年每1天吸烟1包,每天1包、吸烟30年或每天2包、吸烟15年,总共为30包年),戒烟不足15年的人群;B:年龄≥50岁,吸烟指数≥20包年,并且合并下列情况之一者——有肿瘤病史、肺病史、肺癌家族史、住所氡暴露及致癌物质的职业性暴露(包括石棉、二氧化硅和柴油烟气等)。同时将有并存疾病而寿命有限、胸部或背部有金属植入装置及需要家庭吸氧的这些人群排除在高危人群范围之外,因为其糟糕的健康状况已大大限制了其预期寿命或接受治疗性肺部手术的能力。

(2)美国国家综合癌症网(National Comprehensive Cancer Network, NCCN):基于NLST的结果,NCCN在2011年10月首次发表了肺癌筛查指南,建议对肺癌高危人群每年进行低剂量CT筛查。2013年最新的NCCN指南推荐年龄超过50岁、吸烟史超过30包年、现吸烟或戒烟时间尚不足15年的高危人群中进行低剂量CT筛查肺癌,证据级别为Ⅰ类。

(3)美国胸外科协会(American Association for Thoracic Surgery, AATS):推荐对55～79岁、有30包年的吸烟史的成人每年进行低剂量CT的肺癌筛查,对于有20包年的吸烟史以及估算5年累积肺癌发生率在5%以上的患者,筛查起始时间应提前到50岁。5年累积肺癌发生率的计算与英国肺癌筛查试验相符,该试验采用利物浦肺脏计划来计算风险。

(4)美国预防服务工作组(US Preventive Services Task Force, USPSTF):基于美国国家肺癌筛查试验的结果,美国预防服务工作组于2013年12月发布的肺癌筛查指南推荐:每年吸烟30包、当前仍在吸烟或戒烟时间不足15年的55～80岁高危人群应每年接受1次小剂量CT筛查。一旦患者戒烟时间满15年或患有其他影响寿命或影响进行肺癌手术的疾病时,可中止筛查。该肺癌筛查推荐指南中指出:年龄、总累积烟草暴露量、戒烟时间是肺癌最重要的风险因素。

其他风险因素还包括特异性职业暴露、氡元素暴露、家族史、肺纤维化或慢性阻塞性肺疾病病史等。据发表于 2013 年 *Cancer* 期刊的一篇文献显示，如果在符合筛查条件的美国成人(估计约有 860 万人)中实施一种相似的筛查方法，那么每年可能挽救的大约 12 250 例肺癌死亡病例。

(5)纽约的早期肺癌行动计划(New York Early Lung Cancer Action Project，NY-ELCAP)：其研究对象为 60 岁以上，吸烟史为 10 包年的人群。而在法国的 Blanchon 等肺癌筛查研究中，研究对象为 50 岁至 75 岁的无症状、当前吸烟(每天吸烟多于 15 支，持续 20 年)或者之前有吸烟史(戒烟不超过 15 年)的男性或者女性人群。

(6)前列腺、肺癌、结直肠和卵巢肿瘤筛查试验(the prostate，lung，colorectal and varian cancer screening trial，PLCO)：通过 Logistic 回归模型，模拟年龄、性别、种族、教育水平、体重指数、家族史、吸烟史等多个影响因素，模型中还考虑了性别、种族间的交互作用。其制定的肺癌高危标准增加了被 NLST 排除的一些危险因素，如社会经济状况、体重指数、肺癌家族史、慢性阻塞性肺病病史、3 年内拍摄胸片。其模拟的吸烟史不仅包括每年吸烟包数还包括了烟龄的长短。PLCO 标准的敏感性显著高于 NLST 标准(83%：71%)，阳性预测值也更高(4%：3.4%)，并且特异性与 NLST 标准相当(均为 6%)。不符合 PLCO 筛查条件的人群中，仅有 0.5%出现了肺癌，显著低于被 NLST 标准排除但之后又出现肺癌的患者比例(0.85%)。说明 PLCO 模型可以更少地遗漏肺癌患者，是目前较为完善的肺癌高危人群筛查标准。肺癌高危人群模型可能有助于更准确地筛查高危人群，未来危险预测模型的建立可能需要考虑年龄和吸烟外更多的因素，如家族史。但是 PLCO 模型较复杂，在临床上的应用尚有限制。

目前来看，还没有一个统一的肺癌高危人群标准，参考以上所述研究及组织所设定的筛查标准，我们在确定肺癌筛查的人群时应该综合考虑到以下几点：①年龄；②吸烟史(即烟草暴露量)；③其他肺部疾病；④职业因素；⑤家族史等。

2.肺癌筛查的方法

好的筛查方法必须具备以下特点：①有较高的敏感性和特异性。②风险较低、伤害及不良后果很小，能够被筛查人群所接受。③个人、家庭及社会可以负担得起，性价比较高。④适合群体性普查，可以在人群中大规模广泛开展，不受地域、空间等条件因素的限制。通过这种筛查方法，能够发现较早期能被治愈的肺癌，特别是筛查出无临床症状但潜在有肺癌高风险的患者，从而进行早期干预，改变肺癌的进程、早期治疗以降低死亡率。

目前肺癌筛查的方法主要有以下几种。

(1)痰细胞学检查：在肺癌筛查方法中，痰细胞学检测(如镜检异常形态细胞)是最传统也是最早期的手段，从 1930 年沿用至今。其不仅可对肿瘤进行病理分型，还具有特异性高、取材简单方便、无创等优点。但细胞学检测受诸多因素影响，敏感度较低，且其与病灶部位和病理类型相关，因此痰细胞学检测在筛查中的作用大大受限。文献报道中其特异性高达 98%以上，但敏感性较差，平均为 66%，受到肿瘤分型分期、送检次数及痰标本的取材方法等诸多因素影响。近年来液基细胞学也应用于痰细胞学检查，它除去了黏液红细胞杂质等非有效成分，提高了肿瘤细胞的阳性检出率。液基薄层细胞涂片检测痰中脱落细胞的敏感性较传统痰涂片提高了 24.5%。但液基细胞学痰涂片在除去杂质的同时，也改变了肿瘤细胞的排列方式，不利于病理分类，故临床上很少单独应用痰细胞学检查筛查肺癌。

(2)胸部 X 射线(chest X-ray，CXR)：从 20 世纪 50 年代起，利用胸部 X 射线胸片进行肺癌筛查的临床试验便在世界各地开展起来。在 1970 年，X 射线胸片在肺癌筛查中的作用被认可，因与对照组相比，X射线胸片筛查出的肺癌相对早期，预后相对较好。在20世纪80年代以前，X射线胸片检查逐渐成为肺癌筛查的主要方法，因具有经济、射线量小、无创等优势，成为筛查肺癌常用的工具之一，有助于发现早期周围型肺癌。

Meta分析结果显示，X射线胸片诊断肺癌的汇总特异度为93%（93%～93.3%），说明其误诊率为7%，适用于肺癌诊断。但其汇总灵敏度仅为25%（22%～28%），漏诊率很高（75%）。这可能是因为X射线胸片分辨率低，纵隔、心脏、横膈、肋骨等掩盖病变部位，使某些肺部结节被漏诊。另有研究表明，X射线胸片肺癌筛查组（联合或不联合痰细胞学检查）与对照组在筛查最初3年及随访15年的病死率无差异。因此，单用X射线胸片或联合痰细胞学检查筛查肺癌并不十分可靠。

20世纪60～70年代开展的一系列有关肺癌筛查的前瞻性随机对照临床试验观察了X射线胸片联合痰脱落细胞学筛查是否能够降低肺癌的病死率，结果均为阴性。20世纪70～80年代美国大样本随机对照研究证实胸片普查作用有限，且数字化胸片（digital radiography，DR）也不能改善早期周围型肺癌的检出率及降低肺癌的死亡率。考虑到早期临床试验在方法学方面存在着较明显的不足，这些矛盾的临床数据导致X射线胸片在肺癌筛查中被广泛认为是无效的。

美国癌症协会在1970年推荐目前吸烟者及既往吸烟者中使用X射线胸片进行肺癌筛查，但到1980年却取消了这项推荐。1990年开始的前列腺、肺、结直肠和卵巢肿瘤筛查试验在2011年发表的结果再次指出，每年利用X射线胸片进行筛查并没有有效降低肺癌死亡率。

但毋庸置疑的是，X射线胸片单独或者联合痰细胞学检查能够筛查出相对早期的肺癌，与患者的预后相关，尽管目前尚无证据支持X射线胸片可以降低肺癌的病死率，但不可否认X射线胸片在肺癌筛查中的作用。X射线胸片的敏感度主要取决于病变的大小和位置、影像质量以及医师本身的技术水平。若肺部病灶较小或靠近纵隔，或者阅片医师本身有失误，会导致X射线胸片检测的敏感度降低。因此，临床工作人员逐渐寻找更敏感的适合于肺癌筛查的影像技术手段。

（3）PET-CT正电子发射型计算机断层显像：具有结合病灶影像学及代谢信息的双重作用，在小结节的筛查和诊断中有一定优势，但因费用较高，大样本筛查尚缺乏一定的可行性。对于小于10 mm结节，仅应用PET-CT定性无价值；对10 mm以上的结节，它的敏感性为80%～100%，特异性为40%～100%。应用PET-CT联合高分辨率CT对SPN定性诊断的特异性、准确性及敏感性均高于CT，分别为81.8%、91.7%和97.4%，但是由于核素检查需要向患者体内注入放射性核素氟代脱氧葡萄糖（^{18}F-FDG）等，加上CT检查的X射线辐射剂量远远大于单一使用低剂量CT。故目前PET/CT的诊断价值明显受限。

（4）肿瘤标志物检测：肿瘤标志物是细胞癌变时所分泌的活性物质，存在于癌组织及宿主体液内，对肺癌早期筛查和诊断具有一定价值，在胸腔积液和肺泡灌洗液中，肿瘤标志物的升高较血清更为明显。从早期的痰细胞学检测到目前的血液标本基因检测，临床工作人员也努力在分子生物学方面寻找适合的生物学标志物。

肿瘤标志物检测是通过对病变部位分泌的特有物质的检测来间接判断恶性病灶的存在。目前血清及胸腔积液中的肿瘤标志物，如癌胚抗原、糖类抗原19-9/125/15-3（CA19-9/125/15-3）、细胞角质蛋白片段抗原21-1（CYFRA 21-1）、鳞状细胞癌抗原（SCC）、神经元特异性烯醇化酶已广泛应用于肺癌的临床诊断。其中CYFRA 21-1对非小细胞肺癌敏感性和特异性相对较高，尤其是对肺鳞癌；神经元特异性烯醇化酶对小细胞肺癌的敏感性和特异性相对较高；癌胚抗原、神经元特异性烯醇化酶和细胞角蛋白 19 片段是目前临床上常用并且被认为是有价值的肺癌标志物。这些标志物的单项检测可能具有一定的局限性，但联用时肺癌检测的阳性率明显升高，对早期诊断具有一定的临床意义，并且也为基因组学及蛋白组学作为筛查的手段提供了思路。

最新的文献报道中的肿瘤标志物还有端粒酶和循环肿瘤细胞（circulating tumour cell，CTC）等。端粒酶在恶性肿瘤（如乳腺癌、前列腺癌、肺癌、肝癌和胰腺癌）中表达上调，与其他肿瘤标志物相比，端粒酶活性的水平可在肿瘤发生早期即开始上升，从而提示了端粒酶活性可能是肿瘤早期筛查的一个有利的生物学标志物。循环肿瘤细胞是循环中自由存在的恶性肿瘤细胞，从原发肿瘤或转移部位中脱离而进入血液。近年来，新的技术已发展至可从外周血中识别、分离和鉴定这些循环肿瘤细胞。与传统的侵入性方法如活检不同，CTC 代表着一类可帮助肿瘤诊断的便利资源。进一步确认 CTC 在早期肺癌筛查作用的临床试验目前仍在进行中。

除上述标志物之外，另有 p53 抑癌基因、血浆蛋白组学、循环 DNA、SURVIVIN 蛋白及 p16 基因等均是目前报道的肺癌筛查指标。但值得注意的是，单一的肿瘤标志物敏感度较低，在大样本筛查中的作用受限，联合使用肿瘤标志物可能会增加早期肺癌的检出率，这也需要进一步的临床研究结果证实。

大量研究表明，目前尚未发现对于肺癌敏感性和特异性兼顾的肿瘤标志物，且由于现阶段肿瘤标志物的检测受到仪器、试剂及方法不统一等诸多因素的限制，临床上尚无统一的肿瘤标志物上线标准，肿瘤标志物尚不能用于肺癌的筛查。今后的研究应一方面继续探索新的肺癌肿瘤标志物，另一方面对现有的肺癌标志物进行筛选，建立有效的联合检测，以提高敏感性和特异性。

（5）纤维支气管镜：纤维支气管镜适用于肺叶、段及亚段支气管病变的观察、活检采样、细胞学检查等，能帮助发现早期病变。

白光支气管镜（white light bronchoscopy，WLB）：现已广泛应用于临床肺癌的诊断和肺癌分期的确定，但对气道黏膜早期病变的识别，特别是周围型肺癌的早期诊断比较困难，敏感性较差。

荧光纤维支气管镜（fluorescence bronchoscopy，FLB）：为了弥补白光支气管镜在确定支气管内细胞是否癌变这方面的不足，现在应用广泛的荧光纤维支气管镜能利用正常组织与肿瘤之间的自身荧光差异来识别早期癌变。欧洲研究表明，通过 FLB 检查，患者的诊断率可升高 37%～75%，每个活检区的诊断率可提高 25%～67%。结果显示通过联合检查对于原位癌及早期黏膜下浸润的肿瘤诊断明显优于单一纤支镜检查。与白光支气管镜相比，荧光支气管镜确实提高了对Ⅱ～Ⅲ度非典型增生的检出率，但对原位癌的检出率并未提高。同时，由于肉芽组织化生组织低度异型增生等多种非恶性病变都会有异常的自身荧光，荧光支气管镜的阳性预测值并不高，导致其难以区分炎症改变与上皮内瘤变，从而使假阳性增多。

不过在研究前沿，还有许多更加先进的内镜技术，如修正自荧光技术、光学相干断层扫描、共聚焦荧光显微镜。它们或许能在将来为肺癌的筛查及早期检查提供一种新的、可参考的诊断依据。修正自荧光技术的工作原理与 FLB 相同，但是增加了对微血管血运很敏感的过滤器，摒弃了 FLB 测肿块总血运判断良性与恶性的方法，这样在保证敏感度没有明显下降的同时可以将特异性提高至 80%；光学相干断层扫描具有很高的图像分辨率，通过深达 3 mm 的纵向成像，根据病变的厚度区别炎症与癌变；共聚焦荧光显微镜是应用直径为 1 mm 的光学微小探头，通过获得 0～50 μm 深的气管表皮图像来增加敏感度。这些支气管镜技术都对肺癌早期细胞学变化的检查有着独特的优势，与 FLB 相比，提高了敏感性和特异性，或许很快就会用于临床的诊疗实践中，使得更早、更准确地检测出早期肺癌，提高患者的生存率和治愈率。

（6）自身抗体检测：很多证据证明了在肿瘤患者体内存在针对肿瘤相关抗原（tumo-rassociated antigen，TAA）的抗体，并且在肿瘤出现临床表现之前这些抗体已经可以从血清中被检测出来。因此血清中自身抗体的检测可能对肿瘤的筛查和早期诊断有重要意义。目前发现的主要肺癌相关抗原包括 p53、NY-ESO-1、CAGE、HER-2 等。与肿瘤标志物相似，单个自身抗体诊断肺癌也缺乏敏感性和特异性，其敏感性仅为 10%～30%。某些肿瘤抗体在自身免疫病患者（如系统性红斑狼疮、类风湿关节炎、1 型糖尿病患者）的血清中也能检测到，单个自身抗体诊断肺癌特异性亦不高，因此需采取多个抗体联合分析或自身抗体谱来提高敏感性和特异性。利用 Annexin1、14-3-3theta、LAMR1 这 3 个自身抗体联合，诊断肺癌敏感性为 51%，特异性为 82%。p53、NY-ESO-1、CAGE、GBU4-5 联合检测诊断肺癌的敏感性甚至达 90% 左右。不过目前自身抗体谱检测尚处于实验室研究阶段，而未广泛应用于临床，要判断自身抗体在肺癌筛查中的价值需更大样本量的前瞻性研究及相关的 Meta 分析才能实现。

（7）螺旋 CT：CT 扫描是对肺部结节最敏感的影像学检查。自 20 世纪 90 年代应用以来，可以检出尚未远处转移、无或仅有局部浸润、直径<1 cm 的周围型小肺癌，其中 80%～90% 的肿瘤可通过充分的手术切除治愈，无须进一步放疗和化疗。但常规的胸部 CT 辐射剂量大、扫描时间长，不适用于肺癌的筛查。一次胸部 CT 的射线辐射剂量相当于 8～9 mSv，为胸部 X 射线剂量（0.08～0.12 mSv）的 60～100 倍，被认为是造成医源性辐射的最主要原因。因此 CT 不宜作为常规的检查随访方法。

二、孤立性小结节的早期筛查

（一）孤立性肺结节的定义、分类

目前孤立性肺结节（solitarypulmonarynodule，SPN）公认的定义为：位于肺实质内圆形或类圆形的、单一的、边界清楚的、影像不透明的、直径小于或等于 3 cm、周围完全由含气肺组织所包绕的病变，不伴肺不张、肺门淋巴结肿大或胸腔积液等表现。其病因纷繁复杂，常见的良性结节包括感染性肉芽肿和错构瘤。常见的恶性结节包括原发性肺癌、类癌以及肺部转移性肿瘤等。

大部分 SPN 的患者没有症状，常由胸部 X 射线片或胸部 CT 检查偶然发现。根据直径，SPN 分为直径≤8 mm 的亚厘米结节（subcentimeter nodules）及 8～30 mm 的典型 SPN。根据结节的密度不同，分为实质性结节、部分实质性结节和非实质性结节。根据 CT 片上是否存在磨玻璃样变结节（ground glass nodule，GGN），对肺部结节进行进一步分类：包括纯磨玻璃结节（pure ground glass nodule，pGGN）、纯实质样结节或混合磨玻璃结节（mixed ground glass nodule，mGGN）。这些特征均能帮助鉴别肺部结节的良性与恶性，明确肺部孤立性小结节的良恶性对于制定治疗方案非常重要。

（二）对筛查所发现的肺部孤立性结节的评估

在胸部 X 射线检查中，SPN 的检出率仅达到 0.09%～0.20%。随着 CT 的发展和普及，特别是低剂量螺旋 CT（LDCT）应用于肺癌的早期筛查，病灶的检出率明显增加，多个早期肺癌筛查的试验结果显示，SPN 的 CT 检出率能够达到 40%～60%。发现 SPN 后，判断其良性与恶性是后续选择诊断、治疗和随访方式的关键，也与患者的预后密切相关。筛查后续所进行的检查不仅会对受试者造成伤害、增加其心理负担，也会增加成本。因此为了使后续的检查最小化，许多研究与指南都根据结节评估的恶性概率来确定下一步诊疗方案。

在人群中实施 CT 筛查项目时，由于既往没有影像学研究帮助确定所发现的肺部结节是否是新发的或它们的生物学特征行为。因此,第一轮的筛查得出了大量对诊断研究的评估。

当发现肺部结节后,首先应根据获得信息(如患者有无肺癌相关的临床危险因素和肺部结节的影像学特征)进行结节恶性概率的评估,根据结节恶性概率的不同而选择不同的后续检查办法。评估方法简单概括包括临床评估和影像特征评估。

1.临床评估

临床评估包括对患者的病史和体征进行检查。根据 USPSTF 2013 年推荐的指南,肺癌最重要的风险因素有年龄、总累积烟草暴露量和戒烟时间。其他风险因素还包括特异性职业暴露、氡元素暴露、肿瘤家族史、肺纤维化或慢性阻塞性肺疾病病史等。

2.影像特征评估

影像特征评估用于评估肺部结节风险的 CT 特征包括结节大小、结节的边界特征及结节密度等。

(1)结节的大小:一般而言结节的恶性概率随着结节直径的增大而增加。研究显示,肺部亚厘米结节(subcentimeter nodules)的整体恶性程度偏低。在多个肺癌筛查试验中,直径小于 5 mm 的肺结节的恶性概率为 0~1%,直径在 11~20 mm 的肺结节的恶性概率有 33%~64%,而直径大于 20 mm 的肺结节的恶性概率达到 64%~82%。

(2)结节的边界特征:良性病变边界清楚,常伴钙化,生长缓慢;恶性肿瘤常伴有分叶、毛刺等边缘征象。若 SPN 呈不规则、分叶状或毛刺状边界,则较边界光滑的恶性可能性高。

(3)结节的密度:在区别良性与恶性中也起到重要作用。弥散的、中央的、薄层的或爆米花样钙化都提示良性结节可能大,结节内呈脂肪密度(如错构瘤)都提示恶性概率低,对具有以上特征的结节不推荐密切随访,甚至不用随访,可避免多余的、不必要的诊断性检查。点状或者偏心样钙化则不能完全排除恶性可能,常需要进一步的检查明确。而恶性肿瘤通常会有空泡、密度不均等内部征象,以及胸膜凹陷等外部征象。这些征象虽然并非肿瘤特异,却是病灶定性诊断的重要依据。

与实质样结节比较,GGN、mGGN 的恶性概率高。原位腺癌(adenocarcinoma in situ,AIS)和微小浸润性腺癌(minimally invasive adenocarcinoma,MIA)可表现出典型的小的磨玻璃样变(ground glass opacity,GGO),即以往所称细支气管肺泡细胞癌(bronchioloalveolar cell carcinoma,BAC),或其公认的癌前病变、非典型性腺瘤样增生等。对这两类病灶若行根治性手术切除,患者的无症状五年生存率可达 100% 或接近 100%。

临床医师根据这些风险因素、结节的影像学特征及一定的恶性概率计算模式计算结节的恶性概率,2013 年新版美国胸科医师协会指南中建议,根据概率的高低选择后续 CT 扫描监测、非手术性的活检(包括功能影像学检查、穿刺活检)及外科手术诊断。然后结合检查结果再一次评估检查后 SPN 的恶性概率。

三、CT 在肺部肿瘤诊治中的应用

X 射线检查历来是胸部疾病检查和诊断的重要方法之一。20 世纪 70 年代第一台 CT 机的问世,被喻为影像史上的一场革命。CT 全称为计算机横断 X 射线摄影。CT 机主要由球管、检测器、高压发生器、机架、检查床、计算机系统组成。CT 扫描克服了传统 X 射线平片成像组织器官前后重叠、遮挡,密度分辨率不高的不足,准确、清晰地显示体内的结构和病变。随着 1989 年螺旋 CT 的临床应用及 1998 年后多排螺旋 CT(MSCT)的普及,CT 检查在肺部疾病的检查和诊断中有着不可取代的地位。

(一)低剂量螺旋 CT 在早期肺癌筛查中的应用

早期肺癌的筛查方法以痰细胞学检查与胸部 X 射线平片为主要筛查工作。前者假阳性和假阴性比例较高,而后者对于部位隐匿、密度淡、体积小的病灶容易漏诊,尤其是直径小于 1 cm 的磨玻璃密度结节,X 平片并不能发现,而且大量的临床试验证明胸部 X 射线筛查并不能降低肺癌的死亡率。

近十多年来,随着医疗设备和计算机技术的发展,尤其是螺旋 CT 的普及应用,影像学检查可敏锐地发现肺部小病灶。CT 对肺部隐匿部位和亚厘米级小病灶的检出有很高的敏感性,对病灶的细节显示能力明显优于 X 射线平片。但 CT 检查 X 射线辐射剂量较高,一次胸部 CT 扫描的有效辐射剂量视设备和扫描方案不同,为 2～25 mSv,而胸片剂量仅为 0.3 mSv,前者为后者的 10～100 倍,因此,CT 作为筛查手段并不合适。而低剂量螺旋 CT(low dose CT,LDCT)是通过优化扫描参数,改变管电流、管电压和螺距等合理降低 X 射线辐射剂量,有效检出隐匿部位的亚厘米级的早期肺癌,具有扫描速度快、剂量低、图像清晰、检出率高等优势,在早期肺癌筛查工作中有越来越重要的地位。多年的临床表明,由于肺为含气组织,具有天然良好的密度对比,在一定范围内降低辐射剂量并不影响在肺窗上对亚厘米级微小病灶的观察,足以胜任肺部肿瘤的检出,使患者获得更优化的放射防护,同时,降低剂量能有效延长 CT 机 X 射线球管的使用寿命,从而降低 CT 检查成本。

20 世纪 90 年代以来,低剂量螺旋 CT 已在国际上开始使用,近年,国际及国内大量循证医学证明它能显著提高早期肺癌的检出率,例如美国国立癌症研究中心有一项研究肺部肿瘤筛查项目(NLST),由 33 个医学中心参与,经过 10 年的肺癌筛查,得出结论是低剂量螺旋 CT 对早期肺癌的检出率是普通 X 射线胸片的 3 倍,可以降低肺癌 20%以上的死亡率,展示了令人信服的结论。

目前,上海市胸科医院放射科低剂量螺旋 CT 筛查肺癌采用优化的扫描条件,使有效受照剂量约 1 mSv,为常规 CT 剂量的 1/6～1/10,通过人体组织等效胸部模型对照实验,和上万例的临床实践证明,能有效发现直径≥2.5 mm 的磨玻璃密度结节,又能最大限度地减少患者的受照辐射量,筛查出的肺癌 85%为 Ⅰ 期,可以通过微创手术切除治愈,无须进一步放疗、化疗,达到国际先进水平,既减少了患者痛苦,提高了生存率,又大量节约了社会医疗资源。同时,筛查时对受检者敏感部位做适当的防护,可进一步减少 X 射线的辐射剂量。

当然,低剂量螺旋 CT 筛查也有弊端,存在假阳性率太高而特异性不高和偶然发现、诊断过度、射线暴露等问题,因此我们目前只推荐在肺癌高危人群中进行筛查。如何进行高质量的低剂量螺旋 CT 筛查,正确解读结果,做出最合适的处理和随访,尚待进一步规范。好的思路和方法可弥补低剂量螺旋 CT 筛查的不足,是我们需要探索研究的方向。

(二)CT 在肺癌诊治中的应用

由于肺为含气组织,所含空气与肺实质具备天然对比特性,故迄今为止,胸部 CT 检查在病灶的检出及定位、定性上均有不可替代的优势,主要具备以下方面优势。

1.检出病灶

CT 对肺部隐匿部位和 2～3 mm 亚厘米级小病灶的检出有很高的敏感性,对病灶的细节显示能力明显优于 X 射线平片。可以清楚显示普通平片无法显示的磨玻璃密度结节影、粟粒影、网状影、线状影、蜂窝状影等间质性病变。对支气管扩张或闭锁、气管支气管腔内狭窄或梗阻、支气管阻塞等征象显影良好。

2.准确定位

CT扫描可鉴别病变来源于肺实质、气管、支气管、胸膜、纵隔、横膈、心包、心脏、胸部组成骨等部位,从而有助于疾病种类的判定及诊断。并进一步通过多平面重建等计算机后处理技术,判别病灶所在的叶、段、亚段或支气管及胸椎、肋骨等具体解剖部位,为手术方案的制定提供准确的影响资料。

3.准确显示病灶的形态、轮廓、边缘情况

实性肿块或结节边缘毛糙,边界模糊,具备分叶、毛刺、棘突、血管支气管集束、邻近胸膜粘连伴胸膜凹陷等征象,提示恶性病变可能性大;而边界清楚、轮廓光整,无分叶、毛刺、棘突、血管支气管集束、胸膜凹陷等征象,提示恶性病变的可能性小;肿块或结节周围有粟粒影或钙化灶,提示病灶可能为结核灶;实性肿块或结节周围伴有晕征,提示可能为真菌性肉芽肿。

4.准确显示病灶的密度分布

CT对磨玻璃密度早期肺癌的鉴别诊断极具优势。如病灶为纯磨玻璃密度结节,提示不典型腺瘤样增生或原位腺癌的可能,混合性磨玻璃密度结节则提示肺腺癌的可能,实性结节则需要结合病灶的形态、轮廓、边缘情况进一步分析判定。值得注意的是磨玻璃密度结节可能为炎症、肺泡内出血、局灶纤维化等良性病变,部分患者抗炎后CT复查或不做治疗短期随访病灶消失或密度减小,体积缩小,需要动态观察,慎重做出手术决定。

5.准确显示病灶的内部结构

CT准确显示病灶的内部结构,如磨玻璃密度结节内存在空泡征,或支气管壁不规则增厚、狭窄、截断,提示恶性病变的可能大;大片实变组织内存在支气管充气征,或空洞、液平形成,空洞壁光整且无壁结节形成,则提示感染性病变的可能性大。

6.分析病灶与支气管关系

胸外科医师术前需注意了解患者是否存在支气管先天变异。气管性支气管是大气道较常见的先天性变异,多发生在右侧的叶或段支气管,直接从气管发出,最常见于右上叶尖段支气管,横断位显示气管下段细管状含气影,最小密度投影及气管容积三维成像均能直观显示变异支气管与气管的解剖关系。掌握正确的解剖结构是叶切或段切手术成功的关键之一。

7.分析病灶与血管关系

CT增强薄层扫描能很好地显示病灶的供血动脉及引流静脉,显示病灶与周边大血管的解剖关系。仔细观察,病灶与血管之间脂肪间隙存在,则血管未受侵,若脂肪间隙部分消失,提示血管外壁受侵的可能,手术时须特别注意血管的分离过程。肺隔离症患者的隔离肺组织血供多数来自胸主动脉下部,但需注意少数可来自腹主动脉,自膈下穿越而过进入病灶,也可来自肋间动脉、胸廓内动脉;大部分患者静脉回流至肺静脉系统,小部分回流至下腔静脉、奇静脉或半奇静脉、门静脉,术前需通过CT增强扫描及多平面重建仔细观察。

8.分析病灶与胸膜、胸壁、心包、横膈的关系

做肺癌叶切手术前需仔细观察病灶所在叶的叶裂是否完整,注意叶裂先天发育不全或奇裂形成患者的特异性。胸腔镜手术需仔细观察患者是否存在结核性胸膜炎或慢性脓胸后胸膜明显增厚、粘连情况,认真考虑手术的可行性。肺上沟瘤的患者术前需通过CT增强扫描多平面重建图像来分析胸壁、肋骨受累情况,必要时加做MRI增强扫描来明确肿块与胸顶部软组织及臂丛神经的关系。肿块邻近心脏及横膈时,通过观察病灶与组织接触部位的范围大小,其间的脂肪层

是否清晰存在,进一步判断组织受累的可能性及程度,做好充分的术前预估。膈肌修补术前做CT扫描结合多种重建技术能清晰地显示膈肌裂口及疝入胸腔的腹腔脏器,以及病变与周围结构的关系。漏斗胸或鸡胸矫形术前做薄层CT扫描和多平面重建及容积重建,能直观显示病变部位的形态、范围,病变部位对心脏、大血管及其他邻近脏器的压迫情况,为制定最佳手术方案提供真实可靠的影像资料。

9.肺癌骨侵犯及骨转移的诊断

骨质破坏是肺癌骨侵犯及骨转移常见的表现形式,可分为融骨型、成骨型及混合型,较常见于肋骨、脊柱、骨盆、头颅及四肢骨。直接侵犯征象为肿块与邻近骨组织紧贴或包绕,其间脂肪层消失,CT可清晰地显示骨小梁和骨皮质的破坏。融骨型破坏表现为骨皮质不连续,骨松质密度减小,边缘模糊;成骨型表现为骨密度不均匀增大,周围有软组织肿块出现;转移性骨肿瘤表现为肺癌病灶远处局部骨质破坏,伴或不伴软组织肿块形成;脊柱融骨型转移时表现为虫蚀状、融冰状骨质破坏,可见单个或多个不规则形或类圆形低密度区,范围大小不等,椎体和附件最常受累,椎体可发生病理性骨折、椎体压缩,但椎间盘往往不受侵犯,椎间隙常保持正常;成骨型转移主要表现为斑点状、斑片状或结节状高密度影,或多个椎体内孤立的密度增高影,边界清晰或不清晰。在放疗或化疗后,病变周围可出现或部分出现硬化带,说明经过治疗肿瘤的生物学活性降低。若病灶边缘部分清楚、部分模糊,或原先清楚继而模糊,说明病变进展。生长极快的肿瘤侵犯松质骨时,瘤组织迅速侵入骨小梁间隙,破坏成骨细胞、破骨细胞及血管,使其功能完全丧失,骨代谢中止,CT图像上仅表现为轻微的骨小梁稀疏改变,甚至看不到结构变化,更看不到破坏边缘。此时应选用其他检查技术,如MRI、核素骨扫描检查。

四、PET-CT 在肺癌中的应用进展

PET是一种无创性探测发射正电子的核素在机体内分布的断层显像技术。PET-CT是将PET和CT安装在同一机架上,实现了PET与CT功能与解剖结构的同机图像融合,双方信息互补,彼此印证,可以提高诊断的灵敏度、特异性和准确性。自1998年全球第一台PET-CT原型机在美国匹兹堡大学应用于临床以来,近些年国内PET-CT发展迅速,根据2014年1月全国PET-CT配置与使用情况的调查资料,我国PET-CT(包括PET单机)装机并临床应用198台,2013年完成临床PET显像达44.6万例,肿瘤是PET-CT临床应用的主要适应证,占80.13%。肺癌是PET-CT非常好的适应证之一,有关PET显像在肺癌诊断、分期及再分期、疗效监测、预后估测及指导放疗计划中生物靶区定位等中的价值国内外已积累了较多的资料,FDG PET-CT显像已应用于肺癌临床实践指南,而且在多个国家(包括美国、法国、英国、日本、韩国、澳大利亚等)肺癌的PET-CT检查已纳入医疗保险支付的范围。

^{18}F-FDG是目前临床上最常用的PET肿瘤显像剂。Warburg于1930年发现恶性肿瘤细胞糖酵解作用增强,并认为是癌细胞的特征之一,恶性肿瘤细胞糖酵解速率异常高于正常或良性病变。肿瘤对FDG的摄取基于肿瘤细胞糖酵解的增加,注射后FDG被摄入细胞内,运输FDG进入细胞内的一个重要机制是葡萄糖转运蛋白(GLUT)的作用,而且结合于肿瘤细胞线粒体的高活性的己糖激酶(HK)使FDG磷酸化生成FDG-6-PO$_4$而滞留于细胞内,不能参与进一步的代谢过程。另外由于缺氧状态下可以激活葡萄糖的无氧酵解,FDG的高摄取也可能与肿瘤组织的相对缺氧状态有关。因为所有的具有活力的细胞均需要葡萄糖作为能量供应,所以FDG的摄取对肿瘤而言不是特异的。了解和认识FDG这一显像剂的局限性,可使临床医师更好地解释检查结果。

(一)PET-CT 肺部肿瘤检查适应证

(1)适用于肺癌 TNM 分期和再分期。

(2)肺部占位病变良、恶性的诊断与鉴别诊断。

(3)早期监测和评估放疗、化疗疗效。

(4)适用于肺癌治疗后肿瘤的纤维化瘢痕或放射性肺炎与肿瘤残余及复发的鉴别诊断。

(5)检查不明原因的胸腔积液。

(6)临床上首先发现肿瘤转移灶或副癌综合征,需要进一步寻找肿瘤的原发灶。

(7)指导肿瘤放疗计划的制订,提供肿瘤代谢信息。

(8)帮助确定肿瘤的活检部位。

(9)评估恶性病变的分化程度及预后。

(二)PET-CT 技术操作要点

(1)嘱受检者携带既往和近期检查资料。详细询问患者疾病的发病经过(包括现病史、既往史、家族史、职业、吸烟史等),了解病变的部位、诊断与治疗的经过(如活检结果、手术、放疗、化疗、有无应用骨髓刺激因子及激素、目前的药物治疗情况),尤其是糖尿病史及血糖控制情况、近期接触和感染史。

(2)注射 ^{18}F-FDG 之前禁食 4~6 小时,不禁水。避免服用止咳糖浆、糖锭类药物,避免静脉输入含葡萄糖的液体。

(3)显像前 24 小时内避免剧烈活动。

(4)检查前测量身高、体重,测试血糖。血糖水平原则上一般应低于 150 mg/dL(8.3 mmol/L)。血糖升高会降低肿瘤对 FDG 的摄取,并增加本底。大多数情况下血糖水平＞200 mg/dL (11.1 mmol/L),要求控制血糖后另行预约检查时间。

(5)静脉注射 ^{18}F-FDG 2.96~7.77 MBq/kg(对儿童酌情减量),因显像仪器等不同,对剂量可进行适当调整。宜选择已知病变对侧肢体为注射部位,注射药物后患者要安静休息,不要与人交谈,避免紧张体位。

(6)注射时及注射后嘱患者放松,对精神过度紧张的患者,检查前可用镇静药。患者在注射后取卧位或坐位安静避光休息。注意保暖,以减少棕色脂肪的摄取。

(7)显像时间:一般常规选择注射药物后 1 小时进行。单时相法:即上述常规注射 FDG 后 1 小时的图像采集。双时相法:在初次显像 1~2 小时再次进行 PET-CT 图像采集,比较病灶标准摄取值(standard uptake value,SUV)随时间的变化,有助于良恶性病变的鉴别诊断。脑部显像可考虑完成全身显像后进行,可提高病灶与正常脑皮层的对比度。对晚期肿瘤多发转移者,建议必要时补充下肢或上肢的采集(真正的全身显像),避免遗漏病灶。

(8)对肺小结节建议增加呼吸控制的 2 mm 薄层 CT 采集。对无近期胸部 CT 图像的患者,完成 PET-CT 采集后增加呼吸控制的 CT 图像采集。CT 的三维容积显示和 PET 图像的融合 (4D 图像),可酌情应用。

(9)增强 CT 的合理选择:当需要判断病灶与邻近血管或器官的关系、鉴别小病灶与血管断面时可考虑应用增强 CT。

(三)正常图像与异常图像判读

1.正常图像

PET-CT 图像经重建处理后可获得全身三维立体投影图像和横断面、冠状面及矢状面的

CT、PET 及 PET-CT 的融合图像。正常禁食状态下,大脑葡萄糖代谢非常旺盛,脑摄取 FDG 较多,肾及膀胱因显像剂的排泄而显影,心肌显影因人而异,部分病例左心室心肌可见显影,唾液腺体对称显影,肝脏和脾脏显影一般较淡且均匀,胃肠道变异较大,可见胃的轮廓和肠形,双肺野清晰,FDG 摄取呈本底水平,纵隔心血池 FDG 摄取较低,分布欠均匀。借助 CT 的解剖信息,可帮助鉴别上述生理性摄取和病变组织。

2.图像分析方法

(1)PET 目测法:对于胸部病灶,一般将病灶的放射性摄取程度与纵隔心血池的摄取程度进行比较,分为 4 级。1 级:未见放射性摄取;2 级:轻度放射性摄取但低于纵隔血池;3 级:中度放射性摄取,与纵隔血池摄取程度相似;4 级:明显放射性摄取,摄取程度高于纵隔血池。4 级提示恶性结节,1 级提示良性结节,2~3 级提示结节倾向于良性,但需结合其他病史资料综合考虑。

(2)SUV 半定量分析法:SUV 是目前最常用的评价病灶 FDG 摄取程度的半定量分析指标。局部组织摄取 FDG 的绝对量不仅取决于其葡萄糖代谢率,还受引入体内的 FDG 活度及个体大小的影响,因此局部的 FDG 摄取程度需要用后两者进行标准化。SUV 是单位重量(或体积)组织显像剂的摄入量与单位体重显像剂注射量的比值:SUV=组织的 FDG 浓度(MBq/g)/[FDG 注射剂量(MBq)/患者体重(g)]。目前 PET-CT 厂家都提供相应的软件,因此 SUV 的获得很简单。对于一个感兴趣区(region of interest,ROI)可同时获得 SUV 平均值和最大值。为保证 SUV 的可重复性和减少 ROI 的设置对 SUV 的影响,临床一般采用病灶 SUV 最大值作为诊断的参考依据,尤其是放射性分布不均匀的病灶。影响 SUV 的因素还包括 FDG 注射后至显像的时间、图像重建所用的滤波函数和截止频率、体重和注射量的计量正确性等。注射 FDG 时的血糖浓度是影响 SUV 的另一个重要因素,血糖升高将使病灶处的 FDG 摄取减少,SUV 减少。另外,FDG 在脂肪内的分布和摄取较少,因此用体重对 FDG 进行分布容积标准化将使肥胖者的 SUV 偏高。有研究者提出用瘦体重(lean body mass,LBM)和体表面积(body surface area,BSA)对 FDG 进行分布标准化,可部分消除这种影响。因此在应用 SUV 时,要考虑以上各种因素,并尽量减少其影响。对于肺内结节,一般推荐以 2.5 作为良性、恶性鉴别的临界值,即 SUV≥2.5 诊断为恶性,SUV<2.5 倾向良性。随着经验的积累,目前认为仅靠 SUV 来判断肺良、恶性病变有明显的局限性,SUV 只能作为鉴别肺部结节良性、恶性的一个重要参考指标,并不能绝对化,需要结合病灶的位置、大小、形态学特征、病变的数量及病灶内放射性分布情况,结合病史及其他临床资料进行全面综合分析,方可做出准确诊断。

(3)PET-CT 综合分析法:PET-CT 兼有 PET 和 CT 的优势,在对 PET 图像进行分析的同时可参考 CT 图像以及 PET-CT 融合图像,结合 CT 提供的解剖信息对 PET 上的高浓聚灶进行定性和定位,必要时可行 CT 后处理(如多平面重建、运用仿真内窥镜),提供更多的诊断信息。

五、胸部磁共振检查在肺癌中的应用进展

对于所有的胸部 MRI 检查,首先进行的序列是 T_1WI(短 TR,短 TE)或者横断的单次激发快速自旋回波序列。通常选择快速自旋回波或者单次激发快速自旋回波序列是因为它的速度比常规自旋回波快,而且能获得较好的解剖影像。它不仅可显示胸壁和纵隔软组织结构,还可用于显示心脏和大血管。与 T_2WI(长 TR,长 TE)相比,T_1WI 和单次激发快速自旋回波序列具有较高的信噪比和较低的运动敏感性,有利于显示解剖结构。特别是纵隔内高信号的脂肪,为中等信号的软组织结构(如淋巴结和无信号的流空血管)提供了极佳的对比。由于 T_2WI 对组织含水量

增加的敏感性较高,有助于显示病变软组织的结构。为了缩短扫描时间,常采用快速自旋回波 T_2 技术。

静脉注射钆螯合物的 T_1WI,可用于明确胸壁或纵隔肿瘤的侵犯范围,研究炎症或感染性疾病的范围,或者进行磁共振血管成像(magnetic resonance angiography,MRA)。在胸部钆增强检查时,新的设备可常规进行三维的脂肪抑制 T_1 加权成像。此快速的扫描技术能够在一次屏气时间内完成对整个胸部的成像。MR 相对于 CT 的优势是能够直接进行多方向的成像,不使用碘对比剂和无电离辐射。MR 设备的孔径较小,对于身材较大或有幽闭恐惧症的患者可能存在问题。MR 检查的其他禁忌证包括心脏起搏器和某些金属内置物。

胸部的 MR 成像面临很多挑战。两个最大的挑战就是必须要克服呼吸和心跳所致的伪影。

(一)呼吸门控

消除呼吸伪影最简单的方法就是通过屏气来停止呼吸运动。虽然日常工作中经常使用屏气技术,但并不是所有患者都能够坚持足够长的屏气时间,以完成图像的采集。这样就需要使用呼吸门控和呼吸补偿技术。呼吸补偿是通过相位编码进行重新排序来实现的。在整个呼吸周期中,通过包绕在患者胸部周围的压力传感器来监测前胸壁的运动,然后对相位编码进行重新排序。重新排序后的相位编码,可降低呼吸运动伪影的强度,改变数据中运动伪影的位置。此技术比呼吸门控具有更大的优势,因为数据的采集时间没有增加。但是,信号的平均会造成空间分辨率明显下降和细微结构显示不清。此外,这项实时技术实施过程中的复杂性也限制了它的实际应用。随着快速扫描技术的常规临床应用,对于这样复杂扫描技术的需求就进一步降低。通常,快速扫描序列可获得比呼吸补偿技术更高质量的图像。

与此不同的是,采用呼吸门控的 MR 成像是一种简单和实用的降低呼吸运动伪影的技术。在连续呼吸时进行数据采集,但是只有设定范围内的数据才被用于进行图像重建。通常在患者上腹部包绕一条内置位移传感器的带子,从而获得呼吸运动的参考信息。最近,采用导航回波技术可以监测膈肌的运动。此技术的数据筛选,可以采用实时方式,或者在数据采集后以回顾性方式进行。呼吸门控的缺点是,它会导致成像时间的延长。

(二)心脏运动

为减轻心脏运动的伪影,可以使用心电门控技术。通常在患者胸部(腹侧体表)或者背部(背侧体表)放置 MR 兼容的电极,测量心电图(electrocardiogram,ECG)信号,就可以监测心脏的运动。通常认为在背侧放置电极,可降低导联运动所致的运动伪影。导线不要互相交叉或形成环状,以免造成不必要的感应电流,并可能造成表皮灼伤。需要测量 R 波之间的时间间隔,图像采集通过 R 波进行触发。

(三)线圈

胸部 MR 成像最常使用两种类型线圈:标准体线圈和相控阵表面线圈。早期的表面线圈不能提供体部中心的足够信号强度,但相控阵线圈与它不同,对中心和外周结构的成像都较好,可维持较好的场均匀性,比标准体线圈有更高的信噪比。另外还有专门设计较小的可弯曲表面线圈,可使用肺上沟瘤和臂丛的成像。此区域也可用专门的肩部线圈来进行成像。

(四)对比剂

胸部的 MR 成像最常使用对比剂,和腹部 MR 检查一样,需要通过静脉注射钆的螯合剂。这些对比剂包括钆喷酸二甲葡胺(马根维显,magnevist)、钆替醇(普络显思,prohance)和钆二胺(欧乃影,omniscan)。这些都是顺磁性对比剂,可使信号升高,每毫摩尔的浓度可使弛豫率缩短

4.5毫秒。在采集 T_1WI 之前,注射顺磁性对比剂,常规剂量为 0.1 mmol/kg,或者按照大约 1 mL/10 kg的标准使用。一个例外情况是胸部的双倍剂量钆动态增强扫描,这种技术是显示主动脉和大血管病变的很好方法。目前,与蛋白质结合的血管内对比剂仍处于研究阶段,它比传统的 MR 对比剂在心血管系统内可存留更长的时间,这样就可以延长血管系统的强化时间。

虽然一般研究者认为钆对比剂相对比较安全,但还是有一些不良反应的报道。和碘对比剂一样,所有患者在注射钆对比剂前,需接受有关药物过敏史的调查。

(五)特殊应用

1.主动脉和大血管

磁共振成像是研究主动脉和大血管很好的方法,已经成为评价主动脉夹层、动脉瘤、假性动脉瘤和先天畸形(如缩窄和血管环)的重要手段。双反转恢复单次激发自旋回波技术可快速进行黑血成像。这是一种"黑血的序列",可以与高信号的纵隔脂肪形成鲜明对比。通常此序列至少包括横断方向,而且还应该在第二个方向进行采集。第二个方向可以是斜矢状或冠状方向。斜矢状面上主动脉位于图像正中(呈"拐杖"样表现),对于评价主动脉的缩窄和夹层的范围很有价值。标准的主动脉成像包括心电门控的自旋回波序列,和亮血的梯度回波(GRASS,FISP 或 FLASH)电影序列。这些图像通常沿矢状面或者不同的横断位置(特别是有问题的,如怀疑夹层内瓣膜的水平)进行。有时,可采用相位对比成像来评价血流的方向。

2.动态双倍剂量钆增强三维成像

它是新的主动脉和大血管 MR 成像方法。在注射对比剂以前,首先沿斜矢状方向进行三维半傅里叶采集的毁损梯度回波序列,而后试注 2 mL 的钆对比剂,采用高压注射器,从而确定团注的峰值时间,然后再注射双倍剂量的钆对比剂(0.2 mmol/kg),根据先前的试注结果设定好延迟时间,以便在团注的峰值采集图像。

3.心脏

标准的心脏成像,同样也应至少沿两个方向进行。通常一个方向是横断面,另一个是矢状面或冠状面。与主动脉成像相同,通常首先进行黑血的自旋回波序列,可以很好地评价解剖形态。还可使用快速单次激发自旋回波(HASTE)黑血序列,特别是对于儿童先天性心脏病的检查,因为它不但图像质量好,而且采集速度快。虽然此技术设计是屏气检查,但由于速度很快,无须屏气也能得到良好的图像。此外,快速采集还可降低心脏运动所致的伪影。附加的预饱和脉冲可以抑制不需要的血流信号。标准 SE 序列、HASTE 序列,都使用心电门控技术。其他用于心脏的成像方法,有三维梯度回波(GRE)和真稳态进动(True FISP)的快速采集技术。GRE 成像可采用双反转脉冲技术产生黑血的效果,但是也可采用无反转脉冲而产生亮血的效果。与心电门控联合应用时,True FISP 序列可产生高质量的亮血图像,能够良好地显示解剖细节。心脏 MR 图像通常用于评价先天性疾病,二维电影 GRE 序列能够显示血流情况,提示瓣膜的狭窄和反流,电影和靶向饱和序列都评估了左心室功能的可能。

4.胸部磁共振成像的伪影

尽管已介绍了呼吸和心脏运动伪影与它们的抑制方法,在胸部还可能出现一些特殊的伪影。"鬼影"或搏动伪影发生于相位编码,偶可类似胸部病变。这种现象不仅可见于搏动的血流,还可见于搏动的脑脊液或者心脏和呼吸的周期性运动。层面流入现象,也称为"流入相关增强",发生于黑血的 SE 序列中,由新鲜的未饱和血液流入成像范围而引起。因此,受影响层面内血管中的血液是亮的,而不是黑的。它通常发生于多个采集层面的末端结束时。注意不要将此表现误认为是慢血流或腔内血块。鉴别关键点是此现象为周期性出现。一旦产生,通常位于每组层面最后几层。磁敏感性伪影是磁共振不适合进行肺实质检查的主要原因。肺实质有很多的空气组织交界面,会使磁场的均匀性减弱,导致体素内失相位和信号丢失。这种伪影在梯度回波时中最明显,但也是所有常规 MR 成像的常见问题。卷折伪影不是胸部成像所特有,当成像体积超出视野时可出现。当患者身材较大或成像范围局限(如臂丛成像时),可能会出现此类问题。这种伪影通常在相位编码方向上更严重。解决此问题的最简单方法就是增大视野;但是,这样会降低空间分辨率,因此并不实用。交换相位和频率编码方向,虽然不会消除此伪影,但可将伪影转换到对诊断意义不大的区域。其他降低卷折伪影的方法包括使用表面线圈或者在视野外施加饱和脉冲。此外,大部分设备都有"无相位卷折"功能,它实际上是在相位方向上进行过采样的软件。化学位移伪影出现于频率编码方向上脂肪和水的交界面,是由脂肪和水的共振频率存在差异而产生。当脂肪和水分子位于同一体素内时,脂肪分子的信号会在频率编码方向上偏移至另外的体素。在胸部检查时,当需要准确测量淋巴结或其他纵隔脂肪包绕的软组织结构的大小时,这点会很重要。通过增大接受带宽、增加平面内的空间分辨率或者减小层厚,就可以减轻化学位移伪影。此外,伪影在 T_2WI 要比 T_1WI 上更明显。

(六)肺部病变

1.良性病变

肺隔离症分为叶内型和叶外型。成人的肺隔离症大多数为叶内型,它位于肺内,通常是下叶。MR 可发现和显示隔离肺组织的异常供血动脉走行和大小特点。

2.恶性病变

(1)中央型肺癌如下。

肺门肿块:肺门肿块是中央型肺癌的主要征象。在检出肺门小肿块方面,包括肿瘤本身与淋巴结肿大,MRI 与 CT 一样有效。因 MRI 有良好的对比分辨率,故可检出直径 1 cm 的肿块,而且 MRI 比 CT 更容易区分肿块与血管。因为血管经常显示中至低信号,而肺肿瘤块结节或淋巴结呈较高信号。但由于 MRI 的空间分辨率低,在确定肿块与气管、支气管关系方面不如 CT。一般来说,MRI 对肺叶支气管狭窄能做出诊断。当病变局限时,MRI 上不易确定是外源性的、支气管内的,还是黏膜下或壁内性的。在支气管肺癌的评估中,MRI 能确定肿瘤的气管外成分,尤其是从支气管向周围扩展进入气管隆突下的成分。MRI 能检出肺门肿大淋巴结,但对于鉴别是转移性的还是炎症性的仍有困难。

肺癌引起的继发改变:肺癌引起支气管狭窄或阻塞性肺炎和肺不张。MRI 可将发生在肺癌阻塞远侧的实变与肿瘤本身鉴别开。

根据肺不张与阻塞性肺炎出现的时间不一致,MRI 的表现有所不同,因而可与肿瘤区别。如长期阻塞性肺炎会使 T_1 弛豫时间明显缩短,在 T_1WI 上肺不张信号高于肿块。相反,肺不张时间段,不张肺内的残存空气或肺不张的肺内没有慢性炎症,就会出现相反的信号强度,即在 T_1WI 上肿块的信号高于不张。但有时两者的信号强度可无明显不同而难以区分。注射顺磁性对比剂(Gd-DTPA)有助于肿块与继发性改变的鉴别。

(2)周围型肺癌:周围型肺癌主要表现为肺内孤立性肿块或结节。转移瘤结节常为多发。MRI 能检出直径<1 cm 的肺结节。原发性肺癌与转移瘤信号强度相仿,于 T_1WI 呈中等信号(与肌肉信号相仿),T_2WI 为高信号。使用长 TR 扫描序列可提供较好的信噪比,但 CT 仍是研究肺结节的首选方法。因 CT 的空间分辨率高,能检出直径仅为几毫米的小结节,尤其是在发现

靠近膈肌、胸壁或其他结构的病变方面,优于 MRI。

MRI 对显示位于肺门周围的结节性病变可能比非增强 CT 有效。对较大的结节或肿块,MRI 同样显示良好,但对结节或肿块的其形态学特点(如肿瘤边缘有无毛刺、分叶切迹、棘状突起、胸膜凹陷),MRI 不易观察到,对病变内部结构(如空洞、坏死、钙化、空泡征、细支气管充气征)的发现率也远不如 CT,而这些征象对于病变的良性与恶性分析十分重要。

(3)肺癌对纵隔的侵犯:MRI 与 CT 一样可用于评价支气管肺癌治疗前的区域扩散。MRI 可明确显示肿瘤对纵隔的直接侵犯,或扩展至纵隔大血管、心腔与气管,或侵犯分隔和脏器的脂肪间隙。MRI 可清楚地显示肿瘤侵犯血管的范围和程度,对术前判断能否切除肿瘤很有帮助。肿瘤包绕主动脉、上腔静脉在周径 1/2 以上时一般不易切除,肿块与血管壁间无界线而且信号相同,接触范围在血管周径的 1/2 左右多预示肿块与血管粘连。MRI 显示大血管与肿瘤的关系的功能优于非增强 CT,一是其对比分辨率高,二是 MRI 冠状面显示主动脉弓下、左肺动脉与左支气管间的肿瘤比较清楚。

(4)肺癌纵隔淋巴结转移的诊断:淋巴结转移的诊断与 CT 一样,是以淋巴结肿大为依据的。一般以淋巴结直径>10 mm 作为转移标准。MRI 冠状面能清晰地显示主动脉弓下、左肺动脉和左支气管之间的淋巴结,而 CT 对于主肺动脉窗的绿化因部分容积效应而显示不清。冠状面还能将气管支气管分叉和左心房显示清楚,能在隆突下缺少脂肪情况下不难显示肿大淋巴结。

(5)肺癌对胸膜胸壁的侵犯:在 T_2WI 图像上 MRI 的对比分辨率较高,常能将肿瘤与肌肉和脂肪区别。在 MRI 上,胸膜外脂肪呈高信号,该高信号为软组织肿瘤信号替代时提示胸膜受侵,如看到肿瘤对胸壁较显著地浸润,肋骨破坏或胸壁脂肪界面消失,则诊断为胸壁受侵。在显示肺尖肿瘤(肺上沟瘤)与纵隔或胸壁血管或臂丛的关系方面,MRI 矢状面与冠状面扫描更优于横断面 CT。

(七)纵隔病变

1.胸腺瘤磁共振影像学表现

典型胸腺瘤在 T_1WI 上呈近似或稍高于肌肉的信号,在 T_2WI 上信号增高。胸腺瘤在 T_2WI 也可表现为信号均匀,或由于囊变或出血区表现为不均匀,抑或显示为由薄的、相对低信号的分隔分离的肿瘤结节或小叶。用二乙烯三胺五乙酸钆(Gd-DTPA)增强 MR 像,常可呈中等强化。

2.胸腺癌磁共振影像学表现

在 MRI T_1WI 上,胸腺癌的信号比肌肉信号高,T_2WI 肿瘤信号增高。混杂信号可能反映了坏死、肿瘤内囊性区或出血的存在。肿瘤多呈分叶结节状改变。

3.胸腺神经内分泌癌

胸腺神经内分泌癌在 MRI 上表现与胸腺癌无明显差别。一些肿瘤可能显示显著强化,这种肿瘤较胸腺瘤更具有侵袭性,常出现在进展期,胸腺类癌患者出现上腔静脉阻塞要比胸腺瘤患者多。局部淋巴结转移或远处转移可能被发现,转移包括成骨性病灶。

4.胸腺脂肪瘤

由于胸腺脂肪瘤有脂肪成分,MRI 在 T_1WI 上显示类似于皮下脂肪的高信号区域,伴有中等信号区域反映了软组织的存在。即使肿块很大时也不侵犯临近结构。然而,半数可见纵隔结构受压。

5.胸腺囊肿

单纯典型的胸腺囊肿在 MRI 上表现为 T_1WI 呈低信号,T_2WI 均匀高信号,增强后无强化,壁较薄。如囊肿内含蛋白质成分或出血,则信号混杂;部分囊肿可出现较厚的壁,增强后囊壁强化而内部无强化。

6.胸腺淋巴瘤和转移

霍奇金淋巴瘤(Hodgkin lymphoma,HL)倾向累及胸腺同时也伴有纵隔淋巴结受累。在一个对新诊断为胸部受累的成人 HL 患者的研究中,胸腺增大见于 30% 的患者,所有这些患者也可见纵隔淋巴结肿大。在一组 60 例 HL 患儿的研究中,17 例(28%)有胸腺增大,在纵隔异常的患儿中占 49%。在这一研究中,73% 的患儿也显示了纵隔淋巴结增大。胸腺增大见于 38% 的胸内复发的患者。因此,HL,特别是结节坏死型,应视为胸腺肿块的鉴别诊断。通常存在淋巴结肿大,至少成人患者如此,此时应该提示为正确诊断。非霍奇金淋巴瘤(non Hodgkin lymphoma,NHL)累及胸腺者要少见的多。

HL 或其他淋巴结累及胸腺通常与胸腺或其他原因的前纵隔肿瘤不能鉴别,分叶或结节状表现常见。在一些病例,增大的胸腺仍保持其正常形态,有箭头状(83%)或双叶状(17%)外观,但表现为增大而有外凸的边缘,与肺相接触。成人 HL 患者的胸腺厚度为 1.5~5 cm。儿童患者胸腺较大叶的厚度为2.5~8.6 cm。

在 MRI T_1 加权像上,胸腺淋巴结呈低信号,在 T_2 加权像上,呈各种不同的信号,低信号区可能代表纤维化,高信号区可能反映了出血或囊性变。尽管淋巴瘤的 MRI 特点是非特异性的,结合胸腺肿块与纵隔淋巴结增大强烈提示诊断。

肺癌和乳腺癌及其他转移性肿瘤也能累及胸腺。尽管肺癌可能会通过血行转移,但胸腺受累通常是直接侵犯的结果。纵隔淋巴结肿大也常见。胸腺转移的 MRI 表现是非特异性的。

7.原发性生殖细胞肿瘤

原发性生殖细胞肿瘤在原发性纵隔肿瘤中占 10%~15%,在前纵隔肿瘤中占有更高的比例。它们在组织学上等同于其生殖腺的相应结构。推测它们起源于纵隔胚胎移行过程中被俘获的原始生殖细胞,经常位于胸腺内。它们最常见于前纵隔,仅 5%~8% 起自后纵隔。大多数生殖细胞肿瘤发生于 21~40 岁。生殖细胞瘤包括良性和恶性畸胎瘤、精原细胞瘤、胚胎癌、内胚窦(卵黄囊)瘤、绒毛膜癌及混合型。一般来说,生殖细胞瘤被分为三个范畴:畸胎瘤、精原细胞瘤、非精原细胞生殖细胞瘤。总的来说,超过 80% 的生殖细胞瘤是良性的,大多数良性肿瘤是畸胎瘤。虽然良性生殖细胞瘤的男女比例大致相等,但恶性生殖细胞瘤患者中有很强的男性分布倾向。

在恶性肿瘤患者中,精原细胞瘤最常见,占 30%~40%,胚胎癌和恶性畸胎瘤分布占大约 10%,绒毛膜癌和内皮窦瘤各占 5%,其余恶性者为混合型肿瘤,占将近 40%。

(1)畸胎瘤:畸胎瘤通常位于血管前间隙,但有 20% 的病例可能发生在纵隔的其他部位,包括中纵隔、后纵隔和跨越多个纵隔分区。成熟型畸胎瘤(皮样囊肿)通常见于前纵隔,它们偶尔见于后纵隔和肺。一个大的、以囊性为主的、具有薄而边界清楚的壁的前纵隔肿块高度提示为成熟型囊性畸胎瘤。大多数囊性畸胎瘤是多房的,但单房囊性病灶也可发生。偶尔,成熟畸胎瘤有一个模糊的壁。依肿瘤不同成分 MRI 能显示各种表现。它们常见包含脂肪和囊性区,前者在 T_1WI 上呈高信号,后者在 T_1WI 上呈低信号,T_2WI 上信号增加。恶性畸胎瘤典型表现为结节状或轮廓模糊,肿瘤铸型和压迫临近结构;而良性畸胎瘤则边缘清楚、光滑。恶性畸胎瘤更可能表现为实性的,与良性畸胎瘤比较更不常含脂肪,但它们也可能是囊性的。注射对比剂后,恶性畸胎瘤可能显示一个厚的强化包膜。

（2）精原细胞瘤：精原细胞瘤几乎均见于男性，平均发病年龄为 29 岁，在单一组织学类型恶性生殖细胞瘤中占 40％。大约 10％的单纯精原细胞瘤有 β-HCG 水平升高的证据，但从没有甲胎蛋白（AFP）水平升高。典型的原发性纵隔精原细胞瘤表现为大的、边缘光滑或分叶状的、均匀的软组织肿块，其内可能见到小的低密度区。虽然临近结构的直接侵犯罕见，但脂肪层的消失常见，可能出现胸膜或心包积液。

（3）非精原细胞性生殖细胞瘤：非精原细胞性生殖细胞瘤包括胚胎癌、内胚窦（卵黄囊）瘤、绒毛膜癌及混合型。由于其表现和侵犯行为相似，故常被分为一类。这些肿瘤常表现为不均匀强化，包括继发于坏死和出血或囊性变区，MRI 可反映病灶的不均匀特性。它们经常表现为浸润性的，可为针刺状伴有脂肪层的消失。

8.甲状腺

通常甲状腺病变用放射性核素或超声来评价，有指征时进行针吸活组织检查。胸骨后甲状腺肿几乎总是表现为甲状腺肿或其他病变连续性生长进入纵隔。它们总是与甲状腺相连。真正异位在纵隔的甲状腺肿块罕见。胸内甲状腺病变的鉴别诊断包括甲状腺肿、与甲状腺炎有关的甲状腺增大和甲状腺癌。

甲状腺病变累及纵隔最常见于前纵隔。在 80％的病例中，增大的甲状腺延伸进入喉返神经和锁骨下及无名血管前方的甲状腺心包间隙。后纵隔甲状腺肿占 10％～25％。后位甲状腺肿典型地起自甲状腺的后侧部，在头臂血管后方下降，最见于右侧接近气管，在下方以奇静脉弓为界。也有少数情况，甲状腺组织可在气管、食管之间向下延伸，甚至位于食管后方。

MRI 是评价甲状腺肿块的有用方法。其特征为，在 T_1WI 上，正常甲状腺的信号等于或稍高于临近胸锁乳突肌的信号，在 T_2WI 上或增强 T_1WI 上，甲状腺的信号显著增加。因为其 T_2 值显著延长，大多数局灶性病变的病理过程容易在 T_2WI 或增强序列上被识别，这些病灶包括腺瘤、囊肿和癌。

多结节甲状腺肿在 T_1WI 上交正常甲状腺组织呈相对低信号，但局灶性出血或囊性变例外，此时可能见到局灶性高信号区。它们一般保持较肌肉更强的信号。在 T_2WI 上，多结节甲状腺肿通常表现为混杂信号，伴有高信号散布在大部分腺体内。虽然研究者认为良性肿瘤根据腺瘤周围存在完整的假包膜，能够与滤泡性癌区别，但还没有足够的文献报道支持。

9.甲状旁腺

甲状旁腺位于甲状腺附近。虽然通常甲状旁腺有四个腺体，但其精确的位置在数码影像上有一定变异。上面一对典型的位置是甲状腺上极的背侧，下面一对位于甲状腺下极的正下方，小神经血管束区域，后者位置变异较大。大多数甲状旁腺腺瘤见于下面一组。

约 10％的甲状旁腺是异位的。大多数异位于前纵隔，其余位于后上纵隔、气管食管沟周围。前纵隔甲状旁腺被认为是在胚胎发育过程中被下降的胸腺带到纵隔的甲状旁腺小岛。前纵隔甲状旁腺腺瘤与胸腺紧密相连。

在原发性甲状旁腺功能亢进患者中由孤立性腺瘤引起者约 85％，其他原因包括弥漫性增生（10％）、多方向腺瘤（5％）和极少见的癌（1％）。与甲状腺腺瘤类似，大多数甲状旁腺腺瘤在 T_2WI 上较 T_1WI 信号显著增加。甲状旁腺增生和癌也有类似表现。少数占一定百分比的甲状旁腺腺瘤 T_2WI 信号强度不增加。钆增强后有典型表现，脂肪抑制 T_1WI 显示病灶有显著强化。

六、非小细胞肺癌的放疗概述

(一)概述

放疗可有效控制肿瘤的生长,是非小细胞肺癌(non-small cell lung cancer,NSCLC)最主要的治疗手段之一。75%以上的非小细胞肺癌患者在病程进展中需要接受放疗。根据治疗目的的不同,放疗可以分为根治性和姑息性两大类。根治性放疗以彻底治疗肿瘤为目的,故一般在正常组织可以耐受的情况下给予较高剂量的照射以尽可能达到控制肿瘤的目的。通常根治性放疗的应用,主要针对早期或者局部中晚期的 NSCLC 患者。

姑息性放疗的主要目的是减轻肿瘤引起的不适,多用以缓解晚期患者的局部肿瘤引起的症状,如肺部原发肿瘤导致的咳嗽、咯血,纵隔受侵的淋巴结压迫或累及喉返神经引起的声音嘶哑,骨转移所致的局部剧烈疼痛或病理性骨折,脑转移造成的肢体功能障碍或者头痛、恶心呕吐。放疗可以缓解上述多种不适、提高生活质量,甚至起到延长生命的作用。

对不同分期的 NSCLC 根据需要选择不同的放疗技术、分割方式、照射范围以及和其他治疗的配合方式等。早期肿瘤的治疗通常需要非常局限的高剂量精确放疗。而局部中晚期 NSCLC 的治疗,则需要针对较大范围的靶区(包括肿瘤和受累淋巴结)予以照射,通常还需要化疗。虽然姑息照射的技术含量较低,但许多仅伴有寡转移患者,若其他部位病灶控制良好,则较高剂量的局部精确照射(如针对脊椎的精确照射、针对颅内转移的立体定向放疗),不但可以减缓症状,而且可延长患者的生存时间。

放疗技术在近 20 年内有了很大的进步。从伦琴射线被发现后临床一直沿用常规的二维放疗,在 20 世纪有了非常快速的发展,三维适形放疗(3-dimensional radiotherapy,3D-CRT)、调强放疗(intensity modulated radiotherapy,IMRT)、立体定向放疗(stereotactic body radiotherapy,SBRT)、影像引导下的放疗(image-guided radiotherapy,IGRT)和更为新型的质子(proton)和重离子(heavy ion)射束放疗在短短几十年、尤其是近 20 年中快速发展。从常规二维放疗到 3D-CRT、IMRT 和 SBRT,均是技术革新带来的成果,以日益精确的放疗来达到更多地杀灭肿瘤的同时,更好地保护正常组织的目的;而质子和重离子放疗除了技术上的进步外,更是采用了完全不同的放射源,因而有了完全不同的放射物理特性、甚至是迥异的放射生物特性。这些新技术,在不同分期的 NSCLC 中的应用也各自不同。

(二)放疗在不同分期的非小细胞肺癌中的应用

1.放疗在早期非小细胞肺癌中的应用

手术治疗是早期肺癌的标准治疗,早期(Ⅰ期)肺癌手术后的局部控制率可以达到 90%,而五年总生存率则为 50%~70%。但一方面,手术明显降低患者的生存质量,尤其是全肺切除的患者,较单纯肺叶切除术患者在身体机能、社会角色活动机能、整体健康上表现较差,且有更高的疼痛发生率。尽管现在越来越多的外科医师选择尽可能实行肺叶切除术来取代全肺切除,但中央型肺癌由于邻近气管、主支气管,会带来手术范围的扩大,有时还是不可避免需要切除全肺,从而导致更高的手术死亡率和并发症发生率。另外,叶切术后有超过 4% 的 30 天死亡率,高龄或者同时患有其他伴随疾病(尤其是慢性阻塞性肺炎、肺气肿等),往往使患者无法耐受手术治疗或拒绝手术治疗。约 25% 的Ⅰ期非小细胞肺癌患者会因为其他的疾病或者个人拒绝的原因而无法接受手术治疗。这类患者若不接受任何治疗,自然生存率极低,中位生存率仅 9 个月,而五年生存率更是低于 7%。

放疗是这些无法或者不愿手术的早期患者主要的治疗选择。常规分割放疗在20世纪八九十年代时经常被用于不能手术的早期非小细胞肺癌患者,但是疗效远无法达到期望。通常其原发肿瘤的控制率介于30%~40%,中位生存率在18~33个月,三年生存率和五年生存率一般不超过30%和15%。局部复发是常规放疗治疗失败的主因。

放疗技术在进入21世纪后伴随计算机技术的快速发展而获得了长足发展。21世纪初3D-CRT开始在各大肿瘤中心被越来越广泛地应用。然而三维适形放疗技术未能为这些患者带来长期生存和局部控制的大幅提高。Lagerwaard等研究者报导采用3D-CRT技术治疗Ⅰ期非小细胞肺癌,中位生存期仅为20个月,一年生存率、三年生存率、五年生存率分别为71%、25%和12%,同时局部复发仍然是放疗失败的主要原因。

随后SBRT逐渐走入了大家的视野,基于其在不能手术患者中的成功,SBRT甚至被应用到可以手术的患者中,也取得了令人满意的治疗效果。

2.放疗在局部晚期NSCLC中的应用

同期放化疗是目前不能手术的局部晚期NSCLC公认的标准治疗方案,只对不能耐受同期放化疗的局部晚期NSCLC患者才考虑采用序贯放疗、化疗或者单纯放疗,并且可以考虑采用加速放疗以提高疗效。一般采用3D-CRT技术或者IMRT技术以更好地保护正常组织;进入21世纪10年代以来,也有采用弧形放疗(arc radiotherapy)来达到相似效果的同时节省放疗时间。选择性区域淋巴结放疗未被发现有更好的局部控制率,且带来更多的毒副作用。因此放射野一般仅针对影像学检查中的可见病灶(即累及野照射),尤其是在需要和化疗同期使用或者提高可见肿瘤照射剂量时。局部晚期(即Ⅲa或者Ⅲb期)NSCLC患者放疗的目的为根治性放疗,故肿瘤剂量在常规分割60~70 Gy;同时RTOG0617最近发表的研究结果显示同期放疗、化疗74 Gy组不仅没有比60 Gy组获得更好的疗效,且可能反而起到伤害作用。

还有一些情况可以考虑放疗和手术相结合的综合治疗。术前放疗或放化疗在肺上沟瘤患者中获得了良好的效果,不仅提高了完整切除率,并且可以获得高达50%~60%的病理完全反应率(pCR率)、从而提高局部控制和总生存,五年总生存率可以达到约50%,已经成为该类患者的标准治疗方案。通常术前放疗剂量为45~50 Gy,常规分割;放疗后4周左右接受手术治疗。术后放疗(postoperative radiotherapy,PORT)因为1998年一篇荟萃分析得出的负面结果一度地位急剧下降,然而这篇荟萃分析由于时间跨度大、且收录了大量采用早期二维放疗技术治疗的患者而一直被诟病。一个关于PORT的前瞻性研究认为其可以提高术后分期到N2(即有纵隔淋巴结转移)患者的局控率,但没有明显的生存获益。2006、2008和2015年发表的3个大样本回顾性分析均支持了对术后病理分期为N2的患者进行术后放疗可提高此类患者的局部肿瘤控制率以及总生存率。特别是2015年发表的一项来自美国国家癌症数据库(National Cancer Data Base)的回顾性分析的结果令人振奋。选择术后病理为Ⅲa(N2)的患者,一组接受了术后放疗(1 909例),另一组未接受(2 676例),结果显示PORT能提高术后病理为N_2患者的五年生存率5%左右,中位生存时间延长4个月,差别有统计学意义。术后放疗的区域通常包括支气管残端和高危的淋巴结引流区,后者根据原发灶所在肺叶决定;剂量一般为50~54 Gy,常规分割,需要对有淋巴结包膜外侵犯或者镜下残留的部位加量。

3.放疗在晚期肺癌中的应用

NSCLC通常在被发现时就已有近一半的患者出现了远处转移。在这些患者中,局部治疗如手术、放疗,往往作为姑息性治疗的手段。姑息性放疗在提高晚期肺癌患者的生存质量中的作用不容置疑,可以缓解各种类因局部肿瘤浸润或者转移导致的不适、功能障碍或预防严重事件的产生从而改善生活质量,并延长了部分患者的生存期,相对手术而言是一种经济有效、且创伤小的治疗手段。姑息性放疗一般仅针对引起症状或不适的局部放疗,采用比较低的放疗总剂量和略高的单次剂量,以达到在短期内迅速控制症状的目的。比如在骨转移患者中,可以采用3 Gy一次,10~13次的放疗方案,达到既能控制疼痛又不会对周围危险器官(如脊髓)造成明显损伤的目的。

然而局部放疗的意义可能不仅仅如此。加强局部治疗在孤立性转移的 NSCLC 中的意义已被证实。NCCN(National Comprehensive Cancer Network)肿瘤临床实践指南就推荐用局部根治性治疗手段如手术或者 SBRT 治疗孤立性转移的脑、肾上腺等病灶。

1995 年,Hellman 等把已经发生远处转移但转移病灶数目尚少的肿瘤作为一种生物学和临床状态提出,称之为 Oligometastases(寡转移),认为是肿瘤在"局限于原发病灶"和"发生广泛远处转移"两种状态中的一种状态,这时若对所有病灶进行积极的局部治疗或许能阻止其进一步进展从而取得更好的疗效。目前对于"寡转移"的定义尚不完全明确,通常是指远处转移灶数目≤5 个。临床上确实可以观察到部分远处转移的患者在治疗后进展时约有 2/3 的机会仍然为单纯的原有病灶进展,而未出现新发转移灶;而且仅出现原病灶进展的时间短于出现新病灶的时间(风险比 0.66,95％患者对于放疗的梯度指数 CI 0.40~1.10)。由此可见,NSCLC 寡转移患者中,可能确实有部分患者倾向于原有病灶进展的发展模式,使其可能从积极的局部治疗中获益。

一些回顾性和前瞻性研究报告的结果也提示在全身治疗(化疗或靶向治疗)的基础上,积极的局部治疗可能使 NSCLC 寡转移患者获得生存获益,甚至可以达到和局部晚期 NSCLC 相似的治疗效果并且足够安全。2014 年 ESMO 指南中已经建议对局限于肺的寡转移灶进行以治愈为目的的手术或者根治性放疗。

七、非小细胞肺癌的化疗

肿瘤研究的主要目的之一是降低肿瘤的发病率与死亡率,而降低肿瘤的死亡率主要靠治疗。在肿瘤的三大主要治疗手段——手术、放疗、化疗中,虽然肿瘤化学药物治疗的历史最短,但已经取得了显著成绩。随着新的化疗药物的不断出现,抗肿瘤药物治疗与外科手术、放疗等相互配合的多学科综合治疗模式在肿瘤治疗中发挥着越来越重要的作用,加深对化疗药物药理学基础的认识是合理应用化疗药物的前提。

(一)抗肿瘤药物的分类

目前临床常用的抗肿瘤药物有 80 余种,常用于肺癌治疗的有 40 种左右。根据来源及其作用机制的不同,传统上将化疗药物分为五类,即烷化剂、抗代谢药物、抗肿瘤抗生素、植物来源的抗肿瘤药物及其他类型抗癌药物(包括铂类、激素类、L-门冬酰胺酶等)。常用于治疗肺癌的药物包括抗代谢药、植物来源药和铂类等。根据作用机制,抗肿瘤药物可分为以下几类:作用于 DNA 结构的药物(包括烷化剂、蒽环类和铂类化合物)、影响核酸合成的药物(主要是抗代谢药物)、作用于 DNA 模板影响 DNA 转录或抑制 DNA 依赖性 RNA 聚合酶抑制 RNA 合成的药物、影响蛋白质合成的药物(如高三尖杉酯碱、紫杉醇、长春碱及 VP-16)及其他类型的药物(如激素、生物反应调节剂、单克隆抗体)。

(二)癌细胞的增殖和细胞周期动力学

癌组织中的癌细胞基本上可分为三大细胞群,即由增殖细胞群、静止细胞群以及无增殖能力细胞群所组成。肿瘤的潜在倍增时间（potential doubling time，PDT）是在假设没有细胞丢失的情况下，肿瘤细胞数目增加一倍所需要的时间，代表着某个细胞群体的平均增长率。增殖细胞群是指不断按指数分裂增殖的癌细胞，这部分细胞占肿瘤全部细胞群的比例称为生长比率（growth fraction，GF）。各种肿瘤的生长比率不同，即使同一肿瘤，早、中、晚期GF也不同，早期GF较大。GF较高的肿瘤的瘤体生长迅速，对化疗的敏感性也较高。静止细胞群是肿瘤的后备细胞，有增殖能力但暂不进入细胞周期，当增殖期的细胞被抗癌药物杀灭后，它即可进入增殖期。静止细胞群对药物敏感性低，是肿瘤治疗后复发的根源。无增殖能力细胞群，为不进入分裂的终细胞，通过分化、老化而死亡。在癌组织中此类细胞很少，在化疗中无意义。癌细胞增殖周期大致可分为几个阶段。

1. G1期

G1期即DNA合成前期，是经过有丝分裂而来的细胞继续生长的时期。此期内主要为下阶段合成DNA做准备，并进行核糖核酸（RNA）和蛋白质的合成。此期长短在不同种类的癌细胞差异较大，可由数小时至数天。

2. S期

S期即DNA合成期，是进行DNA复制的时期，此期的DNA含量成倍增加。S期波动2～30小时，多数为十几个小时。

3. G2期

G2期即DNA合成后期或分裂前期。此期DNA合成已结束，正进行细胞分裂的准备工作，继续合成与癌细胞有关的蛋白质和微管蛋白。所占时间为2～3小时。

4. M期

M期即有丝分裂期。细胞进行有丝分裂，一个癌细胞分裂为两个子细胞。此期相当短，所占时间为1～2小时。

M期结束后，两个子细胞可以再继续进行增殖而进入G1期，也可以进入暂时静止状态的G0期，或者成为无增殖能力的细胞。

肿瘤的生长快慢，不仅取决于增殖细胞群的大小以及增殖周期时间的长短，还取决于细胞的丢失。如果细胞的增殖速度超过细胞丢失速度，则肿瘤就增大，反之，肿瘤则缩小。

（三）抗肿瘤药物与细胞周期

一般来说，增殖细胞对有效的抗肿瘤药物（不论其作用机制如何）均较敏感。非增殖细胞（通常为G0期细胞）对抗肿瘤药物不敏感或部分敏感，这些细胞可能成为化疗后复发的根源。根据抗肿瘤药物对增殖细胞杀伤的特点及其作用的周期时相，大致上将抗肿瘤药物分为细胞周期非特异性药物和细胞周期特异性药物。前者对增殖细胞的各期细胞（包括G0期细胞）均具有杀伤作用，主要有烷化剂、抗癌抗生素以及铂类化合物，其他如丙卡巴肼。细胞周期特异性药物对增殖细胞（特别是S期及M期细胞）有杀灭或抑制作用，主要有抗代谢药物和有丝分裂抑制剂，如培美曲塞、吉西他滨、长春瑞滨、长春地辛、紫杉醇。

细胞周期非特异性药物的作用较强而迅速，能很快地杀死癌细胞。其剂量-反应曲线是一条直线，在机体能耐受的毒性限度内，杀伤癌细胞的能力随剂量的增大而增加，剂量为原来的两倍，杀死癌细胞的能力可为原来的数倍至近百倍，在影响疗效的浓度（C）和时间（T）的关系中，浓度是主要因素，因此适宜用于增殖比率较小、生长缓慢的肿瘤。细胞周期特异性药物的作用较弱，其剂量-反应曲线呈渐近线，即小剂量时类似一条直线，达到一定剂量后，即使使用剂量再增大，杀伤癌细胞的能力也不再增加,在浓度和时间的关系中,时间是主要的因素。因它仅作用于增殖细胞,故对增殖比率较大、迅速增长的肿瘤常较有效。

为使化疗药物能发挥最大的作用,非特异性药物宜静脉一次注射,而特异性药物则以缓慢静脉滴注或肌内注射为宜。在临床实际工作中常常是由两类药物组成的联合化疗方案才能取得良好的临床疗效。

(四)化疗药物的剂量强度

所谓剂量强度是指不论给药途径及用药方案如何,疗程中单位时间内所给药物的剂量称为剂量强度,通常以 $mg/(m^2 \cdot w)$ 表示。剂量强度的概念是在 20 世纪 80 年代由 Hryniuk 等首先提出的,已在体内外研究证明剂量强度对潜在的可治愈性恶性肿瘤化疗的临床疗效中具有重要作用。相对剂量强度是指实际给药剂量强度与人为的标准剂量强度之比。因剂量强度是整个疗程中平均每周所接受的剂量,故在临床化疗中,不论减少每次给药剂量还是延长给药间隔时间均可导致剂量强度降低。

已有较多资料表明化疗药物的剂量强度与治疗效果明显相关,这些已在淋巴瘤、卵巢癌、乳腺癌等的治疗中得以证实。临床上对于有可能治愈的患者,应尽可能使用患者可以耐受的最大剂量强度的化疗药物来保证疗效。对于大多数细胞毒类药物而言,骨髓抑制仍是其主要的剂量限制性毒性,骨髓抑制通常导致化疗药物剂量强度下调,会对治疗效果带来负面影响。近 20 年来随着粒细胞集落刺激因子以及自体骨髓移植和/或自体外周血造血干细胞移植的发展,使用高剂量化疗已经为部分患者带来临床获益。

因药物本身可能引起严重不良反应,故需合理应用抗肿瘤药物。临床医师必须对药物有较深的了解,包括药代动力学特点,药物之间的相互作用,是否有器官特异性毒性,如何预防,谨慎观察和及时、有效地处理各种毒副作用。合理用药是相对的,要不断学习,不断提高业务水平,才能胜任临床工作,并根据循证医学、规范化和个体化治疗的原则减少失误,使患者获益。

(五)驱动基因以及免疫治疗时代下化疗的地位

进入 21 世纪后,随着肺癌驱动基因研究的逐步深入,肺癌靶向治疗已取得较大进展。根据分子标志筛选特定的疾病人群,应用阻断此标志的化合物来抑制肿瘤生长已成为治疗肺癌的新思路,目前已知的具有显著分子特征的标志有表皮生长因子受体(EGFR)突变、间变性淋巴瘤激酶(ALK)突变和 ROS1 突变等,存在驱动基因突变患者首选靶向治疗已经得到研究者的广泛认可。美国的肺癌突变联盟(Lung Cancer Mutation Consortium;LCMC)研究表明有 EGFR 敏感突变的患者接受大约中位 16 个月厄洛替尼和 10 个月吉非替尼治疗后疾病出现进展;ALK 阳性的肺腺癌患者接受大约中位 8 个月 crizotinib 治疗后疾病出现进展,对于这部分患者如何才能进一步延长生存? 化疗是一个很重要的选择。研究表明:至今仍有大约 40% 的肺癌患者不存在任何一种我们已知的驱动基因,这些患者的治疗仍然需要化疗作为标准的一线治疗。因此,当务之急是要了解如何最好地个体化使用化疗与靶向治疗药物。

1.对于有驱动基因的肺癌患者如何使用化疗

有驱动基因的肺癌患者接受化疗药物或靶向药物的随机试验中,一个重要的观察指标是驱动基因是否增加化疗的疗效。例如,在卡铂联合紫杉醇与吉非替尼比较的 IPASS 试验中,有 EGFR 突变的腺癌患者接受化疗的疗效是 EGFR 野生型患者的两倍(47%:24%)。ALK 阳性肺癌患者接受 crizotinib 或者化疗(无论是用培美曲塞或多西他赛)后 PR 率分别为 65% 与 20%,早期不加选择的患者接受培美曲塞治疗的患者 PR 率仅为 ALK 阳性患者接受培美曲塞的 1/3。

有驱动基因的患者接受化疗疗效较好的原因目前仍然不是很清楚,这些结果可为今后研究如何增加化疗的敏感性提供线索。

2.化疗如何与靶向治疗联合使用

既往十年中有不少关于化疗联合靶向治疗的研究,目的是两者联合以求提高效果。但是初始的结果却令人失望。INTACT$_1$ 和 INTACT$_2$ 试验中,将吉非替尼(Iressa)联合吉西他滨＋顺铂(GP)与紫杉醇＋卡铂(TC)治疗初治 NSCLC 患者,均未见与单用化疗相比有统计学差异。而 TRIBUTE 试验比较了紫杉醇＋卡铂以及紫杉醇＋卡铂联合厄洛替尼(Tarceva)150 mg/d 治疗 NSCLC,两者缓解率、生存率亦无明显差异,反见厄洛替尼组皮疹和腹泻的发生率显著增加。

已有基础研究证实,在多西他赛之后序贯使用厄洛替尼可增强多西他赛的 M 期阻滞和诱导凋亡的作用,提示靶向与化疗序贯得当可能有协同作用。FAST-ACT 研究比较了吉西他滨＋顺铂/卡铂方案序贯或不序贯厄洛替尼治疗的疗效与安全性。序贯厄洛替尼组无进展生存时间显著延长,疾病进展风险显著降低 43％。该研究显示,厄洛替尼与化疗序贯一线治疗晚期肺癌可能是一种有希望的治疗模式。FAST-ACT-II 是在前期基础上开展的一项 III 期研究。研究显示厄洛替尼组与安慰剂组相比,中位无进展生存时间(7.6 月：6.0 月,风险比＝0.57,$P<0.000\ 1$)与中位总生存期(18.3 月：15.2 月,风险比＝0.79,$P<0.042$),均有显著意义。在出现客观缓解的患者中,厄洛替尼组的中位缓解持续时间显著长于安慰剂组(10.3 月：5.6 月,风险比＝0.32,$P<0.000\ 1$)。对 EGFR 突变亚组进行分析,实验组与安慰剂的中位无进展生存时间(18.8 月：8.8 月,风险比＝0.25,$P<0.000\ 1$)与中位总生存期(31.4 月：20.6 月,风险比＝0.48,$P<0.009$),差距更加显著。未来需要进一步关注化疗与靶向药物如何结合在一起。

3.化疗与免疫治疗的联合使用

(1)肺癌中的抗肿瘤免疫应答:当肿瘤细胞碎片被抗原呈递细胞(antigen-presentingcells,APCs)(尤其是树突细胞)内化、加工,并与 I 型和 II 型主要组织相容性复合物(major histocompatibilitycomplex,MHC)结合出现于 APC 胞外表面时,免疫系统可产生抗肿瘤应答。当引流至邻近的淋巴结并成熟后,这些 APCs 可与幼稚 T 细胞相互作用,触发肿瘤特异性 CD4$^+$ 辅助分子和 CD8$^+$ 细胞毒性 T 细胞的活化与增殖。T 细胞的活化需要 APCs 上的抗原-MHC 复合体和幼稚 T 细胞表面的 T 细胞受体相互作用,以及 APCs 上 B7.1(CD80)或 B7.2(CD86)与 T 细胞上 CD28 共刺激的相互作用。若不能充分激活该共刺激通路,则产生免疫耐受性。

T 细胞活化后,细胞毒性 T 细胞抗原-4(CTLA-4)在 T 细胞表面表达。CTLA-4 与 CD80/CD86 发生高亲和力结合,并给出抑制性信号限制 T 细胞的进一步活化。该机制有助于维持对正常细胞表面宿主抗原的耐受性,可预防淋巴增殖性疾病。但是,肿瘤可通过诱导耐受性或产生 T 细胞介导破坏的抗性,而逃逸免疫系统。

肿瘤细胞可能能够高表达 CD4$^+$CD25$^+$ 调节性 T 细胞,该细胞可抑制肿瘤特异性 CD4$^+$ 和 CD8$^+$ 效应细胞的功能与增殖。骨髓来源的抑制细胞和肿瘤相关巨噬细胞的增多也可抑制 T 细胞增殖及其效应子功能,并促进肿瘤的生长和转移。除此之外,肿瘤可通过促进或抑制一系列因子的表达从而阻断抗肿瘤免疫细胞的活化、增殖或功能。例如,肿瘤抗原下调或 MHC-I 类分子表达,以及改变免疫调节细胞因子分泌。

尽管肺癌不是典型的"免疫原性"恶性肿瘤,但越来越多的证据表明肺部肿瘤可能存在免疫应答,其强度与患者的预后相关。对肺癌患者肿瘤标本的回顾性分析表明,抗肿瘤细胞的免疫应答与预后呈正相关。几项临床研究表明,较高的 CD4$^+$ 和/或 CD8$^+$ T 细胞肿瘤内浸润程度与更长的早期 NSCLC 的生存期有关。在一项大的研究中,335 例手术切除的 I 期到 III A 期 NSCLC 患者中,基质 CD8$^+$ 和 CD4$^+$ T 细胞计数高与疾病特异性高存活率独立相关。另一组患者中, CD4$^+$ 和 CD8$^+$ T 细胞的同时高度浸润是独立的预后因素,提示 CD4$^+$ 和 CD8$^+$ 细胞协同作用可产生比各自单独作用更强的免疫应答。癌巢中 CD8$^+$ T 细胞高度浸润与鳞癌有关,而 CD4$^+$ T 细胞浸润与组织学无关。74 例早期 NSCLC 中,B 细胞滤泡旁存在有成熟的树突状细胞和 T 细胞簇,含这些细胞簇的三级淋巴结构的密度与总体生存期、疾病特异性总生存期、无瘤生存期密切相关。肿瘤内树突状细胞少,则肿瘤浸润淋巴细胞的密度也低。与肿瘤周围的基质组织相比,较多的癌巢中肿瘤浸润巨噬细胞和 CD8$^+$ T 细胞数量与 IV 期 NSCLC 患者预后较好独立相关。

如上所述,CD4$^+$CD25$^+$ 调节性 T 细胞可抑制抗肿瘤免疫。几项回顾性研究提示肿瘤浸润调节性 T 细胞的高表达与早期 NSCLC 疾病复发相关。在一组手术切除的 I 期 NSCLC 患者中,高调节性 T 细胞与肿瘤浸润 T 细胞的比例与疾病复发相关。该证据支持如下假说,即通过免疫治疗来诱导或强化免疫应答可作为肺癌的一种治疗方法,包括内科治疗远远不够的患者亚群。免疫治疗的目的是强化免疫系统对肺癌细胞的应答。例如,免疫治疗制剂的作用机制可能是促进更多的免疫介导的细胞毒效应器机制的产生和/或可能削弱促进肿瘤细胞免疫耐受性的调节机制。疫苗治疗和非抗原免疫治疗是目前正在研发的肺癌治疗方法。

(2)联合使用的应用:以往研究人员普遍不愿意将细胞毒化疗药物与免疫疗法结合在一起使用,其理由在于化疗导致的淋巴细胞减少会拮抗免疫治疗,并且化疗导致的细胞凋亡既不是免疫原性(通过组织细胞凋亡),也不是免疫抑制性(通过大量的抗原释放导致细胞耐受和衰竭)。然而,目前有研究表明,细胞毒性化疗可与针对肿瘤的免疫反应有协同机制,相关的理由可能有:①肿瘤特异性抗原加工和呈递由专职抗原呈递细胞完成。②肿瘤细胞表面上的主要组织相容性复合物表达上调。③免疫刺激性细胞因子和趋化因子上调可以直接导致 T 细胞浸润,起到增强疗效的作用。④破坏免疫细胞在肿瘤微环境。⑤促进某些危险/死亡信号的表达,促进效应 T 细胞反应。

最近的研究还表明,某些常用于治疗肺癌患者的化疗药物(包括顺铂、紫杉醇、吉西他滨)均能增强患者针对肿瘤的免疫反应。在小鼠模型中,紫杉醇、顺铂可以使肿瘤细胞更容易被肿瘤特异性细胞毒性 T-细胞杀伤。T-细胞介导的增加肿瘤细胞的杀伤并没有导致 T 细胞朝向邻近的正常组织迁移的增加。既往有一项类似的研究表明,乳腺癌患者接受紫杉醇治疗后淋巴细胞在肿瘤组织中的浸润显著增加,从而增加临床疗效。其他相关的研究已经表明,吉西他滨在肿瘤微环境中能选择性地消耗某些免疫细胞(包括髓源性抑制细胞和调节性 T 细胞),从而提高 T 细胞活性,增强 T 细胞对肿瘤的效应。

基于这些研究结果,两个临床研究已经评估细胞毒化疗药物联合 T 细胞检验点抑制剂治疗肺癌患者的疗效。Lynch 等将 204 例晚期肺癌患者随机分配到卡铂和紫杉醇联合或不联合 ipilimumab(抗-CTLA-4)治疗。同时用 ipilimumab 与化疗联合或化疗两个周期后开始使用。与单纯化疗组相比,联合治疗组中位无进展生存期显著延长(5.6 个月：4.6 个月,风险比 0.72, $P=0.05$);第二项研究是以将 nivolumab(抗 PD-1)与铂类为基础的化疗联合。总有效率达到 30%～40%,这个结果并不优于既往单纯化疗的结果,我们需要等待长期随访的结果来进一步证实 nivolumab 与化疗联合是否可以增加缓解率与生存期。

化疗的一个缺陷是由于正常和恶性组织均暴露于药物,而正常组织所能耐受的毒性限制了化疗的剂量。抗体-药物偶联物可以将肿瘤抗原特异性抗体与药物共价连接,从而改善药物输送到肿瘤细胞的途径,并减少了对正常组织的毒性。经常使用的四个治疗策略包括抗体-蛋白质毒性偶联物、抗体-放射性核素偶联物、抗体-小分子药物和抗体-酶偶联物连同小分子的前药。

有一项研究铂类为基础的化疗联合曲妥珠单抗治疗晚期 NSCLC 的随机 Ⅱ 期试验,还有一项研究单药曲妥珠单抗二线治疗晚期 NSCLC 的单臂 Ⅱ 期临床试验,均未发现患者接受曲妥珠单抗治疗后获益,但是这两项研究均未对 *HER2* 的表达情况做研究,结合在胃癌以及其他肿瘤方面类似的经验,未来有必要研究针对非小细胞肺癌中 *HER2* 过度表达而采用相关抗体联合化疗的问题。

既往研究已经表明叶酸受体在许多恶性肿瘤中有表达,vintafolide(EC145)是一个连接叶酸与微管去稳定剂(如长春碱)的药物,叶酸-药物偶联物与叶酸受体结合,当发生胞吞作用时,可以使药物长期潴留在恶性细胞内,从而提高疗效。临床前数据表明该药物可以与长春碱或多西他赛有协同作用,目前需要进一步的随机临床研究。

Toll 样受体(Toll-like receptors,TLRs)是识别病原相关分子模式的受体家族,调控抗原特异性的先天免疫。TLR9 是该家族的一员,表达于树突细胞、T 细胞、B 细胞和类浆细胞样细胞,含非甲基化胞嘧啶-鸟嘌呤结构域的,合成寡核苷酸可激活 TLR9 以降低免疫耐受性、促进肿瘤抗原识别与肿瘤细胞死亡。在一项 Ⅱ 期随机临床研究中,与每三周一次的一线紫杉醇/卡铂化疗联合,于第 8 天和第 15 天皮下注射 0.2 mg/kg TLR9 拮抗剂 PF-3512676,表现有改善中位总生存期的趋势(分别为 12.3 个月和 6.8 个月,风险比=0.747;$P=0.188$)。2 项 Ⅲ 期国际临床研究已启动,评估分别与一线紫杉醇/卡铂化疗或吉西他滨/顺铂化疗联合的 PF-3512676 疗效;但是,中期分析提示与单纯化疗相比,增加 PF-3512676 并无获益,提前终止。其他 TLR9 拮抗剂,如 IMO-2055,尚处于治疗早期 NSCLC 研究中。

八、非小细胞肺癌的新辅助免疫治疗

免疫治疗已经被证实在部分晚期非小细胞肺癌(non-small cell lung cancer,NSCLC)中显著延长患者无进展生存期(progression free survival,PFS)及总生存期(overall survival,OS)。早期 NSCLC 患者的 5 年生存率随着临床分期的上升而下降,从 IA 期的 80%~90% 下降到 ⅢA 期的40%,并且 30%~60% 早期 NSCLC 患者术后仍面临肿瘤复发转移的问题。传统的术前新辅助治疗虽然可以提高早期 NSCLC 患者 5.4% 的生存率,却不可避免的伴随着高于 60% 的 Ⅲ 级及更高级别治疗相关毒性的发生率。因此如何优化早期 NSCLC 患者术前新辅助治疗策略就成为了亟需解决的问题。自 2018 年以来,免疫治疗开始在早期 NSCLC 新辅助治疗中崭露头角。

(一)传统 NSCLC 新辅助治疗

1.传统 NSCLC 新辅助治疗的获益

为了最优化治疗效果,对于可切除 NSCLC 患者的新辅助治疗概念在 2000 年被重新提出,即 NSCLC 术前给予全身或局部治疗,用以区别于术后辅助治疗。理论上,NSCLC 新辅助治疗可以使患者获益如下:①使肿瘤体积缩小,提高手术的可切除性;②消灭或预防微转移灶;③提高患者治疗耐受性;④术前因肿瘤血供保持完整,治疗药物更有效地到达病灶。

2.传统 NSCLC 新辅助治疗的风险

传统 NSCLC 新辅助治疗存在以下风险:①新辅助治疗后导致肿瘤分期不准确;②手术延迟;③新辅助治疗后肿瘤可能无法切除;④治疗相关毒性增加。尤其对于 N2 期的 NSCLC 新辅助治疗仍然没有定论。早期的 Ⅱ 期临床试验研究结果显示术前新辅助放化疗可以提高手术获益,但是随之扩大样本的Ⅲ期临床试验结果并没有观察到同样的临床获益。应用目前方案新辅助治疗策略ⅢA期NSCLC患者的5年生存率仅为36%左右。然而新辅助免疫治疗有可能弥补这些传统新辅助治疗的不足,降低新辅助治疗毒性并提高手术切除概率,延长患者生存。

(二)NSCLC新辅助免疫治疗的合理性

1.免疫检查点抑制剂PD-1/PD-L1抗体的免疫治疗

免疫检查点抑制剂PD-1/PD-L1抗体的免疫治疗在部分晚期NSCLC中诱导持续缓解为其在NSCLC的早期应用提供了可能性。

Nivolumab,Atezolizumab以及Pembrolizumab(PD-L1≥1%)相比于多西他赛在晚期肺癌二线治疗中延长了总生存。

Pembrolizumab相比于化疗在PD-L1≥50%的晚期NSCLC中总生存有绝对获益;数据报道在PD-L1≥1%的晚期NSCLC患者中Pembrolizumab也显示了生存的获益。

非鳞非小细胞肺癌一线治疗:Pembrolizumab联合化疗相比化疗延长总生存;Atezolizumab联合化疗及贝伐单抗延长无进展生存。

Nivo联合Ipilizumab相比化疗在TMB≥10/Mb的一线NSCLC中延长无进展生存。

2.Ⅰ-Ⅲ期NSCLC患者新辅助免疫治疗的合理性

目前对于可切除肺癌的系统治疗没有治疗进展,但是大部分患者在局部治疗后出现复发转移。对于早期NSCLC患者可能拥有更完整的免疫系统。

对微小转移灶有更大的潜能诱导免疫激活。

新辅助治疗为开展相关科学研究创造了理想的机会。

临床前研究已经在小鼠乳腺癌模型中证实PD-1抗体联合CD137抗体的新辅助治疗比辅助治疗更能够有效的清除转移灶。

3.新辅助免疫治疗已经在其他早期实体瘤中被证实临床获益

Ipilizumab新辅助治疗与安慰剂相比,可以使恶性黑色素瘤患者5年OS从54%延长至65%。

906例术后的ⅢB-Ⅳ期恶性黑色素瘤患者被随机至Ipilimumab或者Nivolumab组,1年的无复发生存分别为60%和70%。

早期恶性黑色素瘤患者,手术之后使用PD-1抗体治疗,死亡或者复发风险降低了43%。

Pembrolizumab联合化疗在早期乳腺癌的新辅助治疗中可以使病理完全缓解率(pathologic complete response,pCR)提高2~3倍。

(三)NSCLC新辅助免疫治疗的研究终点

无病生存(disease free survival,DFS)和OS是早期肺癌临床试验的长期研究终点,但其经常需要经过数年才能获得成熟数据。

pCR等替代终点已成为乳腺癌新辅助治疗的研究终点。

pCR在肺癌中非常罕见,但约20%的化疗患者可以达到病理大缓解(major pathologic response,MPR,原发灶中≤10%活细胞)并且可以预测疾病无进展生存(disease free survival,DFS)。

免疫相关病理缓解(Immune-Related Pathologic Response Criteria,irPRC)有可能取代OS成为新的新辅助免疫治疗研究终点。

(四)NSCLC新辅助免疫治疗的临床研究进展

《新英格兰医学杂志》发表了一项关于早期NSCLC新辅助免疫治疗的研究成果。这个临床试验设计特别,在需要手术的患者术前应用PD-1抗体Nivolumab进行治疗,目的是追踪观察

Nivolumab 对这些病人新辅助免疫治疗的应答。该试验共招募 21 例 Ⅰ 期-ⅢA 期的 NSCLC 患者,其中 62% 是腺癌,81% 为 ⅡA 期-ⅢA 期患者。手术前 4 周给予患者 Nivolumab 治疗,治疗剂量 3 mg/kg,每 2 周一次。研究者分别采集患者开始 Nivolumab 治疗前的穿刺活检病理标本及手术后标本进行详细的基因检测及免疫分析等,从而对比出用药前后患者的各种变化。21 例患者中的 20 例患者按原计划进行了手术,其中一位患者由于出现了 Ⅲ 级免疫相关性肺炎,提前进行了手术。总的来说,术前使用 Nivolumab 并不影响正常的手术计划。治疗前后影像学评估显示:2 例(10%)患者肿瘤部分缓解、18 例(85%)患者肿瘤稳定、1 例患者肿瘤进展。从影像学上判断,术前新辅助 Nivolumab 疾病控制率达到 96%。而影像学上提示经过免疫治疗后疾病进展的患者,术后病理发现组织绝大部分都是免疫细胞,癌细胞已经基本坏死。在 20 例按照计划进行手术的患者中,研究者对比了用药前和手术后的病理切片,发现 Nivolumab 治疗之后,9/21 例(43%,95%CI 24%~63%)患者 MPR,2/20 例患者复发。有 3 例患者肿瘤细胞全部坏死。进一步分析发现新辅助免疫治疗的临床疗效与肿瘤突变负荷呈正相关,即肿瘤突变负荷越高的患者临床获益越显著。在安全性方面,20 例患者中只有 1 例患者出现了 3 级不良反应,没有 4 或 5 级毒性发生,Nivolumab 应用于 NSCLC 新辅助免疫治疗的安全性非常好。基于这些令人欢欣鼓舞的数据,申办方已经扩大患者样本量并联合 ipilizumab 进一步观察临床研究结果。这项研究得到了世界癌症治疗顶级机构约翰霍普金斯大学和纪念斯隆凯特琳癌症中心的机构审查委员会的批准。

科学家们发现,接受 Nivolumab 治疗起效的患者其肿瘤组织及外周血中特异性杀伤肿瘤细胞的 T 细胞数量和比例相较于治疗无效的患者显著提高,尤其是那些能特异性针对所谓肿瘤新生抗原的 T 细胞的激活和扩增尤其明显。这说明 Nivolumab 新辅助治疗成功的关键在于 T 细胞在手术后通过外周血、循环到患者的整个身体,从而攻击肿瘤细胞并防止新的转移。研究者认为 Nivolumab 有效地将肺部肿瘤转化为"自动疫苗",从而杀死体内的肿瘤细胞。在手术前通过免疫疗法激活的 T 细胞可以在患者手术后在整个机体内截留逃亡的肿瘤细胞,并防止癌症复发,这可能是一个改变游戏规则的治疗策略。

另一项有里程碑意义的新辅助免疫治疗研究成果见于 Durvalumab 的 PACIFIC 研究。PACIFIC 研究是一项随机、双盲、安慰剂对照的国际多中心临床研究,2∶1 随机,评估 Durvalumab 作为维持治疗用于接受了标准的含铂方案同步放化疗后,未发生疾病进展的无法手术切除的局晚期(Ⅲ期)非小细胞肺癌者。该研究达到研究终点,与标准治疗相比,Durvalumab 延长无疾病进展生存超过 11 个月(16.8 个月 vs 5.6 个月;HR＝0.62;95%CI 0.42~0.65)。Durvalumab 对比安慰剂组,显著提高 ORR,两组分别为 28.4% 和 16%(RR＝1.78;95%CI 1.27~2.51)。此外,评估两组至患者死亡或远处转移的时间,Durvalumab 组亦显著优于安慰剂组(23.2 个月 vs 14.6 个月;HR＝0.52;95%CI 0.39~0.69,P＜0.000 1)。基于此 Durvalumab 目前已经被 FDA 批准用于不可切除的 Ⅲ 期 NSCLC。

除了 Nivolumab 单药临床试验的中期数据,目前还有其他两个 Nivolimab 联合 Ipilimumab 的临床试验正在开展。CheckMate816 是一个随机开放的 Ⅲ 期临床试验。试验组是 Nivolimab 联合 Ipilimumab 新辅助治疗,对照组是标准的含铂双药化疗。招募入组患者是 Ⅰ B~Ⅲ A 期 NSCLC。CheckMate816 试验设计是基于 CheckMate012,一个 Ⅲ B/Ⅳ 期患者的 Ⅰ 期临床试验的数据显示双免疫联合治疗可以获得更高的客观缓解率及 PFS。此研究的首要研究终点是手术时的 pCR。正在开展的另一项 NEOSTAR 试验(NCT03158129)则在 Ⅰ-Ⅲ A 期 NSCLC 患者中对比 Nivolimab 联合 Ipilimumab 与 Nivolimab 单药的新辅助治疗的临床疗效。

TOP1501(NCT02818920)，一个Ⅱ期试验正在试图评价 Pembrolizumab 新辅助后手术的切除率及序贯 Pembrolizumab 辅助治疗的临床疗效。

Atezolizumab 也在新辅助治疗阶段开展很多Ⅱ期临床试验。PRINCEPES 试验(NCT02994576)给患者一个剂量的 Atezolizumab 新辅助治疗，而另一个试验(NCT02927301)则给患者两个剂量的 Atezolizumab 新辅助治疗，术后给予新辅助化疗并序贯 Atezolizumab 巩固维持到 1 年。

Durvalumab 目前成为第一个被美国 FDA 批准应用于不可切除的Ⅲ期 NSCLC 的免疫治疗药物。其另外的一个Ⅱ期的新辅助及辅助临床试验(NCT02572843)正在瑞士开展。该试验设计是针对ⅢA 期患者 Durvalumab 联合化疗新辅助，术后再序贯 Durvalumab 辅助治疗。

大量免疫检查点抑制剂在 NSCLC 新辅助治疗阶段的临床试验正在如火如荼的开展。尽管目前数据仍然非常有限，但一些中期数据分析已经显示出了非常好的治疗效果及耐受良好的毒性，并且为手术切除提供了更好的空间。对于不可切除的Ⅲ期 NSCLC 患者，PACIFIC 研究已经达到了其研究终点 PFS，美国 FDA 也即将批准其临床应用于这一领域。除了 Nivolumab，Atezolizumab，Pembrolizumab 也已经在 NSCLC 新辅助治疗领域开展临床研究。在未来的 3～6 年里，数个临床研究结果即将揭晓谜底。随着这些大型临床数据结果的陆续公布，相信我们即将看到 NSCLC 新辅助免疫治疗的曙光。

（陈少平）

第三节　小细胞肺癌

小细胞肺癌(small cell lung cancer，SCLC)是肺癌的一个特殊类型。经过几十年的研究和临床实践，多数研究者认识到 SCLC 和其他类型的肺癌在组织发生、临床特点、对治疗的反应和治疗策略等方面都有一定差异。人们逐渐认识到发生于支气管带纤毛假复层柱状上皮的肿瘤是腺癌或肺泡癌，在长期各种刺激作用下支气管上皮化生后癌变成鳞状细胞癌，而 SCLC 则是发生于神经内分泌细胞恶变。因此，在临床可以发生于各个年龄，临床表现上常常可以伴有神经内分泌综合征，发展相对较快，容易通过淋巴和血行播散，尤其是颅内。但在另一方面，SCLC 对化疗、放疗敏感，处理适当在一定病期可得治愈。

一、病机

据报道，2008 年全球肺癌发病人数为 161 万人，死亡人数为 138 万人，其发病率和死亡率分别占所有恶性肿瘤的 12.7% 和 18.2%，高居恶性肿瘤之首的小细胞肺癌是继腺癌、鳞癌之后第三大常见的肺癌类型。世界范围内的统计数据显示小细胞肺癌约占每年新发肺癌病例数的 15%和肺癌死亡人数的 25%。由于欧美国家控烟行动的有效开展，小细胞肺癌的总体发病率由 17.26%(1986 年)降至 12.95%(2002 年)，然而女性发病率由 28%(1973 年)上升至 50%(2002 年)。2012 年，世界范围内小细胞肺癌年发病人数约为 20 万。局限期小细胞肺癌五年生存率由 4.9% (1973 年)升高至 10%(2002 年)，然而小细胞肺癌患者总体五年生存率仅为 5%。和其他肿瘤相似，小细胞肺癌的发生既与环境因素相关，又与个人因素相关。环境因素是导致小细胞肺癌发生的始动因素,个人因素则决定了肿瘤的易感性。引起小细胞肺癌发生的最重要环境因素是吸烟,包括主动吸烟和被动吸烟;其次包括环境污染和职业因素。个人的因素包括遗传因素等。

(一)环境因素

1.吸烟因素

(1)主动吸烟:长达半个世纪、数据最充分的综合研究资料(包括实验和流行病学调查)证明烟草是Ⅰ类致癌物,可导致多种癌症发生,尤其在小细胞肺癌和非小细胞鳞状细胞癌中,吸烟是最重要的诱因。2010年,来自英国剑桥大学韦尔科姆基金会桑格学院(Wellcome Trust Sanger Institute)的研究人员对一位小细胞肺癌患者骨转移灶进行了基因组测序,希望能从中发现与吸烟有关的突变。结果显示:该患者基因序列的突变与烟草的烟雾里所存在的超过60个致癌基因所导致的基因突变类型相符合,说明小细胞肺癌是一种典型的吸烟导致的癌症。吸烟对男性、女性小细胞肺癌的相对危险度分别为7.4和7.9。小细胞肺癌患者中90%以上的人有吸烟史。美国每年小细胞肺癌新发病例数超过3万,几乎所有患者均为吸烟者,而且都是重度吸烟者。流行病学资料显示吸烟者肺癌发生率和死亡率是非吸烟者的5～10倍。组织学研究结果显示吸烟者与从不吸烟者比较,同时存在支气管黏膜上皮纤毛丢失、基底上皮增生和细胞核异常。重度吸烟者的支气管切片中,93%可见细胞异常,戒烟5年后细胞异常下降到6%,而不吸烟者仅为1.2%。

国际癌症研究机构(International Agency for Research on Cancer,IARC)认为烟草为人类明确的致癌物,没有安全烟,不论使用方法如何,对人类均有致癌性。吸烟对小细胞肺癌危险度的影响与吸烟指数(每天吸烟的数量×吸烟持续的时间)相关,此外也与开始吸烟的年龄、香烟的类型和吸入的深度(深吸入肺或口腔过堂烟)相关。平均吸烟的支数和吸烟的年数越多,吸烟开始年龄越早,使用无滤嘴烟越多,罹患肺癌的危险度越高。尽管吸雪茄和吸烟斗者(多使用空气风干的低糖烟叶)相比吸卷烟者(多用烘烤的高糖烟叶)罹患肺癌的风险下降,但相比不吸烟者,该人群患肺癌的危险也有增加,且与吸烟指数成正比。40岁以内的年轻吸烟者,细小支气管早期就出现病理变化,在邻近的细小支气管和肺泡壁见群集的有棕色颗粒的巨噬细胞团、水肿、纤维化和上皮增生等呼吸性细支气管炎特征。

英国著名研究者Doll随访50年的研究结果显示,在男性吸烟者中,持续吸烟、50岁时戒烟、30岁时戒烟者,75岁死于肺癌的累计风险分别为16%、6%和2%,而从不吸烟者75岁时死于肺癌的累计风险仅为2%。临床确诊的肺癌病例中,每天吸烟20支以上且时间长达30年者患肺癌的概率达到80%。戒烟后肺癌危险度下降,戒烟5年后,多数癌症发生相对危险明显降低。戒烟10年后,患肺癌的危险度是未戒烟者的50%。戒烟可有效降低癌的发生率,但吸烟者即使戒烟10年以上癌症发生率仍稍高于非吸烟者。戒烟可使支气管上皮恢复正常,平均需要13年,此时其患肺癌的危险度与不吸烟者相同。Doll及Pike对英国医师的前瞻性调查表明,12年间肺癌死亡率下降25%,其中医师中吸烟人数下降50%,故戒烟确实能使肺癌的发病率下降。Chen等报道确诊小细胞肺癌时开始戒烟者的生活质量比不戒烟者或晚戒烟者的生活质量有所改善,食欲降低的患者比例下降。

据上海和沈阳两地20世纪80年代中期全人群肺癌病例对照研究资料,上海市区男性和女性小细胞肺癌比例分别为9.3%和6.3%,沈阳男性和女性小细胞肺癌的比例分别为14.5%和17.2%。欧美等发达国家开展了全面的禁烟运动,因此肺癌所导致的死亡比例大幅度下调。自20世纪70年代以来,英国35～54岁男性肺癌患者的死亡率已减少一半。在发展中国家,青少年吸烟人数增加,初次吸烟年龄减小,且女性吸烟人数也在增加。以往研究证实,男性小细胞肺癌发病率高于女性,2013 年美国国立综合癌症网络(National Comprehensive Cancer Network, NCCN)报道,美国男性和女性的小细胞肺癌的发病率为 1:1,女性的发病率有上升趋势。

(2)被动吸烟:随着吸烟人群的增加,被动吸烟的人群也在扩大,被动吸烟致癌风险比主动吸烟致癌风险高。香烟燃烧时释放的侧流烟雾中含有Ⅰ类和ⅡA类致癌物,导致环境性烟草暴露("二手烟")者患小细胞肺癌危险度增大。丈夫吸烟的妻子患肺癌的危险度是丈夫不吸烟妻子的 1.3 倍。Wolfson 预防医学研究所提供证据,和吸烟者生活与和不吸烟者生活相比其患肺癌的危险度要高出 24%。肺癌家族集聚性研究将吸烟导致肺癌的患者的非吸烟亲属与不吸烟者的非吸烟亲属比较,按性别、年龄和种族配对比较后发现,肺癌患者的非吸烟亲属的肺癌发病率和死亡率均显著升高。我国上海市区曾进行的一项病理对照研究,发现与吸烟丈夫共同生活的非吸烟妇女,其肺癌相对危险度随共同生活年数的增加而上升,共同生活 40 年及以上者与共同生活 20 年以下者比较,相对危险度大于 1.7。

(3)吸烟的致癌机制:香烟燃烧的烟雾中含有 1 200 多种物质,其中致癌物有 69 种,存在主流烟雾中的 2-萘胺、4-联苯胺、苯、氯乙烯、氧化乙烯、砷、铍、镍化合物、铬、镉和 ^{210} 钋已被国际癌症研究中心确认为人类Ⅰ类致癌物。烟草的烟雾中含有多种致癌性亚硝胺,且支流烟比主流烟中亚硝胺含量高。多种致癌物质的存在,使吸烟导致的肺癌发生机制极其复杂。当苯并芘进入人体后,经代谢形成 BPDE,通常与细胞 DNA 中碱基结合,形成 BPDE-DNA 加合物。此加合物会引起 DNA 碱基的突变,从而可能引起癌基因的启动。流行病学调查显示吸烟组与非吸烟组相比,多环芳烃-DNA 加合物水平有非常显著性差异。

纸烟燃烧时产生的烟雾颗粒容易沉积在支气管和细小支气管分叉的嵴部,该部也是肺癌的好发部位。颗粒的直接毒性作用为影响支气管黏膜的清除功能,破坏黏膜纤毛和巨噬细胞,导致支气管束发生病变。烟雾的颗粒部分主要引起癌症的发生,虽然烟雾颗粒也深入肺泡,但吸烟者患肺泡癌的危险性并未增加。

烟雾对纤毛的毒性作用可诱发局部感染,导致慢性支气管炎发生。肺部炎症也是小细胞肺癌发生的诱导因素。

2.环境因素

(1)大气污染:环境污染是目前工业化发展中国家第二大肺癌发病原因。

工业发达城市肺癌的发病率要比农村高很多,北京、上海、武汉等地肺癌的发病率和死亡率均高于经济相对落后的西藏地区,大气污染可能是造成这一现象的主要原因。大气污染物包括各种工业废气、粉尘、汽车尾气等,其主要致癌物包括脂肪族碳氢化合物和芳香族碳氢化合物(如苯并芘),此外尚有微量放射性元素、金属(镍、铅、铬等)和砷化合物。调查材料表明,大气中苯并芘浓度高的地区肺癌的发病率也增大;碳素微粒和二氧化硫容易引起慢性支气管炎,诱发支气管上皮细胞改变,使上皮细胞对其他侵袭物敏感,使肺癌发生更容易。

环境中的雾霾($PM_{2.5}$)污染是否是肺癌的诱导因素目前还未知,但国际癌症研究机构于 2013 年 1 月 17 日发布消息称,已将细颗粒物($PM_{2.5}$)等大气污染物质的致癌风险评估为 5 个阶段中危险程度最高的水平。$PM_{2.5}$ 是指直径 2.5 μm 以下的细颗粒物,主要由日常发电、燃煤、汽车尾气排放等过程中经过燃烧而排放的残留物组成。这种细颗粒物被人体吸入后,会直接进入支气管,干扰肺部的气体交换,引发哮喘、支气管炎、呼吸道传染病和心血管病方面的疾病。此外颗粒物有可能会吸附硫氧化物、氮氧化物等一系列有毒有害物质,并将毒害物质直接带入肺泡。美国癌症学会在 1982－1998 年一项多达 50 万人的队列研究中发现,$PM_{2.5}$ 年均浓度每升高

$10~\mu g/m^3$，人群肺癌死亡率将上升 8%。但这种统计学上的关联是不是已经构成了因果关系,尚需要更多研究的证实。

(2)室内环境污染:氡暴露也是肺癌的主要诱因,这也是许多国家第二大肺癌发病原因。氡是一种无色无味的惰性气体,衰变产生的氡子体进一步衰变生成 α 粒子,这些粒子会附着于空气中的颗粒状物质上,进入呼吸道后积聚在细胞内破坏正常细胞的 DNA,导致癌变。氡导致的肺癌,约半数为未分化癌。低剂量的氡主要来自土壤、建筑和装修材料、天然气的燃烧和生活用水,在地下室和混凝土结构构成的高层建筑或者木基结构中更加显著。

冬季时间长,燃煤量大,室内通风条件差的城镇的肺癌发生率高。根据流行病学研究资料,我国云南宣威的肺癌死亡率居全国之首。长期燃烧煤烟造成室内以苯并芘为主的多环芳烃污染是宣威肺癌高发的主要原因。在我国东北地区沈阳和哈尔滨等地进行的病例对照研究证实,室内使用煤炉,用煤取暖的年限与肺癌的危险性相关。目前,国际癌症研究中心评价室内燃煤产生的煤烟是人类 I 类致癌物。然而木材等生物材料燃烧产生的烟气与肺癌的关系目前研究得尚不深入,鉴于此,国际癌症研究中心研究认为木材燃烧产生的烟气可能是人类 II A 类致癌物。

(3)饮食和烹饪:对于水果、蔬菜和抗氧化剂营养物是否能降低肺癌危险度也有大量研究。目前研究结果提示增加蔬菜的摄取可减低患肺癌的危险。还没有高级别证据证实其他饮食因素可降低肺癌的发病率,包括 β-胡萝卜素和维生素 A 与小细胞肺癌的真正联系等。

3.职业因素

长期接触具有放射性物质或者衍生物的职业也会导致肺癌发生。已有充分的证据表明,导致肺癌的职业因素有石棉、砷的无机化合物、镍化合物、镉及其化合物、二氯甲醚、氯甲甲醚、芥子气、煤焦油沥青挥发物和硫酸烟雾等。铀和氟矿的副产品或铀衰变可产生致癌物氡。铸造工人、报纸工人、金矿工人、乙醚工人、油漆工人等均为肺癌高发者。由接触放射线到发生肺癌的潜伏期一般不少于 10 年,中位数为 16~17 年。

(二)个人因素

1.遗传因素

病例对照研究和队列研究结果表明,有肺癌家族史的个体,其肺癌发病风险也会提高。来自上海、北京和沈阳的家族聚集性研究结果表明,有肺癌家族史的、非吸烟女性患肺癌的风险 OR 值大于 2.5。

2.肺部疾病史

某些患慢性肺部疾病者或肺支气管慢性炎症者的肺癌发病率高于正常人,这可能与肺上皮细胞化生或增生相关。

3.内分泌因素

有关内分泌因素和女性肺癌危险性的关系还有待进一步研究证明。

二、临床表现

小细胞肺癌的临床表现与肿瘤大小、发展阶段、所在部位、有无并发症或转移有密切关系。典型临床表现是肺门肿块以及纵隔淋巴结肿大引起的咳嗽及呼吸困难。病变广泛转移后会出现体重下降、衰弱、骨痛等相应表现。与小细胞肺癌有关的症状和体征,按部位可以分为原发肿瘤、胸内扩展、胸外转移、肺外及全身表现四类。

(一)由原发肿瘤引起的症状和体征

1.咳嗽

咳嗽为常见的早期症状,多为刺激性干咳。当肿瘤引起支气管狭窄时,可出现持续性、高调金属音咳嗽。咳嗽多伴少量黏液痰,当继发感染时可合并脓痰。

2.咯血

咯血多为痰中带血或间断血痰,少数患者因侵蚀大血管出现大咯血。

3.胸闷、气短

肿瘤引起支气管狭窄,或肿瘤转移至肺门或纵隔淋巴结,肿大的淋巴结压迫主支气管或气管隆嵴。

4.发热

肿瘤组织坏死可引起发热,多数发热是由肿瘤引起的阻塞性肺炎所致,早期用抗菌药物治疗,体温可恢复正常,但易反复。肿瘤体积较大者的炎性中心出现坏死,常因毒素的吸收引起较高的体温。有时每天有弛张热,达数月之久,反复抗感染治疗无效,一旦切除瘤体,体温立刻恢复正常。肺癌患者检查体内无明显炎症,但有明显发热,常是肿瘤本身引起的,即所谓"癌性热",体温常在 38 ℃以下。45 岁以上男性长期吸烟者如反复发热,有肺部固定部位炎症,治疗效果不佳,尤要警惕肺癌的可能性。

5.体重下降

消瘦为恶性肿瘤的常见症状之一。肿瘤发展到晚期,肿瘤毒素和消耗,常导致患者体重下降,如合并有感染、食欲减退,则病情加重,消瘦更明显或表现恶病质。

(二)肿瘤在胸腔内扩展所致的症状和体征

1.胸痛

肿瘤直接侵犯胸膜、肋骨或胸壁,引起不同程度的胸痛。如肿瘤侵犯胸膜,则产生不规则的钝痛或隐痛。肿瘤压迫肋间神经,胸痛可累及其分布区。

2.上腔静脉综合征

上腔静脉综合征是由上腔静脉被附近肿大的转移性淋巴结压迫或右上肺的原发性肺癌侵犯,以及腔静脉内癌栓阻塞静脉回流引起的。表现为头面部和上半身淤血水肿,颈部肿胀,颈静脉扩张,患者常诉领口进行性变紧,可在前胸壁见到扩张的静脉侧支循环。

3.咽下困难

肿瘤侵犯或压迫食管,引起吞咽困难。初期表现为进食干硬食物咽下困难,逐渐发展至吞咽流质食物困难。

4.呛咳

气管食管瘘或喉返神经麻痹引起饮水或进食流质食物时呛咳。

5.声音嘶哑

肿瘤直接压迫或转移肿大的淋巴结压迫喉返神经(多为左侧)时出现。

6.霍纳综合征

位于肺尖部的肺癌称为肺上沟癌(潘克斯特癌),当压迫颈 8、胸 1 交感神经干,出现典型的霍纳综合征,患侧眼睑下垂,瞳孔缩小,眼球内陷,同侧颜面部与胸壁无汗或少汗;侵犯臂丛时出现局部疼痛、肩关节活动受限,称为潘克斯特综合征。

7.肺部感染

由肿瘤阻塞气道引起的、在同一部位可以呈反复发生的炎症,亦称作阻塞性肺炎。

(三)肿瘤肺外转移引起的症状和体征

(1)肺癌转移至淋巴结:锁骨上淋巴结是肺癌好发转移的部位,转移的淋巴结常常固定,质地坚硬,逐渐增大、增多、融合,多无疼痛感。

(2)肺癌转移至胸膜:肺癌转移至胸膜常常引起胸痛、胸腔积液,胸腔积液多为血性。

(3)肺癌转移至骨:多呈隐匿经过,仅1/3有局部症状,如疼痛、病理性骨折。当转移至脊柱压迫脊髓神经根时,疼痛为持续性且夜间加重。脊髓内转移可于短时间内迅速出现不可逆的截瘫症候群。

(4)肺癌转移至脑:颅内病灶水肿造成颅高压,出现头痛、恶心、呕吐的症状。也可由于占位效应导致复视、共济失调、脑神经麻痹、一侧肢体无力甚至偏瘫。

(5)肺癌转移至心包:可出现心包积液,甚至出现心脏压塞的表现,呼吸困难,平卧时明显,颈静脉怒张,血压降低,脉压缩小,体循环淤血,尿量减少等。

(6)肺癌转移至肾上腺、肝脏等部位,引起局部和/或周围脏器功能紊乱。

(四)肿瘤肺外表现及全身症状

肺癌所致的肺外表现包括非特异性全身症状,如乏力、厌食、体重下降。还包括神经系统和内分泌副肿瘤综合征。

1.神经系统综合征

(1)兰伯特-伊斯顿肌无力综合征(Lambert-Eaton myasthenic syndrome,LEMS):即肿瘤引起的神经肌肉综合征,包括小脑皮质变性、脊髓变性、周围神经病变、重症肌无力和肌病。致病的自身抗体直接抑制了神经末梢突触前的压力门控钙通道(voltage-gated calcium channels,VGCC)从而导致了LEMS的肌无力症状。患者的症状出现顺序通常为下肢无力、自主神经障碍、上肢无力、脑神经支配肌无力、肌痛及僵直等。

(2)副癌性脑脊髓炎(paraneoplastic encephalomyelitis,PEM):病变广泛,可侵及边缘叶、脑干、脊髓,甚至后根神经节。该病常可与副癌性感觉性神经病(paraneoplastic sensory neuropathy,PSN)同时存在。有些研究者认为PSN是PEM的一部分。神经系统症状常出现在癌诊断之前,不同神经部位受累表现为不同的临床症状。

边缘叶脑炎:边缘叶脑炎病变主要侵犯大脑边缘叶,包括胼胝体、扣带回、穹隆、海马、杏仁核、额叶眶面、颞叶内侧面和岛叶。多呈亚急性起病,进展达数周之久,也可隐袭起病。早期症状常为焦虑和抑郁,后出现严重的近记忆力减退,还可有烦躁、错乱、幻觉、癫痫和嗜睡。有的出现进行性痴呆,偶可自然缓解。

脑干脑炎:脑干脑炎病变主要侵犯脑干,累及下橄榄核、脑神经核、脑桥基底核、被盖核,黑质也可受累。临床表现常为眩晕、呕吐、共济失调、眼震、眼球运动障碍、延髓麻痹和病理反射。少见症状为耳聋、肌阵挛、不自主运动、帕金森综合征。

脊髓炎:脊髓炎常为PEM表现的一部分,很少单独出现。病变可累及脊髓前角细胞、感觉神经元、后角和交感神经,临床表现为肌无力、肌萎缩、肌束颤动、感觉障碍、自主神经失调和脊髓空洞症的症状。

(3)PSN:可出现于小细胞肺癌的任何时期,有的见于小细胞肺癌诊断前数年。可亚急性或慢性发病,表现为对称性的四肢远端感觉丧失、乏力和腱反射低下,下肢较上肢重。重者可累及四肢近端和躯干,出现面部感觉丧失。一些急性起病者多合并淋巴瘤,表现酷似吉兰-巴雷综合征,可伴有呼吸肌瘫痪和延髓麻痹。

2.内分泌副肿瘤综合征

(1)库欣综合征:小细胞肺癌分泌促肾上腺皮质激素样物质,引起脂肪重新分布等。

(2)类癌综合征:类癌综合征的典型特征是皮肤、心血管、胃肠道和呼吸道功能异常。主要表现为面部、上肢躯干的潮红或水肿,胃肠蠕动增强,腹泻,心动过速,喘息,瘙痒和感觉异常。这些阵发性症状和体征与肿瘤释放不同的血管活性物质有关,除了5-羟色胺外,还有缓激肽、血管舒缓素和儿茶酚胺。

(3)抗利尿激素分泌不当综合征(syndrome of inappropriate antiduretic hormone ecretion, SIADHS):不适当的抗利尿激素分泌可引起厌食、恶心、呕吐等水中毒症状,还可伴有逐渐加重的神经并发症。其特征是低钠(血清钠水平<135 mmol/L)、低渗(血浆渗透压<280 mOsm/kg)。

三、诊断

小细胞肺癌的治疗效果与小细胞肺癌的早期诊断密切相关。因此,要大力提倡早期诊断,及早治疗以提高生存率甚至治愈率。这就需要临床医师具有高度警惕性,详细采取病史,对小细胞肺癌的症状、体征、影像学检查有一定认识,及时进行细胞学及支气管镜等检查,可使80%~90%的小细胞肺癌患者得到确诊。

(一)诊断方法

1.痰细胞学检查

原发性肺癌源于气管、支气管上皮,因而肿瘤细胞会脱落于管腔,随痰液排出。痰液细胞学检查就是将怀疑肺癌患者排出的痰液进行涂片,然后在显微镜下观察,根据涂片中癌细胞的形态特点,做出初步的细胞类型诊断。痰液细胞学检查简单、无创、经济,是诊断肺癌最常用方法,还可用于肺癌高危人群的普查,并能发现部分早期小细胞肺癌。痰检阳性率为60%~80%,痰液标本质量的好坏,直接影响细胞学诊断的准确性。符合标准的痰液应新鲜,咳去喉部积痰后,再用力深咳,从肺深部咳出痰液,痰为灰白色、透明黏液痰,带血丝成分更好,并需立即送检(1小时内),对每个患者送检6~8次。一般中心型肺癌痰检阳性率较周边型高,小细胞肺癌细胞学诊断与病理组织学诊断符合率最高。

2.血清肿瘤标志物检测

(1)癌胚抗原(carcino-embryonic antigen,CEA)是一种酸性可溶性糖蛋白,当胃肠道、肺等发生恶性病变时,癌细胞能产生CEA释放到血中,使血清中CEA含量升高。

(2)CA125(cancer antigen 125,CA125)是一种卵巢癌和肺癌细胞共同具有的肿瘤相关抗原,也是目前应用广泛的肿瘤标志物之一。

(3)CA153(cancer antigen 153,CA153)系分子量较大的糖蛋白,作为乳腺癌的特异性标志物,目前证实肺癌患者血清中也有明显升高。研究表明上述三项标志物联合检测可提高诊断小细胞肺癌的阳性率及准确度。

(4)神经元特异性烯醇化酶(neuron-specific enolase,NSE)作为SCLC特异性肿瘤标志物,目前广泛用于肺癌的诊断和治疗后随访监测。SCLC血清神经元特异性烯醇化酶水平明显升高,其诊断灵敏度达80%,特异性达80%~90%,而非小细胞肺癌(NSCLC)患者血清NSE水平并无明显升高,故可作为SCLC与NSCLC的鉴别诊断。血清神经元特异性烯醇化酶水平与

SCLC 的临床分期呈正相关,因此,血清神经元特异性烯醇化酶检测对 SCLC 的监测病情、疗效评价及预测复发具有重要的临床价值。

（5）胃泌素释放肽前体(pro-gastrin-releasing peptide,proGRP)存在于人胎儿肺的神经内分泌细胞内。胃泌素释放肽前体作为近年来新发现的一种 SCLC 肿瘤标志物。研究显示,proGRP 在 SCLC 中具有极高特异性,其在良性病变及其他恶性肿瘤中很少检测到,47%～80% 的 SCLC 释放 proGRP。与神经元特异性烯醇化酶相比,proGRP 的灵敏性更高,特异性更强。然而单一标志物检测始终存在特异性不强、阳性率较低等不足,临床上常与神经元特异性烯醇化酶联合检测。

3.驱动基因检测

SOX 基因家族成员不仅在 SCLC 中存在众多突变,而且存在基因扩增(27%),SOX2 蛋白的过表达还与 SCLC 的临床分期相关,下调细胞中 SOX2 的表达可以抑制 SOX2 高表达型 SCLC 的生长,因此进一步证实了 SOX2 在 SCLC 种系生存中的重要作用。FGFR1 另外一项来自德国的 Martin Peifer 等则对 SCLC 的 SNP（63 例）、外显子组（29 例）、基因组（2 例）和转录组（15 例）进行了测序。整合了众多的结果后,发现 FGFR1 基因存在明显扩增现象,提示 FGFR 抑制剂可能会使具有该基因型的患者受益。TP53 及 RB1 突变仍然是 SCLC 中最重要的基因突变类型,SLIT$_2$ 和 EPHA7 等其他突变可能与 SCLC 的高度侵袭性特性相关,PTEN 的基因突变可能是未来治疗的靶点之一。CREBBP、EP300 和 MLL 这些参与组蛋白修饰的基因存在频发突变,通过进一步的功能性研究,研究者认为组蛋白修饰在 SCLC 中发挥了重要作用。日本研究者在今年 ASCO 会议上公布了亚洲 SCLC 的全基因组分析结果显示:93.6% 的肿瘤中检测到 TP53、RB1 和 MYC 家族,突变频率分别为 76.6%,42.6% 和 12.8%。该研究也再次证明了近来报道的一些新的驱动基因:PTEN（4.3%）、CREBBP（4.3%）、EP300（4.3%）、SLIT$_2$（4.3%）、MLL（4.3%）、CCNE1（8.5%）和 SOX2（2.1%）。

4.X 射线检查

小细胞肺癌以中央型占绝大多数。中央型小细胞肺癌的 X 射线片表现为肺门单纯大肿块,或大肿块伴有阻塞性病变为主。肿块很醒目,为圆形或卵圆形,边界清楚。如伴有小叶性肺炎或肺不张,边界毛糙或有小斑片状阴影。周围型小细胞肺癌 X 射线片主要表现为分叶状肿块,边缘均有有长短不一的毛刺,密度多为中等以上,均匀一致,一般无钙化、空洞或密度减小区。早期常伴有转移。

5.CT 检查

CT 是目前诊断小细胞肺癌常用的有效方法之一,具有较高的空间分辨率,其多平面重建(multiple plane resconrction,MPR)技术从不同的角度观察肺部病变的形态、密度、边缘情况,并在计算机上进行支气管重建,进而了解病变与支气管、纵隔的关系,因此在研究肺部病变,特别是在研究多发于肺门区的中央型未分化小细胞肺癌方面有明显技术优势。小细胞肺癌 CT 上常表现为肺门肿块影和/或纵隔块影,受累支气管管腔狭窄,管壁增厚,远端可有阻塞性肺炎,坏死少见。肿瘤常有轻至中度强化。小细胞肺癌常常转移到纵隔淋巴结,上腔静脉后、主动脉弓下及隆突下的肿大淋巴结常见,并会形成上腔静脉受挤压征象。远处转移及肿瘤长轴与受累支气管走行相同有一定的提示作用。

6.PET-CT

小细胞肺癌细胞生长分数高,倍增时间短,侵袭力强,较早出现远处转移。PET-CT 提供功能和解剖相结合的图像,能精确区分肿瘤的边缘、大小、形态及与周围毗邻的关系,而且对区域淋巴结转移以及全身远处器官的转移(包括骨骼、脑、肾上腺、肝等)可以从不同的断面和角度进行观察,从而对小细胞肺癌早期诊断、临床分期、鉴别肿瘤的复发与坏死、指导制定治疗方案、疗效评价以及肿瘤放疗的精确定位等方面均有重要的临床应用价值。

7.普通电子支气管镜

支气管镜对诊断、确定病变范围、明确手术指征与方式有帮助。小细胞肺癌的镜下主要表现分为四型:①管内增生型,即支气管内有菜花样、结节样、息肉样新生物生长。②管壁浸润型,即支气管黏膜充血、水肿、增厚、糜烂等,管腔狭窄。③管腔外压型,即气管或支气管受压变形,黏膜表面正常。④混合型:即同时有前面3种中2种以上表现。普通电子支气管镜可见支气管内病变,刷检的诊断率达92%,活检的诊断率可达93%。经支气管镜肺活检可提高周围型小细胞肺癌的诊断率。对于直径大于4 cm的病变,诊断率可达50%～80%。但对于直径小于2 cm的病变,诊断率仅20%左右。由于是盲检,可能需要多次活检才能获得诊断。同时检查过程中可出现喉痉挛、气胸、低氧血症和出血。

8.自发荧光支气管镜

自发荧光支气管镜(autofluorescence bronchoscopy,AFB)是利用细胞自发性荧光和电脑图像分析技术相结合的产物。原位癌和早期浸润癌等病变在蓝光照射下可发出轻微的红色荧光,而正常组织则发出绿光,从而达到区别早期癌变组织与正常组织的目的。选择红染最明显的部位进行取材,便于提高检测结果的准确性。国外报道AFB对于诊断早期小细胞肺癌或癌前病变的敏感性较普通白光支气管镜(white light bronchoscope,WLB)提高25%～47%,而特异性则比WLB低7%～18%。但是AFB检查也存在一定的局限性:同WLB一样,无法检查到细支气管分支,不适用周围型小细胞肺癌的早期诊断;特异性不强,在出现支气管黏膜炎症、炎性肉芽肿、瘢痕组织、黏膜损伤等情况下,局部也会表现为红色荧光,极易与癌前病变、原位癌、浸润癌相混淆。然而,随着荧光支气管镜在小细胞肺癌诊断过程中的广泛应用及对小细胞肺癌发展过程中不同组织病理阶段荧光强度的量化,其在小细胞肺癌的早期诊断、明确病变范围、评估局部癌变的程度中将发挥更大的价值。

9.纵隔镜检查

纵隔镜检查是一种对纵隔淋巴结进行评价和取活检的创伤性检查手段。它有利于肿瘤的诊断及TNM分期。小细胞肺癌较早出现纵隔淋巴结转移,在传统的纵隔淋巴结定性检查方法中,纵隔镜是公认的"金标准"。但其诊断费用高及创伤较大,涉及淋巴结区域多局限于N2/N3各组,且重复检查极为困难。因此,这一技术在国内目前尚未得到大规模的开展和应用。

10.支气管超声引导针吸活检

支气管超声引导针吸活检(endobronchial ultrasoundguided transbronchial needle aspiration,EBUS-TBNA),以其操作简单、微创、涉及纵隔淋巴结区域广、可重复强的优势,在肺癌分期中逐渐得到广泛应用,已经在一定程度上有取代纵隔镜检查这一传统"金标准"分期方法的趋势。EBUS-TBNA有助于更好地穿透支气管壁(由于存在活检管道,TBNA穿刺针形成向前的成角),可以显示淋巴结内穿刺针的确切位置,并可见周围血管,特别是肺门和低位气管旁区域的血管,大大提高了活检的安全性及准确性。EBUS-TBNA尤其适用于中央型小细胞肺癌及纵隔淋巴结转移者。

11.病理活检

病理活检是小细胞肺癌诊断的"金标准"。根据WHO分类方案,可以把小细胞肺癌分为燕麦细胞癌和中间型小细胞肺癌。燕麦细胞癌:癌细胞体积比淋巴细胞稍大(2～3倍),常以大小不等的群体形式出现,细胞间排列松散,核形不整,核内染色质非常丰富,呈细颗粒状,不透明,很少见到明确的核仁。另可见到核固缩。胞浆很少(或无),常呈嗜碱性,偶尔可见嗜酸性胞浆。在病灶刷片中,由于核的破碎常可见到核内物质形成的条纹。中间型小细胞肺癌:与上型相比,中间型小细胞肺癌的瘤细胞体积较大,部分病例中瘤细胞有清晰的胞浆,有嗜酸性,瘤细胞单一,核不规则,染色质呈泡状、粗糙颗粒状,很少见到核固缩及核内物质形成的条纹。

(二)临床诊断

根据临床症状、体征,且符合下列之一者可作为临床诊断(可疑诊断)。

中央型 X 现表现为肺门或纵隔边界清楚肿块,密度均匀,多呈分叶状,少数表现为肺门结构不清;CT 表现为以肺门、纵隔肿块为主,单、双侧肺门均可,难以分辨原发灶和肺门、纵隔淋巴结转移。周围型 X 射线表现为病灶呈结节状或肿块状,可有分叶,边缘光滑或有毛刺,均有深分叶或短毛刺;CT 表现肺实质内肿块或以结节状为主要表现,均有深分叶或切迹,伴或不伴肺门及纵隔淋巴结肿大。

肺癌高危人群,有咳嗽或痰血,胸部 X 射线检查发现局限性病变,经积极抗炎或抗结核治疗(2～4周)无效或病变增大。

节段性肺炎在 2～3 个月内发展成为肺叶不张,或肺叶不张短期内发展成为全肺不张。

短期内出现无其他原因的一侧增长性血性胸腔积液,或一侧多量血性胸腔积液同时伴肺不张者或胸膜结节状改变。

胸片发现肺部肿物,伴有肺门或纵隔淋巴结肿大,并出现上腔静脉阻塞、喉返神经麻痹等症状,或伴有远处转移表现。

单纯临床诊断肺癌病例不宜做放疗、化疗,也不提倡进行试验性放疗、化疗。

(三)确诊

以下任何一种情况均可确定诊断:经细胞学或组织病理学检查证实为小细胞肺癌。肺部病变可疑为小细胞肺癌,经过痰细胞学检查,支气管镜检查,淋巴结活检术、胸腔积液细胞学检查,胸腔镜、纵隔镜活检或开胸活检明确诊断。对痰细胞学检查阳性者建议排除鼻腔、口腔、鼻咽、喉、食管等处的恶性肿瘤。肺部病变可疑为小细胞肺癌,肺外病变经活检或细胞学检查明确为转移性小细胞肺癌。

四、鉴别诊断

(一)非小细胞肺癌(大细胞癌或基底细胞样鳞状细胞癌)

小细胞肺癌与大细胞癌或基底细胞样鳞状细胞癌有很多相似之处,它们之间的区别之处为组织病理学特征不同。小细胞肺癌癌细胞小而呈短梭形或淋巴细胞样,胞浆少,形似裸核。癌细胞密集成群排列,由结缔组织加以分隔,有时癌细胞围绕小血管排列成团。大细胞肺癌细胞较大,呈多角形,胞质嗜酸,核为多形,核仁较明显,核分裂象多见,常见大面积坏死。免疫组化染色,神经内分泌标记为阳性,电镜下可见神经内分泌颗粒。基底细胞样鳞状细胞癌瘤组织主要由基底样细胞组成,瘤细胞小,胞质少,核大深染,核仁清楚,核分裂易见;基底样细胞组成不规则实性巢,小叶状呈分层结构,其周边细胞呈栅栏状排列,癌巢可见灶性坏死。

(二)恶性淋巴瘤

主要病变在纵隔的恶性淋巴瘤,易与中心型肺癌或小细胞未分化癌肺门纵隔淋巴结转移相混淆,有时鉴别较困难。恶性淋巴瘤常为双侧性,可有发热等症状,支气管刺激症状不明显,反复查痰均为阴性。恶性淋巴瘤 CT 表现多为双上纵隔增宽,边缘呈"波浪状"或分叶状,一般无钙化。对放疗敏感。

(三)肺炎

大约有 1/4 的肺癌早期以肺炎的形式出现。发生在肺段或肺叶支气管腔内的肿瘤,常引起肺段或肺叶的支气管的狭窄,导致阻塞性的肺炎发生。对起病缓慢、症状轻微、抗炎治疗效果不佳或反复发生在同一部位的肺炎应高度警惕,特别是对那些有长期吸烟史的高危人群,更应百倍警惕。在抗炎治疗的同时,要反复进行痰液细胞学检查,同时可以检测肿瘤标记物(如 CEA、CA125)、做支气管镜检查进行鉴别。

(四)肺结核

1.肺结核球

肺结核球多见于年轻患者,病灶多见于结核好发部位,如肺上叶尖后段和下叶背段。一般无症状,病灶边界清楚,密度大,可有包膜。有时含钙化点,周围有纤维结节状病灶,多年不变。

2.肺门淋巴结结核

其易与中央型小细胞肺癌相混淆,多见于儿童、青年,多有发热,盗汗等结核中毒症状。结核菌素实验常为阳性,抗结核治疗有效。肺癌多见于中年以上成人,病灶发展快,呼吸道症状比较明显,抗结核治疗无效。

(五)肺部其他肿瘤

1.肺部良性肿瘤

有时需鉴别肺部良性肿瘤(如错构瘤、纤维瘤、软骨瘤)与周围型肺癌。一般肺部良性肿瘤病程较长,生长缓慢,临床大多没有症状。X 射线片上呈现为类圆形块影,密度均匀,可有钙化点。轮廓整齐,多无分叶。

2.支气管腺瘤

支气管腺瘤是一种低度恶性的肿瘤。发病年龄比肺癌轻,多见于女性。临床表现与肺癌相似,有刺激性咳嗽、反复咯血,X 射线片表现可有阻塞性肺炎或有段或叶的局限性肺不张,断层片可见管腔内软组织影,纤维支气管镜可发现表面光滑的肿瘤。

(六)肺脓肿

原发性肺脓肿一般起病急,中毒症状明显,常有突发的寒战、高热,反复咳嗽,咳大量有明显恶臭味的脓性痰液。留置的痰液呈明显的三层分布。在普通 X 射线胸片上表现为薄壁空洞,内常见液平,肿块周围有炎性病变。而癌性空洞一般为不规则的厚壁空洞,肿块呈分叶状,边界清楚。

(七)神经内分泌肿瘤(类癌和大细胞神经内分泌癌)

(1)类癌特征性的组织学特点为形态一致的瘤细胞呈器官样生长,有中等嗜酸性,有细颗粒状胞浆,核染色质为细颗粒状。类癌的组织学模式包括梭形细胞、小梁状、栅栏状、菊形团样、乳头样、硬化乳头样、腺样和滤泡样。也可出现不常见的细胞学特征,如嗜酸细胞样、腺泡细胞样、印戒细胞、丰富黏液或黑色素细胞样特征。

(2)大细胞神经内分泌癌是一种高级别非小细胞神经内分泌癌,符合以下标准:①神经内分泌形态:器官样,栅栏状、小梁状或菊形团样生长模式。②非小细胞的细胞学特征:体积大,为多角形,核浆比低,有粗糙或泡状核染色质,常有核仁。③有高核分裂率(≥11/2 mm²),平均

60/2 mm^2。④常见坏死。⑤免疫组化神经内分泌标记至少一个阳性,或电镜观察有神经内分泌颗粒。类癌属于组织学上低级别的肿瘤,表现为核分裂率和增殖率低,小细胞肺癌与和大细胞神经内分泌癌的核分裂率高,坏死广泛。

(八)肺原发性恶性黑色素瘤

肺原发性恶性黑色素瘤(primary malignant melanoma of the lung,PMML)较罕见,多见于老年人,患者大多有吸烟史。临床上 PMML 多由于咳嗽、胸痛或体检时被发现。肿块呈侵袭性生长,发展快,预后差,而且身体其他部位发生的恶性黑色素瘤也易发生肺转移。临床上对肺部肿块穿刺活检显微镜下易误诊为小细胞肺癌,但临床治疗效果较小细胞肺癌差,病情进展迅速。肺原发性恶性黑色素瘤的镜下特点为肿瘤细胞可呈弥漫状或片状分布于大片坏死组织中,形态不一,以多边形为主,呈巢状结构。细胞异型性明显,细胞质丰富,略呈嗜酸性,细胞核大,部分细胞核位于一侧,形似印戒细胞,胞核呈多形性,以椭圆形为主,病理性核分裂象易见。核仁大,亦呈嗜酸性。细胞间及细胞质内可见大量的黑色素颗粒,残存肺泡上皮增生活跃。一定要鉴别组织黑色素沉着与肺色素沉着。在诊断困难时,进行免疫组化辅助检查 S-100 蛋白、HMB-45、melan A 及酪氨酸酶等有助于确定诊断。

(九)乳腺或前列腺转移癌

肺内原发肿瘤跟转移瘤的鉴别要点是肺内原发病灶摄取^{18}F-FDG 水平明显升高,SUV 明显大于 2.5。CT 可见肺癌的相应改变。而转移瘤摄取^{18}F-FDG 可不增多,且为多发。CT 可见转移瘤的相应改变。更为重要的是:全身扫描可以观察到其他部位有无原发性肿瘤。转移瘤往往体积较小,呈圆形,与周围组织界限清楚;往往是多发,有多个小病灶;常分布于所转移器官的表面;组织学与原发瘤是完全一致的。

(十)肺非霍奇金淋巴瘤(non-hodgkins Iymphoma,NHL)

小细胞肺癌具有神经内分泌器官样巢状结构,NHL 的瘤细胞更弥漫、均一,不具有特异性结构;小细胞肺癌瘤细胞排列更为密集,形态更为多样,NHL 的瘤细胞形态较均一;小细胞肺癌呈大片状广泛坏死,血管壁嗜碱性,NHL 没有此改变;临床上小细胞肺癌发展迅速,很快发生远处转移,NHL 发展较慢,多无远处转移;小细胞肺癌以角蛋白和神经内分泌抗体呈阳性;NHL淋巴细胞标记抗体呈阳性。

五、小细胞肺癌的影像学检查及表现

小细胞肺癌的明确诊断依靠病理学检查,但是影像学检查贯穿于病变的诊断及治疗的全过程,为病变的形态学诊断、临床分期、疗效判定以及治疗方法的选择提供可靠的依据。目前常规 X 射线检查及 CT 检查仍然是对 SCLC 首选的检查方法。但是随着计算机技术、微电子技术及数字技术的迅速发展,大量的新兴成像技术及图像处理技术进入了医学领域,比如超声、MRI、PET-CT。这些现代影像检查技术极大地丰富了形态学诊断信息的领域和层次,实现了诊断信息的数字化,也极大提高了 SCLC 的诊断水平,并在其诊断与治疗中发挥越来越大的作用。

(一)检查方法

1.常规 X 射线检查

(1)胸部透视:胸部透视是最基本的胸部影像学检查方法。它是利用X 射线的穿透作用照射人体胸部,同时利用荧光作用使其在荧光屏上显示图像,以达到诊断胸部疾病的目的。胸部透视的优点是方法简单、费用低廉、在检查中可以通过多个转动体位多角度观察病变、短时期内就可得出诊断,并可以动态观察膈肌运动情况、肺部病灶形态的变化及心脏搏动情况。缺点是病变在荧光屏上的空间分辨率和密度分辨率不如平片,并且不能留下病变的永久记录,也不便于动态记录和会诊,另外透视时患者接受的 X 射线辐射剂量较大。目前在大多数医院胸部透视作为平片的补充检查手段。

(2)胸部摄影:胸部摄影是胸部疾病影像学检查应用最广泛的检查技术,也是最基本的检查方法。原理是利用 X 射线的穿透作用,照射人体胸部,并利用感光效应将通过人体后的衰减 X 射线潜像投射到感光胶片、成像板或 X 射线探测器上,再经过冲洗胶片或读取成像板及 X 射线探测器数据信息,从而得到胸部图像。这种直接用 X 射线照射人体照出的照片也称为 X 射线平片。它的优点是操作简便,成像清晰,空间分辨率高,能清晰地显示肺部细微病变,并且可以留下记录便于对比复查及会诊。缺点是密度分辨率低,得到的是前后重叠的二维影像,对于心影后及被横膈遮挡的病灶常需要做互相垂直的两个方位摄影,比如胸部正位、侧位。

胸部摄影技术的发展经历了传统 X 射线摄影及数字化 X 射线摄影 2 个阶段。传统 X 射线摄影一直以来停留在普通胶片成像水平上,以胶片作为成像介质,胶片感光后必须经过暗室做定影处理,操作烦琐、复杂,且胶片只能一次曝光,如果投照电压及电流选择不当极易造成图像失真,增加废片率及重照率。另外胶片量越来越多,存在保存难、占空间、资料查询速度慢等缺点,已经不能适应社会变革及医学科技发展。工业信息技术尤其是计算机技术与医学影像学技术结合,开创了一个以计算机数字化成像为特征的现代医学影像技术时代。数字化 X 射线摄影包括计算机 X 射线摄影(computed radiography,CR)和数字 X 射线摄影(digital radiography,DR)。

CR 是 X 射线摄取的影像信息记录在影像板上,取代传统的屏胶系统,经读取装置读取,由计算机计算出一个数字化图像,再经数字/模拟转换器转换,于荧屏上显示出灰阶图像。CR 系统没有改变 X 射线摄影原有设备、工作流程和诊断模式,只是提供一种先进的影像处理技术,从而提高影像质量。CR 系统摄影明显优于传统 X 射线摄影,其良好的成像质量和照片所含信息量、曝光量少和宽容度较大的照射条件等因素,可以将所得到的信息按诊断要求进行视觉上在处理,并为影像的保存和高效的检索提供可能性。

数字 X 射线摄影(DR)的发明依赖于 20 世纪 90 年代中期半导体技术、大规模集成电路、计算机技术、光电技术的突破性进展,特别是数字平板探测器的应用,解决了 X 射线的转换、数字化、空间分辨率、时间响应、信噪比等问题,实现了 X 射线的直接数字化成像。DR 与 CR 的相同点是将模拟 X 射线信息,转化成数字信息,其图像显示、储存方式、后处理方式相同。不同点在于 X 射线的采集、影像的转换方式。CR 采用含荧光物质的影像板,接收 X 射线信息,在激光激励下将模拟信息转换为紫外光,并被光电倍增管转换为电信号,再数字化后形成数字影像。DR 采用线式扫描技术,探测器与管球呈等速移动,管球以平面扇形 X 射线束,穿越介质到达线阵探测器,探测器接收到信息后直接转换成数字信号,经计算机处理后形成数字影像。DR 系统空间分辨率及密度分辨率均高于 CR,其胸部图像的空间分辨率可达到 2560×3072,可满足大部分诊断需要。另外图像的动态范围可达到 14dB 以上,线性度在 1% 范围内,大大优于传统 X 射线胶片。

2.CT 检查

(1)成像原理:CT 是 Hounsfield 于 1969 年设计成功,1971 年问世并应用于临床的。CT 不同于 X 射线平片,它利用 X 射线束对人体某一部位一定厚度的层面进行扫描,由探测器接收透过该层面的 X 射线,转变为可见光后,由光电转换器变为电信号,再经模拟/数字转换器

(analog/digital converter)转为数字,输入计算机。图像形成的处理有如将选定层面分成若干个体积相同的长方体,称为体素(voxel)。X射线穿过每个体素时都会有不同程度的吸收,可以通过数学方法计算出不同的吸收系数或衰减系数,把这些吸收系数再排列成数字矩阵(digital matrix),经过数字/模型转换器把数字矩阵中的每个数字转为由黑到白不等灰度的小方块,即像素(pixel),并按矩阵排列,即构成CT图像。CT图像代表的是人体某一横断层面的二维图像,不存在前后组织重叠投影的限制,其密度分辨率也较普通X射线平片有较大提高,从普通X射线的5%的密度分辨率提高到0.25%。目前它是胸部影像学检查最重要的检查方法。

(2)CT设备的发展进程:自1971年CT扫描仪问世以来,从普通CT发展到现代多排螺旋CT,经历了5代机型,分代的主要依据是采集几何学方式或扫描运动方式,两者的意义相同。主要涉及X射线管和探测器的运动方式、探测器的数目和排列方式以及由此产生投影几何学特征等。第一、二代CT机均为平移旋转式,探测器数目少,扫描时间长,图像质量差,现已淘汰。第三代CT机为旋转-旋转式,探测器达数百至上千,扫描时与X射线管同步旋转。第四代机为旋转固定式,探测器一般在1000以上甚至数千固定排列于扫描孔一周,扫描时仅X射线管旋转。三、四代机均为20世纪70年代中、后期产品,扫描时间有所缩短,成像质量有所提高,能进行除心脏检查以外的全身检查。第五代机为20世纪80年代初发展起来的电子束扫描机,由电子枪和钨靶环取代了机械性旋转的X射线管,扫描时间达0.05秒,又称超速CT,可行心脏检查,但价格昂贵,难以普及。

20世纪80年代末至90年代初产生了滑环CT机,在滑环技术基础上又出现了螺旋CT,X射线管与探测器的关系为旋转固定式,但可以同时进行容积扫描。CT扫描时,扫描机架旋转360度,检查床匀速单向移动,同时X射线曝光联系采集数据。螺旋CT是一种通过连续扫描方式采集螺旋状容积数据的新技术,是CT成像技术的一次革命性飞跃。螺旋CT根据探测器的数量分为单排螺旋CT及多排螺旋CT,目前探测器最多的机型为日本东芝320,它由320个0.5mm等宽探测器排列成探测器阵列,管球旋转一周可得到320层0.5mm图像,扫描覆盖范围到16cm。现代CT在扫描速度上也有了急速提升,美国GE16排螺旋CT扫描仪进行全身CT检查约25秒时间,而东芝320在10秒内即可完成检查。另外现代CT与传统CT最大的区别是现代CT可以对图像进行任意的重建和重组。当CT通过扫描得到原始数据,该数据一般被用来重建横断面图像,这一过程称为重建。另外CT的图像还可以用其他形式显示,如多平面重组、三维容积重建、最大密度投影。这些图像的形式采用可CT横断面的图像信息,被称为图像重组。重建和重组的区别是前者采用了原始扫描数据,而后者则是采用了横断面的图像数据。

(3)胸部CT的检查方法如下。

常规CT扫描:常规CT扫描又称平扫,它的含义是按照定位片所定义的扫描范围逐层扫描,直至完成一个或数个器官、部位的扫描。常规扫描可以采用序列扫描(逐层扫描)或是容积扫描(螺旋扫描)。胸部扫描应注意以下几个方面:①定位准确:扫描范围应包括肺尖至双侧肾上腺水平。②采用屏气扫描:呼吸运动对图像影响较大,屏气扫描可以有效地避免呼吸运动伪影。可以采用吸气后扫描或呼气后扫描,屏气时间大约15秒,扫描前进行呼吸训练多数人都能做到。③一般采取仰卧位,头先进,双臂上举,以减少双臂产生伪影。扫描方式采用容积扫描,以利于图像的重组与重建。

对比增强扫描:对比剂增强检查是经静脉注入水溶性有机碘剂,然后再行CT扫描的方法。血管内注入碘剂后,器官与病变内碘的浓度可产生差别,形成密度差,可能使病变显影更为清楚。

临床应用的主要目的在于：①发现平扫不能发现的病灶或更好地显示病变，以利于定位和定量诊断。②显示病变的强化特征以利于定性或鉴别诊断。③显示血管病变。增强 CT 的主要方法有静脉滴注法、团注法、团注动态增强扫描、经动脉血管造影等。

高分辨 CT 扫描：高分辨 CT 扫描的定义是采用较薄的扫描层厚和采用高分辨率图像重建算法所进行的一种扫描方式。这种扫描技术可以提高图像的空间分辨率，是常规扫描的一种补充。高分辨力 CT 要求 CT 扫描仪固有空间分辨率小于 0.5 mm，选择 1～1.5 mm 层厚，矩阵用 512×512。高分辨率 CT 由于分辨率高，受部分容积效应影响小，可以清晰地显示微小组织结构，对结节内部结构和边缘结构显示更加清晰。在肺部主要应用于弥漫性病变、间质性病变和肺结节性疾病的诊断。

CT 血管成像（CT angiography，CTA）：CTA 是容积 CT 采集技术与计算机三维重建图像处理技术结合的产物，成像原理是利用 CT 容积扫描技术，采集流经血管内腔的对比剂信息作为原始图像，并利用计算机对原始图像进行三维重建，最终得到血管图像。包括两个步骤，即采集对比剂高峰值时相的血管影像容积数据和利用计算机三维图像处理软件对这些源影像进行图像后处理。

CTA 技术方便、安全、无创伤，可以同时显示扫描区域的动脉、静脉、软组织及病灶的变化。血管显示真实性好，图像质量稳定，可以三维显示血管结构，并可以显示管壁钙化斑块，可以应用于全身的血管检查，具有极高的临床应用价值及诊断价值。在胸部主要应用于大动脉炎症、血管变异的显示、各种动脉瘤及动脉栓塞及狭窄性疾病。在小细胞肺癌患者中主要应用于肺门及纵隔肿块对纵隔血管侵犯情况的显示及对动脉内是否存在瘤栓进行评估。

CT 仿真内镜：CT 仿真内镜（CT virtual endoscopy，CTVE）是螺旋 CT 应用方面的一个重要进展。它是通过一系列螺旋 CT 扫描的容积数据与计算机图像重建的虚拟现实结合，如管腔导航技术或漫游技术即可以模拟支气管内镜的检查全过程。

CT 仿真内镜与纤维支气管镜检查相比是一种无创性的检查方法，在检查过程中没有任何痛苦，几秒钟即可完成检查。可以显示段及亚段支气管。对于一些由于支气管腔闭塞和狭窄而导致纤维支气管镜无法通过的患者，仿真内镜可以从病灶远端来观察病变。除了可以观察管腔内病灶外，它可以多方位显示管腔外的解剖结构，且对壁外肿瘤精确定位、确定范围。但是仿真内镜不能进行病灶活检，对于黏膜炎症疾病显示欠佳，无法观察黏膜下病变。

CT 仿真内镜主要应用在：①显示小儿或成人的先天性和后天性支气管病变。②发现气道狭窄并追寻原因。③为气管、支气管狭窄置放内支架做术前定位、术后复查。④可为气道受阻、气管镜检查失败者或气管镜检查禁忌患者检查。⑤代替纤维支气管镜对肿瘤患者术后放疗化疗及介入治疗后随访。

（4）CT 检查在肺癌诊断中的应用：随着 CT 技术的发展，对早期发现肺癌及术前明确诊断机会越来越大，影像学的肿瘤分期越来越接近病理改变。目前 CT 是影像学无创性肺癌诊断最有效、最特异的方法，CT 对肺癌的诊断价值主要在四个方面：①病变存在的诊断。②病变定位诊断。③病变定性诊断。④肿瘤分期诊断。其对肺癌的诊断有以下作用：①CT 可查出痰细胞学检查阳性而 X 射线胸片及纤维支气管镜检查阴性者的肺部原发癌。②了解肺门、纵隔淋巴结肿大情况以及肺癌累及的范围。③CT 可查出常规胸片难以发现的肿瘤，如心脏阴影后、脊柱旁的肿瘤。④可在 CT 引导下行经皮穿刺肺肿块做组织病理学诊断。⑤可发现心脏的累及和极少量的恶性胸腔积液。⑥做出术前的病期评定及手术切除的估价。

3.MRI 检查

MRI 是利用原子核在强磁场内发生共振所产生的信号经计算机重建而获得图像的检查技术。在胸部疾病诊断中 MRI 应用较少,常作为 CT 的补充检查。近年来随着 MRI 设备及检查技术的提高,MRI 已逐渐用于胸部疾病,特别是纵隔及心血管疾病的诊断。

(1)MRI 的图像特点。

多参数、多序列成像:不同器官组织包括正常组织与病变组织具有不同的 T_1 弛豫时间、T_2 弛豫时间和 Pd 质子密度,在 MRI 图像上则表现为不同灰度的黑白影。也由此形成了多种成像序列,包括 T_1 图像、T_2 图像、质子密度图像、抑脂图像和抑水图像等。这样,一个层面就有 3～5 种图像。因此,MRI 检查是多参数、多序列成像。不同组织在不同序列图像上灰度不同,比如经典 SE 序列上,水在 T_1 图像为低信号,在 T_2 图像为高信号;脂肪均匀呈高信号,在脂肪抑制序列均呈低信号影;淋巴与肌肉呈等信号;纵隔血管因流空效应呈低信号影。

多方位成像:MRI 可以获得人体横断面、矢状面、冠状面及任意方向断面图像,是真正的三维定位。

流动效应:流动的血液、脑脊液内的质子在 SE 序列 90°射频脉冲的作用下,均受到脉冲的激发。终止脉冲后,接受该层面信号时,血管内血液被激发的质子离开受检层面,接收不到信号,这一现象称为流空现象。流空现象使血管腔不使用对比剂就可以显影,成为均匀黑影,这也是MRA 检查的成像基础。纵隔内大血管丰富,流空现象使其不用对比剂就可清晰地显示,从而发现纵隔或血管内病变,这也是 MRI 应用于胸部检查最大的优势。

质子弛豫效应与对比剂增强:一些顺磁性物质使局部产生磁场,可缩短周围质子弛豫时间,此现象为质子弛豫效应。这一效应使 MRI 可以进行增强检查。图像增强代表血管丰富或血-脑屏障遭受破坏。

MRI 检查的缺点:MRI 检查有许多优势但也存在缺点,成像时间长;多参数成像对于图像判读比较复杂;对钙化显示不如 CT,显示骨变化不够清晰;容易受到运动伪影、金属伪影干扰;禁忌证较多,带有心脏起搏器、眼球金属异物或体内有铁磁性金属植入物的患者禁止检查。

(2)MRI 检查在肺癌诊断中的价值。

对于肺癌的诊断 MRI 检查是 CT 诊断的重要补充,能够提供重要的诊断价值。因为 MRI有良好的软组织对比度、流空效应,所以在下列情况下可以考虑选择 MRI 检查:①怀疑肺癌累及心脏大血管。②需要了解肺尖部的肿瘤有无手术指征及周围组织受累情况。③需要了解纵隔型肺癌与心脏大血管的关系。④MRI 可明确区分肺肿瘤块或结节与肺不张和阻塞性肺炎。肺癌并发肺不张和阻塞性肺炎时,其 T_1WI 信号相似,不易区别,但由于阻塞性肺炎、肺不张含水量明显高于肺肿瘤块或结节,T_2WI 信号呈高信号,显示长 T_2 改变,可明确肿块范围。⑤对于碘过敏或因其他原因不能行 CT 增强检查者,MRI 无须对比剂帮助,能充分显示肺门、纵隔内解剖结构,提示周围结构是否受侵犯肺门或纵隔是否有淋巴结转移。由于 MRI 任意平面扫描和对水信号的敏感,是 CT 所无法比拟的,可对临床诊断提供许多信息,为临床治疗提供准确依据。

(二)影像表现

肺癌的影像表现与其生长部位及生长方式密切相关,不同的发生部位及生长方式都会使肿块本身及其周围组织结构产生不同的影像表现。按照肺癌的发生部位可以分为三型:①中心型,指发生在段以上支气管的肺癌。②周围型,指发生在肺段支气管以下的肺癌。③细支气管肺癌,指发生在细支气管或肺泡上皮的肺癌。

中央型肺癌可以有以下几种生长方式。①腔内型:肿瘤向管腔内生长,形成息肉样或菜花样肿块,并可沿支气管腔铸型,逐渐引起远侧肺组织的阻塞性改变。②管壁型:肿瘤沿支气管壁浸润生长,使支气管壁不均匀增厚,管腔狭窄变形,并造成支气管阻塞。③腔外型:肿瘤穿透支气管壁向外生长,在肺内形成肿块。周围型肺癌由于发生在段以上支气管,可以很容易穿透管壁侵入肺内,形成不规则肿块。细支气管肺泡癌初期可以沿肺泡壁生长,形成结节状肿块,后期可以经支气管及淋巴管播散形成斑片状或粟粒状结节影。

小细胞肺癌组织学类型属于神经内分泌肿瘤,恶性程度极高,多数患者发现时已经存在肺门、纵隔淋巴结转移或远处脏器转移。国内外医学数据表明,在小细胞肺癌内,中央型肺癌占70％～85％,周围型占15％～30％,以肺内结节就诊者仅占2％～4％。肿物多在黏膜下沿支气管树生长,相应管壁增厚,管腔呈鼠尾状狭窄。病变可以沿支气管树呈多方向生长,而并不局限于一处引起阻塞性改变。增大融合的肺门及纵隔淋巴结可以包绕压迫邻近支气管,引起阻塞性炎症、不张或压迫邻近脏器产生相应症状。

1.中心型小细胞肺癌的影像表现

(1)X射线表现:早期局限病变局限于支气管黏膜内,X射线平片可以无异常表现。随着疾病进展,主要表现为:①肺门及纵隔肿块。肿块多较大,多累及多个肺叶,而很少仅局限于一个肺叶形成肿块。主要是由于小细胞肺癌病变多在黏膜下沿支气管树生长,相应管壁增厚,并沿支气管周围形成不规则肿块,管腔截断或呈鼠尾状狭窄。多数病变发现时就有肺门及纵隔淋巴结转移,与肺门肿块融合形成较大的肿块。另一部分患者仅表现为支气管壁增厚、管腔狭窄,肺门肿块主要由肺门和纵隔肿大的淋巴结融合而成。X射线表现为肺门增大、纵隔增宽、肺门角变形或消失。肿块呈类圆形或不规则形致密影,边缘可见分叶及放射状毛刺影,邻近胸膜向肿块凹陷。肿块密度常均匀,很少出现空洞及坏死,这也是与纵隔型非小细胞肺癌的重要区别。②病变侧肺组织阻塞性改变,包括阻塞性过度充气与肺气肿、阻塞性炎症及肺不张。阻塞性过度充气是由于管腔狭窄而未完全阻塞,吸气时气体可以进入阻塞远端的肺组织,而呼气时气体不能完全排出,导致肺泡的过度膨胀,严重的可以导致肺泡壁的破裂。X射线表现为肺组织透光度增强,肺纹理稀疏、分散。肺泡壁的破裂可以表现为肺气肿和肺大疱。气道严重狭窄时,吸气时进入远侧肺组织的气体逐渐减少,而且肺内产生的分泌物排出受阻,继发感染,导致肺内出现阻塞性炎症。X射线表现为肺组织实变,即沿叶段分布的斑片状高密度影边界常不清晰,局部肺叶可以萎缩。实变肺组织可以夹杂含气肺组织,并可出现含气支气管征象。气道完全闭塞,远侧肺组织完全实变不张。不张肺组织表现为沿叶、段分布或累及一侧肺组织的均匀、致密的高密度影,边界常清晰、锐利。不张肺组织与肺门膨出肿物融合,形成反"s"征。③病变侧胸廓塌陷,肋间隙变窄,纵隔、气管、胸膜及膈肌移位。肿块累及一侧肺或多个肺叶时常导致一侧肺组织或多个肺叶实变不张,从而导致患侧肺组织胸廓塌陷,肋间隙变窄,纵隔气管常向患侧移位。水平裂及斜裂多向患侧移位,双下肺不张可以导致膈肌上移。④健侧肺组织代偿性过度充气。由于纵隔及气管移位,健侧胸腔体积增大,肺组织出现代偿性过度充气。X射线表现为肺透光度增强,纹理稀疏,并可出现肺气肿及肺大疱。

(2)CT表现:胸部病变的CT表现是病变病理改变在轴位CT影像的直接反映。

CT对于中心型肺癌的诊断较X射线具有较多优势。主要表现在:①可以发现仅累及支气管壁的早期病变。②能发现隐蔽部位的肿块。③CT具有较高的密度分辨率,可以发现肿块内的液化、坏死、钙化等。④能清晰地显示病灶边缘形态及临近组织的侵犯情况。⑤可以通过增强检查观察病变强化程度及区分与纵隔血管的关系。

中心型小细胞肺癌的 CT 主要表现为：①支气管壁增厚，管腔狭窄。正常支气管壁厚度均匀，走形规则，1～3 mm。肿瘤浸润时可以清晰地显示管壁不均匀增厚，管腔狭窄变形，多呈鼠尾状，增强检查增厚的管壁常不均匀强化。病灶常累及多个叶、段支气管，这与小细胞肺癌病变多在黏膜下沿支气管树生长的特点有关。②肺门肿块。肺门肿块表现为分叶状或不规则状，包绕邻近支气管，支气管开口截断或呈杯口状、鼠尾状狭窄。肿块多呈软组织密度与胸壁肌肉密度相近，增强检查肿块多呈中、高度强化，强化不均匀。③肺内阻塞性改变。主要表现为阻塞性炎症及肺不张。阻塞性炎症表现为肺内斑片状高密度影，边界不清，发生肺不张时则表现为均匀致密度影，边缘较光整。增强检查不张肺组织常均匀强化，强化程度超过肺门肿块。④肺门及纵隔淋巴结转移。CT 可以准确地显示肺门及纵隔肿大淋巴结，纵隔及肺门淋巴结短径超过 1.5 cm 常提示转移的可能，淋巴结常融合成团，大小不等，强化不均匀，较大淋巴结融合后压迫、侵犯邻近组织。⑤侵犯纵隔结构。小细胞肺癌穿破支气管壁常直接侵犯纵隔结构，表现为瘤体与纵隔结构间的脂肪间隙消失，瘤体直接与纵隔结构相连，浸润纵隔结构。侵犯血管时表现为血管壁增厚，腔内可见瘤栓形成，瘤栓在血管腔内形成低密度充盈缺损，增强检查不均匀强化。

（3）MRI 表现：MRI 检查对于中心型小细胞肺癌的诊断具有一定优势，主要得益于 MRI 检查具有良好的软组织对比度、纵隔大血管的流空效应和气管、支气管内气体的无信号表现。①支气管壁侵犯及肺内阻塞性改变，正常支气管管腔在 MRI 图像上呈均匀的条形或圆形无信号改变，由近侧向远侧逐渐变细。管壁表现为等信号影，管壁光整，粗细均匀。肺癌侵犯支气管壁或腔内肿块时，MRI 表现为支气管壁增厚，粗细不均匀，管腔有一定程度的狭窄或完全截断。T_1 图像上表现为类似肌肉的中等信号，而 T_2 图像呈略高信号，信号不均匀。弥散成像呈略高信号。T_1 增强检查病变管壁及肿物不均匀强化。对于肺内的阻塞性炎症或不张的肺组织，T_1 信号常略低于肿瘤组织，而 T_2 信号则高于肿瘤组织，实变的肺组织信号常较肿瘤组织信号均匀。②在 MRI 图像上肺门肿块在 T_1 图像上表现为中等信号，而在 T_2 图像上呈略高信号。肿块内部信号多不均匀，如果伴有坏死，则坏死组织在 T_1 图像上信号低于肿瘤组织，在 T_2 图像上高于肿瘤组织。如果伴有出血，则在 T_1 图像上信号高于肿瘤组织，在 T_2 图像上略高于肿瘤组织或因为含铁血红素沉着而表现为低信号影。肿块边缘多不光整，呈分叶状或不规则形，可见多个尖角。肿块与周围组织界限多不清晰，尤其是对肺门的大血管及纵隔胸膜，常常侵犯、包绕。肺门及纵隔的大血管在 MRI 图像上由于血液的流空效应呈低信号影，血管壁光整，呈等信号影，粗细均匀，血管周围及胸膜下常有高信号脂肪影。当血管或纵隔胸膜受侵犯时，高信号带消失，肿块与血管或胸膜接触面不光滑，可以表现为血管壁或胸膜增厚，管腔狭窄变形。当血管内出现瘤栓时，血管腔内出现中等信号的软组织影。③纵隔淋巴结转移，MRI 对肺门及纵隔淋巴结的显示优于 CT。T_1 像表现为大小不等的结节状中等信号影，T_2 像及弥散像呈高信号。病灶常融合而形成较大肿块，包绕纵隔血管及其他组织。增强检查病灶明显强化。

2.周围型小细胞肺癌的影像表现

周围型小细胞肺癌在小细胞肺癌中比例较小，影像表现呈多样性，无特异性影像表现。根据大小及影像特点大致可以分成肺内结节型、肺内肿块型及肺叶实变型。周围型肺癌的大小可以为 5～10 cm。一般以 3 cm 作为区分肺内结节或肿块的指标。大多数研究者认为结节型小细胞肺癌是肺癌的早期阶段，在 X 射线平片及 CT 上表现为结节状高密度影，边缘模糊，无特征性改变，很难做出诊断，一般依靠手术或密切随访得出结论。MRI 检查肺内结节在 T_1 图像呈中等信号,T_2图像呈略高信号影,边缘较光整,信号较均匀。肺内肿块型在周围型小细胞肺肿瘤中最常见,形态多呈分叶状或类圆形,边缘多数较光整,很少见到毛刺影及胸膜凹陷表现,这一点是与肺小细胞肺癌的主要区别点。组织学显示小细胞肺癌的肿瘤细胞由大量小细胞组成,组织松散,在肺泡的外围呈簇状或巢状聚集生长,病灶内部缺乏纤维组织,可能是这一影像特点的主要原因。肿块内密度较均匀,空洞及钙化少见。医科院肿瘤医院文献报道,该院300多例患者无一例空洞病例,但该医院2010—2014年陆续发现3例周围型肺癌出现空洞。小细胞肺癌细胞能够沿通过血管支气管束、间质间隙和胸膜扩散至淋巴系统,并且具有高度的血管侵袭性,所以在肿块周围常见斑片状模糊影,这也是很早就出现肺门及纵隔淋巴结转移的原因。MRI肺内肿块在T_1图像呈中等信号,T_2图像呈略高信号影,弥散成像呈略高信号影。肺叶实变型较少见,主要表现肺叶内大片状边缘模糊的实变影,可以累及一个或多个肺叶,其内可见残存的肺组织及囊状透光区,多数可见支气管气像。充气的支气管走行相对自然,管腔基本完整,并与相应的叶段支气管相通。肺叶实变型SCLC的肺内病变常需与包括SCLC及NSCLC在内的中央型肺癌、肺炎、细支气管肺泡癌区别。其鉴别要点是中央型肺癌可见段及段以上支气管狭窄或截断改变,相关肺叶或肺段可见肺不张或阻塞性肺炎征象。而肺叶实变型SCLC支气管管腔较为通畅,亦无明显肺不张征象,增强扫描可见肺内病变整体的不均匀强化。病变进展可能致叶段支气管受侵或肺门纵隔淋巴结压迫出现肺不张改变。此时二者影像鉴别困难,肺部病变活检可能有助于鉴别。肺炎可有较明显的临床症状及白细胞增多,抗炎后可见病灶吸收好转。细支气管肺泡癌起源于细支气管上皮细胞或肺泡上皮细胞,纵隔血管较少受侵。

六、小细胞肺癌常用化疗药物介绍

(一)传统化疗药

20世纪70年代开始,环磷酰胺(cyclophosphamide,CTX),多柔比星,长春新碱(vincristine,VCR)等细胞毒药物联合方案是治疗小细胞肺癌的主要方案。20世纪80年代后,依托泊苷(etoposide,VP-16)联合顺铂(cisplatin,DDP)或卡铂(carboplatin,CBP)被证实治疗各期小细胞肺癌均有显著疗效,目前仍是小细胞肺癌标准一线化疗方案。

1.环磷酰胺

环磷酰胺是20世纪50年代人工合成的一种烷化剂,是一种广谱抗肿瘤药物,为细胞周期非特性药物,化学结构上归属氮芥类。环磷酰胺是一种前体药物,在体外无活性,进入体内主要通过需要肝脏微粒体酶活化,变为活性型的磷酰胺氮芥而起作用。其作用机制与氮芥相似,与DNA发生交叉联结,抑制DNA的合成,也可干扰RNA的功能,对多种肿瘤有抑制作用。环磷酰胺口服易吸收,迅速分布全身,约1小时后达血浆峰浓度,在肝脏转化释出磷酰胺氮芥,其代谢产物约50%与蛋白质结合。静脉注射后血浆半衰期3~11小时,48小时内经肾脏排出50%~70%,其中68%为代谢产物,32%为原形。其代谢产物丙烯醛对尿路有刺激性,大剂量应用时应水化、利尿,同时给予尿路保护剂美司钠。

2.多柔比星

多柔比星(doxorubicin)又称阿霉素(adriamycin,ADM),是一种糖苷抗生素,其抗瘤谱广,对乏氧细胞也有效。主要作用机制是直接嵌入DNA碱基对之间,干扰转录过程,阻止mRNA的形成,起到抗肿瘤作用。它既抑制DNA的合成又抑制RNA的合成,所以对细胞周期各阶段均有作用,为一种细胞周期非特异性药物。此外,多柔比星还可导致自由基的生成,能与金属离子结合,与细胞膜结合。自由基的形成与心脏毒性有关。进入体内的多柔比星,很快从血浆中清除,沉积于组织。该药可引起心脏毒性,轻者表现为心电图室上性心动过速、室性期前收缩及ST-T改变,重者可出现心肌炎而发生心力衰竭,与所用总剂量相关,大多发生于为超过 $450\sim550\ mg/m^2$。

3.长春新碱

长春新碱是一种生物碱,从夹竹桃科植物提取。在细胞有丝分裂期通过与微管蛋白结合而影响纺锤体微管的形成,使有丝分裂在中期停止。另外长春新碱也干扰蛋白质代谢及抑制 RNA多聚酶的活力,抑制细胞膜类脂质的合成和氨基酸在细胞膜上的转运。大剂量时对 S 期细胞也有杀伤作用;长春新碱对移植性肿瘤的抑制作用大于长春碱,且抗瘤谱广。长春新碱在神经组织分布较其他组织多,因此神经系统毒性较突出,多在用药 3~6 周出现,有的患者可有运动障碍;骨髓抑制和胃肠道反应较轻,亦有局部刺激作用如药液外漏可引起局部组织坏死。

4.依托泊苷

依托泊苷为细胞周期特异性抗肿瘤药物,作用于 DNA 拓扑异构酶Ⅱ,形成药物-酶-DNA稳定的可逆性复合物,使得拓扑异构酶Ⅱ的复合物在 DNA 链断裂之后稳定化,并且阻碍 DNA 连接酶的工作,导致 DNA 的破坏。肿瘤细胞的细胞分裂比正常细胞更频繁,因此更依赖这种酶,且对 DNA 的破坏更敏感。因此,导致了 DNA 复制发生错误并引起癌细胞的凋亡。其剂量限制性毒性是骨髓抑制,此外还有低血压、胃肠道反应等不良反应。依托泊苷用于治疗小细胞肺癌患者,根据给药方法或患者特点的不同,单药有效率为 15%~82%,口服给药与静脉给药疗效稍有不同。改药与其他药物联合大大提高了其有效率,该药与铂类联合仍然是治疗各期 SCLC 的标准一线方案。

5.铂类

铂类主要是顺铂及卡铂。顺铂即顺氯氨铂,属于无机金属-铂的络合物,属于细胞周期非特异性药物,具有细胞毒性。顺铂进入肿瘤细胞后,水解为双羟双氨铂,与 DNA 交叉联结,从而抑制癌细胞的 DNA 复制过程,并损伤癌细胞的细胞膜结构。主要不良反应是导致肾毒性及高频率听力障碍,大剂量或连续用药可致严重而持久的肾毒性。卡铂的抗瘤谱及抗瘤活性与顺铂相似,但水溶性较好,抗恶性肿瘤活性较强,能与 DNA 结合,形成交叉键,破坏了 DNA 的功能,使其不能复制,也是细胞周期非特异性药物;与顺铂相比,消化道毒性及肾毒性较低,但骨髓毒性较强。

6.异环磷酰胺

异环磷酰胺(ifosfamide,IFO)为氮芥类抗癌药,其活性代谢产物可通过与癌细胞 DNA 和RNA 交叉连接,干扰二者功能而产生细胞毒作用,IFO 还具有抑制蛋白质合成作用,属于细胞周期非特异性药物。异环磷酰胺是环磷酰胺的同分异构体,虽在化学结构上差异微小,但其药效学和药动学则有明显不同,环磷酰胺的抗癌作用是浓度依赖性的,而异环磷酰胺则主要是时间依赖性的,在一定浓度下维持的时间决定了它的抗癌效应。其抗癌作用具有累积性,而其毒副作用却因分次给药而降低。异环磷酰胺的血浆半衰期是 15.2 小时,大约是环磷酰胺血浆半衰期的2倍。据此,分次给药的方案已成功地应用于临床,提高了抗肿瘤疗效以及患者的耐受性。其主要毒性反应是骨髓抑制和出血性膀胱炎。异环磷酰胺的代谢产物丙烯醛导致的出血性膀胱炎有剂量限制性毒性,通常在用药后数小时或数天内发生,表现为镜下或肉眼血尿,伴有尿路刺激征。因此使用异环磷酰胺时必须给予美司钠保护膀胱及尿路。

（二）第三代化疗药

已被证实对 SCLC 有活性的第三代化疗药有紫杉类、吉西他滨、喜树碱等。这些细胞毒药物单药治疗小细胞肺癌的疗效在 15％～76％，其中紫杉醇、伊立替康、拓扑替康和氨柔比星的有效率均大于 30％。

1.紫杉类

紫杉类这类药来自太平洋紫杉的提取物，代表性的有 2 个药物：紫杉醇（taxol，TAX）和多西他赛（docetaxel，DOX）。它们的抗肿瘤作用机制是抗微管分裂。微管是细胞分裂中纺锤体组成部分，在细胞分裂中起了关键作用。它还具有其他功能，如维持细胞的形态、运动，细胞内物质的传递。紫杉类药除了有抗肿瘤作用外，在低浓度与放疗合用时，有放射增敏作用。其放射增敏作用与放射的时机有关，当紫杉类药导致细胞在 G2/M 期阻滞最明显时，放射增敏作用最强。

（1）紫杉醇：从太平洋西北岸的短叶紫杉树及红豆杉植物的树皮中提取的有效成分，能特异地结合到细胞微小管的 β 位，导致微管聚合成团块和束状，使其稳定，从而使细胞不能分裂。紫杉醇的主要不良反应是骨髓抑制、过敏、神经毒性、心脏毒性及关节肌肉酸痛等。紫杉醇用于 SCLC 的临床研究已开展，美国北中部肿瘤协作组用其治疗 37 例广泛期 SCLC，有效率为 41％。

（2）多西他赛：是由植物 Taxusbaccata 针叶中提取巴卡丁并经半合成改造而成，其基本结构和紫杉醇相似，但来源较容易，水溶性较好。多西他赛可与游离的微管蛋白结合，促进微管蛋白装配成稳定的微管，同时抑制其解聚，导致丧失了正常功能的微管束的产生和微管的固定，从而抑制细胞的有丝分裂。其与微管的结合不改变原丝的数目，这一点与目前临床应用的大多数纺锤体毒性药物不同。该药的主要不良反应是白细胞减少、变态反应和体液潴留。

2.拓扑异构酶 I 抑制剂

这些药物在美国国立癌症研究所（National Cancer Institute，NCI）天然药物筛选过程中被发现。拓扑异构酶与 RNA 的转录，DNA 的复制、修复和基因的重组有关，因而这类药物干扰了细胞的分裂。主要的药物为伊立替康（irinotecan，CPT-11）和拓扑替康。

（1）伊立替康：是半合成水溶性喜树碱类衍生物，是 DNA 拓扑异构酶 I 的特异性抑制剂。伊立替康及其活性代谢产物 SN-38，可诱导单链 DNA 损伤，从而阻断 DNA 复制叉，同时也能抑制 RNA 合成，由此产生细胞毒作用，呈时间依赖性，并特异性作用于 S 期。伊立替康的药代动力学为二或三房室模型，中位半衰期为 12 小时，稳态时的分布容积为 168 L/m²，总体清除率为 15 L/(m² · h)，大约有 65％的伊立替康与血浆蛋白结合，伊立替康与其代谢产物 SN-38 的曲线下面积随剂量的增加而升高，SN-38 的细胞毒性是伊立替康的 100～1 000 倍，95％的 SN-38 与血浆蛋白结合。伊立替康主要在肝脏代谢，经胆汁和尿液排泄。主要的剂量限制性毒性为延迟性腹泻和中性粒细胞减少。延迟性腹泻多发生在用药后五天，严重者可导致患者死亡。一旦发生，需要及时抗腹泻治疗。研究发现葡萄糖醛酸转移酶（UGT₁A1）参与伊立替康体内代谢，而UGT₁A1 启动子区域的多态性能够预测伊立替康导致的腹泻，而 UGT₁A1 * 28 与中性粒细胞减少的发生有关，在 UGT₁A1 * 28 等位基因纯合子突变患者中，该酶活性下降，会导致毒性增加，导致中性粒细胞减少症的发生率升高。伊立替康治疗 SCLC 的临床研究主要在日本进行，用 100 mg/m²，90 分钟内滴注，每周 1 次的方法治疗了 16 例既往化疗过的 SCLC，有效率达到 47％，中位有效时间 2 个月。

（2）拓扑替康：是半合成水溶性喜树碱类似物，为拓扑异构酶I抑制剂，与拓扑异构酶I-DNA 复合物通过共价键稳定结合，使两条 DNA 链分开，导致细胞凋亡或者死亡。拓扑替康属于 S 期特异性药物,是广谱的抗肿瘤药物。血浆半衰期大约为 3 小时,具有高组织摄取、分布,低蛋白结合的特点。其化学结构依赖于一个内酯环,通过水解的作用,形成生物活性内酯,也能够通过血-脑屏障。主要经肾脏排泄,肾功能异常时,需要调整剂量,而在肝功能异常的患者中其药代动力学没有改变。拓扑替康的主要不良反应是中性粒细胞和血小板减少,少见的有呕吐、皮疹、腹泻、脱发和贫血。欧洲肿瘤协作组进行的 Ⅱ 期临床试验,研究了拓扑替康单药对难治和敏感 SCLC 的二线治疗疗效,拓扑替康为每天 $1.5\sim2.0$ mg/m^2,连续 5 天,每 3 周重复,难治组(n=47)有一人获得 CR,2 人 PR,总的有效率为 6.7%,中位生存时间 4.7 个月,而在化疗敏感组(n=45)中有 6 人 CR,11 人 PR,总有效率为 37.8%,中位生存时间 6.7 个月。拓扑替康单药与 CAV 方案治疗复发性 SCLC,缓解率和中位疾病进展时间无显著性差异,中位生存期亦相似;对血液系统和非血液系统的毒性相似。但肿瘤相关症状的改善率,包括声嘶、呼吸困难、乏力、食欲缺乏、日常活动障碍,拓扑替康单药显著优于 CAV 方案。一项 Ⅲ 期临床研究比较了口服与静脉应用拓扑替康治疗一线治疗失败的小细胞肺癌的疗效,入组 309 人,在意向性治疗人群中,口服拓扑替康组(n=153)有效率为 18.3%,静脉应用拓扑替康组(n=151)的有效率为 21.9%,中位生存时间分布是33.0 周和 35.0 周,1 年分别为 32.6% 和 12.4%,2 年生存率分别为 29.2% 和 7.1%。

(3)贝洛替康:一种新的水溶性喜树碱类似物,是一种拓扑异构酶 Ⅰ 抑制剂。其抑制拓扑异构酶 Ⅰ 的活性是拓扑替康和喜树碱的 3 倍左右。最大耐受剂量是 0.7 mg/(m^2·d),连用 5 天,每 3 周一次,剂量限制毒性为中性粒细胞减少。临床前研究显示在体内及体外对 6 种人类肿瘤的抑瘤效率均强于伊立替康和拓扑替康。近期一项亚组 Ⅱ 期临床研究结果显示贝洛替康单药治疗广泛期 SCLC(包括 20% 的初治患者、80% 的复发耐药患者),有效率高达 63.6%。贝洛替康联合顺铂一线治疗广泛期小细胞肺癌的一项 Ⅱ 研究,在意向治疗人群的有效率为 73.8%,在可评价人群的有效率为 83.9%,中位无进展生存时间为 6.9 个月,中位总生存期为 11.2 个月。最常见的3 级以上毒性为中性粒细胞减少(90.2%)、血小板减少(63.4%)、贫血(34.1%)。

3.吉西他滨

吉西他滨是一种脱氧核苷酸类似物抗代谢物抗癌药,在细胞内磷酸化为双氟胞嘧啶核苷三磷酸,终止 DNA 的延伸以及竞争性抑制 DNA 聚合酶和核苷酸还原酶的活性。吉西他滨及其代谢产物主要经肾脏排泄。主要剂量限制毒性为骨髓抑制。单药剂量 1 000 mg/m^2,每周 1 次,连续 3 周,每 4 周重复,用于治疗耐药 SCLC,总体有效率为 13%(6%~27%),中位生存时间是17 周。

4.氨柔比星

氨柔比星是第三代蒽环类药物、拓扑异构酶 Ⅱ 抑制剂。氨柔比星和其主要代谢产物氨柔比星醇,通过抑制 DNA 拓扑异构酶 Ⅱ 的活性而抑制肿瘤细胞增殖。与多柔比星相比,氨柔比星能够更广泛地诱导 DNA-蛋白质形成和双链 DNA 断裂。氨柔比星在体内主要通过肝脏的羧基还原酶、NADPH 依赖的 P540 还原酶和 NADPH 依赖的醌氧化还原酶代谢,通过胆汁、尿及粪便排泄。最大耐受剂量为 130 mg/m^2,骨髓抑制是其剂量限制毒性,心脏毒性是蒽环类药物的另一剂量限制毒性,而在动物实验中氨柔比星几乎没有出现延迟性心脏毒性,而且也并不加重心肌损伤,与多柔比星相比心脏毒性轻微。应用氨柔比星后主要表现为 QT 间期和 ST-T 的改变。早在临床前的研究工作中,氨柔比星就表现了比传统蒽环霉素类药物有更佳的抗癌活性。对小细胞肺癌的有效率高达 75.8%(其中完全缓解率为 9.1%)。日本的一项治疗复发难治 SCLC 的Ⅱ 期临床试验中,氨柔比星在原发耐药及化疗敏感患者中的客观有效率分别为 50% 和 52%,总生存期分别为 10.3 个月及 11.6 个月,一年生存率分别为 43％和 46％。而与顺铂联合一线治疗 SCLC 的有效率达到 87.8％,其主要毒副作用为骨髓抑制。

5.吡铂

吡铂是一种针对铂类耐药设计的顺铂类似物。最大耐受剂量是 150 mg/m², 中性粒细胞减少和血小板减少是其剂量限制毒性,在体内呈线性药代动力学特征。在一个纳入77名受试者的铂类耐药 SCLC 患者的临床研究中,临床获益率达到 47％。一个全球性的Ⅲ期临床研究结果显示,吡铂联合最佳支持治疗(BSC)对于既往含铂方案化疗在 6 个月内进展的400 例SCLC 患者,与单纯 BSC 相比,中位生存期(median survival time,MST)分别为 21 周及 20 周,客观有效率仅为 4％。

6.洛铂

洛铂是第三代铂类药物,是两种非对映异构体以 1∶1 组成的混合物,与 DNA 通过共价键结合,抑制 DNA 的复制和转录,从而发挥抗肿瘤活性。静脉注射后,两种异构体药物浓度-时间曲线相同,血浆蛋白结合率为 25％,与第一代、第二代铂类相比水溶性强,更稳定,没有明显的耳毒性、肾毒性、神经毒性,其剂量限制性毒性为血小板减少,最低点发生在用药后大约两周,白细胞减少通常较血小板减少轻。

7.苯达莫司汀

苯达莫司汀是具有双功能基团的烷化剂,比传统的烷化剂能使 DNA 链断裂持续时间更长,且修复机制也和传统的烷基鸟嘌呤转移酶系统不同。两项德国的临床研究报道,苯达莫司汀单药治疗复发时间超过 60 天的 SCLC 患者,有效率为 29％,无进展生存期达到4 个月;而与卡铂联合治疗广泛期 SCLC 患者,有效率为 72.7％,无进展生存期 5.2 个月。

七、小细胞肺癌一线化疗

化疗是 SCLC 主要的治疗手段,而且治疗敏感,近期疗效较高。对 SCLC 的治疗有效的化疗药物包括:顺铂、依托泊苷、环磷酰胺、多柔比星、长春新碱、伊立替康、拓扑替康等,其单药有效率可达 80％~90％。既往大规模的随机临床研究结果表明,单药化疗患者的生存期明显短于联合化疗患者的生存期,联合化疗使小细胞肺癌的治疗取得革命性的转变。

(一)局限期 SCLC 的一线化疗

对在 20 世纪 80 年代前局限期小细胞肺癌多采用以环磷酰胺为基础的联合化疗方案,尤其是与多柔比星、长春新碱联用的 CAV 方案是当时治疗小细胞肺癌最早、疗效较好的标准方案之一。Sundstrom 等开展了一项针对局限期小细胞肺癌患者(LD-SCLC)的Ⅲ期临床研究,比较了 CAV[环磷酰胺(CTX)＋阿霉素(ADM)＋长春新碱(VCR)]方案和 EP(VP-16＋ DDP)方案的疗效,其中 CAV 组中位生存期为 9.7 个月,而 EP 组中位生存期为 14.5 个月,结果显示 EP 方案的有效率较高。而且应用 EP 方案化疗的 LD-SCLC 患者组显示出明显的生存优势。1985 年首次证实了 EP 方案是治疗 SCLC 有效的标准化疗方案。两项荟萃分析证实了 EP 方案为标准的一线治疗方案,其中一项荟萃分析表明含铂类药物的联合化疗方案较不含铂类药物的联合化疗方案具有明显的生存优势。欧洲肺癌工作组(ELCWP)另一项荟萃分析同样也证实了采用 EP 联合化疗方案的生存获益。20 世纪 90 年代开展的一项Ⅲ期随机临床研究表明,卡铂(carbolatin,CBP)联合依托泊苷(CE 方案)和 EP 方案在疾病缓解率及生存率之间并未显示出明显的差异,而且 CE 方案恶心、呕吐、神经毒性及超敏反应等发生率均明显低于 EP 方案。因此对于耐受性相对较差、一般状态欠佳的患者,可考虑 CBP 替代 DDP,从而在生存率和有效率无明显差异的前提下减少化疗药物毒副作用的发生。早在 2010 年,美国国家癌症综合网络(National Comprehensive Cancer Network,NCCN)的 SCLC 诊疗指南中推荐:4～6 周期的 EP 方案为 LD-SCLC 一线标准化疗方案。目前《NCCN 小细胞肺癌临床实践指南》及我国《原发性肺癌诊疗规范》中 EP 方案仍然是治疗小细胞肺癌的公认标准的一线方案。

Lee 等在 2007 年报道了一项临床研究:共纳入了 76 例应用 IP[伊立替康(irinotecan)＋顺铂(DDP)]方案治疗局限期 SCLC 的患者,应用 2 个周期 IP 方案化疗后,采用 2 周期的 EP 方案并同步放疗,其完全缓解率为 44.9％,总体有效率为 97.1％,MST 为 24.9 个月,一年生存率为 75.2％,两年生存率为 51.4％,而且无疾病进展生存期(progression free survival,无进展生存时间)为 11 个月。IP 和 EP 两种方案的主要毒副反应为骨髓造血功能抑制及腹泻,其中 IP 组患者骨髓造血功能抑制低于 EP 组,但腹泻发生率高于 EP 组。Jeong 等在 2010 年开展了一项 IP 方案治疗局限期 SCLC 的回顾性研究,该研究共 30 例患者入组,初始应用 IP 方案诱导化疗后,继续 IP 方案同步放疗,研究结果显示 MST 为 34.2 个月,其有效率达 100％,无进展生存时间为 11.6 个月,1 年生存率为 89.1％,2 年生存率为 60.9％。综上研究结果,初始 IP 方案化疗后,IP 方案同步放化疗,治疗局限期 SCLC 有效率较高,但需进一步开展前瞻性大规模的临床研究证实。

(二)广泛期 SCLC 的一线化疗

大多数 SCLC 患者在初诊时失去了根治性治疗机会,但是联合化疗仍是广泛期 SCLC 的有效治疗方法,可以改善症状,延长生存期。广泛期 SCLC 一线化疗缓解率为 40％～70％,中位生存期为 7～11 个月,两年生存率小于 5％。尽管初始化疗缓解率高,但多数完全缓解的患者在 3 个月内病情进展,远期疗效差。

一项欧洲肺癌工作组(European lung cancer working party,ELCWP)的荟萃分析显示了应用 EP 方案化疗具有生存获益。该荟萃分析共纳入了 36 项临床研究(n＝7 173),分析显示了不含依托泊苷方案生存期低于含依托泊苷方案,而含铂类但不含依托泊苷方案在生存上无明显改善。另一项荟萃分析结果显示:含铂方案与不含铂方案比较具有显著的生存获益。因此,EP 方案仍然是治疗广泛期 SCLC 标准的一线治疗方案。在临床应用中,为了减轻胃肠道反应、肾毒性和神经毒性,通常用 CBP 替代 DDP,但 CBP 的骨髓造血功能抑制风险较 DDP 大。因此,CBP 一般仅用于具有应用 DDP 禁忌证或不能耐受 DDP 的患者。有关研究者开展了在该方案的基础上的广泛期 SCLC 化疗的临床研究。Hermes 等在 2006 年开展了一项 Ⅲ 期临床研究用 EC 方案[依托泊苷(etoposide)＋卡铂(carboplatin)]与 IP 方案治疗广泛期 SCLC。此研究共入组了 210 例患者,其中 EP 组完全缓解例数为 17 例,IP 组完全缓解例数为 18 例。EP 组 MST 为 214 天,IP 组为 255 天,EP 组的一年生存率为 28％,IP 组为 35％,两组在血液学毒性方面的差异无统计学意义,其中 IP 组未出现不可耐受的腹泻。两组在生活质量改善方面无明显差异。国外研究者 Hanna 等在 2006 年开展了一项 Ⅲ 期临床研究,比较 EP 方案与伊立替康联合顺铂的 IP 方案在 SCLC 一线治疗中的疗效,结果表明两组的 MST 分别为 10.2 个月和 9.3 个月,一年生存率分别为 36％和 35％,两组间差异均无统计学意义,在改善晚期 SCLC 生存方面,IP 方案与 EP 方案相近,但 IP 方案在 Ⅲ～Ⅳ 级血液学毒性反应方面明显减少,可作为一线治疗的选择。Sgos 等在 2007 年进行了一项治疗广泛期 SCLC 的 Ⅱ 期临床研究,采用依立替康联合依托泊苷及卡铂方案,共纳入了 46 例患者,其中总有效率为 52.2％,MST 为 16.3 个月,一年生存率为

43.47％,结果显示使用该联合方案可改善广泛期 SCLC 的 MST 及一年生存率,其主要毒副反应是不同程度的腹泻。随后德国研究者 Schmittel 等在 2008 年开展了一项Ⅲ期临床研究:EC 方案与 IC 方案[伊立替康(irinotecan)＋卡铂(carboplatin)]方案治疗初治的广泛期 SCLC,共纳入了 8 个中心 216 例患者,两组无进展生存时间为 6 个月,EC 组 MST 为 9 个月,IC 组为 10 个月。EC 组有效率为 63％,而 IC 组为 62％,结果显示 EC 方案和 IC 方案在一线治疗广泛期 SCLC 有效率无明显差别,IC 方案主要毒副反应为腹泻,EC 方案的 3 级及以上的血小板下降和中性粒细胞下降较 IC 方案明显,因此《NCCN 小细胞肺癌临床实践指南》一线治疗方案中纳入了 IP 及 IC 方案。

Heigener 等开展了一项Ⅲ期临床研究,比较了 TP 方案[拓扑替康(topotecan)联合顺铂(DDP)]与 ED 方案一线治疗广泛期小细胞肺癌的差别。共纳入了 703 例 ECOG 评分为 1～2 分的患者。随机分为 TP 组(拓扑替康 1 mg/m² 静脉滴注,第 1～5 天,DDP 75 mg/m² 静脉滴注,第 5 天)和 ED 组(VP-16 100 mg/m² 静脉滴注,第 1～5 天,DDP 75 mg/m² 静脉滴注,第 1 天),每 21 天为一周期,至少接受 6 周期化疗。TP 和 ED 组 3/4 级血液性毒性:粒细胞下降 35.7％、35.8％,贫血 11.6％、4.8％,粒细胞减少性发热 2.0％、2.7％,脓毒血症 1.7％、1.2％,毒性相关死亡 5.2％、2.7％,输注红细胞 420 例、153 例。非血液学毒性无明显差异。该研究结论:在总生存期(over all survival,OS),疾病进展时间(time to progress,TTP),客观缓解率(overall response rate,ORR)方面 TP 方案不劣于 ED 方案,因此拓扑替康联合顺铂方案是一线治疗广泛期 SCLC 的一种选择。

对于广泛期小细胞肺癌一线治疗,也进行了很多其他联合化疗方案的临床研究,但均未取代标准治疗方案。培美曲塞二钠已被批准用于肺腺癌的一线治疗,但一项评价培美曲塞二钠联合卡铂方案治疗小细胞肺癌有效性的Ⅲ期临床研究结果显示:培美曲塞二钠联合卡铂组客观缓解率低于标准的依托泊苷联合顺铂方案组,而且总生存期劣于 EP 组。Chee CE 等也开展了一项验证培美曲塞二钠联合卡铂治疗广泛 SCLC 患者的有效性的Ⅱ期临床研究,且同时评价了该方案的耐受性。结果显示,尽管培美曲塞二钠联合卡铂方案的耐受性良好,但培美曲塞二钠联合卡铂方案并未作为广泛期 SCLC 患者有效的标准治疗方案。

Lee 等设计了一项非劣性试验研究,目的是观察 GC 方案[吉西他滨(gemcitabine)联合卡铂(carboplatin)]与 EP 方案在生存期、药物毒副反应及生活质量方面是否相似。研究结果表明 GC 方案与 EP 方案有相似的无疾病进展生存期和总生存期,且毒副反应可耐受。两种方案毒性反应差别在于:GC 方案 3 和 4 级的血液学毒性发生率较 EP 组明显高,而 EP 组 2 级和 3 级恶心及脱发的发生率较 GC 组高,而且尤其是对小细胞和非小细胞混合型患者来说,GC 方案具有良好的有效性。二药联合方案一线治疗小细胞肺癌具有较高的近期缓解率,三药联合是否会增加疗效? Charpidou A 等开展了一项Ⅱ期临床研究,目的是探索三药联合方案在增加治疗的有效率、改善生存率方面是否具有优势。该研究应用依托泊苷、伊立替康及卡铂三药联合方案,纳入广泛期小细胞肺癌一线治疗的患者,依托泊苷 75 mg/m²,第 1～3 天静脉滴注,伊立替康 150 mg/m²,第 2 天静脉滴注,卡铂用量为按 AUC＝5 计算(AUC 为 area under curve)第 1 天静脉滴注,每 3 周重复,共应用 6 周期。该联合方案的完全缓解率为 18％,缓解率为 75％,中位总生存期为 12 个月(95％CI＝10.3～13.9CI 为 confidence interval,可信区间),中位疾病进展期为 8 个月(95％CI＝6.6～68.9),其中出现 3～4 级中性粒细胞下降的占 16.7％,出现血小板下降的占 1.9％,与毒性相关的死亡率为 3.7％。结果认为,依托泊苷、伊立替康及卡铂三药联合方案有效性和耐受性良好,推荐用于预后差的广泛期 SCLC 患者。Hoosier 肿瘤协作组开展了一项对照临床研究:应用异环磷酰胺联合 EP 的 IEP 方案与标准 EP 治疗方案进行比较,IEP 方案:异环磷酰胺 1.2 g/m² + 依托泊苷 75 mg/m² + 顺铂 20 mg/m²,第 1～4 天静脉滴注,每 3 周为 1 个周期,共完成 4 周期;EP 方案:依托泊苷 100 mg/m² + 顺铂 80 mg/m²,第 1～4 天静脉滴注,每 3 周为 1 周期,共 4 周期。IEP 组中位生存期 9 个月,而 EP 组中位生存期为 7.3 个月($P = 0.045$)。但该项研究结果尚未被重复性研究所确证,而且在有效性方面三药联合方案未显示出明显优势,并且增加了化疗药物所致的毒副作用。一项治疗 SCLC 的耐受性及有效性随机临床试验研究:紫杉醇联合 EP(TEP)三药联合方案与 EP 方案相比,TEP 三药联合组在生存方面未能显示出优势,而且三药联合方案的血液学和非血液学毒性明显增加,同时毒性相关的死亡率亦增加。

(三)老年 SCLC 患者一线化疗

Quoix 等进行一项老年 SCLC 患者应用依托泊苷联合卡铂化疗的有效性及耐受性的临床研究。初治的Ⅲb～Ⅳ期 70 岁以上的 SCLC 患者,应用 VP-16 100 mg/m²,第 1～3 天静脉滴注 + CBP(根据 Calvert 公式计算剂量)第 1 天静脉滴注。研究结果显示:中位生存期为 237 天,一年生存率为 26%。最常见的毒副作用是 3～4 级中性粒细胞下降,出现于 57% 的评估周期中。但是未观察到肝脏、肾脏毒性以及黏膜炎。曾有应用单药依托泊苷口服的方案代替 EP 方案的临床研究,目的是提高老年患者化疗的耐受性。但针对这一特殊人群的两项随机研究的结果显示,在存活期方面应用联合化疗的患者较单药组更长,而且在毒副反应方面联合化疗并未较单药组增加。因此,依托泊苷联合铂类仍然为老年 SCLC 患者的标准化疗方案,但对于无法耐受顺铂所致的毒副作用的患者,可考虑应用卡铂所替代。

(四)小细胞肺癌一线化疗进展

1.化疗药物治疗进展

除了传统的化疗药物以外,新药的出现也给 SCLC 的内科治疗带来了新的希望和选择。氨柔比星是其代表药之一,氨柔比星是第三代合成蒽环类类似物,是一种有效的拓扑异构酶Ⅱ抑制剂。在 2002 年日本批准了氨柔比星用于 SCLC 的治疗,西方人群临床研究结果也认为其在一线及二线治疗中未劣于目前标准的治疗方案。在日本开展了一项比较 IP 方案和 AP 方案[氨柔比星(amrubicin)联合顺铂(cisplatin)]一线治疗广泛期 SCLC 的疗效及不良的临床研究(JCOG0509 研究),但结果并未证明 AP 方案不劣于 IP 方案,因此 IP 方案仍然是广泛期小细胞肺癌的标准的一线化疗方案。在 2012 年的 ASCO 会议上,公布了一项Ⅲ期临床研究的结果,此研究比较了 AP 与 EP 方案一线治疗 ED-SCLC 的疗效。共纳入了 299 例患者,按 1∶1 的比例随机分为两组,149 例为 AP 组,150 例为 EP 组,其研究的主要终点是总生存期,次要终点为无进展生存时间、总体反应率、一般的安全性。该研究的两组之间的基线特征相近。AP 组的中位总生存期为 11.79 个月,EP 组的中位总生存期为 10.28 个月;AP 组中位无进展生存时间为 7.13 个月,而 EP 组为 6.37 个月,AP 组 ORR 为 69.8%,EP 组 ORR 为 57.3%。最常见的不良反应为≥3 级骨髓造血功能抑制(AP 组为 23.5%,EP 组为 21.3%)、中性粒细胞下降(AP 组为 54.4%,EP 组为 44%)、白细胞数下降(AP 组为 34.9%,EP 组为 19.3%)。研究结果认为对于 ED-SCLC 初治的患者,在总生存率、疾病控制率、毒性反应方面 AP 组并不亚于 EP 组。我们可以看出氨柔比星虽然是近年来最具有前景的新的化疗药物,但与传统化疗药物相比并未具有明显优势,因此需要寻找的氨柔比星获益人群,将会是我们未来的探讨方向。

洛铂是烷化剂类的第三代铂类细胞毒药物,其抑瘤作用与顺铂的抑瘤作用相似或较强,研究显示与顺铂没有交叉耐药,对顺铂有耐药性的细胞株,仍有一定的细胞毒作用,肾毒性较低,其毒副作用与卡铂相似。一项Ⅱ期洛铂联合依托泊苷方案治疗初治的广泛期 SCLC 的临床研究结果显示客观缓解率达到 92%,与 EP 方案比较的临床研究结果显示在 1 年生存率和中位 TTP 方面无明显差异。国内已经开展的一项比较洛铂联合依托泊苷方案与顺铂联合依托泊苷方案一线治疗广泛期 SCLC 的非劣效性、多中心临床研究已经入组结束,我们希望会有更多的临床数据指导 ED-SCLC 的一线治疗。

贝洛替康是近年来新研发的喜树碱类似物,Ⅱ期临床研究结果显示对治疗 SCLC 患者具有较好的活性。Lim 等人最新发表的一项Ⅱ期临床研究:贝洛替康联合顺铂方案一线治疗广泛期 SCLC,共纳入了 42 例患者,其中意向人群的 ORR 为 73.8%,可评价人群的 ORR 为 83.9%。中位无进展生存时间为 6.9 个月(95%CI 6.6~7.2 个月),中位总生存期为 11.2 个月(95%CI 9.9~12.5 个月),中位随访时间为 9.9 个月。其中 3 级以上血液学毒性包括中性粒细胞下降(90.2%),血小板下降(63.4%)和贫血(34.1%)。其中 16 例(39.0%)患者出现粒细胞减少性发热。4 例患者出现难治性肺炎,出现感染性休克死亡。该研究结果提示贝洛替康联合顺铂治疗广泛期 SCLC 有效,但是血液学毒性的发生率较高,我们在临床应用中应高度重视。因此应用贝洛替康联合顺铂治疗时我们需选择适合的患者,并注意不良反应的观察及处理。目前正在开展的贝洛替康联合顺铂方案对比 EP 方案的Ⅲ期临床研究(COMBAT 研究)结果可能会给我们带来更多有应用价值的启示,为 SCLC 患者治疗提供更多的选择。

沙戈匹隆(ZK219477,sagopilone)是目前新出现的第三代埃博霉素衍生物,已有研究证实沙戈匹隆对多种肿瘤具有较好的耐受性和疗效,而且具有可以通过血-脑屏障优势。德国研究者开展了一项Ⅰ期临床研究:应用沙戈匹隆联合顺铂治疗初治的广泛期 SCLC 患者,而且进入Ⅱ期研究剂量的 7 例患者中有 6 例患者获得客观缓解,研究结果认为沙戈匹隆联合顺铂方案一线治疗广泛期 SCLC 安全性好,但需开展Ⅱ期研究进一步评价其有效性。大部分抗肿瘤药物不能透过血-脑屏障,而且 SCLC 脑转移也是导致 SCLC 患者死亡的常见原因之一。因此对于脑转移的患者选择化疗药物是我们一大难题,而沙戈匹隆具有通过血-脑屏障的特点,其在未来临床研究中若能得到进一步证实,将会给脑转移的 SCLC 患者带来较好的更多的选择。

2.化疗联合分子靶向治疗

回望 SCLC 治疗的 30 年历程,我们可以看到其进展比较缓慢,其总生存期几乎没有什么改善。因此这就迫切需要我们寻找新的治疗方法。化疗联合靶向治疗是近年来肿瘤治疗研究的热点,使用抗血管生成药物(如贝伐单抗、西地尼布、沙利度胺、恩度),但均未提高疗效,改善患者无进展生存时间及总生存期。

3.化疗联合免疫靶向治疗

免疫靶向治疗是近期研究的热点,免疫系统控制肿瘤形成的能力及免疫疗法为癌症患者提供临床受益的可能性目前已经十分明确。p53 修饰腺病毒介导的树突细胞疫苗(INGN-225)可诱导 SCLC 产生明显的免疫应答,伊匹木单抗可调动特异性抗肿瘤免疫反应。CC-4047 是一种口服剂型的免疫调节剂,对促血管新生因子、VEGF 和碱性成纤维细胞生长因子(bFGF)起到一定的抑制作用。因此免疫靶向治疗可能为 SCLC 未来治疗的方向。

结语:回望全球研究现状及数据,除了以上针对靶点的转化性医学研究药物外,铂类药物、烷化类药物和抗代谢类药物(如培美曲塞二钠)的临床研究也在进行中。已经进行的Ⅱ、Ⅲ期 SCLC 转化性靶向、免疫靶向药物的临床研究将会给我们带来更多的有价值的结果。虽然针对

SCLC 的转化性研究的结果不尽如人意,但我们可以看到:①在抗肿瘤血管生成理论和基础研究的指引下,相关临床研究会越来越多,贝伐单抗与化疗/放疗联合已取得了初步的进展。会研发出更多的多靶点、小分子的血管生成抑制剂。重组人血管内皮抑素(恩度)是我国研发的抗肿瘤血管生成的新药,甚至沙利度胺也有老药新用结论。②mTOR 抑制剂、MMP 抑制剂、Bcl-2 抑制剂和 Kit 抑制剂,尽管在临床前结果具有较好的指导意义,但在临床应用中的疗效仍不满意,需进一步研究证实。③新型拓扑异构酶 II 抑制剂——氨柔比星和新型的喜树碱类似物——贝洛替康在亚洲已具有较好的临床应用前景,尤其是与铂类药物联合应用。④目前 SCLC 免疫靶向治疗研究处于初始阶段,ipilimumab 将会是最具有临床应用前景的免疫靶向药物,随着肿瘤免疫治疗研究的不断开展,肿瘤抗原、免疫佐剂和递呈系统的研究将越来越明确,免疫治疗也必将成为 SCLC 的治疗的方法之一。对于 SCLC 来说,今后仍需加强多学科综合治疗的应用;加强确认 SCLC 关键靶点或者驱动靶点;增加 SCLC 的研究团队培养。同时鉴于 SCLC 具有复杂的异质性及可能存在种族差异,今后仍需不断地寻找更多突破点。

八、小细胞肺癌二线化疗

小细胞肺癌是一个放化疗敏感的肿瘤,尽管一线化疗有很高的缓解率,但 80% 的局限期患者和几乎全部的广泛期患者在 1 年内复发或进展。20 余年来,小细胞肺癌的二线化疗并未取得明显的突破性进展,与这一现状相呼应的是,绝大多数小细胞肺癌二线化疗的临床研究为小样本、单臂临床试验,高级别的循证医学证据(如多中心、随机、对照的 II/III 期临床试验)很少见。

在早期,由于缺乏随机对照临床试验的研究结果,对于小细胞肺癌患者尤其是难治复发患者接受二线化疗是否优于最佳支持治疗,曾经有争议。2005 年,一项回顾性研究分析二线化疗与最佳支持治疗对小细胞肺癌患者总生存期的影响,共有 286 例患者纳入分析,其中 166 例患者接受二线化疗(EP 与 CEV 交替方案),120 例患者接受最佳支持治疗,在临床基线特征方面,最佳支持治疗组包含更多的 PS 评分低以及难治性复发患者。研究结果显示二线化疗患者总生存要显著优于最佳支持治疗,中位总生存时间分别为 5.5 个月和 2.2 个月,但在多因素分析中,只有复发时 PS 评分是独立的预后因素。到了 2006 年,O'Brien 等公布了口服拓扑替康与最佳支持治疗头对头比较的 III 期临床试验结果,这是历史上第一次以安慰剂作对照比较化疗与最佳支持治疗在小细胞肺癌二线治疗的 III 期随机临床试验,研究结果证实了化疗在小细胞肺癌二线治疗中能够改善患者的总生存期,这一研究结果奠定了化疗在小细胞肺癌二线治疗地位。

以往大量的临床数据表明:患者对一线化疗的治疗反应以及缓解时间的长短是影响二线化疗有效率的要素之一。因此,根据上述两个因素,复发可分为以下两种类型:①敏感复发:一线化疗有效,化疗结束后 2~3 个月病情出现进展。②难治复发:一线化疗无缓解或一线化疗有效但在化疗结束后 2~3 个月出现病情进展(目前在大部分临床试验中,将上述时间界定为 3 个月)。不同复发类型的患者二线化疗的总有效率及其预后明显不同,难治性复发患者接受二线化疗的总有效率往往不超过 15%,而敏感复发患者二线化疗的有效率可在 20%~30%。因此,在解读循证医学证据的时候,我们必须充分考虑到这个因素的影响。

本文在检索 Pubmed 数据库以及 ASCO、ESMO 会议数据的基础上,对目前小细胞肺癌二线化疗的现状及进展进行阐述。

(一)再次给予原治疗方案

早期一些小样本回顾性研究发现:对敏感复发的患者再次给予原治疗方案,仍可取得很好的近期疗效,而且在一线化疗结束后进展时间>6个月患者亚组中,优势更为明显,有效率高达50%~60%。Garassino等回顾性分析161例二线治疗的SCLC患者,其中121例患者为敏感复发,根据二线治疗方案的区别,将敏感复发患者分为原方案治疗组与更改方案治疗组,原方案治疗组与更改方案治疗组相比ORR、总生存期有延长趋势,ORR分别为34.5%和17.5%,$P=0.06$;mOS分别为9.2个月和5.8个月,$P=0.08$。但近期另外一项回顾性研究对这个治疗模式提出质疑,该研究共纳入65例敏感复发患者,其中19例患者二线给予初始化疗方案,与其他患者相比,两者总生存未见显著性差异,mOS分比为14.4个月和13.1个月,而在一线化疗结束后进展时间>6个月患者亚组中,更改化疗方案患者mOS达到26.9个月,高于初始方案治疗患者15.7个月,但差异无显著性。目前仍无法明确继续原治疗方案是否能够作为敏感复发患者的标准治疗,迄今为止没有一个随机对照临床试验对这一治疗模式进行评估。NCCN指南推荐在一线化疗结束后进展时间>6个月的患者中,可以考虑给予原一线化疗方案,同样,在临床试验中,对这一部分患者应该采用何种对照治疗模式,值得进一步探讨。

(二)单药在SCLC二线化疗的疗效

1.拓扑替康

拓扑替康是一种半合成的喜树碱类药物,主要通过抑制拓扑异构酶Ⅰ产生抗瘤效应。以往多项的Ⅱ期临床试验结果显示拓扑替康单药在小细胞肺癌二线治疗中具有一定的抗瘤活性。拓扑替康作为小细胞肺癌二线化疗标准方案的选择,主要是基于三项Ⅲ期临床试验的结果。第一项Ⅲ期临床试验的结果发表于1999年,比较单药拓扑替康静脉给药和CAV在小细胞肺癌二线治疗的疗效及安全性,入选标准之一是敏感复发患者(疾病进展在一线化疗结束后60天以上),其中疾病进展在一线化疗结束后6个月以上的患者接近50%,两组在主要研究终点ORR、总疗效持续时间以及次要研究终点无进展生存时间(progress-free survival,PFS)、总生存期均未见显著性差异,但拓扑替康对患者症状改善方面(呼吸困难、厌食、声音嘶哑、疲乏等)优于CAV方案。这一研究结果并不能奠定拓扑替康作为二线标准化疗方案的地位,也无法证实拓扑替康能给患者带来生存获益。2006年,O'Brien等公布了口服拓扑替康与最佳支持治疗头对头比较的Ⅲ期临床试验结果,这是历史上第一次以安慰剂为对照比较化疗与最佳支持治疗在小细胞肺癌二线治疗的Ⅲ期随机临床试验,研究结果证实了化疗在小细胞肺癌二线治疗中能够提高患者的总生存。入组患者包括敏感复发和耐药复发,两组难治性复发患者比例基本均衡(比例分别是58%和50%),拓扑替康组的总生存显著优于安慰剂组,mOS分别为6.0个月和3.2个月,$P=0.0104$,这种生存优势在不同年龄、ECOG评分、复发类型、分期等各个亚组中均得到体现,而且拓扑替康组患者可以获得更好的生活质量;2007年公布了第三个Ⅲ期临床试验结果,比较拓扑替康口服给药与静脉给药的疗效及安全性,研究结果提示两者的疗效相当,在毒副反应方面,口服给药腹泻发生率略高于静脉给药,血液学毒性基本一致,口服更为方便、简单。

拓扑替康治疗的毒副反应也不容忽视,主要毒副反应包括血液学毒性、腹泻(特别是口服制剂)以及疲乏感等,其中3/4度中性粒细胞减少的发生率为61%~88.5%,白细胞减少65.4%~86.5%,贫血22.6%~32.3%,血小板减少38%~57.6%。目前单药拓扑替康推荐的标准剂量为1.5 mg/m^2,第1~5天,21天重复,一些Ⅱ期临床试验研究表明提高拓扑替康的剂量强度并不能增强疗效,适当减轻剂量强度似乎也并不降低疗效,因此,在以老年患者为发病主体的小细胞肺癌二线治疗中,要充分考虑到拓扑替康的毒副反应,衡量利弊,必要时可以考虑适当降低剂量。

另外,从拓扑替康的Ⅱ/Ⅲ期临床试验结果中,我们可以看出在耐药复发患者中,拓扑替康的疗效并不令人满意,美国食品药品监督管理局也仅批准拓扑替康用于敏感复发患者的治疗用药。

2.氨柔比星

氨柔比星作为一种蒽环霉素类药物,但它与多柔比星有所区别。氨柔比星的作用机制和多柔比星略有不同,它是一种拓扑异构酶Ⅱ抑制剂,主要通过抑制拓扑异构酶Ⅱ的活性,最终导致DNA的断裂而抑制肿瘤细胞增殖。另外,氨柔比星的急性毒性与多柔比星相似,但氨柔比星却几乎没有延迟性心脏毒副反应。

在临床前研究工作中,氨柔比星就表现了比传统蒽环霉素类药物有更佳的抗癌活性。2006年前后,一些小样本的单臂Ⅱ期临床试验开始评估氨柔比星在小细胞肺癌二线治疗中的疗效及安全性,研究结果显示氨柔比星表现出良好的抗肿瘤活性,尤其在难治性复发患者中,有效率超过了20%,中位无进展生存时间为6.0～10.0个月。以往的研究多为日本研究者发起,入组患者主要为亚裔人群,Ettinger等对欧美患者二线接受氨柔比星治疗的疗效及安全性进行评价,入组患者均为耐药复发,75例患者中,ORR为21.3%,mPFS为3.2个月,mOS为6.0个月,进一步证实了氨柔比星在二线治疗中的疗效。

在看到良好的抗瘤活性的同时,氨柔比星的毒副反应也不可忽视,其常见的不良反应为血液学毒性和消化道反应。在早期的Ⅰ期临床试验研究中,氨柔比星的最大耐受剂量和推荐剂量分别为40 mg/m²、35 mg/m²剂量强度,Lgawa等研究表明氨柔比星二线、三线治疗小细胞肺癌的推荐剂量分别为40、35 mg/m²剂量强度。大多数小细胞肺癌患者为老年患者,但在临床试验中,往往将大于75岁的患者排除在外,因此,氨柔比星对这一部分患者的疗效及安全性仍缺乏足够的数据。一项回顾性研究分析氨柔比星单药二/三线治疗耐药复发的小细胞肺癌患者,其中年龄大于70岁的患者18例(中位年龄75岁,ECOG为0～1分),氨柔比星的剂量强度25 mg/m²第1～3天(2例)、30 mg/m²第1～3天(8例)、35 mg/m²第1～3天(8例),近期疗效显示:ORR为6/18,疾病控制率(disease control rate,DCR)为12/18(年龄大于70岁亚组),mPFS为2.9个月、mOS为5.1个月,一年生存率为76.1%,两年生存率为28.3%(总体)。在安全性方面,大于70岁的老年患者的不良反应发生率与小于70岁的患者无显著性差别,主要毒性反应为血液学毒性,3/4度中性粒细胞减少30%,白细胞减少20%,贫血减少10%,血小板减少10%,无治疗相关性死亡。这提示在一般情况较好的老龄患者,适当降低氨柔比星的剂量,可以获得良好的疗效,同时不良反应可以耐受。

3.氨柔比星与拓扑替康

Ⅱ期临床试验结果显示氨柔比星是一个很有临床应用前景的药物,不可避免的,比较氨柔比星与拓扑替康在小细胞肺癌二线治疗疗效及安全性的随机对照的前瞻性临床试验就应运而生。在上述研究的基础上,两项Ⅱ期临床试验进行了氨柔比星与拓扑替康在小细胞肺癌二线治疗的头对头比较,研究结果表明在敏感复发、难治性复发患者中氨柔比星的有效率均明显高于拓扑替康(研究主要终点为ORR)。2011年ASCO会议上报道了氨柔比星与拓扑替康头对头比较的Ⅲ期随机对照临床试验结果,共入组637例患者,以2:1随机分为氨柔比星(40 mg/m²第1～3天,21天重复),拓扑替康组(1.5 mg/m²第1～5天,21天重复),主要研究终点为总生存期。研究结果显示,两组患者基本临床特征均衡可比,耐药复发患者的比例分别为47%与45%,氨柔比星组的ORR、mPFS均显著高于拓扑替康,ORR分别为31%与17%($P=0.002$),mPFS分别为4.1个月和3.6个月($P=0.041$),氨柔比星组总生存期有延长,但差异没有统计学意义,mOS分别为7.5个月和7.8个月,风险比0.88[95%CI:0.73～1.06($P=0.17$)],进一步在多因素分析中,纳入分期、ECOG评分、年龄以及复发类型等,氨柔比星组的总生存期要显著优于拓扑替康组,风险比0.82,95%可信区间CI:0.68～0.99($P=0.036$)。另外,在症状控制以及血液学毒性反应方面,氨柔比星组也显著优于拓扑替康组,3/4度中性粒细胞减少(比例分别为41%和53%),血小板减少(比例分别为21%和54%),贫血(比例分别为16%和10%),但氨柔比星组中性粒细胞缺乏性发热、感染发生率略高于拓扑替康组,粒缺性发热(10% vs.4%)、感染(16% vs.4%)。在亚组分析中,无论是耐药复发还是敏感复发患者,氨柔比星组ORR均显著优于拓扑替康组,在耐药复发的亚组分析中,氨柔比星组的总生存期显著优于拓扑替康组,mOS分别为6.2个月和5.7个月,风险比(hazard ratio,HR)为0.77[95%CI:0.59～1.0($P=0.047$)]。因此,虽然这一Ⅲ期临床试验未达到其主要研究终点,但氨柔比星ORR、无进展生存时间、毒副反应、生活质量控制等方面均显著优于拓扑替康,值得作为二线标准治疗方案的推荐。

4.其他单药在SCLC二线化疗的疗效

以往一些小样本、单臂Ⅱ期临床试验研究结果显示:紫杉醇、多西紫杉醇、异环磷酰胺、吉西他滨、伊立替康等在SCLC二线治疗中具有一定的抗瘤活性,而尼莫司汀(ACNU)、依托泊苷、培美曲塞等的抗瘤活性较差。同一种药物的治疗疗效在不同临床试验中的离散程度较大,这可能与样本量小、难治性复发患者所占比例不同有关。近年来,一些新型化疗药物被尝试应用于SCLC二线治疗。

吡铂是一种铂类似物,体外实验研究显示吡铂可克服铂类耐药,另外,与其他铂类相比,其肾毒性、神经毒性发生率低,以往小样本Ⅱ期临床试验显示吡铂在SCLC二线治疗中具有一定的抗瘤活性。随后一项多中心、随机、安慰剂对照的Ⅲ期临床试验比较吡铂+最佳支持治疗和最佳支持治疗在SCLC二线治疗疗效,主要研究终点为总生存期,值得强调和借鉴的是该研究的入选标准为一线化疗后6个月内进展,因为对6个月以上进展患者给予原治疗方案可能是一种适宜的选择。该研究共有401例患者按2:1比例随机入组,其中70%左右为难治性复发,两组RR分别为4.2%和0.0%,mPFS分别为9周和7周,mOS分别为21周和20周,虽然吡铂在ORR、无进展生存时间略优于安慰剂组,但主要研究终点总生存期并未见显著性差异($P=0.09$)。虽然研究者认为总生存期受到后续治疗的影响,吡铂组与最佳支持治疗组分别有28%、41%的患者接受后续治疗,而且在无后续治疗的患者以及难治性复发患者亚组中,吡铂组的总生存期均略优于最佳支持治疗组,但即使这样,吡铂在这一临床试验中体现的疗效实际上比较有限,这一临床试验结果并没有在Ⅱ期临床试验的基础上进一步明确吡铂二线治疗地位。

一项单臂Ⅱ期临床试验评估替莫唑胺在SCLC二线治疗疗效,结果显示:替莫唑胺在48例敏感复发、16例难治性复发患者中,ORR分别为23%、13%,mPFS分别为1.6个月、1.0个月,mOS分别为6.0个月、5.6个月。在所有的有效治疗单药中,这种疗效并不是那么突出,但这一临床试验有另外的看点。在该研究中,研究者还对6-氧-甲基嘌呤-DNA甲基转移酶(O6-methylguanine-DNA methyltransferase,MGMT)作为替莫唑胺的疗效预测标志物进行了初步研究。MGMT是一种DNA修复蛋白,通过移除DNA上鸟嘌呤O6位点的烷基化加合物,从而使损伤的鸟嘌呤恢复,保护细胞对抗烷化基团的损害,是肿瘤耐受烷化剂药物的主要原因之一。MGMT基因启动子GpG岛的甲基化可沉默其基因表达,提高肿瘤对烷化剂的敏感性,以往研究表明MGMT启动子甲基化的脑胶质瘤患者可从替莫唑胺治疗中获益。研究结果发现在MGMT启动子甲基化患者中替莫唑胺有效率要高于MGMT启动子非甲基化患者,ORR分别为38%和7%($P=0.08$),提示MGMT预测替莫唑胺二线治疗疗效具有潜在应用前景。

苯达莫司汀是一个氮芥衍生物,结构上携带一个嘌呤样苯并咪唑环,兼具烷化剂和嘌呤类似物的双重作用机制,该药与卡铂联合在广泛期 SCLC 一线治疗中显示了良好的疗效。两项小样本、多中心、单臂Ⅱ期临床试验评估苯达莫司汀在 SCLC 二线治疗疗效及安全性,一项入组 21 例敏感复发患者(敏感复发定义为进展距末次化疗的时间≥2 个月),ORR 为 29％,DCR 为 58％,mPFS 为 4.0 个月(95％CI:0～8.3),mOS 为 7.0 个月(95％CI:5.8～8.2);另一项入组 48 例患者包括敏感复发、难治性复发,还有一部分为三线治疗,主要终点指标为到疾病进展时间(time to progression,TTP),在 33 例可评价患者中,ORR 为 30.3％,mTTP 为 3.37 个月(95％CI:2.3～4.47),mOS 为 4.77 个月(95％CI:3.67～6.07),耐受性良好,该药物值得进一步评估。

拓扑异构酶抑制剂:伊立替康与顺铂的联合方案已经被确立为广泛期小细胞肺癌的标准一线化疗方案,在二线化疗方案的临床试验研究中,一项单中心Ⅱ期临床试验评估单药伊立替康在复发或难治性小细胞肺癌的抗瘤活性,在 15 例可评价的患者中,有效率高达 47％。但在一项比较伊立替康联合吉西他滨与伊立替康单药二线治疗小细胞肺癌的随机对照临床研究中,上述治疗疗效并没有得到进一步证实,31 例接受单药伊立替康治疗的患者无一例观察到客观缓解。voreloxin 是一类拓扑异构酶Ⅱ抑制剂,在小细胞肺癌二线治疗的总体疗效并不令人满意,一项Ⅱ期临床试验结果显示:voreloxin 在 27 例敏感复发患者中 ORR 为 11.0％,但在 28 例难治性复发患者中没有观察到有效病例。贝洛替康(belotecan)是一个拓扑异构酶Ⅰ抑制剂,一项 25 例小样本的Ⅱ期临床试验结果显示:贝洛替康 ORR 为 11.0％,mPFS 为 2.2 个月,mOS 为 9.9 个月。

小结:虽然上述一些单药在Ⅱ期临床试验中显示出一定的抗瘤活性,但由于缺乏Ⅲ期临床试验的研究结果,无法确定为二线标准治疗方案。另外,从单药治疗的临床试验数据结果来看,耐药复发患者的治疗疗效仍不理想。

(三)联合化疗

在小细胞肺癌二线治疗中,部分单药虽然显示出一定的抗瘤活性,但对难治性复发患者的疗效并不理想,大多数药物的有效率不超过 15％。因此,许多临床试验开始评估有效单药的联合治疗是否能进一步提高小细胞肺癌的二线治疗疗效。

1.含氨柔比星或拓扑替康的联合化疗方案

随着氨柔比星与拓扑替康二线治疗地位的明确,一些小样本临床试验开始评价氨柔比星与其他有效单药的联合方案在 SCLC 二线治疗的疗效,如氨柔比星联合卡铂、氨柔比星联合拓扑替康。其中,氨柔比星与卡铂联合方案二线治疗 30 例难治性复发患者,ORR 达到 34％,mPFS 为 3.5 个月,mOS 为 7.3 个月,但 3～4 度粒细胞减少发生率为 79％,3～4 度血小板减少发生率为 24％,无化疗相关性死亡。Masaaki 等对氨柔比星与伊立替康联合治疗模式进行Ⅰ期临床试验研究,伊立替康 50 mg/m² 第 1、8 天,21 天重复,氨柔比星以 80 mg/m²、90 mg/m²、100 mg/m² 第 1 天进行剂量爬升,共 18 个患者入组(其中 17 个患者两次化疗间隔时间＞2 个月),研究结果显示主要的剂量限制性毒性为血液学毒性,氨柔比星最大耐受剂量为 100 mg/m²,8 例可评价疗效的患者中,4 例获得部分缓解,值得进一步研究。

而以拓扑替康为基础的联合化疗疗效均不太满意,其中拓扑替康联合多西紫杉醇临床试验因有效率低、不良反应大从而终止临床试验。在氨柔比星与拓扑替康联合的Ⅱ期临床试验中,其中有 11 例难治性复发患者,3 例获得 PR,mOS 达到 10.5 个月,值得进一步研究。

2.EP 方案

在 CAV 方案的时代,EP 方案在二线治疗中被广泛研究。

Evans 等进行一项Ⅱ期临床研究,34 例可评价患者中有效率高达 44％,进一步进行的临床试验中,共有 78 例患者入组,有效率高达 55％,其中包括 6 例患者获得完全缓解。同样,在其他研究中,也重复观察到 EP 方案在小细胞肺癌二线治疗中的有效率分别为 40％、50％。但上述这些临床试验存在一个问题:并没有区分敏感复发与难治性复发。在同时期,Batist 等的一项临床研究 EP 方案二线治疗小细胞肺癌的疗效,仅观察到 12％的有效率,在该项研究中,二线化疗距离末次化疗的中位时间仅为 3 周(时间分布范围:1～24 周),说明大部分患者为耐药复发。随后,在两项随机对照研究中,EP 方案在耐药复发的患者中有效率分别为 19％、15％。因此,从以上临床试验的数据中,我们可以看出 EP 方案在敏感复发的小细胞肺癌二线治疗中具有较好的疗效,但在耐药复发的患者疗效也比较局限。

3.含伊立替康的联合化疗方案

在 EP 方案一线治疗地位明确后,一些临床试验开始评价新的有效药物联合方案,其中伊立替康是较为广泛评价的一个药物,联合方案包括伊立替康联合吉西他滨、铂类卡铂、顺铂、紫杉烷类、异环磷酰胺、依托泊苷、脂质体多柔比星等。联合化疗方案治疗敏感复发、难治性复发患者的有效率普遍较单药要高,但血液学毒性要大于单药。但以往含伊立替康的联合化疗二线治疗的临床试验大多数为单臂Ⅱ期临床试验,随机对照临床试验很少见。在上述临床试验研究中,其中有一项多中心随机对照Ⅱ期临床试验比较伊立替康联合吉西他滨与单药伊立替康在 SCLC 二线治疗疗效及安全性,主要研究终点为 ORR。共入组 69 例患者,联合治疗组难治性复发比例要低于单药治疗组(比例分别为 47.4％和 64.3％),结果表明:联合治疗组 ORR、TTP 显著优于单药治疗组,ORR 分别为 23.7％和 0.0％,$P=0.004$,mTTP 为 3.9 个月(95％CI 1.4～6.6)和1.7 个月(95％CI 1.2～2.3),$P=0.01$,但两组总生存未见显著性差异,mOS 为 6.8 个月(95％CI:3.6～9.9)和 4.6 个月(95％CI 2.3～6.9),$P=0.439$。另外,在对敏感复发、难治性复发亚组分析中,两组 TTP、总生存期均未见显著性差异。

其他两药联合方案还包括含紫杉烷类的联合化疗方案,如吉西他滨联合紫杉烷类以及紫杉醇联合卡铂。

4.三药联合化疗方案

在两药联合化疗的基础上,一些三药联合化疗方案也被尝试应用于小细胞肺癌二线治疗。其中,伊立替康、异环磷酰胺、顺铂三药联合二线治疗小细胞肺癌,共有 18 个患者入组,其中 10 例患者为敏感复发,8 例为耐药复发,5 例患者 ECOG 评分为 2 分(其余为 0～1 分),近期疗效结果显示:1 例患者 CR,16 例患者 PR,1 例患者稳定,mOS 达到 11.3 个月。主要毒性反应为血液学毒性和消化道反应,3/4 度中性粒细胞减少占 83％,白细胞减少占 61％,贫血占 44％,血小板减少占 50％,恶心占 28％,呕吐占 33％,超过 80％患者需要调整剂量,无治疗相关性死亡。这一研究结果中显示出该联合方案具有很好的抗瘤活性且不良反应可控,有进一步研究的价值。

值得注意的是,一项随机对照的期临床试验比较依托泊苷、顺铂、卡铂三药联合方案和依托泊苷、顺铂两药联合方案在小细胞肺癌二线治疗的疗效,主要研究终点为 ORR,该研究共有 65 例患者随机入组,其中 63％的患者为难治性复发,三药联合方案的 ORR 显著优于两药联合方案。从上述联合化疗在 SCLC 二线治疗的临床试验中,我们可以看出大多数联合化疗方案二线治疗 SCLC 具有较高的有效率,特别是某些三药联合化疗方案,在二线治疗中可能仍有一定的存在空间。但我们知道,小细胞肺癌一个显著生物学特征就是虽然对化疗高度敏感,但往往短期内出现进展,因此临床试验不应再以缓解率作为研究终点,有效率的提高是否能转化为无进展生存时间、总生存期延长,仍需要进一步证实。另外,联合化疗在二线治疗时血液学毒性普遍比单药高,选择一般情况良好的患者作为研究对象可能是一个关键。

九、小细胞肺癌免疫治疗研究进展

肿瘤免疫治疗的历史开始于一个世纪以前,William Coley 医生通过给肿瘤患者接种活菌激活了病人的非特异性免疫系统。1909 年 Ehrich 提出机体的免疫反应有助于抗肿瘤作用的说法。20 世纪后期 Burner 认为机体在与外界环境的斗争过程中,体细胞会经常发生突变,其中的某些突变可能导致细胞发生癌变。在癌细胞出现的早期,机体的免疫系统可识别这些癌变细胞,通过细胞免疫机制特异性的清除癌变细胞,但当癌变细胞逃脱这种监视时,就可能在体内迅速分裂增殖,形成肿瘤,这就是奠定了肿瘤免疫治疗理论基础的“免疫监视学说”(immune surveillance theory)。近年来,随着分子生物学、免疫学及生物工程技术在肿瘤学中的研究深入和应用,肿瘤免疫治疗已经成为肿瘤治疗领域的研究热点。肿瘤免疫治疗的主要目的是提高免疫系统识别和排除肿瘤细胞的能力,且仅对正常组织产生轻微的影响。由于 SCLC 相对于 NSCLC 来说有效治疗手段较少,尤其是靶向治疗领域一直没有突破,所以研究者们希望通过免疫治疗来诱导或强化 SCLC 的免疫应答,从而达到抗肿瘤的目的。在这里就 SCLC 的免疫治疗进展做一简单介绍。

(一)岩藻糖 GM1(fucosyI GM1)

在正常肺组织中缺乏神经节苷脂岩藻糖-GM1,但在 SCLC 细胞中却含量丰富。在培养后的 SCLC 细胞株中进行免疫染色,发现肿瘤提取物及鼠的异种种植血清中均有岩藻糖 GM1 表达。有研究检测了 20 例广泛期 SCLC 患者的血清中岩藻糖 GM1 的表达,有 4 例检测出岩藻糖 GM1,但在另外 12 例 NSCLC 和 20 例正常人血清中,则没有检测到岩藻糖 GM1。基于岩藻糖 GM1 对 SCLC 的特异性,研究者们将其作为 SCLC 免疫治疗的潜在特异性靶点进行了研究。

1999 年美国 Dickler MN 等人用来自牛的甲状腺组织中分离出来的岩藻糖 GM1 治疗了 13 例 SCLC 患者,并对 10 例完成研究的病人进行了评估。这 10 例患者既往都接受过放化疗,在注射 Fuc-GM1 疫苗后期,体内 IgM 和 IgG 抗体水平均升高。最常见的不良反应为局部皮肤反应,一般持续 2~5 天。其他不良反应包括:一过性流感样症状、腹泻、乏力和感觉神经功能减退。在完成整个疫苗治疗过程的 6 例患者中,有 3 例患者无复发状态的时间(从诊断时间开始计算)分别为 18 个月、24 个月和 30 个月。2004 年,Krug LM 等给 17 例既往接受化疗有效的 SCLC 患者注射了人工合成的岩藻糖 GM1,患者随机接受 30 μg、10 μg、5 μg 不同剂量的疫苗。在接受 30 μg 疫苗的 6 例患者中,有 5 例出现抗岩藻糖 GM1 IgM 水平升高,接受 10 μg 疫苗的 5 例患者中,有 3 例 IgM 水平升高,接受 5 μg 的 5 例患者中没有出现 IgM 水平的升高。所有患者的不良反应轻微,主要为注射部位反应、轻度流感样症状、肌痛和感觉神经异常。2009 年,Nagorny P 等人研发了一种新型岩藻糖 GM1 的疫苗,研究者将主要组织相容性复合体(major histocompatibility complex,MHC)结合位点插入糖分子中,并将选择的序列抗原结合到人 HLA-DR 的 9 种不同等位基因中,通过一定程度的修饰提高免疫原性,目前正在进行相关的临床研究。

(二)Bec2

神经节苷脂 GD3 是细胞表面鞘糖脂,仅在神经外胚层和 T 淋巴细胞亚型细胞中表达。SCLC 肿瘤和细胞株中均有神经节苷脂 GD3 的高表达。而正常组织中 GD3 的表达水平很低,免疫原性较差。Bec2 是一种抗独特型 IgG2b 鼠源性单克隆抗体,与结构域 GD3 相似,在黑色素瘤患者中表现出很强的免疫原性。

Grant 等开展的一项 Bec2 疫苗临床研究共入组了 15 例 SCLC 患者,其中 8 例广泛期,7 例局限期。13 例有效病例均产生了针对 Bec2 的 IgM 型抗体,5 例产生抗 GD3 抗体,3 例还产生了 IgG 抗体,1 例患者在治疗结束 1 年后仍可检测到抗体反应。诊断后的平均生存时间为 20.5 个月,可检测到 GD3 抗体的患者疾病复发间隔比其他患者长。广泛期病人的中位无复发生存时间为 11 个月,7 例局限期病人没有达到中位无复发时间(>47 个月),仅有 1 例病人在随访 47 个月时出现复发。最严重不良反应为局部皮肤的刺激反应。与接受传统治疗的 SCLC 患者比较,虽然统计学上无差异,但接受 Bec2 疫苗治疗的患者预期生存期更长。

一项 Bec2/BCG 疫苗治疗 515 例化放疗有效的 LD-SCLC 患者的Ⅲ期临床试验(Silva 研究)中,病人随机接受 Bec2(2.5 mg)/BCG 疫苗或随访,疫苗组在 10 周内接受 5 次疫苗注射。主要毒性为注射部位皮肤轻度溃疡和轻度流感样症状。遗憾的是,Bec2/BCG 并不能改善患者的 OS 和 PFS,从随机时间开始计算,观察组和疫苗组的中位生存时间分别为 16.4 个月和 14.3 个月($P=0.28$)。2008 年研究者报道了该研究的生活质量分析数据,结果显示 Bec2/BCG 疫苗对病人的生活质量也没有明显改善。

(三)PoIySA(多唾液酸)

PolySA 存在于革兰阴性菌、胚胎样神经冠细胞和一些神经冠起源的恶性细胞表面,可抑制细胞黏附分子的结合。这些特性使其在神经冠细胞迁移和恶性细胞的早期转移过程中发挥重要作用。

在 Krug LM 等人尝试用 PolySA 疫苗治疗 11 例既往接受初始治疗缓解的 SCLC 患者的研究中,研究者对患者的免疫原性进行了检测。患者接受了两种形式的多唾液酸,其中 5 例患者接受未修饰的 PolySA 疫苗,6 例接受 N-丙酰化的 PolySA 疫苗(NP-PolySA),在小鼠模型中这种疫苗可刺激 IgG 免疫应答反应。5 例接受未修饰 PolySA 疫苗的病人中有 1 例出现 IgM 免疫应答。6 例接受 NP-PolySA 疫苗的患者均检测到 IgM 应答,其中 5 例患者的抗体与未修饰 PolySA 产生交叉反应。流式细胞仪检测到 SCLC 细胞株中有 IgM 抗体表达。除了 PolySA 的 IgM 抗体产生外,未发现其他依赖人类补体裂解的 PolySA 阳性肿瘤细胞。最常见的不良反应轻微,仅为注射部位局部反应和持续 2~4 天的流感样症状,有 4 例患者出现感觉神经异常。

(四)p53

p53 在细胞周期的调节中起重要作用,大约有 90% 的 SCLC 患者中存在抑癌基因 p53 基因突变,而正常组织中 p53 表达低。

在一项由 p53 产生的腺病毒激活的树突状细胞治疗 29 例广泛期 SCLC 的研究中,出现显著的 p53 特异性免疫应答的患者比例达到 57.1%。只有 1 例患者获得临床客观缓解,但在 21 例接受过二线化疗的病人中观察到较高的临床缓解率(69.1%)。

INGN-225 是 p53 修饰腺病毒介导的树突细胞疫苗,Ⅰ/Ⅱ期临床研究结果显示 INGN-225 安全性好,可诱导 SCLC 产生明显的免疫应答。18/43 例病人(41.8%)中特异性抗 p53 免疫应答阳性,17/33 例病人(51.5%)中观察到全部的 Post-INGN-225 应答。阳性和阴性免疫应答的病人中观察到的 Post-INGN-225 应答病例数分别为 11/14(78.6%)和 5/15(33%)。研究提示明确诱导免疫应答和化疗-免疫治疗协同作用的机制可能会更好地阐释其抗肿瘤治疗作用。

(五)WT1(WiIms 癌基因)

Wilms 癌基因与 Wilms 肿瘤的发生、发展有关,其等位基因的功能缺失可导致 Wilms 肿瘤发生。WT1 对胰岛素样生长因子Ⅱ、PAx2、集落刺激因子等多种生长因子及受体基因的转录均有抑制作用。WT1 在血液系统恶性肿瘤和许多实体瘤(包括肺癌、乳腺癌、甲状腺癌和结直肠癌)中均有过表达。

Oka Y 等用 WT1 疫苗治疗了 26 例肿瘤患者,其中 10 例为肺癌(组织学类型不确定)。结果发现在完成常规治疗后给予 WT1 疫苗治疗,有 3 例患者血清肿瘤标志物的表达水平显著降低,影像学结果显示 1 例患者肿瘤组织缩小。随访时发现 1 例患者 SD,4 例患者 PD,其他 2 例不能评估。有 3 例患者体内 WT1 特异性的 T 淋巴细胞(cytotoxic T lymphocytes,CTLs)活性明显增高。研究提示患者的免疫应答状态与临床缓解情况显著相关($P = 0.0397$)。虽然 WT1 在正常组织中也有表达,但该研究中没有发现 WT1 疫苗对有 WT1 表达的正常组织有破坏作用。

(六)干扰素

干扰素是具有抗肿瘤作用的细胞因子,可抑制肿瘤细胞增生、促进肿瘤细胞凋亡、抑制癌基因表达、调节免疫、抗肿瘤血管生成、抑制肿瘤转移、与其他抗癌药物起协同作用和诱导肿瘤细胞分化等功能。既往有研究报道 IFN-α 有显著的抗肿瘤活性且可改善 SCLC 的生存期。免疫调节剂联合化疗治疗 SCLC 的随机Ⅱ期研究评价了接受化疗的 SCLC 病人免疫治疗的有效性、生存改善和某些免疫标志物表达情况。164 例 SCLC 病人(局限期和广泛期)随机接受化疗(A 组)或化疗联合免疫治疗,免疫治疗又分以下三种情况:干扰素 α(IFN-α;300 万 IU),每周 3 次(B 组);IFN-γ(300 万 IU)每周 3 次(C 组);IFN-α 和 IFN-γ(均为 150 万 IU)每周 3 次(D 组),所有组别的化疗方案均为卡铂 5.5 mg/m²,异环磷酰胺 3.5 mg/m²,第 1 天静注,依托泊苷总剂量 200 mg/m²,第 1~3 天口服,每 28 天一周期,共 8 周期。病人完成化疗后重新分期,局限期的病人接受原发灶放疗和 PCI,放疗期间和随访期继续给予免疫治疗。每次化疗前和随访期间均要检测血液中 CD3＋淋巴细胞,CD3＋CD4＋淋巴细胞,CD3＋CD8＋淋巴细胞,自然杀伤细胞和自然杀伤 T 细胞。结果显示,各组病人的缓解率和生存期没有显著差异。然而,在局限期患者中,Kaplan-Meier 分析显示 B 组有生存获益($P < 0.05$)。对免疫指标检测结果分析后发现免疫标志物的改善通常伴随着临床获益,而免疫标志物恶化伴随着疾病进展(结果没有统计学差异,C 组除外,$P < 0.05$)。研究认为,只有 IFN-α 能够给局限期 SCLC 病人带来获益,但因为随机病人较少,故还需要进一步开展 IFN-α 治疗 SCLC 的研究加以验证。

(七)CTLA-4

细胞毒性 T 淋巴细胞相关抗原 4(cytotoxic T-lymphocyte-associated antigen-4,CTLA-4),是免疫球蛋白超家族的成员和细胞毒性 T 淋巴细胞(cytotoxic T lyphocyte,CTLs)表面受体之一,是特异性抗肿瘤反应的重要介质,参与免疫反应的负调节。T 细胞的活化需要双信号的刺激,T 细胞受体(T cell receptor,TCR)作为第一信号,主要接受 MHC 递呈的抗原,第二信号为共刺激分子 B7.1 或 B7.2 和 CD28 结合。在正常情况下,T 细胞的激活需要依赖第一信号(抗原-抗体复合物的形成)和第二信号(B7 介导的活化信号)的双活化。CTLA-4 可与 CD28 竞争性结合到 B7 上,从而阻断 T 细胞受体信号。当 CTLs 表面上的 CTLA-4 上调时,产生了抑制性信号,这种信号可引起 CTLs 细胞周期阻滞,也可抑制 IL-2 的基因转录和 T 细胞的活化增殖,增强肿瘤细胞免疫逃避。因此,阻断 CTLA-4 和 B7 之间相互作用可抑制这一免疫信号,消除免疫抑制作用和诱导、增强抗肿瘤免疫反应。研究者基于这一原理研发了抗 CTLA-4 单克隆抗体,通过单克隆抗体与 CTLA-4 结合,阻断 CTLA-4 的抑制性共刺激信号,降低 T 细胞激活的阈值,提高机体的抗肿瘤免疫应答。

Ipilimumab(Yervoy,MDX-010,BMS-734016)是活化的 T 细胞和抑制调节性 T 细胞表达的抗 CTLA-4 的全人源单克隆 IgG1κ 抗体,属一种新型的 T 细胞增强剂和免疫系统激活剂。靶向作用于 CTLA-4,可阻断 CTLA-4 与 B7 结合,从而去除免疫抑制效应并调动特异性抗肿瘤免疫反应。早期临床试验结果显示 ipilimumab 治疗多种肿瘤均可得到较好的缓解。两项Ⅲ期研究证实 ipilimumab 可延长晚期黑色素瘤患者总生存期,部分难治性晚期黑色素瘤患者可对其产生持久且完全的应答,基于此,2011 年美国 FDA 批准 ipilimumab 用于治疗转移性黑色素瘤。目前有 10 余项在研的临床研究分别考察其治疗 NSCLC、SCLC 及前列腺癌等肿瘤的有效性和安全性。有研究发现长期生存的 SCLC 病人与复发 SCLC 病人相比,T 细胞调节的抗肿瘤效应较高。所以,ipilimumab 可能会有效抑制 SCLC 肿瘤的生长,从而成为一种有前景的治疗 SCLC 的免疫抗肿瘤药物。一项随机、双盲、多中心的Ⅱ期临床研究(CA184-041),评估了 ipilimumab 治疗肺癌的安全性与疗效,采用紫杉醇/卡铂联合或不联合 ipilimumab 治疗ⅢB/Ⅳ期 NSCLC 或 ED-SCLC 患者。130 例患者被随机分为以下 3 组:使用 ipilimumab 10 mg/kg,前 4 周期同步联合紫杉醇/卡铂化疗(同步方案组),在 3~6 周期的紫杉醇/卡铂化疗中使用 ipilimumab 10 mg/kg(分阶段组)或单纯的紫杉醇/卡铂化疗(对照组)。紫杉醇/卡铂化疗 6 个周期后,根据最初的分组,每 12 周接受 ipilimumab 或安慰剂治疗。主要研究终点是免疫相关的 PFS(immune-related PFS,ir-PFS),即采用免疫相关应答标准(immune-related response criteria,irRC)评估 PFS。结果显示,ipilimumab 组的 irPFS 明显高于对照组[HR=0.64,P=0.03],但没有改善 PFS(HR=0.93,P=0.37)和 OS(HR=0.75,P=0.13)。分阶段组、同步方案组和对照组的中位 irPFS 分别为 6.4 个月、5.7 个月和 5.3 个月,中位 PFS 分别为 5.2 个月、3.9 个月和 5.2 个月,中位 OS 分别为 12.9 个月、9.1 个月和 9.9 个月。3/4 级 irAEs 的发生率分别为 17%、21%和 9%。基于以上结果,目前正在进行一项 ipilimumab 联合化疗一线治疗广泛期 SCLC 的Ⅲ期研究(CA184-156),也将提供更高级别的循证医学证据。

(八)PD-1/PD-L1

程序性死亡因子-1(programmed death-1,PD-1)是一种Ⅰ型跨膜糖蛋白,属于免疫球蛋白超家族成员,主要表达在活化 T 细胞上,以单体的形式存在于细胞表面,PD-1 最初是在凋亡的 T 细胞杂交瘤中获得。PD-1 有两个配体:分别为 PD-L1(B7-H1/CD274)和 PD-L2(B7-DC/CD273)。PD-L1 是 PD-1 最主要的配体,在多种实体瘤中上调,PD-L1 与其 T 细胞上的受体 PD-1 相互作用,在免疫应答的负性调控方面发挥着重要作用,可以抑制细胞因子的产生和 PD-1+肿瘤浸润性 CD4+CD8+T 细胞的活性。临床前研究发现,阻断 PD-1/PD-L1 信号可以促进肿瘤抗原特异性 T 细胞的增殖,增强免疫反应,从而发挥杀伤肿瘤细胞的作用,且 PD-L1 的表达水平可能与患者的临床及预后紧密相关。

nivolumab(BMS-936558,原来的 MDX-1106)是一种人源性抗 PD-1 的 IgG4 单克隆抗体。在 2012 年 ASCO 年会中,Brahmer 等首次报告 nivolumab 治疗包括 NSCLC 在内的Ⅰ期临床研究结果。该研究评价了 nivolumab 在 0.1~10 mg/kg 剂量范围的安全性及有效性。入组患者中 122 例患者可接受安全性评价、76 例可接受疗效评价。结果发现,药物安全性良好,所有剂量组仅 8%的患者出现 3/4 级不良反应。所有剂量水平均可见药物活性,NSCLC 的 ORR 达到 18%(14/76),4 个月 PFS 率为 24%,7%的患者病情稳定达 24 周以上。从研究数据来看,nivolumab 对鳞癌的有效率似乎更有效(33%对 12%),尽管无显著差异,仍为缺乏有效治疗手段的鳞癌患者带来了新的希望。从这个研究结果可以看出,nivolumab 能延长晚期 NSCLC 患者的生存期,并具有很好的安全性,为Ⅱ期及Ⅲ期临床研究奠定了坚实的基础,目前正在进行 nivolumab 治疗 NSCLC 的Ⅲ期临床研究,且评价 ipilimumab 和 nivolumab 联合治疗黑色素瘤的Ⅰ期研究结果显示入组的 53 例患者 ORR 为 40%(根据 mWHO 标准),65% 患者观察到临床活性,53% 的患者有效,且肿瘤缩小≥80%。研究结果提示,nivolumab 联合 ipilimumab 治疗晚期黑色素瘤优于单药。这种多种免疫靶向药物联合治疗肿瘤的模式对开展 SCLC 免疫治疗研究来说也是值得借鉴的。

BMS-936559 是一种高亲和性的特异性人源 PD-L1IgG4 单克隆抗体。可以抑制 PDL1 与 PD-1 和 CD80T 细胞的结合,阻断活化的 T 细胞表面的 PD-1 受体,通过抑制 PD-1 和 PD-L1 通路挽救耗竭的 T 细胞,增强抗肿瘤免疫力。BMS-936559 治疗包括 NSCLC、黑色素瘤、结直肠癌、肾癌等实体瘤在内的Ⅰ期研究结果也显示出较好的疗效。从以上的研究结果中,我们似乎看到其治疗 SCLC 也可能有效,也期待能开展其治疗 SCLC 的临床研究。其他的抗 PD-1 抗体还有 Lambrolizumab(MK-3475,SCH900475)、CT-011、AMP-224 等,抗 PD-L1 抗体有 MPDL-3280A、MEDI-4736、MSB0010718C 等。

目前 SCLC 免疫治疗研究尚处于起步阶段,ipilimumab 可能是最具前景的药物,目前中国也开展了 ipilimumab 治疗 SCLC 的临床试验。随着肿瘤免疫治疗研究的深入,肿瘤抗原、免疫佐剂和递送系统的研究将越发明晰,免疫治疗也必将在 SCLC 的治疗中占有一席之地,但由于肿瘤负荷大,缺乏有效的靶点、肿瘤异质性等诸多因素,SCLC 免疫靶向治疗所面临的挑战也将会比 NSCLC 更多。

(陈少平)

第四节　肺 转 移 瘤

肺脏有着丰富的毛细血管网,承接来自右心的全部血流,并且肺循环有低压、低流速的特点,使得肺成为恶性肿瘤常见的转移部位之一。此外肿瘤还可以通过淋巴道或直接侵犯等多种方式转移到肺,尸检发现 20%～54% 的死于恶性肿瘤患者发生了肺转移,但仅有部分患者在生前被发现(表 10-1)。血供丰富的恶性肿瘤更容易发生肺部转移,如肾癌、骨肉瘤、绒毛膜癌、黑色素瘤、睾丸肿瘤、睾丸畸胎瘤、甲状腺癌。大多数肺转移瘤来自常见的肿瘤,如乳腺癌、结直肠癌、前列腺癌、支气管癌、头颈部癌和肾癌。

表 10-1　原发恶性肿瘤肺内转移情况

原发肿瘤	临床发现(%)	尸检发现(%)
黑色素瘤	5	66～80
睾丸生殖细胞瘤	12	70～80
骨肉瘤	15	75
甲状腺瘤	7	65
肾癌	20	50～75

原发肿瘤	临床发现（%）	尸检发现（%）
头颈部肿瘤	5	15～40
乳腺癌	4	60
支气管肺癌	30	40
结肠直肠癌	<5	25～40
前列腺癌	5	15～50
膀胱癌	7	25～30
子宫癌	<1	30～40
子宫颈癌	<5	20～30
胰腺癌	<1	25～40
食管癌	<1	20～35
胃癌	<	20～35
卵巢癌	5	10～25
肝细胞瘤	<1	20～60

一、转移途径

恶性肿瘤肺部转移的途径有 4 种：血行转移、淋巴道转移、直接侵犯和气道转移。血行转移是恶性肿瘤肺部转移的主要方式。肺部有着丰富的毛细血管网，并且位于整个循环系统的中心环节，来自原发病灶的肿瘤栓子，经过静脉系统、肺动脉，很易被肺脏捕获，在适宜的微环境下肿瘤细胞发生增殖，形成转移肿瘤。经血行转移的肿瘤多位于肺野外带以及下肺野等毛细血管丰富的部位，以多发转移病灶多见，少数情况下为孤立病灶。

经淋巴道转移在肺转移瘤中相对少见，肿瘤栓子首先通过血流转移到肺毛细血管，继而侵犯肺外周的淋巴组织，并沿淋巴管播散，临床上表现为肺淋巴管癌，常见于乳腺癌、肺癌、胃癌、胰腺癌或前列腺癌的转移。原发肿瘤也可以先转移到肺门或纵隔淋巴结，再沿淋巴道逆行播散到肺，这种转移方式少见。

发生在肺脏周围的肿瘤皆有可能通过直接侵犯的方式转移到肺，如起源于胸壁的软组织肉瘤、起源于纵隔的原发瘤、食管癌、乳腺癌、贲门癌、肝癌、后腹膜肉瘤。恶性肿瘤经气道转移罕见，理论上头颈部肿瘤、上消化道肿瘤以及气管肿瘤有可能通过这种方式转移，但临床上很难证实。

二、临床表现

90%的肺转移瘤患者有已知的原发肿瘤或原发肿瘤的症状，但 80%～95%的肺转移瘤本身没有症状。当肿瘤巨大、阻塞气道或出现胸腔积液时会出现呼吸困难。突然出现的呼吸困难与胸腔积液突然增加、气胸或肿瘤内出血有关。气道转移瘤在肺部转移肿瘤中非常罕见，临床上表现为喘鸣、咯血、呼吸困难等症状，常见于乳腺癌、黑色素瘤等。肿瘤侵犯胸壁可以出现胸痛。个别患者在发现肺转移瘤时没有原发肿瘤的症状，应积极寻找原发肿瘤，特别是胰腺癌、胆管癌等容易漏诊的肿瘤。淋巴管癌病的患者主要表现为进行性加重的呼吸困难和干咳、发绀，一般无杵状指，肺部体征轻微，常有细湿啰音。

三、影像学检查

常规的胸部 X 射线摄影(chest X-ray,CXR)是发现肺转移瘤的首选方法,胸部 CT 较 CXR 的敏感性高,其分辨率是 3 mm,而 CXR 仅能发现 7 mm 以上的病变,尤其是肺尖、近胸壁和纵隔的病变更容易漏诊。但 CT 扫描费用较高,特异性较 CXR 没有增加。如果 CXR 发现肺部有多发的转移灶,没有必要再进行 CT 检查,但以下情况应进行 CT 检查:CXR 正常,没有发生其他部位转移的畸胎瘤、骨肉瘤;CXR 发现肺内孤立性转移灶或打算进行手术切除的肺转移瘤。对于高度危险的肿瘤,如骨和软组织肉瘤、睾丸畸胎瘤、绒毛膜癌,应 3～6 个月复查胸部 CT,连续随访 2 年。

肺转移瘤通常表现为多发结节影,由于发生转移的时间不同,结节常大小不等,直径 3～15 mm,或者更大,同样大小的结节,提示是同一时间发生,结节位于肺野外带,尤其是下肺野。小于 2 cm 的结节常常是圆形的,边界清楚。较大的病灶尤其是转移性腺癌,边缘不规则,有时呈分叶状。4% 的转移瘤有空洞,常见于鳞癌,上肺的空洞性病变比下肺多见,但多发性空洞性病变可能是良性病变,如韦格纳肉芽肿。出血性转移灶表现为肿瘤周围的晕征,常见于绒毛膜癌,有时也见于血管肿瘤,如血管肉瘤或肾细胞癌。

肺转移瘤的单发结节影少见,占所有单发结节影的 2%～10%。容易形成单发结节的肿瘤包括结肠癌、骨肉瘤、肾癌、睾丸癌、乳腺癌、恶性黑色素瘤等。结肠癌尤其是来源直肠乙状结肠的结肠癌,占孤立性肺转移瘤的 1/3。

肺淋巴管癌病主要表现为弥漫的网索状、颗粒状或结节状阴影,支气管壁增厚,动脉轮廓模糊,CXR 可见 Kerley B 线。20%～40% 的患者有肺门及纵隔淋巴结肿大,30%～50% 的患者有胸腔积液或心包积液。但 CXR 检查难以发现早期的肺淋巴管癌,在早期诊断肺淋巴管癌病方面高分辨 CT 有更大优势。

FDG-PET 用于鉴别肺部良恶性病变的特异性较 CT 和 CXR 高,PET 检查能够提供更多的信息。但 PET 的分辨率不高,直径小于 1 cm 的病变显像不佳,一些肉芽肿和炎症病变也可能出现假阳性结果。近年来 CT 与 PET 联合应用的 CT-PET 技术已在临床广泛应用,明显提高了恶性肿瘤诊断和鉴别诊断的敏感性和特异性,但目前此项检查的费用较高。

四、组织学检查

转移瘤主要位于胸膜下,因此经胸针吸活检是组织学检查最常用的方法。其诊断肺部恶性病变的敏感性为 86.1%,特异性为 98.8%,但对肺淋巴管癌病的诊断价值有限。气胸是最常见的并发症,发生率为 24.5%,但需要插管的仅 6.8%。其他并发症包括出血、空气栓塞、针道转移较少见。

气管镜检查可以采用多种手段获取组织标本,如经支气管镜肺活检、气管镜引导下针吸活检、刷检、肺泡灌洗。对于外周病变,支气管检查的阳性率不到 50%,但淋巴管癌病的诊断率较高。

电视胸腔镜可以取代开胸肺活检用于肺转移瘤的诊断,并可同时进行手术治疗,并发症少,诊断特异性高。

此外,经食管超声引导下的纵隔淋巴结针吸活检、纵隔镜下纵隔淋巴结活检对于诊断肺转移瘤也有一定的参考价值。

五、治疗

手术是肺转移瘤首选的治疗方法，和不能手术的患者相比，能够手术切除的肺转移瘤患者的长期生存率明显改善，在满足手术条件的患者中（不论肿瘤类型），预计超过 1/3 的患者能获得长期生存（＞5 年）。接受肺转移瘤切除术的患者应满足以下条件：没有肺外转移灶（如果有肺外转移灶，这些转移灶应能够接受手术或其他方法的治疗）；患者的机体状态能够耐受手术；转移病灶能够完全切除，并能合理地保护残存的正常肺组织；原发肿瘤能被完全控制或切除。

手术方式主要包括胸骨正中切开术、胸廓切开术、横断胸骨双侧胸廓切开术和胸腔镜手术，各种手术方式的优劣，见表 10-2。手术以剔除术为主，病灶切除时使肺膨胀，尽可能保留肺组织，应避免肺叶或全肺切除术。

表 10-2　转移瘤切除术比较

手术方式	优点	缺点
胸骨正中切开术	行双侧胸腔探查，疼痛轻	不利于肺门后病灶、左肺下叶病灶的切除，胸骨放疗是胸骨正中切开术的绝对禁忌证
胸廓切开术	标准手术方式，暴露好	只能暴露一侧胸腔，疼痛明显；双侧胸腔探查多需分期手术
横断胸骨双侧胸廓切开术	可以行双侧胸腔探查，改进下叶暴露，便于探查纵隔病变及胸腔的情况	切断了乳内动脉，痛苦增加
胸腔镜手术	胸膜表面显示清楚，疼痛轻，住院时间短和恢复快，并发症很少	不能触诊肺脏，无法发现从肺表面不能看见的或 CT 未能查出的病变，可能增加住院费用

即使完全切除肺转移瘤后仍有一半的患者会复发，中位复发时间是 10 个月，再手术患者的预后明显好于未手术患者，五年生存率、十年生存率分别为 44%、29% 及 34%、25%。目前再发肺转移瘤的手术适应证仍无明确的定论，一般年龄较轻、一般状况较好的患者，如果再发肺转移较为局限，原发肿瘤的恶性程度较低，原发肿瘤已被控制且无其他部位的远处转移，心肺功能能耐受手术的情况下可以考虑再次手术治疗。

肺转移瘤患者手术本身的并发症较低，手术死亡率为 0～4%。能够手术的肺转移瘤患者总的五年生存率可以达到 24%～68%，但不同组织类型的肿瘤预后有很大的差异，手术后预后较好的肿瘤为畸胎瘤、绒毛膜癌、睾丸癌，其次是肾癌、大肠癌和子宫癌等，预后较差的是肝癌和恶性黑色素瘤。转移灶切除是否完全对预后也有影响，完全切除患者的五年生存率、十年生存率分别为 36% 和 26%，而不完全切除者则分别为 22% 和 16%。无瘤间期（disease-free interval，DFI）是指原发肿瘤切除至肺转移出现的时间，DFI 越长，预后越好。肿瘤倍增时间（tumor-doubling time，TDT）反映的是转移瘤的发展速率，TDT 也是患者预后的重要预测指标，TDT 越长，预后越好，如果 TDT≤60 天则不应进行手术治疗。

除手术以外，对化疗敏感的肿瘤或不能手术的肺转移瘤仍应进行全身化疗，如霍奇金和非霍奇金淋巴瘤、生殖细胞肿瘤对化疗非常敏感，乳腺癌、前列腺癌和卵巢癌对全身化疗也有较好的反应。软组织肉瘤对化疗不敏感,但联合转移瘤切除术仍能改善患者的预后。除全身化疗外,对于不能手术的患者可以考虑局部栓塞和化疗,由于肿瘤局部药物浓度较高,在减轻化疗引起的全身反应的同时,可以提高治疗局部肿瘤的疗效。

放疗对于肺转移瘤患者的长期生存没有益处,对于气道阻塞的患者,放疗可以作为姑息性治疗方法。

(陈少平)

第十一章 消化系统肿瘤

第一节 口 咽 癌

一、概述

口咽位于软腭及舌骨两个平面之间,上接鼻咽、下连下咽,前方由舌轮廓乳头及舌腭弓与口腔分界。口咽包括软腭、腭扁桃体、舌根、舌会厌谷、咽壁。口咽侧壁及后壁由咽缩肌包裹,此部位肿瘤易发生茎突后间隙、咽后间隙淋巴结转移(图 11-1,图 11-2)。

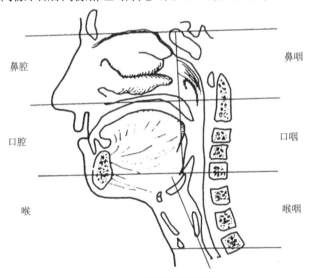

图 11-1 咽分区示意图

口咽癌的病因目前仍不明确,但与口腔癌的致病因素基本相似,如吸烟、酗酒、口腔卫生差、黏膜白斑等。

口咽癌的病理类型以上皮来源的癌及恶性淋巴瘤最多,其他病理类型如肉瘤等少见。从发病部位上讲,扁桃体区恶性肿瘤最常见。约占口腔恶性肿瘤的 60%,其次为舌根(约 25%)、软腭(约 15%)。根据发生部位的不同,病理类型亦各有异:腭扁桃体多见恶性淋巴瘤、低分化癌,软腭多见分化较好的癌,舌根分化程度较差者稍多见,且亦好发恶性淋巴瘤。

口咽淋巴引流常交叉引流到对侧。口咽肿瘤的淋巴结转移率与原发部位、T分期、偏离中线程度等因素有关。原发于软腭、舌根等部位的肿瘤,淋巴结转移的风险较大,且多有对侧转移。发生在扁桃体区的肿瘤淋巴结转移率与T分期、分化程度有关,也容易转移到对侧。口咽部的淋巴引流主要到Ⅱ区和Ⅲ区淋巴结,此为常见淋巴转移位置。初诊时颈部淋巴结转移的阳性率为60%以上,若原发肿瘤已越过中线,则对侧淋巴结发生转移的风险为25%左右。

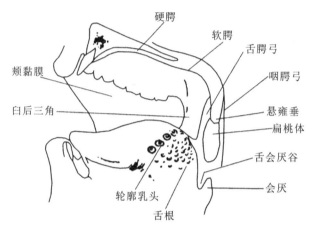

图 11-2 口咽解剖示意图

口咽癌的临床分期常用 AJCC 2010 年的分期标准。

1.T(原发肿瘤)

Tis:原位癌。

T_1:肿瘤的最大直径≤2 cm。

T_2:肿瘤的最大直径>2 cm 但≤4 cm。

T_3:肿瘤的最大直径>4 cm 或侵犯会厌舌面。

T_{4a}:肿瘤侵犯喉,舌外肌,翼内肌,硬腭,下颌骨。

T_{4b}:肿瘤侵犯翼外肌,翼板,鼻咽侧壁,颅底,或包绕颈动脉。

2.N(区域淋巴结)

N_x:淋巴结情况不能评价。

N_0:临床检查淋巴结阴性。

N_1:同侧单个淋巴结转移,其最大径≤3 cm。

N_2:同侧单个淋巴结转移,其最大径>3 cm 但≤6 cm;或同侧多个淋巴结转移,但其最大径均≤6 cm;或双侧、对侧淋巴结转移,但其最大径均≤6 cm。

N_{2a}:同侧单个淋巴结转移,其最大径>3 cm 但≤6 cm。

N_{2b}:同侧多个淋巴结转移,但其最大径均≤6 cm。

N_{2c}:双侧或对侧淋巴结转移,但其最大径均≤6 cm。

N_3:转移淋巴结的最大径>6 cm。

3.M(远处转移)

M_x:有无远处转移不能确定。

M_0:无远处转移。

M_1:有远处转移。

4.TNM 临床分期

见图 11-3。

Ⅰ 期：$T_1 N_0 M_0$。

Ⅱ 期：$T_2 N_0 M_0$。

Ⅲ 期：$T_3 N_0 M_0$；$T_{1\sim3} N_1 M_0$。

Ⅳ 期：ⅣA 期，$T_{4a} N_{0\sim1} M_0$，$T_{1\sim4a} N_2 M_0$。ⅣB 期，任何 T，N_3，M_0；T_{4b} 任何 $N M_0$。ⅣC 期，任何 T，任何 N，M_1。

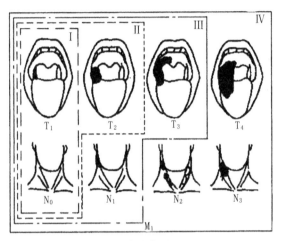

图 11-3　口咽癌的临床分期示意图

在采取治疗前应对患者进行全面评估，包括病史采集、一般状况评价、体格检查、辅助检查、诊断、分期、获取既往治疗和并发症等资料，从而形成对患者的个体化治疗方案。

(一)病史采集

首发症状对提示原发灶很有帮助。重要的阳性和阴性体征，对提示肿瘤侵犯的范围、程度和对功能的影响往往有重要意义，可以帮助制订治疗计划。

(二)原发灶检查

原发灶症状主要表现为口咽异物感、疼痛、溃疡、出血。检查可见口咽部有新生物，触诊质硬。内窥镜直视下可以明确原发肿瘤的部位和黏膜侵犯范围，这是 MRI 等检查不能取代的。口咽癌具有沿软腭及咽侧壁黏膜向周围浸润性生长并向深层浸润的特性，黏膜表面浸润范围往往超出 MRI 所见，而深部浸润往往超出内镜下所见。要重视简单的手指触诊，往往可明确肿瘤的大致侵犯范围。

(三)颈淋巴结检查

口咽癌发生颈部淋巴结转移相当多见，转移淋巴结的部位对提示原发灶具有指导意义。

(四)辅助检查

重要的有 CT、MRI、X 线平片和 B 超等。MRI 在局部分期诊断方面具有较大的优势，可对早期骨受侵作出诊断，又可从三维方向明确原发肿瘤的大小、范围，了解肿瘤与周围组织结构的关系及淋巴结有无转移，对放疗靶区的确定有重要的参考价值。头颈部肿瘤多具有相同的致癌因素，有一部分患者会同时出现第二原发癌，如上消化道和上呼吸道器官同时患有原发肿瘤。口咽患者一般要求行食管造影或食管镜检查，以除外第二原发癌。

(五)病理诊断

病理诊断是放疗的前提条件,获得病理诊断至关重要,有时需多次活检。必要时根据患者的临床表型行高危原发局域的盲检,往往有意外收获。

口咽是上呼吸道和上消化道的共同通道,具有多种生理功能。因此,决定治疗手段时,在考虑局部控制的同时,应尽量保留口咽部的功能,提高患者的生活质量。早期口咽癌手术和放疗疗效相似。采用单纯放疗,不仅能取得根治性效果,而且能有效地保留器官解剖结构的完整性,保存了正常生理功能。晚期口咽癌单纯手术和单纯放疗疗效均不理想,而采用手术和放射的综合治疗则可提高手术切除率、降低局部复发率和提高生存率。不宜手术的晚期口咽癌可做姑息性放疗,或与化疗综合治疗可提高疗效。

对于颈部淋巴结的处理,建议 N_1 的患者,淋巴结对非手术治疗的反应可以作为临床处理的指导。CR 者观察,PR 者行颈清扫,$N_{2\sim3}$ 患者,行计划性颈清扫。

口咽癌放疗最常见的急性反应是口咽黏膜炎、吞咽困难和疼痛。急性反应会导致营养不良,但要注意不要使患者在治疗过程中体重下降过多,否则可能会影响生存。应注意对放疗急性反应造成的营养不良进行纠正,通常通过放置鼻饲管或胃造瘘来解决患者的营养问题,必要时行肠外营养补充每天必需营养元素和热量。

放疗前应予口腔处理,拔除残根和修补龋齿,放疗中注意保持口腔卫生,漱口液漱口,必要时可予抗生素+激素短期治疗,以减轻疼痛和提高患者对治疗的依从性。

口咽癌放疗晚期并发症主要是口干,颈面部水肿,皮肤皮下组织肌肉纤维化,张口困难。下颌骨坏死是比较严重的后遗症,其处理可采用高压氧保守治疗,但疗效相对较差。坏死段下颌骨切除+修补术疗效更佳。

二、扁桃体癌

扁桃体癌是最常见的口咽部恶性肿瘤,约占口咽部肿瘤的 2/3,男性多于女性,发病的高峰年龄在50~70 岁,长期嗜烟酒与肿瘤的发生有关。淋巴瘤好发于年轻人,以 20~40 岁最多见。扁桃体的肿瘤 95% 以上为鳞癌和恶性淋巴瘤。本节仅讨论扁桃体鳞癌相关内容。

(一)解剖和扩散类型

扁桃体区位于口咽两侧壁,包括扁桃体、扁桃体窝(腭扁桃体)、咽前后柱和舌扁桃体沟。扁桃体癌形态上可表现为表浅生长型、外生型、溃疡浸润型,其中外生型较多见。起源于咽前、后柱的癌以鳞癌为多,同起源于扁桃体窝的癌相比,癌细胞分化较好,较少发生浸润,生长慢,淋巴结转移率低。起源于扁桃体窝的癌除鳞癌外,低分化癌和未分化癌也常见,肿瘤以溃疡型生长为主,容易侵犯舌咽沟和舌根。总体上扁桃体癌多数分化较差,易向邻近结构蔓延。扁桃体区有丰富的黏膜下淋巴网,主要引流至二腹肌下淋巴结、上颈深和咽旁淋巴结,因此扁桃体癌容易发生这些部位的淋巴结转移。淋巴结转移率可随 T 分期增加而增高,不同 T 分期的颈淋巴结转移为 $T_1\sim T_4$ 分别为 10%、30%、65% 和 75%。

(二)临床表现

咽喉疼痛是扁桃体癌最常见的症状,可放射至耳部,吞咽时疼痛会加重。如肿物侵及硬腭、牙龈时可引起咬合不全。随着瘤体的增大,可导致呼吸困难、言语不清、进食困难,肿瘤累及翼肌可引起张口困难。扁桃体癌经常被误诊为"扁桃体炎"而延误治疗,故如可见扁桃体区肿物(肿物可呈外生型或浸润型生长),特别是一侧者,应取活检明确性质。治疗前 CT/MRI 为必要的检查项目,以了解病变范围和浸润深度,更好地决定治疗方案。

(三)治疗原则

扁桃体癌因组织分化差、恶性程度高,容易浸润周围组织,较早转移至咽淋巴环及颈淋巴区,但对放疗较为敏感。对 T_1、T_2 病变首选放疗,放疗后如有肿瘤残留,可实施挽救性手术,此时手术损伤较小。T_3、T_4 病变可考虑综合治疗,目前化疗与放疗的综合治疗应用较多。也可采用手术与放疗的综合治疗。

(四)放疗

1.放射设野

照射范围包括原发灶、周围邻近结构(包括颊黏膜、齿龈、舌根、鼻咽和咽侧、后壁)和上颈部(包括颈后淋巴结)。常规照射时通常用两侧对穿面颈联合野照射,上界一般定于颧弓水平,下界至甲状软骨切迹水平或据病变下界而定,前界应至少超出病变前缘 2 cm。后界应包括颈后淋巴引流区。对于早期分化良好背不需做下颈预防性放疗。对分化程度差者、局部病灶较大、上颈淋巴结有转移者,下颈应做预防性照射。一般用单前野垂直照射,注意保护脊髓。如局部淋巴结残留可用电子线加量。先大野照射 DT 36~40 Gy,后避开脊髓缩小野照射,继续加量放疗,总量增至 $(66\sim74)Gy/(6\sim7)w$。颈后区可用适当能量电子线补量(图 11-4)。

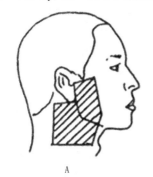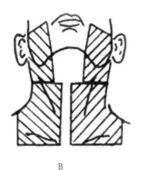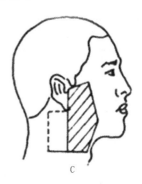

图 11-4　扁桃体癌照射野

A.两侧相对野,包括原发灶、咽淋巴环及上颈深淋巴引流区;B.颈部切线野包括下颈、锁骨上区,作为预防治疗性照射;C.肿瘤量达 4 000 Gy 时缩野照射,后上颈(虚线示)可用电子束补量

2.照射剂量

总剂量为 DT $(66\sim74)Gy/(6\sim7)w$。根据病理类型、肿瘤大小和肿瘤消退情况,来做适当调整,如对未分化、低分化癌或较小的肿瘤,总剂量可适当降低;中、高分化鳞癌或较大的肿瘤,处方剂量应相对较高。颈预防性剂量为 50 Gy 左右。

扁桃体癌多为分化差的癌,对放疗较为敏感,很多患者通过单纯放疗可以治愈。因此,利用调强放疗的优势,在不降低肿瘤控制的前提下,可以避免和减轻正常组织的损伤,提高患者的生存质量。调强放疗时靶区的确定与常规治疗时不应有区别,常规治疗获得的关于扁桃体癌局部控制的经验或预后因素是指导调强靶区确定的依据,在有条件的单位建议应用调强放疗。

(五)预后

扁桃体癌对放疗敏感,单纯放疗是本病的有效治疗方法,病期的早晚是影响预后的重要因素。放疗后总的 5 年生存率在 32%～83%,其中Ⅰ期为 100%,Ⅱ期为 80%,Ⅲ期为 70%,Ⅳ期为 20%～40%。

预后与下列因素相关：①原发灶的期别，T分期增加，放疗的局部控制率下降。病变侵及舌根者预后不佳，舌根部受侵则放疗局控率降低1倍。②颈部淋巴结转移，N_1对预后的影响并不大，但至$N_{2\sim3}$则单纯放疗的效果明显下降。③肿瘤的生长方式，肿瘤外突型生长者预后较溃疡型和坏死型好。④病理类型，一般来说，分化差的癌对放疗比较敏感，原发灶及颈部转移淋巴结容易控制，而分化好的癌放疗的效果较差。⑤疗终时原发灶与颈淋巴结消退情况，疗终病变全部消失者预后明显好于残存者。

三、舌根癌

舌根癌是头颈部较少见的恶性肿瘤。好发于50～70岁，男性多见。病理类型以鳞癌为主，但分化程度较舌癌差，也有小涎腺来源的癌，未分化癌和恶性淋巴瘤等。

(一)解剖和扩散类型

舌根位于全舌的后1/3，咽峡的后下方，前方与舌体的分界为舌轮廓乳头，两侧通过舌咽沟与扁桃体区、口咽侧壁相接，下方至舌会厌谷及舌会厌外侧襞。由黏膜和肌肉组成的舌根参与语言、吞咽、味觉功能的形成，同时舌根又有丰富的淋巴组织，与扁桃体、鼻咽部淋巴组织共同组成韦氏环，为人体免疫屏障的一部分。舌根鳞癌多呈溃疡型，向周围浸润性生长，还可向舌根部深层肌肉浸润。来源于小涎腺的癌多以外生性生长为主。舌根部的淋巴组织丰富且属于中线结构，因此舌根癌不仅容易发生颈部淋巴结转移，而且出现双侧颈转移的概率也较高，约4/5的患者初诊时即有颈部淋巴结转移，其中30%为双侧转移。最常见的转移部位为二腹肌下组及上颈深部组淋巴结，其次为颈后淋巴结、颌下淋巴结和咽后淋巴结。

(二)临床表现和诊断

舌根癌生长部位隐蔽，症状不明显，早期难以发现，当症状明显的大多已属晚期。故舌根癌常累及邻近组织及器官，如舌体、咽壁、扁桃体、会厌舌面等。常见症状为舌咽部疼痛，局部晚期病变可出现言语不清及吞咽困难。有时舌根部病灶较隐匿，患者以颈部无痛性淋巴结肿大起病就诊。不仅要在内镜下仔细检查并行活检明确病理，还要行MRI等检查了解肿瘤浸润深度及与周围组织的关系。同时应排除远处转移及第二原发癌可能。

(三)治疗原则

早期小的病灶手术与放疗都可以取得较好的局部控制效果，但由于舌根具有重要的生理功能，外科手术会造成组织缺损而导致功能障碍，出于功能保护的考虑，一般还是首选放疗。晚期病变原则上采取非手术治疗，手术作为非手术治疗失败后的挽救治疗。目前的趋势是同步放化疗与手术的综合治疗，同步放化疗作为一线治疗，放疗DT 50 Gy时进行疗效评价，如估计肿瘤在接受根治性放疗剂量后能够消退，则继续放疗，否则可考虑手术治疗。颈部淋巴结的处理原则是对$N_{0\sim1}$病变，可以用单纯放疗控制，但对$N_{2\sim3}$病变，尤其是放疗后残存者，应行颈部淋巴结清扫术，以最大限度地提高颈部的局部控制率。如果患者首先接受了手术治疗。病理提示病期较晚或有不良因素则应行术后放疗或同步放化疗。

(四)放疗

照射野包括原发肿瘤、邻近受侵部位及上颈淋巴引流区。常规放疗通常采用两侧相对平行野照射，照射野的上界要求超过舌和舌根表面1.5～2 cm，如果肿瘤侵及口咽咽前后柱或鼻咽，上界相应提高，可达颅底，包全整个受侵的解剖结构。下界位于舌骨下缘水平，可根据颈部转移淋巴结位置适当调整位置。前界包括咽峡及部分舌体，后界包括颈后三角淋巴引流区。先用大野照射 DT 36～40 Gy 时缩野,两侧野的后界前移以避开脊髓,继续照射至 DT 60 Gy 时再次缩野,针对原发灶区加量至 DT 66～70 Gy。颈后野用 8～12 MeV 的电子线补量。下颈锁骨上淋巴引流区另设一个单前野垂直照射,注意保护脊髓,预防剂量为 DT 50 Gy。可采用调强放疗,有利于正常组织的保护。

近距离放疗由于其杀伤距离短、对正常组织损伤小的优点,与外照射结合治疗舌根癌,既能提高局部肿瘤剂量,又能有效避免单纯外照射导致的正常组织照射剂量过高而产生的严重放疗毒性,如放射性下颌骨坏死、放射性脊髓炎等。即使现代外照射技术已多采用调强精确放疗,对于非浸润性生长的舌根癌,采用高剂量率的组织间插植照射也是一种非常有效的推量手段。可在外照射至肿瘤剂量达 DT 50～60 Gy,间隔 2 周后行插值,对 $T_{1\sim2}$ 病灶推量 20～25 Gy,$T_{3\sim4}$ 病灶推量 30～40 Gy/2 F。

(五)预后

舌根癌放疗后总的 5 年生存率可达 40%～60%。早期 T_1、T_2 病变放疗的局部控制率可高达80%～100%,晚期 T3、T4 病变放疗的局部控制率也能达到 30%～60%。预后与期别、病理类型、疗终有无肿瘤残存等因素有显著的相关性。

(六)失败模式

放疗失败的主要模式依然为局部/区域复发及远处转移。远处转移多发生于治疗后 2 年内。最常见的远处转移部位为肺,其次为骨、肝或广泛转移。不同病理类型中,高分化鳞癌以局部/区域复发为主,而腺癌、低分化癌和未分化癌则以远处转移多见。

四、软腭癌

软腭黏膜是口腔黏膜的延续,故软腭癌及悬雍垂(腭垂)癌以鳞癌为多见,好发于 60～70 岁,男性多于女性。起源于小涎腺的腺癌比硬腭部位明显减少。肿瘤的分化程度较其他口咽癌高,与口腔癌类似。总体上软腭原发肿瘤比较少见。

(一)解剖和扩散类型

软腭构成口咽腔的顶壁,前与硬腭后缘相接,后为游离缘,两侧延伸为咽前后柱,于中线处汇合形成腭垂。起源于软腭的病变容易向前浸润发展,一般较少向后即扁桃体区域发展,而扁桃体区癌不论病期早晚均容易侵犯软腭。

软腭淋巴组织丰富,于中线形成交叉网,故常发生双侧淋巴结转移。二腹肌下和上颈深淋巴结转移较为常见,颈后淋巴结和颌下淋巴结较少受侵。软腭癌在就诊时的颈部阳性率为 30%～55%,其中10%～20%为双侧颈部淋巴结转移。

(二)临床表现

症状有吞咽不适、异物感、出血、疼痛等。软腭张口即可见,所以该部位肿瘤容易早期发现。早期软腭鳞癌可表现为黏膜白斑或增殖性红斑样改变,或表现为浅表隆起肿物。晚期病变多呈溃疡浸润性癌,侵及硬腭、齿龈、颊黏膜、扁桃体区等。小涎腺来源的腺癌,一般较少向深层浸润,颈淋巴结转移少见且出现较晚,而腺样囊性癌具有深层浸润、破坏硬腭、侵犯神经或邻近血管与发生淋巴结转移的特点。明确诊断依赖于活组织病理检查。

(三)治疗原则

除极小的浅表病变可采用局部手术切除外,一般均以放疗为主,T_1 和 T_2 病变采用根治性放疗可达治愈。T_3 和 T_4 病变可采用手术与放射的综合治疗(术前或术后放疗)。

（四）放疗

软腭癌的基本照射技术以外照射为主，照射范围包括软腭、扁桃体区和上颈淋巴引流区。但对腺上皮来源的分化程度较高的腺癌，因淋巴结转移率低，设野可以保守一点，以软腭、腭垂为中心，包括部分周围结构。高分化鳞癌病灶，上颈无淋巴结转移，中下颈部及锁骨上区不推荐预防性照射，若病理为分化较低的鳞癌、低分化癌、未分化癌者，均应做全颈预防性照射。具体方法可参照扁桃体癌的照射技术，总剂量应给予（60～74）Gy/（6～7）w后避开脊髓，DT50 Gy时缩野至软腭区）。也可加用口腔筒照射补量，或行组织间插植局部后程加量。其目的是最大限度保证病变区剂量的同时减少周围正常组织的受量。可采用口含器分离软腭和舌面减少正常舌的受照剂量。因软腭是个活动器官，应注意交代患者影像采集及照射期间勿做吞咽动作，以免产生伪影及使肿瘤偏离照射靶区范围。在采用调强照射技术时，尤应注意此点。

（五）预后

软腭癌单纯放疗的5年生存率为30%～60%。T_1病变为80%～90%，T_2病变为60%～80%，$T_{3～4}$病变仅为20%～40%。早期病变局部控制率高，预后较好；T_3、T_4及N（＋）病变单纯放疗效果较差。预后的影响因素与T、N分期，病理类型，疗终时原发灶有无残留有关。

五、咽壁癌

咽壁癌分为咽侧壁和咽后壁癌，在口咽各个亚区中的肿瘤发生率最低。咽壁癌部位隐匿，就诊时肿瘤仅局限在这一解剖部位者少见，常已扩展到鼻咽或下咽，有时侵及扁桃体、舌根和梨状窝，致使临床难以辨别肿瘤的起源部位。

（一）解剖和转移途径

口咽的后壁和侧壁由上咽缩肌和被覆的黏膜构成。上咽缩肌的深面与椎前筋膜之间有一层咽后脂肪薄层相隔。口咽后部的肿瘤可沿着这个脂肪层和筋膜在椎前间隙内扩散。晚期肿瘤可最终侵犯椎体。口咽后外侧壁的肿瘤可通过黏膜或黏膜下路径延伸至鼻咽和下咽。口咽和下咽的分界被人为指定为舌骨上缘平面，实际上口咽外侧后侧壁与下咽在解剖上是连续的，认识到这一点对治疗设野具有重要意义。

咽壁鳞癌颈淋巴结转移的发生率约为60%。淋巴引流主要至二腹肌下、中颈和咽后淋巴结。

（二）治疗原则

手术和放疗都可以治疗咽壁癌，由于此病的低发生率、固有的分期变化和极其有限的文献数量，使得无法比较这两种治疗模式。早期可考虑单纯放疗，但因咽壁癌多为晚期，病变大且累及范围广，不主张单纯放疗，应以手术治疗为主，推荐采用综合治疗模式，可行手术＋术后放疗或同步放化疗。对于年老不能耐受手术或肿瘤已达晚期无法手术者，可行姑息放疗或放化疗。

（三）放疗

因咽壁癌通常向鼻咽和下咽蔓延，故照射野须从颅底至食管入口，包括鼻咽及下咽部，设野可采用两侧平行相对野照射，先大野照射10 Gy，缩野后避开脊髓针对局部病灶增至DT（66～74）Gy/（6～7）w，亦可采用适形调强放疗。术后放疗原发灶区DT（60～66）Gy/6 w。与其他口咽肿瘤稍有不同的是，咽后壁肿瘤设野的后界需要保证足够的外放。

（四）预后

咽壁癌的预后较差，3a无瘤生存率约为25%。Marks报道89例口咽壁癌的5年生存率为

19%.指出单纯放疗效果差,而应以手术加术后大剂量放疗为主要治疗方案。手术＋辅助放疗局部失败率为 11%。以手术为主要治疗的患者总失败率为 50%,包括局部区域复发和远处转移以及第二原发癌。52%的患行接受初始放疗出现局部失败。最多见的严重并发症为不能吞咽而永久性依赖胃造口术。

(罗　斐)

第二节　口　腔　癌

口腔癌是头颈部较常见的恶性肿瘤之一。据国内有关资料统计,口腔癌占全身恶性肿瘤的 1.9%～3.5%;占头颈部恶性肿瘤的 4.7%～20.3%,仅次于鼻咽癌,居头颈部恶性肿瘤的第 2 位,在亚洲的印度与巴基斯坦等国则达 40%～50%。

口腔癌病例中,以舌活动部癌最常见,其次为颊黏膜癌。

一、解剖分区

口腔癌主要指发生在口腔黏膜上的上皮癌。因部位不同而分别称为舌癌、颊黏膜癌、牙龈癌、口底癌和硬腭癌。为了诊断、治疗和对比疗效,应先明确这些部位的黏膜解剖分区。

(一)舌黏膜

舌分舌体与舌根,以"Λ"字形界沟为分界。紧贴界沟前方排列着轮廓乳头,于张口、用力伸舌时可见,一般 7～9 个。界沟前方为舌体,占全舌的 2/3,为舌的活动部,分舌尖、舌缘、舌背和舌腹。舌体黏膜从舌背经舌缘绕至舌腹向中央收缩成环形,与口底黏膜相连。界沟后方为舌根,占全舌的 1/3,属口咽部,在此黏膜上发生的舌根癌属口咽癌的一种。

(二)颊黏膜

颊黏膜包括覆盖口腔前庭颊部和唇部的黏膜以及磨牙后三角区的黏膜。上下唇自然闭合时两唇相接触后缘之后的口腔前庭部分属颊黏膜,此后缘之前外露唇黏膜称唇红,为皮肤与颊黏膜的移行部。发生在唇红上的癌肿称唇癌。唇红缘外皮肤上发生的癌肿则称皮肤癌。颊黏膜内侧经呈马蹄铁形的上下口腔前庭沟与上下牙龈相连接。颊黏膜的内后界是翼突下颌缝,此是连接上、下牙槽突后缘的一个明显凸出的皱褶,是口腔与口咽的侧面分界线。磨牙后三角区黏膜是指覆盖在下颌骨升支前缘的黏膜,从下颌骨第 3 磨牙后方向上延伸至上颌结节。左右两侧与上牙弓第 2 前臼齿相对的颊黏膜处各有一个小的乳头样突起,为腮腺导管的开口,从此导管内长出的肿瘤属腮腺导管的肿瘤,不属颊黏膜癌。

(三)牙龈

牙龈指覆盖于上、下牙槽嵴及牙颈的口腔黏膜,其游离缘呈锯齿状指向牙冠。牙龈无黏膜下层,与牙槽骨膜紧密相连,坚韧而不能移动。借此可与有黏膜下组织而略可移动的口底硬腭及颊黏膜分清界限。下牙龈的后界止于第 3 臼齿与磨牙后三角区的相连接处。

(四)硬腭黏膜

硬腭的骨质部分是由上颌骨的腭突与腭骨的水平部合成。覆盖于上述部分的口腔黏膜即属硬腭黏膜。其外缘及前缘为上牙槽突,后界为腭骨水平部的后缘,是硬腭与软腭的分界线,亦是口腔与口咽的分界。发生在软腭上的癌肿就划归于口咽癌中。

(五)口底黏膜

口底黏膜呈新月形覆盖于口底肌肉上,其外环与下牙龈相接,内环与舌腹面黏膜相连。其后缘连结属口咽部的前咽柱的基部。口底正中有舌系带将口底黏膜分成左右两半。舌系带两侧各有一小黏膜隆起,为颌下腺导管在口底的开口处。

二、病因

口腔癌的病因至今尚不明确,可能与下列因素有关。

(一)长期嗜好烟、酒

口腔癌患者大多有长期吸烟、饮酒史,而不吸烟又不饮酒者口腔癌少见。印度 Trivandrum 癌肿中心 1982 年治疗 234 例颊黏膜癌,其中 98％有嚼烟叶及烟块史。世界上某些地区,如斯里兰卡、印度、缅甸、马来西亚等地的居民,有嚼槟榔或"那斯"的习惯。咀嚼槟榔等混合物能引起口腔黏膜上皮基底细胞分裂活动增加,使口腔癌发病率上升。美国 Keller 资料显示吸烟不饮酒或酗酒不吸烟者口腔癌发病率分别是既不吸烟也不饮酒者的 2.43 倍和 2.33 倍,而有烟、酒嗜好者的发病率是不吸烟也不饮酒者的 15.5 倍。酒本身并未证明有致癌性,但有促癌作用。乙醇可能作为致癌物的溶剂,促进致癌物进入口腔黏膜。

(二)口腔卫生差

口腔卫生习惯差,为细菌或霉菌在口腔内滋生、繁殖创造了条件,从而有利于亚硝胺及其前体的形成。加之口腔炎,一些细胞处于增生状态,对致癌物更敏感,如此种种原因都可能促进口腔癌发生。

(三)异物长期刺激

牙齿残根或锐利的牙尖、不合适的义齿长期刺激口腔黏膜,产生慢性溃疡乃至癌变。

(四)营养不良

有人认为与缺乏维生素 A 有关,因为维生素 A 有维持上皮正常结构和机能的作用,维生素 A 缺乏可引起口腔黏膜上皮增厚、角化过度而与口腔癌的发生有关。人口统计学研究显示摄入维生素 A 低的国家口腔癌发病率高、维生素 C 缺乏尚无资料证明与口腔癌有关。也有认为与微量元素摄入不足有关,如食物含铁量低、总蛋白和动物蛋白摄取量不足可能与口腔癌有关。锌是动物组织生长不可缺少的元素,锌缺乏可能导致黏膜上皮损伤,为口腔癌的发生创造了有利条件。

(五)黏膜白斑与红斑

口腔黏膜白斑和增生性红斑常是一种癌前期病变。Silverman 等报道 257 例口腔黏膜白斑病,平均追踪 7.2 年,45 例经活检证实为鳞癌(17.5％),比以往报道的 0.13％～6％高。因此不论口腔黏膜白斑病病程多长及其良性表现,均需长期随访,以便早期发现癌变。据国内口腔黏膜白斑防治科研协作组 1980 年普查报道,中国人白斑患病率为 10.47％。虽白斑癌变者甚少为 3％～5％,但舌是白斑的好发部位,白斑癌变的舌癌在舌癌中可占 1.6％～23％。Silverman 等还指出癌前变除黏膜白斑病外,增生性红斑更危险,其恶变几达白斑患者的 4 倍。有学者认为红斑实际上已是早期癌,其红色是肿瘤血管生成及机体对肿瘤发生免疫反应的结果。Kramer 等报道舌和口底白斑患者,平均随访 4.3 年,癌变占 15％,且红白斑癌变比白斑的高 5 倍。对红白斑病变取活检应尽可能从红斑区取材,此区阳性率较高。

三、临床表现

除皮肤癌外,与其他部位的癌瘤相比,口腔癌应更易早期发现,但事实并非如此。以口腔癌中最常见的舌癌为例,根据近年来国内一些较多病例的报道来看,Ⅰ期患者仅占10.9%～25.4%。

口腔癌中90%以上为鳞形细胞癌,其次为来源于小唾腺的腺癌。颊、硬腭和口底黏膜下小唾液腺分布较多,这些部位的腺癌所占比例亦稍高。黑素瘤、肉瘤和淋巴瘤也少见于口腔,转移性癌亦少见。在此主要讨论口腔鳞形细胞癌。

(一)舌癌

除舌尖腹面黏膜下有少数腺体聚集外,其他舌体黏膜下无腺体,因此舌体癌中95%以上为鳞形细胞癌,而唾液腺来源的腺癌少见。舌根则不同,其黏膜下分布着腺体,因此舌根癌中唾腺癌的比例可高达30%以上。舌根黏膜有许多结节状淋巴组织,称舌扁桃体,属咽淋巴环一部分,故发生淋巴瘤亦不少见。

舌癌可见于各年龄组。20岁以下少见,最小的可见于4岁。在我国,舌癌发病的中位年龄在50岁以前,比欧美的偏早。男性患舌癌比女性多,男女之比约为(1.2～1.8):1。

大多数舌癌是从正常黏膜上发生,一开始就是癌,少数是从良性病变转变而成,如从白斑转变而成。

舌癌早期多数症状不明显,患者以舌部肿块、溃疡伴疼痛不适来就诊时,病灶直径往往已超过1～2 cm,若再拖延未接受外科或放疗,则肿块将持续增大,向深部和四周扩展。舌体癌向舌根侵犯时,患者常诉病灶同侧的放射性耳痛。舌体癌从黏膜层侵犯舌内肌后还可侵入舌外肌引起相应的舌运动受限。若全舌受侵则引起舌固定、流涎、进食困难、语言不清。肿瘤可因缺血、缺氧引起坏死、溃疡与继发感染,从而伴发出血、恶臭。局部病变继续发展还可侵犯翼内肌、颌下腺及下颌骨等,此时治疗将十分困难。舌体癌患者多以舌部原发病变来就诊,颈部转移灶为其并发症状,但舌根癌患者则可先以其颈部肿块为主诉而就诊。

(二)颊黏膜癌

颊黏膜下腺体丰富,但分布不均。若以第1臼齿前缘为界将颊部分成前后两半,则前半颊黏膜下的腺体分布稀疏,而后半颊黏膜下,特别是臼后三角颊黏膜下有丰富密集的腺体,甚至在颊肌及颊肌浅面亦有腺体。因此颊黏膜癌中的腺源性上皮癌所占比例比舌体癌高,腺癌可占颊部恶性肿瘤的19%。

不同国家及不同地区颊黏膜鳞癌发病情况也不同。在欧美占口腔癌的第5位,约占10%;在我国北方及西南则各占口腔癌的第3位及第2位。

国内资料,颊鳞癌的发病年龄比舌鳞癌约晚10年,但比西方国家早10～20年;男性发病率高于女性,男女之比约2:1。

(三)牙龈癌

牙龈无黏膜下层,亦无腺体,故牙龈癌几乎均为鳞形细胞癌。在下颌磨牙后区发生的小唾液腺肿瘤往往来自磨牙后区黏膜下腺体,不属于牙龈。发生在牙槽黏膜上的鳞形细胞癌则属于牙龈癌。

牙龈癌发病年龄较舌癌及颊癌晚,中位年龄在50余岁。国外患者年龄更大,约60余岁。男性患牙龈癌较女性多。

牙龈癌好发于下牙龈,约为上牙龈癌的 3 倍。牙龈癌初起时无痛,亦无其他不适,仅少数在作牙齿健康检查时或在外伤出血后偶被发现。多数患者是因牙龈痛,次之是溃疡、牙痛、牙松动或其他牙病就诊于牙科医师。检查可发现牙龈处有小溃疡,其边缘有小乳头状突起。若误认为是一般牙病予以拔牙,则将使溃疡不愈,促使癌瘤经牙槽窝向下颌骨深部骨质浸润。颌骨牙槽突的骨膜在起病初期是阻止癌瘤扩散的屏障,因此牙龈癌开始时是向唇颊侧与硬腭或口底侧扩展,其中最多见的是在前磨牙与磨牙区颊侧的肿块。牙龈癌继续扩展时,向外侧则进一步侵犯口腔前庭沟进而侵犯颊与唇;向内侧者,在上牙龈处向腭部侵犯,但越中线至对侧者少见。在下牙龈处则向口底侵犯,侵入翼内肌则引起张口困难。下牙龈癌侵入翼内肌未形成明显的肿块时即可引起张口受限,用泼尼松可改善,从而给人一个炎症的假象。牙龈癌向深部侵犯时在上牙龈处则可侵入上颌窦,产生与上颌窦癌类似的症状和体征;在下牙龈处侵犯下颌骨至下颌管,若侵犯下齿槽神经则引起同侧下唇麻木。若向后发展侵入磨牙后区则会发生与磨牙后区颊黏膜癌类似的症状和体征。

(四)硬腭癌

腭中线及腭黏膜外缘区无黏膜下层,黏膜与硬腭骨膜紧密相连,而腭中线两侧有黏膜下层。以两侧第 1 磨牙相连线为界,腭前部含脂肪,后部含丰富的腺体,故硬腭癌中除鳞形细胞癌外,还有较高比例的唾液腺来源的癌肿。如北京医科大学口腔医院 1962—1986 年收治的硬腭癌中鳞形细胞癌仅 47 例,而1962—1979 年收治的硬腭唾腺癌则有 55 例。

硬腭鳞癌发病年龄与牙龈癌相似,但比舌及颊癌稍晚;中位年龄在 50 岁以后,比国外的年轻。腭唾液腺癌的发病年龄与口腔他处小唾液腺的癌肿相仿.约比鳞癌早 5～10 年。患硬腭癌(不管鳞癌还是唾液腺癌)的男性比女性多。

硬腭鳞癌初期无症状,细心的患者可感到黏膜增粗。多数患者在发生肿块增大、溃疡、出血时就诊。硬腭鳞癌常为外突型,在早、中期虽临近骨膜,但一般不侵犯骨质,若任其发展则可穿破硬腭骨质进入上颌窦或鼻腔,其发展如同上颌窦癌或鼻腔癌。硬腭唾液腺癌的初期症状则是黏膜下肿块,如不受损伤,黏膜通常完整。这些患者就诊一般比鳞癌患者迟。其中腺样囊性癌虽生长缓慢但侵袭性强,且喜侵袭神经。位于腭大孔附近的腺样囊性癌可沿翼腭管进入翼腭窝,再沿三叉神经第 2 支经圆孔进入颅底引起上颌神经受侵的症状。进入颅底者可侵入半月神经节引起下颌及眼神经的症状。

当原发灶不大于 2 cm,仍位于黏膜及黏膜下未侵犯骨膜时,可无颈淋巴结转移;原发灶增大侵入骨膜时则颈淋巴结的转移率随之增加。因硬腭淋巴回流主要沿齿弓内侧向后行绕至臼齿后再回流,故转移至颈深上淋巴结多于颌下淋巴结。因硬腭位于中央,故当原发灶位于偏后方腺体多的区域时,尤其是接近中线或过中线者,易有两侧颈淋巴结转移,对侧转移部位常在颈深上淋巴结。

(五)口底癌

舌系带止点两侧,下颌切牙后面的前口底黏膜下有许多小唾液腺称切牙腺,两侧口底黏膜下有舌下腺,因此口底除鳞形细胞癌外,还有不少唾液腺来源的癌。

口底鳞癌在西方国家发病率较高,仅次于舌癌,占口腔癌中的第 2 位。但口底鳞癌在我国少见。

四、诊断与鉴别诊断

诊断要求得出定位、定性与范围的判断：①原发灶的解剖分区及其组织起源；②原发灶是否为肿瘤。若属肿瘤，为良性还是恶性；③病变局限于原解剖部位，抑已扩散到附近解剖部位，局限于口腔抑已转移至区域淋巴结，是否已有远处转移。

(一)症状与体征

1.疼痛

早期口腔鳞癌一般无痛或仅有感觉异常或轻微触痛，伴发肿块溃疡时始发生较明显的疼痛，但疼痛程度不如炎症剧烈。因此当患者主诉疼痛，特别是牙龈痛或舌痛时应仔细检查疼痛处有无硬结、肿块与溃疡。若疼痛局部有上述体征，应高度怀疑该处有癌症。口腔癌中舌癌与牙龈癌早期主诉疼痛者较多。若疼痛部位与口腔肿块溃疡的部位不符，则需要考虑肿瘤有向其他部位扩散的可能。牙痛可因牙龈癌引起，亦可因颊黏膜癌、硬腭癌、口底癌或舌癌扩展侵犯牙龈或舌神经所致。耳痛、咽痛可以是口咽癌的症状，亦可以是舌体癌侵犯舌根或颊、硬腭、牙龈，或侧口底癌向后侵犯咽侧壁而引起。除这种向临近解剖区浸润引起的疼痛外，有些口腔癌还可以沿神经扩散，主要沿三叉神经各分支扩散引起颌面部疼痛与麻木，如上唇或下唇麻木、疼痛。口腔鳞癌发生这类情况者少见，而硬腭腺样囊性癌则较多见。即硬腭腺样囊性癌沿腭大神经的行程从腭大神经孔沿翼腭管进入翼腭窝到达上颌神经。然后癌组织顺行可侵入眶下神经管引起上唇麻木，有些癌组织甚至还逆行经圆孔侵入半月神经节，然后再沿三叉神经的下颌神经和/或眼神经分支顺行扩散引起相应的神经症状。

2.斑块

口腔鳞癌位于浅表时可呈浅表浸润的斑块，此时不做活组织检查难与白斑或增生性红斑相鉴别。虽然白斑癌变者很少，但当白斑由均质型变为不均质型，表面出现不平整、颗粒状或溃疡、或斑块变厚出现硬结时，要高度怀疑癌变。吸烟是引起白斑的主要原因，局部刺激如尖牙、牙残根及不良修复体的刺激亦可引起白斑。这些白斑好发于舌缘，口底及颊黏膜后侧。所谓白斑癌变很少是指这些部位的白斑；但若白斑发生在白斑少见区如舌背或白斑发生在无吸烟史或无局部刺激的病例时，则需警惕癌变。口腔黏膜上出现鲜红色、天鹅绒样斑块，在临床及病理上不能诊断为其他疾病时，应高度警惕此种红斑很可能已为早期鳞癌。这种红斑边界清楚、范围固定；即使其表面光滑、不高出黏膜面，但做活检常可显示为原位癌；红斑基底上夹杂白色斑点或边缘不规则、表面稍高起呈桑葚状或颗粒肉芽状的红斑，在病理切片中绝大部位均表现为原位癌或早期浸润癌。嘲黑斑多见于唇部及牙龈黏膜，当出现黑色加深、增厚、结节或溃疡时应考虑恶变。腭部发生黑斑极少见，故一旦腭部出现黑斑应首先考虑恶性黑素瘤。

3.溃疡

口腔鳞癌常发生溃疡，典型的表现为质硬、边缘隆起不规则、基底呈凹凸不平的浸润肿块，溃疡面波及整个肿瘤区。有时需与一般溃疡相区别。①创伤性溃疡：此溃疡常发生于舌侧缘，与溃疡相对应处总有尖牙、牙残根或不规则的牙修复体，说明溃疡是由上述刺激物引起。溃疡质软，基底软无硬结。消除上述刺激物1～2周后溃疡即可自愈。②结核性溃疡：几乎均为继发性，大多为开放性肺结核直接蔓延的结果，常发生于软腭、颊黏膜及舌背，溃疡较癌性溃疡浅，溃疡基底软无浸润硬结，抗结核治疗有效。

4.肿块

口腔鳞癌起源于口腔黏膜上皮,其肿块是由鳞形上皮增殖而成。无论向口腔内溃破形成溃疡或向深部浸润,其形成的肿块均较浅表,其黏膜上总可见到癌组织病变。口腔腺上皮肿瘤起源于口腔黏膜下腺体,主要是小唾液腺,因此这些肿瘤位于黏膜下,位置较口腔鳞癌深,其表面黏膜完整,色泽正常。因肿瘤增大黏膜受压或活检后可引起黏膜破损溃疡,但这些破损溃疡范围局限,且覆盖肿瘤的大部分黏膜仍属正常。此外与鳞癌患者相比较,患唾液腺癌的患者一般稍年轻,病程较长,半数以上病程超过1年,而口腔鳞癌病程半数以上不到半年。肿块位于硬腭黏膜下时更应想到唾液腺肿瘤。硬腭唾液腺肿瘤中良性比恶性多,而硬腭唾液腺癌的发病率接近于硬腭鳞癌。腺上皮肿瘤还可发生于颊、舌根、口底黏膜下,这些部位的唾液腺肿瘤则是恶性多于良性。非上皮来源的各种肉瘤亦可发生于口腔黏膜下,其比例少但种类多,在鉴别诊断时需考虑在内。这些肉瘤发病年龄均较早,初期不向周围浸润,黏膜完整,但生长速度较快,体积较大,直径大于5 cm以上者多见。其中淋巴肉瘤常呈多发性。

一旦临床确定肿块来自口腔癌即应进一步判断其侵犯范围与深度。凡伴有咽痛、耳痛、鼻塞、鼻出血、张口困难、舌运动受限以及三叉神经支配区域疼痛、麻木等感觉异常时,均应考虑肿瘤可能已侵犯至口咽、上颌窦、鼻腔、舌外肌、咀嚼间隙以及下颌骨,从而结合口腔癌所在部位选用适当的影像学检查来进一步推断。

(二)影像学诊断

放射性核素检查除能提供舌甲状腺、口腔癌骨转移信息外,在诊断口腔癌本身中尚少见应用。超声波检查在口腔癌中亦少见应用。X线平片及断层摄影在口腔癌侵犯上、下颌骨及鼻腔鼻旁窦时能提供较多有价值的信息,但对口腔癌的定位信息、肿瘤侵犯范围特别是侵犯原发灶周围软组织的情况尚不能满足临床医师诊断与制定治疗计划时的需要。CT则在相当大的程度上弥补了上述要求,但CT不应作为常规的检查手段,应在取得详尽病史、体检及其他检查材料的基础上有选择地应用。

舌的纤维中隔在CT上呈现一个低密度的平面,将舌分为两半。它的移位或消失可提示舌肿瘤属良性或恶性;它的消失若再伴有对侧舌肌的变形与消失,则提示舌癌已侵犯对侧,手术者应考虑行全舌切除。

舌内肌位于中央,呈圆球状,无筋膜间隔,肌索呈不规则方向,故在CT中呈现密度不均。舌外肌围于舌内肌两侧及底面,其肌索呈一致方向的排列。在舌骨上CT轴位片上可见颏舌肌紧贴于脂肪密度的舌中隔两侧,其从下颌骨颏结节向后呈带状排列,止于舌内肌;舌骨舌肌及茎突舌肌则呈弓形围于后部舌内肌两侧。舌癌或口底癌患者有舌运动受限时可作舌骨体到硬腭的轴位CT检查,若发现上述舌外肌变形或消失即可进一步证实舌癌侵犯舌外肌的临床判断。

口腔癌患者,特别是病灶位于口腔后部者有张口受限,即张口后上、下门齿间距不到4～5 cm,伴舌、下唇麻木者宜作CT检查。CT可清晰显示出下颌骨、翼内板、翼外板、翼内肌、翼外肌、颞肌、嚼肌及由它们所形成的各种筋膜间隙。这些结构,特别是翼内肌及翼颌间隙的变形消失常是口腔癌向咀嚼间隙侵犯引起张口困难的直接证据。

少数口腔癌可沿神经侵犯,其中以硬腭腺样囊性癌的表现最为突出。硬腭块物虽不大,但已有上唇麻木等上颌神经受侵的症状时,如作CT检查可见翼腭窝扩大、脂肪消失,有时还可见到圆孔扩大、翼板根部破坏。若癌肿沿三叉神经各分支顺行,还可见眶下神经管扩大及眶尖部肿瘤。因此遇有口腔癌患者有三叉神经,特别是第2支上颌神经症状时,应着重于作翼腭窝及其周围的 CT 检查。有些情况下,筛状结构多的腺样囊性癌在 CT 中可显示出筛状的低密度区。

(三)脱落细胞学检查与活组织检查

脱落细胞学检查适用于病变浅表的无症状的癌前病变或病变范围不清的早期鳞癌,适用于筛选检查。然后对阳性及可疑病例再进一步作活检确诊。对一些癌前病变还可进行脱落细胞学随访。此法患者易于接受。但 60% 的口腔早期鳞癌癌变细胞直接突破基底膜向下浸润而表层上皮正常,脱落细胞学检查常呈阴性结果。

对口腔鳞癌的确诊一般采用钳取或切取活检,因其表面黏膜均已溃破或不正常,且位置浅表。应避开坏死、角化组织,在肿瘤与周围正常组织交界处采取组织,使取得的材料既有肿瘤组织亦有正常组织。钳取器械应锋利,以免组织受挤压变形而影响病理诊断。若组织受压变形,应另行取材。对黏膜完整的黏膜下肿块可采用细针吸取细胞学检查。

虽然上述活组织检查很少引起肿瘤细胞的扩散与转移,但在治疗耽搁过久的病例中仍可见到局部肿瘤生长加速者。因此活检与临床治疗时间的间隔应越短越好。活检应在有条件接受治疗的医院中进行。

(四)临床与病理联系

口腔癌的治疗应在取得病理诊断后进行,但活检诊断与临床或术后石蜡诊断不符者并不罕见,其原因有:①活检取材不当,未取到病变组织。如对上皮表层细胞正常,癌细胞突破基底膜向下方间质浸润的口腔黏膜早期鳞癌,仅作脱落细胞学检查会引起漏诊。又如对疣状鳞癌行活检时取材过浅则可误诊为鳞形细胞乳头状瘤。②填报活检部位不精确。如黏膜下的组织被误报为口腔黏膜组织,使唾液腺来源的黏液表皮样癌被误诊为鳞形细胞癌,因分化差的黏液表皮样癌黏液成分少或活检材料中黏液成分少,镜检时未被注意到。③病理诊断存在着局限性。如对分化差的细胞有时难以区分是癌抑或恶性淋巴瘤,还是软组织来源的肉瘤,应联系病史、症状、体征及影像学中得到的信息来考虑,才能减少上述不符。其中临床提供特别是手术中所见的肿瘤解剖部位与组织来源(黏膜、黏膜下、淋巴结、纤维、脂肪、肌肉、神经等)极为重要。

五、治疗

(一)放疗

放疗无论是单用或与外科手术综合应用,在口腔癌治疗中均起重要作用。对早期病变采用外照射配合间质插植治疗可获得与手术切除同样的效果,并可保持美容、正常咀嚼、吞咽及发音功能,使患者生存质量提高。对中、晚期病变尤其是出现颈淋巴结转移时,单纯放疗疗效较差。理想的治疗方案选择需经放射科与外科医师互相配合,根据病变的解剖部位、浸润范围、颈淋巴结转移程度以及患者全身情况等制定综合治疗方案。

1.放疗的分类

(1)外放疗:适用于因各种原因不能接受间质或手术综合治疗者,以及治疗后局部复发或病变广泛行姑息治疗者。常规放疗可根据解剖部位,设单侧或双侧野,包括可能潜在的亚病灶区,肿瘤量 50～55 Gy/5～6 w 后缩野至肉眼病变区,追加剂量达总量 65～70 Gy/7～7.5 w。但由于口腔各解剖部位与颌骨邻近,杀灭肿瘤细胞所需剂量较高,因此单纯外照射常引起下颌骨坏死。采用 ^{60}Co 或 4～6MV 加速器的 X 线外照射,剂量比普通 X 线治疗机有了提高,但颌骨的受量仍是高剂量区。近年来,根据放射生物学概念,许多放疗家研究了外照射超出每天一次照射的常规方法,采用每天一次以上的分割次数,间隔 4～6 小时,总疗程缩短或不变,而总剂量提高的超分割方式。超分割放射是根据放疗中细胞再修复、再增殖、再分布和再充氧的概念进行的一种非常规放疗方法,希望正常组织细胞能最大程度修复和增殖,而肿瘤细胞被最多地杀灭,使局部控制率提高;但后期反应相当于常规的放疗。较多作者报道采用此法局部控制率提高,而后期组织反应未增加。

(2)术前放疗:目的是控制原发灶或颈淋巴结的亚临床病灶,减少手术时的播散机会,同时使肿瘤体积缩小,使原来不能手术的肿瘤病灶变为可以手术,从而提高了手术切除率,减少了局部复发率。一般适用于 $T_{3\sim4}N_{0\sim1}$ 病例,设野方法同单纯外照射,剂量 $45\sim50$ Gy/5~6 w,放疗结束后 6 周内手术。术前放疗后肿瘤缩小,原肿瘤确切范围不清楚,因此放疗前必须确认肿瘤范围,放疗后手术野仍需包括潜在病变区,以达根治目的。

(3)术后放疗:适用于手术后癌肿残留或病理检查提示切缘有癌组织或切缘离肿瘤组织边缘小于0.5 cm的病例。术后伤口愈合即可进行放疗。如手术为根治性切除,对可能潜在病变区行预防性放疗,剂量 $50\sim55$ Gy/5~6 w;如手术为姑息性切除,对肉眼残余病灶可通过缩野技术给病变区加量,使总量达 $65\sim70$ Gy/7~7.5 w。

(4)间质放疗:镭针组织间插植治疗在前半个世纪广泛应用于临床,并对舌癌、颊黏膜癌、口底癌等的治疗取得了满意的局部控制效果。随着人工放射性同位素^{192}Ir、^{125}I、^{198}Au 等的出现及后装技术的发展,镭针治疗已为^{192}Ir 后装间质治疗所代替。后装治疗技术解决了医务人员的防护问题,同时使用计算机计算放射源周围的等量线,能清楚显示靶区剂量,使放疗计划得到保证。

自 70 年代起,国外应用低剂量率^{192}Ir 进行舌、颊黏膜、口底肿瘤的组织间插植治疗,其插植方式大致与镭针插植规则类似,不同的是用^{192}Ir 作为放射源行后装放疗。

目前国内所应用的高剂量率^{192}Ir 后装机,具有时间短、剂量高,并有电子计算机绘制等量线分布等优点,已较广泛应用于食管、肺、鼻咽等肿瘤的腔内治疗,但在口腔癌高剂量率间质后装治疗方面的应用尚在探索中。为防止远期并发症的发生,正在研究间质插植治疗的单次剂量,分割次数以及如何与外照射配合治疗等问题。

(5)口腔筒照射:适用于病灶表浅、易于暴露,并能保持照射位置的小病灶,且癌瘤浸润深度小于0.5 cm。作为外照射前或后的一种加量照射技术,采用千伏 X 线或电子束照射,使颌骨受量减少,肿瘤区剂量提高,减少后期并发症。

2.舌癌的放疗

据文献报道,舌癌颈淋巴结转移率达 $15\%\sim57\%$。

(1)原发灶:$T_{1\sim2}$ 按部位如肿瘤位于舌前 1/3 以手术治疗为主,舌中 1/3 以间质治疗为主。复旦大学附属肿瘤医院 123 例 $T_{1\sim2}N_0$ 舌活动部鳞形细胞癌,原发灶外照射 $20\sim30$ Gy/2~3 w,休息 1~2 周后给予镭针插植治疗,剂量 $70\sim80$ Gy/6~7 d。其 5 年局部控制率:T_1 为 92.3%,T_2 为 86.6%。间质治疗前的外照射有利于消除舌癌常伴有的局部炎症,抑制肿瘤外围细胞的生长,减少间质治疗时可能引起的肿瘤播散。肿瘤量主要来自间质治疗。根据生物学概念,肿瘤中心的低氧细胞需较大的剂量才能杀灭,而间质治疗可使肿瘤中心达到足够大的剂量,对周围正常组织损伤较小。

$T_{3\sim4}$ 根据原发肿瘤侵犯范围决定治疗方案。一是肿瘤限于一侧舌体部,未达中线,可予外照射后检查,如肿瘤缩小满意,可行双平面间质插植。二是肿瘤已过中线,但未侵及邻近解剖结构,如舌根、牙龈、咽柱等,可与外科医师共同商讨制定综合治疗方案。三是肿瘤侵犯舌外肌,引起伸舌困难,或侵及邻近解剖结构,患者全身情况良好,可予姑息性外放射,必要时辅以化疗,可达缓解症状、缩小肿瘤的目的。

(2)颈淋巴结：N_0如原发灶采用放疗，放疗后 3 个月检查原发灶已控制，则行同侧颈淋巴结预防性清除术。如采用单纯手术治疗，则原发灶与颈淋巴结作联合根治术。

3.颊黏膜癌的放疗

早期颊黏膜癌，如部位偏前中部，深部浸润小于 0.5 cm，采用间质放疗效果良好。Pernot 等报道748 例颊黏膜癌，对病变较小无颈淋巴结转移者，采用单纯间质治疗，对病变大于 5 cm 或伴颈淋巴结转移者，采用外照射加间质治疗或单纯外照射。单纯间质治疗组原发灶复发率为 19%，外照射加间质治疗组及单纯外照射组原发灶复发率分别为 35% 和 34%，可见间质治疗在早期颊黏膜癌治疗中的地位；而对病变较大、浸润较广泛，尤其伴颈淋巴结转移时，无论是外照射加间质治疗或单纯外照射，疗效均差。

4.牙龈癌的放疗

牙龈癌的治疗与口腔其他部位癌肿不同，因肿瘤与颌骨关系密切，不适合间质治疗。单纯外照射常引起颌骨坏死，故以手术治疗为首选。放疗仅作为手术治疗的一种辅助手段，目的在于术前照射缩小肿瘤，提高手术切除率或术后残留灶给予补充放射，以期提高局部控制率。无手术指征病例外放射仅达姑息治疗目的。

上牙龈癌如侵犯上颌窦，有时难以鉴别肿瘤起源于上颌窦下结构还是上牙龈癌，可按上颌窦癌治疗，设患侧面前野及侧野照射，放射剂量 45～50 Gy/5～5.5 w，然后休息 3～4 周再手术治疗。如病变已属晚期，则单纯外照射达姑息治疗目的。下牙龈癌以手术治疗为主，必要时可行术前放疗，使肿瘤缩小，以便手术切除。

5.硬腭癌的放疗

对硬腭癌需详细检查鼻腔、上颌窦，以鉴别癌肿是原发还是继发。由于硬腭癌以腺癌居多，鳞癌少见，一般主张硬腭癌以手术治疗为主，但随着放疗设备及照射技术的改进，对早期表浅的硬腭癌可采用近距离放疗。镭模治疗由于工作人员受量大已被放弃。近年来采用 ^{60}Co 或 ^{192}Ir 后装治疗，先制作硬腭模型，内有预置塑料管给予后装放射源输入。单纯近距离治疗每次肿瘤量不宜过高，以避免腭骨坏死，一般每次 5～6 Gy。如先行外放射剂量 40～50 Gy/4～5 w，则补充近距离照射量可减少至 20～25 Gy。

复旦大学附属肿瘤医院放疗 99 例硬腭癌，5 年生存率为 46.5%，其中单纯外照射的为 39.3%，外照射加口腔内照射（镭模、口腔筒）的为 68.0%。

6.口底癌的放疗

对口底癌早期病变可采用外照射加间质插植治疗，如病灶已侵及牙龈且紧贴下颌骨或伴颈淋巴结转移，则以外照射与手术综合治疗为好。口底癌单纯外照射可通过颌部相对野或病变侧前野和侧野加楔形滤片照射 45～55 Gy 后，通过颏下野加量照射，使总量达 65～70 Gy，病变区可达高剂量，但下颌骨受量高，易并发下颌骨坏死，因此病变区适合间质插植治疗或手术者，不宜选用单纯外照射。口底癌未累及舌腹面的小病灶，可拔除牙齿后，外照射 45～55 Gy，然后用适当大小的口腔筒进行口底病变区照射，每次3 Gy，共 5～8 次，使病变区总量达 65～70 Gy。

（二）化疗

头颈部癌多数为鳞癌，对化疗敏感性较低。在头颈部癌治疗中很少单独应用化疗，常与放疗或手术治疗综合应用，以杀灭亚临床癌细胞；或与放疗合用，以增加放射敏感性；也用于头颈部晚期或复发性癌的姑息治疗。临床资料报道，用于头颈部癌的化疗药物主要有甲氨喋呤、博来霉素、顺铂和氟尿嘧啶。单一用药疗效差,多药联用或与放射、手术配合治疗疗效较好。

Mercier 等报道 53 例头颈部晚期或复发性鳞癌用 DDP 和 5-FU 联合应用,5-FU 采用 96 小时连续静脉滴注,46 例完成治疗,其中 26 例为晚期癌(T_4 或伴 N_3),手术或放疗前接受 2～3 个疗程化疗,完全有效 4 例,部分有效 12 例,总有效率为 61%;20 例为局部复发或转移性癌,治疗后,1 例完全有效,6 例部分有效,总有效率为 35%,全组完全有效 5 例,至少需要 3 个疗程化疗方达缓解,但无病生存率很低。目前认为 DDP 和 5-FU 联合用药在头颈部癌肿的治疗中有一定疗效,但生存率仍未见提高。

(罗　斐)

第三节　食　管　癌

一、病理学

(一)食管癌的组织学发生

食管癌的发生是由多种因素刺激,经过多基因参与和多阶段发展而逐渐形成的。致癌因素导致食管黏膜的慢性炎症改变。这种改变逐渐积累,导致不典型增生,由食管黏膜上皮的基底层细胞开始出现异型,细胞核大、深染,细胞形状不一,排列混乱。这种改变可以向深层扩展,也可逐渐向中表层扩展,最后弥漫至上皮质的全层而形成原位癌,从原位癌再逐渐发展成早期浸润癌,最后发展成中晚期食管癌。

临床上常常把食管癌分为早期与中晚期食管癌。早期食管癌包括原位癌、黏膜内癌、早期浸润癌。黏膜内癌是指局限于黏膜固有层以内没有侵及黏膜肌层的早期癌。早期浸润癌是指浅表性或微小浸润性癌,已侵出黏膜固有层,到达黏膜下层,但还没有侵及肌层,淋巴结没有转移。

中晚期食管癌是指侵及肌层或侵达纤维膜外,甚至周围器官,伴有局部淋巴结或远处转移。

(二)食管癌大体形态和分类

1.早期食管癌

(1)肉眼大体分型:早期食管癌病变微小浅表,还没有形成明显的肿块和大的溃疡,具体分型为隐伏型、糜烂型、斑块型和乳头型。隐伏型只是表现为黏膜色泽发红,厚薄与正常黏膜一致。糜烂型的特点是黏膜轻度糜烂,略有凹陷或轻度糜烂,边缘不规则,与正常黏膜分界较清楚。斑块型的病变处食管黏膜增厚并轻微隆起,表面有颗粒样改变,与周围食管黏膜分界清楚。乳头型病变处黏膜呈乳头样或息肉样隆起,突向管腔内。

(2)显微镜下表现:早期食管癌显微镜下分为 3 型,即原位癌(上皮内癌)、黏膜内癌和黏膜下早期浸润癌。①原位癌(上皮内癌):是指食管黏膜上皮全层发生癌变,但基底膜完整。食管黏膜可以增厚,也可以变薄。显微镜下依据细胞形态和组织学特点分为大细胞原位癌和小细胞原位癌。大细胞原位癌的黏膜常为增厚改变,常见于乳头型和斑块型。其细胞体积增大,细胞核也增大,核染色质增粗、深染,细胞排列紊乱,极向性消失,核分裂象增多。小细胞原位癌的黏膜常变薄,常见于糜烂型。细胞体积较小,胞质少,核深染,细胞排列紊乱。②黏膜内癌:是指位于基底膜附件的癌细胞群穿透基底膜,呈条索状或雨滴状生长,但尚未侵透黏膜肌层。③黏膜下早期浸润癌:是指癌细胞群穿透黏膜肌层到达黏膜下层,但尚未累及食管肌层。

2.中晚期食管癌

依据食管造影特点和大体观察的结果,中晚期食管癌可以分为髓质型、蕈伞型、溃疡型、缩窄型、腔内型5型。

(1)髓质型:食管癌组织常累及大部分食管壁,并向管壁内生长,致使食管壁增厚,常可见软组织影。

(2)蕈伞型:癌组织常只累及食管的一部分,呈蘑菇瓣状外翻凸向食管腔内。肿瘤组织明显高出食管壁,表面常有深浅不一的溃疡,溃疡表面常覆盖食物残渣和炎性坏死组织组成的灰白苔。病变处食管腔梗阻不明显,病变以上食管扩张也不明显。

(3)溃疡型:癌组织常累及管壁的一部分,并形成一个较深的溃疡。溃疡表面突起于周围的食管壁组织。溃疡表面常覆盖食物残渣和炎性渗出物。

(4)缩窄型:癌组织常累及食管壁的全周,使食管壁呈明显的管状狭窄,食管镜检查时常不能见到明显癌组织结节,但管腔狭窄明显,内镜常不能通过。病变以上食管腔扩张明显。

(5)腔内型:癌组织呈长条状和息肉状突出于食管腔内,有较宽和较长的基底与食管壁相连,肿物表面常有浅溃疡。病变虽大,但管腔梗阻不严重,病变以上管腔扩张不明显。

(三)食管癌组织学分型

1.鳞状细胞癌

鳞状细胞癌是我国最为常见的病理类型。依据癌细胞分化程度,鳞状细胞癌可分为Ⅰ级(高分化)、Ⅱ级(中分化)、Ⅲ级(低分化)。Ⅰ级鳞状细胞癌为高分化鳞癌,其细胞分化良好,细胞体积较大,呈圆形或多角形,胞质丰富,有明显的角化和细胞桥,核分裂象少。Ⅱ级鳞状细胞癌为中分化鳞癌,细胞大小不一,多形性明显。偶见细胞桥。核分裂象较常见。Ⅲ级鳞状细胞癌为低分化鳞癌,癌细胞体积较小,胞质不多,核分裂象常见。角化和细胞桥少见。

2.腺癌

腺癌食管腺癌在我国少见,发病率较低。分为管状腺癌和食管腺样囊性癌两种。腺癌又分为高分化腺癌(Ⅰ级)、中分化腺癌(Ⅱ级)、低分化腺癌(Ⅲ级)。高分化腺癌中可见较完整的腺腔,黏液分泌较旺盛。中分化腺癌有大小不等和形态不规则的腺腔结构,部分呈实性或巢状。核分裂象较多见。低分化腺癌细胞形态大小不一,核大深染,核分裂象多见,不规则的腺体结构偶见。食管腺样囊性癌又称圆柱瘤,发生于食管的极少见。镜下见癌细胞似基底细胞排列,结构多样,有的呈管状囊性,内含黏液。

3.黏液表皮样癌

黏液表皮样癌极少见。常来源于腺体导管。瘤体中可见较多腺腔样结构。由多角形类似于鳞状上皮细胞构成腺腔的底部,由柱状细胞构成腺腔表面。

4.基底细胞样鳞状细胞癌

癌组织主要由基底样细胞组成。细胞呈方形。胞质少,呈嗜碱性。核大深染。核分裂象多见。

5.腺棘癌

癌组织由腺癌样成分和分化较好的鳞状上皮成分组成。临床预后一般较好。

6.腺鳞癌

腺鳞癌由腺癌成分与鳞癌成分组成。两种成分混合形成癌组织。腺癌成分中黏液染色呈阳性。

7.食管小细胞癌

癌细胞体积小,圆形,胞质少,核深染,呈明显浸润性生长,易出现血液和淋巴结转移。

8.食管大细胞未分化癌

癌细胞较大,胞质较少,核大深染,核分裂象多见。

二、临床表现

食管黏膜的鳞状细胞癌变后,逐渐增长,最后形成肿块,阻塞管道,致使食物通过困难,产生一系列食管癌症状。早期可出现咽下哽噎感、胸骨后和剑突下疼痛、食物滞留感和异物感、咽喉部干燥和紧缩感,少数患者可有胸骨后闷胀不适、胸前痛和嗳气等症状。后期可出现咽下困难、食物反流、声音嘶哑、气急和干咳等症状。早期体征可缺如,晚期则可出现消瘦、贫血、营养不良、失水或恶病质等体征。当癌肿转移时,可触及肿大而坚硬的浅表淋巴结,或肿大而有结节的肝脏。

三、辅助检查

辅助检查主要有 X 线钡餐检查、纤维食管胃镜检查、食管黏膜脱落细胞学检查、食管 CT 扫描检查、应用甲苯胺蓝或碘体内染色内镜检查法等。X 线造影检查对绝大部分到医院就诊的食管癌患者,均可获得较正确的诊断。内镜检查,由纤维内镜到电子内镜,特别对上消化道癌(食管和胃)的检查和诊断是最佳选择。它的优点是可以直接观察到黏膜上的病变及其整个形态表现,而又可取活组织,进行病理检查,取得"金标准"的诊断。如果直接采用内镜检查,可以代替 X 线造影,一步到位地完成食管癌的检查和诊断的全过程。

四、诊断

对有吞咽不适和/或异物感,尤其是进行性吞咽困难者,特别是在食管癌高发区,应想到本病的可能性,可作食管吞钡检查、食管镜或胃镜检查以及细胞学检查。主要诊断依据如下所示。

(一)症状

早期食管癌有咽下食物哽噎感,胸骨后针刺样疼痛或食管内异物感,典型症状是进行性吞咽困难。

(二)体征

早期无体征,晚期消瘦、脱水。

(三)食管吞钡 X 线检查

食管吞钡 X 线检查可见食管黏膜破坏、管腔狭窄、龛影和充盈缺损。

(四)食管脱落细胞检查

早期阳性率可达 90%。

(五)食管镜检查

食管镜检查可见管腔狭窄、黏膜破坏。

除病史和症状外,主要依据食管钡餐造影和食管镜检查,可以明确诊断。纤维食管镜已经广泛用于食管癌的诊断。食管镜检查与脱落细胞学检查相结合,是食管癌理想的诊断方法。

五、治疗

（一）放疗

1.适应证

局部区域性食管癌，一般情况较好，无出血和穿孔倾向。

2.禁忌证

恶病质、食管穿孔、食管活动性出血或短期内曾有食管大出血者，同时合并有无法控制的严重内科疾病。

3.放疗前的注意事项

放疗前应注意控制局部炎症，纠正患者营养状况，治疗重要内科夹杂症.放疗中应保持患者的营养供给，防止食物梗阻，进食后应多喝水，防止食物在病灶处贮留，导致或加重局部炎症，影响放疗的敏感性。

4.剂量和剂量分割

（1）单纯常规分割放疗：每天照射 1 次，每次 1.8～2.0 Gy，每周照射 5～6 次，总剂量（60～70 Gy)/(6～8 w)。

（2）后程加速超分割放疗：先大野常规分割放疗，1.8 Gy/次，1 次/天，总剂量为 41.4 Gy/23 次；随后缩野照射，1.5 Gy/次，2 次/天，间隔时间 6 小时或 6 小时以上，总剂量为 27 Gy/18 次。

（3）同期放疗及化疗时的放疗：放疗为 1.8 Gy/次，1 次/天，总剂量为 50.4 Gy/(28 次·38 天)（在放疗的第 1 天开始进行同期化疗），此剂量在欧美和西方国家多用。

（二）化疗

化疗主要用于姑息治疗或作为以手术和/或放疗为主的综合治疗的一种辅助方法。近来的研究表明，放疗同期联合化疗能显著提高放疗的疗效，而且随着新的药物（或新的联合方案）的发现，化疗在食管 癌治疗中的地位越来越重要。

1.适应证及禁忌证

（1）适应证：对于早期患者，同手术或放疗联合应用；对于晚期患者，用于姑息治疗（最好同其他方法联合应用）；对小细胞癌，应同手术或放疗联合应用。

（2）禁忌证：骨髓再生障碍、恶病质以及脑、心、肝、肾有严重病变且没有控制者。

2.常规用药

（1）紫杉醇＋DDP：紫杉醇 175 mg/m²，静脉注射，第 1 天；DDP 40 mg/m²，静脉注射，第 2 天、第 3 天，3 周重复。

中国医学科学院肿瘤医院用该方案治疗了 30 例晚期食管癌患者，有效率为 57％。Gaast 等治疗了 31 例晚期食管癌患者，有效率 55％，耐受性好。

（2）TPE：紫杉醇 75 mg/m²，静脉注射，第 1 天；DDP 20 mg/m²，静脉注射，第 1～5 天；5-FU 1 000 mg/m²，静脉注射，第 1～5 天，3 周重复。

Son 等治疗 61 例食管癌，有效率48％，中位缓解期。5.7 个月，中位生存期 10.8 个月，但毒副反应重，46％患者需减量化疗。

（3）L-OHP＋LV＋5-FU：L-OHP 85 mg/m²，静脉注射，第 1 天；LV 500 mg/m² 或 400 mg/m²，静脉注射，第 1～2 天；5-FU 600 mg/m²，静脉滴注（22 小时持续），第 1～2 天。Mauer 等报道，34 例食管癌的有效率为 40％，中位有效时间为 4.6 个月。

（三）免疫治疗

1.预测 PD-1/PD-L1 单抗疗效的生物标志物

PD-1/PD-L1 的表达：PD-L1 可在多种肿瘤中表达，在肺癌中有 27％～50％表达 PD-L1，在黑色素瘤中约为 76％。有研究报道，通过免疫组化方法检测胃、食管癌的手术标本，约有 12％的患者在肿瘤细胞膜上表达 PD-L1，在细胞基质表达的约为 44％。该研究还发现 CD8$^+$ T 细胞的密集程度与 PD-L1 的表达水平有一定的正相关性，提示获得性免疫可能发挥着一定的作用。结合多项研究数据发现，食管癌中 PD-L1 的表达水平约在 40％，腺癌与鳞癌的表达水平未见明显差异。

PD-L1 的表达是否与食管癌的预后相关？在肺癌、乳腺癌、肾细胞癌等多种其他肿瘤的相关报道中，多数研究提示 PD-L1 高表达与较差的预后相关。在食管癌中也有类似研究，认为 PD-L1 表达水平与食管癌的生存预后存在相关性，但令人困惑的是，在食管癌中，这些研究的结果大相径庭。2016 年一项来自浙江省肿瘤医院的研究探索了 PD-L1 表达水平与食管鳞癌预后的相关性，该研究检测了 536 例术后未行辅助治疗的食管鳞癌标本中 PD-L1 的表达水平。结果发现 PD-L1 表达与较长的无病生存期（disease free survival，DFS）相关，提示 PD-L1 表达是良好的预后因素。一项日本的研究也取得了类似的结果，发现 PD-L1 表达的食管鳞癌有着较长的总生存期（overall survival，OS）。但也有许多同类的研究得出相反的结论，提示 PD-L1 表达是生存预后的不良因素；在 2016 年，分别有来自日本、韩国和中国台湾的研究发现 PD-L1 表达与食管鳞癌预后不良相关。在食管腺癌中，2011 年一项来自德国的研究，同样提示 PD-L1 表达水平越高，生存期越短。鉴于目前发表的结果存在诸多不一致，关于 PD-L1 表达与食管癌预后的相关性无法得出确切的结论。

非小细胞肺癌的系列研究显示 PD-L1 的表达与否和表达水平与免疫检查点抑制剂的疗效存在相关性，食管癌中是否存在相似的情况。结合最新报道的 CheckMate-032 研究，Nivolumab 单药在 PD-L1 阳性的胃食管癌患者中客观缓解率（objective response rate，ORR）为 19％～22％，在 PD-L1 未选择患者中的 ORR 为 10％～17％。PD-L1 的表达在食管癌中似乎亦有一定的疗效预测价值，但由于样本量小，尚需进一步开展研究才能回答这个问题。

2.肿瘤突变负荷（Tumor mutation burden，TMB）

肿瘤突变负荷是指全外显子中，肿瘤基因组去除胚系突变后的体细胞突变数量。一般以一份肿瘤样本中，所评估基因的外显子编码区每兆碱基中发生置换和插入/缺失突变的总数来表示。2013 年，Nature 杂志中报道将超过 100 个突变/Mb 定义为高 TMB。TMB 越高，肿瘤表达的新抗原越多，被免疫系统识别的概率也就越大。因此，高 TBM 的肿瘤对免疫治疗的敏感性较好。TMB 可作为横跨多个肿瘤进行横向分析的生物标志物，并且可以量化。2017 年，AACR 会议上报告了一项Ⅲ期回顾性研究，用 TMB 计数作为标志物对 CheckMate-026 研究进行再分析。结果显示，相比 PD-L1，选择 TMB 计数作为 nivolumab 治疗 NSCLC 的预测标志物，能更好地区分获益人群；TMB 的高表达与免疫治疗的临床疗效呈正相关。

食管癌的 TMB 相比肺癌、黑色素瘤稍低，但仍属于高 TMB，提示免疫治疗在食管癌中前景可观。在未来的研究中，值得开展相关分析，以明确 TMB 在食管癌免疫治疗中的预测价值。

3.免疫检查点抑制剂

（1）CTLA-4 单抗：目前 CTLA-4 单抗主要有 tremelimumab 和 Ipilimumab，开展的临床研究都是针对食管腺癌。

Tremelimumab：是第一个在食管腺癌和胃食管交界癌（gastroesophageal junction，GEJ）中开展临床研究的免疫检查点抑制剂。2010 年，Ralph 等报道了一项 II 期单臂临床研究，评价 tremelimumab 二线治疗转移性胃癌/食管腺癌的疗效和安全性。共入组 18 例患者，15 例曾接受过一线化疗，3 例曾接受二线治疗。用法为每 3 个月给予 1 次 15 mg/kg 的 tremelimumab，直至出现症状性疾病进展。结果 1 例患者在 8 个疗程后（25.4 个月时）达到部分缓解（partial response，PR），随访 32.7 个月时患者仍情况良好。4 例患者达到稳定（stable disease，SD）。尽管全组患者中位至疾病进展时间（mTTP）仅为 2.83 个月，中位总生存（mOS）4.83 个月，但 1/3 的患者在 12 个月时仍然存活。3 级毒性反应分别包括 2 例皮疹和 3 例腹泻，与药物已知毒性一致。结果提示 tremelimumab 治疗未经选择的转移性胃癌/食管腺癌总体疗效欠佳，但部分亚组人群可能获益。

Ipilimumab：是另一种 CTLA-4 单抗。2016 年，ASCO 会议上报道了一项 II 期随机对照研究（NCT01585987），在氟尿嘧啶联合铂类双药一线治疗失败的晚期胃癌/食管腺癌中比较 Ipilimumab 维持治疗和最佳支持治疗（BSC）。该研究共纳入 57 例患者，主要研究终点是免疫相关的无进展生存期（Immunerelated Progression-free Survival，irPFS）。Ipilimumab 维持治疗组 irPFS 并未获益（ipi 为 2.9 个月，BSC 为 4.9 个月，HR=1.44，$P=0.097$），两组患者中位 OS 相当（12.7 个月 vs 12.1 个月），ipilimumab 组对 BSC 组的毒性也较高（72% vs 56%）。该研究未达到预期观察终点，显示一线治疗后 ipilimumab 维持并不能带来 PFS 和 OS 的延长。从初步数据来看，CTLA-4 单抗的单药治疗，无论是 tremelimumab 还是 Ipilimumab 均未在食管癌和胃食管交界癌中取得令人满意的效果，目前在开展的与 CTLA-4 单抗相关的临床研究主要采取与 PD-1/PD-L1 单抗联合。

（2）PD-1/PD-L1 单抗：Pembrolizumab：是目前最有代表性的 PD-1 单抗之一。Doi 等在 2016 年 ASCO 会议上初步报道了一项还在进行中的多中心、Ib 期临床研究（KEYNOTE-028），评价 pembrolizumab 治疗晚期实体瘤的疗效。该研究初步公布了 pembrolizumab 在治疗 PD-L1 表达阳性，同时未接受过或曾接受化疗失败的食管腺、鳞癌患者的疗效与安全性数据。共入组 23 例 PD-L1 阳性（PD-L1 表达水平＞1%）食管癌患者接受 pembrolizumab 治疗。中期数据分析显示客观缓解率（overall response rate，ORR）为 30%（95%CI，13%～53%），均为 PR，SD 为 9%（95%CI，1%～28%），中位 PFS 仍未达到（5.5～11.8 个月）。初步结果提示 pembrolizumab 对食管癌（EC/GEJ）有较好的抗肿瘤活性且安全性良好。Pembrolizumab 对比单药化疗二线治疗晚期食管癌（EC/GEJ）的大型、III 期随机对照研究已在进行中（KEYNOTE-181）（NCT02564263）。

KEYNOTE-012 是一项单臂、II 期探索性研究，pembrolizumab 治疗一线化疗后进展的晚期 GC/GEJ，入组了 39 例患者，接受 Pembrolizumab 200 mg Q3W 治疗。研究结果 ORR 为 22%，中位 PFS 为 1.9 个月，中位 OS 为 11.4 个月，表明 pembrolizumab 在 GEJ 腺癌中有一定的抗肿瘤活性，毒性可控。目前仍有多项临床研究正在进行：KEYNOTE-059 研究是一项 II 期临床研究，pembrolizumab 单药或联合化疗一线治疗 HER2 阴性的晚期 GC/GEJ 腺癌（（NCT02335411）；前期结果显示联合治疗存在一定的毒副作用，但程度可控；后期研究还会对 PD-L1 阳性患者用 pembrolizumab 单药治疗并观察疗效。KEYNOTE-061 研究则是对比 pembrolizumab 和紫杉醇二线治疗既往氟尿嘧啶和顺铂治疗失败的 GC/GEJ 的 III 期随机对照研究（NCT02370498）。另有一项 III 期随机临床研究（KEYNOTE-062）（NCT02494583）正在进行中，比较 pembrolizumab 单药或联合化疗一线治疗 PD-L1＋/HER2-的晚期 GC/GEJ 腺癌患者。这些研究结果将会全面评估 pembrolizumab 在食管腺癌中的疗效。

截至目前,还有一些 PD-L1 单抗如 MEDI4736(durvalumab)治疗食管癌的临床研究报道,入组 16 例患者,其中 4 例达到 PR(NCT02639065)。其他免疫检查点抑制剂,如 mogamulizumab、MPDL3280A(atezolizumab)、国产的 SHR-1210 在食管癌中初显成效,相关研究正在进行中。

4.免疫检查点抑制剂的联合治疗

(1)免疫联合免疫:已报道的相关研究显示免疫检查点抑制剂对食管癌具有较好的应用前景,但是单药治疗的疗效似乎有一定的局限性。CTLA-4 单抗和 PD-1 单抗能通过不同环节和互补的分子机制增强 T 细胞的抗肿瘤效能;两者联合的治疗模式在黑色素瘤、非小细胞肺癌已经有成功的经验。在食管癌,联合治疗的唯一数据来自 CheckMate-032 研究,这项研究探讨西方人群中 nivolumab±ipilimumab 在实体瘤中的疗效和安全性(NCT01928394)。在 2017 年 ASCO 年会上对该研究数据进行了更新。共入组 160 例多线治疗后的 GC/EC/GEJ 患者,59 例接受 nivolumab 单药 3mg/kg Q2W(N3 组),49 例接受 nivolumab 1 mg/kg+ipilimumab 3mg/kg Q3W(N1+I3 组),52 例接受 nivolumab 3mg/kg+ipilimumab 1 mg/kg Q3W(N3+I1 组)。研究结果显示 N3 组、N1+I3 组和 N3+I1 组患者的 ORR 分别为 12%、24% 和 8%。在 PD-L1 表达≥1% 的患者中,N3 组、N1+I3 组和 N3+I1 组患者的 ORR 分别为 19%、40% 和 23%。在 PD-L1 表达<1% 的患者中,三组患者的 ORR 分别为 12%、22% 和 0。在安全性方面,3～4 度治疗相关不良反应发生率≥10%,主要包括腹泻、ALT 升高和 AST 升高。研究证明在西方人群中,对于多线治疗后 GC/EC/GEJ 患者来说,nivolumab± ipilimumab 可以产生持久的反应,并延长生存,这和在 ONO-12 研究中观察到的亚洲人群的临床疗效基本一致。这些数据支持在晚期胃/食管/胃食管结合部癌患者中开展进一步的 nivolumab±ipilimumab 的相关研究。同时,nivolumab 联合 mogamulizumab 治疗晚期食管癌的临床试验(NCT02946671)亦在进行中。

(2)免疫联合化疗:目前报道的有 KEYNOTE-059 和 KEYNOTE-062 两项临床研究。KEYNOTE-059 是探索 pembrolizumab 单药或联合化疗对一线 HER2 阴性的晚期 GC/GEJ 腺癌的Ⅱ期研究。入组患者分为三组,两组为 pembrolizumab 单药,另一组为 pembrolizumab 联合 5-FU/希罗达+6 周期顺铂。KEYNOTE-062 则是探索 pembrolizumab 单药或联合化疗在一线治疗 PD-L1+HER2 的晚期 GC/GEJ 腺癌的Ⅲ期随机对照研究。研究分 3 组,其中 2 组分别为 pembrolizumab 单药,5-FU+顺铂+安慰剂,另一组为 5-FU+顺铂+pembrolizumab。这两项临床试验目前均在进行中,期待免疫联合化疗带来阳性的结果。

(四)食管癌的靶向治疗

1.小分子表皮生长因子受体酪氨酸激酶抑制剂(EGFRTKI)的研究

EGFR-TKI 药物在食管癌二线治疗中的应用已有大型Ⅲ期随机对照研究发布结果。一项Ⅲ期、平行、随机、安慰剂对照试验(COG 研究)共纳入 450 例一线化疗失败的晚期食管癌患者(鳞癌占 24%,腺癌占 76%),按照 1∶1 的比例随机分为吉非替尼治疗组(500 mg/d)和安慰剂组。两组的 OS 并无差异(3.73 个月 vs.3.67 个月,P=0.29),但是吉非替尼组的 PFS 较安慰剂组的略有延长,且有统计学意义(1.57 个月 vs.1.17 个月,P=0.02)。最常见的 3/4 度不良反应有乏力(11% vs.6%)和腹泻(6% vs.1%)。这一Ⅲ期临床研究在非选择人群中 OS 没有达到有统计学意义,但是吉非替尼治疗组显示出了较安慰剂组更长的 PFS,同时在吉非替尼治疗的个别患者中观察到了起效迅速以及长期的疾病缓解,提示具有某种特征的患者可能是吉非替尼治疗的潜在获益人群。

基于 COG 研究的结果和提示,该团队对 EGFR 信号通路和药物疗效治疗的关系进行了深入研究,并于近期发布了结果。该研究将 COG 研究中的肿瘤标本采用免疫荧光杂交(fluorescent in situ hybridization,FISH)方法检测 EGFR 基因拷贝数(copy number gain,CNG),并将基因扩增和高多倍体定义为 EGFR-FISH 阳性。最终可检测的有效病例为 295 例,其中 EGFR-FISH 阳性比例为 20%($n=59$),且在该人群中接受吉非替尼治疗患者的中位 OS 较安慰剂显著延长(HR=0.59;$P=0.05$),特别是在基因扩增的人群中(7.2%),OS 的获益最多(HR=0.21;$P=0.006$)。而在 EGFR-FISH 阴性的人群中,接受吉非替尼或安慰剂治疗的中位 OS 是相似的(HR=0.90;$P=0.46$)。同时分析发现 EGFR,KRAS,BRAF 以及 PIK3CA 突变与否,吉非替尼组和安慰剂组的中位 OS 均无差异。

中国医学科学院肿瘤医院报道了一项埃克替尼治疗化疗失败后、EGFR 过表达(免疫组化+++)或 EGFR 基因扩增的 54 例晚期食管鳞癌的Ⅱ期、多中心研究,主要研究终点为独立评估的 ORR,结果显示有效率为 16.7%($n=9$),其中 1 例获得完全缓解(CR),疾病控制率为 46.3%,中位 PFS 和 OS 分别为 52 天和 153 天。主要不良反应为 1/2 度的皮疹和腹泻。进一步分析发现,EGFR 过表达并同时伴基因扩增的患者 ORR 进一步提高到 23.5%,且有效的 9 例患者中有 7 例为分化差的肿瘤,提示伴有 EGFR 基因扩增和肿瘤低分化的患者可能是埃克替尼治疗的潜在获益人群。

2.程序性死亡受体(programmed death-1,PD-1)通路抑制剂作为二线治疗

以 Pembrolizumab 和 Nivolumab 为代表的 PD-1 抑制剂已被证实在黑色素瘤、非小细胞肺癌、肾癌及头颈部鳞癌具有令人鼓舞的疗效,并被美国食品药品监督管理局批准上市。2016 年,ASCO GI 会议上一项口头报告介绍了日本 KYNOTE-028 研究(MK-3475)的最新进展。该Ⅰb 期研究对 90 例标准治疗失败或不耐受的晚期食管癌患者进行了 PD-L1 表达的筛选,在 83 例可评估患者中 PD-L1 阳性者有 37 人(44.6%)。Pembrolizumab 单药治疗剂量为 10 mg/kg,每 2 周重复 1 次。截至 2015 年 11 月 4 日,共 23 例 PD-L1 阳性患者接受了治疗,其中鳞癌 17 例(74%)、腺癌 5 例、黏液腺癌 1 例,中位随访 7.1 个月,ORR 为 30%(其中 PR7 例,无 CR),SD 2 例,PD 13 例。在 7 例 PR 患者中,5 例为鳞癌(5/17=29%),2 例为腺癌(2/5=40%),52%的患者显示了不同程度的肿瘤缩小。共 4 例患者(17%)发生了 3 度不良反应,包括食欲下降、淋巴细胞减少、肝损伤与痒疹,无治疗相关的死亡和治疗中止。

一项来自日本的单臂Ⅱ期研究报道了将 Nivolumab 用于经氟尿嘧啶类/铂类/紫杉类药物治疗失败或不可耐受的晚期食管鳞癌患者的疗效和安全性,64 例可评估疗效。独立评估后的 ORR 为 17%,其中 1 例获得 CR,中位 PFS 和 OS 分别为 1.5 个月和 2.3 个月。最常见的 3/4 级不良事件包括 4 度呼吸困难和低钠血症(2%)、3 度肺部感染(8%)、3 度厌食(3%)、3 度血肌酐升高(3%)和 3 度脱水(3%);严重不良事件(serious adverse events,SAE)包括肺部感染(6%)、严重脱水(3%)、间质性肺炎(3%)等;无治疗相关死亡。

中国医学科学院肿瘤医院在 2017 ASCO 年会上报道了一项抗 PD-1 抗体 SHR-1210 治疗 58 例晚期实体瘤的Ⅰ期研究结果,入组患者接受了 3 个不同剂量的治疗:60 mg,200 mg,400 mg,均每 2 周重复。其中纳入食管鳞癌 29 例,10 例评价为 PR,ORR 为 34.5%。全组未观察到剂量限制性毒性,最常见的不良事件如下:毛细血管瘤(79.3%)、甲状腺功能异常(29.3%)、瘙痒(19.0%)、转氨酶升高(13.8%)、胆红素升高(12.1%)、乏力(12.1%)等,均为 1/2 级不良事件。另观察到 4 例与药物相关的 SAE,包括 3 级慢阻肺急性加重、3 级肌酐蛋白Ⅰ升高、4 级血小板减少和 4 级中性粒细胞减少。

(张 亚)

第四节 胃　癌

胃癌是指发生在胃上皮组织的恶性肿瘤,是消化道恶性肿瘤中最多见的癌肿。胃癌的发病率在不同国家,不同地区差异很大。日本、智利、芬兰等为高发国家,而美国、新西兰、澳大利亚等国家则发病较低,两者发病率可相差10倍以上。我国也属胃癌高发区,其中以西北地区最高,东北及内蒙古次之,华北华东又次之,中南及西南最低。胃癌是我国常见的恶性肿瘤之一,在我国其发病率居各类肿瘤的首位。胃癌的发生部位一般以胃窦部最多见,约占半数,其次为贲门区,胃体较少,广泛分布者更少。根据上海、北京等城市1 686例的统计,胃癌的好发部位依次为胃窦58%、贲门20%、胃体15%、全胃或大部分胃7%。

临床早期70%以上毫无症状,中晚期出现上腹部疼痛、消化道出血、穿孔、幽门梗阻、消瘦、乏力、代谢障碍以及癌肿扩散转移而引起的相应症状。胃癌可发生于任何年龄,但以40～60岁居多,男女发病率之比为(3.2～3.6)∶1.0。其发病原因不明,可能与多种因素,如生活习惯、饮食种类、环境因素、遗传素质及精神因素等有关,也与慢性胃炎、胃息肉、胃黏膜异形增生和肠上皮化生、手术后残胃,以及长期幽门螺杆菌(Hp)感染等有一定的关系。由于胃癌在我国极为常见,危害性大,所以了解有关胃癌的基本知识对胃癌防治具有十分重要的意义。

胃癌是一种严重威胁人民生命健康的疾病,据统计每年约有17万人死于胃癌,几乎接近全部恶性肿瘤死亡人数的1/4,且每年还有2万以上新的胃癌患者产生,死亡率居恶性肿瘤之首位。胃癌具有起病隐匿的特点,早期多无症状或仅有轻微症状而漏诊。有些患者服用止痛药、抗溃疡药或饮食调节后疼痛减轻或缓解,因而往往被忽视而未做进一步检查。随着病情的进展,胃部症状渐转明显出现上腹部疼痛、食欲缺乏、消瘦、体重减轻和贫血等。后期常有癌肿转移、出现腹部肿块、左锁骨上淋巴结肿大、黑便、腹水及严重营养不良等。早期胃癌诊治的5年、10年生存率分别可达到95%和90%。因此,要十分警惕胃癌的早期症状,正确选择合理的检查方法,以提高早期胃癌检出率,避免延误诊治。

一、病因

随着多年来临床研究的进展,可以认为胃癌的发生可能是环境中某些致癌因素和抑癌作用的复杂作用,与胃黏膜组织损伤和修复的病理变化过程中相互作用,细胞受到致癌物的攻击,并受到人体营养状况、免疫状态以及精神因素等作用的影响,经过较长时间的发展过程而逐渐发展成癌。从有关研究胃癌的发病因素来看,胃癌的发病因素是复杂的,难以用单一的或简单的因素来解释,很可能是多种因素综合作用的结果。至今,胃癌的病因仍处于探索阶段,许多问题尚待进一步研究探讨。但通过大量的流行病学调查和实验研究,已积累了大量资料。根据这些资料证实,胃癌可能与多种因素如生活习惯、饮食种类、环境因素、遗传素质及精神因素等有关,也与慢性胃炎、胃息肉、胃黏膜异形增生和肠上皮化生、手术后残胃以及长期幽门螺杆菌感染等有一定的关系,是以下因素相互作用的结果。

(一)饮食因素

胃是重要的消化器官,又是首先与食物长期接触的脏器。因此,在研究胃癌发病因素时首先注意到饮食因素。近 30 年来,胃癌发达国家中的发病率明显下降趋势,多数国家死亡率下降达40%以上。分析这些国家发病率下降主要原因与饮食因素有关。其共同的特点是食物的贮藏、保存方法有明显的变化,减少了以往的烟熏等食物贮存,改变为冷冻保鲜贮存方法,食物的保鲜度有很大提高;盐的摄入量持久地下降,以及牛奶、奶制品、新鲜蔬菜、水果、肉类及鱼类的进食量有较显著的增加。减少了致癌性的多环烃类化合物的摄入。高浓度盐饮食能破坏胃黏膜保护层,有利于致癌物与胃黏膜直接接触。而牛奶及乳制品对胃黏膜有保护作用,水果、新鲜蔬菜中的大量维生素 C 又能阻断胃内致癌亚硝胺的合成,由于饮食组成中减少了引起胃癌的危险因素,增加了保护因素,从而导致胃癌发病率的下降。葱、蒜等含藻类的食物对胃有保护作用,食大蒜后可使胃的泌酸功能增加,胃内亚硝酸盐的含量及霉菌或细菌的检出率均有明显下降。

(二)地理环境因素

世界各国对胃癌流行病学方面的调查表明,不同地区和种族的胃癌发病率存在明显差异。这些差异可能与遗传和环境因素有关。有些资料说明胃癌多发于高纬度地区,距离赤道越远的国家,胃癌的发病率越高。也有资料认为其发病与沿海因素有关。这里有不同饮食习惯的因素,也应考虑地球化学因素以及环境中存在致癌物质的可能。

全国胃癌综合考察流行病学组曾调查国内胃癌高发地区,如祁连山内流河系的河西走廊、黄河上游、长江下游、闽江口、木兰溪下游及太行山南段等地,发现除太行山南段为变质岩外,其余为火山岩、高泥炭,局部或其一侧有深大断层,水中 Ca/SO$_4$ 比值小,而镍、硒和钴含量高。考察组还调查胃癌低发地区,如长江上游和珠江水系等地,发现该区为石灰岩地带,无深大断层,水中 Ca/SO$_4$ 比值大,镍、硒和钴含量低。已知火山岩中含有 3,4 苯并芘,有的竟达 5.4~6.1 $\mu g/kg$,泥炭中有机氮等亚硝胺前体含量较高,使胃黏膜易发生损伤。此外,硒和钴可引起胃损害,镍可促进3,4 苯并芘的致癌作用。以上地理环境因素是否为形成国内这些胃癌高发地区的原因,值得进一步探索。

(三)社会经济因素

根据调查研究,发现胃癌的发生与社会经济状况有关,经济收入低的阶层死亡率高。我国胃癌综合考察结果表明,与进食霉菌粮呈正相关。

(四)胃部疾病因素

胃部疾病及全身健康状况大量调查表明,胃癌的发生与慢性萎缩性胃炎,尤其是伴有胃黏膜异型增生以及肠上皮化生者密切相关,且与胃溃疡特别是经久不愈的溃疡有关。另外与胃息肉、胃部手术后、胃部细菌感染等有关。据报道,萎缩性胃炎的癌变率为 6%~10%,胃溃疡的癌变率为1.96%,胃息肉的癌变率约为 5%。还有报道称,恶性贫血的患者比一般患胃癌的机会要高5 倍。

根据纤维胃镜检查所见的黏膜形态,慢性胃炎可以分为浅表性、萎缩性和肥厚性 3 种。现已公认萎缩性胃炎是胃癌的一种前期病变,尤与胃息肉或肠腺化生同时存在时可能性更大。浅表性胃炎可以治愈,但也有可能逐渐转变为萎缩性胃炎。肥厚性胃炎与胃癌发病的关系不大。萎缩性胃炎颇难治愈,其组织有再生趋向,有时形成息肉,有时发生癌变。长期随访追踪可发现萎缩性胃炎发生癌变者达 10% 左右。

关于胃溃疡能否癌变的问题,一直存在着不同意见的争论。不少人认为多数癌的发生与溃疡无关。但从临床或病理学的研究中可以看到,胃溃疡与胃癌的发生存有一定关系。国内报道胃溃疡的癌变率为 5%~10%,尤其是胃溃疡病史较长和中年以上的患者并发癌变的机会较大,溃疡边缘部的黏膜上皮或腺体受胃液侵蚀而发生糜烂,在反复破坏和再生的慢性刺激下转化成癌。胃大部切除术后残胃癌的发病率远较一般人群中为高,近已受到临床工作者的重视。

任何胃良性肿瘤都有恶变可能。而上皮性的腺瘤或息肉的恶变机会更多。在直径>2 cm的息肉中,癌的发生率增高。有材料报道经 X 线诊断为胃息肉的患者中,20%伴有某种恶性变;在胃息肉切除标本中,见14%的多发性息肉有恶变,9%的单发息肉有恶变,这说明一切经 X 线诊断为胃息肉的病例均不要轻易放过。

胃黏膜的肠上皮化生系指胃的固有黏膜上皮转变为小肠上皮细胞的现象,轻的仅在幽门部有少数肠上皮细胞,重的受侵范围广泛,黏膜全层变厚,甚至胃体部也有肠假绒毛形成。肠腺化生的病变可能代表有害物质刺激胃黏膜后所引起的不典型增生(又称间变)。如刺激持续存在,则化生状态也可继续存在;若能经过适当治疗,化生状态可以恢复正常或完全消失,因此轻度的胃黏膜肠腺化生不能视为一种癌前期病变。有时化生的肠腺上皮超过正常限度的增生变化,这种异形上皮的不典型增生发展严重时,如Ⅲ级间变,可以视为癌前期病变。

(五)精神神经因素

大量研究证明,受过重大创伤和生闷气者胃癌的发病率相对较高,迟缓、呆板、淡漠或急躁不安者危险性相对略低,而开朗、乐观、活泼者危险性最低。

(六)遗传因素

胃癌的发生与遗传有关,有着明显的家庭聚集现象。临床工作者都曾遇到一个家族中两个以上的成员患有胃癌的情况,这种好发胃癌的倾向虽然非常少见,但至少提示了有遗传因素的可能性。有资料报道胃癌患者的亲属中胃癌的发病率要比对照组高 4 倍。在遗传因素中,不少学者注意到血型的关系。有人统计,A 型者的胃癌发病率要比其他血型的人高 20%。但也有一些报告认为不同血型者的胃癌发生率并无差异。近年来有人研究胃癌的发病与 HLA 的关系,尚待进一步做出结论。

(七)化学因素

与胃癌病因有关的因素中,化学因素占有重要地位,可能的化学致癌物主要是 N-亚硝基化合物,其他还有多环芳香烃类化合物等。某些微量元素可影响机体某些代谢环节、影响机体生理机能,而对肿瘤起着促进或抑制作用。真菌与真菌毒素的致癌作用以及与人体肿瘤病因关系,近年来也有很多研究报道,对胃癌病因来说,既有黄曲霉素等真菌毒素的致癌作用,又有染色曲霉等真菌在形成致癌物前体以及在N-亚硝基化合物合成中所起的促进作用。

1.N-亚硝基化合物

国内外大多数学者认为 N-亚硝基化合物可能是引起胃癌的主要化学致癌物。N-亚硝基化合物是亚硝酸盐与仲胺或仲酰胺反应形成的化合物。亚硝酸盐与仲胺反应形成的化合物为N-亚硝基胺(简称N-亚硝胺或亚硝胺),亚硝酸盐与仲酰胺反应形成的化合物为 N-亚硝基酰胺(简称 N-亚硝酸胺或亚硝酸胺),二者总称 N-亚硝基化合物,也称亚硝胺类化合物。其中-R 可为各种烷基、芳香基或功能团。因-R 结构的不同,N-亚硝基化合物可以有多种。目前已在动物实验中做过实验的 N-亚硝基化合物有 300 多种,其中确有致癌性的占 75%,是当今公认环境中最重要的致癌物之一,对胃癌的病因可能有重要作用。

N-亚硝基胺经活化致癌,N-亚硝基酰胺直接致癌,N-亚硝基胺不具活性,在机体中可经代谢活化。它只能在代谢活跃的组织中致癌。N-亚硝基酰胺不需活化即可致癌。它在生理 pH 的条件下不稳定,分解后产生与 N-亚硝基胺经活化产生的相同的中间体而具致癌性。N-亚硝基酰胺可以任意分布在所有组织中,并以相等程度分布,因此能在许多不同的器官中引起肿瘤。其致癌剂量远远小于芳香胺及偶氮染料。如给大鼠 N-二乙基亚硝基胺每天少于0.1 mg/kg,即可出现食管癌及鼻腔癌。不少N-亚硝基化合物只要大剂量一次攻击即可致癌。而且无论是口服、静脉注射、肌内注射、皮下注射或局部涂抹,都可引起器官或组织癌变。已发现 N-亚硝基化合物都有致癌性,致癌的器官很多,其中包括胃、肝、肺、肾、食管、喉头、膀胱、鼻腔、舌、卵巢、睾丸、气管、神经系统、皮肤等。

不同化学结构的 N-亚硝基化合物有特异的合物,若 $R_1 = R_2$,除少数例外,一般都引起肝癌。若$R_1 \neq R_2$,特别是一个-R 为甲基,易引起胃癌、食管不同器官组织又可以激活某种 N-亚硝基化合物的酶存在以及与不同结构的 N-亚硝基化合物在机体内的代谢途径有关。

许多 N-亚硝基化合物既能溶于水又能溶于脂肪,因此它们在机体内活动范围广,致癌范围也广。并且能与其他癌物产生协同作用。

N-亚硝基化合物除有上述致癌特点外,N-亚硝基化合物及其前体在空气、土壤、水、植物及多种饮食中广泛存在,并且还可以在机体内合成。因此,其致癌作用较为重要,是目前公认的可以引起人类癌症最重要的一类化合物。

2.多环芳香烃(polycyclic aromatic hydrocarbons,PAH)

分子中含有两个或两个以上苯环结构的化合物,是最早被认识的化学致癌物。早在1775 年英国外科医师 Pott 就提出打扫烟囱的童工,成年后多发阴囊癌,其原因就是燃煤烟尘颗粒穿过衣服擦入阴囊皮肤所致,实际上就是煤炭中的多环芳香烃所致。多环芳香烃也是最早在动物实验中获得成功的化学致癌物。但从总的来说,它在致癌物中仍然有很重要的地位,因为至今它仍然是数量最多的一类致癌物,而且分布极广。空气、土壤、水体及植物中都有其存在,甚至在深达地层下 50 米的石灰石中也分离出了 3,4-苯并芘。在自然界,它主要存在于煤、石油、焦油和沥青中。也可以由含碳氢元素的化合物不完全燃烧产生。汽车、飞机及各种机动车辆所排出的废气中和香烟的烟雾中均含有多种致癌性多环芳香烃。露天焚烧(失火、烧荒)可以产生多种多环芳香烃致癌物。烟熏、烘烤及焙焦的食品均可受到多环芳香烃的污染。目前已发现的致癌性多环芳香烃及其致癌性的衍生物已达 400 多种。

3.霉菌毒素

通过流行病学调查,发现我国胃癌高发区粮食及食品的真菌污染相当严重。高发区慢性胃病患者空腹胃液真菌的检出率也明显高于胃癌低发区。在胃内检出的优势产生真菌中杂色曲霉占第一位,并与胃内亚硝酸盐含量及慢性胃炎病变的严重程度呈正相关。

4.微量元素

人或其他生物体内存在着几十种化学元素,有些是生命活动中必需的物质基础。它们在生物体内分布不是均一的。在各个器官、组织或体液中的含量虽因不同情况个体间有差异,但平均正常值基本处于同一水平。正常情况下,生物体一般是量出为入,缺则取之,多则排之,只有在病态时,某些元素在生物体内的含量或分布可能出现不同程度的变化。这种变化可能是致癌的原因,也可能是病理变化的结果。近年临床及动物实验证明,肿瘤的发生和发展过程中伴有体内某些元素的代谢异常。例如,某些恶性肿瘤患者血液中铜含量升高、锌含量降低及体内硒缺乏等等。一些恶性肿瘤患者体内某些元素代谢的异常可能是致癌的因素。也可能是继发的结果。国际癌症研究机构的一个工作小组通过对实验性和流行病学资料的研究,建议将所有致癌化学物质分为 3 类:第一类包括 23 种物质和 7 种产品,它们对人体致癌性已肯定,其中有微量元素砷、铬及其化合物;第二类包括对人体可能具有致癌危险的物质,如微量元素镍、铍、镉等金属;铝的致癌结论不一,被列为第3类。另外,在动物致癌或致突变试验中,发现其他微量元素如钴、铁、锰、铅、钛和锌等的化合物也有致癌或促癌或致突变的作用。

二、扩散转移

(一)直接播散

直接播散是胃癌扩散的主要方式之一。浸润型胃癌可沿黏膜或浆膜直接向胃壁内、食管或十二指肠扩展。癌肿一旦侵及浆膜,即容易向周围邻近器官或组织如肝、胰、脾、横结肠、空肠、膈肌、大网膜及腹壁等浸润。

(二)淋巴结转移

淋巴结转移占胃癌转移的70%,胃下部癌肿常转移至幽门下、胃下及腹腔动脉旁等淋巴结,而上部癌肿常转移至胰旁、贲门旁、胃上等淋巴结。晚期癌可能转移至主动脉周围及膈上淋巴结。由于腹腔淋巴结与胸导管直接交通,故可转移至左锁骨上淋巴结。

(三)血行转移

部分患者外周血中可发现癌细胞,可通过门静脉转移至肝脏,并可达肺、骨、肾、脑、脑膜、脾和皮肤等处。

(四)种植转移

当胃癌侵至浆膜外后,癌细胞可自浆膜面脱落,种植于腹膜及其他脏器的浆膜面,形成多数转移性结节,此种情况多见于黏液癌,具有诊断意义的是直肠前陷凹的腹膜种植转移,可经直肠指检摸到肿块。

(五)卵巢转移

胃癌有易向卵巢转移的特点,目前原因不明,临床上因卵巢肿瘤做手术切除,病理检查发现为胃癌转移者,比较多见,此种转移瘤又名 Krukenberg 瘤。其转移途径除种植外,也可能是经血行或淋巴逆流所致。

三、临床表现

(一)症状

1.早期胃癌

70%以上无明显症状,随着病情的发展,可逐渐出现非特异性的、类同于胃炎或胃溃疡的症状,包括上腹部饱胀不适或隐痛、泛酸、嗳气、恶心,偶有呕吐、食欲减退、消化不良及黑便等。日本有一组查检检出的早期胃癌,60%左右的病例并无任何主诉。国内93例早期胃癌分析中85%的患者有一种或一种以上的主诉,如胃病史、上腹痛、反酸、嗳气及黑便。

2.进展期胃癌也称中晚期肺癌

症状见胃区疼痛,常为咬啮性,与进食无明显关系,也有类似消化性溃疡疼痛,进食后可以缓解。上腹部饱胀感、沉重感、厌食、腹痛、恶心、呕吐、腹泻、消瘦、贫血、水肿和发热等。贲门癌主要表现为剑突下不适,疼痛或胸骨后疼痛,伴进食梗阻感或吞咽困难;胃底及贲门下区癌常无明显症状,直至肿瘤巨大而发生坏死溃破引起上消化道出血时才引起注意,或因肿瘤浸润延伸到贲门口引起吞咽困难后予重视;胃体部癌以膨胀型较多见,疼痛不适出现较晚;胃窦小弯侧以溃疡型癌最多见,故上腹部疼痛的症状出现较早,当肿瘤延及幽门口时,则可引起恶心、呕吐等幽门梗阻症状。癌肿扩散转移可引起腹水、肝大、黄疸及肺、脑、心、前列腺、卵巢和骨髓等的转移而出现相应症状。

(二)体征

绝大多数胃癌患者无明显体征,部分患者有上腹部轻度压痛。位于幽门窦或胃体的进展期胃癌有时可扪及肿块,肿块常呈结节状,质硬。当肿瘤向邻近脏器或组织浸润时,肿块常固定而不能推动,提示手术切除之可能性较小。在女性患者中,于中下腹扪及可推动的肿块时,常提示为 Krukenberg 瘤可能。当胃癌发生肝转移时,有时能在肿大的肝脏中触及结节块状物。当肝十二指肠韧带、胰十二指肠后淋巴结转移或原发灶直接浸润压迫胆总管时,可以发生梗阻性黄疸。有幽门梗阻者上腹部可见扩张之胃型,并可闻及震水声。胃癌通过圆韧带转移至脐部时在脐孔处可扪及质硬之结节;通过胸导管转移可出现左锁骨上淋巴结肿大。晚期胃癌有盆腔种植时,直肠指检于膀胱(子宫)直肠窝内可扪及结节。有腹膜转移时可出现腹水。小肠或系膜转移使肠腔缩窄可导致部分或完全性肠梗阻。癌肿穿孔导致弥漫性腹膜炎时出现腹壁板样僵硬、腹部压痛等腹膜刺激症状,亦可浸润邻近腔道脏器而形成内瘘。如胃结肠瘘者食后即排出不消化食物。凡此种种症状和体征,大多提示肿瘤已届晚期,往往已丧失了治愈机会。

(三)常见并发症临床表现

当并发消化道出血,可出现头晕、心悸、柏油样大便、呕吐咖啡色物;胃癌腹腔转移使胆总管受压时,可出现黄疸,大便陶土色;合并幽门梗阻,可出现呕吐,上腹部见扩张之胃型、闻及震水声;癌肿穿孔致弥漫性腹膜炎,可出现腹肌板样僵硬、腹部压痛等腹膜刺激征;形成胃肠瘘管,见排出不消化食物。

四、检查与诊断

对于胃癌的检查和诊断,化验仅仅是一种辅助手段。虽然各种生化指标有着各自的临床意义,但还必须结合胃癌的其他特殊检查,如 X 线钡餐检查、内镜检查、组织活检以及病史、体征等,综合分析才能得出正确的诊断结果。千万不要在没有细胞病理学诊断依据时,只见到某项指标轻度改变,就判断为胃癌,造成患者不必要的心理负担。

胃癌的检查方法比较多,一般首选内镜检查,其次是 X 线气钡双重对比造影检查。而 B 超和 CT 只用作胃癌转移病灶的检查。内镜和 X 线检查相比较各有所长,可以互为补充,提高胃癌诊断的准确率。内镜检查准确率高,能够发现许多早期胃癌,可以澄清 X 线检查的可疑发现,但对于浸润型进展期胃癌,由于病变主要在胃壁内浸润扩展,胃黏膜的改变不明显,不如 X 线钡餐检查准确。

(一)化验检查

胃癌主要化验检查如下。

1.粪便潜血试验

粪便潜血试验是指在消化道出血量很少时,肉眼不能见到粪便中带血,而通过实验室方法能检测出粪便中是否有血的一种化验。正常参考值为阴性。粪便潜血试验对消化道出血的诊断有重要价值,现常作为消化道恶性肿瘤早期诊断的一个筛选指标。在患胃癌时,往往粪便潜血试验持续呈阳性,而消化道溃疡性出血时,间断呈阳性。因此,此试验可作为良、恶性疾病的一种鉴别诊断方法。但值得注意的是,潜血阳性还见于钩虫病、肠结核、溃疡性结肠炎和结肠息肉等疾病。另外,摄入大量维生素 C 以及可引起胃肠出血的药物,如阿司匹林、皮质类固醇、非类固醇抗炎药,也可造成化学法潜血试验假阳性。

2.血清肿瘤标志物的检查

(1)癌胚抗原:CEA最初发现于结肠癌及正常胎儿消化道内皮细胞中。血清CEA升高,常见于消化道癌症,也可见于其他系统疾病;此外,吸烟对血清中CEA的水平也有影响。因此,其单独应用于诊断的特异性和准确性不高,常与其他肿瘤标志物的检测联合应用。正常参考值血清CEA低于5 ng/mL(纳克/毫升)。血清CEA升高可见于胃癌患者中,阳性率约为35%。因其特异性不高,常与癌抗原CA19-9一起联检,用于鉴别胃的良、恶性肿瘤。可用于对病情的监测。一般情况下,病情好转时血清CEA浓度下降,病情恶化时升高。术前测定血中CEA水平,可帮助判断胃癌患者的预后。胃癌患者术前血清CEA浓度高于5 ng/mL,与低于5 ng/mL患者相比,其术后生存率要差。对于术前CEA浓度高的患者,术后CEA水平监测还可作为早期预测肿瘤复发和化疗反应的指标。

(2)癌抗原:CA19-9是一种与胰腺癌、胆囊癌、结肠癌和胃癌等相关的肿瘤标志物,又称胃肠道相关癌抗原。正常参考值血清CA19-9低于37 U/mL(单位/毫升)。CA19-9常与CEA一起用于鉴别胃的良、恶性肿瘤。部分胃癌患者血清CA19-9会升高,其阳性率约为55%。可用于判断疗效。术后血清CA19-9降至正常范围者,说明手术疗效好;姑息手术者及有癌组织残留者术后测定值亦下降,但未达正常。术后复发者血清CA19-9的值一般会再次升高。因此,测定血清CA19-9对胃癌病情监测有积极意义,可作为判断胃癌疗效和复发的参考指标。

3.血沉

血沉的全称为"红细胞沉降率",是指红细胞在一定条件下的沉降速度,它可帮助判断某些疾病发展和预后。一般来说,凡体内有感染或组织坏死,抑或疾病向不良性进展,血沉会加快。所以,血沉快并不特指某个疾病。正常参考值(魏氏法)为:男0~15 mm/h;女0~20 mm/h。约有2/3的胃癌患者血沉会加快。因此,血沉可作为胃癌诊断中的辅助指标。

(二)内镜检查

纤维胃镜和电子胃镜的发明和应用,是胃部疾病诊断方法的一个划时代的进步,与X线检查共同成为胃癌早期诊断的最有效方法,胃镜除了能明确诊断疾病外,还可为某些病症提供良好的治疗方法。内镜检查是利用光纤的特性,光线可在光纤内前进而不会流失,且光纤可随意弯曲,将光线送到消化道内,再将反射出的影像送出,供医师诊断。胃癌依其侵犯范围与程度在内视镜上有许多不同的变化,有经验的医师根据病灶的外观形状变化做出诊断,区别是良、恶性的病灶,必要时可立即采用活检工具直接取得,做病理化验。

根据临床经验,可把高发病年龄段(30岁以上)并有下列情况者列入检查对象或定期复查胃镜:近期有上腹隐痛不适,食欲缺乏,特别是直系亲属中有明确胃癌病史者;有明确的消化性溃疡,但腹痛规律消失或溃疡治疗效果不明显者;萎缩性胃炎特别是有中度以上腺上皮化生或不典型增生者;胃息肉病史者,或曾因各种原因做胃大部切除术后达5年以上者;原因不明的消瘦、食欲缺乏、贫血等,特别是有呕血、大便潜血试验持续阳性超过2周者。

但许多人害怕做胃镜检查,一般在检查前要向咽部喷射2~3次局麻药物(利多卡因),以减轻检查时咽部的反应。在检查时为了将胃腔充盈使黏膜显示清楚,往往要向胃内注气,患者有可能会有轻度腹胀,但很快就会消失。检查结束后有的人可能会有咽部不适感或轻微疼痛,几小时后就会消失。极少数可能引起下列并发症。①吸入性肺炎:咽部麻醉后口内分泌物或返流的胃内液体流入气管所致;②穿孔:可能因食管和胃原有畸形或病变、狭窄、憩室等在检查前未被发现而导致穿孔;③出血:原有病变如癌肿或凝血机制障碍在行活检后有可能引起出血,大的胃息肉摘除后其残端可能出血;④麻醉药物过敏:大多选用利多卡因麻醉,罕见有过敏者;⑤心脏病患者可出现短暂的心律失常、ST-T 改变等。有的由于紧张可使血压升高,心率加快。必要时可服以镇静剂,一般检查都可顺利进行。

胃镜检查有以下禁忌证:①严重休克者;②重度心脏病者;③严重呼吸功能障碍;④严重的食管、贲门梗阻;脊柱或纵隔严重畸形;⑤可疑胃穿孔者;⑥精神不正常,不能配合检查者。

胃镜检查方法有其独特的优越性,一方面可以发现其他检查方法不能确诊的早期胃癌,确定胃癌的肉眼类型,还可追踪观察胃癌前期状态和病变,又能鉴别良性与恶性溃疡。胃镜还可以进行自动化的胃内形色摄影和录像、电影等动态观察,并可保存记录。其突出的优点如下:①直接观察胃内情况,一目了然为最大特点,比较小的胃癌也能发现,还能在放大情况下观察;②胃镜除了直接观察判断肿瘤的大小和形状外,还能取小块胃黏膜组织做病理检查确定是否是肿瘤以及肿瘤的类型。并可通过胃镜取胃液行胃黏膜脱落细胞学检查,以发现胃癌细胞;③胃镜采用数千束光导纤维,镜体细而柔软,采用冷光源,灯光无任何热作用,对胃黏膜无损伤;④胃镜弯曲度极大,视野广阔而且清楚,几乎无盲区,能够仔细观察胃内每一处的情况,因此,系目前各种检查手段中确诊率最高的一种;⑤检查的同时可行治疗,胃镜检查时可喷止血药物止血,还能在胃镜下用微波、激光、电凝等方法切除胃息肉及微小胃癌,避免开腹手术之苦。

(三)X 线钡餐检查

X 线钡餐检查是诊断胃癌的主要方法,阳性率可达 90% 以上,可以观察胃的形态和黏膜的变化、蠕动障碍、排空时间等。肿块型癌主要表现为突向胃腔的不规则充盈缺损。溃疡型胃癌主要表现为位于胃轮廓内的龛影,溃疡直径通常 >2.5 cm,外围并见新月形暗影,边缘不齐,附近黏膜皱襞粗乱、中断或消失。浸润型癌主要表现为胃壁僵硬、黏膜皱襞蠕动消失,胃腔缩窄而不光滑,钡剂排出快。如整个胃受累呈"革袋状胃"。近年来由于 X 线检查方法改进,使用双重摄影法等,可以观察到黏膜皱襞间隙所存在的微细病变,因而能够发现多数的早期胃癌。早期胃癌的 X 线表现,有以下几种类型。

1.隆起型

可见到小的穿凿性影和息肉样充盈缺损像,有时还能看到带蒂肿瘤的蒂。凡隆起的直径在 2 cm 以上,充盈缺损的外形不整齐,黏膜面呈不规则的颗粒状,或在突起的黏膜表面中央有类似溃疡的凹陷区,均应考虑为癌。

2.平坦型

黏膜表面不规则和粗糙,边缘不规则,凹凸不平呈结节状,出现大小、形状、轮廓与分布皆不规则的斑点。此型甚易漏诊,且须注意与正常的胃小区及增殖的胃黏膜相区别。

3.凹陷型

常需与良性溃疡鉴别,癌溃疡的龛影形状不规则,凹陷的边缘有很浅的黏膜破坏区,此黏膜破坏区可能很宽,也可能较窄,包围于溃疡的周围。

(四)超声检查

由于超声检查可清楚地显示胃壁的层次和结构,近年来被用于胃部病变的检测和分期已逐渐增多。特别是内镜超声的发展,并因其在鉴别早期胃癌和进展期胃癌及判断胃周淋巴结累及情况等方面的优点,使胃癌超声检查更受到重视。

1.经腹 B 超检查

胃 B 超检查通常采用常规空腹检查和充液检查两种方法。受检查在空腹时行常规检查以了解胃内情况和腹内其他脏器的情况,胃内充液超声检查方法,可检测胃内息肉、胃壁浸润和黏膜下病变,特别适合于胃硬癌检查。

(1)贲门癌声像图特征:在肝超声窗后方,可见贲门壁增厚,呈低回声或等回声,挤压内腔;横切面可见一侧壁增厚致使中心腔强回声偏移;饮水后可见贲门壁呈块状、结节蕈伞状、条带状增厚,并向腔内隆起,黏膜层不平整或增粗。肿瘤侵及管壁全周,则可见前后壁增厚,内腔狭窄,横断切面呈靶环征。超声对贲门癌的显示率可达 90.4%。

(2)胃癌声像图特征:在 X 线和内镜的提示下,除平坦型早期黏膜癌以外,超声一般可显示出胃癌病灶。其特征为胃壁不同程度增厚,自黏膜层向腔内隆起;肿瘤病灶形态不规整,局限型与周围正常胃壁分界清晰,浸润型病变较广泛,晚期胃癌呈假肾征,胃充盈后呈面包圈征;肿瘤呈低回声或等回声,较大的肿瘤回声可增强不均;肿瘤局部黏膜模糊、不平整、胃壁层次结构不规则、不清晰或消失;胃壁蠕动减缓或消失,为局部僵硬之表现;合并溃疡则可见肿瘤表面回声增粗增强,呈火山口样凹陷。

肝和淋巴结转移的诊断:胃癌肝转移的典型声像图为"牛眼征"或"同心圆"结构,为多发圆形或类圆形,边界较清晰,周围有一较宽的晕带,约占半数;余半数为类圆形强回声或低回声多灶结节。超声对上腹部淋巴结的显示率与部位、大小有关。在良好的显示条件下,超声能显示贲门旁、小弯侧、幽门上、肝动脉、腹腔动脉、脾门、脾动脉、肝十二指韧带、胰后、腹主动脉周围淋巴结。大小达0.7 cm以上一般能得以显示。转移淋巴结多呈低回声,边界较清晰,呈单发或多发融合状。较大的淋巴结可呈不规则形,内部见强而不均匀的回声多为转移淋巴结内变性、坏死的表现。

2.超声波内镜检查(EUS)

超声内镜可清晰地显示胃癌的五层结构,根据肿瘤在各层中的位置和回声类型,可估计胃癌的浸润深度,另外对诊断器官周围区域性淋巴结转移有重要意义。近年来国外广泛开展的早期胃癌非手术治疗,如腹腔镜治疗、内镜治疗等,都较重视 EUS 检查的结果。

早期胃癌的声像图因不同类型而异,平坦型癌黏膜增厚,呈低回声区、凹陷型癌黏膜层有部分缺损,可侵及黏膜下层。进展期胃癌的声像图有如下表现:大面积局限性增厚伴中央区凹陷,第一、二、三层回声带消失,见于溃疡型癌;胃壁增厚及肌层不规则低回声带,见于硬性癌;黏膜下层为低回声带的肿瘤所遮断,见于侵及深层的进展型癌;清楚的腔外圆形强回声团块,可能为转移的淋巴结,或在胃壁周围发现光滑的圆形成卵圆形结构,且内部回声较周围组织为低,则认为是转移性淋巴结;第四、五层、回声带辨认不清,常为腔外组织受侵。超声内镜对判断临床分期有一定帮助,但不能区别肿瘤周围的炎症浸润及肿瘤浸润,更不能判断是否有远处转移。

(五)CT 检查

由于早期胃癌局限于胃黏膜层和黏膜下层,通常较小,而且与胃壁密度差别不大,所以,CT对早期胃癌的诊断受到一定的限制,故不作为胃癌诊断的首选方法。CT 对中晚期胃癌的肿块常能发现,并能确定浸润范围,弥补了胃镜和钡餐检查的不足。其特点是:对胃癌的浸润深度和范围能明确了解;确定是否侵及邻近器官和有无附近大的淋巴结转移;确定有无肝、肺、脑等处转移;显示胃外肿物压迫胃的情况;CT 检查结果可为临床分期提供依据,结合胃镜或钡餐检查对确定手术方案有参考价值。

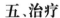

五、治疗

胃癌是我国最常见的恶性肿瘤,治疗方法主要有手术治疗,放疗、化疗和中医药治疗。虽然胃癌治疗至今仍以手术为主,但由于诊断水平的限制,我国早期胃癌占其手术治疗总数平均仅占10%左右,早期胃癌单纯手术治愈率只有20%～40%,术后2年内有50%～60%发生转移;四分之三患者就诊时已属进展期胃癌,一部分失去手术治疗机会,一部分患者即使能够接受手术做根治性切除,其术后5年生存率仅30%～40%左右。因此,对失去手术切除机会、术后复发或转移患者应选择以下内科治疗。

(一)化疗

1.术后化疗

胃癌根治术后患者的5年生存率不高,为提高生存率,理论上术后应对患者进行辅助治疗。但长期以来,临床研究并未证实辅助治疗能够延长胃癌患者的生存期(OS)。针对1992年以前公布的辅助化疗随机临床研究进行的荟萃分析也显示,辅助化疗并不能延长患者的生存期。综观以往试验,由于入组的患者数相对较少、使用的化疗方案不强、试验组和对照组患者的选择有偏倚等因素,可能影响了研究的准确性。而西方国家最近完成的研究中,除少数认为术后辅助化疗比单纯手术有临近统计学意义的延长患者的生存期外,绝大多数研究的结论仍然是辅助化疗不能显著延长患者的生存期。在美国INT 0116的III期临床研究中。556例胃癌或胃食道腺癌患者,被随机分为根治性手术后接受氟尿嘧啶(5-FU)联合亚叶酸钙(LV)加放疗的辅助治疗组和仅接受根治性手术的对照组,结果显示,术后辅助放疗及化疗组的中位生存期为36个月,明显长于对照组(27个月,$P=0.005$);术后辅助放疗及化疗组的无病生存期(DFS)为30个月,也明显长于对照组(19个月,$P<0.001$)。因此,美国把辅助放疗及化疗推荐为胃癌根治术后的标准治疗方案。但是,国内外不少学者对此研究的结论持有疑义,认为胃癌术后的局部复发与手术的方式、切除的范围以及手术的技巧关系密切。此研究的设计要求所有患者行D2手术,但试验中仅10%的患者接受了D2手术,因此,术后放疗及化疗中的放疗对仅接受D0或D1手术的患者获益更大,而对接受D2手术者的获益可能较小。所以,学者们认为,INT 0116研究仅能证明术后放疗及化疗对接受D0或D1手术的患者有益。在英国的MAGIC试验中,有68%的患者接受了D2手术,结果显示,接受围术期放疗及化疗患者的5年生存率为36%,仍然明显高于单纯手术组患者的23%($P<0.001$)。目前,无论是东方还是西方国家的学者均普遍认同单纯手术并非是可切除胃癌的标准治疗,但术后是否行辅助治疗,仍建议按照美国国家癌症综合网(NCCN)的指导原则,依据患者的一般状况、术前和术后分期以及手术的方式来做决定。

与西方的研究相比,亚洲国家的研究结果更趋于认同胃癌的辅助治疗。这可能与东西方患者中近端和远端胃癌所占的比例不同、患者的早期诊断率不同、术前分期不同以及手术淋巴结的清扫程度不同有关。最近,日本的一项入组1 059例患者的随机III期临床试验(ACTS-GC)中,比较了D2术后II和III期胃癌患者接受S1辅助化疗组与不做化疗的对照组患者的生存情况,结果显示,S1组患者的3年生存率为80.5%,明显高于对照组(70.1%,$P=0.0024$),而且辅助化疗组患者的死亡风险降低了32%。

2.术前化疗

在消化道肿瘤中,局部晚期胃癌的术前新辅助化疗较早引起人们的关注。从理论上说,术前化疗能降低腹膜转移的风险,降低分期,增加R0切除率。一些II期临床试验表明,术前化疗的有效率为 31%～70%,化疗后的 R0 切除率为 40%～100%,从而延长了患者的生存期。但是,以上结论还有待于Ⅲ期临床研究的证实。

对于手术不能切除的局部晚期胃癌,如果患者年轻,一般状况较好,建议应选择较为强烈的化疗方案。一旦治疗有效,肿瘤就变成可手术切除。为了创造这种可切除的机会,选择强烈化疗,承担一定的化疗毒性风险是值得的。由于胃癌根治术后上消化道生理功能的改变,使患者在很长一段时间内体质难以恢复,辅助化疗不能如期实施。因此,应把握好术前化疗的机会,严密监控化疗的过程和效果,一旦有效,应适当增加化疗的周期数,以尽量杀灭全身微小病灶,以期延长术后的 DFS 甚至生存期。当然,术前化疗有效后,也不能因过分追求最佳的化疗疗效,过度化疗,延误最佳的手术时机。掌控新辅助化疗的周期数要因人而异,因疗效而异,虽然尚无循证医学的证据,但一般不要超过 4 个周期,而对于认为能达到 R0 切除者,术前化疗更应适可而止。

3.晚期胃癌的解救治疗

对于不能手术的晚期胃癌,应以全身化疗为主。与最佳支持治疗比较,化疗能够改善部分患者的生活质量,延长生存期,但效果仍然有限。胃癌治疗可选择的化疗药物有 5-FU、多柔比星(ADM)、表柔比星(EPI)、顺铂(PDD)、足叶乙苷(VP-16)、丝裂霉素(MMC)等,但单药应用的有效率不高。联合方案中 FAMTX(5-FU＋ADM＋MTX)、ELF(VP-16＋5-FU＋LV)、CF(PDD＋5-FU)和 ECF(EPI＋PDD＋5-FU)是以往治疗晚期胃癌常用的方案,但并不是公认的标准方案。ECF 方案的有效率较高,中位肿瘤进展时间(TTP)和 OS 较长,与 FAMTX 方案比较,其毒性较小,因此,欧洲学者常将 ECF 方案作为晚期胃癌治疗的参考方案。临床上常用的 CF 方案的有效率也在 40% 左右,中位生存期达 8～10 个月。因此,多数学者都将 CF 和 ECF 方案作为晚期胃癌治疗的参考方案。

紫杉醇(PTX)、多西紫杉醇(DTX)、草酸铂、伊立替康(CPT-11)等新的细胞毒药物已经用于晚期胃癌的治疗。相关临床研究显示,PTX 一线治疗的有效率为 20%,PCF(PTX＋PDD＋5-FU)方案治疗的有效率为 50%,生存期 8～11 个月;DTX 治疗的有效率为 17%～24%,DCF(DTX＋PDD＋5-FU)方案治疗的有效率为 56%,生存期为 9～10 个月。另外,V325 研究的终期结果表明,DCF 方案优于 CF 方案,DCF 方案的有效率(37%)高于 CF(25%,$P=0.01$),TTP(5.6 个月比 3.7 个月,$P=0.0004$)和生存期(9.2 个月比 8.6 个月,$P=0.02$)也长于 CF,因此认为,DCF 方案可以作为晚期胃癌的一线治疗方案。但是 DTX 的血液和非血液学毒性是制约其临床应用的主要因素。探索适合中国胃癌患者的最适剂量,将是临床医师要解决的问题。草酸铂作为第 3 代铂类药,与 PDD 不完全交叉耐药,与 5-FU 也有协同作用。FOLFOX6 方案(5-FU＋LV＋草酸铂)治疗胃癌治疗的有效率达 50%。CPT-11 与 PDD 或与 5-FU＋CF 联合应用的有效率分别为 34% 和 26%,患者的中位 OS 分别为 10.7 和 6.9 个月。目前,口服 5-FU 衍生物以其方便、有效和低毒性的优点而令人关注,其中,卡培他滨或 S1 单药的有效率在 24%～30%;与 PDD 联合的有效率＞50%,中位 TTP＞6 个月,中位 OS＞10 个月。

分子靶向药物联合化疗多为小样本的Ⅱ期临床试验,其中,靶向 EGFR 的西妥昔单抗与化疗联合一线治疗晚期胃癌的疗效在 44%～65%,但其并不能明显延长患者的 OS。另外,有关靶向 Her-2/neu 的曲妥珠单抗的个别报道,也显示了曲妥珠单抗较好的疗效。正在进行的Ⅲ期 ToGA 试验中比较了曲妥珠单抗联合化疗与单纯化疗的效果,但尚未得出结论。靶向血管内皮生长因子(VGFR)的贝伐单抗与化疗联合一线治疗晚期胃癌的有效率约为 65%,患者的中位生存期为 12.3 个月。国际多中心的临床研究也正在评价贝伐单抗联合化疗与单纯化疗的效果。

从目前的结果看,虽然分子靶向药物治疗胃癌的毒性不大,但费用较高,疗效尚不确定,临床效果尚需要更多的数据来评价。

一些新的化疗药物与以往的药物作用机制不同,无交叉耐药,毒性无明显的重叠,因此有可能取代老一代的药物,或与老药联合。即便如此,目前晚期胃癌一线化疗的有效率仅为30%~50%。化疗获益后,即使继续原方案化疗,中位TTP也仅为4~6个月。因此,化疗获益后的继续化疗,只能起到巩固和维持疗效的作用。在加拿大进行的一项对212名肿瘤内科医师关于晚期胃癌化疗效果看法的调查结果显示,仅41%的医师认为化疗能延长患者的生存期,仅59%的医师认为化疗能改善患者的生活质量。据文献报道,传统方案化疗对患者生存期的延长比最佳支持治疗仅多4个月,而以新化疗药物如CPT-11,PTX和DTX为主的方案,对生存期的延长比最佳支持治疗仅多6个月。一般说来,三药联合的化疗方案,如ECF、DCF、PCF和FAMTX等属于较为强烈的化疗方案;而单药或两药联合的化疗,如PF(PTX+5-FU)、CPT-11+5-FU和卡培他滨等是属于非强烈的方案。Meta分析表明,三药联合的生存优势明显,如以蒽环类药物联合PDD和5-FU的三药方案与PDD和5-FU联合的两药方案比较,患者的生存期增加了2个月。但是含PDD,EPI或DTX的化疗方案,毒性相对较大。目前,晚期胃癌的临床治疗重点主要为以下两个方面:①控制肿瘤生长,提高患者生活质量,使患者与肿瘤共存。因此,在治疗方案的选择上,既要考虑个体患者的身体状况、经济状况,又要考虑所选方案的有效率、毒性的种类和程度,权衡疗效和毒性的利弊;②探索新的治疗方案,以达到增效减毒的作用。如REAL-2的Ⅲ期临床研究就是以标准的ECF方案作为对照,通过2×2的设计,综合权衡疗效和毒性后,得出以草酸铂替代顺铂、卡培他滨替代5-FU后组成的EOX方案效果最佳的结论。

胃癌治疗的理想模式是个体化治疗,包括个体化地选择药物的种类、剂量以及治疗期限等。最近,英国皇家Mamden医院对一组可以手术切除的食管癌、食管和胃连接处癌患者,进行了术前基因表达图谱与术前化疗及手术后预后的分析研究。35例患者术前接受内镜取肿瘤组织作基因图谱分析,通过术前化疗,其中有25例接受了手术治疗。初步的结果显示,根据基因图谱预测预后好和预后差的两组患者的生存期差异有统计学意义($P<0.001$),表明药物基因组学或蛋白质组学的研究是实现真正意义上胃癌个体化治疗的重要手段。

(二)放疗

胃癌对放疗不甚敏感,尤其是印戒细胞癌和黏液腺癌,不过,未分化、低分化、管状腺癌和乳头状腺癌还是有一定的敏感性。放疗包括术前、术中、术后放疗,主要采用钴或直线加速器产生γ射线进行外照射,多提倡术前及术中放疗。由于胃部的位置非常靠近其他重要的器官,在进行胃癌的放疗时,很难不会对其他的器官造成不良反应。在这种情况下,胃癌的放疗有严格的适应证与禁忌证,同时应在胃癌的放疗过程中服用中药来保护周围脏器。

适应证:未分化癌,低分化癌,管状腺癌、乳头状腺癌;癌灶小而浅在,直径在6 cm以下,最大不超过10 cm;肿瘤侵犯未超过浆膜面,淋巴结转移在第二组以内,无周围脏器、组织受累。

禁忌证:因黏液腺癌和印戒细胞癌对放疗无效,故应视为禁忌证。其他禁忌证还包括癌灶直径>10 cm,溃疡深且广泛;肿瘤侵犯至浆膜面以外,有周围脏器转移。

从以上分析我们可以看出,放疗适用于胃癌早期,不适用于已有转移的中晚期。

1.术前、术中放疗

指对某些进展期胃癌,临床上可摸到肿块,为提高切除率而进行的术前局部照射。Smalley等总结了胃的解剖特点和术后复发的类型,并提供了详细的放疗推荐方案。北京报道了一项

Ⅲ期临床试验,360 例患者随机接受术前放疗再手术或单纯手术。两组患者的切除率为89.5%和79.4%($P < 0.01$)。两组术后病理 T_2 分期为 12.9% 和 4.5%($P < 0.01$),T4 分期为40.3%和51.3%($P < 0.05$),淋巴结转移分别为 64.3% 和84.9%($P < 0.001$)。两组患者 5 年及 10 年的生存率分别为 30% 对 20%,20% 对 13%($P = 0.009$)。这些数据提示术前放疗可以提高局部控制率和生存率。Skoropad 等报道,78 例可手术切除的胃癌患者随机接受单纯手术,或术前放疗(20 Gy/5 次)后再手术及术中放疗(20 Gy)。研究发现,对于有淋巴结侵犯及肿瘤侵出胃壁的患者,接受术前及术中放疗组的生存期显著优于单纯手术组。两组间在死亡率上无显著差异,提示术前放疗安全可行。关于术前放疗的大型临床研究资料有限,有待进一步的研究。

2.术后放疗及化疗

术后单纯放疗多数学者认为无效。有文献显示,术后单纯放疗未能提高生存率。术后放疗及化疗的设想合理,放疗可控制术后易发生的局部复发,化疗可以进行全身治疗,同时化疗能够起到放疗增敏的作用。5-FU 是一个最常用于与放疗联合的化疗药物,与单纯放疗相比,前者能够提高胃肠道肿瘤患者的生存期。

为了彻底了解放疗及化疗在胃癌术后辅助治疗中的疗效,INT0116 试验研究中共入组 603 例患者。其中 85% 有淋巴结转移,68% 为 T_3 或 T_4 期病变。患者随机分为术后同步放疗及化疗组和单纯手术组($n = 281$ 和 275)。单纯手术组接受胃癌根治性切除术,同步放疗及化疗组在根治性切除术后接受如下治疗:第 1 周期化疗,每天给予 5-FU 425 mg/m^2 和 CF 20 mg/m^2,连续用 5 天;4 周后再进行同步放疗及化疗,放疗总剂量为 45 Gy,分 25 次给予,每周 5 次,共 5 周。放疗范围包括瘤床、区域淋巴结和切缘上下各 2 cm。在放疗最初 4 天及最后 3 天连续给予上述化疗,放疗完全结束后 1 个月再给予以上化疗方案 2 周期。结果显示联合化放疗组的无病复发时间明显延长(30 个月 vs. 19 个月 $P < 0.001$),中位生存期明显延长(35 个月 vs. 26 个月 $P = 0.006$),3 年无复发生存率(48% vs. 31%)和总生存率(50% vs. 41%,$P = 0.005$)均有提高。最常见 3～4 级的毒性反应为骨髓抑制(54%),胃肠道反应(33%),流感样症状(9%),感染(6%)和神经毒性(4%)。

无疑,INT0116 试验正式确立了放疗及化疗在胃癌术后辅助治疗中的地位。但是,该试验仍存在不少争议,焦点主要集中在以下几个方面。

其一,关于淋巴结的清扫范围。INT0116 中每例患者都要求进行胃癌 D2 淋巴结清扫术,但实际上仅 10% 的手术达到该标准,36% 为胃癌 D1 手术,54% 为胃癌 D0 手术(即未将 N1 淋巴结完全清扫)。因而很多学者认为,术后放疗及化疗生存率提高可能是因为弥补了手术的不完全性,并由此提出胃癌 D2 淋巴结清扫后是否有必要接受辅助放疗及化疗的疑问。Hundahl 等在回顾性研究中收集了 INT0116 试验的完整手术资料,分层分析结果显示,术后放疗及化疗对提高胃癌 D0 或 D1 手术患者的生存率有益,而对胃癌 D2 手术后的患者并无帮助。然而,INT0116 试验中接受胃癌 D2 手术的患者极少,较小的样本量使分析缺乏说服力。Lim 等给予291 例 D2 手术的胃癌患者 INT0116 治疗方案,结果显示 5 年生存率和局部控制率比美国 INT0116 的研究结果更好。Oblak 等分析 123 例接受 INT0116 治疗方案的患者,其中 107 例行根治性(R0)切除,其 2 年局部控制率、无病生存、总体生存率分别达 86%、65% 和 73%。但上述两项研究缺乏对照组。生存率和局部控制率的提高是由于手术(D2 或 R0)、放疗及化疗或二者共同作用还不能肯定。韩国的一项多中心的观察性研究比较了 544 例 D2 术后接受放疗及化疗的胃癌患者与同期 446 例仅接受 D2 术胃癌患者的复发率和生存率。结果表明放疗及化疗组的中位总生存、无复发生存时间明显优于单纯手术组,分别为 95.3 个月对 62.6 个月($P=0.020$),75.6 个月对 52.7 个月($P=0.016$)。二者的 5 年总体生存率、无复发生存率分别为 57.1％对 51.0％($P=0.0198$),54.5％对 47.9％($P=0.0161$),且放疗及化疗组的死亡风险降低了 20％。认为胃癌 D2 术后辅以放疗及化疗能提高生存率,减少复发。

第二个争议为,INT0116 试验方案的安全性,即术后放疗及化疗的毒性反应也受到关注。试验进行中近 75％的患者出现了>3 级的毒性反应,另有 17％的患者因毒性反应未能完成全部疗程。术后放疗及化疗是否安全,是什么因素使患者的耐受性下降。Tormo 和 Hughes 的两个临床研究认为 INT0116 的放疗及化疗方案是安全的,毒性反应可以接受。在 INT0116 试验中,放疗方法多为传统的前后野照射,射野计划很少基于 CT 定位。而现在采用的放疗方法常为多野照射,且使用 CT 进行放疗计划,这些措施必将减轻正常组织的毒性反应。

此外,一个争议为,INT0116 试验使用的化疗药物为静脉推注的 5-FU,之后的分析发现,5-FU 的使用并没有减少腹腔外的复发(放疗及化疗组及单纯手术组的腹腔外的复发率分别为 14％和 12％)。这就提示放疗及化疗带来的生存益处是由于放疗提高了局控率的结果。

在某种程度上,5-FU 充当了放疗增敏的角色而并未起到全身化疗的效果。当然,INT0116 试验设计于 20 世纪 80 年代,在当时静脉推注 5-FU 还是一个标准治疗。然而,单药 5-FU 在胃癌中的有效率太低,目前出现了很多有效率更高的化疗方案,可以作为更好的放疗增敏剂,及用于全身治疗。

同步放疗及化疗中是否有更好的化疗方案取代 FL/LV 方案,Leong 等在放疗同步 5-FU 输注治疗的前后使用 ECF 方案用于胃癌的辅助治疗,并采用多野放疗。3 或 4 级毒性反应发生率分别为 38％、15％,主要毒性表现为骨髓抑制(3~4 级发生率为 23％),胃肠道反应(3 级发生率为 19％)。Fuehs 等在一个含 ECF 方案的同步放疗及化疗研究也观察到相似的毒性反应,3~4 级的粒细胞减少及胃肠道反应分别为 29％、29％。目前,一个大型的 Ⅲ 期临床研究(Trial 80101)正在进行。该研究将根治性胃癌切除术的患者随机分为两组,术后的辅助治疗分别 FU/LV＋放疗(45 GY)/输注的 5-FU＋FU/LV 方案及 ECF＋放疗(45 GY)/输注的 5-FU＋ECF。其结果值得期待。

(三)生物治疗

随着分子生物学、细胞生物学和免疫学等研究的进展,胃癌的治疗已形成了除以手术治疗为主,辅以放疗、化疗外,还包括生物治疗在内的综合治疗。

胃癌生物治疗主要基于以下几个方面:①给予免疫调节剂、细胞因子或效应细胞,调动或重建受损免疫系统。增强机体抗癌能力并提高对放、化疗的耐受;②通过各种手段。促进癌细胞特异抗原表达、递呈或对免疫杀伤的敏感性,增强机体抗癌的攻击靶向力与杀伤效率;③对癌细胞生物学行为进行调节,抑制其增殖、浸润和转移,促进其分化或死亡。

代表性的治疗方法有单细胞因子和多细胞因子疗法,IL-2/LAK 疗法、TIL/IL-2 疗法、单细胞抗体导向抗胃癌疗法、胃癌疫苗、主动性特异性免疫疗法及基因治疗。

1.免疫调节剂治疗

对免疫功能抑制程度较轻,一般状态较好者有一定疗效。具有代表性的免疫调节剂有卡介苗、K-432、短小棒状杆菌菌苗、左旋咪唑以及多糖类中的云芝多糖、香菇多糖等。能够非特异性提高胃癌患者单核-巨噬细胞活性与细胞因子产生,调动机体免疫系统,促进残存癌细胞的清除,减少复发与转移,支持进一步的放、化疗。

2.单克隆抗体及其交联物导向治疗

该疗法将单克隆抗体与化疗药物、毒素或放射性核素相偶联,利用抗体对癌细胞的特殊亲和力。定向杀伤癌细胞,适用于清除亚临床病灶或术后微小残存病灶,减少胃癌复发和转移。用于胃癌治疗研究的抗体主要针对其癌相关抗原或与细胞生物学行为相关的抗原,如癌胚抗原(CEA)、细胞膜转铁蛋白受体(TFR)、细胞膜表面 Fas 蛋白、与细胞恶性转化相关的表皮生长因子受体(EGFR)以及与癌组织血管形成密切相关的血管内皮生长因子(VEGF)及其受体等。但胃癌专一特异性抗体尚未发现。

目前,该疗法临床应用并不令人满意,原因可能有:鼠源性抗体,选择性不高及异源蛋白拮抗;胃癌抗原免疫性弱;异质性强致使单抗导向力降低;抗体半衰期短,与药物交联的稳定性及其生物活性间存在相互影响;抗体转运生理屏障与循环抗原封闭等。近年来,应用基因工程开发的人-鼠嵌合抗体、人源性单克隆抗体、单链抗体和双特异抗体等可显著提高对癌细胞的导向与亲和力。其临床效果尚有待观察。

3.细胞因子治疗

该方法适用于免疫功能损害较严重,外源性免疫调节剂已很难刺激机体产生免疫应答的患者。用于胃癌治疗的基因重组细胞因子主要有:白细胞介素-2(IL-2)、干扰素-α(IFN-α)。肿瘤坏死因子-α(TNF-α)、粒细胞集落刺激因子(G-CSF)、粒-巨噬细胞集落刺激因子(GM-CSF)。临床上多将细胞因子与放、化疗及其他生物疗法联用;也可在瘤内或区域内给药,以减轻毒副作用。细胞因子治疗研究目前多集中在:现有临床方案的改进;细胞因子结构的改良(分子修饰,提高生物活性、降低毒性);通过分子生物学技术,构造出癌特异性抗体-细胞因子融合蛋白或细胞因子基因转移等。

4.肿瘤疫苗

免疫治疗是生物治疗的主要组成部分之一。肿瘤疫苗是肿瘤特异性的主动免疫治疗,其诱导的机体特异性主动免疫应答,增强机体抗肿瘤能力的作用在动物试验中取得了肯定,许多肿瘤疫苗已进入临床试验研究,显示出良好的前景。对于胃癌的免疫研究,将有助于胃癌综合治疗的实施、消灭残癌、预防复发与转移、提高患者的生活质量和生存率。胃癌的肿瘤疫苗主要有以下几种。

(1)肿瘤抗原肽疫苗:近年来,应用肿瘤相关抗原(TAA)或肿瘤特异性抗原进行主动免疫治疗的研究发展较快。由于免疫效应细胞识别的是由抗原呈递细胞吞噬、并经 MHC 分子呈递的肽段,因此免疫活性肽的发现为肿瘤主动免疫治疗提供了新的思路,出现了以不同抗原肽为靶点的肿瘤疫苗。

(2)胚胎抗原疫苗:癌胚抗原(CEA)是最早发现的 TAA,属胚胎性癌蛋白,也是与胃癌相关的研究最多的 TAA。Zaremba 等对 CEA 肽联 CAP1 的部分氨基酸残基进行替换得到 CAP1-6D,其不仅能在体外致敏 CEA 特异的细胞毒性 T 淋巴细胞(CTL),在体内也能诱导 CEA 特异的 CTL,目前部分 CEA 疫苗已进入 I 期临床试验。曾有研究表明:在胃癌组织中分别可在胞核、胞质中识别到特异性对抗黑色素瘤抗原基因(MAGE 基因)蛋白的单克隆抗体 77B 和 57B,且 MAGE 可在大多胃癌患者中发现,故其可作为特异性免疫治疗胃癌的靶基因。但亦有报道认为 MAGE 基因多发生于进展期胃癌的晚期,在肿瘤免疫治疗中的价值值得再考虑。国内也有报道,多为混合性多价疫苗。邵莹等研究发现,应用 MAGE-3-HLA-A2 肿瘤肽疫苗可诱导产生对表达 MAGE-3 胃癌细胞特异性 CTL,这种 CTL 对胃癌细胞杀伤力很强,具有临床应用价值。

（3）其他肿瘤抗原肽疫苗：应用肿瘤细胞裂解产物经生物化学方法可以提取出肿瘤细胞的特异性抗原肽，目前这方面的研究较多。Nabeta 等从胃癌提纯了一种肿瘤抗原，称为 F4.2（一种肽），经体内、外试验证实：应用 F4.2 肿瘤肽疫苗可以诱导产生抗胃癌的特异性 CTL 细胞，有望作为一种 HLA-A31 结合性肽疫苗用于胃癌治疗。

（4）独特型抗体疫苗：抗独特型抗体（AID）具有模拟抗原及免疫调节的双重作用，同时能克服机体免疫抑制，打破免疫耐受，故能代替肿瘤抗原诱发特异性主动免疫。目前学者已成功构建了拟用于胃癌治疗的抗独特型抗体。何凤田等应用噬菌体抗体库技术成功地将胃癌单克隆抗体 MG7 改造成抗独特型抗体的单链可变区片段（SeFv），因为抗独特型抗体的 SeFv 组成及功能域的排序理想足以模拟初始抗原来激发机体的抗肿瘤免疫反应，所以其研究为应用抗独特型抗体 ScFv 治疗胃癌创造了条件。抗独特型抗体在实际应用中也存在一些问题，如肿瘤抗原决定簇出现变化时会影响抗独特型抗体疫苗的效果；大量有效抗独特型抗体的制备过程还存在一定困难以及若使用人单抗则可出现人体杂交瘤细胞不稳定、产量低等现象。这些均需通过进一步的研究解决。

（5）病毒修饰的肿瘤细胞疫苗：德国癌症中心研究开发了新城鸡瘟病毒（NDV）修饰的自体肿瘤疫苗，是目前研究较多的一种病毒修饰肿瘤细胞疫苗。主要方法是将 NDV 病毒转染肿瘤细胞，待其增生后灭活作为疫苗皮下注射。现该治疗方法在全世界范围内多中心多种癌症的临床治疗研究中取得了良好的效果，在胃癌也有应用，疗效亦较满意。

（6）树突细胞（DC）肿瘤疫苗：树突细胞（DCs）即是体内最有效的专业抗原提呈细胞，也是抗原特异性免疫应答的始动者，具有摄取、加工、呈递抗原至 T 淋巴细胞的能力，表达高水平的 MHCⅠ、Ⅱ 和 CD80，CD86 等共刺激分子，在免疫应答中起关键作用。以 DCs 为基础的各种疫苗在胃癌免疫治疗中取得了很大的成就。

临床采用外周血单个核细胞及自体肿瘤抗原在体外制备 DCs 疫苗，采用临床随机对照研究将 50 例胃癌术后患者随机分为两组，对照组予以常规化疗；疫苗治疗组常规化疗 2 周后进行 DCs 疫苗皮下注射，每周 1 次，共 4 次。在治疗前后相应各时相点采取患者外周血检测白细胞介素-12（IL-12）、IL-4 及干扰素 γ（IFNγ）的水平。结果疫苗治疗组患者 DCs 注射前及注射后 2 周、4 周和 8 周的外周血 IL12 的水平分别为（37±4）pg/mL，（68±6）pg/mL，（96±12）pg/mL 和（59±9）pg/mL；IFNγ 的水平分别为（61±12）pg/mL，（134±19）pg/mL，（145±20）pg/mL 和（111±15）pg/mL；IL4 的水平分别为（55±7）pg/mL，（49±6）pg/mL，（46±5）pg/mL 和（50±8）pg/mL。而常规治疗组患者外周血 IL-12，IFN-γ 及 IL-4 的水平分别为（39±7）pg/mL，（45±9）pg/mL，（44±10）pg/mL，（44±6）pg/mL；（63±10）pg/mL，（61±13）pg/mL，（62±11）pg/mL，（61±7）pg/mL；（52±11）pg/mL，（55±9）pg/mL，（53±10）pg/mL，（55±8）pg/mL。疫苗治疗组患者外周血 IL-12 及 IFN-γ 水平在疫苗治疗后明显提高，与同期正常对照组相比差异有显著意义（$P<005$）。结论 DCs 疫苗可提高胃癌患者术后外周血 IL-12 的水平，并促进 T 细胞向 Th_1 方向发展，临床应用无明显不良应。

Sadanaga 等用负载 MAGE-3 肽的自身 DCs 治疗 12 例胃肠道肿瘤（胃癌 6 例），患者临床表现均有改观。其中 7 例患者的肿瘤标记物表达下降，3 例患者肿瘤有消退现象，未发现毒副作用，表明用 DCs 负载肿瘤 MAGE-3 治疗胃肠道肿瘤安全有效。目前，DC 作为体内最强的抗原呈递细胞，是肿瘤治疗的研究热点，以 DCs 为中心的肿瘤疫苗是否能给胃癌生物治疗开辟新途径尚需深入研究，尤其是更深入的临床应用研究，相信 DC 肿瘤疫苗必将给胃癌的治疗带来新的曙光。

(7)DNA 疫苗。日前,一项国家自然科学基金资助项目—构建以胃癌 MG7-Ag 模拟表位为基础的 DNA 疫苗,在第四军医大学西京医院全军消化病研究所完成。这项研究成果为胃癌的免疫治疗提供了一条新途径。胃癌 MG7-Ag 是西京医院全军消化病研究所发现的一种特异性较好的胃癌标记物,并已初步证实可以诱导抗肿瘤免疫。研究人员希望能利用 PADRE 高效辅助作用的 DNA 疫苗制备容易、诱导免疫持久、广谱的特点,研制出一种新型的胃癌疫苗应用于胃癌免疫治疗。

(四)营养治疗

恶性肿瘤患者多存在营养不良。营养不良既是癌症的并发症,又是使其恶化造成患者死亡的主要原因之一,因此,癌症患者需要营养支持以改善其生活质量。其基本方法有胃肠内营养及胃肠外营养两种。全胃及近端切除术后患者术后经肠内营养支持治疗方便、有效、安全、可靠。能改善术后患者的营养状态,在临床上有很好的应用价值。

肠内营养制剂有管饲混合奶及要素饮食两种。由于管饲混合奶渗透压及黏度高,需要肠道消化液消化,不适合术后早期肠内营养支持。要素饮食具有营养全面、易于吸收、无需消化、残渣少、黏度低及 pH 适中等特点。临床应用要素饮食过程中,未出现由于营养制剂所导致的水、电解质失衡及肠痉挛等,说明术后应用要素膳进行肠内营养治疗是一种安全、可靠的方法。因而术后早期肠内营养的制剂以要素膳为首选。

关于肠内营养开始时间及滴速的选择,Nachlas 等认为胃肠道术后短期功能障碍主要局限于胃、结肠麻痹,其中胃麻痹 1～2 天,结肠麻痹 3～5 天,而小肠功能术后多保持正常。近年来,有不少学者提倡术后早期(24 小时后)即开始肠内营养。临床采用术后 48 小时后滴入生理盐水200 mL,如无不良反应,即于术后 72 小时开始逐渐增加滴入总量、速度及浓度直至达到需要量。由于术后患者处于应激状态,患者在大手术后的急性期内分解代谢旺盛,机体自身的保护性反应使机体动员体内的蛋白质、脂肪贮存来满足急性期代谢需要。因而,此时机体的代谢状况较混乱,不宜过早给予肠内营养支持。术后 72 小时开始为佳,这与山中英治的观点一致。

肠内营养滴注速度以 30 mL/h 的滴速开始,以后逐渐增加至 100～125 mL/h,此后维持这一速度。根据患者的耐受情况,逐步增加灌注量。全组患者在营养治疗过程中虽早期出现轻度腹胀,在继续滴注过程中腹胀均逐渐减轻,且未出现较严重的腹泻。因此,我们认为术后短期进行肠内营养治疗时,滴入速度及浓度应遵循循序渐进的原则,只要使用得当,多可取得较满意的效果。

(五)中西医结合治疗

采用化疗与中药扶正抗癌冲剂治疗Ⅲ～Ⅳ期胃癌患者,术后 5 年生存率达 73.8%,中位生存期为(54.8±3.18)月,明显高于单纯化疗。通过中西医结合达到治疗胃癌的最佳疗效。

(张　亚)

第五节　原发性肝癌

一、原发性肝癌的病因学

目前认为肝炎病毒有 A、B、C、D、E、G 等数种以及 TTV。已经有大量的研究证明,与肝癌有关的肝炎病毒为乙、丙型肝炎病毒。即 HBV 与 HCV 慢性感染是肝癌的主要危险因素。

(一)乙型肝炎病毒与肝癌发病密切相关

HBV 与肝癌发病间的紧密联系已得到公认,国际癌症研究中心已经确认了乙型肝炎在肝癌发生中的病因学作用。据估计,全球有 3.5 亿慢性 HBV 携带者。世界范围的乙型肝炎表面抗原(HBsAg)与肝癌关系的生态学研究发现,HBsAg 的分布与肝癌的地理分布较为一致,即亚洲、非洲为高流行区。当然在局部地区,HBsAg 的分布与肝癌的地理分布不一致,例如格陵兰HBsAg 的流行率很高,但肝癌发病率却很低。病例研究发现,80% 以上的肝癌患者都有 HBV感染史。分子生物学研究发现,与 HBV 有关的 HCC 中,绝大多数的病例可在其肿瘤细胞DNA 中检出 HBV DNA 的整合。研究发现,慢性 HBV 感染对肝癌既是启动因素,也是促进因素。

(二)丙型肝炎病毒(HCV)与肝癌发病的关系

据估计全球有 1.7 亿人感染 HCV。丙型肝炎在肝癌发生中的重要性首先是由日本学者提出的。IARC 的进一步研究也显示了肝癌与丙型肝炎的强烈的联系。

但有研究发现,HCV 在启东 HCC 及正常人群中的感染率并不高,因此,HCV 可能不是启东肝癌的主要病因。最近启东的病例对照研究显示,HCV 在启东 HBsAg 携带者中的流行率也不高(2.02%),HBsAg 携带者中肝癌病例与对照的 HCV 阳性率并无显著差别。

二、诊断和分期

(一)肝癌的分期

原发性肝癌的临床表现因不同的病期而不同,其病理基础、对各种治疗的反应及预后相差较大,故多年来许多学者都曾致力于制定出一个统一的分型分期方案,以利于选择治疗、评价结果和估计预后。与其他恶性肿瘤一样,对肝癌进行分期的目的是:①指导临床制定合理的治疗计划;②根据分期判断预后。③评价治疗效果并在较大范围内进行比较。因此,理想的分期方案应满足以下两个要求:①分期中各期相应的最终临床结局差别明显;②同一分期中临床结局差别很小。

1.Okuda 分期标准

日本是肝癌高发病率国家。Okuda 等根据 20 世纪 80 年代肝癌研究和治疗的进展,回顾总结了 850 例肝细胞肝癌病史与预后的关系,认为肝癌是否已占全肝的 50%、有无腹水、清蛋白是否>30 g/L 及胆红素是否<30 mg/L 是决定生存期长短的重要因素,并以此提出三期分期方案(表 11-1)。与非洲南部的肝癌患者情况不同,日本肝癌患者在确诊前大多已经合并了肝硬化,并有相应的症状。而且随着诊断技术的提高,小肝癌已可被诊断和手术切除。因此,Okuda 等认为以清蛋白指标替代 Primack 分期中的门脉高压和体重减轻来进行分期的方案更适用于日本的肝癌患者。Okuda 称 I 期为非进展期,II 期为中度进展期,III 期为进展期。对 850 例肝癌患者的分析表明,I、II、III 期患者中位生存期分别为 11.5 个月、3.0 个月和 0.9 个月,较好地反映了肝癌患者的预后。

2.国际抗癌联盟制定的 TNM 分期

国际抗癌联盟(UICC)的常见肿瘤的 TNM 分期,肝癌的 TNM 分期如表 11-2。

表 11-1　Okuda 肝癌分期标准

分期	肿瘤大小		腹水		清蛋白		胆红素	
	>50% (+)	<50% (-)	(+)	(-)	<0.3 g/L (3 g/dL)(+)	>0.3 g/L (3 g/dL)(-)	>0.175 μmol/L (3 mg/dL)(+)	<0.175 μmol/L (3 mg/dL)(-)
I	(-)		(-)		(-)		(-)	
II	1 或 2 项(+)							
III	3 或 4 项(+)							

表 11-2　UICC 肝癌 TNM 分期

分期	T	N	M
I	T_1	N_0	M_0
II	T_2	N_0	M_0
III A	T_3	N_0	M_0
III B	$T_1 \sim T_3$	N_1	M_0
IV A	T_4	N_0, N_1	M_0
IV B	$T_1 \sim T_4$	N_0, N_1	M_1

表中,T——原发肿瘤、适用于肝细胞癌或胆管(肝内胆管)细胞癌。

Tx:原发肿瘤不明。

T_0:无原发病证据。

T_1:孤立肿瘤,最大直径在 2 cm 或以下,无血管侵犯。

T_2:孤立肿瘤,最大直径在 2 cm 或以下,有血管侵犯;或孤立的肿瘤,最大直径超过 2 cm,无血管侵犯;或多发的肿瘤,局限于一叶,最大的肿瘤直径在 2 cm 或以下,无血管侵犯。

T_3:孤立肿瘤,最大直径超过 2 cm,有血管侵犯;或多发肿瘤,局限于一叶,最大的肿瘤直径在 2 cm 或以下,有血管侵犯;或多发肿瘤,局限于一叶,最大的肿瘤直径超过 2 cm,有或无血管侵犯。

T_4:多发肿瘤分布超过一叶;或肿瘤侵犯门静脉或肝静脉的一级分支;或肿瘤侵犯除胆囊外的周围脏器;或穿透腹膜。

注:依胆囊床与下腔静脉之投影划分肝脏之两叶。

N——区域淋巴结,指肝十二指肠韧带淋巴结。

N_x:区域淋巴结不明。

N_0:区域淋巴结无转移。

N_1:区域淋巴结有转移。

M——远处转移。

M_x:远处转移不明。

M_0:无远处转移。

M_1:有远处转移。

3.我国通用的肝癌分型分期方案

根据肝癌的临床表现,全国肝癌防治研究协作会议上通过了一个将肝癌分为 3 期的方案。

该方案如下。

Ⅰ期:无明确的肝癌症状与体征者。

Ⅱ期:介于Ⅰ期与Ⅲ期之间者。

Ⅲ期:有黄疸、腹水、远处转移或恶病质之一者。

此项方案简单明了,便于掌握,在国内相当长的时间内被广泛采用,并于1990年被收录入《中国常见恶性肿瘤诊治规范》,作为我国肝癌临床分期的一个标准。

4.1999年成都会议方案

1977年的3个分期的标准虽简便易记,但Ⅰ～Ⅲ期跨度过大,大多数患者集中在Ⅱ期,同期中病情有较大出入。因此中国抗癌协会肝癌专业委员会1999年在成都第四届全国肝癌学术会议上提出了新的肝癌分期标准(表11-3),并认为大致可与1977年标准及国际TNM分期相对应。

表11-3　成都会议原发性肝癌的分期标准

分期	数量、长径、位置	门静脉癌栓 (下腔静脉、胆管癌栓)	肝门、腹腔 淋巴结肿大	远处 转移	肝功能 Child分级
Ⅰ	1或2个、<5 cm、在1叶	无	无	无	A
Ⅱa	1或2个、5～10 cm、在1叶,或<5 cm、在2叶	无	无	无	A或B
Ⅱb	1或2个、>10 cm,或3个、<10 cm、在1叶,或1或2个、5～10 cm、在2叶	无或分支有	无	无	A或B
Ⅲ	癌结节>3个,或>10 cm,或在2叶,或1或2个、>10 cm、在2叶	门静脉主干	有	有	C

此分期的特点是:①未采用国际TNM分期中关于T的划分,认为小血管有无侵犯是一个病理学分期标准,肝癌诊断时多数不能取得病理学检查,难以使用此项标准;②肝功能的好坏明显影响肝癌的治疗选择与预后估计,因而肝功能分级被列入作为肝癌分期的一个重要指标。严律南等分析504例肝切除患者资料,认为此分期与国际TNM分期在选择治疗方法、估计预后方面作用相同,且应用简便,值得推广。

5.2001年广州会议方案

在1999年成都会议肝癌分期标准基础上,中国抗癌协会于2001年底广州全国肝癌学术会议提出了新的分期标准,建议全国各肝癌治疗中心推广使用。分期方案如下。

Ⅰa:单个肿瘤直径<3 cm,无癌栓、腹腔淋巴结及远处转移;Child A。

Ⅰb:单个或两个肿瘤直径之和<5 cm,在半肝,无癌栓、腹腔淋巴结及远处转移;Child A。

Ⅱa:单个或两个肿瘤直径之和<10 cm,在半肝或两个肿瘤直径之和<5 cm,在左右两半肝,无癌栓、腹腔淋巴结及远处转移;Child A。

Ⅱb:单个或多个肿瘤直径之和>10 cm,在半肝或多个肿瘤直径之和>5 cm,在左右两半肝,无癌栓、腹腔淋巴结及远处转移;Child A。

有门静脉分支、肝静脉或胆管癌栓和/或Child B。

Ⅲa:肿瘤情况不论,有门脉主干或下腔静脉癌栓、腹腔淋巴结或远处转移之一;Child A或B。

Ⅲb:肿瘤情况不论,癌栓、转移情况不论;Child C。

(二)肝癌的临床表现

1.首发症状

原发性肝癌患者首先出现的症状多为肝区疼痛,其次为食欲缺乏、上腹肿块、腹胀、乏力、消瘦、发热、腹泻、急腹症等。也有个别患者以转移灶症状为首发症状,如肺转移出现咯血,胸膜转移出现胸痛,脑转移出现癫痫、偏瘫,骨转移出现局部疼痛,腹腔淋巴结或胰腺转移出现腰背疼痛等。肝区疼痛对本病诊断具有一定的特征性,而其他症状缺乏特征性,常易与腹部其他脏器病变相混淆而延误诊断。

2.常见症状

(1)肝区疼痛:最为常见的症状,主要为肿物不断增长,造成肝被膜张力增大所致。肿瘤侵及肝被膜或腹壁、膈肌是造成疼痛的直接原因。肝区疼痛与原发性肝癌分期早晚有关,早期多表现为肝区隐痛或活动时痛,中、晚期疼痛多为持续性胀痛、钝痛或剧痛。疼痛与肿瘤生长部位有关,右叶肿瘤多表现为右上腹或右季肋部痛,左叶肿瘤可表现为上腹偏左或剑突下疼痛。当肿瘤侵及肝被膜时,常常表现为右肩背疼痛。当肿瘤突然破裂出血时,肝区出现剧痛,迅速波及全腹,表现为急腹症症状,伴有生命体征变化。

(2)消化道症状:可出现食欲减退、腹胀、恶心、呕吐、腹泻等。食欲减退和腹胀较为常见。食欲减退多为增大的肝脏或肿物压迫胃肠道及患者肝功能不良所致。全腹胀往往为肝功能不良伴有腹水所致。腹泻多较为顽固,每天次数可较多,为水样便或稀软便,易与慢性肠炎相混淆。大便常规检查常无脓血。

(3)发热:大多为肿瘤坏死后吸收所致的癌热,表现为午后低热,无寒战,小部分患者可为高热伴寒战。吲哚美辛可暂时退热。部分患者发热为合并胆管、腹腔、呼吸道或泌尿道感染所致。经抗生素治疗多可控制。

(4)消瘦、乏力、全身衰竭:早期患者可无或仅有乏力,肿瘤组织大量消耗蛋白质及氨基酸,加之患者胃肠道功能失调特别是食欲减退、腹泻等,使部分患者出现进行性消瘦才引起注意。当患者进入肿瘤晚期,可出现明显的乏力,进行性消瘦,直至全身衰竭出现恶病质。

(5)呕血、黑便:较为常见,多与合并肝炎后肝硬化、门静脉高压有关,也可为肿瘤侵入肝内门静脉主干造成门静脉高压所致。食管、胃底静脉曲张破裂出血可引起呕血,量较大。门脉高压所致脾肿大、脾亢引起血小板减少是产生出血倾向的重要原因。

(6)转移癌症状:肝癌常见的转移部位有肺、骨、淋巴结、胸膜、脑等。肿瘤转移到肺,可出现咯血;转移至胸膜可出现胸痛、血性胸腔积液;骨转移常见部位为脊柱、肋骨和长骨,可出现局部明显压痛、椎体压缩或神经压迫症状;转移至脑可有神经定位症状和体征。肿瘤压迫下腔静脉的肝静脉开口时可出现 Budd-Chiari 综合征。

3.常见体征

(1)肝大与肿块:肝大与肿块是原发性肝癌最主要、最常见的体征。肿块可以在肝脏局部,也可全肝大。肝表面常局部隆起,有大小不等的结节,质硬。当肝癌突出于右肋下或剑突下时,可见上腹局部隆起或饱满。当肿物位于膈顶部时,X 线可见膈局部隆起,运动受限或固定。少数肿物向后生长,在腰背部即可触及肿物。

(2)肝区压痛:当触及肿大的肝脏或局部性的肿块时,可有明显压痛,压痛的程度与压迫的力量成正比。右叶的压痛有时可向右肩部放射。

(3)脾肿大:常为合并肝硬化所致。部分为癌栓进入脾静脉,导致脾淤血而肿大。

(4)腹水：多为晚期征象。当肝癌伴有肝硬化或癌肿侵犯门静脉时,可产生腹水,多为漏出液。当肿瘤侵犯肝被膜或癌结节破裂时,可出现血性腹水。肝癌组织中的肝动脉-门静脉瘘引起的门脉高压症临床表现以腹水为主。

(5)黄疸：多为晚期征象。当肿瘤侵入或压迫大胆管时或肿瘤转移至肝门淋巴结而压迫胆总管或阻塞时,可出现梗阻性黄疸,黄疸常进行性加重,B超或CT可见肝内胆管扩张。当肝癌合并较重的肝硬化或慢性活动性肝炎时,可出现肝细胞性黄疸。

(6)肝区血管杂音：肝区血管杂音是肝癌较特征性体征。肝癌血供丰富,癌结节表面有大量网状小血管,当粗大的动脉突然变细,可听到相应部位连续吹风样血管杂音。

(7)胸腔积液：常与腹水并存,也可为肝肿瘤侵犯膈肌,影响膈肌淋巴回流所致。

(8)Budd-Chiari综合征：当肿物累及肝静脉时,可形成癌栓,引起肝静脉阻塞,临床上可出现肝大、腹水、下肢肿胀等,符合Budd-Chiari综合征。

(9)转移灶体征：肝癌肝外转移以肺、骨、淋巴结、脑、胸膜常见,转移至相应部位可出现相应体征。

4.影像学检查

(1)肝癌的超声诊断：肝癌根据回声强弱(与肝实质回声相比)可分为如下4型。①弱回声型：病灶回声比肝实质为低,常见于无坏死或出血、质地相对均匀的肿瘤,提示癌组织血供丰富,一般生长旺盛。该型较常见,约占32.1%;②等回声型：病灶回声强度与同样深度的周围肝实质回声强度相等或相似,在其周围有明显包膜或者晕带围绕,或出现邻近结构被推移或变形时,可有助于病灶的确定,该型最少见,约占5.6%;③强回声型：其内部回声比周围实质高,从组织学上可有两种不同的病理学基础,一种是回声密度不均匀,提示肿瘤有广泛非液化性坏死或出血,或有增生的结缔组织;另一种强回声密度较均匀,是由其内弥漫性脂肪变性或窦状隙扩张所致。强回声型肝癌最常见,约占42.7%;④混合回声型：瘤体内部为高低回声混合的不均匀区域,常见于体积较大的肝癌,可能是在同一肿瘤中出现各种组织学改变所致。此型约占15.5%。

肝癌的特征性图像：①晕征：>2 cm的肿瘤随着肿瘤的增大,周边可见无回声晕带,一般较细而规整,晕带内侧缘清晰是其特征,是发现等回声型肿块的重要指征。声晕产生的原因之一为肿瘤周围的纤维结缔组织形成的假性包膜所致;也可能是肿块膨胀性生长,压迫外周肝组织形成的压缩带;或肿瘤本身结构与正常肝组织之间的声阻差所致。彩超检查显示,有的晕圈内可见红、蓝彩色动静脉血流频谱,故有的声晕可能由血管构成。声晕对于提示小肝癌的诊断有重要价值。②侧方声影：上述晕征完整时,声束抵达小肝癌球体的侧缘容易发生折射效应而构成侧方声影。③镶嵌征：在肿块内出现极细的带状分隔,把肿瘤分成地图状,有时表现为线段状,此特征反映了癌组织向外浸润性生长与纤维结缔组织增生包围反复拮抗的病理过程,多个癌结节也可形成这样的图像。镶嵌征是肝癌声像图的重要特征,转移癌则罕见此征象。④块中块征：肿块内出现回声强度不同、质地不同的似有分界的区域,反映了肝癌生长发育过程中肿块内结节不同的病理组织学表现,如含肿瘤细胞成分、脂肪、血供等不同的结构所形成的不同回声的混合体。

(2)肝癌的CT表现：现在从小肝癌和进展期肝癌的CT表现及肝癌的CT鉴别诊断3个方面分别讲述。

小肝癌的CT表现(图11-5、图11-6)：小肝癌在其发生过程中,血供可发生明显变化。增生结节、增生不良结节以及早期分化好的肝癌以门脉供血为主,而明确的肝癌病灶几乎均仅以肝动脉供血。其中,新生血管是肝癌多血供的基础。因此,肝脏局灶性病变血供方式的不同是 CT 诊断及鉴别诊断的基础。小的明确的肝癌表现为典型的高血供模式:在动脉期出现明显清晰的增强,而在门静脉期对比剂迅速流出。早期分化好的肝癌、再生结节或增生不良结节均无此特征,而表现为与周围肝组织等密度或低密度。

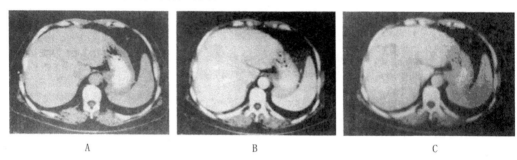

图 11-5　小肝癌(直径约 2 cm)CT 扫描影像(一)

A.平扫显示肝脏右叶前上段圆形低密度结节影;B.增强至肝静脉期,病灶为低密度,其周围可见明确的小卫星结节病灶;C.延迟期,病灶仍为低密度

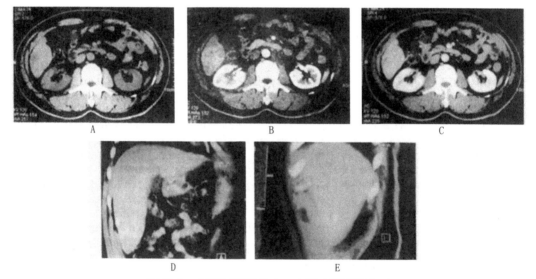

图 11-6　小肝癌(直径约 2 cm)CT 扫描影像(二)

A.平扫,可见边缘不清的低密度灶;B.动脉晚期,病变呈中度不规则环形增强;C.门脉期,病变内对比剂流出,病变密度减低;D.冠状位重建影像,可清晰显示病变;E.矢状位重建影像,病变呈不规则环形增强

　　形态学上,小肝癌直径<3 cm,呈结节状,可有假包膜。病理上 50%～60% 的病例可见假包膜。由于假包膜较薄,其 CT 检出率较低。CT 上假包膜表现为环形低密度影,在延迟的增强影像上表现为高密度影。

　　进展期肝癌的 CT 表现:进展期肝癌主要可分为 3 种类型(巨块型、浸润型和弥漫型)。①巨块型肝癌边界清楚,常有假包膜形成。CT 可显示 70%～80% 的含有假包膜的病例,表现为病灶周围环形的低密度影,延迟期可见其增强;癌肿内部密度不均,尤其在分化较好的肿瘤有不同程度的脂肪变性;②浸润型肝癌表现为不规则、边界不清的肿瘤,肿瘤突入周围组织,常侵犯血管,尤其是门静脉分支,形成门脉瘤栓。判断有无门脉瘤栓对于肝癌的分期及预后至关重要;③弥漫型肝癌最为少见,表现为肝脏多发的、弥漫分布的小癌结节,这些结节大小和分布趋向均匀,彼此并不融合,平扫为低密度灶。

(3)肝癌的 MRI 表现:肝癌可以是新发生的,也可以由不典型增生的细胞进展而来。在肝硬化的肝脏,肝癌多由增生不良结节发展而来。近来,一个多中心的研究结果显示,增生不良结节为肝癌的癌前病变。过去肝癌在诊断时多已为进展期病变,但近年来随着对肝硬化及病毒性肝炎患者的密切监测、定期筛查,发现了越来越多的早期肝癌。

组织学上,恶性细胞通常形成不同厚度的梁或板,由蜿蜒的网状动脉血管腔分隔。肝癌多由肝动脉供血,肝静脉和门静脉沿肿瘤旁增生,形成海绵状结构。

影像表现(图 11-7、图 11-8):肝癌的 MRI 表现可分为 3 类。孤立结节/肿块的肝癌占 50%,多发结节/肿块的肝癌占 40%,而弥漫性的肝癌占不到 10%。肿瘤内部有不同程度的纤维化、脂肪变、坏死及出血等使肝癌 T_1、T_2 加权像的信号表现多种多样。肝癌最常见的表现是在 T_1 加权像上为略低信号,在 T_2 加权像上为略高信号,有时在 T_1 加权像上也可表现为等信号或高信号。有文献报道 T_1 加权像上表现为等信号的多为早期分化好的肝癌,而脂肪变、出血、坏死、细胞内糖原沉积或铜沉积等均可在 T_1 加权像上表现为高信号。此外,在肝血色病基础上发生的肝癌亦表现为在所有序列上相对的高信号。T_2 加权像上高信号的多为中等分化或分化差的肝癌。有文献报道 T_2 加权像上信号的高低与肝硬化结节的恶性程度相关。肝癌的继发征象有门脉瘤栓或肝静脉瘤栓、腹水等,在 MRI 上均可清晰显示。

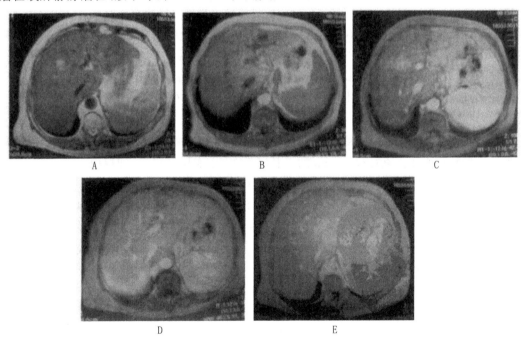

图 11-7 小肝癌(直径约 2 cm)MRI 表现

A.T_2 加权像,可见边界不光滑之结节影,呈高信号;B.屏气的梯度回波的 T_1 加权像,病灶呈略低于肝脏的信号;C.动脉期,病灶明显均匀强化,边缘不清;D.门脉期,病灶内对比剂迅速流出,病变信号强度降低;E.延迟期,未见病灶强化

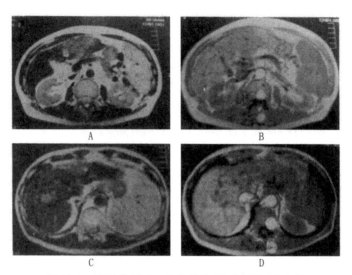

图 11-8　肝硬化(多年,多发肿块/结节型肝癌)表现

A、C 为 T_2 加权像,B、D 为 T_1 加权像;A、B 上可见肝左叶较大的不规则肿块影,边缘不光滑,呈略低 T_1
信号,略高 T_2 信号;C、D 上肝右叶前段可见小结节,呈略低 T_1 信号,略高 T_2 信号

　　肝癌多血供丰富。对比剂注射早期的影像观察有助于了解肿瘤的血管结构。由于 MRI 对针剂比 CT 图像对碘剂更加敏感,所以 MRI 有助于显示肝癌,尤其是直径<1.5 cm 的肿瘤。Oi 等比较了多期螺旋 CT 和动态针剂增强的 MRI,结果显示早期针剂增强影像检出 140 个结节,而早期螺旋 CT 发现 106 个结节。在动态增强的 MRI 检查中,肝细胞特异性对比剂的应用改善了病变的显示情况。如 Mn-DPDP 的增强程度与肝癌的组织分化程度相关,分化好的比分化差的病变强化明显,良性的再生结节也明显强化。而在运用单核-吞噬细胞系统特异性对比剂 SPIO 时,肝实质的信号强度明显降低,肝癌由于缺乏 Kupffer 细胞,在 T_2 加权像上不出现信号降低,相对表现为高信号。

　　早期肝癌常在 T_1 加权像上表现为等/高信号,在 T_2 加权像上表现为等信号。可能是由于其中蛋白含量较高所致。直径<1.5 cm 的小肝癌常在 T_1 加权像和 T_2 加权像上均为等信号,因此,只有在针剂动态增强的早期才能发现均匀增强的病变。肝动脉期对于显示小肝癌最为敏感,该期小肿瘤明显强化。但此征象并不特异,严重的增生不良结节也表现为明显强化。比较特异的征象是增强后 2 分钟肿瘤信号快速降低,低于正常肝脏的信号,并可在晚期显示增强的假包膜。有学者报道,肝硬化的实质中出现结节内结节征象提示早期肝癌,表现为结节外周低信号的铁沉积和等信号的含铁少的中心。

　　(4)肝癌的 DSA 表现:我国原发性肝癌多为肝细胞癌(HCC),多数有乙肝病史并合并肝硬化。肝癌大多为富血管性的肿块,少数为乏血管性。全国肝癌病理协作组依据尸检大体病理表现,将肝癌分为三型:①巨块型,为有完整包膜的巨大瘤灶,或是由多个结节融合成的巨块,直径多在 5 cm 以上,占 74%;②结节型,单个小结节或是多个孤立的大小不等的结节,直径<3 cm 者称为小肝癌,约占 22%;③弥漫型,病灶占据全肝或某一叶,肝癌常发生门静脉及肝静脉内瘤栓,分别占 65% 和 23%。也可长入肝胆管内。

　　肝脏 DSA 检查可以确定肿块的形态、大小和分布,显示肝血管的解剖和供血状态,为外科切除或介入治疗提供可靠的资料。由于肝癌的供血主要来自肝动脉,故首选肝动脉 DSA,对已疑为结节小病变者可应用慢注射法肝动脉 DSA,疑有门静脉瘤栓者确诊需门静脉造影。

肝癌的主要 DSA 表现是:①异常的肿瘤血管和肿块染色:这是肝癌的特征性表现。肿瘤血管表现为粗细不等、排列紊乱、异常密集的形态,主要分布在肿瘤的周边。造影剂滞留在肿瘤毛细血管内和间质中,则可见肿块"染色",密度明显高于周边的肝组织。肿瘤较大时,由于瘤体中心坏死和中央部分的血流较少,肿瘤中心"染色"程度可减低。②动脉分支的推压移位:瘤体较大时可对邻近的肝动脉及其分支造成推移,或形成"握球状"包绕。瘤体巨大时甚至造成胃十二指肠动脉、肝总动脉或腹腔动脉的推移。弥漫型肝癌则见血管僵直、间距拉大。③"血管湖"样改变:其形成与异常小血管内的造影剂充盈有关,显示为肿瘤区域内的点状、斑片状造影剂聚积、排空延迟,多见于弥漫型肝癌。④动-静脉瘘形成:主要是肝动脉-门静脉瘘,其次是肝动脉-肝静脉瘘。前者发生率很高,有研究者统计高达 50% 以上,其发生机制在于肝动脉及分支与门静脉相伴紧邻,而肿瘤导致二者沟通。DSA 可检出两种类型。一为中央型,即动脉期见门脉主干或主枝早期显影;一为外周型,即肝动脉分支显影时见与其伴行的门脉分支显影,出现"双轨征"。下腔静脉的早期显影提示肝动-静脉瘘形成。⑤门静脉瘤栓:依瘤栓的大小和门静脉阻塞程度出现不同的征象,如腔内局限性的充盈缺损、门脉分支缺如、门脉不显影等。

上述造影征象的出现随肿瘤的病理分型而不同。结节型以肿瘤血管和肿瘤染色为主要表现,肿块型则还有动脉的推移,而弥漫型则多可见到血管湖和动-静脉瘘等征象。

5.并发症

(1)上消化道出血:原发性肝癌多合并有肝硬化,当肝硬化或门静脉内癌栓引起门静脉高压时,常可导致曲张的食管胃底静脉破裂出血。在手术应激状态下或化疗药物作用下,门静脉高压性胃黏膜病变可表现为大面积的黏膜糜烂及溃疡出血。上消化道出血往往加重患者的肝性脑病,成为肝癌患者死亡的原因之一。上消化道出血经保守治疗可有一部分患者症状缓解,出血得到控制。

(2)肝癌破裂出血:为肿瘤迅速增大或肿瘤坏死所致,部分为外伤或挤压所致肿瘤破裂出血,常出现肝区突发剧痛。肝被膜下破裂可出现肝脏迅速增大、肝区触痛及局部腹膜炎体征,B超或CT 可证实。肝脏完全破裂则出现急腹症,可引起休克,出现移动性浊音,腹穿结合 B超、CT 检查可证实。肝癌破裂出血是一种危险的并发症,多数患者可在短时间内死亡。

(3)肝性脑病:常为终末期表现,多由肝硬化或肝癌多发引起门静脉高压、肝功能失代偿所致,也可因上消化道出血、感染或电解质紊乱引起肝功能失代偿所致,常反复发作。

(4)旁癌综合征:原发性肝癌患者由于肿瘤本身代谢异常而产生或分泌的激素或生物活性物质引起的一组症候群称为旁癌综合征。了解这些症候群,对于肝癌的早期发现有一定现实意义。治疗这些症候群,有利于缓解患者痛苦,延长患者生存期。当肝癌得到有效治疗后,这些症候群可恢复正常或减轻。

低血糖症:原发性肝癌并发低血糖的发生率达 8%～30%。按其临床表现和组织学特征大致分为两型。A 型为生长快、分化差的原发性肝癌病程的晚期,患者有晚期肝癌的典型临床表现,血糖呈轻中度下降,低血糖易控制;B 型见于生长缓慢、分化良好的原发性肝癌早期,患者无消瘦、全身衰竭等恶病质表现,但有严重的低血糖,而且难以控制,临床上需长期静脉滴注葡萄糖治疗。发生低血糖的机制尚未完全明确,可能包括:①葡萄糖利用率增加,如肿瘤释放一些体液性因素具有类似胰岛素样作用,或肿瘤摄取过多的葡萄糖;②肝脏葡萄糖产生率降低,如肿瘤置换大部分正常肝组织或肝癌组织葡萄糖代谢改变,并产生抑制正常肝脏代谢活性的物质。

红细胞增多症：原发性肝癌伴红细胞增多症，发生率为 2％～12％，肝硬化患者出现红细胞生成素增多症被认为是发生癌变的较敏感指标。其与真性红细胞增多症的区别在于白细胞与血小板正常、骨髓仅红系增生、动脉血氧饱和度减低。红细胞增多症患者，外周血常规红细胞（男性高于 $6.5×10^{12}$/L，女性高于 $6.0×10^{12}$/L）、血红蛋白（男性高于 175 g/L，女性高于 160 g/L）、血细胞比容（男性超过 54％，女性超过 50％）明显高于正常人。少数肝硬化伴晚期肝癌患者红细胞数不高，但血红蛋白及血细胞比容相对增高，可能与后期血清红细胞生成素浓度增高，反馈抑制红细胞生成有关，患者预后较差。原发性肝癌产生红细胞增多症机制不明，可能的解释为：①肝癌细胞合成胚源性红细胞或红细胞生成素样活性物质；②肝癌产生促红细胞生成素原增多，并释放某种酶，把促红细胞生成素转变为有生物活性的红细胞生成素。

高钙血症：肝癌伴高血钙时。血钙浓度大多超过 2.75 mmol/L，表现为虚弱、乏力、口渴、多尿、厌食、恶心，如血钙超过 3.8 mmol/L 时，可出现高血钙危象，造成昏迷或突然死亡。此高血钙与肿瘤骨转移时的高血钙不同，后者伴有高血磷，临床上有骨转移征象。高钙血症被认为是原发性肝癌旁癌综合征中最为严重的一种。高血钙产生的可能原因为：①肿瘤分泌甲状旁腺激素或甲状旁腺激素样多肽，它通过刺激成骨细胞功能，诱导骨吸收增强，使骨钙进入血流；它能使肾排泄钙减少而尿磷增加，因此出现高血钙与低血磷症；②肿瘤和免疫炎症细胞产生的许多细胞活素具有骨吸收活性；③肿瘤可能制造过多的活性维生素 D 样物质，它们促进肠道钙的吸收而导致血钙增高。

高纤维蛋白原血症：高纤维蛋白原血症可能与肝癌有异常蛋白合成有关，约有 1/4 可发生在 AFP 阴性的肝癌患者中。当肿瘤被彻底切除后，纤维蛋白原可恢复正常血清水平，故可以作为肿瘤治疗彻底与否的标志。

血小板增多症：血小板增多症的产生机制可能与促血小板生成素增加有关。它和原发性血小板增多症的区别在于血栓栓塞、出血不多见，无脾肿大，红细胞计数正常。

高脂血症：高脂血症可能与肝癌细胞自主合成胆固醇有关。伴有高脂血症的肝癌患者，血清胆固醇水平与 AFP 水平平行，当肿瘤得到有效治疗后，血清胆固醇与 AFP 可平行下降，当肿瘤复发时，可再度升高。

降钙素增高：肝癌患者血清及肿瘤中降钙素含量可增高，可能与肿瘤异位合成降钙素有关。当肿瘤切除后，血清降钙素可恢复至正常水平。肿瘤分化越差，血清降钙素水平越高。伴高血清降钙素水平的肝癌患者，生存期较短，预后较差。

性激素紊乱综合征：肝癌组织产生的绒毛膜促性腺激素，导致部分患者血清绒毛膜促性腺激素水平增高。原发性肝癌合并的性激素紊乱综合征主要有肿瘤性青春期早熟、女性化和男性乳房发育。性早熟可见于儿童患者，几乎均发生于男性，其血清及尿中绒毛膜促性腺激素活性增高。癌组织中可检出绒毛膜促性腺激素，血中睾酮达到成人水平，睾丸正常大小或轻度增大，Leydig 细胞增生，但无精子形成。女性化及乳房发育的男性患者，血中催乳素及雌激素水平可增高，这与垂体反馈调节机制失常有关。当肿瘤彻底切除后，患者所有女性的特征均消失，血清中性激素水平恢复正常。

三、治疗

(一)治疗原则

原发性肝癌采用以手术为主的综合治疗。

(二)具体治疗方法

1.手术切除

手术切除是目前治疗肝癌最有效的方法。

(1)适应证:肝功能无显著异常,肝硬化不严重,病变局限,一般情况尚好,无重要器官严重病变。

(2)禁忌证:黄疸、腹水、明显低蛋白血症和肝门静脉或肝静脉内癌栓的晚期肝癌患者。

(3)手术方式:局限于一叶,瘤体直径<5 cm,行超越癌边缘2 cm,非规则的肝切除与解剖性肝切除,可获得同样的治疗效果。伴有肝硬化时,应避免肝三叶的广泛切除术。全肝切除原位肝移植术不能提高生存率。非手术综合治疗后再行二期切除或部分切除,可以获得姑息性效果。

2.肝动脉插管局部化疗和栓塞术

目前多采用单次插管介入性治疗方法。

(1)适应证及禁忌证:癌灶巨大或弥散不能切除;或术后复发的肝癌,肝功能尚可,为最佳适应证,或作为可切除肝癌的术后辅助治疗。对不可切除的肝癌先行局部化疗及栓塞术,肿瘤缩小后再争取二期手术切除。亦可用于肝癌破裂出血的患者。严重黄疸、腹水和肝功能严重不良应视为禁忌证。

(2)插管方法:经股动脉,选择性肝动脉内置管。

(3)联合用药:顺铂(80 mg/m^2)、多柔比星(50 mg/m^2)、丝裂霉素(10 mg/m^2)、替加氟(500 mg/m^2)等。

(4)栓塞剂:采用碘油或吸收性明胶海绵并可携带抗癌药物,或用药微球作栓塞剂。

(5)局部效应:治疗后肿瘤可萎缩(50%～70%)。癌细胞坏死,癌灶有假包膜形成,瘤体或变为可切除,术后患者可有全身性反应,伴有低热,肝区隐痛和肝功能轻度异常,一周内均可恢复。

3.放疗

放疗适用于不宜切除、肝功能尚好的病例。有一定姑息疗效,或结合化疗提高疗效,对无转移的局限性肿瘤也有根治的可能。亦可作为转移灶的对症治疗。

4.微波、射频、冷冻及乙醇注射治疗

这些方法适用于肿瘤较小而又不宜手术切除者。在超声引导下进行,优点是安全、简便、创伤小。

5.生物学治疗

生物学治疗主要是免疫治疗。方法很多,疗效均不确定,可作为综合治疗中的一种辅助疗法。

(三)治疗注意事项

(1)肝癌术后是否给予预防性介入治疗,存在争议。

(2)目前手术是公认的治疗肝癌最有效的方法,要积极争取手术机会,可以和其他治疗方法配合应用。

(3)肝癌的治疗要遵循适应患者病情的个体化治疗原则。

(4)各种治疗方法要严格掌握适应证,综合应用以上治疗方法可以取得更好的疗效。

(5)肝癌患者治疗后要坚持随访,定期行 AFP 检测及超声检查,以早期发现复发转移病灶。

(张　亚)

第六节 转移性肝癌

肝脏恶性肿瘤可分为原发性肝癌和转移性肝癌两大类。原发性肝癌包括常见的肝细胞肝癌、少见的胆管细胞癌、罕见的肝血管肉瘤等。身体其他部位的癌肿转移到肝脏,并在肝内继续生长、发展,其组织学特征与原发性癌相同,称为转移性肝癌或继发性肝癌。在西方国家,继发性肝癌的发生率远高于原发性肝癌,造成这种情况的原因是多方面的,而后者的发病率低是其中的影响因素之一;我国由于原发性肝癌的发病率较高,继发性肝癌发生率相对低于西方国家,两者发病率相近。国内统计两者之比为 2∶1～4∶1,西方国家高达 20∶1 以上。在多数情况下,转移性肝癌的发生可被看成是原发性肿瘤治疗失败的结果。目前,虽然转移性肝癌的综合治疗已成为共识,但外科治疗依然被看作治疗转移性肝癌最重要、最常见的手段,尤其是对结直肠癌肝转移而言,手术治疗已被认为是一种更积极、更有效的治疗措施,其 5 年生存率目前可达 20％～40％。近年来,随着对转移性肝癌生物学特性认识的加深,肝脏外科手术技巧的改进以及围术期支持疗法的改善,转移性肝癌手术切除的安全性和成功率已明显提高,手术死亡率仅为 1.8％,5 年生存率达 33.6％。因此,早期发现、早期诊断、早期手术治疗是提高转移性肝癌远期疗效的重要途径,手术切除转移性肝癌灶可使患者获得痊愈或延长生命的机会,因此对转移性肝癌的外科治疗需持积极态度。

一、转移性肝癌的发病机制及临床诊断

(一)转移性肝癌的病理基础及来源

肝脏是全身最大的实质性器官,也是全身各种肿瘤转移的高发区域,这与肝脏本身的解剖结构、血液供应和组织学特点有关。

肝脏的显微结构表现为肝小叶,肝小叶是肝脏结构和功能的基本单位。小叶中央是中央静脉,围绕该静脉为放射状排列的单层细胞索(肝细胞板),肝板之间形成肝窦,肝窦的壁上附有 Kuffer 细胞,它具有吞噬能力。肝窦实际上是肝脏的毛细血管网,它的一端与肝动脉和门静脉的小分支相通,另一端与中央静脉相连接。肝窦直径为 9～13 mm,其内血流缓慢,肝窦内皮细胞无基底膜,只有少量网状纤维,不形成连续结构,因此,在血液和肝细胞之间没有严密的屏障结构,有助于癌细胞的滞留、浸润。此外,肝窦通透性高,许多物质可以自由通过肝窦内皮下间隙(Disse 间隙)。Disse 间隙有富含营养成分的液体,间隙大小不等,肝细胞膜上的微绒毛伸入该间隙,癌细胞进入 Disse 间隙后可逃避 Kuffer 细胞的"捕杀"。这些结构特点有助于癌细胞的滞留、生长与增生。

在血液循环方面,肝脏同时接受肝动脉和门静脉双重的血液供应,血流极为丰富,机体多个脏器的血液经门静脉回流至此,为转移癌的快速生长提供了较为充足的营养。有关转移癌的血供研究表明:当瘤体<1 mm 时,营养主要来源于周围循环的扩散;瘤体直径达 1～3 mm 时,由肝动脉、门静脉、混合的毛细血管在肿瘤周围形成新生的血管网;当瘤体进一步增大,直径超过 1.5 cm,从血管造影等观察,血液供应 90％ 主要来自肝动脉,瘤体边缘组织的部分血供可能来自门静脉,也有少部分肝脏转移癌的血液供应主要来自门静脉。

这些因素都在肝转移性肿瘤的形成中起着决定作用,使肝脏成为肿瘤容易侵犯、转移、生长的高发区域。在全身恶性肿瘤中,除淋巴结转移外,肝转移的发病率最高。据 Pickren 报道。在 9 700 例尸体解剖中共发现恶性肿瘤 10 912 个,其中有肝转移者 4 444 例,占 41.4%,是除淋巴结转移(57%)外转移部位最多的器官。

转移性肝癌的发生与原发肿瘤类型、部位有关,全身各部位的癌肿,以消化道及盆腔部位(如胃、小肠、结肠、胆囊、胰腺、前列腺、子宫和卵巢等)的癌肿转移至肝脏者较为多见,临床统计转移性肝癌中腹腔内脏器癌肿占 50%~70%,有 40%~65% 的结直肠癌、16%~51% 的胃癌、25%~75% 的胰腺癌、65%~90% 的胆囊癌产生肝转移,临床资料还表明结直肠癌与其转移性肝癌同时发现者为 16%~25%,大多数是在原发处切除后 3 年内出现肝转移;其次是造血系统肿瘤,占 30%;胸部肿瘤(包括肺、食管肿瘤)占 20%;还有少数来自女性生殖系、乳腺、软组织、泌尿系统的肿瘤等,如 52% 的卵巢癌、27% 的肾癌、25%~74% 的支气管癌、56%~65% 的乳腺癌、20% 的黑色素瘤、10% 的霍奇金病出现肝转移。肾上腺、甲状腺、眼和鼻咽部的癌肿转移至肝脏者亦不少见。中国医学科学院肿瘤医院经病理检查发现,在 83 例转移性肝癌中,原发灶来源于结直肠癌占 24%,乳腺癌占 16%,胃癌占 13%,肺癌占 8%,其他尚有食管癌、鼻咽癌、淋巴瘤、胸腺瘤、子宫内膜癌等。资料还显示,随着年龄增大,转移性肝癌发生率降低。按系统划分,转移性肝癌来源依次为消化、造血、呼吸及泌尿生殖系统等。

(二)转移途经

人体各部位癌肿转移至肝脏的途径有门静脉、肝动脉、淋巴和直接浸润四种。

1.门静脉转移

凡血流汇入门静脉系统的脏器,如食管下端、胃、小肠、结直肠、胰腺、胆囊及脾等的恶性肿瘤均可循门静脉转移至肝脏,这是原发癌播散至肝脏的重要途径。有人报道门静脉血流存在分流现象,即脾静脉和肠系膜下静脉的血流主要进入左肝,而肠系膜上静脉的血流主要汇入右肝,这些门静脉所属脏器的肿瘤会因不同的血流方向转移至相应部位的肝脏。但临床上这种肿瘤转移的分流情况并不明显,而以全肝散在性转移多见。其他如子宫、卵巢、前列腺、膀胱和腹膜后组织等部位的癌肿,亦可通过体静脉和门静脉的吻合支转移至肝;也可因这些部位的肿瘤增长侵犯门静脉系统的脏器,再转移至肝脏;或先由体静脉至肺,然后再由肺到全身循环而至肝脏。经此途径转移的肿瘤占转移性肝癌的 35%~50%。

2.肝动脉转移

任何血行播散的癌肿均可循肝动脉转移到肝脏,如肺、肾、乳腺、肾上腺、甲状腺、睾丸、卵巢、鼻咽、皮肤及眼等部位的恶性肿瘤均可经肝动脉而播散至肝脏。眼的黑色素瘤转移至肝脏者也较常见。

3.淋巴转移

盆腔或腹膜后的癌肿可经淋巴管至主动脉旁和腹膜后淋巴结,然后逆流至肝脏。消化道癌肿也可经肝门淋巴结循淋巴管逆行转移到肝脏。乳腺癌或肺癌也可通过纵隔淋巴结而逆行转移到肝脏,但此转移方式较少见。临床上更多见的是胆囊癌沿着胆囊窝的淋巴管转移到肝脏。

4.直接浸润

肝脏邻近器官的癌肿,如胃癌、横结肠癌、胆囊癌和胰腺癌等,均可因癌肿与肝脏粘连使癌细胞直接浸润而蔓延至肝脏,右侧肾脏和肾上腺癌肿也可以直接侵犯肝脏。

(三)病理学特点

转移癌的大小、数目和形态多变,少则1~2个微小病灶,多则呈多结节甚至弥漫性散在生长,也有形成巨块的,仅有约5%的肝转移灶是孤立性结节或局限于单叶。转移灶可发生坏死、囊性变、病灶内出血以及钙化等。转移性肝癌组织可位于肝脏表面,也可位于肝脏中央。癌结节外观多呈灰白色,质地硬,与周围肝组织常有明显分界,转移性肝癌灶多有完整包膜,位于肝脏表面者可有凸起或凹陷,癌结节中央可有坏死和出血。多数转移性肝癌为少血供肿瘤,少数转移性肝癌血供可相当丰富,如肾癌肝转移。来自结、直肠癌的转移性肝癌可发生钙化,钙化也可见于卵巢、乳腺、肺、肾脏和甲状腺癌肿的转移。来自卵巢与胰腺癌(特别是腺癌或囊腺癌)的转移灶可发生囊变。肉瘤的肝转移灶常表现为巨大肿块,并伴有坏死、出血等。转移性肝癌的病理组织学变化和原发病变相同,如来源于结直肠的腺癌组织学方面可显示腺状结构,来自恶性黑色素瘤的转移性肝癌组织中含有黑色素。但部分病例由于原发性癌分化较好,使肝脏转移灶表现为间变而无法提示原发病灶。与原发性肝癌不同,转移性肝癌很少合并肝硬化,一般也无门静脉癌栓形成,而已产生肝硬化的肝脏则很少发生转移性肿瘤。Jorres等报道6 356例癌症患者尸体解剖发现有300例转移性肝癌中,仅有2例伴有肝硬化,认为其原因可能是硬化的肝脏血液循环受阻和结缔组织改变限制了肿瘤转移和生长。转移性肝癌切除术后肝内复发率为5%~28%,低于原发性肝癌切除术后肝内复发率。

临床上根据发现转移性肝癌和原发肿瘤的先后分为同时转移、异时转移以及先驱性肝转移。同时转移是指初次诊断或者外科治疗原发性肿瘤时发现转移病灶,发生率为10%~25%。资料显示,年龄、性别与肝转移无关,但大城市患者发生肝转移少于小城市和农村地区,这与在大城市易得到早期检查、早期发现有关。同时性转移性肝癌发生率和临床病理分期明显相关,晚期患者中发病率较高,且多呈分散性多结节病灶。异时转移是指原发性肿瘤手术切除或局部控制后一段时间在随访中发现肝转移病灶,大多数在原发灶切除后2~3年内发现,其发生率尚不清楚。同时转移和异时转移可占肝转移的97%。先驱性肝转移是指肝转移病灶早于原发肿瘤发现,其发生率较低。

(四)转移性肝癌的分期

判明肿瘤分期对治疗方案选择、预后判断、疗效考核、资料对比极为重要,近几十年来国内外对转移性肝癌的分期提出了多种分类标准。

Fortner对术后证实的肝转移进行了以下分级。①Ⅰ级:肿瘤局限在切除标本内,切缘无癌残留;②Ⅱ级:肿瘤已局部扩散,包括肿瘤破溃、直接蔓延至周围邻近器官、镜下切缘癌阳性、直接浸润至大的血管或胆管;③Ⅲ级:伴有肝外转移者,包括肝外淋巴结转移、腹腔内其他器官转移、腹腔外远处转移。

Petlavel提出转移性肝癌的分期需要兼顾转移灶的大小、肝功能状态和肝大情况,依此将转移性肝癌分为四期。资料表明Ⅰ期预后最好,中位生存期为21.5个月,Ⅱ、Ⅲ、Ⅳ期中位生存期分别为10.4个月、4.7个月和1.4个月。

Genneri认为转移性肝癌的预后主要与肝实质受侵犯的程度有关。根据转移灶的数目和肝实质受侵犯程度将转移性肝癌分为三期:Ⅰ期为单发性肝转移,侵犯肝实质25%以下;Ⅱ期为多发性肝转移,侵犯肝实质25%以下或单发性肝转移累计侵犯肝实质25%~50%;Ⅲ期为多发性肝转移,侵犯肝实质25%~50%或超过50%。他认为Ⅰ期最适合手术治疗,Ⅱ期、Ⅲ期则应侧重于综合治疗。

Petreli进一步肯定了肝实质被侵犯的程度是影响预后最重要的因素。肝实质受侵犯程度可以通过测量肝脏被肿瘤侵犯的百分比、肝脏大小和肝功能试验(包括碱性磷酸酶和胆红素水平)来判断,其他影响预后的因素主要为转移性肝癌结节的数目以及分布(单叶或双叶)、大小、能否手术切除、出现时间(与原发灶同时或异时)、有无肝外转移、肝外侵犯的类型、患者功能状况、有无症状或并发症等。

(五)转移性肝癌的临床表现

转移性肝癌常以肝外原发性癌肿所引起的症状为主要表现,但因无肝硬化,病情发展常较后者缓慢,症状也较轻。临床表现主要包括:①原发性肿瘤的临床表现;②肝癌的临床表现;③全身状况的改变。

1.原发性肿瘤的临床表现

早期主要表现为原发肿瘤的症状,肝脏本身的症状并不明显,大多在原发肿瘤术前检查、术中探查或者术后随访时候发现。如结直肠癌出现大便性状改变,黑便、血便等;肺癌出现刺激性干咳和咯血等。部分原发性肿瘤临床表现不明显或晚于转移性肝癌,是造成转移性肝癌误诊、延诊的主要因素。继发性肝癌的临床表现常较轻,病程发展较缓慢。诊断的关键在于查清原发癌灶。

2.肝癌的临床表现

随着病情的发展,肝癌转移性肿瘤增大,肝脏转移的病理及体外症状逐渐表现出来,出现了如消瘦、乏力、发热、食欲缺乏、肝区疼痛、肝区结节性肿块、腹水、黄疸等中晚期肝癌的常见症状。也有少数患者出现继发性肝癌的症状以后,其原发癌灶仍不易被查出或隐匿不现,因此,有时与原发性肝癌难以鉴别。消瘦与恶性肿瘤的代谢消耗、进食少、营养不良有关;发热多是肿瘤组织坏死、合并感染以及肿瘤代谢产物引起,多不伴寒战;肝区疼痛是由于肿瘤迅速生长使肝包膜紧张所致;食欲缺乏是由于肝功能损害,肿瘤压迫胃肠道所致;肝区疼痛部位和癌肿部位有密切关系,如突然发生剧烈腹痛并伴腹膜刺激征和休克,多有转移性肝癌结节破裂的可能;腹部包块表现为左肝的剑突下肿块和/或右肝的肋缘下肿块,也可因转移性肝癌占位导致肝大;黄疸常由于癌肿侵犯肝内主要胆管,或肝门外转移淋巴结压迫肝外胆管所引起,癌肿广泛破坏肝脏可引起肝细胞性黄疸。

3.全身状况的改变

由于机体消耗增多和摄入减少,患者往往出现体重减轻,严重者出现恶病质。如发生全身多处转移,还可出现相应部位的症状,如肺转移可引起呼吸系统的临床表现。

(六)诊断方法

1.实验室检查

(1)肝功能检查:转移性肝癌患者在癌肿浸润初期肝功能检查多属正常,乙肝、丙型肝炎病毒感染指标往往呈阴性。随肿瘤的发展,患者血清胆红素、碱性磷酸酶(AKP)、乳酸脱氢酶(LDH)、γ-谷氨酰转肽酶(GGT)、天门冬氨酸转氨酶(AST)等升高,但由于转移性肝癌多数不伴肝炎、肝硬化等,所以肝脏的代偿功能较强。在原发性肝癌中常出现的白/球蛋白比例倒置、凝血酶原时间延长等异常,在转移性肝癌中则极少出现。在无黄疸和骨转移时,AKP活性增高对诊断转移性肝癌具有参考价值。

(2)甲胎蛋白(AFP):转移性肝癌中AFP的阳性反应较少,主要见于胃癌伴肝转移。大约15%的胃癌患者AFP阳性,其中绝大多数患者在100 μg/L以下,仅1%～2%患者超过

200 μg/L。切除原发病灶后即使保留转移癌,AFP 也可以降至正常水平。

(3)癌胚抗原(CEA):消化道肿瘤,特别是结直肠癌肿瘤患者的 CEA 检查,对于转移性肝癌的诊断十分重要。目前多数学者认为 CEA 检查可作为转移性肝癌的辅助诊断指标,尤其是对无肿瘤病史、肝内出现单个肿瘤病灶、无明确肝炎病史、AFP 阴性的患者,必须复查 CEA 等指标,以警惕转移性肝癌的发生。一般认为 CEA 水平迅速升高或 CEA 超过 20 μg/L 是肝转移的指征,但其变化与肿瘤大小并无正相关。若 CEA 阳性,需复查 B 超、CT、结肠镜等寻找原发病灶以明确诊断或随访。转移性肝癌术后动态监测 CEA 对于手术切除是否彻底、术后辅助化疗疗效、肿瘤复发具有重要意义。在清除所有癌灶后,CEA 可降至正常水平。原发性结直肠癌术后 2 年应定期监测,可 3 个月 1 次,如果 CEA 升高,应高度怀疑肿瘤复发,同时有 AKP、LDH、CEA 明显增高提示肝转移。CEA 升高时,有时影像学检查并无转移迹象,此时常需通过核素扫描或剖腹探查才能发现。此外,国外文献报道胆汁中的 CEA 敏感性远较血清 CEA 高。Norton 等研究发现,结直肠癌肝转移患者,胆汁 CEA 水平是血清的 29 倍,这对原发病灶在术后肝转移以及隐匿性癌灶的发现尤为重要。

(4)其他肿瘤标志物测定:其他部位的肿瘤患者如出现 5'-核苷磷酸二酯酶同工酶 Ⅴ(5'-NPDV)阳性常提示存在肝内转移的可能,同时它也可以作为转移性肝癌术后疗效和复发监测的指标,但不能区分原发性和转移性肝肿瘤。其他临床常用的肿瘤标志物还有酸性铁蛋白、CA19-9、CA50、CA242 等,它们在多种肿瘤特别是消化系统肿瘤中均可增高,但组织特异性低,可作为转移性肝癌检测的综合判断指标。

2.影像学检查

影像学检查方法同原发性肝癌。转移性肝癌在影像学上可有某些特征性表现:①病灶常为多发且大小相仿;②由于病灶中央常有液化坏死。在 B 超和 MRI 上可出现"靶征"或"牛眼征";③CT 扫描上病灶密度较低,有时接近水的密度,对肝内微小转移灶(<1 cm)普通的影像学检查常难以发现而漏诊,可采用 CT 加动脉门静脉造影(CTAP),其准确率可达 96%;对这些微小转移灶的定性诊断,目前以正电子发射断层扫描(PET)特异性最强,后者以 ^{18}F-氟脱氧葡萄糖(^{18}F-FDG)作为示踪剂,通过评价细胞的葡萄糖代谢状况确定其良恶性。

(七)诊断

转移性肝癌的诊断关键在于确定原发病灶,其特点是:①多数有原发性肿瘤病史,以结直肠癌、胃癌、胰腺癌等最常见;②常无慢性肝病病史,如 HBV、HCV 标记物多阴性;③由于转移性肝癌很少合并肝硬化,所以体检时癌结节病灶多较硬而肝脏质地较软;④影像学显示肝内多个散在、大小相仿的占位性病变,B 超可见"牛眼"征,且多无肝硬化影像,肝动脉造影肿瘤血管较少见。

临床上诊断的依据主要有:①有原发癌病史或依据;②有肝脏肿瘤的临床表现;③实验室肝脏酶学改变,CEA 增高而 AFP 可呈阴性;④影像学发现肝内占位性病变,多为散在、多发;⑤肝脏穿刺活检证实。

对于某些组织学上证实为转移性肝癌,但不能明确或证实原发性肿瘤起源的情况,临床上并不少见,如 Kansaa 大学医院所记载的 21 000 例癌症患者中,有 686 例(3.2%)未明确原发癌的部位。对于此类病例,需要通过更仔细的病史询问、更细致的体格检查以及相关的影像学和实验室检查来判断。例如,原发肿瘤不明时,乳腺、甲状腺及肺可能是原发灶;粪便潜血阳性提示胃肠道癌,胃镜、结肠镜、钡餐及钡灌肠检查对诊断有帮助;疑有胰体癌时,应行胰腺扫描及血管造影等。

(八)鉴别诊断

1.原发性肝癌

患者多来自肝癌高发区,有肝癌家族史或肝病病史,多合并肝硬化,肝功能多异常,肝癌的并发症较常见,病情重且发展迅速,AFP 等肿瘤标志呈阳性,影像学呈"失结构"占位性病变,孤立性结节型也较多见;转移性肝癌多有原发肿瘤病史和症状,很少合并肝硬化,肝功能多正常,病情发展相对缓慢,AFP 多正常,CEA 多增高,影像学发现肝脏多个散在占位结节,可呈"牛眼征"。但 AFP 阴性的原发性肝癌和原发灶不明确的转移性肝癌之间的鉴别诊断仍有一定困难,有时需依靠肝活检,当组织学检查发现有核居中央的多角形细胞、核内有胞质包涵体、恶性细胞被窦状隙毛细血管分隔、胆汁存留、肿瘤细胞群周围环绕着内皮细胞等表现时,提示为原发性而非继发性肝癌。

2.肝血管瘤

一般容易鉴别。女性多见,病程长,发展慢。临床症状多轻微,实验室酶学检查常属正常。B 超见有包膜完整的与正常肝脏有明显分界的影像,其诊断符合率达 85%;CT 表现为均匀一致的低密度区,在快速增强扫描中可见特征性增强,其对血管瘤的诊断阳性率近 95%;血管造影整个毛细血管期和静脉期持续染色,可见"早出晚归"征象。

3.肝囊肿

病史较长,一般情况好,囊肿常多发,可伴多囊肾,B 超提示肝内液性暗区,可见分隔,血清标志物 AFP、CEA 阴性。

4.肝脓肿

肝脓肿多有肝外感染病史,临床可有或曾有发热、肝痛、白细胞计数增高等炎症表现,抗感染治疗有效。超声检查可见液平,穿刺为脓液,细胞培养阳性。

5.肝脏肉瘤

此病极少见,患者无肝脏外原发癌病史。多经病理证实。

二、治疗

(一)手术切除

与原发性肝癌一样,转移性肝癌的治疗也是以手术切除为首选,这是唯一能使患者获得长期生存的治疗手段,如大肠癌肝转移切除术后 5 年生存率可达 25%～58%,而未切除者 2 年生存率仅为 3%,4 年生存率为 0。

转移性肝癌的手术适应证近年来有逐渐放宽的趋势。有肝外转移者以往被认为是手术禁忌证,近年来的研究发现,只要肝外转移灶能得到根治性切除,可获得与无肝外转移者一样好的疗效,故也为手术治疗的适应证。目前临床上掌握转移性肝癌的手术指征为:①原发灶已切除并无复发,或可切除,或已得到有效控制(如鼻咽癌行放疗后);②单发或多发肝转移灶,估计切除后有足够的残肝量并可保证足够的切缘;③无肝外转移或肝外转移灶可切除;④无其他手术禁忌证。

转移性肝癌的手术时机,原则上一经发现应尽早切除。但对原发灶切除后近期内刚发现的较小转移灶(如<2 cm)是否需要立即手术,有学者认为不必急于手术,否则很可能在手术后不久就有新的转移灶出现,对这样的病例可密切观察一段时间(如 3 个月)或在局部治疗下(如 PEI)观察,若无新的转移灶出现再做手术切除。对同时转移癌的手术时机也是一个存在争议的问题,如大肠癌在原发灶手术的同时发现肝转移者占 8.5%～26.0%,是同期手术还是分期手术

尚有意见分歧,有学者认为只要肝转移灶可切除、估计患者能够耐受、可获得良好的切口显露,应尽可能同期行肝癌切除。

转移性肝癌的手术方式与原发性肝癌相似,但有如下几个特点:①由于转移性肝癌常为多发,术中B超检查就显得尤为重要,可以发现术前难以发现的隐匿于肝实质内的小病灶,并因此改变手术方案;②因很少伴有肝硬化,肝切除范围可适当放宽以确保阴性切缘,切缘一般要求超过1 cm,因为阴性切缘是决定手术远期疗效的关键因素;③由于转移性肝癌很少侵犯门静脉形成癌栓,肝切除术式可不必行规则性肝叶切除,确保阴性切缘的非规则性肝切除已为大家所接受,尤其是多发转移灶的切除更为适用;④伴肝门淋巴结转移较常见,手术时应做肝门淋巴结清扫。

转移性肝癌术后复发也是一个突出的问题,如大肠癌肝转移切除术后60%~70%复发,其中50%为肝内复发,是原转移灶切除后的复发还是新的转移灶在临床上难以区别。与原发性肝癌术后复发一样,转移性肝癌术后复发的首选治疗也是再切除,其手术指征基本同第一次手术。再切除率文献报道差别较大,为13%~53%,除其他因素外,这与第一次手术肝切除的范围有关,第一次如为局部切除则复发后再切除的机会较大,而第一次为半肝或半肝以上的切除则再切除的机会明显减小。

(二)肝动脉灌注化疗

虽然手术切除是转移性肝癌的首选治疗方法,但可切除病例仅占10%~25%,大多数患者则因病灶广泛而失去手术机会,此时肝动脉灌注化疗(HAI)便成为这类患者的主要治疗方法。转移性肝癌的血供来源基本同原发性肝癌,即主要由肝动脉供血,肿瘤周边部分有门静脉参与供血。与全身化疗相比,HAI可提高肿瘤局部的化疗药物浓度,同时降低全身循环中的药物浓度,因而与全身化疗相比,可提高疗效而降低药物毒性作用,已有多组前瞻性对照研究证明,HAI对转移性肝癌的有效率显著高于全身化疗。HAI一般经全置入性DDS实施,后者可于术中置入;也可采用放射介入的方法置入,化疗药物多选择氟尿嘧啶(5-FU)或氟尿嘧啶脱氧核苷(FudR),后者的肝脏清除率高于前者。文献报道HAI治疗转移性肝癌的有效率为40%~60%,部分病例可因肿瘤缩小而获得二期切除,对肿瘤血供较为丰富者加用碘油栓塞可使有效率进一步提高。但转移性肝癌多为相对低血供,这与原发性肝癌有所不同,为了增加化疗药物进入肿瘤的选择性,临床上有在HAI给药前给予血管收缩药(如血管紧张素Ⅱ等)或可降解性淀粉微球暂时使肝内血流重新分布,以达到相对增加肿瘤血流量、提高化疗药物分布的癌/肝比值之目的,从而进一步提高HAI的有效率。

前瞻性对照研究表明,与全身化疗相比,HAI虽然显著提高了治疗的有效率,但未能显著提高患者的生存率,究其原因主要是由于HAI未能有效控制肝外转移的发生,使得原来死于肝内转移的患者死于肝外转移。因此,对转移性肝癌行HAI应联合全身化疗(5-FU+四氢叶酸),或加大化疗药物的肝动脉灌注剂量,以使部分化疗药物因超过肝脏的清除率而"溢出"肝脏进入全身循环,联合使用肝脏清除率低的化疗药物,如丝裂霉素(MMC)亦可达到相同作用。

(三)其他

治疗转移性肝癌的方法还有许多,如射频、微波、局部放疗、肝动脉化疗栓塞、瘤体无水酒精注射、氩氦刀等。

（张　亚）

第七节 胰　腺　癌

　　胰腺癌是指发生在胰腺腺泡或导管腺上皮的恶性肿瘤,是消化系统恶性程度很高的一种肿瘤。胰腺癌被称为"癌中之王",在国际医学界被列为"21世纪顽固堡垒",近年来其发病率呈明显上升趋势,大约每10年增加15%。胰腺癌中最常见的是胰头癌,占60%～80%,多发生在40岁以上,男性多于女性,为(2～4)：1。胰腺癌起病隐匿,无特异症状,早期诊断困难,病情发展快,手术切除率低,手术并发症多,预后很差。但是随着影像学的发展,血清肿瘤标志物的检测,早期病例的发现以及手术操作的进步,手术切除率有所提高,手术并发症有所降低以及术后综合治疗措施的应用等,5年生存率也有所提高。

　　尽管如此,现在胰腺癌的早期诊断率还很低,收治的患者中大多已进入中、晚期,治疗效果很差,胰腺癌仍然是对外科医师的一个挑战。如何发现早期小胰腺癌是研究的热点和努力方向。

一、发病率

　　胰腺癌已占癌肿死亡原因的第五位(仅次于肺癌、大肠癌、乳腺癌和前列腺癌),占全部癌肿死亡男性的5%,女性的6%。20世纪90年代世界统计结果,芬兰、新西兰、日本、加拿大、美国和英国等为高发国家,而波多黎各、哥伦比亚、巴西、印度、科威特和中国香港地区等为低发国家或地区。世界部分国家或地区胰腺癌平均每年发病率为5/10万人。中国肿瘤防治办公室统计表明,我国部分城市的胰腺癌发病率平均为5.1/10万,已接近西方发达国家。

　　胰腺癌的发病率随着年龄而增加,以40～70岁为最常见,大约占总数的87.6%。男性病例(67%)多于女性(33%),男性与女性之比为(1.5～2.0)：1.0,而20世纪90年代女性发病率也在不断上升,男女之比为1：1,可能与女性吸烟人数增加有关。

二、致病因素

　　虽然胰腺癌和壶腹部癌的具体发病原因至今尚不清楚;但是有些因素,尤其是与胰腺癌的发病有密切关系。

(一)吸烟

　　大样本调查研究结果表明,吸烟者胰腺癌的发病率比不吸烟者高1.5倍。随着吸烟量的增加,发病率也随之增高;若每天吸烟量多出1包,其发病率在女性高出2倍,而在男性则高出4倍。Robert M.Beazley也认为虽然胰腺癌的高危人群尚不能清楚确定,但是抽烟比不抽烟者的发病率高2.6倍。吸烟者的发病年龄也比不吸烟者提早10～15年。

(二)饮食

　　经调查显示胰腺癌的发病与长期摄入高热量饮食有关。多摄入富含脂肪和蛋白质食物、油炸食物和低膳食纤维食物,均可增加胰腺细胞的更新和胰腺细胞对致癌物质的敏感性,促进胰腺癌的发生。多摄入新鲜水果和蔬菜可减低致癌危险。

(三)糖尿病

　　统计胰腺癌患者中80%的病例患有糖尿病,而糖尿病患者中胰腺癌的发病率又比健康成人高出 2～4 倍,尤其是女性患者可更高,说明糖尿病可能与胰腺癌发病因素有关。

(四)慢性胰腺炎

因为慢性炎症过程的反复刺激,可导致胰腺导管狭窄、梗阻,胰液潴留,小胰管上皮增生以致癌变。若有胰管结石、组织钙化,可能性就更大。

(五)胃切除手术或恶性贫血者

胃酸可抵抗致癌物质,缺乏胃酸者发病率可增加 2～3 倍。

(六)饮酒和咖啡

曾一度被少数研究认为与胰腺癌发病有关,但多数研究未能证实其有关系。

(七)遗传与基因突变

大多数胰腺癌的发病是散在性的,但是近代分子遗传学研究发现 20%～50%病例有继承性遗传缺陷。在人类所有肿瘤中最常见的是抑癌基因 p53 和 p16 的突变。90%胰腺癌患者有 p16 基因突变,50%～75%有 p53 基因突变,50%有 DPC4 基因突变。

三、病理变化

(一)部位

常见于胰头颈部,占 66%～70%;胰体尾部次之,占 20%～25%;局限在尾部者占 5%～10%;全胰仅占 6%～8%。

(二)组织分类

大体肉眼检查这种肿瘤质硬、切面呈淡褐色。根据其组织来源分以下 3 类。

(1)胰管上皮细胞发生的胰腺导管癌:约占 90%,主要是高、中、低分化腺癌,其次有鳞腺癌、巨细胞癌和黏液癌。

(2)由腺泡细胞发生的腺泡细胞癌:占 4%。

(3)由胰岛细胞发生的胰岛细胞癌:罕见。

(三)胰腺癌的转移和扩散

1.淋巴转移

胰腺内有丰富的毛细淋巴管网,由许多淋巴管网形成许多淋巴丛,由许多淋巴管丛发出许多集合淋巴管到达胰腺表面,然后伴着血管走行,沿不同方向进入各个局部淋巴结,最后汇入腹腔淋巴结主干。淋巴转移是胰腺癌早期最主要的转移途径。即使直径仅为 2 cm 的小肿瘤,可能 50%的病例已有淋巴结转移。因其在早期即可发生转移,故是影响手术治疗效果的重要因素。

按胰腺淋巴引流和淋巴结的分布,胰腺癌的转移途径如下。

(1)胰头癌的淋巴转移。①第一站淋巴结:幽门下淋巴结→胰头前上淋巴结→胰头前下淋巴结→胰头后上淋巴结→胰头后下淋巴结→沿肠系膜上动脉根部周围淋巴结→肝总动脉周围淋巴结;②第二站淋巴结:腹腔干周围淋巴结→脾动脉根部淋巴结→肝动脉淋巴结→胆管淋巴结;③第三站淋巴结:腹主动脉周围淋巴结→胰下淋巴结。

(2)胰体尾癌的淋巴转移。①第一站淋巴结:肝总动脉和肝固有动脉周围淋巴结→腹腔干周围淋巴结→脾动脉周围淋巴结→脾门淋巴结→胰下动脉周围淋巴结;②第二站淋巴结:肠系膜根部淋巴结→结肠中动脉周围淋巴结→腹主动脉周围淋巴结。

2.直接浸润

虽然是早期胰腺癌,但癌细胞可早期穿出胰管向周围浸润;如胰头癌就可向胆总管末段浸润引起梗阻性黄疸;而胰体尾癌常可浸润到十二指肠空肠曲,对肠系膜上血管、腹腔干和脾门等处的直接浸润或形成后腹膜结缔组织块,致使手术切除困难。

3.沿神经束扩散

沿神经束扩散是胰腺癌特有的转移方式。早期癌细胞可直接侵及神经束膜进入束膜间隙沿着神经鞘蔓延,并向周围浸润扩散,随着肠系膜上动脉并行的神经丛和腹主动脉周围神经丛,向腹膜后浸润可出现腰背疼痛。

4.血行转移

胰腺癌晚期常通过胰腺丰富的血流,经门静脉扩散到肝脏,还可转移到肺、脑。

5.腹膜种植

常可在前上腹膜和双侧腹膜呈多发性、弥漫性、粟粒状或结节状种植。

四、临床表现

由于胰腺癌早期无特异性症状,常被误诊为胃病、肝病、胆道病等,使正确诊断延迟 2～3 个月,影响了疾病的预后,应引起警惕。以下是常见的症状和体征。

(一)临床症状

1.上腹疼痛

早期胰腺癌无特异症状,上腹不适或疼痛占 70％～90％,胰腺疼痛常位于上腹部,表现为模糊不清而无特殊性,可能在餐后发生。1/4 的患者可能发生背部放射痛,若固定于背部疼痛则要考虑胰腺体尾部癌肿,疼痛的程度可反映肿瘤大小和后腹膜组织被浸润情况。严重疼痛提示癌肿浸润内脏神经,病变已属中晚期。

2.体重减轻

胰腺癌患者常有体重减轻占 70％～100％。可能由于多因素所致,如休息性能量消耗增加、食量减少热量降低和脂肪吸收障碍有关。后者乃因胰管阻塞致使胰腺外分泌功能不全所致。

3.黄疸

如癌肿发生在胰头部,肿瘤可直接压迫胆总管末段,则可早期出现梗阻性黄疸,占 80％～90％,无痛性进行性黄疸是胰头癌和壶腹部癌的特征,尤其是后者可更早出现黄疸。胰腺体尾部癌肿亦可发生黄疸,往往提示已有广泛肝转移。

4.胰腺炎

临床上可见到少数胰腺癌患者,可发生急性或亚急性胰腺炎症状,此乃胰腺管被堵塞所致。此对无暴饮暴食和非胆源性者更应提高警惕,应做进一步检查。

5.浅表性血栓性静脉炎

不到 5％的胰腺癌患者,有反复发作的迁徙性血栓性浅静脉炎(Trousseau 征)的病史。这可能是由于肿瘤组织细胞阻塞胰管,导致胰蛋白酶进入血液循环,使凝血酶原转变为凝血酶,促进了血栓形成。

6.精神抑郁症

50％的胰腺癌患者,在做出癌症诊断之前有精神抑郁症。其发生率比其他腹部恶性肿瘤为高。此发现的原因不清,可能与胰腺癌的神经内分泌物质有关。这些物质影响着中枢神经系统。

7.其他

胰腺癌起始的模糊而无特异性症状还包括乏力、食欲缺乏、食量降低。大约 10％病例伴有不同程度的不规则性发热,可能为癌组织坏死和其代谢产物被吸收所致。一般均为低热,但亦可出现 38～39 ℃中、高热。后者若伴有畏寒或疼痛时,在有黄疸患者应排除是否有胆道感染。患者反映尿色不断加深、大便色淡发白,亦应引起注意是否胆管有阻塞。

(二)体征

除了临床上出现黄疸外,典型的体征如下。

1.胆囊肿大

如临床上有无痛性进行性黄疸,再加上右上腹扪到肿大的胆囊(Courvoisier 征),乃是典型的肝胰壶腹周围癌的体征,占少于 1/3 的病例。

2.脾大

30%～50%的患者可扪及肝脏肿大。中、晚期胰体尾部癌肿可压迫脾静脉或脾静脉血栓形成引起脾大。

3.腹部肿块

只有 5%～10%的胰头癌患者可能扪到右上腹部肿块,而胰腺体尾部癌肿有 20%患者可在上腹或左上腹扪到肿块。

五、诊断

胰腺癌隐蔽于腹膜后,早期又无特异性症状和体征,诊断较为困难。但对 40 岁以上的胰腺癌高危人群,若出现以下情况,应高度怀疑胰腺癌的可能,应尽早进行深入详细的检查,争取早期做出正确诊断:①梗阻性黄疸;②近期发生不能解释的体重减轻,超过原体重的 10%者;③不能解释的上腹部饱胀、不适和腰背疼痛;④模糊而不能解释的消化不良,X 线胃肠检查阴性者;⑤无家族史、无肥胖者而在近期发生糖尿病;⑥突然发生不能解释的腹泻;⑦特发性胰腺炎反复发作;⑧重度吸烟者。

(一)实验室检查

1.常规化验

除了梗阻性黄疸外,一般均在正常范围。高胆红素血症和碱性磷酸酶升高,或有氨基转移酶增高,或其他肝功能异常,均不能作为鉴别手段。血清淀粉酶和血清脂肪酶升高,亦只能鉴别胰腺炎。

2.肿瘤标志物

目前发现与胰腺癌相关肿瘤标志物有十多种,但至今为止尚未找出一种敏感性和特异性均令人满意的胰腺癌标志物。现在常用的胰腺癌标志物有 CA19-9、CA50、CA242、CA72-4、CA125、CA153、CA494、POA、CEA、DUPAN-2、TPA、Span-1、CAM17-1、IAPP、PCAA 等。

(1)CA19-9:为临床上最常用、最有价值的一种肿瘤相关抗原,是由单克隆抗体 116NS19-9 识别的涎酸化 Lewis-a 血型抗原,是目前公认的在各类标志物的血清学检测中阳性率最高的标志物。它来自人类的结直肠癌细胞。虽然其来自结直肠癌,然而不同于 CEA 抗体,对检测胰腺癌最为敏感。一般认为 CA19-9 超过 200 kU/L 即有诊断价值。其敏感性可达 90%(69%～90%),准确性达 80%,特异性也在 90%左右。它可做随访监测预后和治疗效果,反映肿瘤有否复发,是判断预后的一种良好指标。因为正常胆管和胰管上皮中也存在着微量的 CA19-9 抗原,在慢性胰腺炎和胆管炎时,由于炎症刺激管壁增生、化生,使产生 CA19-9 细胞数量增加,特别是有黄疸时 CA19-9 也可明显升高,但随着炎症消退、黄疸解除而下降。

(2)CA50：也是来自人类结直肠癌细胞，一种涎酸化糖类抗原，因此与 CA19-9 有交叉免疫性。有部分人群（大约为 10％）不产生 CA19-9，只产生 CA50。故若 CA19-9 阴性时可监测CA50，其阳性率略低于 CA19-9，敏感性为 70％～80％，特异性为 70％。CA50 阳性也可见于大肠癌。

(3)CA242：一种肿瘤相关性糖链抗原，主要为胰腺癌所产生。其敏感性、特异性和准确性均略低于 CA19-9，前者为 70％，中者为 90％，后者为 80％。

(4)CA72-4：一种肿瘤相关糖蛋白抗原，若为阳性多见于低分化胰腺癌。其敏感性仅为38％～45％。对胰腺囊腺性肿瘤中的液体作 CA72-4 测定，可鉴别其良、恶性。

(5)CA125：主要是卵巢癌产生的一种肿瘤相关糖蛋白抗原，也可见于胰腺癌。在卵巢癌的诊断中，其特异性的阳性率为 97％。该抗原在胰腺癌 Ⅰ、Ⅱ 期较低（48％），Ⅲ、Ⅳ 期较高（75％），与肿瘤分期有关，对早期诊断无意义。

(6)CA494：是诊断胰腺癌特异性最高的一种肿瘤相关抗原，可达 94％。其敏感性为 90％，与 CA19-9 相仿。糖尿病患者并不升高，对胰腺癌和胰腺炎的鉴别很有帮助。

(7)胰胚抗原（POA）：主要存在于胎儿胰腺和胰腺癌组织中，其阳性率为 56％～76％。在高分化胰腺癌中阳性率高，低分化胰腺癌的阳性率低。正常值低于 9.0 kU/L。

(8)CEA：主要存在于大肠癌组织中，但也存在于胎儿消化道上皮组织中，故称为癌胚抗原，作为结直肠癌细胞的标志物。其正常值（RIAs,放射免疫分析法）为低于 2.5 μg/L，胰腺癌也可升高至 20 μg 以上，其阳性率可达 70％，但欠缺特异性和低敏感性，限制了其在临床上的使用。测定血清 CEA 水平的结果与肿瘤大小、转移和扩散呈正相关。在肿瘤复发时也可升高，所以也可作为随访观察用。

(9)Dupan-2：Metzar 在 Duke 大学（DU）用胰腺癌患者（pancreas 的简写 pan-2）腹水中的癌细胞作为免疫原制出的单克隆抗原。正常值在 150 kU/L 以下。临床上以 400 kU/L 以上为阳性，其敏感性为 47.7％，特异性为 85.3％，准确性为 74.1％。可用作随访检测。

(10)组织多肽抗原（TPA）：为癌胎儿蛋白，于 1957 年由瑞典 Bjorklund 所发现，存在于癌组织细胞膜和细胞质内，其阳性率可达 81％。血清正常值为（81±23）U/L，胰腺癌可高达（277±219）U/L。

(11)CAM17-1：一种 IgM 抗体，在胰腺组织中呈过度表达，对胰液中的黏蛋白有很高的特异性，达到 90％，其敏感性为 86％。

(12)胰岛淀粉样肽（IAPP）：胰腺癌细胞分泌出的一种可溶性 IAPP 释放因子，刺激胰岛细胞分泌 IAPP，可早期诊断胰腺癌。

(13)胰腺癌相关抗原（PACC）：主要存在于胰腺导管上皮细胞内，但在正常人的其他多种组织内也有。其正常值为 0.1～22.5 μg/mL，胰腺癌的阳性率为 67％。

(二)影像检查

1.X 线检查

(1)钡餐检查：主要通过钡餐显示胃十二指肠形态改变的间接征象，如胃十二指肠壁有外来性压痕；十二指肠框（降部、水平部）呈 C 形扩大，其内侧壁僵硬，框内有反"3"字征象。用十二指肠低张造影，可突显其表现，更有诊断价值。但是对早期胰头癌和早期胰体尾部癌则无明显改变。

(2)经皮肝穿刺胆管造影（PTC）：对梗阻性黄疸患者，其梗阻近端的胆管均有一定程度扩张。

PTC可显示梗阻的部位和梗阻端的形态,对判断病变的位置和性质很有价值。若为胰头癌则可见肝内、外胆管呈现明显扩张和胆囊肿大,梗阻末端形态呈偏心性的被压、不规则狭窄和充盈缺损,管壁僵硬等表现。由于梗阻性黄疸,胆管内压力很高,若单作PTC会发生胆漏和胆汁性腹膜炎,应置入导管作胆管内减压引流(PTCD),可作为术前减黄用。

(3)内镜逆行胰胆管造影(ERCP):通过内镜可观察十二指肠乳头情况,再经造影可显示胆管和主胰管情况。若为胰头癌除可见肝内外胆管扩张外,还可显示主胰管阻塞,若为胰体部癌则显示主胰管不规则狭窄和狭窄后扩张。对胰腺癌的早期诊断很有帮助,其敏感性和准确性均可达到95%。通过ERCP还可收集胰液做细胞学检查和送做CEA、POA、CA19-9测定。对重度梗阻性黄疸患者,还可经内镜下放置鼻胆管引流或逆行置管内引流。ERCP后有一定的并发症,如胆管炎和胰腺炎,虽然其发生率仅3%～4%,但应严密注意,给予抗生素等预防措施。

2.超声检查

(1)腹部B超:超声检查具有简便、易行、无创、廉价等优点,腹部B超是目前临床上对拟诊腹部疾病首选的检查方法。其缺点是易受胃肠胀气而影响探查结果。为获得最佳效果,提高准确性,尤其是对疑诊深位的胰腺疾病时,应做好查前准备。通常是在早晨空腹时或禁食8小时后做检查。必要时在检查前日服用轻泻剂,晨起排便后做检查。统计表明对直径超过2 cm的胰腺肿瘤,其敏感性和准确性可达80%以上。也可发现直径<2 cm肿瘤的报道。对胰头癌者还能见到肝内外胆管扩张、胆囊肿大、胆总管末端梗阻以及主胰管扩张等间接征象。

(2)内镜下超声(EUS):将超声探头经内镜送入胃、十二指肠,在胃后壁和十二指肠内侧壁上探查胰腺,不受肥胖的腹壁和胃肠胀气的影响,其高频超声探头分辨率高。对胰头、胰体、胰尾肿瘤均能探到,其准确性可达到90%。并可了解胰周是否有淋巴结转移,对胰腺癌分期也有帮助。

(3)胰管内超声(IDUS):在内镜下,将高频超声微探头伸入胰管内进行探查,受外界影响最小。可准确地探查出胰腺实质内的小胰腺癌。对胰管良性或恶性狭窄的鉴别也有帮助。

(4)术中B超(IOUS):这种检查可直接在胰腺表面做探查,不受胃肠胀气的影响。可发现胰腺内小肿瘤的存在,并可指导细针穿刺做细胞学检查(涂片或活检)。也可探查肝脏有否转移病灶,以及门静脉和肠系膜上静脉有否被浸润,对选择术式有重要参考价值。

3.电子计算机断层扫描(CT)

CT是目前对胰腺疾病最常用和最主要的检查方法,可精确显示胰腺的轮廓和形态,及其与周围脏器的关系,了解有否淋巴结和肝脏转移,对胰腺癌诊断的准确性可达95%。螺旋CT的分辨率更高,更可提高胰腺癌的诊断率。三维CT血管造影,可清晰显示腹腔及其分支和肠系膜上动脉的形态,了解血管有否被浸润,为提供术式选择作参考。

4.磁共振成像(MRI)和磁共振胰胆管成像(MRCP)

MRI更具有良好的软组织对比度,能清晰地显示全胰腺的轮廓形态以及腺体内的异常影像。胰腺癌时T_1和T_2时间延迟,其T_1加权影像呈低信号,T_2加权影像呈稍高信号。在被强化的胰腺组织可清晰显示出癌性病灶。MRI对胰周血管和淋巴结有否浸润和转移的判断能力更好。

MRCP是近年来发展起来的一种无创伤性胰胆管显像技术。可显示胆管树和胰管全貌,反映出病变的位置、程度和原因,其准确性几乎达100%。

5.胰管镜(PS)

即母子镜技术,先将十二指肠镜(即母镜)送到十二指肠降部找到乳头开口,再将一根1～

2 mm的子镜从其活检操作空间伸入直至胰管,由此即可观察胰管内情况,并通过套管做抽吸、活检等检查,发现早期胰腺癌和鉴别诊断。

6.血管造影

采用 Seldinger 法,经右侧股动脉穿刺插管至腹腔干和肠系膜上动脉进行选择性血管造影。还可选择性地将造影导管伸入到肝动脉、胃十二指肠动脉、胰十二指肠下动脉或胰背动脉造影。分动脉期、毛细血管期、静脉期等3种时相,以观察胰腺和胰周的情况。胰腺癌是一种少血供的肿瘤,只能见到少血管区或缺血区表现,而其周围动脉和静脉呈现受压、移位、僵直、狭窄、中断以及有侧支循环等表现。因为血管造影是有创而操作比较复杂的检查方法,目前已较少使用;在许多情况下,无创或微创影像技术,如B超、CT、MRA、ERCP 等已能满足临床诊断的要求。血管造影的目的主要是观察癌灶与周围血管的关系,确定血管有否被侵犯,作为术前评估和制定手术方案。

7.电子发射断层显像(PET)

这种显像技术是将极其微量的正电子核素示踪剂注射到人体内,由体外测量装置探测这些正电子核素在体内分布情况,再通过计算机断层显像方法,显示出人体全身主要脏器的生理代谢功能和结构。这些正电子核素都是构成人体的基本元素的超短半衰期核素或性质极其相似的核素,如碳(C)、氮(N)、氧(O)、氟(F)等。运载这些正电子核素的示踪剂是生命的基本物质,如葡萄糖、水、氨基酸;或是治疗疾病的常用药物,如抗癌药氟尿嘧啶等。因此,PET 具有多种不同功能的检查项目,临床应用非常广泛。因为 PET 显像是采用与生命代谢密切相关的示踪剂,所以每项 PET 显像结果实质上是反映了某种特定的代谢物(或药物)在人体内的动态变化。因此,PET 检查是一项代谢功能显像,是在分子水平上反映人体是否存在病理变化。对于胰腺癌来说就是利用其癌组织细胞内的糖代谢比正常组织和良性病变组织明显增加,采用葡萄糖的类似物——氟脱氧葡萄糖(FDG)进入癌组织细胞内聚集释放正电子,而被扫描显示出高密度断层图像。其敏感性和特异性可达100%,对转移性淋巴结和肝转移灶也能良好显示,并可鉴别慢性胰腺炎。对糖尿病患者可能出现假阳性。

8.PET/CT 显像

PET/CT 是目前医学影像学最新的设备,将 CT 显像和 PET 显像两种不同成像原理的装置整合在一个系统工程中,通过一次的检查可完成两次的影像扫描,再由重建融合技术使其形成一幅叠加的PET/CT图像。可作全身扫描或局部扫描,这种图像既具有多层螺旋 CT 显示清晰的解剖结构和高分辨率的图像,弥补了 PET 的空间分辨率不足的缺点,又有 PET 的功能成像、灌注成像及时间——代谢四维成像的优势,显著地提高了螺旋 CT 的诊断价值,尤其是对肿瘤(如胰腺癌、转移癌)的早期诊断起到重要作用。

(三)细胞学检查

细胞学标本的来源主要是由细针穿刺活检;对于胰腺癌来说,一般不主张在术前经皮操作,以免发生穿刺道种植或播散。术中或在 B 超引导下进行穿刺活检,对确定癌肿有一定帮助。细胞学标本的另一来源是通过 ERCP 收集胰液,其阳性率70%～80%。

(四)基因诊断

在肿瘤学的研究工作中,随着细胞分子生物学技术的发展,我们现在可以检测细胞的基因缺陷。细胞癌基因的前身是未被激活状态的基因,称为原癌基因,若被激活即成为癌基因。在正常细胞中有一种为使机体不易变癌的基因,称为抑癌基因。近年来已证实癌的发生与癌基因和抑癌基因有密切关系,即原癌基因被激活和抑癌基因失活所致。目前已知胰腺癌有很高的 K-ras 癌基因表达,而在正常胰腺组织和胰腺炎组织中无表达,因此可将 K-ras 基因突变作为胰腺癌的肿瘤标志物,从胰液、胆汁、血液、粪便、细针穿刺的肿瘤组织中测定,用作早期诊断和鉴别诊断手段,也可作为肿瘤复发的检测和预后的随访。

六、分期

胰腺癌和其他实体瘤一样,采用 1987 年国际抗癌协会制定的 TNM 分期(表 11-4)。

表 11-4　胰腺癌 TNM 分期

情况	说　明	情况	说　明		
T_1	原发肿瘤局限于胰腺	N_x	多处淋巴结转移		
	$T_{1a} \leq 2$ cm	M_0	无远处转移		
	$T_{1b} > 2$ cm	M_1	有远处转移		
T_2	肿瘤累及十二指肠、胆总管或胰周组织	分期			
T_3	肿瘤累及胃、脾、结肠或附近血管	I	$T_{1\sim2}$	N_0	M_0
		II	T_3	N_0	M_0
N_0	无区域淋巴结转移	III	$T_{1\sim3}$	N_1	M_0
N_1	区域淋巴结转移	IV	$T_{1\sim3}$	$N_{0\sim1}$	M_1

术前 CT 检查对准确分期很有成效,MRI 和内镜下超声波探查可进一步观察到肿瘤的大小范围、淋巴结的受累和原发肿瘤的来源(如肝胰壶腹癌或胰头癌)。更加准确地术前分期,对选择采用手术或非手术的姑息性治疗很重要。不少患者在剖腹探查才发现有小的肝脏转移和腹膜的种植而未做切除,因此,有些学者认为腹腔镜检查应作为术前分期的一部分。若见有远处转移,则应考虑非手术的姑息性治疗。但是否要常规使用腹腔镜检查仍有争论。

Hermreek 的胰腺癌肉眼分期法,简单、明了、实用,对手术的术式选择和预后的判定很有帮助,也被广泛使用。I 期,病变局限在胰腺;II 期,病变已累及周围组织或脏器,如十二指肠、门静脉、胰周组织;III 期,已有区域淋巴结转移;IV 期,已有远处转移。

七、治疗

对患者全身情况差,不能耐受手术者或患者晚期无法施行手术切除者,应给予非手术治疗。

(一)化疗

常用的药物是氟尿嘧啶、吉西他滨、奥沙利铂等。

(二)放疗

放疗分为单纯放疗、放疗及化疗联合治疗及立体定位的伽马刀治疗。

(三)免疫治疗

除了影响癌肿患者预后的共同因素:如肿瘤病期、大小、淋巴结转移程度、手术彻底性等以外,还有患者全身情况的差异,即免疫能力的差异因素。由于癌症患者均有不同程度免疫能力低下,所以近数年来常使用各种生物反应调节剂,以增加治疗效果。目前常用的有白介素-2(IL-2)、干扰素(IFN)、胸腺肽等。

(四)激素治疗

常用药物有雄激素(如丙酸睾丸酮)、他莫昔芬(他莫昔芬)、醋酸氯羟甲烯孕酮、LHRH 类似物生长激素释放抑制因子类似物等。

(五)胆道介入治疗

对不能切除的胰头癌患者,因肿瘤压迫或侵犯胆总管可发生严重的梗阻性黄疸。可考虑施行经皮经肝穿刺胆道引流术(PTCD)以减轻黄疸肝损害和改善症状延长患者生命。

(六)中医中药治疗

其基本法则为:①整体观念;②治标和治本;③同病异治与异病同治;④扶正祛邪。

(张 亚)

第八节 胆 管 癌

一、概述

胆管癌是指原发于胆管上皮细胞的恶性肿瘤,按照部位分为肝内胆管癌、肝门区胆管癌和肝外胆管癌。胆管癌较少见,占胆道手术的 0.3%～1.8%。在欧美胆囊癌为胆管癌的 1.5～5.0 倍,日本则胆管癌多于胆囊癌。发病男女之比为(1.5～3.0):1.0。发病年龄多为 50～70 岁,但也可见于年轻人。

胆管癌的病因尚不清楚,胆道慢性感染与其发病可能有关,包括中华分枝睾吸虫感染、幽门螺杆菌感染、胆结石等。另外胆总管囊肿、溃疡性结肠炎等因素可能增加胆管癌发病的危险。丙型肝炎病毒的感染可能与肝内胆管细胞癌有一定的关系。

二、临床表现

(一)症状

肝内胆管癌早期往往无症状,或仅仅表现为食欲缺乏、消瘦、低热、上腹不适。肝门区和肝外胆管癌则以胆道梗阻为主要表现,临床表现为黄疸、瘙痒、尿色加深、白陶土样便等。如合并胆结石及胆道感染,可有畏寒、发热等,且有阵发性腹痛及隐痛。

(二)体征

体格检查可见肝大、质硬。如为胆总管下端部,则可扪及肿大的胆囊。如肿瘤破溃出血,可有黑便或大便潜血试验阳性、贫血等表现。

三、诊断依据

应当结合患者的临床表现、实验室检查、影像学检查和组织病理学等进行胆管癌的诊断和鉴别诊断。

(一)实验室检查

1.胆红素

梗阻性黄疸,总胆红素升高,以直接胆红素升高为主。

2.肝功能

肝功能异常,以碱性磷酸酶和谷氨酰转肽酶升高为主。

3.肿瘤标记物

CEA 和 CA19-9 等肿瘤糖链抗原升高,但特异性不强,升高的患者可作为肿瘤的动态监测指标。

(二)影像学检查

1.超声检查

B 超检查简便无损伤可反复使用,是首选检查方法。B 超检查可显示扩张的胆管梗阻的部位,由于胆管扩张发生在黄疸之前,B 超具有诊断早期胆管癌的价值。

2.CT 和 MRI

CT/MRI 扫描对胆管癌敏感性和特异性较高。增强 CT/MRI 可以发现肝内外胆管癌的大小、肝内转移、远处转移和周围淋巴结转移。磁共振胰胆管造影(magnetic resonance cholangio-pancreatography,MRCP)可帮助区分良恶性病变,了解肿瘤浸润程度、门脉受侵和淋巴结转移情况。

3.胆管造影

经皮肝穿刺胆管造影(percutaneous transhepatic cholangiography,PTC)是诊断肝门和肝外胆管癌的主要方法,它能显示胆管癌的位置和范围,确诊率可达 94%。PTC 和经内镜逆行胰胆管造影(encoscopic retrograde cholangio-pancreatography,ERCP),可显示梗阻远端胆管,显示肝内胆管和胆总管是否受侵犯,同时通过获得的引流液进行细胞学检查明确诊断。在诊断的同时,进行外引流和支架置入的内引流,解除局部梗阻、使黄疸消退,也为下一步的手术创造条件。

四、病理

(一)大体部位分类

在解剖学上根据癌发生的部位分为肝内胆管癌、肝门区胆管癌(位于左右肝管汇合部位,又称为 Klatskin 瘤)和肝外胆管癌。

(二)胆管癌的组织学类型

90% 是腺癌。根据癌细胞的类型、分化程度及癌组织生长方式可分为乳头状腺癌、高分化腺癌、低分化腺癌、未分化癌、印戒细胞癌和鳞状细胞癌。

肝内胆管癌的转移以肝内转移为主,常合并门脉癌栓。肝外胆管癌发生转移主要是沿胆管壁向上向下浸润直接扩散,肝门部淋巴结和腹腔其他部位的淋巴结转移,血行转移可见于晚期,一般较少。

五、治疗原则

(一)手术治疗

根治性切除是唯一治愈的方法,术前应常规进行 CT 或 MRI 全身检查排除远处转移。肝内胆管癌一般常规切除肿瘤所在肝叶或相应胆管所在肝段。切缘阴性的患者预后较好,5 年生存率为 24%～43%。肝门区和肝外胆管癌肿瘤推荐根据肿瘤所在具体部位行根治性切除,可包括相邻尾状叶肝脏和引流区淋巴结的切除。

肝门区和肝外胆管癌常常以梗阻性黄疸起病,首先局部支架植入或引流术缓解症状,再进行下一步的手术切除。对于无法手术切除或者已经出现远处转移的患者,如果出现明显梗阻性黄疸,也可以行姑息性局部支架植入或引流术缓解症状。

(二)化疗

1.辅助化疗或辅助放化疗

术后辅助化疗缺乏大规模的临床研究数据,NCCN 指南推荐肝内胆管癌术后切缘阴性的患者进行观察或者参加临床研究,切缘阳性者需要多学科综合讨论,可考虑二次手术、RFA、化疗或者同步化放疗等治疗。肝门区和肝外胆管癌术后切缘阴性且淋巴结阴性的患者,可选择单纯观察、参加临床研究、辅助化疗或者同步化放疗;肝门区和肝外胆管癌 $T_2 \sim T_4$(肿瘤侵犯到胆管壁及以外)或 N+ 或 R_1 切除的患者,术后需要多学科综合讨论进行个体化治疗,包括辅助化疗或者同步化放疗。胆管癌常用的辅助化疗为 5-Fu 或者吉西他滨为主的方案。

2.晚期胆管癌的化疗

治疗以全身化疗为主,对一般情况较好的患者推荐联合化疗。2009 年英国多中心、随机对照Ⅲ期临床研究 UK ABC-02 研究比较了吉西他滨单药与吉西他滨联合顺铂(GP)方案对晚期胆系肿瘤的疗效。GP 方案在延长生存期上显著优于吉西他滨单药化疗,目前成为晚期胆管癌的标准一线方案。其他常用的化疗方案还有:吉西他滨联合奥沙利铂、吉西他滨联合 5-Fu/卡培他滨。对于一般状况差的患者,可选择单药 5-Fu 或者吉西他滨化疗。在化疗联合靶向治疗方面,ASCO 韩国报道了 268 例局部晚期无法手术或者远处转移的胆管癌、胆囊癌和壶腹癌患者,随机进入吉西他滨联合奥沙利铂±厄洛替尼两组,结果发现,180 例胆管癌患者联合靶向治疗后 PFS 延长(5.9 个月vs.3.0 个月),结果有统计学意义。

3.放疗

术后放疗对胆管癌有一定减少术后复发的作用,可采用 5-Fu 进行同步化放疗。2011 年NCCN 指南推荐肝内胆管癌 R1 或者 R2 切除的患者可以选择术后 5-Fu 同步放疗。肝外胆管癌术后无论切缘是否阳性,有无淋巴结转移均可选择术后 5-Fu 同步化放疗。复发或者局部晚期胆囊癌可进行局部姑息放疗及 5-Fu 同步化放疗。

4.其他治疗

国外有研究报告晚期肝内胆管癌采取光动力治疗,可以联合支架植入术。

六、随访和监测

胆管癌患者术后每 3 个月随访一次,最长 6 个月进行 CEA、CA199 检测和影像学检查。连续 2 年后,改为 6 个月随访一次,每 12 个月一次检查。

七、预后

胆管癌患者预后不良,5 年生存率低。

(张　亚)

第十二章　内分泌系统肿瘤

第一节　甲状腺癌

甲状腺癌是最常见的内分泌系统恶性肿瘤,内分泌恶性肿瘤中占 89%,占内分泌恶性肿瘤病死率的 59%,占全身恶性肿瘤的 0.2%(男性)～1%(女性),约占甲状腺原发性上皮性肿瘤的 1/3。国内的普查报道,其发生率为 11.44/10 万,其中男性为 5.98/10 万,女性为 14.56/10 万。甲状腺癌的发病率一般随年龄的增大而增加,女子的发病率约较男子多 3 倍,地区差别亦较明显,一般在地方性甲状腺肿的流行区,甲状腺癌的发病率较高,而在地方性甲状腺肿的非流行区则甲状腺癌的发病率相对较低。近年来统计资料显示,男性发病率有逐渐上升的趋势,可能与外源性放射线有关。甲状腺癌的发病率虽不是很高,但由于其在临床上与结节性甲状腺肿、甲状腺腺瘤等常难以鉴别,在具体处理时常感到为难,同时,在诊断明确的甲状腺癌进行手术时,究竟应切除多少甲状腺组织,以及是否行颈淋巴结清扫及方式等方面尚存在诸多争议。

一、病因

其与其他肿瘤一样,甲状腺癌的发生与发展过程至今尚未完全清楚。现代研究表明,肿瘤的发生与原癌基因序列的过度表达、突变或缺失有关。在甲状腺滤泡细胞中有多种原癌基因表达,对细胞生长及分化起重要作用。最近从人甲状腺乳头状癌细胞中分离出所谓 ptc 癌基因,被认为是核苷酸序列的突变。有研究发现,ptc 癌基因位于Ⅱa 型多发性内分泌瘤(MEN-Ⅱa)基因染色体 11 的近侧长臂区,其机制尚不清,ptc 基因仅出现于少数甲状腺乳头状癌。H-ras、K-ras 及 N-ras 等癌基因的突变形式已被发现于多种甲状腺肿瘤。在髓样癌组织中发现高水平的 H-ras、c-myc 及 N-myc 等癌基因的表达,p53 多见于伴淋巴结或远处转移的甲状腺癌灶,但这些癌基因也可在其他癌肿或神经内分泌疾病中被检出。实际上甲状腺癌的发生和生长是复杂的生物过程,受不同的癌基因和多种生长因子的影响,同时还有其他多种致癌因素的作用。已知的可能致甲状腺癌的因素包括以下几种。

(一)缺碘

缺碘一直被认为与甲状腺的肿瘤发生有关,但这种观点在人类始终未被证实。一些流行病学调查资料提示,甲状腺癌不仅在地方性甲状腺肿地区较多发,即使沿海高碘地区,亦较常发。地方性甲状腺肿地区所发生的多为甲状腺滤泡或部分为间变癌,而高碘地区则多为乳头状癌;同时在地方性甲状腺肿流行区,食物中碘的增加降低了甲状腺滤泡癌的发病率,但乳头状癌的发病却呈上升趋势,其致癌因素有待研究。

(二)放射线的影响

放射线致癌的机制被认为是放射线诱导细胞突变,并促使其生长,在亚致死量下可杀灭部分细胞而致减少 TSH 分泌,反馈到脑垂体的促甲状腺细胞,增加 TSH 的产生,从而促进具有潜在恶性的细胞增殖、恶变。Winships 等收集的 562 例儿童甲状腺癌,其中 80% 过去曾有射线照射史,其后许多类似的报道相继出现。放射线作为致甲状腺癌的因素之一,已经广为接受。放射线致癌与放射方式有关,放射线致癌皆产生于 X 射线外照射之后;从放疗到发病的时间不一,有报道最短为 2 年,最长 14 年,平均 8.5 年。

(三)家族因素

在一些甲状腺癌患者中,可见到一个家庭中一个以上成员同患甲状腺乳头状癌者,Stoffer 等报道,甲状腺乳头状癌家族中 3.5%～6.2% 同患甲状腺癌;而甲状腺髓样癌,有 5%～10% 甚至 20% 有明显家族史,是常染色体显性遗传,多为双侧肿瘤。

(四)甲状腺癌与其他甲状腺疾病的关系

这方面尚难肯定。近年关于其他甲状腺病合并甲状腺癌的报道很多,据统计甲状腺腺瘤有 4%～17% 可以并发甲状腺癌;一些甲状腺增生性病变,如腺瘤样甲状腺肿和功能亢进性甲状腺肿,分别有约 5% 及 2% 合并甲状腺癌。另有报道,桥本甲状腺炎的甲状腺间质弥漫性局灶性淋巴细胞浸润超过 50% 的患者易伴发甲状腺乳头状癌。但甲状腺癌与甲状腺疾病是否有因果关系尚需进一步研究。

二、病理和临床表现

甲状腺癌按细胞来源可分为滤泡源性甲状腺癌和 C 细胞源性甲状腺癌两类。前者来自滤泡上皮细胞,包括乳头状癌、滤泡状癌和未分化癌等类型;后者来自滤泡旁(C)细胞,称甲状腺髓样癌。乳头状癌和滤泡状癌又可归于"分化性癌",与未分化癌相区别。不同类型的甲状腺癌,其生物学行为包括恶性程度、发展速度、转移规律和最终预后等有较大差别,且病理变化和临床联系密切。

(一)乳头状癌

1.病理

乳头状癌为甲状腺癌中最常见类型,一般占总数的 75%。此外,作为隐性癌,在尸检中屡被发现,一般占尸检的 6%～13%,表明一定数量的病变,可较长时期保持隐性状态,而不发展为临床癌。乳头状癌根据癌瘤大小、浸润程度,分隐匿型和腺内型和腺外型三大类型。

小的隐匿型(直径≤1 cm),病变局限,质坚硬,呈显著浸润常伴有纤维化,状似"星状瘢痕",故又称为隐匿硬化型癌,常在其他良性甲状腺疾病手术时偶尔发现。

大的直径可超过 10 cm,质硬或囊性感,肿瘤呈实质性时,切面粗糙、颗粒状、灰白色,几乎无包膜,半数以上可见钙化的砂粒体。镜下癌组织由乳头状结构组成,乳头一般皆细长,常见三级以上分支,有时亦可粗大,间质水肿。乳头的中心为纤维血管束,覆盖紧密排列的单层或复层立方或低柱状上皮细胞。细胞大小不均匀,核间变一般不甚明显。

乳头状癌最重要的亚型是乳头状微小癌、滤泡状癌及弥漫性硬化型癌。新近的世界卫生组织分型,将乳头状微小癌代替隐匿型癌。该型指肿瘤直径<1 cm。其预后好,很少发生远处转移。

对甲状腺乳头状癌的病理组织学诊断标准,近年已基本取得一致意见,即乳头状癌病理组织中,虽常伴有滤泡癌成分,有时甚至占较大比重,但只要查见浸润性生长且有磨砂玻璃样核的乳头状癌结构,不论其所占成分多少,均应诊断为乳头状癌。

2.临床表现

甲状腺乳头状癌,好发于 20~40 岁,儿童及青年人常见,女性发病率明显高于男性。70％儿童甲状腺癌及 50％以上成人甲状腺癌均属此型。肿瘤多为单发,亦有多发,不少病例与良性肿瘤难以区别,无症状,病程长,发展慢。肿瘤质硬,不规则,表面不光滑,边界欠清,活动度较差。呈腺内播散而成多发灶者可达 20％~80％。淋巴转移为其特点,颈淋巴结转移率为 50％~70％,而且往往较长时间局限于区域淋巴结系统。病程后期可发生血行转移。肺和其他远处转移少于 5％。有时颈淋巴结转移可作为首发症状。由于生长缓慢,早期常可无症状,若癌组织侵犯周围组织,则出现声音嘶哑、呼吸困难、吞咽不适等症状。

(二)滤泡状癌

1.病理

占全部甲状腺癌的 11.6％~15％,占高分化癌中第二位。大体形态上,当局部侵犯不明显时,多不易与甲状腺腺瘤区别。瘤体大小不一,圆形或椭圆形,分叶或结节状,切面呈肉样、褐红色,常被结缔组织分隔成大小不一的小叶。中心区常呈纤维化或钙化。较大的肿瘤常合并出血、坏死或静脉内癌栓。

镜下本型以滤泡状结构为其主要组织学特征,瘤细胞仅轻或中度间变,无乳头状形成,无淀粉样物。癌细胞形成滤泡状或腺管状,有时呈片状。最近,世界卫生组织病理分类将胞浆内充满嗜酸性红染颗粒的嗜酸性细胞癌亦归入滤泡癌中。

滤泡状癌多见于中老年女性,病程长,生长慢,颈部淋巴转移较少。而较早出现血行转移,预后较乳头状癌差。

2.临床表现

此癌 40~60 岁多见。与乳头癌相比,男性患病相对较多,男与女之比为 1：2,患病年龄以年龄较大者相对为多。一般病程较长,生长缓慢,少数近期生长较快,常缺乏明显的局部恶性表现,肿块直径一般为数厘米或更大,多为单发,少数可为多发或双侧,实性,硬韧,边界不清,较少发生淋巴结转移,血行转移相对较多,主要转移至肺,其次为骨。

(三)甲状腺髓样癌

在胚胎学上甲状腺滤泡旁细胞与甲状腺不是同源的。甲状腺髓样癌起源于甲状腺滤泡旁细胞,故又称滤泡旁细胞癌或 C 细胞癌,可分泌降钙素,产生淀粉样物质,也可分泌其他具有生物活性物质,如前列腺素、5-HT、促肾上腺皮质激素、组胺酶等。

甲状腺髓样癌分为散发型(80％~90％)、家族型(8％~14％)及多发性内分泌瘤(少于10％)三种。甲状腺髓样癌可以通过常染色体显性遗传发展为不同的类型。甲状腺髓样癌是甲状腺癌的一个重要类型,较少见,恶性度中等,存活率小于乳头状瘤,而远大于未分化癌。早期诊断、治疗可改善预后,甚至可以治愈。甲状腺髓样癌的发病率占甲状腺癌的 3％~10％,女性较多,中位年龄在 38 岁左右,其中散发型年龄在 50 岁;家族型年龄较轻,一般不超过 20 岁。

其发病机制、病理表现及临床表现均不同于一般甲状腺癌,独成一型。

1.病理

瘤体一般呈圆形或卵圆形,边界清楚,质硬或呈不规则形,伴周围甲状腺实质浸润,切面灰白色、浅色、淡红色,可伴有出血、坏死、纤维化及钙化,肿瘤直径平均 $3\sim4$ cm,小至数毫米,大至 10 cm。镜下癌细胞多排列成实体性肿瘤,偶见滤泡,不含胶样物质。癌细胞呈圆形或多边形,体积稍大,大小较一致,间质有多少不等的淀粉样物质,番红花及刚果红染色皆阳性。淀粉样物质为肿瘤细胞产生的降钙素沉积,间质还可有钙沉积,似砂粒体,还有少量浆细胞和淋巴细胞,常见侵犯包膜和气管。在家族性甲状腺髓样癌中,总是呈现双侧肿瘤且呈多中心,大小变化很大,肿瘤具有分布在甲状腺中上部的特点。在散发性甲状腺髓样癌中一般局限于一叶,双侧多中心分布者低于 5%。

2.临床表现

所有的散发型甲状腺髓样癌及多数家族型甲状腺髓样癌都有临床症状和体征。通常甲状腺髓样癌表现为颈部肿块,$70\%\sim80\%$ 的散发型患者,因触及无痛性甲状腺结节而发现,近 10% 可侵及周围组织出现声嘶、呼吸困难和吞咽困难。临床上男女发病率大致相仿。家族型为一种常染色体显性遗传性疾病,属多发性内分泌肿瘤Ⅱ型(MEN-Ⅱ),它又分为Ⅱa型和Ⅱb型,占 $10\%\sim15\%$,发病多在 30 岁左右,往往累及两侧甲状腺。临床上大多数为散发型,发病在 40 岁以后,常累及一侧甲状腺。MTC 恶性程度介于分化型癌与未分化型癌之间,早期就发生淋巴结转移。临床上,MTC 常以甲状腺肿块和淋巴结肿大就诊,由于 MTC 产生的 5-HT 和前列腺素的影响,约 1/3 患者可发生腹泻和面部潮红的类癌综合征。本病可合并肾上腺嗜铬细胞瘤、多发性唇黏膜神经瘤和甲状腺瘤等疾病。有 B 型多发性内分泌瘤(MEN-Ⅱ)和髓样癌家族史患者,不管触及甲状腺结节与否,应及时检测基础的五肽胃泌素激发反应时血清降钙素水平,以早期发现本病,明显升高时常强烈提示本病存在。此外,甲状腺结节患者伴 CEA 水平明显升高,也应考虑此病存在可能,甲状腺结节细针穿刺活检或淋巴结活检常可做出明确诊断。

(四)甲状腺未分化癌

未分化癌为甲状腺癌中恶性程度最高的一种,较少见,占全部甲状腺癌的 $5\%\sim14\%$,主要是指大细胞癌、小细胞癌和其他类型癌(鳞状细胞癌、巨细胞癌、腺样囊性癌、黏液腺癌以及分化不良的乳头状癌、滤泡状癌等)。未分化癌以老年患者居多,中位年龄为 60 岁,女性中常见的是小细胞弥漫型,男性常是大细胞型。

1.病理

未分化癌生长迅速,往往早期侵犯周围组织。肉眼观癌肿无包膜,切面呈肉色、苍白,并有出血、坏死。镜下组织学检查未分化癌可分为大细胞型及小细胞型两种。前者主要由巨细胞组成,但有梭形细胞,巨细胞体积大,奇形怪状,核大、核分裂多;后者由圆形或椭圆形小细胞组成,体积小,胞浆少、核深染、核分裂多见。有资料提示表明,有的未分化癌中尚可见残留的形似乳头状或滤泡状的结构,提示这些分化型的甲状腺癌可能转变为未分化癌,小细胞型分化癌与恶性淋巴瘤在组织学上易发生混淆,可通过免疫过氧化酶染色做出鉴别。

2.临床表现

该病发病前常有甲状腺肿或甲状腺结节多年,在巨细胞癌此种表现尤为明显。肿块可于短期内急骤增大,发展迅速,形成双侧弥漫性甲状腺巨大肿块,质硬、固定、边界不清,往往伴有疼痛、呼吸或吞咽困难,早期即可出现淋巴结转移及血行播散。细针吸取细胞学检查可做出诊断,但需不同位置穿刺,因癌灶坏死、出血及水肿会造成假阴性。

三、诊断

声嘶、吞咽困难、哮喘、呼吸困难和疼痛是常见的症状。甲状腺癌的诊断是一个困难而复杂的问题，临床上甲状腺癌多以甲状腺结节为主要表现，而甲状腺多种良性疾病亦表现为甲状腺结节，两者之间无绝对的分界线。对一个甲状腺结节患者，在诊断的同时始终存在着鉴别诊断的问题，首先要确定它是非癌性的甲状腺结节、慢性甲状腺炎或良性腺瘤，还是甲状腺癌；其次由于不同的甲状腺癌、同种甲状腺癌的不同分期其治疗方法及预后差异很大，诊断时还要决定它是哪种甲状腺癌以及它的病期（包括局部生长情况、淋巴结转移范围和有无远处转移）。由于目前所具备的辅助检查绝大多为影像学范围，对甲状腺癌的诊断并无绝对的诊断价值，而细胞组织学检查虽有较高的诊断符合率，但患者要遭受一定的痛苦，且因病理取材、检验师的实践经验等影响，存在一定的假阴性。故而，常规的询问病史、体格检查更显出其重要性。通过详细地询问病史、仔细体检获得一个初步的诊断，再结合必要的辅助检查以取得进一步的佐证是诊断甲状腺癌的正确思路。

(一)诊断要点

1.临床表现

患者有甲状腺结节性肿大病史，如有下述几点临床表现者，应考虑甲状腺癌的可能：①肿块突然迅速增大变硬。②颈部因其他疾病而行放疗者，尤其是青少年。③甲状腺结节质地硬、不平、固定、边界不清、活动差。④有颈部淋巴结肿大或其他组织转移。⑤有声音嘶哑、呼吸困难、吞咽障碍。⑥长期水样腹泻、面色潮红、伴其他内分泌肿瘤。

2.辅助检查

进一步明确结节的性质可行下列检查。

(1)B超检查：应列为首选。通过B超探测来区别结节的囊性或实性。实性结节形态不规则、钙化、结节内血流信号丰富等则恶性可能更大。

(2)核素扫描：对实性结节，应常规行核素扫描检查，如果为冷结节，则有10%～20%可能为癌肿。

(3)X射线检查（包括CT、MRI）：主要用于甲状腺癌转移的发现、定位和诊断。在甲状腺内发现砂粒样钙化灶，则提示有恶性的可能。

(4)针吸细胞学检查：诊断正确率可高达60%～85%，但最终确诊应由病理切片检查来决定。

(5)血清甲状腺球蛋白测定：采用放射免疫法测定血清中甲状腺球蛋白(Tg)，在分化型腺癌其水平明显增高。

实际上，部分甲状腺结节虽经种种方法检查，仍无法确定其良恶性，需定期随访、反复检查，必要时可行手术探查，术中行快速冰冻病理学检查。

(二)甲状腺癌的临床分期

甲状腺癌的临床分期以往较复杂，现统一采用国际抗癌学会关于甲状腺癌的TNM临床分类法，标准如下。

1.T——原发癌肿

T_0：甲状腺内无肿块触及。

T_1：甲状腺内有单个结节，腺体本身不变形，结节活动不受限制，同位素扫描甲状腺内有缺损。

T_2：甲状腺内有多个结节，腺体本身变形，腺体活动不受限制。

T_3：甲状腺内肿块穿透甲状腺包膜，固定或侵及周围组织。

2.N——区域淋巴结

N_0：区域淋巴结未触及。

N_1：同侧颈淋巴结肿大，能活动。

N_{1a}：临床上认为肿大淋巴结不是转移。

N_{2b}：临床上认为肿大淋巴结是转移。

N_2：双侧或对侧淋巴结肿大，能活动。

N_{2a}：临床上认为肿大淋巴结不是转移。

N_{2b}：临床上认为肿大淋巴结是转移。

N_3：淋巴结肿大已固定不动。

3.M——远处转移

M_0：远处无转移。

M_1：远处有转移。

根据原发癌肿、淋巴结转移和远处转移情况，临床上常把甲状腺癌分为四期。

Ⅰ期：$T_{0\sim2}N_0M_0$（甲状腺内仅一个孤立结节）。

Ⅱ期：$T_{0\sim2}N_{0\sim2}M_0$（甲状腺内有肿块，颈淋巴结已肿大）。

Ⅲ期：$T_3N_3M_0$（甲状腺和颈淋巴结已经固定）。

Ⅳ期：$T_xN_xM_1$（甲状腺癌合并远处转移）。

四、治疗

甲状腺癌除未分化癌外，主要的治疗手段是外科手术。其他如放疗、化疗、内分泌治疗和中医中药治疗等，仅是辅助性治疗措施。

(一)手术治疗

1.乳头状腺癌

手术切除是最佳方案。

手术是分化型甲状腺癌的基本治疗方法，术后辅助应用核素、甲状腺素及外照射等综合治疗。手术能根治性切除原发灶和转移灶，达到治愈目的。甲状腺乳头状腺癌为临床上最常见的高分化型腺癌，具有恶性程度低、颈淋巴结转移率高等特点，在根治性切除的原则下，应兼顾功能与美观。手术治疗包括三个方面。

(1)原发灶切除范围：目前尚存在争论，主要是行甲状腺全切除或腺叶加峡部切除。

主张全切除的主要理由是：①对侧多中心或微小转移灶可达 20％～80％，全切除可消除潜在复发；②有利于术后放射性碘检测复发或转移灶并及时治疗；③全切除可避免 1％高分化癌转变为未分化癌；④全切除可增加甲状腺球蛋白检测复发或转移灶的敏感性。

持反对观点者认为，全切除会增加手术后并发症，喉返神经损伤及甲状腺功能减退发生率可高达 23％～29％，其次对侧微小转移灶，可长期处于隐匿状态，未必发展成临床肿瘤，一旦复发再切除也不影响预后。

目前多数学者认为，病灶限于腺叶内，对侧甲状腺检查无异常，行患侧腺叶、峡部加对侧次全切除,疗效与全切除术差不多,而术后并发症明显减少,是比较合理的术式。这种术式优点是可以避免因全甲状腺切除后所引起的永久性甲状腺功能减退的后遗症,又可减少或避免喉返神经及甲状旁腺损伤机会。如术中探查患侧腺叶已累及对侧或双侧腺叶均存在病灶,则改行甲状腺全切除术。Sarde 等报道,采用甲状腺近全切除术,喉返神经及甲状旁腺损伤发生率明显降低至4%和3.2%,或许是取代全切除术的一种较好的术式。

(2)颈淋巴结切除:乳头状腺癌颈淋巴结转移率可达 50%~70%。淋巴结转移是否影响预后曾有不同看法。甲状腺癌协作组大宗病例表明,淋巴结转移影响预后。颈淋巴结阳性的患者行颈淋巴结清扫术已达成共识。以往很多人主张包括原发灶在内的经典式颈淋巴结清扫术,曾作为根治性手术的一个重要组成部分,通过实践目前已被改良或功能性颈清扫术所取代。因这种手术同样能达到治疗目的,且能兼顾功能与美容,特别为年轻女子所乐于接受。但胸锁乳突肌、副神经和颈内静脉三者究竟能保留多少,则需视肿瘤大小、局部浸润和淋巴结转移等情况而定。颈淋巴结的清扫范围主要包括气管旁(气管食管沟及胸骨柄上区)及颈内静脉区淋巴结链。对乳头状腺癌无淋巴结转移的患者,预防性颈淋巴结清扫并不能改善预后,国内外多数学者均不主张采用。

近年来,大宗回顾性研究资料提示,预防性颈淋巴结清扫组和对照组的预后无明显差异,甲状腺乳头状癌的淋巴结转移趋向局限在淋巴结内,即使以后发现淋巴结肿大时再手术,也不影响预后。

(3)对局部严重累及的乳头状癌的处理:有些乳头状癌局部浸润广泛,可累及气管、食管、喉返神经、双侧颈内静脉等。如患者全身情况允许,应争取行扩大手术。如双侧喉返神经受侵,可将入喉端找出与迷走神经中的喉返束直接吻合,效果良好。如气管侵累,要根据侵累范围,行全喉或部分气管切除修补。一侧颈内静脉受累,可予以切除;若双侧受累、确实无法保留,则一侧颈内静脉切除后行静脉移植,也可采用保留双侧颈外静脉代替颈内静脉回流。如果 CT 或 MRI 证实上纵隔有肿大淋巴结,也可将胸骨劈开至第二肋间平面,显露上纵隔再沿颈内静脉向下解剖,把部分胸腺和纵隔淋巴结一并切除,有时癌肿和气管固定,或累及食管肌层,只要未破坏气管壁和侵入食管腔内,可将癌肿从气管前筋膜下钝性剥离,并将食管肌层切除,仍可取得满意效果。

2.滤泡性腺癌

原发癌的治疗原则基本上同乳头状癌,颈淋巴结的处理与乳头状癌不同,因本型甚少发生淋巴结转移,所以除临床上已出现颈淋巴结转移时需行颈淋巴结清除术外,一般不做选择性颈清术。

3.髓样癌

MTC 对放疗和化疗均不敏感,主要用外科治疗。彻底手术是一种行之有效的办法,不少患者可因此治愈。采取甲状腺全切除,加淋巴结清扫术,但散发性甲状腺髓样癌也可根据探查情况行患侧腺叶加峡部切除。由于髓样癌隐匿性淋巴结转移癌发生率较高,即使无淋巴结转移也应做根治性颈淋巴结清扫;至于采取传统性或功能性颈清扫术,需视病灶及淋巴结浸润和转移程度而定。术中同时探查甲状旁腺,肿大时应予切除。术前发现合并嗜铬细胞瘤者,应先行肾上腺切除,否则术中会继发高血压,影响手术顺利进行,术后应定期复查血清降钙素、癌胚抗原,并做胸部 X 射线片、CT 和 MRI 等检查以早期发现颈部、前纵隔淋巴结和其他脏器的复发或转移。

4.未分化癌

由于恶性程度高,就诊时多属晚期,已无手术指证,近年也采用手术、化疗、放疗等联合治疗本病。目前,在延长存活率上尚无明显改善。但对局部控制癌肿还是有效的,可以降低死于局部压迫或窒息的危险。

(二)外放疗

不同病理类型的甲状腺癌放疗的敏感度不同,其中尤以未分化癌最为敏感,而其他类型癌较差。未分化癌由于早期既有广泛浸润或转移,手术治疗很难达到良好的疗效,因而放疗为其主要的治疗方法。即使少数未分化癌患者做手术治疗,也仅可达到使肿瘤减量的目的,手术后仍可继续放疗,否则复发率较高。部分有气管阻塞的患者,只要条件允许,仍可行放疗。分化型腺癌首选手术根治而无须放疗。对无法完全切除的髓样癌,术后可行放疗,虽然本病放疗不甚敏感,但放疗后,肿瘤仍可缓慢退缩,使病情得到缓解,有的甚至完全消除。甲状腺癌发生骨转移并不多见,局部疼痛剧烈,尤其在夜间。放疗可迅速缓解其症状,提高患者生活质量。

(三)放射性碘治疗

1.定义

甲状腺癌的放射性碘治疗包括清除残留甲状腺组织(简称清甲)治疗(1次或多次)和转移灶治疗。

2.机制

甲状腺组织有一种特殊的摄碘功能,^{131}I被摄入甲状腺组织内衰变发出99%的β射线,对病变组织细胞进行照射。β射线在体内的有效射程为2~4 mm,对临近组织器官无损伤。因正常甲状腺组织摄碘功能高于癌组织,且甲状腺癌原发灶无摄碘功能,故对于已确诊或疑为甲状腺癌的和复发灶,放射性碘治疗前均应先行手术切除。治疗前还应停服甲状腺素4~6周,刺激TSH分泌,促进癌组织对^{131}I的吸收。

3.适应证

(1)不能手术切除的分化型甲状腺癌(DTC,包括乳头状、滤泡状和混合型癌)及术后残留的甲状腺组织。

(2)复发的DTC。

(3)颈部淋巴结或远处其他脏器转移(包括骨转移)。

(4)白细胞在$3.0×10^9$/L以上,摄碘率大于1%。

4.禁忌证

(1)妊娠和哺乳期妇女不愿停止妊娠和哺乳的。

(2)甲状腺癌术后伤口未愈合。

(3)白细胞在$3.0×10^9$/L以下。

(4)肝肾功能严重损害及患者一般情况很差,预计不能耐受大剂量放射性碘治疗。

5.方法及注意事项

(1)1次口服一定剂量(80~120 mCi)^{131}碘。

(2)服^{131}I后3~5天加甲状腺素口服治疗。

(3)服用甲状腺素3月,停药40天复查TSH、摄碘率、血甲状腺球蛋白(TG)及全身显像,根据结果决定是否需要再次治疗。

(4)服^{131}I治疗当日起,1月内禁食含碘食物及药物。

(5)^{131}I清甲治疗后未发现转移灶存在,采用适量的甲状腺激素永久性替代治疗是目前防发和转移的最有效方法。

(6)如果已有远处转移,对局部可以全部切除的腺体,不但应将患者的腺体全部切除,颈淋巴结亦应加以清除,同时还应切除健叶的全部腺体。这样才可用放射性碘来治疗远处转移。腺癌的远处转移,只能在切除全部甲状腺后才能摄取放射性碘。但如果远处转移摄取放射性碘极微,则在切除全部甲状腺后,由于垂体前叶促甲状腺激素的分泌增多,反而促使远处转移的迅速发展。对这种试用放射性碘无效的病例,应早期给予足够量的甲状腺素片,远处转移可因此缩小,至少不再继续迅速发展。

(四)内分泌治疗

分化型甲状腺癌做次全、全切除者应该口服甲状腺素,以防甲状腺功能减退及抑制 TSH。乳头状和滤泡状癌均有 TSH 受体,TSH 通过其受体能影响分泌型甲状腺癌的功能及生长,一般剂量掌握在保持 TSH 低水平,但以不引起甲亢为宜。一般用甲状腺片每天 $80\sim120$ mg,也可选用左甲状腺素片每天 100 μg,并定期检测血浆 T_3、T_4 和 TSH,以此调整用药剂量。甲状腺癌对激素的依赖现象早已被人们认识。某些分化性的甲状腺癌可受 TSH 的刺激而生长,故 TSH 可促使残留甲状腺增生、恶变,抑制 TSH 的产生,可减少甲状腺癌的复发率。任何甲状腺癌均应长期用抑制剂量的甲状腺素作维持治疗。对分化好的甲状腺癌尤为适用,其可达到预防复发的效果。即使是晚期分化型甲状腺癌,应用甲状腺素治疗,也可使病情有所缓解,甚至在治疗后病变消退。

(五)化疗

近年来,化疗的疗效有显著提高。但至今尚缺少治疗甲状腺癌的有效药物,故而化疗的效果尚不够理想。目前,临床上主要用化疗治疗复发者和病情迅速进展的病例。对分化差或未分化的甲状腺癌,尚可选作术后的辅助治疗。曾用于甲状腺癌的单药有多柔比星(阿霉素)、放线菌素 D(更生霉素)、甲氨蝶呤等。单药治疗的效果较差,故现常采用联合化疗,以求提高疗效。

五、预后

甲状腺癌的生物学行为存在巨大差异,发展迅速的低分化癌,侵袭性强,可短期致人死亡,而发展缓慢的高分化癌患者往往可长期带瘤生存。高分化型甲状腺癌,特别是乳头状术后预后良好,弥漫性硬化型乳头状癌预后较差,有时呈侵袭性。因此,不能认为甲状腺乳头状癌的临床过程总是缓和的,各种亚型的组织学特点不同,其生物学特性有显著差异。对甲状腺癌预后的判断,常采用年龄、组织学分级、侵犯程度(即肿瘤分期)和大小分类方法及其他预测肿瘤生物学行为的指标;①癌瘤对放射性碘摄取能力:乳头状、滤泡状或乳头滤泡混合型癌能摄取碘者比不能摄取的预后要好;②腺苷酸环化酶对 TSH 有强反应的癌其预后似较低反应者好;③癌瘤 DNA 呈双倍体比异倍体预后要好;④癌瘤细胞膜表皮生长因子(EGF)受体结合 EGF 的量越高,预后越差。

(夏 欢)

第二节 胃泌素瘤

一、临床概述

胃泌素瘤也称卓-艾综合征,是一种少见的神经内分泌肿瘤,多为散发,20%~30%伴随Ⅰ型多发性内分泌肿瘤综合征,60%~90%为恶性肿瘤。年发病率为(0.1~3.0)/100万。在美国,大约每100个消化性溃疡患者中有0.1~1.0个胃泌素瘤患者。发病年龄多在20~50岁,也有7岁和90岁诊断该病的报道。男女发病比率为(1.5∶1)~(2∶1)。十二指肠、胰腺是胃泌素瘤的好发部位,其他少见的部位包括淋巴结、胃、肠系膜、肾包膜、脾门、大网膜、卵巢及肝胆系统,也有腹腔外脏器发病的报道如心、肺。

(一)病因及发病机制

胃泌素瘤的病因至今尚不清楚。与消化道腺癌不同,抑癌基因如*P53*、*Rb*等的失活以及癌基因如*Ras*、*myc*等的功能异常都不常见。Ⅰ型多发性内分泌肿瘤综合征相关的胃泌素瘤涉及染色体11q13上*MEN1*基因的缺失,导致其编码蛋白Menin的功能异常,后者是一种610个氨基酸残基组成的进化上高度保守的核蛋白,参与转录调节、基因组稳定、细胞分裂增殖、细胞周期调控等。在散发性胃泌素瘤中,44%的患者出现*MEN1*基因的功能异常,50%~92%出现p16/MTs1的异常表达,也有一些涉及mTOR信号通路的改变。胃泌素瘤的细胞起源还存在争议。有学者认为胰腺胃泌素瘤可能起源于胰岛非β细胞。在Ⅰ型多发性内分泌肿瘤综合征患者中,十二指肠部位的胃泌素瘤可能源于十二指肠壁G细胞的过度增生,后者伴随G细胞内染色体11q13上的*MEN1*基因的功能缺失。

(二)病理分类及分期

胃泌素瘤是胃肠胰神经内分泌肿瘤的一种,组织学上按分化程度及组织分级分类。前者包括分化良好和分化差,后者根据组织分化及细胞增殖程度,包括核分裂象数及Ki67指数,分为G1、G2、G3。

二、临床表现

虽然大多数胃泌素瘤是恶性的,但其发展缓慢,肿瘤相关的临床症状出现较晚,其临床表现多与高胃泌素血症和高胃酸分泌相关。

(一)消化性溃疡

60%~90%的胃泌素瘤患者有消化性溃疡,主要发生在十二指肠球部以下,甚至可累及空肠上段,表现为多发性、难治性溃疡。临床表现为长期慢性上腹部疼痛,可为烧灼样,且对常规抗溃疡治疗反应欠佳,容易导致相关并发症如出血、穿孔等。

(二)腹泻

腹泻也是胃泌素瘤常见的症状,30%~73%的患者伴随腹泻,其中20%表现严重腹泻。胃泌素瘤患者的腹泻是分泌性的,因为高胃泌素导致胃酸大量分泌并进入肠道,同时刺激胰液大量分泌,超出了肠道吸收能力。

(三)胃食管反流/Barrett食管

约2/3的患者出现反流性食管炎的症状,表现为胃灼热感。在散发性胃泌素瘤中并未发现Barrett食管的发生率增加,而Ⅰ型多发性内分泌肿瘤综合征相关型胃泌素瘤中Barrett食管的发生率比正常高5倍以上。另有部分患者可能并发食管狭窄。

(四)其他

Ⅰ型多发性内分泌肿瘤综合征相关型胃泌素瘤可能合并其他功能性神经内分泌肿瘤,表现出相应激素水平升高所致的症状,如甲状旁腺功能亢进相关的临床症状等。

三、诊断及鉴别诊断

(一)诊断

胃泌素瘤的诊断平均在临床症状出现 5～8 年后才能确立。随着质子泵抑制剂的广泛应用，胃泌素瘤的诊断越来越困难。胃泌素瘤的诊断包括定性诊断和定位诊断，前者包括空腹血胃泌素测定、胃液分析、激发试验(胰泌素、钙)等；后者包括超声检查、CT 检查、MRI 检查、动脉造影/动脉内胰泌素激发试验、生长抑素受体显像等。虽然胃泌素瘤的定位诊断方法很多，仍有近30%无法找到原发灶。

1.定性诊断

(1)空腹血胃泌素测定：对疑似患者的首选检测，超过 99%的胃泌素瘤患者空腹血胃泌素升高，>150 pg/mL有诊断价值，40%～60%的患者比正常高出 10 倍以上。少部分患者由于肿瘤分泌胃泌素前体蛋白而造成假性低胃泌素血症。

(2)胃液分析：90%的胃泌素瘤患者的基础排酸量(BAO)≥15 mmoL/h，应同时测定最大排酸量(MAO)以增加实验的敏感性以鉴别某些普通消化性溃疡患者。BAO/MAO 比值>0.6 高度提示胃泌素瘤，但<0.6 不能排除胃泌素瘤的诊断。

(3)激发试验：胰泌素激发试验：静脉快速注射 2 μg/kg 体重的胰泌素，在注射前 10 分钟、1 分钟以及注射后 2.5 分钟、10 分钟、15 分钟、20 分钟及 30 分钟分别检测血胃泌素浓度。血胃泌素水平较基础值增高 100 pg/mL 为阳性，增高超过 200 pg/mL 作为诊断标准。胰泌素激发试验在胃泌素瘤诊断中起到决定性作用，敏感性和特异性分别达到 94%和 100%，同时作为外科切除术后疾病复发监测最敏感的方法。但是应用质子泵抑制剂会造成假阳性结果。钙激发试验：静脉连续输注葡萄糖酸钙[5 mg/(kg·h)]3 小时，每隔 30 分钟测血胃泌素水平。在输注的第 3 小时内，超过 80%的胃泌素瘤患者的胃泌素水平可增高 395 pg/mL 以上。钙激发试验可作为胰泌素激发试验阴性患者的有效补充。

(4)其他：血清嗜铬粒蛋白 A(chromogranin A,CgA)的检测、血清钙、催乳素、甲状旁腺素的测定，有助于Ⅰ型多发性内分泌肿瘤综合征的诊断。

2.定位诊断

(1)超声检查：临床最常用也是首选的方法，其中体外超声敏感性为 20%～30%，内镜超声敏感性约 70%，对胰腺病灶的敏感性要高于十二指肠病灶。无论是体外超声还是内镜超声，都可以进行超声引导下的病灶穿刺活检，有助于病理诊断的确立。

(2)CT 检查：由于胃泌素瘤血供丰富，动脉早期即可出现强化。诊断敏感性约 50%，对于直径<2 cm 的病灶敏感性下降。CT 检查能较好地显示病变周围组织的结构，并有助于转移性病变的检出。

(3)MRI 检查：胃泌素瘤在 MRI 检查上表现为 T1 低信号、T2 高信号，但诊断敏感性较低，为 25%～50%。对肝转移的诊断有较大帮助。

(4)动脉造影/动脉内胰泌素激发试验：将导管插至胃十二指肠动脉或胰十二指肠下动脉，注入造影剂/胰泌素，观察病灶强化情况/测定血胃泌素变化情况，敏感性为 40%～60%是胃泌素瘤定位诊断很有价值的检查，同时有助于较小病灶的发现。因其为有创检查，临床应用受到一定限制，但可于术中应用以指导手术。

(5)生长抑素受体核素显像：90%以上胃泌素瘤中有生长抑素受体表达，将核素标记(如铟-

111、碘-123)的生长抑素类似物(如奥曲肽)注入体内,经 ECT 显像可以发现原发病灶和转移灶,敏感性达到 80%,可作为首选检查。可检出 92% 的肝转移瘤,对胰腺胃泌素瘤的检出率近100%,同时可以检出腹腔外的转移瘤。生长抑素受体核素显像联合单光子发射体层摄影可提高其敏感性。

(二)鉴别诊断

胃泌素瘤的鉴别诊断主要涉及高胃泌素血症的鉴别。临床上常见高胃泌素血症的疾病包括:恶性贫血、慢性萎缩性胃炎、短肠综合征、肾衰竭、胃潴留、迷走神经切断术史等。原发病灶的鉴别主要以病理组织学检查,通过穿刺(内镜下活检、内镜超声或体外超声引导下活检)获得组织样本进行病理学检查,包括免疫组织化学等确定疾病性质。

四、治疗原则及策略

胃泌素瘤的治疗目的控制高泌酸状态并尽可能切除原发病灶,对复发转移患者可考虑化疗、二次手术等。

(一)药物治疗

1.H_2受体阻断剂

通过阻断组胺和胃泌素对壁细胞的刺激作用,减少胃酸分泌,常用药物包括西咪替丁、雷尼替丁、法莫替丁,三者的药效强度比为 1:3:32,西咪替丁和雷尼替丁药效持续时间相同,法莫替丁延长 30% 左右。一般采用每 4~6 小时口服 1 次,每天平均剂量分别为西咪替丁 4.9 g、雷尼替丁 2.2 g、法莫替丁 0.33 g。

2.质子泵抑制剂

通过抑制壁细胞膜上的 Na^+-K^+-ATP 酶,高选择性抑制胃酸分泌,常用药物包括奥美拉唑、兰索拉唑、埃索美拉唑、雷贝拉唑、泮托拉唑。一般每天需要相当于 60 mg 奥美拉唑才能达到控制症状的目的。

(二)化疗

化疗在胃泌素瘤中有一定疗效,适用于转移性胃泌素瘤。链佐星、氟尿嘧啶或联合多柔比星在分化良好的转移性胃泌素瘤中客观缓解率可达 20%~40%,平均缓解期 5~20 个月。亦有研究报道,卡培他滨联合替莫唑胺可能是个有效的方案,其在 30 例转移性胰腺神经内分泌肿瘤中达到 70% 的部分缓解,有待进一步的临床研究证实。分化差、增殖活跃的胃泌素瘤预后较差,推荐以顺铂为基础的方案,并联合依托泊苷、紫杉醇、长春新碱等药物,缓解率为 14%~80%,平均生存<12 个月。

(三)生物靶向治疗

生长抑素类似物如奥曲肽和干扰素能够抑制胃泌素瘤生长,并抑制其异位激素的分泌。此类药物无明显缩小肿瘤的作用,但可以保持肿瘤大小稳定。mTOR 信号通路及酪氨酸激酶受体信号通路在神经内分泌肿瘤中有重要作用。一项随机双盲安慰剂对照的临床研究表明,依维莫司(mTOR 抑制剂)10 mg/d 可明显延长转移性神经内分泌肿瘤患者的无进展生存(11 个月 vs.4.6 个月),尽管总生存无明显差异。另一项研究表明,小分子、多靶点酪氨酸激酶抑制剂舒尼替尼可延长转移性神经内分泌肿瘤患者的无进展生存(11.4 个月 vs.5.5 个月),并能延长总生存。欧美国家已批准舒尼替尼用于不可切除的、转移性胰腺神经内分泌肿瘤。

(四)其他

介入治疗(栓塞、栓塞化疗等)适用于弥散、不能手术或射频的胃泌素瘤肝转移。同位素标记的生长抑素类似物治疗是内放疗的一种,常用^{90}铟-DOTA-奥曲肽/兰瑞肽等,完全缓解率在 0～6%,部分缓解率在 7%～37%,轻微缓解率为 43%。

(五)预后

胃泌素瘤预后较好,影响因素主要为有无肝转移及细胞增殖率。无肝转移的 10 年生存率约96%,异时性肝转移率约 85%,同时性肝转移率约 26%。胃泌素瘤患者需定期随访、复查。

(阚士锋)

第三节　胰岛素瘤

一、临床概述

胰岛素瘤也称为胰腺神经内分泌肿瘤,是最常见的胰腺功能性内分泌肿瘤,通过分泌胰岛素可以引起低血糖症状。每 100 万人中有 1～4 个人患胰岛素瘤。胰岛素瘤占全部胰腺肿瘤的1%～2%,可以发生在任何年龄,且发病率与性别无关。胰岛素瘤中 90% 是良性的,90% 为单发,90% 直径<2 cm。胰岛素瘤均匀地分布于胰头、胰体、胰尾,绝大多数位于胰腺内或紧贴胰腺组织,可引起低血糖症状且位于胰腺外的胰岛素瘤极为罕见(<2%),此类肿瘤绝大多数发生于十二指肠壁。

(一)病因及发病机制

胰岛素瘤的病因及发病机制尚未明确,但有相关研究提示以下因素与胰岛素瘤发病相关。包括基因突变、原癌基因、细胞凋亡、生长因子、神经递质、胃肠激素等,具体病因仍有待进一步研究。

(二)临床表现

由于肿瘤组织间断分泌胰岛素,胰岛素瘤是最常见的内源性胰岛素分泌过多所致低血糖症的病因。Whipple 三联征是典型的胰岛素瘤临床表现,包括低血糖症、神经性低血糖症状,予升高血糖处理后症状缓解。常见临床表现包括震颤、心悸,神经系统低血糖症状包括意识障碍、行为改变、人格改变、视觉障碍、癫痫发作甚至昏迷。

(三)诊断及鉴别诊断

1.定性诊断

对于伴有神经系统症状或明确有低血糖的患者,生化诊断的金标准是测量 72 小时饥饿试验时血浆葡萄糖、胰岛素、C 肽以及胰岛素原指标。延长的禁食试验可以检测出 99% 的胰岛素瘤。72 小时禁食试验低血糖症发作时:胰岛素阈值为 5 mIU/L(36 pmol/L);C 肽阈值为 0.6 ng/mL(0.2 nmol/L);胰岛素/C 肽比值<1.0;胰岛素原截止水平为 20 pmol/L;血浆或尿液中无磺酰脲类药物或其代谢产物。

2.定位诊断

(1)经腹 B 超:经腹超声对于诊断胰岛素瘤来说灵敏度较低(9%～64%),已经被其他检测手段所替代。

(2)CT检查:可以显示胰岛素瘤的准确位置,与周边重要结构的关系以及是否存在远处转移。一般来说,胰岛素瘤是富血供的,因此在增强CT检查的动脉期,相较于正常的胰腺实质组织,胰岛素瘤有着明显的强化。当肿瘤组织内出现钙化时,多提示为恶性病变可能。多排螺旋CT检查可以发现94.4%的胰岛素瘤。CT检查目前是胰岛素瘤检查的一线方案。

(3)MRI检查:MRI检查同样也是安全、快速、无创的检测胰岛素瘤的方法。T1加权时,胰岛素瘤多显示为低信号,T2加权时则多为高信号。MRI检查有着CT检查全部的优点,近来的研究表明其有更好的灵敏度。

(4)超声内镜检查:可以检出86.6%～92.3%的胰岛素瘤。绝大多数的胰岛素瘤在超声内镜下显示为:低回声、类圆形以及清晰的边界。超声内镜下引导的细针穿刺可以于术前明确病理诊断。但是超声内镜检查过多地依赖于检查者的经验判断,容易产生假阳性或假阴性结果。有些等回声的胰岛素瘤也容易被漏诊。此外,肿瘤的位置也将影响准确性,位于胰头的肿块相较于胰尾或者胰腺外的肿瘤,更容易被发现。

(5)生长抑素受体显像:对于探查胰腺神经内分泌肿瘤具有很强的灵敏性和特异性,优于其他显像技术。生长抑素受体显像采用被放射性核素标志的生长抑素类似物奥曲肽作为显像剂,令其与肿瘤细胞表面的生长抑素受体结合,从而使肿瘤显像,是生长抑素受体阳性的胰腺神经内分泌肿瘤诊断的重要工具。

3.鉴别诊断

胰岛素瘤需要与其他可以引起高胰岛素血症的疾病相鉴别。

(1)婴儿期持续性高胰岛素低血糖症:也叫作家族性高胰岛素血症或原发性胰岛细胞肥大症,大多数是常染色体隐性遗传性疾病,但常染色体显性遗传也有报道。

(2)胰腺来源非胰岛素瘤低血糖综合征:发生于成人,与胰岛细胞肥大相关,特点是低血糖症状发生于餐后2～4小时,而胰岛素瘤的特征——饥饿后低血糖,罕见于此综合征。

(3)胰岛细胞增殖症:一种较为罕见的疾病,症状类似于胰岛细胞瘤,异常胰岛β细胞增殖是该病的组织学特征。从临床及生化方面无法鉴别弥散性胰岛细胞增殖症与胰岛素瘤。其余需要鉴别的疾病包括磺胺类药物引起的低血糖以及胰岛素自身免疫性低血糖症等。

(四)病理分级与分期

胰岛素瘤是胰腺神经内分泌肿瘤的一种,按照组织分化程度以及细胞增殖活性进行分级。

二、治疗原则及策略

(一)良性胰岛素瘤

大多数的良性胰岛素瘤患者可以接受外科手术、奥曲肽注射治疗、超声内镜引导下乙醇消融、射频消融以及肿瘤栓塞等。

(1)乙醇与射频消融术:已经作为肝脏肿瘤的一种微创疗法。近来,有报道显示已经有超声内镜引导下乙醇消融与CT定位引导下射频消融成功治疗胰岛素瘤的案例。

(2)胰岛素瘤栓塞:胰岛素瘤是富血供肿瘤,因此动脉造影动脉期为强化图像,可以直接栓塞肿瘤。尽管目前对于胰岛素瘤栓塞的研究仍较少,但它仍可以视为对部分特定患者(如无法接受手术)的一种治疗手段。

(3)药物治疗:围术期控制血糖对于手术患者是十分重要的,这一方法同样适用于那些无法接受手术的患者。奥曲肽,一种生长抑素抑制剂类似物,可以一直胰岛素分泌,并且可以限制许多胃肠激素的外周作用。奥曲肽已经广泛用于胰岛素瘤患者的治疗当中。奥曲肽甚至有抗增殖作用,对于胰腺神经内分泌肿瘤有中度抗癌作用。

(二)恶性胰岛素瘤

恶性胰岛素瘤是指胰岛素瘤侵犯局部周围软组织或者有明确的淋巴转移或肝转移,发生率为 $7\%\sim10\%$,有报道称 10 年生存率为 29%。主要的转移部位是肝脏和区域淋巴结。

(1)非药物治疗:手术切除是目前所推荐的方法,因为恶性胰岛素瘤所导致的内分泌激素症状是较难用药物控制的。射频消融可以用于治疗肝脏转移病灶,同时减轻激素异常分泌所致症状。肿瘤栓塞合并动脉内化疗可以同时改善激素异常分泌所致症状以及肝脏转移病灶。对于没有肝外转移的患者,肝移植可以作为胰岛素瘤多发肝转移的治疗方法。持续的血糖监测可以有效发现低血糖症的发作并及时的反馈相关信息,防治患者出现神经系统低血糖症状。

(2)药物治疗。化疗在胰岛素中有一定疗效。氟尿嘧啶和/或表柔比星联合链佐星对于 G1/G2 胰岛素瘤的疗效证据最为充分,有效率为 $35\%\sim40\%$。有研究报道,卡培他滨联合替莫唑胺可能是个不错的方案,其在 30 例转移性胰腺神经内分泌肿瘤中达到 70% 的部分缓解,有待进一步的临床研究证实。奥沙利铂或伊立替康联合 5-FU 或卡培他滨等方案也可以作为胰岛素瘤二线治疗方案。

(3)生物靶向治疗:生长抑素类似物如奥曲肽和干扰素能够抑制胃泌素瘤生长,并抑制其异位激素的分泌。此类药物无明显缩小肿瘤的作用,但可以保持肿瘤大小稳定。mTOR 信号通路及酪氨酸激酶受体信号通路在神经内分泌肿瘤中有重要作用。一项随机双盲安慰剂对照的临床研究表明,依维莫司(mTOR 抑制剂)10 mg/d 可明显延长转移性神经内分泌肿瘤患者的无进展生存(11 个月 vs.4.6 个月),尽管总生存无明显差异。另一项研究表明,小分子、多靶点酪氨酸激酶抑制剂舒尼替尼可延长转移性神经内分泌肿瘤患者的无进展生存(11.4 个月 vs.5.5 个月),并能延长总生存。欧美国家已批准舒尼替尼用于不可切除的、转移性胰腺神经内分泌肿瘤。

(阚士锋)

第四节 肾 上 腺 瘤

一、临床概述

肾上腺是人体内非常重要的一对内分泌腺体,由皮质和髓质组成,可以分泌多种不同的激素。肾上腺瘤的分类方法也不尽相同,目前国内外有关肾上腺瘤发病率的报道多按内分泌功能的不同分类而统计。本章节内容主要描写的对象仅是针对肾上腺瘤,不包括肾上腺增生、肾上腺结核等非肿瘤性疾病以及肾上腺之外的肿瘤。

皮质醇增多症即皮质醇症,又称库欣综合征,是最常见的肾上腺皮质疾病,它是由于肾上腺皮质长期过量分泌皮质醇引起的一系列代谢异常、生长发育障碍等症候群。它每年的发病率为 $(2\sim5)/10$ 万,70% 好发于 $20\sim40$ 岁,且男女比例为 $1:(2\sim8)$。肾上腺肿瘤导致的皮质醇症是促肾上腺皮质激素非依赖性,约占所有皮质醇症的 20%。

原发性醛固酮增多症即原醛症，又称 Conn 综合征，是以肾上腺皮质分泌过量的醛固酮引起肾素分泌被抑制为临床表现的综合征。在高血压患者中占 10％左右，是继发性高血压最常见的病因。好发年龄为 30～50 岁，女性发病高于男性。

嗜铬细胞瘤是由于肾上腺髓质嗜铬细胞肿瘤分泌过量的儿茶酚胺（肾上腺素、去甲肾上腺素和/或多巴胺），而引起的临床症状。占高血压患者的 0.1％～0.6％。多发生于 40～50 岁，男女发病率大致相同。10％为儿童发病，10％为双侧多发，多见于家族性疾病。10％可以恶变，被称为"10％肿瘤"。

多发性内分泌肿瘤综合征（multiple endocrine neoplasia，MEN）是指累及多种内分泌器官的遗传性肿瘤综合征，分为 1 型、2A 型、2B 型及 1/2 混合型四型。平均发病率为 1/30 000，男女发病率无明显差异。

肾上腺皮质癌（adrenal cortical carcinoma，ACC）是肾上腺皮质细胞的恶性肿瘤，极其罕见，发病率低。全球每年有 50 万～200 万新发病例，占恶性肿瘤的 0.02％。5 岁以下和 50 岁以上为好发年龄段。女性发病率略高于男性。

肾上腺转移性癌占所有转移性肿瘤的 8.3％，它比原发性肾上腺皮质癌常见。据统计，60％的黑色素细胞瘤，58％的乳腺癌，45％的肾细胞癌，36％的肺癌可以转移至肾上腺，其他如对侧肾上腺、膀胱等器官亦可转移至肾上腺。值得注意的是，如果在一个患者身上同时发现某个脏器和肾上腺均有占位，肾上腺肿瘤也并非全是转移来源的。

（一）病因与发病机制

肾上腺瘤发病原因至今不明，大部分肿瘤如原醛症及嗜铬细胞瘤都认为与遗传因素有关。研究发现，约 30％的嗜铬细胞瘤有家族遗传背景，*VHL*、*MEN*、*SDHD* 基因突变为明确的致病基因。多发性内分泌肿瘤综合征为常染色体显性遗传疾病，系 *MEN1*、*RET* 基因突变所致。作为绝大多数为散发病例的肾上腺皮质癌，只有极少数与家族性遗传相关，如 Werner 综合征与染色体 11q13 的 *MEN1* 基因突变有关。迄今为止，关于肾上腺皮质癌 ACC 的发病分子机制中，报道最多的是 IGF-2 过度表达和 Wnt 通路持续激活。研究表明，ACC 还可能与某些抑癌基因（*TP53*、*MEN-1* 等）失活及原癌基因（如 *Ras*、*Gas*）过表达等有关。

（二）病理分类与分期

1.病理分类

世界卫生组织对肾上腺肿瘤的病理组织学分类。

（1）肾上腺皮质瘤：①肾上腺皮脂腺瘤；②肾上腺皮质癌。

（2）肾上腺髓质瘤：①良性嗜铬细胞瘤；②恶性嗜铬细胞瘤；③混合性嗜铬细胞瘤/副神经节瘤。

（3）肾上腺外侧神经节瘤：①交感神经性；②福交感神经性。

（4）其他肾上腺肿瘤：①腺瘤样瘤；②性索-间质肿瘤；③软组织和生殖细胞肿瘤；④髓脂肪瘤；⑤畸胎瘤；⑥神经鞘瘤；⑦节细胞神经瘤；⑧血管肉瘤。

（5）继发性肿瘤：转移癌。

2.分期

表 12-1 和表 12-2 是 2004 年国际抗癌联盟（UICC）TNM 的临床分期。

表 12-1 2004 年 UICC 肾上腺皮质癌的 TNM 分期

分期	标准
原发肿瘤(T)	
T1	肿瘤局限,最大径≤5 cm
T2	肿瘤局限,最大径>5 cm
T3	任何大小肿瘤,局部侵犯,但不累及邻近器官
T4	任何大小肿瘤,累及邻近器官
区域淋巴结(N)	
N0	无区域淋巴结转移
N1	区域淋巴结转移
远处转移(M)	
M0	无远处转移
M1	有远处转移

表 12-2 2004 年 UICC 肾上腺皮质癌的临床分期

分期	T	N	M
I	T1	N0	M0
II	T2	N0	M0
III	T1～2	N1	M0
	T3	N1	M0
IV	T4	N0	M0
	任何 T	任何 N	M1

(三)诊断与鉴别诊断

1.诊断

肾上腺瘤的临床诊断主要包括定性诊断和定位诊断两部分。

(1)定性诊断:多依赖于实验室检查,以明确其相关的内分泌功能状态。①一般检查:血、尿和大便常规、血沉、凝血谱、血生化(肝肾功能、血糖、血脂等),以了解患者术前全身一般情况。②血电解质:对高血压患者需排除原醛症或嗜铬细胞瘤或皮质醇症等。而原醛症多表现为低血钾、高尿钾。③血浆醛固酮/肾素活性比值:肾素活性降低或比值>40 多提示原醛症可能。④立位和卧位的醛固酮:原醛症患者常可见醛固酮升高。皮质癌醛固酮增高者罕见。⑤血浆游离皮质醇测定:通常在早上 8 点及下午 4 点分别采血测定。升高可见于皮质醇症及皮质癌等患者。⑥24 小时尿儿茶酚胺及其代谢产物:24 小时尿儿茶酚胺目前仍然是诊断嗜铬细胞瘤的主要实验室检测手段,但由于嗜铬细胞瘤患者在症状不发作时尿内的儿茶酚胺可以为阴性,所以阴性结果并不能否认嗜铬细胞瘤的诊断。对临床高度怀疑该疾病的患者,高血压发作时或多次反复检测24 小时尿儿茶酚胺。⑦性激素:性激素(如 17-羟孕酮、雄烯二酮、睾酮、雌二醇)的异常改变有助于诊断肾上腺皮质癌或肾上腺性征异常。

(2)影像学诊断:包括解剖和功能影像学检查。前者常依赖于 B 超、CT、MRI 等最直接的影像学检查手段,后者如 PET-CT 及放射性核素标记的间位碘代苄胍 MIBG 显影等。①B 超:可以用于初筛,但<1 cm 的肿瘤,B 超检出率较低。②CT:肾上腺平扫＋增强 CT 是肾上腺瘤定位诊断的首选检查方法。其敏感性高,还可以帮助评估肾上腺瘤的分期和周围器官是否转移,淋巴结也是否有转移等。③MRI:对肾上腺分辨率低于 CT,优势在于无辐射及造影剂过敏之虞。尤其适用于儿童、孕妇及对 CT 造影剂过敏的患者。④PET-CT:仅用于考虑转移性肿瘤时用,价格比较昂贵。⑤放射性核素标记的间位碘苄胍显影:MIBG 结构与去甲肾上腺素类似,可以被嗜铬细胞摄取。它对嗜铬细胞瘤的灵敏度达 77％～90％,特异性达 95％～100％,即安全又无创。对静止型嗜铬细胞瘤的诊断有决定性意义。既可以帮助肾上腺外嗜铬细胞瘤的定位诊断,又可以更早发现肿瘤复发、转移,帮助其良恶性的定性诊断,而且对恶性嗜铬细胞瘤还具有一定治疗作用。⑥肾上腺穿刺活检:因为肾上腺肿瘤的病理诊断价值有限,且穿刺活检为有创检查,对肾上腺瘤的诊断价值有限,只用于可疑肾上腺转移癌时。

(3)遗传学检查:如染色体检查或某些基因诊断以帮助一些肿瘤的病因分型。

2.鉴别诊断

(1)内分泌功能鉴别:主要根据以上各种实验室检查。如皮质醇症多有血皮质醇增高;原醛症多有血钾及肾素活性降低,血醛固酮升高;嗜铬细胞瘤多有血、24 小时尿儿茶酚胺或其代谢产物升高;肾上腺皮质癌或性征异常者可见睾酮、脱氢表雄酮等过高现象等。

(2)良恶性鉴别:肾上腺皮质瘤的良恶性分辨在病理组织结构和形态上较难鉴别,一般认为具备肿瘤的脉管浸润、包膜侵犯以及转移等组织学恶性指标是诊断癌的重要因素。此外,肿瘤的大小也有助于鉴别诊断,通常认为肿瘤越大恶性可能越大,5 cm 以下的肿瘤恶性比率明显降低。但也有人认为单纯以大小判断良恶性并不可靠,因为某些外观看似良性的肿瘤也可以发生转移。

来源于肾上腺髓质的嗜铬细胞瘤的良恶性鉴别尤其困难。世界卫生组织《内分泌器官肿瘤病理学和遗传学》规定,肾上腺肿瘤的病理组织学特征无法判断其良恶性,只有在明确转移或者复发的前提下才能诊断恶性嗜铬细胞瘤,而嗜铬细胞瘤通常可以转移至淋巴结、肝、肺、骨骼等器官。

(3)原发癌或转移癌鉴别:当影像学上表现为肾上腺及其他脏器多发肿瘤病灶,或肾上腺有肿瘤且既往有过恶性肿瘤病史时,需排除转移癌可能。据统计,乳腺、甲状腺、肾脏、肺、黑色素瘤、淋巴瘤及胃肠道肿瘤均可转移至肾上腺,但是原发灶不明确的恶性肿瘤转移至肾上腺者非常罕见。累及双侧肾上腺的转移癌可导致肾上腺功能的低下。PET-CT 有助于转移癌的诊断,必要时行肾上腺肿瘤穿刺活检以明确诊断。

(四)临床表现

肾上腺瘤的临床表现复杂多样,主要取决于肿瘤的内分泌功能状态。

皮质醇症可发生于任何年龄,但以青壮年为最多见。最典型临床表现为向心性肥胖(满月脸、水牛背)。其次还表现为高血压和低血钾;蛋白质合成受抑制所致的皮肤菲薄、紫纹、多血质面容、伤口愈合不良、肌无力以及骨质疏松;糖尿病或糖耐量减低;儿童生长迟缓;性腺功能紊乱如女性闭经或月经紊乱、男性性功能异常、痤疮、女子多毛及男性化;精神异常如抑郁或躁狂等;其他如抵抗力下降致反复感染。近一半的患者同时可伴有肾结石。

原醛症好发年龄为 30～50 岁,高血压是原醛症最早也是最主要的症状。一般降压治疗效果较差。低血钾是原醛症发展到一定阶段以后才表现出来的另一个常见症状,表现为周期性瘫痪和肌无力。累及肾脏的患者表现为多尿(尤其是夜尿增多)口渴。由于长期低钾还可以损害心肌,使心脑血管疾病意外风险加大。

嗜铬细胞瘤多见于青壮年,多发生于 40～50 岁。50％以上可发生典型的嗜铬细胞瘤三联征即头痛、心悸、多汗。80％～90％可出现高血压,其中 40％～50％为阵发性高血压。由于其血容量减少,直立性低血压也是嗜铬细胞瘤的常见症状。相比于普通高血压患者,嗜铬细胞瘤更容易出现心血管意外。此外,部分患者还可以表现为糖尿病、高血钙以及胃肠道症状和视力下降等。

肾上腺皮质癌的临床表现根据肿瘤的内分泌状态以及肿瘤大小而不同。多为男性化和皮质醇症的临床表现。分泌醛固酮的皮质癌非常罕见。儿童患者可出现假青春期或男性化表现。21％～50％的皮质癌常不具有内分泌功能,临床表现多与肿瘤进展如腹部肿块、腹胀、低热、消瘦等有关。有近 50％的患者临床表现以肿瘤转移症状为主。

肾上腺转移性癌:系患者肿瘤晚期,多数存在原发肿瘤的相关症状或者晚期肿瘤如恶病质等表现。

二、治疗原则与策略

(一)治疗原则

手术是绝大多数肾上腺肿瘤根治的唯一途径,腹腔镜手术已成为当今治疗良性肾上腺肿瘤的金标准,手术创伤小,术后恢复快。但对于考虑恶性可能,或是肿瘤已侵犯周围大血管以及需要探查者,则需采用开放手术。对于恶性肾上腺肿瘤,除了手术,采取放化疗甚至射频消融等多种治疗方式相结合的综合治疗方法,才能获得更好的治疗效果。

恶性嗜铬细胞瘤除了选择手术,放射性核素治疗如大剂量放射性核素标记的间位碘苄胍治疗 2 年内效果良好,症状缓解率高达 75％,但是远期疗效差。据统计联合环磷酰胺、长春新碱、氮烯唑胺的 CVD 化疗方案治疗恶性嗜铬细胞瘤约 50％有效。放疗也同样只用于缓解骨转移疼痛时。

单部位肾上腺转移癌需手术切除病灶,认为切除病灶有助于提高术后放化疗的治疗效果。合并其他部位转移灶时一般已丧失手术切除机会。对于这样的晚期患者,选择姑息性放疗还是化疗主要取决于原发肿瘤的病理类型。

对于那些无功能肾上腺小的偶发瘤也可以等待观察,国外有人提议直径<4 cm 者,国内则有人提议<2 cm。故采取观察等待需严格把握适应证,且密切随访相关的激素及其代谢产物水平变化,若肿瘤有进展或出现内分泌功能仍需积极手术治疗。

(二)治疗策略

手术治疗仍是目前治疗肾上腺瘤最有效的手段。良性肾上腺瘤手术切除肿瘤效果好,术后无须其他辅助性治疗。对巨大肾上腺瘤术前介入栓塞化疗有利于提高手术切除率。而手术无法切除干净或术后有高度复发危险的病例,为减少肿瘤负荷,仍应尽量手术切除原发病灶,同时应考虑术后加用辅助性放、化疗甚至放射性核素治疗。

1.手术治疗

腹腔镜手术是大多数良性肾上腺肿瘤的首选治疗方法。

2.围术期特殊处理

(1)皮质醇症:术前有效降压,纠正糖代谢异常,对于低血钾及碱中毒者,术前应补钾纠正电解质紊乱。因患者机体免疫力下降,围术期需预防使用抗生素防止继发感染。而最重要的围术期处理是皮质激素的补充。但是迄今为止尚无糖皮质激素替代治疗的统一方案。总的用药原则是术前、术中、术后均需相应补充激素,而且减药时需逐渐减量。目前比较多用的方法是术前1天开始静脉滴注补充100 mg的氢化可的松。术中再给予100 mg的氢化可的松静脉滴注。术后第1天再给予200～300 mg氢化可的松静脉滴注,若病情稳定每2天减半。需逐渐递减至12.5 mg泼尼松片口服,维持补充一段时间后直至停药。具体减量及维持治疗的时间需按照具体病情,根据监测的血浆皮质醇和促肾上腺皮质激素结果而定。尤其是遇到应激事件出现皮质功能减退时需立即增加激素补充,严重者需静脉给2～3倍的皮质激素。对皮质醇症患者术后尤其要需要注意观察肾上腺危象的发生。

(2)原醛症:术前需通过口服螺内酯40～60 mg,每天3～4次保钾利尿;同时口服或静脉补钾,积极纠正低钾血症,有效控制严重高血压。通常良好的术前准备必须使血钾恢复到正常水平,至少高于3.0 mg/mL,且心电图提升低钾表现消失。除生命体征需关注外,术后仍需关注血压和电解质的变化。大多数患者血钾在术后2～3周可恢复正常。若术后高血压低血钾仍难以纠正,可继续服用螺内酯。单纯血压未有改善者术后需适当应用降压药。

(3)嗜铬细胞瘤:由于嗜铬细胞瘤过高分泌的儿茶酚胺,使血管长期处于收缩状态,导致出现高血压却血容量不足的临床表现。因此手术成功的关键是术前要给予足够疗程的药物准备,达到扩张血管、控制血压、充分扩充血容量的目的。目前多采用:①使用α肾上腺能受体阻滞剂哌唑嗪、酚苄明,剂量10～20 mg,每天2～3次,用2～6周。近年来国内有研究报道,术前使用多沙唑嗪相比酚苄明而言,降压效果略差,但扩容效果相当,且缩短了术前准备时间;②扩充血容量:每天补液2 000～3 000 mL;③如扩容后心率仍快者使用β肾上腺素能受体阻滞剂普萘洛尔10 mg,每天2～3次,可防止手术中出现心动过速和心律失常。但在使用α肾上腺能受体阻滞剂之前不能使用β肾上腺素能受体阻滞剂。判断术前准备充分与否的主要参考因素是指血压控制在13.3～18.7/12.0～12.0 kPa(100～140/60～90 mmHg),心率<90次/分,体重增加。而麻醉的用药也相当讲究,因阿托品可以使心率加快,诱发心律失常,故术前麻醉用药需禁止使用阿托品。鉴于该疾病术中可能出现高血压或低血压休克、心律失常甚至急性肺水肿等严重并发症,故术中尽量避免挤压肿瘤,以防止血压急剧变化,引发心血管意外。而且术中应与麻醉科充分沟通,选择全身麻醉,动态监测动静脉压以及普通的生命体征变化,为能及时应对血容量的改变建立双静脉通路等。术后严密监测血压变化及心律失常等等各种并发症。

(4)无功能的肾上腺瘤:对于这一类患者如何手术准备尚无统一的意见。学者认为,在这一类患者中尤其需要注意是否为静止型嗜铬细胞瘤可能。这类嗜铬细胞瘤患者往往只有在手术等应急状态下才会出现血压的急剧变化从而导致心脑血管并发症的意外发生,术前很难作出准确判断。因此,对于无功能的肾上腺瘤,术前常规按嗜铬细胞瘤适当扩容准备(1～3天即可),术中按嗜铬细胞瘤麻醉准备对提高手术安全性很有必要。

(5)肾上腺皮质危象的处理:肾上腺危象是指肾上腺术后皮质分泌激素不足导致的系列现象,表现为厌食、恶心、呕吐、腹胀、肌肉僵痛、体温上升、血压下降、疲乏嗜睡和精神不振等。出现时需立即在5%糖盐水500 mL中加入100～200 mg氢化可的松1～2小时内滴完,同时静脉推注40 mg甲强龙针,以后根据情况每6小时补充1次。严重者5～6小时内可静脉输入500～600 mg氢化可的松。同时应予补充容量,纠正水电解质紊乱。

3.治疗药物的安全应用

(1)原发性醛固酮增多症:对于不能手术或不愿意手术治疗的醛固酮腺瘤患者,药物治疗也可以控制症状。常用的药物主要有盐皮质激素受体阻断剂(螺内酯、依普利酮)、钙通道阻滞剂

(硝苯地平、氨氯地平等)。①其中螺内酯是首选药物,通常初始剂量为 20～40 mg/d,分 2～4 次/天服用。并根据血钾情况逐渐递增,用药量不能超过 400 mg/d。有近一半的患者血压可以得到控制,若血压控制不良,则可联用其他类降压药如噻嗪类。它的主要不良反应为阳痿、性欲减退、女性月经不调等,主要是由于螺内酯可与雄激素受体与孕激素受体相结合。Young 等研究发现,该不良反应发生率随着用药量增大而增加;对无法耐受螺内酯的病例,可以选择依普利酮,该药疗效要差于螺内酯,同时不良反应发生率亦低;②钙通道阻滞剂如硝苯地平等可以抑制醛固酮分泌并且抑制血管平滑肌收缩,从而起到治疗作用。

(2)肾上腺恶性肿瘤。手术是唯一可能完全治愈肾上腺恶性肿瘤的方法,但是由于肾上腺恶性肿瘤发现时多已属于晚期,手术常常无法做到完全根治性切除,而且手术切除后 ACC 复发率可达 70％～80％,5 年生存率＜5％。恶性嗜铬细胞瘤平均 5 年生存率 40％。药物治疗是晚期 ACC 患者的主要治疗方法。

密妥坦:密妥坦是 DDD 的异构体,它主要是通过抑制肾上腺皮质束状带和网状带细胞线粒体的 11β-羟化酶以及侧链裂解酶,从而阻止其激素合成以及细胞变性坏死。尽管密妥坦对正常肾上腺皮质细胞药物毒性很大,而且有效率仅为 35％,但至今仍为治疗晚期肾上腺皮质癌的基石。停药后多数肿瘤会复发,仅适用于晚期 ACC 肿瘤或作为手术无法切除干净(Ⅱ～Ⅳ期)的 ACC 肿瘤患者的辅助治疗。常见不良反应为头痛、头晕、胃肠道反应以及肾上腺皮质功能不足的相应症状等。

放射性核素标记的间位碘苄胍:是恶性嗜铬细胞瘤最常用的放射性核素治疗药物。短期内效果良好,但 2 年内有复发或转移率高达 100％。它的治疗效果与肿瘤体积密切相关。

细胞毒化疗药物:到目前为止,在肾上腺皮质癌中首选推荐的化疗方案为单用密妥坦或密妥坦联合其他细胞毒类药物。最常用的为 EDP/M 方案(依托泊苷＋顺铂＋多柔比星/密妥坦)和 Sz/M 方案(链尿霉素＋密妥坦)。其他用来治疗肾上腺皮质癌的化疗方案还有:铂类/依托泊苷;铂类/依托泊苷/密妥坦;铂类/依托泊苷/其他细胞毒药物如阿柔比星;其他复合细胞毒药物如吉西他滨;紫杉醇;顺铂/阿柔比星/环磷酰胺;顺铂/阿柔比星/异环磷酰胺等。研究发现,用密妥坦者缓解率要好于未用密妥坦者。

其他靶向治疗:随着对肾上腺恶性肿瘤的分子生物学研究发展,分子靶向药物治疗一直备受关注。研究已经表明,血管内皮生长因子(vascular endothelial growth factor,VEGF)的过表达是导致肾上腺恶性肿瘤发展和浸润的原因之一,因此针对 VEGF 相关的抗血管形成药物可能成为治疗肾上腺恶性肿瘤的重要手段。其他许多与肾上腺皮质癌相关的细胞因子如胰岛素样生长因子、信号肽抑制剂(如 NVP-AEW541)、β-catenin 阻滞剂(PKF115-584)、mTOR 阻滞剂(RAD001)等都可以通过靶向作用阻断相应的信号通路,从而控制肾上腺皮质腺癌的进展。

4.其他辅助性治疗

(1)放疗:肾上腺恶性肿瘤属于对放射线不太敏感的肿瘤,单纯放疗不能取得根治效果。术前放疗一般较少采用,亦不推荐术后常规放疗,但对未能彻底切除干净的肾上腺恶性肿瘤以及对骨转移、区域或远处淋巴结转移患者可行姑息放疗,可达到缓解疼痛、改善生存质量的目的。国外文献报道,关于局部瘤床复发患者,对比放疗加密妥坦治疗组与密妥坦单药治疗对照组的复发时间,发现放疗组复发时间相对要晚些。

(2)介入栓塞治疗(肾上腺肿瘤血管栓塞术):栓塞后可致肿瘤缩小,从而增加手术切除的机会。对晚期患者行姑息性栓塞治疗亦有助于改善症状,提高生活质量。

（3）射频消融：适用于姑息治疗皮质腺癌或肾上腺转移癌。

（4）放射性核素治疗：放射性核素治疗为非手术治疗恶性嗜铬细胞瘤患者的一线选择，但它仅用于无法手术或多发转移、MIBG 或奥曲肽显像阳性的恶性嗜铬细胞瘤。最常用的药物为放射性核素标记的间位碘苄胍。短期内效果良好，但 2 年内有复发或转移率高达 100%。它的治疗效果与肿瘤体积密切相关。一般瘤体<2 cm 药物摄取良好，有效率高。因此巨大肿瘤主张先行减瘤术再行核素治疗。近年来，放射性核素标记的间位碘苄胍联合化疗也被证明可以提高治疗效果。奥曲肽较为昂贵，国内较少使用。

5.对于肾上腺偶发瘤的处理

对于那些无功能肾上腺偶发瘤是否需要手术治疗尚存在一定争议。国外有文献曾报道直径<4 cm 的无功能肾上腺偶发瘤可以等待观察，但需密切随访相关的激素及其代谢产物水平变化，若肿瘤有进展或出现内分泌功能仍需积极手术治疗。可是随着临床医师对肾上腺肿瘤的观察研究，由于恶性肿瘤往往起病隐匿，出现症状多数已发生转移，手术治疗预后极差。尽管通常恶性肿瘤体积一般较大，但这一说法已不完全可靠。而且长期随访担心肿瘤恶变造成的巨大心理压力，比起相对安全又方便的腹腔镜肿瘤切除手术风险，也许前者危害更大。故笔者建议>2 cm 的肾上腺偶发瘤均可积极手术治疗。

6.转移性肾上腺恶性肿瘤应采用以内科为主的综合治疗

在只有单器官转移的肾上腺转移癌患者，手术治疗作为辅助减瘤作用，有助于提高术后放化疗的治疗效果。多发转移者的治疗方法，主要取决于原发肿瘤的敏感性治疗方法如放疗或化疗等。

（三）预防

肾上腺良性肿瘤大多数预后较好。儿童肾上腺皮质癌由于大约 90% 患者因为雄激素分泌过多可以表现出女性男性化等表现，可以相对早期发现，因此预后相对要好些。而成人型肾上腺皮质腺癌起病隐匿，大部分患者就诊时已有远处转移，预后很差，大部分生存期<1 年。研究已经表明，诊断时的年龄、临床分期Ⅲ～Ⅳ期（局部有淋巴结转移或局部脏器浸润或远处转移者）以及皮质醇高分泌者，往往预后比较差。两个大型的 ENSAT 研究表明增殖标志物 Ki67 是肾上腺皮质癌最重要预后的指标，可以指导治疗。最近还有人提出患者病理提示核分裂指数高、肿瘤直径>6.5 cm、某些细胞因子免疫组化阳性如 P53 阳性以及肿瘤重量超过 50 g 的，预后相对较差。

三、药物的安全应用

（一）良性肾上腺肿瘤的药物安全应用

尽管多数肾上腺外科病都可以有不同的药物治疗。但针对肾上腺肿瘤导致疾病的药物治疗，最多见于原醛症。当原发性醛固酮增多症患者无法耐受手术或不愿意手术治疗时，螺内酯、钙通道阻滞剂、钠通道阻滞剂被常常用来控制病情，其他如血管紧张素转换酶抑制剂、血管紧张素受体阻断剂、糖皮质激素也可用于原醛症的治疗。但是，用药过程中尤其需注意监测肾功能电解质及血压变化，对于肾功能不全患者螺内酯一类保钾药物属于使用禁忌证。

（二）恶性肾上腺肿瘤的药物安全应用

1.密妥坦

从 1960 年起，密妥坦一直被作为晚期肾上腺皮质癌的一线治疗方案，有效率仅约为 35%。曾有多个研究表明密妥坦药物浓度需达到 14 mg/L 以上，才能发挥临床治疗作用。但是超过

20 mg/L时,出现中枢神经不良反应的风险也相对加大。密妥坦是脂溶性药物,口服密妥坦仅有约40%由胃肠道吸收。患者体内密妥坦维持工作药物浓度时间越久效果越好。

(1)不良反应:密妥坦药物毒性强,它的不良反应主要为中枢神经系统受抑制,表现为头痛、眼花、眩晕、嗜睡、抑郁、神志不清等;胃肠道反应,如食欲缺乏、恶心、呕吐、腹泻等;骨髓抑制,极个别还出现危及生命的粒细胞缺乏;肝功能损害,有个别出现肝功能衰竭的严重不良反应;甲状腺功能异常;皮疹等其他不良反应;肾上腺皮质功能不全,由于密妥坦是肾上腺皮质的拮抗剂,出现肾上腺皮质功能不全也比较常见,可使用激素补充替代治疗。

(2)注意事项:密妥坦建议从2 g/d剂量开始,逐渐增加至血药浓度升至工作浓度即14~20 μg/dL(4~6 g/d);由于用药期间患者大多出现皮质功能不全的症状,而遇到感冒、刺激等应急事件,需要随时调整激素替代治疗的激素剂量;用药期间常规使用5-HT$_3$受体拮抗剂等强效抑吐药物及护肝、增加免疫力等支持治疗;密切观察患者临床表现,定期监测血常规、血肝肾功能及电解质、血脂、血促肾上腺皮质激素、甲状腺功能及血睾酮等指标。因密妥坦可引起嗜睡、眩晕等症状,服药期间尽量避免机械操作或驾驶等需要精神高度集中的活动。饱食后服用药物可以增加药物吸收能力。由于螺内酯可降低密妥坦疗效,而镇静安眠类药物、抗组胺药物、乙醇、抗癫痫症药等可增加密妥坦相关的中枢神经抑制作用,故不建议同时使用密妥坦和上述类药物。

2.放射性核素标记的间位碘苄胍

放射性核素标记的间位碘苄胍是治疗恶性嗜铬细胞瘤最常用的放射性核素。短期治疗效果较好,2年内几乎均有复发或转移。有学者提出加大药物剂量或延长用药时间可能有助于延长生存时间,但尚缺乏临床证据。放射性核素标记的间位碘苄胍联合化疗被证明可以提高各自的治疗效果。放射性核素标记的间位碘苄胍主要的不良反应是骨髓抑制,且认为与其用药剂量不成正比。故治疗期间需注意监测血常规变化。

(三)联合化疗方案

1998年Berruti等在意大利第一次提出(依托泊苷+顺铂+多柔比星+密妥坦)EDP/M联合治疗方案。迄今为止,EDP/M方案仍然是肾上腺皮质癌的主要化疗方案。恶性嗜铬细胞瘤也同样具有较为常用的化疗方案。

1.化疗方案

恶性嗜铬细胞瘤:CVD化疗方案(环磷酰胺750 mg/m^2+达卡巴嗪1.4 mg/m^2+长春新碱600 mg/m^2),21天为1个治疗周期。肾上腺皮质癌:EDP/M方案(依托泊苷100 mg/m^2,2~4次/天;40 mg/m^2,1次/天;顺铂40 mg/m^2,3~4次/天;同时连续口服密妥坦使血药浓度维持在14~20 mg/L)和Sz/M方案(链尿霉素1 g/d,5天,然后改2 g,每3周1次;密妥坦连续口服,使血药浓度维持在14~20 mg/L)。

2.疗效评价

关于肾上腺恶性肿瘤的化疗方案的疗效评价都是基于回顾性研究资料,且缺乏临床的大样本调查结果。据研究表明,CVD方案的血生化反应率可达64.3%。目前普遍认为CVD方案能明显提高患者中位生存期,但不能延长总体生存率。但CVD化疗联合放射性核素标记的间位碘苄胍治疗,不但可以缩短疗程提高药物治疗的效果,而且可以减少化疗药物的使用剂量从而减少治疗的不良反应发生。

3.不良反应

CVD化疗过程中可出现高血压危象、血白细胞计数减少和胃肠神经系统毒性以及其他致畸、脱发、膀胱炎等,治疗过程中应检测血常规等变化以调整用量。联合化疗配合放射性核素治疗可减少化疗药物剂量,缩短治疗时间并减少并发症的产生。

EDP/M方案和Sz/M方案除了具有密妥坦具有的中枢神经抑制等不良反应,尚存在其他化疗药物常见的不良反应如消化道症状、骨髓抑制、血管炎、致畸致癌、肝肾功能影响等。处理上均以对症支持治疗为主。

（阚士锋）

第十三章　泌尿系统肿瘤

第一节　肾盂与输尿管肿瘤

一、发病率

肾盂与输尿管肿瘤少见,仅占整个泌尿道上皮肿瘤的 4％,平均发病年龄为 55 岁,大多数患者在40～70 岁发病。男、女患者之比为 2：1。

二、病因

吸烟和接触某些工业染料或溶剂均增加了上尿路移行细胞癌的危险性。长期过度服用止痛药、有Balkan肾病或做逆行肾盂造影时接触对比剂也有增加癌变的危险性。

三、病理

绝大多数肾盂与输尿管肿瘤是移行细胞肿瘤,发病率分别为 90％和97％,分级和膀胱肿瘤的分级相似。乳头状瘤占 15％～20％,50％以上的患者的肿瘤是孤立性肿瘤,其他为多发性肿瘤。在输尿管肿瘤患者中,中心性肿瘤多达 50％。常见的转移部位是附近相邻的淋巴结、骨和肺等。

鳞癌占肾盂肿瘤的 10％,常由感染或结石引起慢性感染所致。腺癌亦少见,一经确诊往往已属于晚期。输尿管肿瘤则罕见,大部分肿瘤在诊断时已有播散和浸润。

肾盂与输尿管肿瘤的分期和膀胱癌相似,肿瘤的分期和分级决定了治疗方案和预后。肾盂输尿管低分级肿瘤患者的存活率为 60％～90％,而高分级或穿透肾盂、输尿管壁肿瘤可能有远处转移,患者的存活率低,为0～30％(表 13-1)。

四、临床诊断

(一)症状和体征

主要表现为间断性无痛性肉眼血尿,有时仅有镜下血尿,容易被忽视。当血块或肿瘤碎片阻塞输尿管或肿瘤本身阻塞输尿管、肾盂时可能出现肾绞痛症状。部分患者可出现全身症状,如发热、体重减轻和嗜睡,这可能与肿瘤转移有关。一般无明显阳性体征,当有肾盂积水或巨大肿瘤时可扪及腹部包块,有时腹部触诊有压痛。少数转移性肿瘤患者有锁骨上、腹股沟淋巴结肿大或肝大。

表 13-1　肾盂输尿管肿瘤的分期

肿瘤的情况	肿瘤的分期	
	Batata[①]	TNM[②]
局限在黏膜	O	T_{is}
侵及基底膜	A	T_1
侵及肌层	B	T_2
通过肌层播散到脂肪或肾实质	C	T_3
侵及临近脏器	D	T_4
有淋巴转移	D	N^+
伴有远处转移	D	M^+

注：①由 Batata 等于 1975 年描述；②由美国癌症联合会于 1988 年制定。

(二)实验室检查

大部分患者尿常规检查有血尿，多为间歇性。少数肝转移患者肝功能检查结果异常。梗阻和尿滞留引起泌尿道感染，可以出现脓尿、菌尿。

可以通过检查尿脱落细胞发现肿瘤细胞，阳性率取决于肿瘤的分级和取得标本的数量。

(三)影像学

上尿路肿瘤患者的静脉尿路造影异常，最常见的改变为腔内充盈缺损，一侧肾输尿管不显影和肾积水。对静脉尿路造影显影不良者配合逆行造影、肾穿刺造影、B 超、CT、MRI 等进一步检查。

逆行肾盂造影可以更准确地观察，同时可以收集细胞学标本。输尿管肿瘤的特征是肿瘤所在部位以上扩张，如同高脚杯状，对诊断有重要价值。有时在逆行造影时输尿管肿瘤还可能出现 Bergman 氏征，即输尿管插入导管被肿瘤阻挡后盘曲在输尿管肿瘤远端。

超声检查、CT、MRI 常可发现肾盂的软组织异常及肾积水，但是，对输尿管病变应用超声和 CT 检查有一定的困难，MRI 可帮助检查输尿管病变。上述检查均能将血块、肿瘤和不透光结石区别开来，CT 和 MRI 可以同时检查出腹部和腹膜后组织的局部或远处转移病灶。

(四)膀胱镜、输尿管肾盂镜检

膀胱镜检查可发现输尿管开口喷血，并可了解有无膀胱内转移。使用输尿管肾盂镜可以直接观察到上尿路异常。通过此项检查可以估计上尿路的充盈缺损和细胞学检查的阳性结果。此外，还可以对肾盂输尿管肿瘤保守手术的患者进行监视及对肿瘤进行观察和活检。偶尔可行肿瘤切除术和电灼术。用输尿管肾盂镜进行监测比传统方法更优越。

五、治疗

标准治疗方案是进行肾、全长输尿管及输尿管开口部位的膀胱壁部分切除术。若输尿管近端无肿瘤侵犯，仅用远端肿瘤，则应行远端输尿管切除及输尿管植入膀胱术。

放疗对上尿路肿瘤的作用甚小。伴有转移的上尿路移行上皮肿瘤的患者和转移性膀胱肿瘤患者可用顺铂化疗。

（王永涛）

第二节 肾 癌

肾癌也称肾细胞癌、肾腺癌等,占原发性肾恶性肿瘤的85%左右。

一、流行病学

肾癌的发病率有地区差异,瑞士及冰岛的发病率较高,英国和东欧、非洲、亚洲较的发病率低。近年来发病率有上升趋势。据1994年美国资料统计,美国每年有27 000以上该病的新病例,其中11 000例死于该病。我国尚无全国性的统计资料,北京市(1985—1987年)资料显示:男性的发病率为3.66/10万,女性的发病率为1.56/10万;上海市(1995年)男性的发病率为3.2/10万,女性的发病率为2.0/10万。1990—1992年22个省市抽样地区居民死亡率及死因构成统计显示,肾肿瘤的粗死亡率为0.32/10万人。在泌尿外科恶性肿瘤中,肾癌仅次于膀胱肿瘤,占第2位。在北京城区统计中,肾癌占全部恶性肿瘤的2%,居第10位。同一国家不同性别、种族间肾癌的发病率也有很大差异。

二、病因

肾癌的病因目前尚不清楚,种族和地理环境改变并不是引起肾脏肿瘤的重要条件。化学因素、物理因素或生物因子或其代谢物,可能作为诱变因子引起DNA分子结构的变化。20余年来研究者对吸烟与肾癌的关系进行了研究,吸烟者肾癌的相对危险性为1.1~2.3,与吸烟的量和开始吸烟的年龄密切相关,而且戒烟者比从不吸烟者患肾癌的危险性高,重度吸烟者的发病率较轻度吸烟者的发病率更高;肾癌与工业致癌物的关系尚未肯定,但吸烟并暴露于镉工业环境的男性发生肾癌的概率高于常人;亦有报道咖啡可能增加女性发生肾癌的危险性,但与咖啡的用量无相关性;肾癌有家族发病倾向,有兄弟2人或一个家庭中3人甚至5人发生肾癌的报道;此外,激素的影响(如雌激素)、过剩的高脂肪食物、饮酒及辐射可能与肾癌的发生有一定的关系;约0.7%的肾癌伴有视网膜血管瘤,系显性常染色体疾病,肿瘤常为双侧,可为多病灶癌或囊内癌。有报道称钙、多种维生素(尤其维生素C)有可能减少肾癌的发生。钙可能降低肾癌的危险性;利尿药可能是促进肾癌发生的因素,滥用止痛药(尤其含非那西丁的药)易致肾盂癌。高血压患者容易发生肾癌,但经过调查发现服利尿药的高血压患者患肾癌的危险性增加。居住在夏威夷的美籍日本人有8 006人,20年发生肾癌的危险性和高血压没有关系,但与利尿药相关。输血是否为患肾癌的危险因素尚未肯定。有报道称糖尿病患者比无糖尿病患者更容易发生肾癌,肾癌患者中14%为糖尿病患者,为正常人群有糖尿病患者数的5倍。肾功能不全的患者长期透析容易发生肾肿瘤。

三、组织病理学

绝大多数肾癌发生于一侧肾脏,双侧先后或同时发病者仅占2%左右。肾癌常为单个肿瘤,边界清楚,多病灶发病者占5%左右。

肾癌容易向静脉内扩散,形成癌栓,癌栓可以在肾静脉、下腔静脉内,甚至进入右心房内。肾癌可以局部扩散至相邻组织、脏器、肾上腺、淋巴结,其预后不如静脉内有癌栓者。肾癌远处转移的位置中最多见的为肺,其次为肝、骨、脑、皮肤、甲状腺等,也可转移至对侧肾。镜下肾癌可分为以下几种类型。

(一)肾透明细胞癌

显微镜下透明细胞癌细胞为圆形或多角形,胞浆丰富,内含大量糖原、磷脂和中性脂肪,这些物质在切片制作过程中被溶质溶解,呈透明状。单纯透明细胞癌不多见,多数有或多或少的颗粒细胞(暗细胞)。随着肿瘤细胞恶性倾向加重,肾透明细胞癌的胆固醇含量减少,分化好的肿瘤核位于中央,核固缩,染色质增多,浓染。分化不良的核有多样性,有明显的核仁。

(二)嗜色细胞癌

逆行分化细胞核增大,核仁明显。嗜色细胞癌表现为乳头状或小管乳头状生长,在未分化肿瘤中变为实性。其乳头的蒂常为充满了脂类的巨噬细胞和局灶性沙样瘤小体;乳头状腺癌预后比非乳头状好。经细胞遗传学检查,乳头状腺癌无论大小都表现为特有的Y染色体丢失,同时有7号和17号染色体三体性。

(三)嫌色细胞癌

显微镜下嫌色细胞的一个特点是细胞呈多角形,胞浆透明但有细的网状结构,有明显的细胞膜,很像植物细胞。另一个特点是常规染色细胞质不染,可以用 Hale 铁染胞浆。其恶性趋势表现为胞浆嗜酸性或颗粒状,因线粒体增多,和嗜酸细胞类似。分化良好的细胞核固缩,染色质增多,有的有双核,核仁变为非典型增生,恶性度增大。

(四)肾集合管癌

显微镜下呈中等大小细胞,有嗜碱性。胞浆淡,有 β 糖原颗粒沉积,PAS 染色呈强阳性,常见细胞核退行性发育,有时可见嗜酸(颗粒)细胞变异,呈梭形,有多型性。肉瘤样肾癌主要是梭形细胞癌,侵袭性强、预后不良。梭形细胞像多形的间质细胞,难与纤维肉瘤区别。

(五)神经内分泌型肾癌

显微镜下有分化不良的小细胞癌(燕麦细胞癌),极罕见,恶性程度高。

四、临床表现与诊断

(一)临床表现

血尿、疼痛和肿物称为肾癌的"三联征",大多数患者就诊时已有1～2个症状,"三联征"俱全者仅仅占 10% 左右。肾癌可能在有明确临床症状时已有远处转移,以肺和骨骼转移为常见,有的先发现转移病灶,追溯原发肿瘤时始才诊断为肾癌。

1.血尿

肾癌引起的血尿常为间歇性、无痛、全程肉眼血尿。间歇中可以没有肉眼血尿,但仍有镜下血尿。血尿间歇时间随病程而缩短,严重血尿可伴有肾绞痛。血尿的程度与肾癌的体积无关,部分病例仅表现为持续镜下血尿。

2.腰痛

腰痛是肾癌的常见症状,多数为钝痛,因肿瘤生长牵扯肾包膜而引起;肿瘤侵犯周围脏器和腰肌时疼痛较重且为持续性,瘤内出血或血块通过输尿管可引起剧烈的腰痛和腹痛。

3.肿物

腰、腹部肿物也是肾癌的常见症状,有 1/4～1/3 的肾癌患者就诊时可发现肿大的肾脏。肾脏的位置隐蔽,肿瘤必须达到一定体积时方可被发现。肿瘤表面光滑,质硬,无压痛,随呼吸活动,如肿物固定,可能已侵犯邻近器官。

4.发热

1/3以上的患者伴有全身性症状,发热较常见,曾有研究者主张将发热、血尿、疼痛和肿物称为肾癌的"四联征"。发热多数为低热,持续和间隙出现,亦有因高热就医者发现肾癌。

5.高血压

肾癌患者中发生高血压者占20%～40%,原因是肿瘤压迫血管、肿瘤内动静脉瘘、肿瘤组织产生的肾素水平升高,需要与原发性高血压区别。

6.红细胞改变

肾癌患者的肾皮质缺氧,释放促红素,调节红细胞生成和分化,因此,有3%～10%的肾癌患者血中促红素水平升高。但肾癌患者贫血更为多见,主要原因是正常红细胞、正色素性红细胞少,小红细胞血清铁或全铁结合能力下降,与慢性病的贫血相似,铁剂治疗并无效果,切除肾癌可以使红细胞恢复正常。

7.免疫系统改变

发生肾癌时可伴有神经病变、肌肉病变、淀粉样变和血管炎。肾癌和其他肿瘤一样可能发生神经肌肉病变,有报道称肾癌并发双侧膈肌麻痹。近期报道有肾癌伴血管炎的病例,被认为是癌旁综合征或副癌综合征之一。

8.肾癌转移伴有临床症状

如脊椎转移,出现腰背痛、脊髓压迫,引起下肢活动障碍、大小便失禁等。

此外,肾癌伴肾外症状,如肾素水平升高、高血钙、前列腺素A水平升高、人绒毛膜促性腺激素水平升高、尿多胺水平升高、血癌胚抗原水平升高、精索静脉曲张。

Chisholm统计肾癌的全身病状如下:红细胞沉降率快362/651(55.6%),高血压89/237(37.6%),贫血473/1 300(36.4%),恶病质、消瘦338/979(34.5%),发热164/954(17.2%),肝功能异常65/450(14.4%),碱性磷酸酶升高44/434(10.1%),高血钙44/886(5.0%),红细胞增多症43/1 212(3.5%),神经肌肉病变13/400(3.3%),淀粉样变12/573(2.1%)。

(二)放射影像检查

1.X线平片

泌尿系平片可能见到肾外形改变,较大的肿瘤可遮盖腰大肌阴影,肿瘤内有时可见到钙化、局限或弥漫絮状影,有时在肿瘤周围形成钙化线、壳状。

2.CT检查

CT检查是目前诊断肾癌最重要的方法,可以发现肾内0.5 cm以上的病变。肾癌未引起肾盂肾盏变形时,CT检查对诊断有决定意义。该检查可以准确地测定肾癌的大小,测定肿瘤的CT值,注射对比剂以后是否使CT值增强,可以说明肿物内血管供应情况。有统计CT对以下情况诊断的准确性如下:肾静脉受累91%,下腔静脉内癌栓97%,肾周围扩散78%,淋巴结转移87%,邻近脏器受累96%。所以CT检查对于肾癌的分期极为重要。CT容易显示肾癌对其周围组织和器官侵犯,肿瘤和相邻器官间的界限消失,并有邻近器官的形态和密度改变。CT单纯表现为肿瘤和相邻器官间脂肪线消失,不能作为肿瘤侵犯相邻器官的诊断。大的肿瘤与相邻器官可以无间隙,CT可以发现肾癌血行转移至肝,表现为多血管性,增强后可以和正常肝实质密度一致,因此,必需先行平扫,方可发现转移灶。对侧肾亦可能发生血行转移病灶。对肾上腺可以是局部侵犯,如肾上腺肾癌可直接侵犯肾上腺,肾上腺转移灶为血行扩散引起。

3.MRI

以 MRI 磁共振影像检查肾脏也是比较理想的方法。肾门和肾周围间隙脂肪产生高信号强度,肾外层皮质为高信号强度,其中部髓质为低信号强度,可能由于肾组织内渗透压不同,两部分对比度差50%,这种差别可随恢复时间延长和水化而缩小。肾动脉和肾静脉无腔内信号,所以为低强度。集合系统有尿为低强度。肾癌的 MRI 变异较大,是由肿瘤的血管、大小、有无坏死决定的。因其质子低密度,MRI 不能很好地发现钙化灶。MRI 对肾癌侵犯范围,周围组织包膜、肝、肠系膜、腰肌的改变容易查明,尤其是当出现肾静脉、下腔静脉内癌栓和淋巴结转移时。

4.排泄性尿路造影

排泄性尿路造影曾经是诊断肾癌最主要的影像学诊断方法,随着 CT 及 MRI 问世以后,排泄性尿路造影居次要位置,因造影不能发现肾实质内较小的未引起肾盂肾盏变形的肿瘤,肾癌较大时,尿路造影可以见到肾盂肾盏变形、拉长、扭曲。排泄性尿路造影也可了解双肾功能,尤其是健侧肾的功能。肿瘤大使肾实质破坏,可导致病肾无功能。尿路造影可以发现肾内有占位性病变,但不能鉴别囊肿、肾血管平滑肌脂肪瘤和肾癌,必须配合超声、CT 或 MRI 检查。

5.血管造影

由于 CT 广泛应用于诊断肾癌,进行血管造影者日趋减少,近年来多用选择性肾动脉数字减影的方法。血管造影可以显示新生血管、动静脉瘘以及肾静脉和腔静脉病变,对比剂池样聚集、肾包膜血管增多是肾癌的标志。10%左右的肾癌血管并不增多,使血管造影实际应用受到限制。出现肿瘤坏死、囊性变、动脉栓塞时血管造影可不显影。肾癌有动静脉短路时,动脉造影可以发现肾静脉早期显影。肾动脉造影在必要时可以注入肾上腺素,使正常血管收缩而肿瘤血管不受影响,有助于肿瘤的诊断。肾动脉造影目前常用于较大的或手术困难的肾癌,术前进行造影和动脉栓塞,可以减少手术出血量;对难以切除的晚期肾癌,动脉栓塞加入化疗药物可以作为姑息疗法;对孤立肾肾癌,为保留肾组织,在术前进行肾动脉造影可了解血管的分布情况;临床上怀疑有肾静脉、下腔静脉癌栓时,可行肾静脉或下腔静脉造影以明确癌栓的大小、部位、和静脉管壁的关系,有助于手术摘除癌栓并切除其粘连的静脉壁。血管造影是有创的、昂贵的检查方法,可能出现出血、穿刺动脉处形成假性动脉瘤、动脉栓塞等并发症。对比剂有肾毒性,不适用于肾功能不全患者。

(三)核素影像检查

放射性核素检查极少应用于肾癌,但可用于检查肾癌骨转移病灶,骨扫描发现病变缺乏特异性,必须配合 X 线影像发现溶骨性病灶。由于肾癌骨转移者预后极差,可以说是手术的禁忌证,必要时进行全身骨扫描。临床放射性核素检查的方法有 SPECT 或 PET 或 PET-CT。

(四)超声影像检查

肾癌的超声影像特征有:①肾实质内出现占位性病灶,呈圆形或椭圆形,有球体感,可向表面突出;②肿瘤小者边界清楚,大者边界欠清,常呈分叶状;③病灶部的肾结构不清,内部回声变化较大,2~3 cm 直径的小肿瘤有时呈高回声;4~5 cm 的中等肿瘤多呈低回声;巨大肿瘤因内部出血、液化、坏死、钙化,呈不均匀回声区;④肾窦可受压、变形甚至显示不清;⑤彩色多普勒血流显像中,小肿瘤内部血流较丰富,可见多数点状彩色血流,中等大小者肿瘤周边可见丰富的血流信号,亦可不丰富,内部散在点状或条状彩流信号,巨大肿瘤由于内部坏死等原因,很少有血流信号;⑥肾静脉或下腔静脉内可有癌栓;⑦肾门可见肿大的淋巴结。

(五)实验室检查

实验室检查对肾癌无特异性参考指标,肾癌患者的红细胞沉降率、尿乳酸脱氢酶水平和尿β-葡萄糖醛酸苷酶水平可有升高。用于肾癌检测的肿瘤标志物有细胞黏附分子 E-Cadherin、CD44v6、端粒酶等,检测 E-Cadherin、CD44v6、端粒酶活性有利于肾癌的早期诊断,同时外周血中 Pax-2 mRNA 的检测可以较敏感地检测到血液中肾癌细胞,有助于早期诊断肾细胞癌及其微转移。

(六)病理学检查

获取肾癌诊断标本的方法有尿脱落细胞学检查、肾穿刺组织学检查等,要视临床具体情况选择应用。

五、TNM 分期与临床分期

肾癌的分期对制定治疗方案和判断预后有一定的临床意义。常用的分期方法有 Robson 分期和 TNM 分期。

(一)Robson 分期

肾癌的 Robson 分期,见表 13-2。

表 13-2　肾癌的 Robson 分期

分期	
I	肿瘤位于肾包膜内
II	肿瘤侵入肾周围脂肪,但仍局限于肾周围筋膜内
IIIA	肿瘤侵犯肾静脉或下腔静脉
IIIB	区域性淋巴结受累
IIIC	同时累及肾静脉、下腔静脉、淋巴结
IVA	肿瘤侵犯除肾上腺外的其他组织器官
IVB	肿瘤远处转移

(二)TNM 分期法(按国际抗癌联盟所提出)

根据肿瘤的大小、淋巴结受累数目和有无转移并结合手术及病理检查,来确定 TNM 分期。

1.T——原发肿瘤

T_0:无原发性肿瘤的证据。

T_1:肿瘤小,患肾的形态不变,肿瘤局限于肾包膜内。

T_2:肿瘤大,患肾变形,肿瘤仍在包膜内。

T_{3a}:肿瘤侵及肾周脂肪。

T_{3b}:肿瘤侵及静脉。

T_4:肿瘤已侵入邻近器官。

2.N——区域淋巴结转移

N_x:淋巴结有无转移不肯定。

N_0:淋巴结无转移。

N_1:同侧单个淋巴结受侵。

N_2：多个区域淋巴结受侵。

N_3：术中明确淋巴结已固定。

N_4：邻近区域性淋巴结受累。

3.M——远处转移

M_x：转移范围不肯定。

M_0：无远处转移的证据。

M_1：有远处转移。

M_{1a}：隐匿性转移。

M_{1b}：某一器官单个转移。

M_{1c}：某一器官多个转移。

M_{1d}：多个器官转移。

六、治疗

目前肾癌的治疗包括手术治疗、放疗、化疗及免疫治疗等。

(一)放疗

肾癌对放疗不甚敏感。肾癌放疗的适应证如下：①对恶性程度较高或Ⅱ、Ⅲ期肿瘤，可用术后放疗作为辅助治疗；②对原发肿瘤巨大和/或周围浸润固定或肿瘤血供丰富、静脉怒张者，术前放疗可使肿瘤缩小，血管萎缩以增加切除率；③转移性肾癌引起疼痛时，放疗可缓解症状；④对不能手术的晚期患者，放疗可缓解血尿、疼痛等症状并延长生命。

(二)化疗

化疗药物治疗肾癌疗效不理想，常用化疗药物有 VLB、MMC、BLM、ADM、CTX、DDP、5-FU、GEM 等。联合用药优于单药。常用的联合化疗方案有 GF 方案。

GF 方案：GEM 1 000 mg/m^2，静脉滴注，第 1 天、第 8 天、第 15 天；5-FU 500 mg/m^2，静脉滴注，第1～5天。每4周重复。

(三)生物治疗

生物治疗的方法很多，用于肾癌治疗的主要方法如下。

1.细胞因子

IL-2 较常用。IL-6、LAK 细胞的使用也有临床报道，可获得一定的疗效。干扰素既可用于治疗原发肾肿瘤，也可用于治疗转移肾癌。

2.分子靶向药物

目前国内外研究较多的是酪氨酸激酶抑制剂，如 SU011248。SU011248 是一种多靶点酪氨酸激酶抑制剂，通过抑制 PDGFR、VEGFR、KIT、FLT$_3$ 等产生抗肿瘤和抗肿瘤血管生成的作用，达到治疗肿瘤的目的。2004 年美国临床肿瘤学会年会上，Motzer 等报道了一项 SU011248 二线治疗转移性肾细胞癌Ⅱ期临床研究的结果，SU011248 50 mg，口服，每天 1 次，连续给药 4 周，每 6 周重复 1 次，中位随访 6 个月，63 例患者中，PR 15 例（24％），SD 29 例（46％），PD 19 例（30％）。提示 SU011248 治疗转移性肾细胞癌有一定的效果。另一种靶向药物是 BAY 43-9006，此药为一种新的信号转导抑制剂，通过抑制 Raf 激酶，阻断Raf/MEK/ERK信号转导通路，抑制肿瘤细胞增殖；同时还有抑制 VEGFR-2 和 PDGFR-β 的功能，具有抗肿瘤血管生成的作用。Ratain 等报道一项 BAY 43-9006 治疗晚期实体瘤的Ⅱ期临床研究结果，63 例晚期肾细胞癌患者中,25 例有效(PR+CR),18 例稳定(SD),15 例进展(PD),5 例患者出组,提示 BAY 43-9006方案在治疗晚期肾细胞癌方面有一定的疗效。目前,正在进行 BAY 43-9006 对晚期肾细胞癌的 TTP 和生存期的影响研究。

(王永涛)

第三节 膀 胱 癌

膀胱癌是泌尿系统中最常见的肿瘤。膀胱癌多发生于膀胱侧壁及后壁,其次为三角区和顶部,其发生可为多中心。膀胱癌可先后或同时伴有肾盂、输尿管、尿道肿瘤。在国外,膀胱癌的发病率在男性泌尿生殖器肿瘤中仅次于前列腺癌,居第 2 位;在国内则占首位。男性发病率为女性的 3~4 倍,50~70 岁人群发病率最高。该病组织类型中上皮性肿瘤占 95%,其中超过 90% 为移行上皮细胞癌。

一、流行病学

(一)发病率和死亡率

世界范围内,膀胱癌的发病率居恶性肿瘤的第 9 位,在男性恶性肿瘤中排名第 6 位,在女性恶性肿瘤中排在第 10 位。在美国,膀胱癌的发病率居男性恶性肿瘤的第 4 位,位列前列腺癌、肺癌和结肠癌之后,在女性恶性肿瘤中居第9 位。2002 年,世界膀胱癌年龄标准化发病率:男性为 10.1/10 万,女性为2.5/10 万。年龄标准化死亡率:男性为4/10 万,女性为 1.1/10 万。美国男性膀胱癌的发病率为24.1/10 万,女性为该病的发病率6.4/10 万。美国癌症协会预测2006 年美国膀胱癌新发病例数为 61 420 例(男 44 690 例,女 16 730 例),死亡病例数为 13 060 例(男 8 990 例,女 4 070 例)。

在我国,男性膀胱癌的发病率位居全身肿瘤的第 8 位,发病率远低于西方国家。2002 年,我国膀胱癌年龄标准化发病率:男性为 3.8/10 万,女性为 1.4/10 万。近年来,我国部分城市肿瘤发病率报告显示膀胱癌的发病率有增大趋势。男性膀胱癌发病率为女性的 3~4 倍。而对分级相同的膀胱癌,女性的预后比男性差。男性膀胱癌的发病率高于女性不能完全解释为吸烟习惯和职业因素,性激素亦可能是导致这一结果的重要原因之一。

膀胱癌可发生于任何年龄,但是主要发病年龄为中年以后,并且其发病率随年龄增长而增加。美国39 岁以下男性膀胱癌的发病率为 0.02%,39 岁以下女性膀胱癌的发病率为 0.01%;40~59 岁男性膀胱癌的发病率为 0.4%,女性膀胱癌的发病率为 0.12%;60~69 岁男性膀胱癌的发病率为0.93%,60~69 岁女性膀胱癌的发病率为 0.25%;而 70 岁以上老年男性膀胱癌的发病率为 3.35%,70 岁以上女性膀胱癌的发病率为 0.96%。

种族对膀胱癌发病的影响迄今还没有确定。美国黑人膀胱癌的发病危险率为美国白人的一半,但是其总体生存率却更差,而美国白人的发病率高于美国黑人,仅局限于非肌层浸润性肿瘤,而肌层浸润性膀胱癌的发病危险率却相似。

由于对低级别肿瘤认识不同,不同国家报道的膀胱癌的发病率存在差异,这使不同地域间发病率的比较非常困难。不同人群的膀胱癌组织类型不同,在大多数国家中,以移行细胞癌为主,其占膀胱癌的 90％以上,而埃及则以鳞状细胞癌为主,其约占膀胱癌的 75％。

(二)自然病程

大部分膀胱癌患者确诊时处于分化良好或中等分化的非肌层浸润性膀胱癌,其中约 10％的患者最终发展为肌层浸润性膀胱癌或转移性膀胱癌。膀胱癌的大小、数目、分期与分级与其进展密切相关,尤其是分期与分级,低分期低分级肿瘤发生疾病进展的风险低于高分期高分级肿瘤。总体上说,T_1 期膀胱癌发生肌层浸润的风险(18％)是 T_a 期膀胱癌(9％)的 2 倍。但膀胱癌的病理分级可能是更为重要的预测因子。研究发现:G_1 级膀胱癌出现进展的风险(6％)仅为 G_3 级膀胱癌(30％)的 1/5。一组长达 20 年的随访资料发现,G_3 级膀胱癌出现疾病进展风险更高,T_aG_1 膀胱癌为 14％,而 T_1G_3 则高达 45％,但是其复发的风险却相同,约为 50％。

Lamm 将原位癌分为 3 型。Ⅰ 型没有侵袭性,为单一病灶,为疾病的早期阶段。Ⅱ 型为多病灶,可引起膀胱刺激症状。Ⅲ 型合并一个或多个其他膀胱癌,会增加肿瘤复发、进展及死亡的风险。经尿道切除的 Ⅱ 型原位癌发生疾病进展的风险约 54％,膀胱灌注化疗可降低其进展风险至 30％～52％,而卡介苗膀胱灌注可以将上述风险降至 30％以下。

二、病因

膀胱癌的发生是复杂、多因素、多步骤的病理变化过程,既有内在的遗传因素,又有外在的环境因素。较为明确的两大致病危险因素是吸烟和长期接触化学工业产品。吸烟是目前最为肯定的膀胱癌致病危险因素,有 30％～50％的膀胱癌由吸烟引起,吸烟可使膀胱癌危险率增加,其危险率与吸烟强度和时间成正比。另一重要的致病危险因素为长期接触化学工业产品,职业因素是最早获知的膀胱癌致病危险因素,约 20％的膀胱癌是由职业因素引起的,包括从事纺织,染料制造,橡胶化学,药物制剂和杀虫剂、油漆、皮革、铝、铁和钢的生产。柴油废气累积也能增加膀胱癌发生的概率。其他可能的致病因素还包括慢性感染(细菌、血吸虫及 HPV 感染等)、应用化疗药物环磷酰胺(潜伏期 6～13 年)、滥用含有非那西汀的止痛药(10 年以上)、盆腔放疗、长期饮用砷含量高的水和使用含氯消毒水、摄入人造甜味剂及使用染发剂等。另外,膀胱癌还可能与遗传有关,有家族史者发生膀胱癌的危险性明显增加,遗传性视网膜母细胞瘤患者的膀胱癌发生率也明显升高。慢性尿路感染、残余尿及长期异物刺激(留置导尿管、结石)与肌层浸润性膀胱癌关系密切,其主要见于鳞状细胞癌和腺癌。

正常膀胱细胞恶变开始于细胞 DNA 的改变。流行病学证据表明化学致癌物是膀胱癌的致病因素,尤其是芳香胺类化合物,如 2-萘胺、4-氨基联苯,其广泛存在于烟草和各种化学工业中。烟草代谢产物经尿液排出体外,尿液中的致癌成分诱导膀胱上皮细胞恶变。目前大多数膀胱癌病因学研究集中在基因改变。癌基因是原癌基因的突变形式,原癌基因编码正常细胞生长所必需的生长因子和受体蛋白。原癌基因突变后变为癌基因,可使细胞无节制地分裂,导致膀胱癌复发和进展。与膀胱癌相关的癌基因包括 *HER-2*、*H-Ras*、*BcL-2*、*FGFR3*、*C-myc*、*c-erbB-2*、*MDM2*、*CDC91L1* 等。膀胱癌发生的另一个重要分子机制是编码调节细胞生长、DNA 修复或凋亡的蛋白抑癌基因失活,使 DNA 受损的细胞不发生凋亡,导致细胞生长失控。研究发现,含有 *p*53、*Rb*、*p*21 等抑癌基因的 17、13、9 号染色体的缺失或杂合性丢失与膀胱癌的发生发展密切相关,而且,*p*53、*Rb* 的突变或失活也与膀胱癌的侵袭力及预后密切相关。此外,膀胱癌的发生还包括编码生长因子或其受体的正常基因的扩增或过表达,例如,EGFR 过表达可增加膀胱癌的侵袭力及转移。

三、组织病理学

膀胱癌包括尿路上皮细胞癌、鳞状细胞癌和腺细胞癌,还有较少见的转移性癌、小细胞癌和癌肉瘤等。其中,膀胱尿路上皮癌最为常见,占膀胱癌的90%以上。膀胱鳞状细胞癌比较少见,占膀胱癌的3%～7%。膀胱腺癌更为少见,占膀胱癌的比例小于2%,膀胱腺癌是膀胱外翻患者最常见的癌。

四、临床表现与诊断

(一)临床表现

1.血尿

大多数膀胱肿瘤以无痛性肉眼血尿或显微镜下血尿为首发症状,患者表现为间歇性、全程血尿,有时可伴有血块。因此,在临床上间歇性无痛肉眼血尿被认为是膀胱肿瘤的典型症状。出血量与血尿持续时间长短,与肿瘤的恶性程度、大小、范围和数目有一定关系,但并不一定成正比。有时发生肉眼血尿时,肿瘤已经很大或已属于晚期;有时肿瘤很小,却会出现大量血尿。由于血尿呈间歇性表现,当血尿停止时容易被患者忽视,误认为疾病消失而不及时地做进一步检查。当患者只表现为镜下血尿时,因为不伴有其他症状而不被发现,往往直至出现肉眼血尿时才会引起注意。

2.膀胱刺激症状

早期膀胱肿瘤较少出现尿路刺激症状。若膀胱肿瘤同时伴有感染,或肿瘤发生在膀胱三角区,则尿路刺激症状可以较早出现。此外还必须警惕尿频、尿急等膀胱刺激症状,其可能提示膀胱原位癌的可能性。因此,凡是缺乏感染依据的膀胱刺激症状患者,应采用积极、全面的检查措施,以确保早期做出诊断。

3.排尿困难

少数患者因肿瘤体积较大,或肿瘤发生在膀胱颈部,或血块形成,可造成尿流阻塞、排尿困难甚至出现尿潴留。

4.上尿路梗阻症状

肿瘤浸润输尿管口时,引起肾盂及输尿管扩张积水,甚至感染,引起不同程度的腰酸、腰痛、发热等症状。如双侧输尿管口受侵,可发生急性肾功能不全。

5.全身症状

全身症状包括恶心、食欲缺乏、发热、消瘦、贫血、恶病质、类白血病反应等。

6.转移灶症状

晚期膀胱癌可发生盆底周围浸润或远处转移。常见的远处转移部位为肝、肺、骨等。当肿瘤浸润到后尿道、前列腺及直肠时,会出现相应的症状。当肿瘤位于一侧输尿管口,引起输尿管口浸润,可造成一侧输尿管扩张、肾积水。当肿瘤伴有膀胱结石时,会出现尿痛和血尿等膀胱结石的症状。

(二)放射影像检查

1.膀胱造影

现应用不多,但有时可补充膀胱镜检查之不足。膀胱容量较小或出血较重或肿瘤太大,膀胱镜难窥全貌时,往往不能用膀胱镜检查诊断,可用气钡造影及分部膀胱造影方法。其中以分部膀胱造影方法为佳。其方法是,首先测定膀胱容量,准备相应量的膀胱对比剂,先取其 3/4 量并摄片。若肿瘤表浅,则前、后摄片图像显示膀胱匀称性充盈缺损,对确定肿瘤是否浸润特别有价值。

2.静脉肾盂造影

静脉肾盂造影不能清晰地显示膀胱病变,因此对膀胱肿瘤的早期诊断意义不大。但是,对于膀胱肿瘤确诊前必须做静脉肾盂造影,它能排除肾盂和输尿管的肿瘤,显示因输尿管口或膀胱底部浸润性病变所造成的输尿管梗阻,了解双侧肾脏功能。

3.CT 检查

CT 检查能够了解膀胱与周围脏器的关系、肿瘤的外侵和程度、远隔器官是否有转移,有助于 TNM 分期,对制订治疗计划很有帮助。在揭示膀胱肿瘤及增大的转移淋巴结方面,CT 诊断的准确率在 80% 左右。此外,输尿管壁间段或膀胱憩室可能隐藏移行细胞瘤,这些肿瘤不易被其他检查方法发现,而 CT 扫描可能有所帮助。

(三)超声影像检查

经腹部 B 型超声波检查诊断膀胱肿瘤的准确性,与肿瘤的大小有关,还与检查者的经验和判断能力有关。肿瘤直径>1 cm,诊断准确率高,反之则低。由于这种检查没有痛苦,可作为筛选手段。经直肠探头超声扫描能显示肿瘤基底部周围膀胱底的畸形和膀胱腔的肿瘤回声,可以确定膀胱肿瘤的范围。诊断中最大的困难是小容量膀胱。经尿道内超声的探头做膀胱内扫描,对膀胱肿瘤的分期有一定帮助。

(四)实验室检查

1.尿常规检查和尿浓缩找病理细胞

尿常规检查和尿浓缩找病理细胞应作为首选检查方法。由于检查无痛苦、无损伤,患者易接受。特别是对于接触致癌物质的人群,在膀胱镜检查发现肿瘤前数月,通过尿液细胞检查可发现可疑细胞。收集尿液要求容器清洁,最好是晨起第2次尿液,肿瘤细胞阳性率为 70%～80%。对细胞学阴性者,可用膀胱冲洗液提高阳性率。用导尿管将50 mL生理盐水注入膀胱反复来回冲洗,然后取样,检查肿瘤细胞。此法明显优于排尿检查。这是因为膀胱灌洗液较尿液产生更多的脱落细胞,对低级别乳头状移行细胞癌和乳头状瘤仅根据细胞标准难以鉴别,若有组织碎片,可为诊断提供有用的标本。细胞学检查还可用于监测肿瘤复发,也可作为普查筛选。

2.肿瘤标志物测定

其包括测定宿主的免疫反应性、加深对细胞的了解并估计预后;寻找特异而敏感的免疫检测指标——肿瘤标志物。但至今大多数免疫检测是非特异性的。

(1)膀胱癌抗原(bladder tumor antigen,BTA):BTA 检测膀胱肿瘤的膜抗原的一种方法,对移行细胞膜上皮表面癌具有较高的敏感性和特异性,方法简单实用,诊断膀胱癌的阳性率约为 70%。

(2)ABO(H)血型抗原:它不是肿瘤的抗原,而是一种组织抗原。据检测膀胱黏膜上皮表面ABO(H)抗原部分或全部丢失,表示该肿瘤的恶性程度高并易复发预后差;保留有 ABO(H)抗原,则肿瘤不易出现肌层浸润。因此对膀胱路肿瘤的诊断、疗效观察和预后具有较现实的意义。

(3)CEA:CEA 是一种肿瘤相关抗原。正常尿道上皮不存在 CEA,但在膀胱癌患者血浆和尿中 CEA 水平明显上升,被认为是有用的肿瘤标志物。但在相当一部分膀胱肿瘤患者中,血浆和尿中 CEA 仅有少量增加甚至不增加;同时 CEA 增加的量与肿瘤的大小、分化程度或浸润范围无关;而且尿路感染可影响 CEA 出现假阳性。

（4）乳酸脱氢酶（lactate dehydrogenase，LDH）同工酶：在恶性肿瘤中乳酸脱氢酶水平会上升。正常膀胱上皮仅有 LDH1 和 LDH2，在肿瘤浸润深的晚期膀胱癌中 LDH5 和 LDH4 占突出地位。

（5）其他标志物：在膀胱肿瘤患者尿和血清中，还发现许多其他物质或其数量明显增加，如葡萄糖醛酸苷酶（GHS）、尿纤维蛋白降解产物（FDP）、类风湿因子、尿-N-乙-D-氨基葡萄糖苷酶（NAG）、唾液酸、多胺等，其特异性及临床应用有待进一步研究。

（五）膀胱镜检查

对膀胱肿瘤仍以膀胱镜检查为首要手段，它可在直视下观察到肿瘤的数目、位置、大小、形态和与输尿管口的关系等，同时可做活检以明确诊断，是制订治疗计划必不可少的重要依据。凡临床可疑膀胱肿瘤的病例，均应常规进行膀胱镜检查，可以初步鉴别肿瘤是良性还是恶性的，良性的乳头状瘤容易辨认，它有一个清楚的蒂，从蒂上发出许多指头状或绒毛状分支在水中飘荡，蒂组织周围的膀胱黏膜正常。若肿瘤无蒂，基底宽，周围膀胱黏膜不光洁、不平，增厚或水肿充血，肿瘤表现是短小不整齐的小突起，或像一个拳头，表面有溃疡出血并有灰白色脓苔样沉淀，膀胱容量小，冲出的水液混浊带血，这均提示恶性肿瘤的存在。有些肿瘤位于顶部或前壁，一般膀胱镜不易发现，也易被检查者所忽略，应用可屈曲膀胱镜检查可以弥补此缺点。

通过膀胱镜检查，可以对肿瘤进行活检以了解其恶性度及深度。也可在肿瘤附近及远离之处取材，以了解有无上皮变异或原位癌，对决定治疗方案及预后是很重要的一步。取活检时须注意必须从肿瘤顶部取材，因为顶部组织的恶性度一般比根部的高。

（六）流式细胞光度术

流式细胞光度术（flow cytomety，FCM）是测量细胞 DNA 含量异常的另一种检查膀胱肿瘤的细胞学方法。正常尿内应有非整体干细胞系；超二倍体细胞应少于 10％；非整倍体细胞超过 15％则可诊断为癌。非整倍体细胞增多与肿瘤的恶性程度成正比。有报道称乳头状瘤阳性率为 31％，无浸润乳头癌的阳性率为 86％，浸润性癌的阳性率为 92％，原位癌的阳性率为 97％。

五、TNM 分期与临床分期

膀胱癌的分期指肿瘤浸润深度及转移情况，是判断膀胱肿瘤预后的最有价值的参数。目前主要有两种分期方法，一种是美国的 Jewett-Strong-Marshall 分期法，另一种为国际抗癌联盟的 TNM 分期法。目前普遍采用国际抗癌联盟的 2002 年第 6 版 TNM 分期法。

膀胱癌可分为非肌层浸润性膀胱癌（T_{is}、T_a、T_1）和肌层浸润性膀胱癌（T_2 以上）。局限于黏膜（$T_a \sim T_{is}$）和黏膜下（T_1）的非肌层浸润性膀胱癌（以往称为表浅性膀胱癌）占 75％～85％，肌层浸润性膀胱癌占 15％～25％。而非肌层浸润性膀胱癌中，大约 70％ 为 T_a 期病变，20％ 为 T_1 期病变，10％ 为膀胱原位癌。原位癌虽然也属于非肌层浸润性膀胱癌，但一般分化差，属于高度恶性的肿瘤，向肌层浸润性进展的概率要高得多。因此，应将原位癌与 T_a、T_1 期膀胱癌加以区别。

（一）T——原发肿瘤

T_x：无法评估原发肿瘤。

T_0：无原发肿瘤证据。

T_a：非浸润性乳头状癌。

T_{is}：原位癌（"扁平癌"）。

T_1:肿瘤侵入上皮下结缔组织。

T_2:肿瘤侵犯肌层。

T_{2a}:肿瘤侵犯浅肌层(内侧半)。

T_{2b}:肿瘤侵犯深肌层(外侧半)。

T_3:肿瘤侵犯膀胱周围组织。

T_{3a}:显微镜下发现肿瘤侵犯膀胱周围组织。

T_{3b}:肉眼可见肿瘤侵犯膀胱周围组织(膀胱外肿块)任一器官或组织中。

T_4:肿瘤侵犯前列腺、子宫、阴道、盆壁和腹壁。

T_{4a}:肿瘤侵犯前列腺、子宫或阴道。

T_{4b}:肿瘤侵犯盆壁或腹壁。

(二)N——区域淋巴结转移

N_x:无法评估区域淋巴结。

N_0:无区域淋巴结转移。

N_1:单个淋巴结转移,最大径不超过 2 cm。

N_2:单个淋巴结转移,最大径大于 2 cm 但小于 5 cm,或多个淋巴结转移,最大径<5 cm。

N_3:淋巴结转移,最大径不小于 5 cm。

(三)M——远处转移

M_x:无法评估远处转移。

M_0:无远处转移。

M_1:远处转移治疗。

六、治疗

(一)放疗

放疗的效果不如根治性全膀胱切除,大多仅用于不宜手术的患者。但在英国对浸润性膀胱癌仍以放疗为主要治疗方法,称为根治性放疗。一般用钴外照射或用直线加速器。

放疗的一个主要并发症为放射性膀胱炎。少数患者放射后因膀胱严重出血而被迫做膀胱切除,但病理检查膀胱内已无肿瘤,经放射后膀胱肿瘤有降期现象。

(二)化疗

化疗适于非浸润性病变(0、Ⅰ期)经尿道膀胱肿瘤切除术(transurethral resection of bladder tumor,TUR-BT)后的膀胱灌注化疗。浸润性病变(Ⅱ、Ⅲ期)有高危复发因素,如 T_3 病变或 T_2 病变伴分化差、浸透膀胱壁。对转移性病变(Ⅳ期)以化疗为主。

1.表浅膀胱癌的膀胱灌注化疗

表浅膀胱癌经尿道切除后有三种情况:①原发、小、单个、分化良好至中分化 T_a 肿瘤一般术后极少复发,也可不进行辅助治疗;②大多数表浅膀胱癌手术后复发但不增加恶性程度即进展,辅助治疗(如膀胱灌注)可以减少或延长复发或进展;③少数患者恶性度高的表浅癌,即使经足量膀胱灌注也难免发生浸润。

原发的原位癌 T_{is} 不可能经尿道切除,也不可能通过放疗解决,有时从原位癌发展到浸润癌可以经过77 个月以上。除膀胱全切除术以外,膀胱灌注是唯一有效的治疗。

(1)膀胱灌注及预防的原则:膀胱灌注是为了表浅膀胱癌术后预防或延长肿瘤复发以及肿瘤

进展,消除残余肿瘤或原位癌,其原理至今仍不清楚,在膀胱灌注后染色体不稳定。由于多数化疗药对细胞周期有特异性,重复灌注优于单次。对于尿路上皮肿瘤细胞同期选择灌注时间是很难的,每周、每月灌注是实用的,但从细胞周期、分子生物学看是不理想的。

灌注前患者尽量少饮水,以减少尿对灌注药物的稀释。药物的 pH 可能影响其稳定性及疗效,丝裂霉素(MMC)在 pH 5.6～6.0 最好。在有创伤或感染时,灌注延迟 1 周,因创伤和炎症可能全身性吸收。灌注药物后拔除导尿管,经 1～2 小时,毒性反应与药物浓度和留置时间相关,长时间留置可增加毒性。持续的小剂量灌注比间断灌注效果好。膀胱灌注的特点是全身吸收少,反应小,但其缺点是因需要插导尿管而致膀胱内局部刺激强。一般每周 1 次,共 7～10 次。也有每月或每 3 个月灌注 1 次,共 1～2 年。

(2)膀胱灌注常用的药物及用法:①噻替哌:30～60 mg(1 mg/mLH$_2$O),每周 1 次,每疗程为 6 次,然后每月灌注 1 次,灌注时插导尿管排空膀胱尿,灌注液入膀胱后取平卧位、俯卧位、左卧位、右侧卧位,每 15 分钟轮换体位 1 次,共 2 小时;②丝裂霉素 C:40 mg(1 mg/mLH$_2$O)每周 1 次,8 次为 1 个疗程,然后每月 1 次,方法同上;③多柔比星:40 mg(1～2 mg/mLH$_2$O),每周 1 次,4 周后改为每月 1 次。

(3)膀胱内灌注免疫治疗药物:膀胱癌存在免疫缺陷,可以应用免疫治疗,既往用过许多免疫协调药物,其中最成功的是膀胱灌注卡介苗(BCG)治疗膀胱表浅肿瘤,也是人类癌症免疫治疗最成功的范例。

卡介苗:120 mg 溶于 50 mL 生理盐水中,每周 1 次,连用 6 周。1990 年,美国食品药品监督管理局批准 BCG 为治疗膀胱原位癌和 T$_1$ 病变的标准治疗方法。

干扰素 a-2b:起始量 50×10^6 U,然后递增到 100×10^6 U、200×10^6 U、300×10^6 U、400×10^6 U、500×10^6 U、600×10^6 U、1 000×10^6 U,8 周为 1 个疗程。干扰素 a-2b 经膀胱吸收很少,毒性很小,个别患者出现轻微膀胱刺激症状。但最适剂量有待进一步确认。近年有应用白介素-2＋BCG 膀胱灌注治疗,效果良好,可减少 BCG 的量。

关于口服化疗药物治疗表浅肿瘤的作用,有报道称服甲氨蝶呤 50 mg,每周 1 次,可使复发率下降 50%。甲氨蝶呤口服后 40% 在 24 小时内由尿中排泄。

2.浸润性膀胱癌的化疗

对于已有转移的浸润性膀胱癌以化疗为主。现阶段研究者认为比较有效的药物为 DDP、ADM、MTX、VLB、5-FU、GEM 等。

(1)M-VAC 方案:MTX 30 mg/m^2,静脉滴注,第 1 天、第 15 天、第 22 天;VLB 6 mg/m^2,静脉滴注,第 2 天、第 15 天、第 22 天;ADM 30 mg/m^2,静脉注射,第 2 天;DDP 70 mg/m^2,静脉滴注,第 2 天。每 4 周重复,共 2～4 周期。如白细胞少于 2.5×10^9/L,血小板少于 100×10^9/L,或有黏膜炎,第 22 天药不用;如患者曾行盆腔照射超过 25 Gy,ADM 剂量减少 15 mg/m^2。

(2)CMV 方案:MTX 30 mg/m^2,静脉滴注,第 1 天、第 8 天;VLB 6 mg/m^2,静脉滴注,第 1 天、第 8 天;DDP 100 mg/m^2,静脉滴注,第 2 天(MTX 用完后 12 小时给药)。每 3 周重复,共 3 周期。对有心脏问题者可代替 M-VAP 方案。

(3)CAP 方案:CTX 400 mg/m^2,静脉注射,第 1 天;ADM 40 mg/m^2,静脉注射,第 1 天;DDP 75 mg/m^2,静脉注射,第 1 天。21～28 天为 1 周期,共 3 周期。先用 ADM,再用 DDP。

(4)GC 方案:GEM 800 mg/m^2,静脉滴注,第 1 天、第 8 天、第 15 天;DDP 70～100 mg/m^2,静脉滴注,第 2 天。每 4 周重复,共 3 周期。此方案治疗是转移性移行细胞癌的标准方案。

（5）TC 方案：PTX 150 mg/m²，静脉滴注，第 1 天；CBP 300 mg/m² 或 AUC5，静脉滴注，第 1 天。每 3 周重复，共 3 周期。

（6）ITP 方案：PTX 200 mg/m²，静脉滴注，第 1 天；IFO 1.5 g/m²，静脉滴注，第 1～3 天；DDP 70 mg/m²，静脉滴注，第 1 天。

每 3 周重复。推荐应用粒细胞集落刺激因子支持治疗，也可调整至 28 天 1 个周期。

（三）激光疗法

局部消除表浅膀胱肿瘤的方法除 TUR-BT 外，尚有用激光治疗或激光血卟啉衍生物（hematophyrin derivative，HPD）光照疗法，有一定疗效。

激光血卟啉衍生物光照疗法有如下特点：血卟啉衍生物易被恶性细胞吸收并储存时间较长久，经激光照射后可毁灭瘤细胞，但需用的激光能量少得多。用法为经静脉注射 HPD 5 mg/kg 体重，24～72 小时经膀胱镜放入激光光导纤维对肿瘤进行照射，所用激光为冠离子染料激光，为红色激光，最大功率为 910 mW。该方法的缺点是患者在治疗后需避光 1 月，否则发生光敏性皮炎，面部色素沉着长期不退。

应用 YAG 激光或血卟啉衍生物激光照射疗法是一个新的尝试，是一种不出血的切除方法，避免手术播散瘤细胞而增加复发的机会。但激光设备复杂，费用也较高，目前未能推广。

（四）儿童膀胱葡萄状肉瘤的治疗

儿童膀胱葡萄状肉瘤的治疗近年来有明显的改进。手术和化疗需综合应用，而化疗显得更为重要。目前有采用趋向切除肿瘤膀胱的手术方法，即在术前 4～6 周应用长春新碱至膀胱肿瘤缩小或不再缩小（多数肿瘤能缩小 50%），做肿瘤刳除及清除术，保留膀胱，术后继续用长春新碱共 2 年，术后每月顺序轮用放线菌素 D、环磷酰胺及多柔比星，亦均为期 2 年，可称为 VACA 治疗方案。

（王永涛）

第十四章 女性生殖系统肿瘤

第一节 外阴恶性肿瘤

外阴恶性肿瘤较少见，约占女性全身恶性肿瘤的1%，占女性生殖系统恶性肿瘤的3%~5%。患病率在女性生殖器癌症中居第4位，仅次于子宫颈癌、卵巢癌、宫体癌。外阴恶性肿瘤主要发生于绝经后妇女，发生率随着年龄的增长而增加。外阴恶性肿瘤按来源可以分为以下类型。来自表皮的恶性肿瘤：外阴鳞状细胞癌、基底细胞癌、佩吉特病、汗腺癌、恶性黑色素瘤；来自特殊腺体的腺癌：前庭大腺癌、尿道旁腺癌；来自表皮以下软组织的肉瘤：纤维肉瘤、平滑肌肉瘤、横纹肌肉瘤、血管肉瘤和淋巴肉瘤等。其中以恶性黑色素瘤和肉瘤的恶性程度较高，腺癌和鳞癌次之，基底细胞癌罕见转移，恶性程度最低。外阴的各种恶性肿瘤中，以鳞状细胞癌最多见，占外阴恶性肿瘤的80%~90%，占妇科恶性肿瘤的3.5%。外阴恶性肿瘤好发于绝经后的妇女，但约有40%发生于40岁以下的妇女。

一、外阴鳞状细胞癌

外阴鳞状细胞癌是最常见的外阴恶性肿瘤，多见于60岁以上妇女。其发展过程由外阴上皮内瘤变经外阴浅表性浸润癌发展为浸润癌，浅表性浸润癌的发病年龄在50~60岁，近年发病年龄呈降低趋势，考虑与HPV感染等性传播疾病的增加有关。

(一)病因

外阴鳞状细胞癌的发病原因与其他癌症一样，至今仍未完全明确，但经近几十年的研究已寻找出一些与病因有关的相关因素。

1.性传播疾病(STD)

长期以来认为外阴鳞状细胞癌的发生和VIN一样与性传播疾病有关，包括尖锐湿疣、单纯疱疹病毒Ⅱ型(HSV-2)、淋病、梅毒和滴虫等。过早性生活、早产、多性伴导致性传播疾病发病率的上升，同时也与外阴癌的患病者日趋年轻化有关。

2.病毒感染

人乳头状瘤病毒(HPV)可引起女性下生殖道多中心的感染。HPV-DNA整合到宿主细胞基因组中，导致癌蛋白E6和E7的表达，干扰细胞周期调控，从而导致细胞生长失控，引起癌症的发生。分子生物学的研究显示，HPV-DNA在外阴鳞状细胞癌中的检出率达60%~85%，其中以HPV-16型为主。

现已证实单纯疱疹病毒Ⅱ型在外阴鳞状细胞癌的发病中也起一定的作用。Kaufman 等已在外阴癌的病灶内找到 HSV-Ⅱ-DNA 结合蛋白,外阴营养不良及外阴原位癌患者对 HSV-Ⅱ型感染细胞特种蛋白及非结构性蛋白有强烈反应。

3.免疫功能降低

机体免疫功能的低下导致肿瘤的发生已得到普遍认同。对于免疫功能低下或受损的患者来说,如肾移植、红斑狼疮、淋巴增生性疾病和妊娠者的外阴癌发生率较高。

4.外阴慢性皮肤疾病

外阴营养不良为慢性皮肤疾病,近年来研究发现其发展为外阴癌的危险为 5%～10%。外阴的长期慢性刺激、慢性外阴炎症均为外阴癌发生的诱因之一。

5.其他

肥胖、糖尿病、高血压、腹股沟肉芽肿、子宫内膜癌及乳腺癌常与外阴癌合并发生,此外,吸烟也是外阴癌的高危因素之一。

(二)病理

1.大体

外阴鳞状细胞癌多发生在大、小阴唇和阴蒂,也有少数发生在会阴部或大阴唇外侧。外阴可见红色或白色斑块,可出现小的浅表、高起的硬溃疡或小的硬结节,或蕈状乳头状瘤样生长,也可呈现大片融合伴感染、坏死、出血的大病灶。

2.镜下

(1)疣状癌:有湿疣的表现,在肿瘤基底参差不齐的鳞状上皮细胞巢上方有乳头状的表面,细胞核呈明显多形性和类似于挖空细胞的特征,少数也可见角化珠。

(2)基底细胞样癌:鳞状细胞呈小的、不成熟的片块或条索状,伴核深染和核/浆比例增高,偶有明显的角化珠形成。

(3)角化性癌:表现出明显的角化珠和单个细胞角化。

(4)腺鳞癌:由被覆假腺泡的单层鳞状细胞组成,内含角化不全和棘层松解细胞。此型外阴鳞状细胞癌预后差。

研究发现疣状型癌和基底细胞样癌多与 HPV 感染有关,主要出现在较年轻妇女;而仅有 4%角化性癌有病毒存在的证据,多见于老年妇女。

对于外阴鳞状细胞癌的病理检查应注意:肿瘤大小、间质浸润范围和深度、肿瘤病理分级、浸润方式、切缘和淋巴结情况。

(三)临床表现

1.发病年龄

主要发生于绝经后妇女,发病率随年龄增长而增加,近年来有年轻化趋势。

2.发病部位

任何外阴部位均可发生,以大阴唇最多见,其次为小阴唇和阴蒂,前庭部及会阴少见。

3.症状

绝大多数的患者,在病变发生的同时或之前有瘙痒症状,主要是由外阴慢性病灶如外阴营养不良所引起的,而非肿瘤本身造成。近一半的患者有 5 年以上的外阴瘙痒病史。瘙痒以晚间为重,因搔抓致外阴表皮剥脱,更加重此症状。随病灶的位置不同,也可以出现相应的一些症状,如病灶在前庭处的患者可能出现排尿困难,这可能是排尿时尿液刺激病灶烧灼不适所致。肿瘤并发感染时可出现疼痛、出血、溃疡、分泌物增多并有臭味。癌症晚期可以出现消瘦、贫血等全身症状及转移灶的相应症状。约有10%的微小浸润癌可无症状。

4.体征

早期浸润癌体征不明显,常与外阴慢性病灶共存,表现为白色粗糙斑块或小丘疹、结节、溃疡,逐渐发展为结节状、菜花状、乳头状或溃疡状肿物。如果已转移至腹股沟淋巴结,则可触及单侧或双侧腹股沟淋巴结肿大,质硬而固定不移。

5.转移途径

中晚期外阴鳞状细胞癌可出现转移,以直接浸润和淋巴转移常见,血行转移罕见。

(1)直接浸润:外阴前部癌灶可向尿道、会阴体和阴道蔓延;阴道后部癌灶可向阴道口和肛门侵犯。晚期可侵犯耻骨、延伸到肛门周围或膀胱颈。

(2)淋巴转移:外阴癌最常见的转移途径,即使在原发灶很小的情况下也可能发生淋巴转移。一是外阴各部的癌灶均先转移到同侧腹股沟浅淋巴结,经股深淋巴结,后到盆腔淋巴结,如髂总、髂内、髂外、闭孔淋巴结等,最后至腹主动脉旁淋巴结。如腹股沟淋巴结广泛浸润导致淋巴管堵塞,肿瘤栓子可伴随逆行的淋巴转移至靠近外阴的大腿、下腹部和腹股沟皮内淋巴结等。如腹股沟浅、深淋巴结无转移则不会转移至盆腔淋巴结。二是阴蒂、前庭部癌灶可以直接转移至腹股沟深部淋巴结,甚至骨盆淋巴结,外阴后部癌灶可直接转移至盆腔淋巴结。

(3)血行转移:罕见,一般晚期患者才出现,可转移至肝、肺等器官。

(四)临床分期

目前国内多采用国际妇产科联合会(FIGO)分期法,见表14-1。

表 14-1　外阴癌的分期标准(FIGO,肿瘤委员会 2000 年制订)

期别	UICC	肿瘤范围
0	Tis	原位癌(浸润前癌)
Ⅰ	$T_1N_0M_0$	肿瘤局限于外阴和/或会阴,肿瘤最大直径≤2 cm,无淋巴结转移
Ⅰa		肿瘤直径小于等于 2 cm 伴间质浸润≤1.0 mm
Ⅰb		肿瘤直径小于等于 2 cm 伴间质浸润>1.0 mm
Ⅱ	$T_2N_0M_0$	肿瘤局限于外阴和/或会阴,肿瘤直径>2 cm,无淋巴结转移
Ⅲ	$T_1N_1M_0$	任何肿瘤大小,但侵及尿道下段,和/或阴道,或肛门,和/或有单侧区域淋巴结转移(腹股沟淋巴结为阳性)
	$T_2N_1M_0$	
	$T_3N_0M_0$	
	$T_3N_1M_0$	
Ⅳa	$T_1N_2M_0$	肿瘤侵犯上尿道,膀胱黏膜,直肠黏膜,骨盆和/或双侧区域淋巴结转移
	$T_2N_2M_0$	
	$T_3N_2M_0$	
	$T_4N_2M_0$	
Ⅳb	任一 T 和	任何远处转移,包括盆腔淋巴结转移
	N,有 M_1	
	远处转移	

(五)诊断

1.病史

了解有无长期外阴慢性炎症或外阴营养不良病史,注意询问肿块出现的时间和增长情况,需排除来自其他生殖器官或生殖系统以外的继发肿瘤。

2.症状和体征

详细的妇科检查和全身检查是诊断的关键,注意全身淋巴结尤其是双侧腹股沟及锁骨上淋巴结有无肿大,并检查尿道、阴道及肛门有无肿瘤侵犯。临床型的浸润癌诊断并不困难,可是对浅表浸润癌的诊断存在一定的困难。外阴浅表浸润癌常与外阴慢性良性病变和 VIN 并存,而且浸润癌灶可能不明显,早期易被漏诊。因此对可疑病变应及时做活组织检查。

3.细胞学检查

对可疑病灶行涂片细胞学检查,常可见到癌细胞,由于外阴病灶常合并感染,其阳性率只有50%左右。

(1)阴道镜检查:阴道镜下可见异形血管及坏死组织。

(2)病理检查:活组织病理检查是诊断的金标准。为提高诊断的准确率,可用 1%甲苯胺蓝涂抹外阴病灶,待其干后,用 1%醋酸溶液洗脱,在蓝染部位取活检。

(3)影像学检查:下腹部 B 超、CT、MRI 等检查有助于了解盆腹腔及腹膜后淋巴结情况,为确定临床分期和治疗方案提供依据。

(六)鉴别诊断

外阴鳞状细胞癌应当与以下疾病进行鉴别。

1.外阴色素脱失病

外阴色素脱失病包括白癜风、放射后或创伤后遗留的瘢痕。是由于细胞代谢异常,引起色素脱失的一类疾病。白癜风为全身性疾病,可在身体其他部位同时发现皮肤病损。放射及创伤均有相应病史可询。

2.外阴湿疣

本病常发生于年轻女性,是一种质地较柔软的乳头状突起,无溃疡、出血等表现,通过活检及病理可以鉴别。

3.外阴营养不良病灶

皮肤病灶广泛和变化多样,既可有角质增厚、变硬,也可呈萎缩,既可有色素沉着,也可呈现灰白色。外阴瘙痒可以反复发作。

需注意的是,外阴湿疣和外阴营养不良同为外阴鳞状细胞癌的癌前病变,可与外阴上皮内瘤变及外阴微小浸润癌同时共存,因此,对此类疾病诊断时,应特别慎重,凡是可疑的病灶均应行活检,以排除外阴癌的可能。

4.外阴汗腺腺瘤

外阴汗腺腺瘤发生于汗腺。具有生长缓慢,肿瘤界限清楚的特点,但是汗腺瘤发生溃烂时就不易与癌区别,必须通过活组织的病理切片检查来确诊。

(七)治疗

外阴鳞状细胞癌的治疗以手术为主,对癌灶组织分化较差及中晚期病例可辅助以放疗和化学药物治疗。

1.治疗方案的选择

(1)0期:外阴局部切除或单纯外阴切除。单个病灶行外阴局部切除,范围包括病灶部位的皮肤及黏膜全层以及病变边缘外5～6 mm的正常皮肤和黏膜,保留皮下组织。多灶性外阴原位癌需行单纯外阴切除,手术范围包括外阴皮肤和部分皮下组织。

(2)Ⅰ～Ⅱ期:Ⅰ期外阴鳞状细胞癌的手术治疗应注意个体化差异。Ⅰa期行外阴广泛局部切除术,手术切除外阴原发病灶及充分的正常皮肤边缘,切除深度达泌尿生殖膈深筋膜,尽量切除至病变四周2 cm正常组织边缘处,除非危及肛门或尿道。保留正常皮肤、皮肤的淋巴管和局部淋巴结。Ⅰb期病灶位于一侧者,行外阴广泛局部切除术加患侧腹股沟淋巴结切除术,病灶位于中线者行外阴广泛局部切除术及双侧腹股沟淋巴结切除术。浸润深度≤1 mm的较小Ⅰ期病变可仅行局部病灶切除,因为扩散的危险较小,浸润更深一些的肿瘤还需行腹股沟淋巴结切除手术或放疗。Ⅰ期患者采取根治性外阴切除术生存率可达90%或更高。治Ⅱ期手术方式同Ⅰb期,如有腹股沟淋巴结转移,术后应辅助放疗腹股沟及盆腔淋巴结区域,也可加用化疗。较大的Ⅱ期肿瘤需行根治性外阴切除以获得满意的肿瘤边缘切除效果。根治性外阴切除术虽可有效控制病灶和获得长期生存,但有明显的并发症和性功能缺陷。故有研究采取保守的手术治疗Ⅰ期外阴癌获得较好的疗效及生存率,可大大降低并发症的发生,也适用于某些Ⅱ期患者。重点是对表浅腹股沟淋巴结的精确评价,或用"前哨淋巴结"术中定位以判断淋巴结的扩散情况。伤口处血肿是根治性外阴和腹股沟淋巴结清扫术后的最常见急性并发症。其他急性并发症包括尿道感染、伤口蜂窝织炎、股神经受损、血栓性静脉炎及少见的肺栓塞。腿部水肿是最常见的慢性并发症,但分开行腹股沟淋巴结切除可降低此并发症的发生率。其他慢性并发症还有生殖器脱垂、张力性尿失禁、暂时性股四头肌功能减退和阴道口狭窄等。

(3)Ⅲ～Ⅳ期:Ⅲ期术式同Ⅱ期,同时切除尿道前部和肛门皮肤。Ⅳ期行外阴广泛切除、直肠下端和肛管切除、人工肛门成形术及双侧腹股沟、盆腔淋巴结切除术。如果癌灶浸润尿道上端与膀胱黏膜,则需切除相应部位。对一些有轻微侵犯尿道外口或肛门的Ⅲ期患者,如与关键结构邻近边缘可以被切除又不影响主要器官功能,可先行外阴单纯切除,术后放疗。

(4)区域病变的治疗:满意的区域病变治疗对能否治愈早期外阴癌至关重要。目前认为放疗对控制或根治小体积淋巴结病灶有明显效果,手术切除较大体积的淋巴结同样可以提高局部病灶的控制或提高放疗的机会。

(5)转移肿瘤的治疗:许多报道提出对转移性或复发性外阴鳞癌患者行单剂化疗,常采用对治疗子宫颈癌有一定作用的联合化疗方案。然而,化疗对缓解已不适于局部及区域治疗的转移或复发患者的病情方面尚有待研究。

2.手术方式、手术范围及适应证

(1)同侧根治性外阴切除及同侧腹股沟淋巴结切除(保守性外阴癌手术):该术式适用于一侧病变距中线≥1 cm的Ⅰ期外阴癌患者。范围包括原发病灶及距病灶1～2 cm的正常边缘皮肤或黏膜,深达外阴深筋膜,同时切除患侧腹股沟浅表淋巴结。此术式又称改良性根治性外阴切除术。如果肿瘤局限在一侧大、小阴唇或会阴,可以保留阴蒂,如果肿瘤位于阴蒂或会阴,则需切除双侧腹股沟淋巴结。

(2)广泛根治性外阴切除及双侧腹股沟淋巴结切除术:该术式称传统性或标准性外阴癌手术,适用于Ⅱ、Ⅲ、Ⅳ期原发性外阴鳞癌及伴有血管、淋巴管受侵犯的Ⅰ期患者。范围包括侧方达生殖股褶(大阴唇和大腿间沟),向前达阴蒂上方3.5 cm,向后包括3/4的会阴(有时包括肛周区域)。若病变累及阴阜,则向前行更广泛的切口。注意需广泛切除外阴皮下脂肪组织,深达耻骨外或肌肉外的深筋膜。因外阴癌易从淋巴管转移,且首先转移至腹股沟淋巴结,故常规行双侧腹股沟淋巴结切除。

(3)扩大外阴广泛切除术:阴阜、阴蒂包皮及系带和/或阴蒂体、小阴唇的前 1/2、前庭和/或尿道的受累需切除适当长度的尿道。如外阴癌浸润尿道 2～3 cm,则行外阴广泛切除及全尿道切除,保留膀胱内括约肌,再行膀胱肌瓣尿道成形术,保留排尿功能。对浸润尿道＞3 cm 者,很难保留膀胱内括约肌,则行全尿道及部分膀胱颈切除及腹壁人工尿道术。

(4)盆腔淋巴结切除:是否切除盆腔淋巴结要根据腹股沟淋巴结是否受累而定。近年,多数学者认为不需常规切除盆腔淋巴结,因为外阴癌的盆腔淋巴结转移率较低,为3.8%～16.1%。当腹股沟淋巴结阳性时,盆腔淋巴结转移率为 25% 左右,而腹股沟淋巴结阴性时,盆腔淋巴结几乎不会受累;盆腔淋巴结切除并不能提高疗效。针对盆腔淋巴结切除的问题有两种意见:一是先行双侧腹股沟淋巴结切除,术中取肿大淋巴结送冷冻病理检查,如为阳性,即行腹膜外同侧盆腔淋巴结清扫;二是认为先行双侧腹股沟淋巴结清扫及外阴广泛切除术,术后病理腹股沟淋巴结若为阳性,则术后 2 个月经腹膜内行同侧盆腔淋巴结清扫术。

3.放疗

外阴癌的治疗是以手术为主。然而,手术对患者创伤较大,多数手术伤口不能如期愈合,术后外阴严重变形,影响患者心理健康及性生活质量。老年患者也难以耐受创伤较大的手术,且易产生各种并发症,达不到根治的目的。近年来随着外阴癌临床研究的深入以及放疗设备和技术的改进,放疗已成为外阴鳞癌不可缺少的治疗手段之一。外阴癌对放射线有中度敏感性,但外阴组织对放射线耐受性差,一般外阴皮肤受量超过 40 Gy/4 w 即可出现充血、肿胀、糜烂、疼痛等明显放疗反应,因此一般认为只能做姑息治疗。采用高能 X 线及电子线照射后,情况有所改善。让高剂量区集中在肿瘤处,使肿瘤上的皮肤与下面的正常组织损伤较小,从而提高耐受度及治疗效果。有许多报道表明一些不宜手术的晚期病例,经放疗后得到根治。

(1)放疗适应证:外阴癌由于心、肝、肾功能不全,不宜做根治性手术者;病灶较广泛,欲保留器官功能,拒绝手术者;晚期外阴癌病灶大,浸润深,为缩小手术范围,减少癌细胞播散,行术前放疗,以缩小病变范围,增加病变边缘部位手术的彻底性,并有可能保留尿道及肛门;手术不彻底或标本切缘有阳性,淋巴管内有癌栓及深肌层浸润者;外阴癌手术后复发病灶或淋巴结转移者;姑息性放疗,以减少患者痛苦,延长生命。

(2)放疗方法:外阴癌的放疗以体外放射为主,必要时可加用腔内放射或组织间放射。为了解肿瘤范围及判断腹股沟淋巴结有否转移,治疗前可做 CT 或 MRI 检查。①原发灶放疗:外阴鳞癌是放射敏感性肿瘤,但所在部位对放射线耐受性差,限制了放疗的应用。放疗时所用剂量取决于治疗目的。放射野应包括全部肿瘤及病灶边缘外 2 cm。原发灶放疗现常采用高能电子束或 X 线摄片,外阴部垂直照射,照射野面积视病灶大小而定。采用 5 cm×7 cm 或 6 cm×8 cm,避开肛门照射。电子束照射根据肿瘤浸润深度而采用不同能量的电子线,高剂量区集中在肿瘤处。也可先用 X 线照射,待肿瘤变小变薄后改用电子线照射。每天照射 150 cGy,每周 5 次,或隔天照射 1 次,每次 300 cGy,每周 3 次。照射总量为 60 Gy/6 w 左右。如照射 30～40 Gy 时有明显皮肤反应,可休息 2～3 周后继续照射,给予 20～30 Gy,2～3 周。休息期间可用化疗来提高疗效。治疗期间尽量保持外阴皮肤干燥,以减少放射反应。对局部病灶外突较大者亦可采用切线照射,照射摆体位时注意应将肿瘤基底切入,不要包括太多的外阴组织,以减少放疗反应。

②区域淋巴结放疗:对于一些淋巴结阳性而未行淋巴结清扫的病例,给予淋巴引流区照射。采用左右两个腹股沟野,野中轴相当于腹股沟韧带,上、下界平行于该韧带,内侧达耻骨结节,野大小为(8~10) cm×(10~12) cm,两野每天照射,每次 150~200 cGy,每周照射 5 次,照射总量为40~50 Gy/4~5 w。最好采用加速器合并电子束照射。盆腔腹股沟区的放疗,其照射野上界为耻骨联合上缘上 8~10 cm,相当于第 5 腰椎上缘;下界为耻骨联合上缘下 4~5 cm,相当于闭孔膜处;外界为股骨头中线,内界为脐耻连线外 2 cm。整个放射野为 7 cm×15 cm 的左右前后四野。③复发灶放疗:以局部病灶处照射 50~60 Gy/5~6 w 为宜,当局部皮肤有明显反应时,可先照射 30~40 Gy 后休息 2~3 周再继续剩下的治疗。若局部病灶放疗未愈,可缩小照射野,适当增加照射剂量,也可置入组织间治疗作为体外照射的补充。④组织间置入放疗:用放射源针^{60}Co,^{192}Ir,^{225}Ra,^{137}Cs,置入病灶组织内进行放疗。一般用于体外放疗后残留病灶的补充治疗。置入组织间放疗应按组织间置入放疗原则布源、计算,通常行后装治疗。⑤阴道模型治疗:针对有阴道浸润的患者,可采用阴道圆柱形容器(阴道塞子)行后装治疗,阴道受累部基底术前、术后均可给 20 Gy,分 3 次照射,2 周内完成。

4.化疗

外阴癌对化疗药物不够敏感。以前认为化疗对外阴癌无效,近年来随着对铂类等化疗药物的研究应用,一些学者提出将化疗作为高危外阴癌患者的辅助治疗。主要用于晚期或复发外阴癌的综合治疗中,配合手术及放疗,可缩小手术范围,提高放疗效果,减轻手术创伤等。临床上治疗外阴癌的抗癌药物有:阿霉素、博来霉素、甲氨蝶呤、顺铂、丝裂霉素 C、5-氟尿嘧啶(5-FU)和环磷酰胺等。以博来霉素、阿霉素和甲氨蝶呤疗效较好,有效率在 50% 左右。常用的化疗方案有以下几种。

(1)BOMP 方案:BLM 3.3 U/m^2,静脉滴注,第 1~6 天;VCR 0.67 mg/m^2,静脉注射,第6 天;MMC 0.7 mg/m^2,静脉注射,第 6 天;DDP 66.7 mg/m^2,静脉滴注,第 6 天。4 周重复 1 次。

(2)PBM 方案:DDP 100 mg/m^2,静脉滴注,第 1 天;BLM 15 mg,静脉注射,第 1 天、第 8 天;MTX 300 mg/m^2,静脉滴注,第 8 天;从用 MTX 算起 24 小时后用 CF 解毒,每 6 小时 1 次,每次15 mg,连续 5 次。3 周后重复。

(3)PF 方案:DDP 100 mg/m^2,静脉滴注,第 1 天;5-FU 1 000 mg/m^2,静脉滴注,第 4 天、第 5 天。3 周重复 1 次。可作为放疗增敏药,用 2 个疗程后再放疗。

(4)FM 方案:5-FU 750 mg/m^2,静脉滴注 24 小时,第 1~5 天;MMC 15 mg/m^2 静脉注射,第 1 天。3 周重复 1 次。此方案可用于手术加放疗加化疗的综合治疗。

5.综合治疗

(1)手术与放疗综合治疗。①术前放疗:对于病灶较大、浸润较深、活动度差的肿瘤患者,单纯手术难以切除干净或者边缘可能阳性,或病变累及尿道口或肛门口及其他邻近组织时,术前放疗有助于缩小肿瘤,增加肿瘤活动度,使切缘尽量干净,保留邻近器官的功能。照射剂量一般在25~30 Gy/3 w,放疗后休息 2~3 周,待放射反应消退或减轻后再行手术。②术后放疗:手术不彻底、标本切缘阳性、淋巴管内有癌栓、深肌层浸润者可于术后辅助放疗,并可预防复发。体外照射剂量为 40~50 Gy/4~5 w。

(2)放疗与化疗综合治疗:对于有些肿瘤过于广泛,且无法手术切除,如Ⅳ期、Ⅲ期的晚期外阴癌患者,或合并有严重内科疾病而无法耐受手术的患者,根治性放疗也可以取得一定的疗效,许多患者仍然可以获得长期的存活。如同时合并化疗,效果更好。最常用的化疗药物是 5-氟尿嘧啶、博来霉素、丝裂霉素、顺铂等,给药方法有静脉或介入途径。

(3)手术与化疗综合治疗:对于晚期外阴癌患者,给予术前辅助化疗也能使病情得到缓解,缩小瘤体,利于手术的进行。有报道采用 BOMP 方案治疗 1 例不能手术的 Ⅳ 期外阴癌患者,化疗 3 个疗程后完全缓解,随后进行根治性外阴切除及双侧腹股沟淋巴结切除,术后病理仅见微小病灶,术后追加 2 个疗程化疗,无瘤生存 20 个月。

(4)手术、放疗及化疗综合治疗:制订个体化的治疗方案,对手术困难者,术前辅助放、化疗,可有效缩小癌灶,利于病灶边缘的彻底切除,可一定程度的减少手术的并发症。同时,因外阴局部皮肤对放疗的耐受性低,辅以化疗则可对手术及放疗起到补充治疗的作用。

(八)预后

外阴鳞状细胞癌的预后与肿瘤大小、部位、浸润范围、分化程度、有无淋巴结转移及治疗方法有关。外阴癌的淋巴结转移率为 27%～46%,文献报道淋巴结阳性者 5 年生存率为 21%～66%,淋巴结阴性者 5 年生存率为 69%～100%。原发病灶大、病理分化不好的外阴癌其淋巴结转移率亦高,预后差;中线部位的肿瘤发展快,转移迅速,预后差。侵及阴道、子宫及直肠黏膜的外阴癌患者 5 年生存率为 70%,而侵及膀胱者 5 年生存率仅为 25%,当尿道、阴道或肛门被浸润时,5 年生存率明显下降。

二、外阴基底细胞癌

外阴基底细胞癌为一种进展缓慢的外阴恶性肿瘤,占外阴恶性肿瘤的 2%～13%,临床少见。本病多发于绝经后的妇女,平均发病年龄在 58～59 岁。

(一)病因

外阴基底细胞癌真正病因不明。有报道称可能与局部放疗有关。

(二)病理

组织学特征与皮肤其他部位的基底细胞癌相同。

1.大体

大体可分为两种最基本类型,即表浅斑块型和侵蚀溃疡型。表浅斑块型表面粗糙,带有黑色素或呈微红色,质地硬。侵蚀溃疡型呈局限性硬结,边缘隆起呈围堤状,中心为表浅溃疡状,或出现坏死组织或表面结痂。肿瘤周围可出现卫星结节,也可为多中心起源。

2.镜下

瘤组织自表皮的基底层长出,特征为瘤组织边缘总有一层栅状排列的基底状细胞。无间变的基底细胞呈多样化结构,常呈浸润性生长。癌细胞呈椭圆形或多边形,紧密排列融合成团,细胞核呈卵圆形,染色质细小,呈深蓝色,核分裂象稀少,胞浆不明显。有时癌细胞团中心可见少量、偶有大量黑色素和鳞状上皮角化珠。角化珠表明基底细胞向成熟发展,而不是恶化。

基底细胞层由毛囊或表皮的幼稚细胞发生,可向多方向分化。由于肿瘤发展阶段、分化程度和分化方向不同,可发展为许多型:实性型或髓样型、梁柱型或角化型、硬化型或纤维型、表浅扩展型、色素型或黑色素型。常以 1 种类型为主,伴有其他 1～2 种类型。以实性型或髓样型为常见,其余 4 种较少见。

(三)临床表现

1.症状

主要症状为局部瘙痒或烧灼感,也可无症状。若出现溃疡、感染,则有局部疼痛和分泌臭味的血性分泌物。

2.体征

常见部位为大阴唇,也可在小阴唇、阴蒂和阴唇系带出现。病灶早期呈灰色,位于变薄的上皮下,小结节直径一般不超过 2 cm。外阴基底细胞癌病灶多为单发,偶为多发。约有 20％的患者伴有其他癌瘤,如外阴鳞状细胞癌、恶性黑色素瘤、子宫颈癌及皮肤癌等。外阴基底细胞癌以局部浸润为其特点,很少发生远处转移,区域淋巴结转移少见。合并鳞状细胞癌则淋巴结转移率较高。

(四)诊断

根据临床表现和妇科检查所见,诊断一般不难。但需做病理组织学检查以确诊。

(五)鉴别诊断

1.未分化鳞状上皮癌

通常病情进展快,病史较短,易出现区域淋巴结转移。

2.恶性黑色素瘤

有时与黑色素型基底细胞癌难以区别。恶性黑色素瘤有痣的病史和恶变过程,恶变后发展快,易出现区域淋巴结转移。

(六)治疗

1.手术治疗

外阴基底细胞癌以手术为主要治疗手段。因其恶性程度低,罕见转移,多采用病灶局部广泛切除。术后标本边缘阴性才认为是切除完全。对较广泛病灶,应做外阴广泛切除。有尿道、阴道或肛门的浸润时,应做相应部分的切除。一般不需外阴根治术及腹股沟淋巴结清扫术。但若怀疑腹股沟淋巴结转移,应做活检,病理证实有转移者应做腹股沟淋巴结清扫术。

2.放疗

基底细胞癌对放疗敏感,但由于外阴部正常皮肤对放射线耐受性差,故放疗仅适用于早期单纯的基底细胞癌。目前所有的抗癌化疗药对基底细胞癌疗效不佳,对较晚期的病例,化疗仍可作为综合治疗的一种补充手段。

(七)预后

外阴基底细胞癌恶性程度低,预后好。5 年生存率为 80％～90％。然而如处理不当,可有10％～20％的复发率。

三、外阴腺癌

外阴腺癌非常少见,主要来自外阴的腺体组织,包括前庭大腺、尿道旁腺和汗腺,以前庭大腺发生的腺癌较易见。

前庭大腺癌约占外阴恶性肿瘤的 5％。前庭大腺的原发癌 50％以上为腺癌,30％为鳞状细胞癌,其余多为腺样囊性癌。发病年龄通常比外阴鳞癌年轻 10 岁,50～60 岁为高发年龄段。尿道旁腺癌非常罕见,发生于瘘外阴前庭的尿道开口周围的尿道旁腺。外阴病汗腺癌仅占外阴恶性肿瘤的 0.5％,十分罕见,发病年龄 30～67 岁。

(一)病因

外阴腺癌的真正病因不明,前庭大腺癌患者常有前庭大腺炎病史。

(二)病理

前庭大腺癌通常是局限性的,切面苍白,呈分叶状。晚期出现溃疡,常合并感染,分叶中有黏液和脓液。镜下见前庭大腺发生的癌瘤常见为腺癌。因前庭大腺导管在近阴道部分,其内衬以鳞状上皮,故鳞状上皮癌也多见。前庭大腺的鳞癌在组织学上与外阴鳞癌相似,根据完整的被覆鳞状上皮和邻近肿瘤有残留的正常腺泡可判断肿瘤来源于前庭大腺。其分化程度分为分化良好、中度分化和分化差3类。前庭大腺的腺癌在组织学上腺体和细胞多数分化不良。大部分腺癌产生大量黏液。前庭大腺腺癌比外阴鳞状细胞癌更易出现腹股沟和盆腔淋巴结转移,而导致预后不良。

尿道旁腺癌主要为腺癌结构,有透亮细胞型和乳头状型。尿道口可有鳞癌出现,尿道可有移行细胞癌出现。

外阴汗腺癌组织形态极像正常汗腺。癌灶侵入表皮并与旁边的大汗腺有形态学上的过渡,也可向深部浸润。癌细胞胞浆丰富、嗜酸性,可产生黏液。

(三)临床表现

前庭大腺癌最常见症状为阴道疼痛和肿胀。体检时,于小阴唇内侧可见肿胀,能触及深部实性结节状的肿块,表面皮肤完好。中晚期患者,前庭大腺肿物溃破,出现溃疡,合并感染可出现渗液或出血。癌灶向周围直接蔓延可累及阴道直肠隔或会阴,可有阴道或会阴的疼痛和肿胀。前庭大腺癌可发生淋巴结转移,多数先转移至腹股沟淋巴结,也有少数直接转移至盆腔淋巴结。同时出现双侧原发性前庭大腺癌者极为罕见。

尿道旁腺癌早期症候为排尿困难,尿道出血和尿道口肿物。当瘤灶增大时,可阻塞尿道或向外阴前庭、阴道口扩散,肿瘤表面溃疡、出血、疼痛,可出现腹股沟、盆腔淋巴结的转移。

外阴汗腺癌常见外阴局部瘙痒,也可无症状。溃疡面常合并感染,可产生渗液及液性分泌物,体检可见肿瘤常位于大阴唇,病灶常为单发,偶见多发,多数为实性。通常直径<1 cm,少数直径可达5 cm,表面皮肤完整,也可出现表浅溃疡或湿疹样改变。汗腺癌恶性度低,进展缓慢,晚期病灶可直接浸润肌层或累及阴道,或出现腹股沟淋巴结转移和血行转移至肺部。

(四)诊断

原发性前庭大腺癌的诊断:肿瘤位于前庭大腺部位时应疑及本病。前庭大腺癌可发生淋巴结转移,除腹股沟淋巴结转移外,也可直接到达盆腔淋巴结,出现闭孔淋巴结转移,因此应行盆腔淋巴结的CT扫描或淋巴造影检查以了解有无淋巴结转移。

尿道旁腺癌根据临床表现的症状和体征,可初步做出诊断,病理活检可确诊。

外阴汗腺癌罕见,一般需进行活检才能确诊。

(五)鉴别诊断

前庭大腺癌主要需与前庭大腺囊肿鉴别。后者为常见的外阴良性囊性病变。囊肿边界清楚,多年不变,或生长缓慢。并发感染时,局部出现红肿热痛,或排出脓液,抗菌治疗有效。诊断有困难时,常需做病检确诊。

早期尿道旁腺癌应与尿道肉阜区别,对有怀疑恶变的尿道肉阜,均应做活检以明确诊断。中、晚期的尿道旁腺癌应排除转移癌,原发者为腺癌,转移者为鳞状细胞癌。外阴汗腺癌依据病理组织学才能进行最后诊断。

(六)治疗

前庭大腺癌以手术治疗为主,对中晚期病例应综合应用化疗和放疗。传统术式为根治性外阴切除和腹股沟淋巴结清扫术或盆腔淋巴结清扫术。前庭大腺的腺样囊腺癌恶性程度稍低,早期患者可考虑仅做广泛性外阴切除术。化疗的有效药物有顺铂、卡铂和环磷酰胺等。凡对其他部位的黏液腺癌有效的药物,对前庭大腺癌也有效。对外阴鳞癌有效的药物,同样适用于前庭大腺起源的和转移的鳞癌。放疗:高能放疗对前庭大腺鳞状细胞癌有一定作用,但对前庭大腺腺癌疗效差。

尿道旁腺癌与尿道癌的治疗相同,放疗为主要治疗方法。由于尿道组织能耐受较高的放射剂量(通常耐受剂量可达每 5 周 150～180 Gy),使该处的癌灶可达到足够的治疗剂量(一般癌灶剂量为每 5 周 70～80 Gy)。早期的尿道旁腺癌采用组织内置入放疗可获得好的效果。较晚期的病灶,除组织内置入放疗外,还需补充病灶区的体外放疗。除了放疗外,手术治疗也能达到相似的疗效。早期尿道旁腺癌还可采用外阴广泛切除及部分前庭尿道切除术,如有淋巴结转移应做相应的腹股沟和/或盆腔淋巴结的清除术。中、晚期患者视病灶范围而定术式。

外阴汗腺癌手术治疗:早期病灶可行病灶广泛切除术,肿瘤完整切除则可治愈。中晚期病灶应行外阴广泛切除,腹股沟淋巴结肿大者,需行腹股沟淋巴结清扫术。中晚期外阴汗腺癌手术后辅助化疗可能会改善预后,药物的选择同外阴前庭大腺癌。

四、外阴肉瘤

外阴肉瘤很罕见,占外阴恶性肿瘤的 1.1%～3.0%,包括平滑肌肉瘤、脂肪肉瘤、横纹肌肉瘤、纤维肉瘤、恶性神经鞘瘤、淋巴肉瘤、血管肉瘤和表皮样肉瘤等一大组恶性肿瘤。此外尚有更罕见的隆突性皮肤纤维肉瘤、恶性纤维黄色瘤、恶性纤维组织细胞瘤、滑膜肉瘤等。此类癌瘤年龄分布较广,平均年龄 45 岁。好发于大阴唇、阴蒂和尿道周围。

(一)病因

外阴肉瘤的病因不明。

(二)病理

1.大体

外阴肉瘤为实性肿块,通常直径＞5 cm。切面可呈鱼肉样,淡红色、灰白色或暗黄色,质地糟脆,但有些纤维较多的肿瘤则质地较韧实。较大的病灶可伴有出血和坏死。

2.镜下

依病变的组织学来源不同而有不同的表现。平滑肌肉瘤的瘤细胞细长,呈梭形,偶尔并有上皮样形态。胞浆嗜伊红,染色质增多,胞核较大。核不典型性和多形性,核分裂象多于 10 个/10 个高倍视野。肿瘤细胞呈栅栏状或漩涡状排列,肿瘤存在浸润性边缘。脂肪肉瘤的细胞呈梭形、星形或圆形。胞浆中可见脂滴或空泡。恶性淋巴瘤的瘤细胞多有不同程度的间变,瘤细胞呈散在或密集分布,并有核分裂象,肿瘤与周围组织分界不清。横纹肌肉瘤的瘤细胞,随分化程度的不同,而具有不同数量的核分裂象。在细胞质中用磷钨酸-苏木素染色能找到清晰的横纹。纤维肉瘤的瘤细胞呈梭形,有异常核分裂,呈不规则的栅栏束状排列,并有数量不等的胶原纤维。

(三)临床表现

多见于 30～50 岁妇女,常见于大阴唇和阴蒂,很少发生于小阴唇。主要表现为外阴结节或肿物。初起时肿块较小,位于皮下,可无任何症状。随着肿块逐渐增大可出现疼痛,侵犯皮肤形成溃疡合并感染时出血或有脓性分泌物。患者往往因肿块、出血和疼痛而就诊。通常无外阴瘙痒和外阴白色病变史。晚期肿瘤可能侵犯深部组织,而固定于耻、坐骨上或出现远处转移。

（四）诊断

凡发展较快的外阴皮下实性肿块，应怀疑为软组织恶性肿瘤，诊断依据病理组织检查。对皮肤破溃者，可钳取组织活检，对皮肤完整者，可做针吸活检或穿刺活检，也可做切取活检或切除活检。

（五）鉴别诊断

与外阴软组织良性肿瘤鉴别：良性肿瘤一般发展缓慢，恶性者发展较快。外阴的肿块，尤其位于皮下、质地较实者，通常都要做病理检查才能做出最后诊断。

（六）治疗

外阴肉瘤以手术治疗为主，辅以化疗或放疗可望提高疗效。

1.手术治疗

采用根治性外阴切除和腹股沟淋巴结清扫术。必须彻底切除原发灶，切除不够则常会局部复发。腹股沟淋巴结阳性则行髂盆区淋巴结清扫术。采用肿瘤挖除术或保守性手术者，80％的患者出现局部复发。

2.化疗

化疗病期稍晚、组织上核分裂活跃的肉瘤，根治术前后结合化疗可改善预后。目前常用的化疗方案有 VAC 方案、ADIC 方案、CYVADIC 方案。恶性淋巴瘤病灶局限者，先行手术切除，术后辅助化疗，常用方案为 COP 方案和 CHOP 方案。

3.放疗

过去认为外阴肉瘤放疗无效。然而软组织肉瘤于根治性手术后补充放疗是有益的，可减少术后局部复发率，与化疗综合应用也可达到近期治愈。

（七）预后

外阴肉瘤少见，属高度恶性肿瘤，5 年生存率在 25％左右。治疗后 1～2 年出现局部复发，80％复发者以上最终会出现肺转移。单纯肿瘤挖除术局部复发率可达 80％，而根治性外阴切除术仅 30％。肿瘤直径＞5 cm，边缘呈浸润性而非膨胀性生长，核分裂象＞10/10 个高倍视野，是预后不良的最危险因素。其中横纹肌肉瘤预后最差。

五、外阴黑色素瘤

外阴黑色素瘤（malignant melanoma，MM）是一种少见的恶性程度高的肿瘤，占外阴恶性肿瘤的 2％～3％。

（一）病因

日光（紫外线辐射）是外阴黑色素瘤发生的主要病因。美国的一项研究资料表明，臭氧层每减少 1％，发病率就增加 2％。MM 多由色素痣恶变而来，慢性刺激和外伤常成为恶变的诱因。

（二）病理

外阴 MM 呈深蓝、蓝黑、棕黑或淡棕色，也有无色素性。镜下见瘤细胞呈圆形、多边形、梭形或多形性的混合型。细胞核大，深染，有核分裂象，偶尔可见核内空泡。细胞内黑色素分布不均。

（三）临床表现

外阴 MM 可发生于任何年龄，最常见于 60～70 岁妇女，平均年龄 55 岁。60％外阴 MM 发生于小阴唇和阴蒂，40％发生于大阴唇。主要临床表现为外阴有色素沉着的肿块伴瘙痒，破溃后有出血和疼痛。有继发感染者可见味臭的脓血性分泌物流出。晚期患者可扪及肿大的腹股沟淋巴结。

(四)诊断

根据症状、体征不难诊断,需病理活检明确。取活检时应注意,切忌在病灶局部咬取组织,以免加速癌细胞扩散,应将病灶连同周围 0.5～1.0 cm 正常皮肤及皮下脂肪整块切除后送病理,以便全面评估病变深度、切缘是否适当以及该病的组织学特征。对于范围大的病灶,则可行咬取活检。

国际妇产科协会对外阴癌的分期并不适用于黑色素瘤,相反这种分期却可用于其他皮肤癌。Clark 根据肿瘤的浸润深度提出了 MM 的组织分类法;Breslow 分期则是根据病变的垂直深度,即从皮肤的颗粒层到病变侵袭的最深部位;还有一种用淋巴结标记作为分期的方法。但目前大多数临床医师都倾向于 Breslow 分期,因垂直深度对淋巴结转移和复发都很有预测意义。

(五)鉴别诊断

应与其他色素沉着性疾病相鉴别,通过病理活检不难鉴别。

(六)治疗

1.手术治疗

(1)局部广泛切除术:适用于病变厚度<1 mm 的早期患者,手术切缘距离病灶 2 cm,可不做淋巴结切除。

(2)根治性手术:适用于病变厚度为 1～4 mm 者,包括局部广泛切除和双侧腹股沟淋巴结切除,如腹股沟淋巴结阳性,需同时行盆腔淋巴结清扫。

(3)姑息性手术:中晚期 MM 患者可行姑息性手术治疗。对于病变厚度>4 mm 者,可暂不做淋巴结清扫,经辅助化疗或免疫治疗后,效果明显者,可行分期淋巴结切除。

2.化疗

化疗作为手术的辅助治疗可减少复发,对播散型 MM。化疗则为重要的治疗手段。目前常用化疗药物为 CTX、5-FU、MTX、VCR、DTIC、BCNU、CCNU 等。

3.免疫治疗

MM 的自然消退早已被学者们注意到,这种现象提示宿主的免疫反应在疾病的发生发展中起到重要作用。因此,免疫治疗受到重视并取得较好的疗效。免疫治疗包括卡介苗治疗、白细胞介素-2 治疗和干扰素治疗等。

(七)预后

外阴 MM 的预后较差,5 年生存率在 28.6%～35.0%。影响 MM 预后的因素包括患者年龄、性别、诊断时期、原发肿瘤的厚度、侵犯的水平、淋巴结有无转移和治疗手段等。

(王 蕊)

第二节 阴 道 癌

阴道癌在妇科肿瘤中不常见,占所有妇科恶性肿瘤的 1%～2%,本病是目前妇科肿瘤治疗领域中最具有挑战性的问题之一,随着放疗技术及手术措施的改进,较晚期的外阴癌得到比较有效的治疗逐渐成为可能。虽然本病在生物学行为方面类似于子宫颈癌,但是其治疗的效果却远不理想,同时治疗所导致的并发症较高,另外,尽管在早期可以通过常规的盆腔检查、阴道涂片而发现本病,但是绝大多数患者就诊时已属于晚期。

一、病因学

本病的发病原因不清楚,可能和以下因素有关。

(一)HPV 感染

目前认为阴道癌的发生可能和 HPV 感染有关,但是,还没有足够的证据证实这个观点。

(二)阴道上皮内瘤变

阴道上皮内瘤形成(VAIN)可能是阴道癌的癌前病变,但是,其发生机制还不十分清楚,3%~5%等患者将发展为阴道癌。

(三)阴道内的慢性刺激

如戴子宫托的患者阴道癌的发病率高,但目前尚缺乏足够的证据。

(四)子宫颈原位癌及浸润癌

超过30%的原发性阴道癌的患者有至少在5年前因为宫颈原位癌和浸润癌而接受治疗的历史,同时放疗本身也是造成阴道癌发生的原因之一。

(五)母亲妊娠期服用己烯雌酚的历史

阴道透明细胞癌和其母亲妊娠期应用己烯雌酚有密切的关系,但是更易发生的不是癌,而是阴道腺病。

二、病理类型

阴道癌最常见的病理类型是鳞癌,其次为腺癌,肉瘤和黑色素瘤比较少见,其他类型则更加少见,见表 14-2。

表 14-2　原发性阴道癌的组织学分类

鳞癌	83.4%
腺癌	9%
肉瘤	3.1%
黑色素瘤/肉瘤	2.5%
未分化癌	1.0%
小细胞癌	0.6%
腺鳞癌	0.2%
淋巴瘤	0.2%
类癌	0.1%

三、临床表现

(一)年龄

鳞癌的患者发病年龄较大,平均60岁左右,约76%的患者年龄超过50岁;腺癌的发病年龄较年轻,多于14岁以后发病,19岁为高发年龄;而阴道黑色素瘤平均发病年龄为58岁;阴道的胚胎性横纹肌肉瘤却主要发生于婴儿和儿童。

(二)症状和体征

以阴道出血和白带增多为主要症状,体检时肿块为主要的体征,但是其好发部位有所不同,如阴道鳞癌大多数的病变位于阴道壁上 1/3,且通常在阴道后壁;而阴道的黑色素瘤则更易发生于阴道远端,且前壁常见。

四、诊断

对于阴道癌的诊断从道理上讲并不困难,但是初次检查的误诊率却极高,尤其是病变位于阴道的下 2/3 时,由于检查时容易被窥具遮盖而误诊,有关文献报道这种首次检查误诊率可达 19%。

对于阴道癌确诊的办法是进行活检,一般情况下这种手术可以在门诊进行,但是对于那些老年妇女,或伴有阴道狭窄的患者,有时需要在麻醉下进行检查,以求对于病变有较彻底的估价,需要时可以将阴道的顶部切除进行病理检查。另外,由于阴道癌继发于宫颈癌和外阴癌的较多,许多学者提出单纯阴道活检不能完全肯定阴道癌的诊断,应该同时行宫颈和外阴的活检,以除外阴道的转移性癌。

五、转移途径

阴道癌转移的途径主要包括以下 3 种。

(一)直接蔓延

肿瘤直接蔓延至盆腔周围组织、骨头、邻近器官(直肠或膀胱)。

(二)淋巴转移

阴道癌的淋巴转移不少见,据文献报道可达 28%～42%,病变位于近宫颈时,转移的途径类似子宫颈癌;而当病变累及阴道近阴道口时,其转移途径类似外阴癌的转移途径。

(三)血行播散

肿瘤通过血行到达远处的部位,引起相应的转移瘤。

六、分期

目前广泛采用的阴道癌的分期是 FIGO 的临床分期体系(表 14-3),它是根据临床上检查的结果来决定的。当然在许多国家也有采用 AJCC(American Joint Committee on Cancer's)的 TNM 分期。

表 14-3 阴道癌的 FIGO 分期体系

0	原位癌,或上皮内癌
Ⅰ	肿瘤局限于阴道壁
Ⅱ	肿瘤累及阴道旁组织
Ⅲ	肿瘤累及盆壁
Ⅳ	肿瘤扩散至盆腔以外和侵犯膀胱或直肠黏膜
Ⅳa	扩散至邻近器官
Ⅳb	扩散至远处器官

注:黑色素瘤不采用此分期体系,而是 Breslow 的分期系统。

七、年龄段与阴道癌的关系

不同年龄段的患者可患不同类型的肿瘤,而且有不同的特点。

(一)儿童期

1.葡萄状肉瘤、胚胎性横纹肌肉瘤

90%发生于 5 岁以前,表现为类似葡萄状的肿物突出于阴道,易发生盆腔、腹股沟淋巴结转移,亦易发生血行转移。

2.内胚窦瘤

内胚窦瘤在儿童期生殖细胞来源的肿瘤时常可以遇到,有时被误认为葡萄状肉瘤。

(二)青春期和年轻妇女

透明细胞癌常伴有宫内己烯雌酚暴露史,有这种历史的患者发生透明细胞癌的危险为 1:1 000,阴道明显高于宫颈,据研究,阴道透明细胞癌的患者中 67%有宫内己烯雌酚暴露史,宫颈透明细胞癌的 33%,这种患者的平均年龄为 19 岁;有宫内己烯雌酚暴露史的患者阴道腺病发生机会可达 33%。对于这类的患者定期的阴道镜检查、阴道涂片检查及常规的阴道检查,对于宫颈和阴道应该分别进行涂片,如果出现阴道腺病,更应该定期行阴道镜检查。

(三)成人

1.鳞癌

多数年龄 60～65 岁,发生部位以阴道的上 1/3 最常见,且位于阴道的后壁,阴道上部的病变淋巴引流类似宫颈癌,阴道下部的病变淋巴引流类似外阴癌,这种情况常伴有 HPV16 的感染。

2.恶性黑色素瘤

平均年龄为 55 岁,通常位于阴道的下 1/3,阴道的前壁,95%着色,5%不黑。

八、阴道癌的治疗

在决定给予阴道癌患者治疗前,应该首先考虑分期、肿瘤的大小、病变的位置、有无子宫、是否接受过盆腔放疗等因素,因为这些因素对于治疗方案的选择有关。下面就不同分期的阴道癌进行逐一等介绍。

(一)0 期

由于阴道癌通常是多点性病变,且发生于阴道顶端较常见,另外,VAIN 常伴有其他生殖道肿瘤,因此宫颈和外阴应该进行较彻底的检查。

下列治疗方法可供选择。

(1)扩大局部切除:有条件可以行皮瓣转移。

(2)部分和全阴道切除术:病变广泛和多点病变时,可行此术式。

(3)阴道内化疗:文献报道利用 5%的 5-Fu 药膏每周 1.5 g 阴道上药 10 周可以获得较好的治疗效果。

(4)激光治疗。

(5)放疗:利用腔内照射效果较好,黏膜剂量应该达到 6 000～7 000 cGy,且整个阴道黏膜均应该治疗。

(二) Ⅰ期

1.鳞癌

治疗方法的选择取决于患者的病变的大小、深度等预后因素。

(1)对于病变表浅,且病变厚度<0.5 cm,可以选择下列方法。①腔内照射:大多数情况下,对于病变仅为 0.5 cm 的病例,6 000～7 000 cGy 的放射已经足够;但是如果病变较大,则需要加外照射;对于病变位于阴道的下 1/3,应该选择性加用盆腔淋巴结及/或腹股沟淋巴结的照射,剂量以 4 500～5 000 cGy 为宜。②手术:扩大局部切除和全阴道切除并阴道再造是标准式式,尤其是对于病变位于阴道的上部分时。对于手术边缘阳性和太近,应该予以辅助放射。

(2)对于病变厚度超过 0.5 cm 的病例,可以选择以下治疗手段。①手术:对于病变位于阴道的上 1/3,广泛式阴道切除及盆腔淋巴结切除,如果情况允许且患者要求的话,可以同时行阴道重建和再造;对于病变位于阴道的下 1/3,应该行腹股沟淋巴结切除;如果手术边缘未切净或太接近手术边缘,应该给予辅助放疗。②放疗:将腔内照射与组织间插植结合起来,原发肿瘤的放射剂量应该至少达到 7 500 cGy;对于分化差、浸润倾向明显的病例,由于其具有较高的淋巴转移倾向,应该加用体外照射;对于病变位于阴道的下 1/3,可以选择性给予盆腔及腹股沟淋巴结外照射。

2.腺癌

(1)手术:由于肿瘤沿上皮下向外扩散,因此,应该行广泛式全阴道切除、子宫切除及淋巴结切除;如果病变位于阴道的上部,应该行盆腔淋巴结切除;如果病变发源于阴道的下部,则应该行腹股沟淋巴结切除;如果可行的话,或患者要求,可以行阴道重建;如果切除后边缘未切净和距边缘太近,应该给予辅助放疗。

(2)放疗:对于阴道腺癌的放疗基本与阴道鳞癌相同,但是如果病变位于阴道的下1/3,应该选择性给予盆腔及腹股沟淋巴结是标准的治疗放疗,剂量以 4 500～5 000 cGy 为宜。

(3)手术放疗综合治疗:对于某些病例可以给予肿瘤病灶组织间插殖、扩大局部切除及淋巴结活检相结合的治疗方法也可以获得较好的疗效。

(三) Ⅱ期

对于本期的外阴癌来讲放疗是更主要的治疗手段,对于鳞癌和腺癌治疗方案相同。

1.单纯放疗

将后装与外照射结合起来,使得肿瘤放射量达到 7 000～8 000 cGy,对于那些病变累及阴道下 1/3 的病例,应该行盆腔及腹股沟淋巴结放疗,剂量为 4 500～5 000 cGy。

2.手术合并放疗

即将广泛式手术(广泛式阴道切除或盆腔廓清术)与放疗结合,当然,如果手术比较满意,则不一定加用放疗。

(四) Ⅲ期

对于本期的阴道癌的治疗应该以放疗为主要治疗手段,手术治疗此时用处很小,另外,单独依靠某一种放疗方法也很难起效,本期的治疗应将组织间、腔内及体外放疗相结合,一般主张给予患者 5～6 周的外照射,其中包括盆腔淋巴结的照射在内,随后予以组织间及腔内照射,总的放射量应该达到 7 500～8 000 cGy,阴道旁(盆壁)剂量应该达到 5 500～6 000cGy。

(五) Ⅳa期

本期阴道癌的治疗实质是属于姑息治疗的范畴,一般主张给予适当剂量的放疗,即给予腔内、体外及组织间放疗综合治疗,对于肿瘤的生长有一定程度的控制作用,可以不同程度地缓解症状,减轻疼痛。

(六)Ⅳb 期

本期没有规范的治疗方法。

(七)复发

阴道癌的复发常常伴有极度恶劣的预后,仅有极少数的患者可以通过手术和/或放疗而获得较好的结果,绝大多数没有机会获得治愈。据研究大多数阴道癌复发发生于治疗的前 2 年,如果肿瘤复发于阴道的中线部位,也许可以行盆腔廓清术。目前,化疗对于阴道癌复发的治疗价值十分有限,很难讲对于阴道癌应该应用何种化疗方案更好,就目前的研究结果来看,顺铂的化疗效果也不十分理想,也许以后的临床试验可以证明哪种化疗方案为阴道癌的标准治疗。

(王　蕊)

第三节　输卵管肿瘤

输卵管肿瘤分为恶性肿瘤和良性肿瘤,输卵管恶性肿瘤远较良性肿瘤多见,其中以输卵管癌最常见,其他如绒毛膜癌、恶性中胚叶混合瘤、肉瘤等都极其罕见。输卵管恶性肿瘤分为原发性和继发性,后者远多于前者,约占 90%。继发性输卵管恶性肿瘤多由其他女性生殖道恶性肿瘤,如卵巢癌,子宫内膜癌,偶尔也可由子宫颈癌转移而来,而非生殖系统肿瘤转移到输卵管的极少见,如胃肠道肿瘤或乳腺癌等仅偶见报道。本节将主要介绍原发于输卵管的恶性肿瘤。

一、原发性输卵管癌

原发性输卵管癌十分少见,占全部妇科癌症0.3%~1.9%。其发生率排列于子宫颈癌、宫体癌、卵巢癌、外阴癌和阴道癌之后,列居末位。然而如卵巢恶性肿瘤一样,由于部位隐匿,恶性度高,危害甚为严重。

(一)病理

1.巨检

输卵管肿大,类似输卵管积水、积脓或输卵管囊肿,肿瘤大小可以从卵管稍有增粗至超过儿头大小,多数直径在 5~10 cm 左右。伞端闭锁,浆膜面光滑,常与周围组织粘连。癌瘤多发生于输卵管壶腹部。晚期可侵犯整个输卵管,癌瘤可穿出浆膜层或从伞端突出。切面管壁稍厚,腔内充满灰白色乳头状或颗粒状癌组织。常合并有继发感染和坏死,腔内容物混浊或呈脓样液体。病变多为单侧,双侧者占 1/3。

2.镜下检查

组织学形态主要为乳头状腺癌,分化好的以乳头为主,分化差的癌组织主要形成实性片块、巢、索,伴或不伴灶性腺管形成,分化中等的以乳头和腺样结构混合而成。多数输卵管癌为中分化或低分化癌。组织结构多类似于卵巢的乳头状浆液性腺癌,可找到砂粒体。此外,肿瘤的多种类型,如子宫内膜样癌、腺棘癌、腺鳞癌、鳞癌、透明细胞癌、移行细胞癌及黏液性乳头状癌等均有报道。癌细胞有明显异形性。核仁明显,核分裂活跃和癌性上皮细胞排列的极向紊乱,层次增多等。

(二)临床表现

1.发病年龄

在 18～88 岁之间均有患病,常见于 40～65 岁,平均 55 岁。

2.不育史

有不育史的占 33%～60%。

3.症状

(1)阴道排液:阴道流水是输卵管癌患者最常见的症状,排出的液体为淡黄色或血水样稀液,量多少不一,排液一般无气味,但个别有恶臭。液体可能是输卵管上皮在癌组织的刺激下产生的渗液,由于输卵管伞端常常闭锁或被癌瘤阻塞而通过管腔自阴道流出。如肿瘤有坏死出血,则液体呈血性水样,文献报道有患者间歇性阴道大量排液后,痉挛性腹痛减轻,盆腔包块缩小,被称为外溢性卵管积水。这是输卵管癌最具特征的症状,但只有 5% 的患者有此表现。

(2)阴道出血:阴道不规则出血亦是常见症状之一,出血与排液可解释为同一来源,当肿瘤坏死侵破血管,血液可流入子宫经阴道排出。

(3)腹痛:表现为腹部疼痛,一般不重,常表现为一侧下腹间断性钝痛或绞痛,钝痛可能与肿瘤发展,分泌物聚积,使输卵管壁承受压力有关,绞痛可能是由于输卵管企图排出其内容而增加输卵管蠕动所致。如出现剧烈腹痛,则多系并发症引起。

(4)下腹或盆腔包块:仅有部分患者自己能在下腹部触及包块,而以腹块为主诉者更属少数。肿块可以为肿瘤本身,亦可并发输卵管积水或广泛盆腔脏器粘连形成。

(5)其他:由于病情发展,肿块长大,压迫附近器官或广泛转移的结果,可出现排尿不畅,部分肠梗阻的症状,以至恶病质,均为晚期的表现。

4.体征

(1)盆腔检查:由于输卵管癌多合并炎症粘连,盆腔检查时常与附件炎性肿物相似。肿物可为实性、囊性或囊实性,位于子宫一侧或后方,有的深陷于子宫直肠窝内,多数活动受限或固定不动。

(2)腹水:较少见。腹水发生率为 10% 左右。

(三)诊断与鉴别诊断

术前明确诊断十分困难,通常的术前诊断是卵巢癌或者盆腔炎性包块。

1.临床特征

三联征:阴道排液、腹痛和盆腔包块。同时存在的病例较少。

二联征:阴道排液和盆腔包块。

2.辅助诊断

(1)阴道细胞学检查:由于输卵管与宫腔相通,从输卵管脱落的癌细胞理论上应比卵巢癌更容易经阴道排出,因此,涂片中找到癌细胞的机会也应较高。如临床具备输卵管癌二联征,阴道涂片阳性,而子宫颈和子宫内膜检查又排除癌症存在者,应考虑为输卵管癌的诊断。

(2)子宫内膜检查:对绝经后阴道出血或不规则阴道出血、阴道排液者,经一次全面的分段诊刮,详细探查宫腔,除外黏膜下肌瘤,如子宫颈及子宫内膜病理检查阴性,有助于输卵管癌的诊断。如病检发现癌,首先考虑子宫内膜癌,但不能除外输卵管癌宫腔转移。

(3)B超和CT扫描:有助于明确诊断和术前估计分期。

（4）血清 CA125 测定：有助于诊断，但无特异性。

（5）腹腔镜检查：为明确诊断。但对晚期病变播撒到盆腹腔器官及卵巢，并有粘连，腹腔镜检查不易与卵巢癌相鉴别。

3.鉴别诊断

（1）附件炎性肿物：原发性输卵管癌与输卵管积水或输卵管卵巢囊肿，均可表现为活动受限的附件囊肿，盆腔检查时很难区别，且两者均可有长期不育的病史。但是如果患者有阴道排液，则应多考虑为输卵管癌。有时两者在剖腹后仍难分辨。因此，当发现肿物壁厚或部分实性感时，应在标本取下后立即切开，如在输卵管腔内看到乳头状组织应送冰冻检查，以利于诊断。

（2）卵巢肿瘤：症状相似，不规则阴道出血，输卵管癌可有或无排液。盆腔检查：如为卵巢良性肿物，一般多活动，而输卵管癌所形成的肿块常较固定，表面结节感，而且在病变尚未穿出管壁之前，表面较光滑。此外，如患者有腹水征，则须多考虑为卵巢恶性肿瘤。当两者均进入晚期，伴有广泛的盆腹腔种植转移时，根据体检几乎无法鉴别。

（3）子宫内膜癌：症状易混淆。一般内膜癌没有子宫外的肿块，通过刮宫病理即可确诊。当病变进入晚期，输卵管癌可侵及宫腔内膜并扩散至附件而无法鉴别。

总之，原发性输卵管癌的诊断标准应非常严格，即在诊断原发性输卵管癌时，卵巢和子宫内膜外观大致正常；当卵巢和子宫也存在恶性病灶时应通过它们的大小和分布来判断是转移灶还是原发灶。由于输卵管癌中由卵巢和子宫癌直接扩散转移而来者占 9/10，故当鉴别原发输卵管癌时应参考下列诊断标准：如果卵巢、输卵管均有肿瘤，输卵管肿瘤大；如果输卵管黏膜受累，应该表现为乳头型；如果输卵管壁完全受累，镜下应该可以见到输卵管上皮从良性到恶性的转化区；此外，卵巢和子宫应该正常或者有比输卵管少的病变。

（四）治疗

1.手术治疗

手术治疗是最主要的治疗方法，手术原则相同于卵巢癌的肿瘤细胞减灭术或者肿瘤大块切除术，包括全子宫、双附件、大网膜及阑尾切除术，对于盆腔内一切转移和种植的病变尽可能全部切除，使残存肿瘤＜2 cm。由于原发输卵管癌可直接转移到腹主动脉旁淋巴结，亦可由圆韧带转移到腹股沟淋巴结，因此，手术应同时行腹膜后淋巴结切除，以达到正确的临床分期和术后辅助治疗的指导。

2.化疗

化疗多作为术后辅助治疗。输卵管癌和卵巢癌的形态学和生物学特征十分相似，病变发展也在腹腔内扩散及通过腹膜后淋巴结转移。大多数学者应用的化疗药物与卵巢上皮性癌基本相同。化疗方案首选紫杉醇联合卡铂作为一线化疗药物，也可以选择顺铂为主的多药剂联合化疗方案。对铂类耐药的患者，近年已有人报道应用紫杉醇治疗有效，也可作为原发输卵管癌的一线化疗药物。

3.放疗

放疗主要用于术后的辅助治疗。近年来由于顺铂联合化疗的明显疗效，较少应用放疗。肠道并发症较为多见。至于腹腔内灌注放射性同位素，理论上应对分布较广，体积较小的盆腹腔残存瘤或腹腔冲洗液细胞学阳性的患者可起到抑制效果。但对于腹腔内明显粘连时，同位素的应用可产生肠损伤，限制了它的使用。

4.激素治疗

输卵管上皮在胚胎学和组织发生学上与子宫内膜相似,对卵巢的雌、孕激素有周期性的反应。由于此肿瘤有时孕激素受体滴度是高的,有文献报道用长效孕激素治疗,但目前尚难评估孕激素的治疗作用。

(五)预后

1.症状存在的时间

症状出现距就诊时间越长,预后越差。

2.临床分期

输卵管癌扩散的范围或临床分期是最重要的因素。癌瘤扩散越广,疗效必然越差。淋巴结转移阳性,预后较差。

3.双侧输卵管病变

两侧输卵管均有病变时,预后很差。

4.初次手术后残存癌灶与生存率之间的关系

其与卵巢癌相似,是重要的预后因素。

5.病理分级

病理分级和预后有密切关系,但对预后的意义远不如临床分期重要。

6.其他

输卵管癌组织微血管计数、cerbB-2 和 P53 表达、DNA 倍体分析对预后的意义均在研究之中。

二、绒毛膜癌

原发性输卵管绒毛膜癌罕见,多由输卵管妊娠的滋养层细胞演变而来,更罕见于异位的胚性残余或具有形成恶性畸胎瘤潜能的未分化胚细胞。

(一)病理

1.巨检

输卵管表面呈暗红色或紫红色。肿瘤小者为一稍大的输卵管,大者为输卵管与周围组织粘合成不规则的肿块,表面有暗红色结节。切面见充血、水肿、管腔扩张,腔内充满坏死组织及血块。

2.镜下检查

见朗格汉斯细胞及合体细胞增生,失去绒毛形态,癌瘤所在处有广泛出血和坏死。

(二)临床表现

1.发病年龄

此病多见于生育年龄妇女,平均发病年龄约为 30 岁左右。

2.症状

输卵管绒癌由于所在部位关系,能较早出现输卵管妊娠的症状。而来源于异位胚性残余者还可出现性早熟征,如生长过快,乳房增大,月经来潮等。

3.特征

子宫颈举痛明显,子宫大小正常或稍大,附件可触及不规则柔软之肿块,活动度差。

(三)诊断与鉴别诊断

血或尿 hCG 测定可发现 hCG 滴度增高,并有助于病情监测。肺部 X 线摄片有助于确定转移病灶。CT 有助于诊断。

原发性输卵管绒毛膜癌应与子宫内膜癌,附件炎性肿块,卵巢肿瘤和异位妊娠相鉴别。

(四)治疗

可参照子宫恶性滋养细胞肿瘤的治疗原则。但不同的是由于本病术前诊断困难,故为明确诊断,多先经手术病理确诊,然后予以化疗或放疗。手术范围以明确诊断和去除病灶为目的,不必过大,因为本病对化疗十分敏感。

(王 蕊)

第四节 子宫肉瘤

子宫肉瘤是一类来源于子宫内膜间质、结缔组织或平滑肌的子宫恶性肿瘤,好发于围绝经期妇女,多发生在 40～60 岁。临床十分少见,占妇科恶性肿瘤 1%～3%,占子宫恶性肿瘤的 2%～6%。子宫肉瘤虽少见,但组织成分繁杂,分类也繁多,主要有子宫平滑肌肉瘤、子宫内膜间质肉瘤和子宫恶性苗勒管混合瘤等。由于子宫肉瘤恶性程度高,预后较差,不易早期诊断,术后易复发,放疗和化疗不甚敏感,故病死率高,其 5 年生存率徘徊在 30%～50%。

一、组织发生及病理

根据组织来源,主要分为以下几种。

(一)平滑肌肉瘤

最多见,来自子宫肌层或子宫血管壁平滑肌纤维,也可由子宫肌瘤恶变而来,称子宫肌瘤肉瘤变性或恶变。巨检见肉瘤呈弥漫性生长,与子宫肌层无明显界限;肌瘤肉瘤变者常从中心开始向周围播散。剖面失去漩涡状结构,常呈均匀一片或鱼肉状,色灰黄,质地脆而软。50% 以上见出血坏死。镜下见平滑肌细胞增生,细胞大小不一,排列紊乱,核异型,染色质多、深染且分布不均,核仁明显,有多核巨细胞,核分裂象＞5/10 HP 及有凝固性坏死。

(二)子宫内膜间质肉瘤

来自子宫内膜间质细胞,分两类。

1.低度恶性子宫内膜间质肉瘤

低度恶性子宫内膜间质肉瘤以往称淋巴管内间质异位等,少见。巨检见子宫球状增大。剖面见子宫内膜层有息肉状肿块,鱼肉样,棕褐色至黄色,可有出血、坏死和囊性变。镜下见子宫内膜间质细胞高度增生并浸润肌层,细胞大小一致,呈圆形或小梭形,核分裂象≤3/10 HP。

2.高度恶性子宫内膜间质肉瘤

高度恶性子宫内膜间质肉瘤又称子宫内膜间质肉瘤,少见,恶性程度较高。巨检形似前者,但体积较大。镜下见内膜间质细胞呈梭形或多角形,大小不等,异形性明显,分裂象多,＞10/10 HP。

(三)恶性中胚叶混合瘤肿瘤(malignant mesodermal mixed tumor,MMMT)

恶性中胚叶混合瘤肿瘤含肉瘤和腺癌两种成分,故又称癌肉瘤或恶性中胚叶混合瘤,较罕见

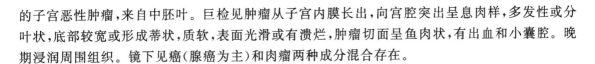

的子宫恶性肿瘤,来自中胚叶。巨检见肿瘤从子宫内膜长出,向宫腔突出呈息肉样,多发性或分叶状,底部较宽或形成蒂状,质软,表面光滑或有溃烂,肿瘤切面呈鱼肉状,有出血和小囊腔。晚期浸润周围组织。镜下见癌(腺癌为主)和肉瘤两种成分混合存在。

二、临床表现

(一)早期症状

早期症状不明显,向宫腔内生长者,症状出现较早,随病情变化可出现以下症状。

1.不规则阴道出血

不规则阴道出血是最常见的症状,量或多或少,系宫腔生长的肿瘤表面破溃所致。若合并感染坏死,可有大量脓性分泌物排出,内含组织碎片,味臭。肿瘤可自宫腔或宫颈脱至阴道内。

2.下腹部块物

子宫肌瘤迅速增大,尤其是绝经后的患者,应考虑为恶性。

3.压迫症状

晚期肿瘤向周围组织浸润,压迫周围组织,加上肿瘤生长迅速而出现下腹痛、腰痛等。压迫直肠、膀胱时出现相关脏器压迫症状。

4.晚期癌症状

癌肿转移腹膜或大网膜时出现血性腹水,晚期出现恶病质、消瘦、继发性贫血、发热等全身衰竭现象。

(二)体征

妇科检查:子宫增大,质软,表面不规则。有时宫口扩张,宫口内见赘生物或从宫口向阴道脱出的息肉样或葡萄状赘生物,呈暗红色,质脆,触之易出血。晚期肉瘤可浸润盆壁。

三、临床分期

常用国际抗癌协会(UICC)的分期法如下所述。

Ⅰ期:癌肿局限于宫体。

Ⅱ期:癌肿已浸润至宫颈。

Ⅲ期:癌肿已超出子宫范围,侵犯盆腔其他脏器及组织,但仍局限于盆腔。

Ⅳ期:癌肿超出盆腔范围,侵犯上腹腔或已有远处转移。

四、转移途径

转移途径有直接蔓延、淋巴转移及血行转移,以血行转移多见。

五、诊断

根据病史、症状、体征,应疑有子宫肉瘤的可能。分段诊刮是有效的辅助诊断方法,刮出物送病理检查可确诊。但因子宫肉瘤组织复杂,刮出组织太少易误诊为腺癌;有时取材不当仅刮出坏死组织以致误诊或漏诊,若肌瘤位于肌层内,尚未侵犯子宫内膜,刮宫无法诊断,B 型超声及 CT 等检查可协助诊断,但最后诊断必须根据病理切片检查结果。手术切除的子宫肌瘤标本也应逐个详细检查,可疑者应做快速病理检查以确诊。子宫肉瘤易转移至肺部,故应常规行胸部 X 线片。

六、治疗

治疗原则是以手术为主。Ⅰ期行全子宫及双侧附件切除术。宫颈肉瘤、子宫肉瘤Ⅱ期、癌肉瘤应行子宫广泛性切除术及盆腔及主动脉旁淋巴结切除术。根据病情早晚,术后加用化疗或放疗可提高疗效,恶性苗勒管混合瘤对放疗较敏感,手术加放疗疗效较好。目前对肉瘤化疗效果较好的药物有顺铂、阿霉素、异环磷酰胺等,常用三药联合方案。子宫恶性中胚叶混合瘤和高度恶性子宫内膜间质肉瘤对放疗敏感。低度恶性子宫内膜间质肉瘤含雌孕激素受体,孕激素治疗有一定疗效,通常用醋酸甲羟孕酮或甲地孕酮。

七、预后

子宫肌瘤肉瘤变的恶性程度一般较低,预后较好。恶性苗勒管混合瘤恶性程度高,预后差。子宫肉瘤的 5 年存活率仅为 20%～30%。

（王　蕊）

第五节　子宫颈癌

子宫颈癌是我国最常见的女性生殖道恶性肿瘤,其发病率有明显的地区差异。在世界范围内,子宫颈癌发病率最高的地区是哥伦比亚,最低的是以色列。我国属于高发区,但不同的地区发病率也相差悬殊,其地区分布特点是高发区连接成片,从山西、内蒙古、陕西,经湖北、湖南到江西,形成一个子宫颈癌的高发地带。农村高于城市,山区高于平原。随着近年来国内外长期大面积普查普治及妇女保健工作的开展,子宫颈癌的发病率和死亡率均已明显下降,且晚期肿瘤的发生率明显下降,早期及癌前病变的发生率在上升。发病年龄以 40～55 岁为最多见,20 岁以前少见。子宫颈癌以鳞状细胞癌为最多见,其次还有腺癌及鳞腺癌。少见病理类型还有神经内分泌癌、未分化癌、混合型上皮/间叶肿瘤、黑色素瘤、淋巴瘤等。

一、子宫颈鳞状细胞癌

子宫颈恶性肿瘤中 70%～90% 为鳞状细胞癌。多发生于子宫颈鳞状上皮细胞和柱状上皮细胞交界的移行区。子宫颈鳞状细胞癌又有疣状鳞癌及乳头状鳞癌等亚型。

(一)病因

子宫颈癌病因至今比较明确的是与人乳头瘤病毒感染有关。HPV 在自然界广泛存在,主要侵犯人的皮肤和黏膜,导致不同程度的增生性病变。目前鉴定出的 HPV 种类 130 余种亚型,大约有 40 种与肛门生殖道感染有关。根据其在子宫颈癌发生中的危险性不同,可将 HPV 分为 2 类:高危型 HPV,包括 16、18、31、33、35、39、45、51、52、56、58、59、68、73、82 型,此种类型通常与子宫颈高度病变和子宫颈癌的发生相关,如 HPV16、18 型常常在子宫颈癌中检测到。而我国还包括 33、31、58 及 52 型。低危型 HPV,包括 6、11、40、42、43、44、54、61、70、72、81、88、CP6108 型等,常常在良性或子宫颈低度病变中检测到,而很少存在于癌灶中,如 HPV6、11 型与外生殖器和肛周区域的外生型湿疣关系密切。目前还有 3 型疑似高危型:26、53 和 66 型。

已有大量研究证实 HPV 阴性者几乎不会发生子宫颈癌(子宫颈微偏腺癌、透明细胞癌除外)。因此,检测 HPV 感染是子宫颈癌的一种重要的辅助筛查手段。

但以往资料也显示,子宫颈癌的发生可能也与下列因素有关:①早婚、早育、多产;②性生活紊乱、性卫生不良;③子宫颈裂伤、外翻、糜烂及慢性炎症的长期刺激;④其他病毒,如疱疹病毒Ⅱ型(HSV-Ⅱ及人巨细胞病毒(HCMV)等感染;⑤有高危的性伴侣,性伴侣有多种性病、性伴侣又有多个性伴、性伴侣患有阴茎癌、性伴侣的前任妻子患有子宫颈癌等;⑥吸烟者;⑦社会经济地位低下、从事重体力劳动者。

(二)病理特点

1.组织发生

子宫颈鳞状细胞癌的好发部位为子宫颈阴道部鳞状上皮与子宫颈管柱状上皮交界部,即移行带。在子宫颈移行带形成过程中,其表面被覆的柱状上皮可通过鳞状上皮化生或鳞状上皮化被鳞状上皮所代替。此时,如有某些外来致癌物质刺激或 HPV 高危亚型的持续感染存在等,使移行带区近柱状上皮活跃的未成熟储备细胞或化生的鳞状上皮,向细胞的不典型方向发展,形成子宫颈上皮内瘤变,并继续发展为镜下早期浸润癌和浸润癌。这一过程绝大多数是逐渐的、缓慢的,但也可能有少数患者不经过原位癌而于短期内直接发展为浸润癌。

2.病理表现

(1)根据癌细胞的分化程度分为 3 种类型。①高分化鳞癌(角化性大细胞型,Ⅰ级):癌细胞大,高度多形性。有明显的角化珠形成,可见细胞间桥,癌细胞异型性较轻,核分裂较少,或无核分裂。②中分化鳞癌(非角化性大细胞型,Ⅱ级):癌细胞大,多形性,细胞异型性明显,核深染,不规则,核浆比例失常,核分裂较多见,细胞间桥不明显,无或有少量角化珠,可有单个的角化不良细胞。③低分化鳞癌(小细胞型,Ⅲ级):含有小的原始细胞,核深染,含粗颗粒。癌细胞大小均匀,核浆比例更高。无角化珠形成,亦无细胞间桥存在,偶可找到散在的角化不良的细胞。细胞异型性明显,核分裂象多见。此型常需利用免疫组化及电镜来鉴别。

(2)根据肿瘤生长的方式及形态,子宫颈鳞癌大体标本可分为以下四种。

外生型:最常见,累及阴道。①糜烂型:子宫颈外形清晰,肉眼未见肿瘤,子宫颈表面可见不规则糜烂,程度不一,多呈粗糙颗粒性,质地较硬,容易接触性出血,此种类型多见于早期子宫颈癌。②结节型:肿瘤从子宫颈外口向子宫颈表面生长,多个结节融合形成团块状,有明显的突起,常有深浅不一的溃疡形成。肿瘤质地较硬、脆,触诊时出血明显。③菜花型:为典型外生型肿瘤。癌肿生长类似菜花样,自子宫颈向阴道内生长。此型瘤体较大,质地较脆、血液循环丰富、接触性出血明显,常伴有感染和坏死灶存在。因向外生长,故较少侵犯宫旁组织,预后相对好。

内生型:癌灶向子宫颈邻近组织浸润,子宫颈表面光滑或仅有柱状上皮异位,子宫颈肥大质硬呈桶装,常累及宫旁组织。

溃疡型:内生型和乳头型,肿瘤向子宫颈管侵蚀性生长,形成溃疡或空洞,状如火山口。有时整个子宫颈穹隆组织及阴道溃烂而完全消失,边缘不整齐。组织坏死、分泌物恶臭、排液、癌瘤组织硬脆。此型多见于体型消瘦、体质虚弱、一般情况差的患者。

颈管型:癌灶发生于颈管内,常侵及子宫颈管及子宫峡部供血层及转移至盆腔淋巴结。

一般内生型子宫颈癌血管、淋巴结转移及宫旁和宫体受侵较多见,外生型侵犯宫体较少。

3.根据癌灶浸润的深浅分类

(1)原位癌:见子宫颈上皮内瘤变。

（2）微小浸润癌：在原位癌的基础上，镜下发现癌细胞小团似泪滴状甚至锯齿状出芽穿破基底膜，或进而出现膨胀性间质浸润，但深度不超过 5 mm，宽不超过 7 mm，且无癌灶互相融合现象，浸润间质。

（3）浸润癌：癌组织浸润间质的深度超过 5 mm，宽度超过 7 mm 或在淋巴管、血管中发现癌栓。

（三）转移途径

1.直接蔓延

直接蔓延最常见。向下侵犯阴道，向上可累及子宫峡部及宫体，向两侧扩散到子宫颈旁组织、主、骶韧带、压迫输尿管并侵犯阴道旁组织，晚期向前后可侵犯膀胱和直肠，形成膀胱阴道瘘或直肠阴道瘘。

2.淋巴转移

这是子宫颈癌转移的主要途径，转移率与临床期别有关。最初受累的淋巴结有宫旁、子宫颈旁、闭孔、髂内、髂外、髂总、骶前淋巴结，称一级组淋巴转移。继而受累的淋巴结有腹主动脉旁淋巴结和腹股沟深浅淋巴结，称为二级组淋巴结转移。晚期还可出现左锁骨上淋巴结转移。

3.血行转移

血行转移较少见，多发生在癌症晚期。主要转移部位有肺、肝、骨骼等处。

（四）临床分期

子宫颈癌临床分期目前采用的是国际妇产科联盟（FIGO，2009 年）的临床分期标准。

1.子宫颈癌临床分期

Ⅰ期：癌已侵犯间质，但局限于子宫颈。①Ⅰ$_a$期：镜下早期浸润，即肉眼未见病变，用显微镜检查方能做出诊断。间质的浸润<5 mm，宽度≤7 mm，无脉管的浸润。Ⅰ$_{a1}$期，显微镜下可测量的微灶间质浸润癌。其间质浸润深度≤3 mm，水平扩散≤7 mm。Ⅰ$_{a2}$期，显微镜下可测量的微小癌，其浸润间质的深度>3 mm 但≤5 mm，水平扩散≤7 mm。②Ⅰ$_b$期，临床病变局限在子宫颈，或病灶超过Ⅰ$_a$期。Ⅰ$_{b1}$期，临床病变局限在子宫颈，癌灶≤4 cm。Ⅰ$_{b2}$期，临床病变局限在子宫颈，癌灶>4 cm。

Ⅱ期：癌灶超过子宫颈，但阴道浸润未达下 1/3，宫旁浸润未达骨盆壁。①Ⅱ$_a$期：癌累及阴道为主，但未达下 1/3；无明显宫旁浸润。Ⅱ$_{a1}$，临床可见癌灶，≤4 cm；Ⅱ$_{a2}$，临床可见癌灶，>4 cm。②Ⅱ$_b$期：癌浸润宫旁为主，未达盆壁。

Ⅲ期：癌侵犯阴道下 1/3 或延及盆壁。有肾盂积水或肾无功能者，均列入Ⅲ期，但非癌所致的肾盂积水或肾无功能者除外。①Ⅲ$_a$期：宫旁浸润未达盆壁，但侵犯阴道下 1/3。②Ⅲ$_b$期：宫旁浸润已达盆壁，癌瘤与盆壁间无空隙，或引起肾盂积水或肾无功能。

Ⅳ期：癌扩展超出真骨盆或临床侵犯膀胱和/或直肠黏膜。①Ⅳ$_a$期：癌肿侵犯膀胱和/或直肠黏膜等邻近器官。②Ⅳ$_b$期：癌肿浸润超出真骨盆，有远处器官转移。

2.分期注意事项

（1）Ⅰ$_a$期应包括最小的间质浸润及可测量的微小癌；Ⅰ$_{a1}$及Ⅰ$_{a2}$均为显微镜下的诊断，非肉眼可见。

（2）静脉和淋巴管等脉管区域受累，宫体扩散和淋巴结受累均不参与分期。

（3）检查宫旁组织增厚并非一定是癌性浸润所致，可由于炎性增厚；只有宫旁组织结节性增厚、弹性差、硬韧未达盆壁者才能诊断为Ⅱ$_b$期，达盆壁者诊断为Ⅲ$_b$期。

（4）癌性输尿管狭窄而产生的肾盂积水或肾无功能时，无论其他检查是否仅Ⅰ或Ⅱ期，均应定为Ⅲ期。

（5）仅有膀胱泡样水肿者不能列为Ⅳ期而为Ⅲ期。必须膀胱冲洗液有恶性细胞时，需病理证实有膀胱黏膜下浸润，方可诊断为Ⅳ期。

（五）诊断

子宫颈癌在出现典型症状和体征后，一般已为浸润癌，诊断多无困难，活组织病理检查可确诊。但早期子宫颈癌及癌前病变往往无症状，体征也不明显，目前国内外均主张使用三阶梯检查法来进行子宫颈病变和子宫颈癌的筛查/检查，从而尽早发现癌前病变和早期癌，同时减少漏诊的发生。

1.症状

（1）无症状：微小浸润癌一般无症状，多在普查中发现。

（2）阴道出血：Ⅰₐ期后，癌肿侵及间质内血管，开始出现阴道出血，最初表现为少量血性白带或性交后、双合诊检查后少量出血，称接触性出血。也可能有经间期或绝经后少量不规则出血。晚期癌灶较大时则表现为多量出血，甚至因较大血管被侵蚀而引起致命大出血。

（3）排液、腐臭味：阴道排液，最初量不多，呈白色或淡黄色，无臭味。随着癌组织破溃和继发感染，阴道可排出大量米汤样、脓性或脓血性液体，常伴有蛋白质腐败样的恶臭味。

（4）疼痛：晚期癌子宫颈旁组织有浸润，常累及闭孔神经、腰骶神经等，可出现严重持续的腰骶部或下肢疼痛。癌瘤压迫髂血管或髂淋巴，可引起回流受阻，出现下肢肿胀疼痛。癌肿压迫输尿管，引起输尿管及肾盂积水，则伴有腰部胀痛不适。

（5）水肿：癌症晚期肿瘤压迫髂淋巴或髂内、髂外动静脉引起血流障碍，发生下肢水肿、外阴水肿、腹壁水肿等。末期营养障碍也可能发生全身水肿。

（6）邻近器官转移。①膀胱：晚期癌侵犯膀胱，可引起尿频、尿痛或血尿。双侧输尿管受压，可出现无尿，排尿异常及尿毒症。癌浸润穿透膀胱壁，可发生膀胱阴道瘘。②直肠：癌肿压迫或侵犯直肠，常有里急后重、便血或排便困难，严重者可发生肠梗阻及直肠阴道瘘。

（7）远处器官转移：晚期子宫颈癌可通过血行转移发生远处器官转移。最常见肺脏、骨骼及肝脏等器官的转移。①肺转移：患者出现咳嗽、血痰、胸痛、背痛、胸腔积液等。②骨骼转移：常见于腰椎、胸椎、耻骨等，有腰背痛及肢体痛发生，病灶侵犯或压迫脊髓，可引起肢体感觉及运动障碍。③肝脏转移：早期可不表现，晚期则出现黄疸、腹水及肝区痛等表现。

2.体征

早期子宫颈癌子宫颈的外观和质地可无异常，或仅见不同程度的糜烂。子宫颈浸润癌外观上可见糜烂、菜花、结节及溃疡，有时子宫颈肿大变硬呈桶状。妇科检查除注意子宫颈情况外，还应注意穹隆及阴道是否被侵犯，子宫是否受累。要注意子宫大小、质地、活动度、宫旁有无肿物及压痛。

3.辅助检查

（1）子宫颈细胞学检查。传统涂片巴氏染色，结果分为5级：Ⅰ级为正常的阴道上皮细胞涂片，不需特殊处理。Ⅱ级为炎症。现多将Ⅱ级再分为Ⅱₐ和Ⅱ_b级。Ⅱₐ级细胞为炎症变化，Ⅱ_b级细胞有核异质的不典型改变。对Ⅱ级特别是Ⅱ_b级应先给予抗感染治疗，4~6周后行涂片检查追访。如持续异常，应行阴道镜检查或阴道镜下定位活组织检查。Ⅲ、Ⅳ、Ⅴ级分别为可疑癌、高度可疑癌及癌。对Ⅲ级以上的涂片，应立即重复涂片，并做进一步检查，如阴道镜检查、碘试验、活组织检查等。目前即使是传统涂片,也主张采用 TBS 描述性诊断法进行报告。TBS 描述性诊断法具体如下。①良性细胞改变。a.感染:滴虫性阴道炎;真菌形态符合念珠菌属;球杆菌占优势,形态符合阴道变异菌群(阴道嗜血杆菌);杆菌形态符合放线菌属;细胞改变与单纯疱疹病毒有关;其他。b.反应性改变:与下列因素有关炎症(包括不典型修复);萎缩性阴道炎;放疗;宫内避孕器(IUD);其他。②上皮细胞改变。a.鳞状上皮细胞:无明确诊断意义的非典型鳞状细胞(ASCUS);低度鳞状上皮内病变(LSIL):HPV 感染、CINⅠ;高度鳞状上皮内病变(HSIL);原位癌、CINⅡ、CINⅢ;鳞状上皮细胞癌。b.腺上皮细胞:宫内膜细胞(良性,绝经后)、无明确诊断意义的非典型腺上皮(AGUS)、子宫颈腺癌、宫内膜腺癌、宫外腺癌、腺癌。c.其他恶性新生物。

(2)碘试验:称席勒(Schiller)或卢戈(Lugol)试验。将 2% 的溶液涂在子宫颈和阴道壁上,观察其染色。正常子宫颈鳞状上皮含糖原,与碘结合后呈深赤褐色或深棕色。子宫颈炎或子宫颈癌的鳞状上皮及不成熟的化生上皮不含或缺乏糖原而不着色,碘试验主要用于子宫颈细胞学检查可疑癌又无阴道镜的条件下时识别子宫颈病变的危险区,确定活检的部位,了解阴道有无癌浸润。

(3)阴道镜检查:是一种简便有效的了解子宫颈及阴道有无病变的方法。当子宫颈防癌涂片可疑或阳性,而肉眼不能见到子宫颈上皮及毛细血管异常,通过阴道镜的放大作用则可明确其形态变化,可根据形态异常部位活组织检查,以提高活检的准确率,常作为子宫颈细胞学检查异常,组织病理学检查时确定活检部位的检查方法。并可定期追踪观察 CIN 治疗后的变化。但阴道镜无法观察子宫颈管内疾病。

(4)人乳头瘤病毒(HPV)检测:鉴于人乳头瘤病毒感染与子宫颈癌的直接关系,近年来常用检测子宫颈细胞内 HPV-DNA,对细胞学 ASG-US 以上的人群进行分流,对子宫颈癌进行辅助诊断。子宫颈涂片检查呈阴性或可疑者,如 HPV-DNA 阳性,重新复查涂片或再次取材可降低子宫颈涂片的假阴性率。因为细胞学对残留病变的敏感性为 70%,HPV 为 90%。但 HPV 阴性者意义更大。同时 HPV 的分型检测对于临床上追踪 HPV 的持续感染、CIN 及子宫颈癌的治疗后追踪评价、疫苗注射前的感染与否的知晓均有意义。

(5)子宫颈和颈管活组织检查及子宫颈管内膜刮取术:是确诊 CIN 和子宫颈癌最可靠和不可缺少的方法。一般无阴道镜时应在子宫颈鳞-柱交界部的 3、6、9、12 点四处取活检;有阴道镜时可在碘试验不着色区、醋白试验明显异常区,上皮及血管异常区或肉眼观察的可疑癌变部位取多处组织,各块组织分瓶标清楚位置送病理检查。除做子宫颈活组织检查外,怀疑腺癌时还应用刮匙做子宫颈管搔刮术,特别是子宫颈刮片细胞学检查为Ⅲ级或Ⅲ级以上而子宫颈活检为阴性时确定颈管内有无肿瘤或子宫颈癌是否已侵犯颈管尤为重要。

(6)子宫颈锥形切除术:在广泛应用阴道镜以前,绝大部分阴道涂片检查呈异常的患者,都行子宫颈锥切术作为辅助诊断的方法,以排除子宫颈浸润癌。目前阴道镜下多点活检结合颈管诊刮术已代替了许多锥切术。但在下列情况下应用锥切:①子宫颈细胞学检查多次为阳性,而子宫颈活检及颈管内膜刮取术为阴性时。②细胞学检查与阴道镜检查或颈管内膜刮取术结果不符。③活检诊断为子宫颈原位癌或微灶型浸润癌,但不能完全除外浸润癌。④级别高的 CIN 病变超出阴道镜检查的范围,延伸到颈管内。⑤临床怀疑早期腺癌,细胞学检查阴性,阴道镜检查未发现明显异常时。做子宫颈锥切时应注意:手术前要避免做过多的阴道和子宫颈准备,以免破坏子宫颈上皮;尽量用冷刀不用电刀,锥切范围高度在癌灶外 0.5 cm,锥高延伸至颈管 2.0~2.5 cm 应包括阴道镜下确定的异常部位、颈管的异常上皮。怀疑鳞癌时,重点为子宫颈外口的鳞柱状细胞交界处及阴道镜检查的异常范围;怀疑为腺癌时,子宫颈管应切达子宫颈管内口处。

(7)子宫颈环形电切术(LEEP)及移形带大的环状切除术(LLETZ):一种新的单较为成熟的CIN及早期浸润癌的诊断及治疗方法。常用于:①不满意的阴道镜检查。②颈管内膜切除术阳性。③细胞学和颈管活检不一致。④子宫颈的高等级病变(CINⅡ～Ⅲ)。此种方法具有一定的热损伤作用,应切除范围在病灶外 0.5～1.0 cm,方不影响早期浸润癌的诊断。

(8)其他:当子宫颈癌诊断确定后,根据具体情况,可进行肺摄片、B型超声检查、膀胱镜、直肠镜检查及静脉肾盂造影等检查,以确定子宫颈癌的临床分期。视情况可行 MRI、CT、PET-CT、骨扫描等检查。

(六)鉴别诊断

1.子宫颈良性病变

子宫颈糜烂和子宫颈息肉、子宫颈子宫内膜异位症。可出现接触性出血和白带增多,外观有时与子宫颈癌难以鉴别,应做子宫颈涂片或取活体组织进行病理检查。

2.子宫颈良性肿瘤

子宫黏膜下肌瘤、子宫颈管肌瘤、子宫颈乳头瘤等。表面如有感染坏死,有时可误诊为子宫颈癌。但肌瘤多为球形,来自颈管或宫腔,常有蒂,质硬,且可见正常的子宫颈包绕肌瘤或肌瘤的蒂部。

3.子宫颈恶性肿瘤

原发性恶性黑色素瘤、肉瘤及淋巴瘤、转移性癌。

(七)治疗

子宫颈癌的治疗方法主要是放射及手术治疗或两者联合应用。近年来随着抗癌药物的发展,化疗已成为常用的辅助治疗方法,尤其在晚期癌及转移癌患者。其他还有免疫治疗、中医中药治疗等。

对患者选择放疗还是手术,应根据子宫颈癌的临床分期、病理类型、患者年龄、全身健康状况、患者意愿以及治疗单位的设备条件和技术水平等而定。一般早期鳞癌如Ⅰ期-Ⅱa期,多采用手术治疗,Ⅱb期以上多用放疗。早期病例放疗与手术治疗的效果几乎相同。手术治疗的优点是早期病例一次手术就能完全清除病灶,治疗期短,对年轻患者既可保留正常卵巢功能又可保留正常性交能力。其缺点是手术范围大,创伤多,术时、术后可能发生严重并发症。放疗的优点是适合于各期患者,缺点是病灶旁可造成正常组织的永久性损伤以及发生继发性肿瘤。

1.放疗

放疗是治疗子宫颈癌的主要方法,适用于各期。早期病例以腔内放疗为主,体外照射为辅;晚期病例以体外照射为主,腔内放疗为辅。腔内照射的目的是控制局部病灶。体外照射则用于治疗盆腔淋巴结及子宫颈旁组织等转移灶。腔内照射的放射源主要有^{60}钴、^{137}铯、^{192}铱。现已采用后装技术,既保证放射位置准确,又可减轻直肠、膀胱的反应,提高治疗效果,同时也解决了医务人员的防护问题。体外照射目前已用直线加速器、高 LET 射线、快中子、质子、负 π 介子等射线。低剂量率照射时 A 点(相当于输尿管和子宫动脉在子宫颈内口水平交叉处)给 70～80 Gy/10 d。高剂量率在早期患者 A 点给 50 Gy/5 w(宫腔 25 Gy,穹隆 25 Gy)。晚期患者 A 点给 40 Gy/4 w(宫腔 17.5 Gy,穹隆 22.5 Gy)。体外照射,早期患者给予两侧骨盆中部剂量为40～45 Gy,晚期患者全盆腔照射 30 Gy 左右,以后小野照射至骨盆中部剂量达 50～55 Gy。

(1)选择放疗应考虑的因素:①既往有剖腹手术史、腹膜炎、附件炎史,可能有肠管粘连、肠管与腹膜的粘连及肠管与附件的粘连;进行大剂量的放疗时易损伤膀胱及肠管。②阴道狭窄者行腔内治疗时,直肠及膀胱的受量增大。③内脏下垂者,下垂的内脏有被照射的危险。④放射耐受不良的患者,能手术时尽量手术治疗。⑤残端癌患者子宫颈变短,膀胱和直肠与子宫颈部接近,有与膀胱、直肠粘连的可能,使邻近器官受量大,且由于既往的手术改变了子宫颈部的血流分布,使放射敏感性降低。

(2)放疗的时机。①术前照射:在手术前进行的放疗为术前照射。术前照射的目的为:使手术困难的肿瘤缩小,以利手术;如 I_{b2} 期肿瘤;减少肿瘤细胞的活性,防止手术中挤压造成游离的肿瘤细胞发生转移;手术野残存的微小病灶放疗后灭活,可防止术后复发。术前照射一般取放射剂量的半量,术前照射一般不良反应较大,常造成术中困难、术后创伤组织复原困难。②术中照射:即在开腹手术中,术中对准病灶部位进行放射。这是近些年来出现的一种新的、较为理想的治疗方式。③术后照射:对术后疑有癌残存及淋巴清扫不彻底者应进行术后补充治疗。术后照射的适应证:盆腔淋巴结阳性者;宫旁有浸润、切缘有病灶者;子宫颈原发病灶大或有脉管癌栓者;阴道切除不足者。术后照射的原则为体外照射。应根据术者术中的情况进行全盆腔或中央挡铅进行盆腔四野照射,总的肿瘤剂量可达 45～50 Gy。

(3)放疗后并发症。①丧失内分泌功能:完全采用放疗,使卵巢功能丧失。造成性功能减退、性欲下降。若手术后保留卵巢者,则应游离悬吊双卵巢,并放置标志物,使体外照射治疗时可保留双卵巢功能。②放射性炎症使器官功能受损,包括:阴道狭窄及闭锁,放疗后阴道上端及阴道旁组织弹性发生变化,黏膜变薄、充血、干燥、易裂伤,甚至上段粘连发生闭锁;放射性膀胱炎,治疗期间可发生较严重的急性膀胱炎,出现尿频、尿急、尿痛、血尿等表现;远期可出现慢性膀胱炎的表现;放射性肠炎,可表现为腹痛、顽固性腹泻、营养不良等表现;骨髓抑制,放射性治疗可造成骨髓抑制,白细胞计数降低、贫血及出血倾向。③放疗后可引发远期癌症:如卵巢癌、结肠癌、膀胱癌及白血病。

2.手术治疗

(1)手术适应证、禁忌证及手术范围如下。

手术适应证:手术治疗是早期子宫颈浸润癌的主要治疗方法之一。其适应证原则上限于 I 期及 II b 期以下的病例,特别情况应当另行考虑。患者年轻、卵巢无病变、为鳞状细胞癌,可以保留卵巢。

禁忌证:患者体质不良,过于瘦弱;过于肥胖,对极度肥胖的患者选择手术时应慎重;伴有严重心、肺、肝、肾等内科疾病不能耐受手术者,不宜行手术治疗;对 70 岁以上有明显内科并发症的高龄患者尽量采用放疗。

不同期别的手术范围如下。①I_{a1} 期:行扩大筋膜外全子宫切除术。本手术按一般筋膜外全子宫切除术进行。阴道壁需切除 0.5～1.0 cm。②I_{a2} 期:行次广泛全子宫切除术。本术式需切除的范围为全子宫切除合并切除宫旁组织 1.5～2.0 cm,宫骶韧带 2.0 cm,阴道壁需切除 1.5～2.0 cm。手术时必须游离输尿管内侧,将其推向外侧。游离输尿管时必须保留其营养血管。同时应行盆腔淋巴结切除术。③I_b～II_a 期:行广泛性全子宫切除术及盆腔淋巴结清扫术。对于年轻、鳞癌患者应考虑保留附件。切除子宫时必须打开膀胱侧窝、隧道及直肠侧窝,游离输尿管,并将子宫的前后及两侧韧带及结缔组织分离和切断,主韧带周围的脂肪组织亦需切除。切除主韧带的多少可以根据病灶浸润范围决定,至少要在癌灶边缘以外 2.5 cm 以上,一般切除的宫旁组织及主韧带应在 3.0 cm 以上,有时甚至沿盆壁切除之。阴道上段有侵犯时,应切除病灶达外缘 1.0 cm 以上。需清除的盆腔淋巴结为髂总、髂内、髂外、腹股沟深、闭孔及子宫旁等淋巴结,必要时需清除腹主动脉旁、骶前等淋巴结。

此外,有人主张对Ⅱb期及部分Ⅲb期病例行超子宫根治术,即将主韧带从其盆壁附着的根部切除;对Ⅳa期年轻、全身一般情况好的病例行盆腔脏器切除术。但这些手术范围广,创伤大,手术后并发症多,即使有条件的大医院也需慎重考虑。

(2)手术后常见并发症及其防治。

膀胱功能障碍:子宫颈癌行广泛性全子宫切除术由于术中必须游离输尿管、分离下推膀胱,处理子宫各韧带,切除组织较多,常易损伤支配膀胱的副交感神经,引起术后膀胱逼尿肌功能减弱,影响膀胱功能,导致排尿困难、尿潴留、尿路感染。为减少此并发症,术中处理宫骶韧带及主韧带时应尽量保留盆腔神经丛及其分支;分离膀胱侧窝及直肠时尽量减少神经纤维的损伤,保留膀胱上、下动脉及神经节;手术操作要轻柔,止血细致。术后认真护理,防止继发感染。常规保留尿管 14 天,后 2 天尿管要定时开放,做膀胱操,每 2~3 小时开放半小时,促进膀胱舒缩功能的恢复。拔除尿管后,做好患者思想工作,消除其顾虑和紧张情绪,让患者试行排尿。如能自解,需测残余尿,以了解排尿功能。如残余尿<100 mL,则认为膀胱功能已基本恢复,不必再保留尿管;如残余尿>120 mL,则需继续保留尿管,并可做下腹热敷、耻上封闭、针灸、超声、理疗等促进膀胱功能恢复。同时应注意外阴清洁,给抗生素预防感染。

输尿管瘘:术中游离输尿管时,易损伤输尿管鞘或影响其局部血循环,加之术后继发感染、粘连、排尿不畅等,可使输尿管壁局部损伤处或血供障碍处发生坏死、脱落,形成输尿管瘘。输尿管瘘最常发生于术后 1~3 周。为防止输尿管瘘的形成,应提高手术技巧,术中尽量保留输尿管的外鞘及营养血管,术后预防盆腔感染。如术中发现输尿管损伤,应立即进行修补,多能愈合。术后发生输尿管瘘,可在膀胱镜下试行瘘侧插入输尿管导管,一般保留 2~3 周可自愈。若导管通不过修补口,则需行肾盂造瘘,之后行吻合术,修补性手术应在损伤发现后 3~6 个月进行。

盆腔淋巴囊肿:行盆腔淋巴结清扫术后,腹膜后留有无效腔,回流的淋巴液滞留在腹膜后形成囊肿,即盆腔淋巴囊肿。常于术后一周左右在下腹部腹股沟上方或其下方单侧或双侧触及卵圆形囊肿,可有轻压痛。一般可在 1~2 个月内自行吸收。也可用大黄、芒硝局敷或热敷可消肿,促进淋巴液吸收。如囊肿较大有压迫症状或继发感染,应用广谱抗生素,或行腹膜外切开引流术。

盆腔感染:因手术范围大,时间长,剥离创面多,渗血、渗出液聚积等,易发生盆腔感染。若抗生素应用无效,且有脓肿形成,宜切开引流。术中若在双侧闭孔窝部位放置橡皮条经阴道断端向阴道外引流,可减少盆腔感染的发生。

3.手术前后放疗

对Ⅰb2期菜花型、年轻Ⅱb期患者,最好在术前先给半量放疗,以缩小局部肿瘤,使手术易于进行,减低癌瘤的活力,避免手术时的扩散,减少局部复发的机会。放疗结束后应在 4~6 周内手术。术后放疗适用于术中发现有盆腔淋巴结有癌转移、宫旁组织癌转移、手术切缘有癌细胞残留者,以提高术后疗效。

4.化疗

手术及放疗对于早期子宫颈癌的疗效均佳,但是对中晚期、低分化病例的疗效均不理想。近几十年来随着抗癌药物的不断问世,使晚期病例在多药联合治疗、不同途径给药等综合治疗下生存期有所延长。作为肿瘤综合治疗的一种手段,化疗本身具有一定疗效;同时对于放疗有一定的增敏作用。子宫颈癌的化疗主要用于下述三个方面：①对复发、转移癌的姑息治疗。②对局部巨大肿瘤患者术前或放疗前的辅助治疗。③对早期但有不良预后因素患者的术后或放疗中的辅助治疗。

化疗与手术或放疗并用，综合治疗的意义在于：杀灭术野或照射野以外的癌灶；杀灭术野内的残存病灶或照射野内的放射线抵抗性癌灶；使不能手术的大癌灶缩小，提高手术切除率；增加放射敏感性。

(1)常用单一化疗用药：顺铂(DDP)、博莱霉素(BLM)、异环磷酰胺(IFO)、氟尿嘧啶(5-FU)、环磷酰胺(CTX)、阿霉素(ADM)、甲氨蝶呤(MTX)等效果较好。如顺铂 $20\sim50\ mg/m^2$，静脉滴注，每 3 周为一周期；其单药反应率在 $6\%\sim25\%$ 之间。

(2)联合静脉全身化疗常用的方案：①博莱霉素 $10\ mg/m^2$，肌内注射，每周 1 次，每 3 周重复。②长春新碱 $1.5\ mg/m^2$，静脉滴注，第 1 天，每 10 天重复。顺铂 $50\sim60\ mg/m^2$，静脉滴注，第 1 天，4 周内完成 3 次。③异环磷酰胺 $5\ g/m^2$ 静脉滴注。卡铂 $300\ mg/m^2$（AUC=4.5）静脉滴注，每 4 周重复。④顺铂 $60\ mg/m^2$，静脉滴注，第 1 天。长春瑞滨 $25\ mg/m^2$ 静脉滴注，第 1 天，每 3 周重复。博莱霉素 $15\ mg$，静脉滴注，第 1、8、15 天。

(3)动脉插管化疗：采用区域性动脉插管灌注化疗药物，可以提高肿瘤内部的药物浓度，使肿瘤缩小，增加手术机会；在控制盆腔肿瘤的同时又可减少对免疫系统的影响，因而可以提高疗效。所使用的药物与全身化疗所使用的药物相同，但可根据所具有的条件采用不同的途径给药，如髂内动脉插管、腹壁下动脉插管、子宫动脉插管等，在插管化疗的同时还可加用暂时性动脉栓塞来延长药物的作用时间。常采用的化疗方案：①顺铂 $70\ mg/m^2$，博莱霉素 $15\ mg$，长春瑞滨 $25\ mg/m^2$。$3\sim4$ 周重复。动脉注射，一次推注。②顺铂 $70\ mg/m^2$，吡柔比星 $40\ mg/m^2$，长春瑞滨 $25\ mg/m^2$。$3\sim4$ 周重复。动脉注射，一次推注。③顺铂 $70\ mg/m^2$，阿霉素 $25\sim50\ mg/m^2$，环磷酰胺 $600\ mg/m^2$。$3\sim4$ 周重复，动脉注射，一次推注。静脉注射。

(八)预后

子宫颈癌的预后与临床期别、有无淋巴结转移、肿瘤分级等的关系最密切。临床期别高、组织细胞分化差、淋巴结阳性为危险因素。据 FIGO 资料，子宫颈癌的 5 年存活率 Ⅰ 期为 85%，Ⅱ 期为 60%，Ⅲ 期为 30%，Ⅳ 期为 10%。国内中国医科院肿瘤医院放疗的 5 年生存率：Ⅰ 期 95.6%，Ⅱ 期 82.7%，Ⅲ 期 26.6%；手术治疗的 5 年生存率：Ⅰ 期 95.6%，Ⅱ 期 68.7%。子宫颈癌的主要死亡原因是肿瘤压迫双侧输尿管造成的尿毒症，肿瘤侵蚀血管引起的大出血以及感染、恶病质等。

二、子宫颈腺癌

子宫颈腺癌较子宫颈鳞癌少见，约占子宫颈浸润癌的 $5\%\sim15\%$。近年来发病率有上升趋势。发病平均年龄为 54 岁，略高于子宫颈鳞状细胞癌。但 20 岁以下妇女的子宫颈癌以腺癌居多。子宫颈腺癌的发病原因仍不清楚，但一般认为与子宫颈鳞癌病因不同。腺癌的发生与性生活及分娩无关，而可能与性激素失衡，服用外源性雌激素及 HPV18 型感染及其他病毒的感染有关。

(一)病理特点

1.子宫颈腺癌大体形态

在早期微浸润癌时，子宫颈表面可光滑或呈糜烂、息肉、乳头状。当子宫颈浸润到颈管壁、病灶大到一定程度时,颈管扩大使整个子宫颈呈现为"桶状宫颈",子宫颈表面光滑或轻度糜烂,但整个子宫颈质硬。外生型者可呈息肉状、结节状、乳头状、菜花状等。

2.子宫颈腺癌组织学类型

目前尚无统一的病理学分类标准。但以子宫颈管内膜腺癌最常见。其组织形态多种多样,常见者为腺性,其次为黏液性。高度分化的腺癌有时与腺瘤样增生很难区别,而分化不良的腺癌有时则极似分化很差的鳞状细胞癌。腺癌中含有鳞状化生的良性上皮,称为腺棘皮癌。如鳞状上皮有重度间变,称为腺鳞癌。黏液性腺癌的特征是产生黏液,根据细胞的分化程度分为高、中、低分化。子宫颈腺癌中还有几种特殊组织起源的腺癌,如子宫颈透明细胞癌(起源于残留的副中肾管上皮)、子宫颈中肾癌(起源于残留的中肾管)、浆液乳头状腺癌、未分化腺癌、微偏腺癌(黏液性腺癌中的一种)等。

(二)转移途径及临床分期

同子宫颈鳞癌。

(三)诊断及鉴别诊断

该病症状与子宫颈鳞癌大致相同。可有异常阴道流血包括接触性出血、白带内带血、不规则阴道流血或绝经后阴道出血。但子宫颈腺癌患者的白带有其特点,一般为水样或黏液样,色白、量大、无臭味。患者常主诉大量黏液性白带,少数呈黄水样脓液,往往一天要换数次内裤或卫生垫。查体子宫颈局部可光滑或呈糜烂、息肉状生长。部分子宫颈内生性生长呈有特色的质硬的桶状子宫颈。根据症状及体征还需做以下检查,阴道细胞学涂片检查假阴性率高,阳性率较低,易漏诊。因此,阴道细胞学涂片检查只能用于初筛,如症状与涂片结果不符,需进一步检查。如细胞学检查腺癌细胞为阳性,还应行分段诊刮术,以明确腺癌是来自子宫内膜还是来自子宫颈管。子宫颈腺癌的确诊必须依靠病理检查。活检对Ⅰa期的诊断比较困难,因为活检所取的组织仅为小块组织,难以肯定浸润的深度,要诊断腺癌是否属于Ⅰa期,有人建议行子宫颈锥形切除术。

(四)治疗

子宫颈腺癌对放疗不甚敏感。其治疗原则是只要患者能耐受手术,病灶估计尚能切除,早中期患者应尽量争取手术治疗。晚期病例手术困难或估计难以切干净者,在术前或术后加用动脉插管化疗、全身化疗或放疗可能有助于提高疗效。

1.Ⅰ期

Ⅰ期行广泛性全子宫切除＋双附件切除术及双侧盆腔淋巴结清扫术。

2.Ⅱ期

Ⅱ期能手术者行广泛性全子宫切除＋双附件切除术及双侧盆腔淋巴结清扫术,根据情况决定术前或术后加用放、化疗。病灶大者可于术前放疗,待病灶缩小后再手术。如病灶较小,估计手术能切除者,可先手术,根据病理结果再决定是否加用放疗。

3.Ⅲ期及Ⅳ期

Ⅲ期及Ⅳ期宜用放疗为主的综合治疗。若病变仅侵犯膀胱黏膜或直肠黏膜,腹主动脉旁淋巴结病理检查为阴性者,可考虑行全、前或后盆腔除脏术。

三、子宫颈复发癌

子宫颈复发癌是指子宫颈癌经根治性手术治疗后1年,放疗后超过半年又出现癌灶。据报道,子宫颈晚期浸润癌治疗后,约有35%将来会复发,其中50%复发癌发生于治疗后第一年内,70%以上发生于治疗后3年内。10年后复发的机会较少。如治疗10年后复发,则称为子宫颈晚期复发癌。复发可分为手术后复发及放疗后复发。复发部位以盆腔为主,占60%～70%。远处复发相对较少,占30%～40%,其中以锁骨上淋巴结、肺、骨、肝多见。

(一)诊断

1.症状

随复发部位不同而异。早期或部分患者可无症状。

(1)中心性复发:即子宫颈、阴道或宫体的复发,常见于放疗后复发。最常见的症状有白带增多(水样或有恶臭)和阴道出血。

(2)宫旁复发:即盆壁组织的复发。下腹痛、腰痛及骶髂部疼痛、下肢痛伴水肿、排尿排便困难为宫旁复发的常见症状。

(3)远处复发及转移:咳嗽、咯血、胸背疼痛或其他局部疼痛为肺或其他部位转移的症状。

(4)晚期恶病质患者可出现食欲减退、消瘦、贫血等全身消耗表现。

2.体征

阴道和/或子宫颈复发,窥视阴道可见易出血的癌灶。盆腔内复发可发现低位盆腔内有肿块或片状增厚。但需注意,宫颈局部结节感、溃疡坏死及盆腔内片状增厚疑有复发时,应与放射线引起的组织反应相鉴别。全身检查应注意有无可疑病灶及浅表淋巴结肿大,尤其是左锁骨上淋巴结有无转移。

3.辅助检查

(1)细胞学和阴道镜检查:对中心性复发的早期诊断有帮助。但放疗后局部变化,尤其阴道上端闭锁者常影响检查的可靠性,需有经验者进行检查以提高准确率。

(2)病理检查:诊断复发必须依靠病理。对可疑部位行多点活检、颈管刮术或分段诊刮取子宫内膜,必要时行穿刺活检等。

(3)其他辅助检查:胸部或其他部位的X线检查,盆腹腔彩色B超、CT、磁共振成像、PET-CT等,同位素肾图及静脉肾盂造影等检查对诊断盆腔内复发和盆腔外器官转移可提供一定的参考价值和依据。

(二)治疗

子宫颈复发癌的治疗,主要依据首次治疗的方法、复发部位以及肿瘤情况等因素而分别采取以下治疗。

1.放疗

凡手术后阴道残端复发者,可采用阴道腔内后装放疗。如阴道残端癌灶较大,累及盆壁,应加盆腔野的体外放疗。

2.手术治疗

放疗后阴道、子宫颈部位复发者,可予手术治疗,但在放疗区域内手术难度大,并发症多,需严格选择患者。

3.综合治疗

对较大的盆腔复发灶,可先行盆腔动脉内灌注抗癌化疗药物,待肿块缩小后再行放疗。放疗后的盆腔内复发灶,能手术切除者应先切除,术后给予盆腔动脉插管化疗;不能手术者,可行动脉插管化疗和/或应用高能放射源中子束进行放疗。对肺、肝的单发癌灶,能切除者考虑先行切除,术后加全身或局部化疗。不能手术者、锁骨上淋巴结转移或多灶性者,可化疗与放疗配合应用。化疗对复发癌也有一定疗效。化疗方案见子宫颈鳞状细胞癌的化疗。

四、子宫颈残端癌

子宫次全切除术后,残留的子宫颈以后又发生癌称为子宫颈残端癌,可分为真性残端癌和隐性残端癌。前者为次全子宫切除术后发生,后者为次全子宫切除时癌已存在,而临床上漏诊,未能发现。随着次全子宫切除术的减少,子宫颈残端癌的发生已非常少见,国内报道仅占子宫颈癌的 1% 以下。

(一)治疗

治疗与一般子宫颈癌一样,应根据不同期别决定治疗方案。但由于次全子宫切除术后残留的子宫颈管较短,腔内放疗受很大限制,宫旁及盆腔组织的照射剂量较一般腔内放疗量减低,需通过外照射做部分补充。Ⅰ期及Ⅱa期子宫颈残端癌仍可行手术治疗,但是由于前次手术后盆腔结构有变化,手术有一定难度,极易出现输尿管及肠管的损伤。不能手术者可行放疗。

(二)预防

因妇科疾病需行子宫切除术前,应了解子宫颈情况,常规做子宫颈刮片细胞学检查,必要时做阴道镜检查及子宫颈活检,以排除癌变。除年轻患者外,尽量行全子宫切除术而不做次全子宫切除术。即使保留子宫颈,也应去除颈管内膜及子宫颈的移行带区。

(王 蕊)

第十五章　男性生殖系统肿瘤

第一节　阴　茎　癌

一、概述

阴茎癌是发生于阴茎的恶性肿瘤,是男性泌尿生殖系统常见的肿瘤。发病年龄 19～80 岁,以 31～60 岁最常见。中国阴茎癌发病率为 2.57/10 万,居男性恶性肿瘤的第 10 位。随着经济、文化和卫生条件的改善,本病的发病率逐渐下降。

本病属于传统医学"肾岩""肾头生疮""蜡烛花""风飘烛""包茎疮""肾癌翻花"等范畴。肾岩是发生于阴茎部的岩肿,因其溃后如翻花,故又名肾岩翻花、翻花下痕。传统医学对阴茎癌的认识历代医籍都有散在记录,但对本病论述最为详尽是清朝高秉钧所编著的《疡科心得集》,书中提到:"本病初起马口之内,生肉一粒,如竖肉之状,坚硬而痒,即有脂水,延至一、二年后……,时觉疼痛应心,玉茎肿胀,竖肉翻花,如石榴子样,渐至龟头破烂,凸出凹进,气味异臭,痛楚难胜,或鲜血液注,斯时必脾胃衰弱,饮食不思,形神困备,则玉茎尽为烂去……。"这种肾岩晚期症状描述,颇似现代医学的阴茎癌。祖国医学对阴茎癌的治疗积累了丰富的经验,特别是内服与外治相结合,疗效稳定,不良反应少,在减轻痛苦,延长生存期,提高生命质量方面有较大的优势。

二、病因病机

中医学认为阴茎属肾,故称阴茎癌为肾岩。历代医家从不同的侧面对本病的认识和治法做了许多探索,形成了一套完整的辨治体系。综合各医家的论述,认为本病的发生与机体内外多种致病因素有关,尤其是肝肾亏虚、湿火侵袭关系密切。如《疡科心得集》认为"肾岩翻花疮""由其人肝肾素亏,或又郁虑忧思,相火内灼,水不涵木,肝经血燥,而络脉空虚,久之损者愈损,阴精消涸,火邪郁结,遂遘疾于肝肾部分"。其病因机制:①先天不足,肝肾素亏。②忧思郁虑,相火内燔。③下身不洁,湿火侵袭。足厥阴肝经走行绕阴部,肝主筋,阴茎为宗筋之所聚,肾主二便,阴茎为肾之外窍,故阴茎为肝肾所属。如肝肾阴虚,相火内灼,水不涵木,肝经血燥而络脉空虚。足三阴之脉皆从足走腹,湿气先自下受,湿火之邪乘虚侵袭,结聚肝肾,遂成此恶疾。或郁怒伤肝,肝气郁结,气有余便是火,火能伤津耗血(肝经血燥,络脉空虚)或房事过度,阴精不足,阴虚则火旺,肝属木,肾属水,根据五行滋生制约的关系,阴虚则水不涵木,肝经血燥,络脉空虚,火邪郁结于阴茎部而成。

三、西医病因病理

(一)病因

本病的发生与包茎有密切关系,犹太男婴出生后 10 天内施行割礼,阴茎癌发生率明显降低。包皮及阴茎头皮肤长期受包皮垢刺激,并发感染及慢性炎症是致癌的重要因素。

(二)病理

阴茎癌起自阴茎头或包皮内板。初期表现局部隆起,逐渐增大,肉眼形态可分为乳头状癌及浸润性癌二类,前者外生为主,晚期菜花状,浸润性癌生长快,易发生溃疡,并迅速向深部浸润,浸润性癌恶性度高。镜下主要为鳞癌,分化大多为Ⅰ、Ⅱ级。转移以淋巴途径为主,主要有以下 3 种:①包皮、系带和阴茎皮肤及皮下组织淋巴引流至腹股沟浅淋巴结后汇入腹股沟深淋巴结系统。②阴茎头和海绵体的淋巴引流至耻骨上淋巴丛,由此可至两侧腹股沟深淋巴结及髂外淋巴结。③尿道和尿道海绵体的淋巴引流至腹股沟深淋巴结及髂外淋巴结。

四、诊断与鉴别诊断

(一)临床表现

1.症状

(1)包皮能翻转者早期在龟头或包皮内板可见阴茎小疮、丘疹、湿疹、疣、溃疡、白斑及鳞屑状斑疹,发展缓慢,常缺乏自觉症状。肿物逐渐增大呈菜花型或结节样,或溃疡型,表面可有脓血性分泌物,恶臭,继而侵及龟头大部,尿道口移位发生疼痛和尿流变形,并可能触及肿块。病程长短不定,平均从发病至就诊 1~2 年。

(2)包皮不能翻转者开始仅感包皮内瘙痒、烧灼、疼痛,继而能触到包皮内肿块。溃疡时流出恶臭脓性分泌物,排尿疼痛等。

(3)可伴见食欲缺乏、消瘦、贫血、恶病质等全身症状。

2.体征

如晚期癌瘤穿破包膜,侵及尿道可致尿瘘。癌瘤扩散和溃疡形成,可将整个阴茎破坏而成一堆腐烂组织。晚期可转移至腹股沟淋巴结或腹膜后淋巴结。

(二)辅助检查

1.影像学检查

淋巴造影检查:区域淋巴结转移,可用淋巴管造影来帮助诊断。

2.实验室检查

(1)细胞学检查:对临床可疑患者,需做病灶部刮片检查。

(2)活体组织检查:对临床可疑患者,应做活体组织检查以明确诊断。

(三)鉴别诊断

1.阴茎乳头状瘤

可发生于阴茎包皮,阴茎头及冠状沟等处。肿瘤表面呈淡红色或红色,质软,可有蒂或无蒂,边界清楚,表面可形成溃疡或出血。继发感染可有恶臭分泌物。对较大的乳头状瘤应注意与阴茎乳头状癌相鉴别。本病属良性肿瘤,但可癌变,可行局部切除治疗并送病理学检查。

2.软性下疳

在阴茎头或包皮等处初起为充血性红点,1~2 天后脱皮,1 周内发展成为典型的溃疡,溃疡面较清洁、表浅、无痛、扁平,肉芽呈紫红色,边缘隆起而发硬,底部有血清渗出,患部硬如橡皮,并超出其溃疡的边界。分泌物镜下可查到梅毒螺旋体。

3.阴茎结核

可发生于阴茎头及包皮系带处,初起为红色脓疮,破溃后可形成表浅溃疡,如溃疡继续扩大可累及阴茎海绵体,严重者可破坏阴茎头,有的可产生尿道瘘。诊断可做溃疡分泌物涂片检查,如查到抗酸杆菌即可确诊,必要时可做活体组织检查。

其他尚应与阴茎白斑病、阴茎增殖性红斑、尖锐湿疣、阴茎角等疾病相鉴别。

五、治疗

(一)中医治疗

1.治疗原则

阴茎癌的有效疗法目前仍是手术治疗,但对患者影响很大,难以接受,常遭拒绝;而放疗可发生局部坏死,50%患者仍需行阴茎切除手术,而中医中药治疗本病,则根据辨证施治原则,采用内服与外治相结合,扶正与攻邪兼顾的方法,取得较好的疗效。若能早期发现,早期诊断,合理采用中西医结合治疗,常可免于切除阴茎,且治疗效果也可能提高。

2.辨证论治

(1)湿热下注型。

主症:食少纳呆,身倦困重,口渴不思饮,小便疼痛,龟头有恶臭性分泌物,局部肿块或破溃,舌体胖大,苔白腻中黄,脉滑数。

治法:清热利湿,通淋散结。

方药:八正散加减。

瞿麦、萹蓄、金银花、车前草、半枝莲、生地、马鞭草、龙葵、白花蛇舌草各30 g,滑石、白茅根15 g,木通9 g,生甘草梢6 g。方中瞿麦、萹蓄、车前草、木通、滑石利湿通淋;金银花、马鞭草、龙葵、白花蛇舌草、半枝莲、生甘草梢清热解毒;白茅根凉血止血;生地养阴清热,以防通利太过而伤阴津。

(2)热煽毒结型。

主症:阴茎结节或溃疡,肿胀疼痛,有恶臭性分泌物,刺痛灼热,痛甚难忍,排便加重,溃烂穿通可成尿瘘。舌质红,苔黄,脉弦数。

治法:清热降火,解毒散结。

方药:龙胆泻肝汤加减。

白英30 g,夏枯草、龙葵各20 g,紫草、干蟾皮各15 g,龙胆草、柴胡、栀子、木通、黄柏、知母、半边莲、莪术、马鞭草、石见穿各10 g。方中龙胆草、柴胡、栀子、木通清降三焦之火热;黄柏、知母滋阴降火;半边莲、马鞭草、龙葵、紫草清热解毒;莪术、夏枯草、石见穿、白英、干蟾皮软坚消结。诸药合用共达清热利湿,解毒降火之效。

(3)正虚毒蕴型。

主症:头晕目眩,失眠多梦,腿软肢肿,龟头肿块,破溃脓臭分泌物,包皮内瘙痒灼痛。舌体消瘦或肿大有齿痕,脉沉细或沉缓。

治法:补虚扶正,攻邪解毒。

方药:大补阴丸加减。

白花蛇舌草、天花粉各 30 g,玄参、女贞子、旱莲草、生地、丹参、白英、龙葵、藤梨根各 20 g,知母 15 g,黄柏、杭白芍、莪术 10 g。大补阴丸为滋阴降火代表方,方中用知母、黄柏、生地滋阴降火,配以大量滋阴补肾之品天花粉、玄参、女贞子、旱莲草、杭白芍等;用丹参、莪术活血祛瘀;用白花蛇舌草、白英、龙葵、藤梨根攻邪解毒。诸药合用以达滋阴扶正,解毒攻邪之功效。

(4)气血两亏型。

主症:龟头溃烂,凸出凹进,痛楚难胜,脓血流注,恶臭难闻,饮食不思,形神困惫,脉沉细,舌瘦,苔少。

治法:益气养血,扶正抗癌。

方药:八珍汤加减。

熟地 30 g,重楼、猫爪草、党参、大枣各 15 g,白术、当归、茯苓各 12 g,川芎、白芍各 9 g,炙甘草 6 g。方中四君子汤健脾益气,四物汤滋阴补血,重楼、猫爪草解毒散结。阴茎癌晚期,气血双亏者,宜用本方以益气养血,扶正抗癌。

腹股沟淋巴结转移者,加夏枯草、海藻、昆布、望江南;下肢肿胀者加赤豆、冬瓜皮;出血不止者加仙鹤草、生蒲黄。

3.中成药

(1)小金丹:每次 0.6～1.2 g,每天 2 次,口服,或小金片,每次 3～4 片,每天 3 次,口服。具有逐寒湿,消肿痛,通血络,祛痰毒的功能。适用于早中期阴茎癌。

(2)大补阴丸:每次 9 g,每天 2～3 次,口服。具有养阴益精,扶正祛毒的功能。适用于晚期阴茎癌。

(3)龙胆泻肝丸:每次 9 g,每天 2～3 次,口服。具有泻肝胆实火,清下焦湿热的功能。适用于阴茎癌下焦湿热较甚者。

4.单方验方

(1)苓花汤:土茯苓 60 g,苍耳子 15 g,金银花 12 g,白鲜皮、威灵仙各 9 g,丹参 6 g。另用茶叶加食盐适量煎汁后,供局部冲洗。本方主治湿热下注型阴茎癌患者。

(2)消肿抑癌散:①硼砂、枯矾各 30 g,麝香 15 g,雄黄、轻粉各 9 g,鸦胆子、硇砂、砒石、草乌各 6 g,冰片 3 g。②炉甘石 30 g,白及、象皮、紫草各 15 g。③煅石膏、硼砂各 30 g,樟丹 9 g,密陀僧 6 g,冰片 0.9 g。①、②各研细末,分别加入合霉素粉 5～10 g,外用涂于阴茎癌肿创面。①方重在解毒祛腐、消肿抑癌。②方重在生肌收敛、愈合创面。③方研细末,加凡士林调和均匀,经干热灭菌后,涂于患处,主要用于阴茎癌肿消失后久不愈合的创面,有生肌和抗感染作用。

5.其他治法

(1)阴茎癌药粉:硇砂、雄黄、枯矾各 15 g,青黛、鸦胆子各 10 g,生附片、密陀僧、生马钱各 6 g,轻粉 3 g。功能:祛腐生肌。主治:阴茎癌。用法用量:上药共研细末,适量撒于肿瘤局部,周围用凡士林纱布条保护正常组织,每天换药 1 次,连用 5 次。若肿瘤未全消尽,仍可再用。

(2)抗癌一号:硼砂、枯矾各 30 g,麝香 15 g,合霉素 10 g,雄黄、轻粉各 9 g,鸦胆子肉、朱砂、砒石、草乌各 6 g,冰片 3 g。将各药物混合,研为细末备用。

(3)抗癌二号:白及、象皮、紫草、炉甘石各 15 g,合霉素 5 g。制法同上。

(4)八湿膏:煅石膏、硼砂各 30 g,樟丹 9 g,密陀僧 6 g,冰片 1 g,将各药混合研为细末,用凡士林调和消毒备用。

(5)功能主治:抗癌一号解毒祛腐,消除肿瘤。抗癌二号生肌收敛,愈合创面。八湿膏生肌抗感染,主治阴茎癌。

(6)用法用量:先行包皮环切术,暴露肿瘤。将抗癌一号粉均布在癌瘤局部,并敷以凡士林纱条,每天或隔天 1 次,待癌瘤枯萎脱落,并经病理检查阴性,可用抗癌二号或八湿膏,使其创面愈合。

(二)西医治疗

1.外科治疗

肿瘤小,局限在包皮者可仅行包皮环切术。如果阴茎癌局限于阴茎,无淋巴转移,一般需行阴茎部分切除,在癌以上 2 cm 处切断。如残留阴茎不能站立排尿和性交时,应行阴茎全切术,尿道移植至会阴部。有淋巴结转移者应在原发灶切除后2~6周控制感染后行双侧腹股沟清扫术。

2.放疗

放疗适用于无淋巴结转移而侵犯阴茎海绵体的小而表浅癌或溃疡型癌。对乳头状癌效果较差。

3.化疗

目前应用于阴茎癌的药物有氟尿嘧啶、环磷酰胺等,但效果不显著。有学者应用博来霉素治疗阴茎癌取得较好的疗效,可配合手术和放疗。

(龙欣欣)

第二节 前 列 腺 癌

一、概述

前列腺癌是指发生于前列腺体的恶性肿瘤,是男性较常见的恶性肿瘤。在欧美国家前列腺癌是男性最常见的恶性肿瘤之一,其死亡率和发病率均居前列。前列腺癌发病率在不同人种之间存在显著差异。发病率及死亡率由高至低依次为黑人、白人、黄种人。在我国发病率为0.4/10 万,占男性恶性肿瘤的0.1%~0.5%。在中医古籍中,类似于"淋证""癃闭""血证"等疾病。

二、病因病机

前列腺癌的病因尚未查明,可能与遗传、环境、接触化学物质、饮食因素、年龄增加和雄激素刺激等有关。近期有学者提出还与性传播疾病、输精管结扎术有关。

中医认为前列腺癌主要是由于湿热、瘀血所致。病机关键为湿热、瘀血阻于下焦,膀胱气化不利。中焦湿热不解,下注膀胱或肾,移热于膀胱,水热互结,导致膀胱气化失司出现尿频、尿急、尿痛等。肺为水之上源,热壅于肺,肺失肃降,津液输布失常,水道通调不利,不能下输膀胱;或肾气不足,命门火衰,膀胱气化无权;或房劳过度,肾气受损,瘀血败精留而不去,阻塞水道,均可引起小便点滴不爽,尿如细线,排尿无力甚则阻塞不通。湿热下注膀胱,热盛伤络,迫血妄行;或肾精亏损,虚火伤络;或脾肾两伤,脾不统血,肾虚固摄无权,而致血随尿出。湿热、瘀血内阻下焦或阻滞经络,气机不畅,出现会阴、腰背等处疼痛不止。本病病机为下焦湿热,瘀血阻滞,膀胱气化失司。临床常见湿热蕴结、瘀血阻滞、肾气亏虚证。病位在下焦(肾、膀胱),与三焦、肺、脾关系密切。

三、西医病理

前列腺癌初期为单个或多数的硬结节,其前列腺可以增大,也可正常大小。早期病灶几乎都发生于包膜下,其中大多数发生于后叶,其次是两侧及前叶的包膜下,而发生于中叶者极为少见。晚期肿瘤可扩展到全部前列腺,使前列腺明显增大而质地变硬。切面灰白色夹杂以多少不等的纤维性条纹或间隔,也可呈均质性夹以不规则的黄色区域。

镜下,97%的前列腺癌均为腺癌,少数为移行细胞癌和鳞状细胞癌。依其分化程度可分为高分化、中分化和低分化3型。高分化前列腺癌最多见,癌细胞排列成大小不等的腺样结构,颇似前列腺增生腺体,但癌细胞体积较小,核较深染,上皮细胞往往呈多层排列并较不规则,有时可呈乳头状腺癌或腺泡腺癌结构,并常可见癌组织向间质浸润生长;中分化腺癌全部或部分呈腺样结构,但腺体排列较紊乱,核异型性较明显,且有时形成筛状结构;低分化腺癌的癌细胞一般较小,排列成实体团块或条索,腺腔样结构很少。多数病例由上述多种组织结构混合组成。

四、诊断与鉴别诊断

(一)临床表现

前列腺癌早期常无症状,随着肿瘤的发展,前列腺癌引起的症状可概括为2类。

1.压迫症状

逐渐增大的前列腺腺体压迫尿道可引起进行性排尿困难,表现为尿线细、射程短、尿流缓慢、尿流中断、尿后滴沥、排尿不尽、排尿费力,此外还有尿频、尿急、夜尿增多,甚至尿失禁。肿瘤压迫直肠可引起大便困难或肠梗阻,也可压迫输精管引起射精缺乏,压迫神经引起会阴部疼痛,并可向坐骨神经放射。

2.转移症状

前列腺癌可侵及膀胱、精囊、血管神经束,引起血尿、血精、阳痿。盆腔淋巴结转移可引起双下肢水肿。前列腺癌常易发生骨转移,引起骨痛或病理性骨折、截瘫。前列腺癌也可侵及骨髓引起贫血或全血象减少。

3.直肠指检

直肠指检是最简单、最经济和实用的检查方法。如果在直肠指检中发现有前列腺结节,则怀疑有前列腺癌可能,应该进行进一步检查。

(二)诊断要点

除上述临床表现外,以下辅助诊断亦有利于本病的明确诊断。

1.实验室检查

(1)血清前列腺特异性抗原(PSA)升高,但约有30%的患者PSA可能不升高,只是在正常范围内波动(正常范围<4 ng/mL)如将PSA测定与直肠指诊(DRE)结合使用会明显提高检出率。

(2)血清酸性磷酸酶升高与前列腺癌转移有关,但缺乏特异性。近年用放射免疫测定可提高其特异性。前列腺酸性磷酸酶单克隆抗体,前列腺抗原测定有待提高其特异性。血清酸性磷酸酶,前列腺酸性磷酸酶升高者在手术后下降,是预后较好的象征。在包膜内的前列腺癌酸性磷酸

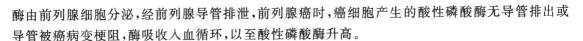

酶由前列腺细胞分泌,经前列腺导管排泄,前列腺癌时,癌细胞产生的酸性磷酸酶无导管排出或导管被癌病变梗阻,酶吸收入血循环,以至酸性磷酸酶升高。

2.影像学检查

(1)经直肠超声(TRUs):显示前列腺结构的有效方法之一,而且可以进行 TRUS 导引下的穿刺活检。因超声探头紧靠前列腺,可以得到较精确的声像图,能显示前列腺内部结构,包括前列腺的包膜和各个区带的结构,提高了前列腺癌的检出率。

(2)CT 检查:CT 表现为前列腺明显增大,边缘不规则,内部密度不均匀,可见大小不等的略低密度灶,强化后呈不均匀强化,精囊可增大、不对称,膀胱精囊角消失。

(3)MRI 检查:①MRI 表现,T_1WI 上呈稍低信号,在 T_2WI 上癌结节信号增高,但仍低于边缘信号。②增强扫描后病灶强度强化,精囊受侵时,精囊增大并于 T_2WI 上信号减低。③前列腺癌常发生骨转移,以成骨型转移瘤多见。

3.病理及细胞学检查

以腺癌为主,其次为移行细胞癌,极少数为鳞状细胞癌。

(三)鉴别诊断

(1)本病应与中医“癃闭”相鉴别。两者皆会有小便点滴而出,或小便点滴不出的癃闭症状,但前列腺癌不仅有小便癃闭的症状,还有尿频、尿急、夜尿增多、尿失禁,后期甚至会有血尿、血精,腹部水肿等晚期症状。

(2)本病还应与“淋证”相鉴别,前列腺癌后期会有尿血的症状,这与淋证相似,但淋证会有尿痛感,而本病则会伴有尿流中断、尿后滴沥、排尿不尽、排尿费力等症状,甚至乏力、消瘦、胃纳困难等恶病质表现。

(3)本病应注意与前列腺结石、前列腺结核、结节性前列腺增生、非特异性肉芽肿性前列腺炎、前列腺肉瘤等作鉴别诊断。①前列腺增生:此病与癌不易鉴别,特别是良性的结节状腺体增生更难区分。多呈对称性肿大,质韧,光滑,中间沟浅平,边界清楚,并可推动,必要时需做活体组织检查。②前列腺结石:鉴别较难,因结石常伴有癌症。主要靠 X 线摄片检查加以鉴别,必要时需做活体组织检查。③前列腺结核:常合并附睾结核或其他器官结核,抗结核治疗有效,必要时需作活体组织检查。④慢性前列腺炎:腺体也可增大,质稍硬,两侧对称,中间沟存在,前列腺液脓球增多。⑤非特异性肉芽肿性前列腺炎:病因不明,症状似慢性前列腺炎,需活组织检查才能确诊。

五、治疗

(一)中医治疗

根据前列腺癌的病机转变及证情的虚实变化,早期邪毒蕴积,治以清热解毒为主;中期痰瘀互结,治以化痰软坚,祛瘀散结;晚期正气消残,气血阴阳皆虚,治以补益气血,滋阴和阳。

1.基本方治疗

过食五味、情志抑郁、外感湿热是前列腺癌的主要病因,而肾脏亏虚是发病的内在条件。病机是肾气亏虚,阴阳失调,湿热痰浊气血瘀滞于阴部而成。

基本方以八正散为主:瞿麦 30 g,泽泻 15 g,车前子 15 g,滑石 30 g,栀子 10 g,灯芯草 6 g,大黄 6 g,木通 6 g,甘草 6 g。

方中木通、滑石、车前子、瞿麦、泽泻利尿通淋、清利湿热为君;伍以栀子清泻三焦实热;大黄泄热降火为臣,灯芯草导热下行,甘草和药缓急,诸药配伍,共奏清热泻火、利水通淋之效。尿血明显者加地榆、白茅根;毒热壅盛者加白花蛇舌草、龙葵;脾虚纳差者加用党参或酌加白参、五味子等。阴虚内热者加鳖甲、地骨皮、银柴胡;腹水者加赤小豆、葶苈子、猪苓、车前子。

2.基本分型

(1)湿热蕴结型。

主症:小便不畅,尿线变细,排尿无力,滴沥不通或成癃闭,小腹胀满,大便干燥或秘结,腰酸肢痛,口干口苦,舌质红或紫暗,苔黄腻,脉滑数或细弦。

治法:利湿清热,散结通水。

方药:八正散加减。

木通 10 g,瞿麦 30 g,金钱草 30 g,萹蓄 30 g,败酱草 30 g,白花蛇舌草 30 g,白茅根 30 g,忍冬藤 30 g,土茯苓 30 g,薏苡仁 30 g,丹参 30 g,赤芍 15 g,泽兰 15 g。

(2)气滞血瘀型。

主症:小便点滴而下,或时而通畅,时而阻塞不通,少腹胀满疼痛,伴腰背、会阴疼痛,行动艰难,烦躁不安,舌质紫暗或有瘀点,脉涩或细数。

治法:活血化瘀,祛痛散结。

方药:桃仁红花煎。

桃仁 9 g,红花 9 g,生地 9 g,赤芍 9 g,当归 9 g,川芎 6 g,制香附 9 g,丹参 9 g,青皮 6 g,穿山甲(代)9 g,延胡索 9 g。

(3)肾阳亏虚型。

主症:夜尿增多,尿意频数,尿流精细,腰膝酸软,体力较差,时有怕冷,喜温喜热,虽有口干但不喜饮,舌质淡或淡红或淡紫,苔白或少苔,脉沉细或细数。

治法:壮阳补肾,渗利水湿。

方药:益肾补气汤。

生黄芪 18 g,补骨脂 12 g,益智仁 12 g,牡丹皮 12 g,枸杞子12 g,女贞子 15 g,淫羊藿 15 g,黄精 12 g,党参 15 g,泽泻 10 g,怀山药 12 g,熟地 15 g,太子参 10 g,麦冬 9 g,白术 10 g,甘草 3 g。

(4)气阴两虚型。

主症:疲乏无力,体形消瘦,面色无华,腰疼身痛,动则气促,小便不畅。不思饮食,甚至卧床不起,口苦口干而不思饮,舌质淡红或红赤、绛紫,甚至舌体短缩,脉沉细无力或细弦。

治法:双补气血,扶正抑邪。

方药:双补抑邪汤。

太子参 15 g,沙参 10 g,茯苓 12 g,麦冬 9 g,枸杞子 12 g,生黄芪 15 g,牡丹皮 9 g,龟甲 10 g,炙鳖甲 12 g,制黄精 12 g,紫河车15 g,鸡内金 9 g,麦芽 15 g,炒白术 12 g,人参 6 g(另炖)。

3.辨证加减

(1)眩晕耳鸣者加用杭菊、女贞子等。

(2)尿痛甚者加车前子、滑石。

(3)腹胀甚者酌加大腹皮,莱菔子行气除胀。

(4)舌苔白腻而湿重者加猪苓、茯苓、泽泻、白蔻仁、砂仁等甘淡利湿药,使湿从小便而去。

(5)血虚甚者加用熟地、阿胶。

4.辨病选药

辨病用药是指在辨证论治的基础上,可适当选用一些对前列腺癌有抗癌作用的药物,常用中药:莪术、桃仁、赤芍、牡丹皮、金钱草、败酱草、白花蛇舌草、忍冬藤、怀山药、泽兰、丹参、黄芪、土茯苓、仙鹤草等中药,可适当选择,作为抗癌的药物。

(1)瞿麦:每用 60~120 g。功能利水通淋。主治前列腺癌。水煎,口服,每天 1 剂。本方可作为配合手术、化疗、放疗后排尿不畅者辅助治疗使用。

(2)马鞭草:每用 30~60 g。功能清热通淋。主治前列腺癌。水煎,口服,每天 1 剂。本方可作为配合手术、化疗、放疗后排尿不畅者辅助治疗使用。

(3)夏枯败酱汤:夏枯草 30~60 g,败酱草 30 g,金钱草 30 g,王不留行 30 g,龙葵 30 g,薏苡仁根 60 g。随症加减。功能通利散结。主治前列腺癌。水煎,口服,每天 1 剂,每疗程 3 个月,常年维持服药。

(4)葡萄蛇舌汤:野葡萄根 30 g,白花蛇舌草 30~60 g,半边莲 30 g,土茯苓 30 g。功能抗癌利水,主治前列腺癌。水煎,口服,每天 1 剂,每疗程 3 个月,常年维持服药。

(二)西医治疗

1.内分泌治疗

内分泌疗法已经是前列腺癌特别是晚期前列腺癌的主要治疗方法。全激素阻断疗法,即药物去势(醋酸戈舍瑞林缓释植入剂3.6 mg,皮下注射,每月 1 次)或手术去势加服抗雄激素药物(氟他胺 250 mg,口服,每天 3 次或比卡鲁胺 50 mg,口服,每天 1 次)。

2.化学药物治疗

对于激素非依赖前列腺癌的治疗可采用化疗,常用的方案有:多西紫杉醇+泼尼松;米托蒽醌+泼尼松;雌二醇氮芥+长春碱;雌二醇氮芥+依托泊苷(VP16)等。

3.放疗

应用放射线治疗前列腺癌已有多年的历史,主要有以下方法:①体外放疗。②组织内放疗,这种方式常与前列腺癌根治术或盆腔淋巴结清除术结合进行。③全身放疗,在一定程度上可缓解骨转移的局部疼痛和减缓病变的发展。④植入放射粒子,放射粒子植入术是将微型放射源植入肿瘤或可能受肿瘤侵犯的组织内,通过密封的放射源发射出持续低剂量的伽马射线,使肿瘤得到近距离放疗。

（李姗姗）

参 考 文 献

[1] 徐静.常见肿瘤疾病临床诊治辑要[M].北京:科学技术文献出版社,2019.

[2] 高斌斌.精编肿瘤综合治疗学[M].长春:吉林科学技术出版社,2019.

[3] 郭小青.常见肿瘤疾病诊疗学[M].天津:天津科学技术出版社,2020.

[4] 罗清,彭宜波,吴海霞.新编实用肿瘤学[M].天津:天津科学技术出版社,2019.

[5] 周生建.实用临床内科肿瘤学[M].天津:天津科学技术出版社,2020.

[6] 赫捷,李进.中国临床肿瘤学进展[M].北京:人民卫生出版社,2020.

[7] 谭晶,李汝红,侯宗柳.肿瘤临床诊断与生物免疫治疗新技术[M].北京:科学出版社,2021.

[8] 薛冰.临床病理诊断实践[M].北京:科学技术文献出版社,2021.

[9] 王斌,熊安稳,马宁,等.实体肿瘤 CAR-T 细胞治疗免疫学基础与临床治疗研究[M].上海:复旦大学出版社,2021.

[10] 李云霞.常见恶性肿瘤临床诊治思维[M].长春:吉林科学技术出版社,2019.

[11] 杨忠光,孔得福,吴煜良,等.肿瘤综合治疗学[M].西安:陕西科学技术出版社,2021.

[12] 王博,张婷婷,苑珩珩,等.常见肿瘤诊断与治疗要点[M].北京:中国纺织出版社,2021.

[13] 张鼙.常见实体肿瘤分子诊断思路[M].郑州:郑州大学出版社,2021.

[14] 陈小兵.临床肿瘤学诊疗与实践[M].北京:中国纺织出版社,2019.

[15] 苑超.肿瘤内科疾病诊治精要[M].长春:吉林科学技术出版社,2019.

[16] 林劼.现代临床肿瘤诊治精要[M].北京:科学技术文献出版社,2019.

[17] 周保国.胃肠肿瘤诊断与治疗技术研究[M].北京:中国协和医科大学出版社,2021.

[18] 周睿.泌尿系统肿瘤综合治疗[M].北京:中国纺织出版社,2021.

[19] 赵平,吴静.肿瘤致病因[M].北京:科学出版社,2021.

[20] 俞晶.肿瘤治疗学新进展[M].长春:吉林科学技术出版社,2020.

[21] 夏小军.常见肿瘤诊疗方案中西医结合[M].兰州:甘肃科学技术出版社,2021.

[22] 徐瑞华,万德森.临床肿瘤学[M].北京:科学出版社,2019.

[23] 王晖.现代肿瘤放疗临床实践指导[M].长沙:湖南科学技术出版社,2021.

[24] 刘凤强.临床肿瘤疾病诊治与放化疗[M].哈尔滨:黑龙江科学技术出版社,2021.

[25] 位玲霞,张磊,刘淑伟,等.肿瘤疾病诊疗护理与防控[M].成都:四川科学技术出版社,2021.

[26] 邹琼.肿瘤学理论与临床实践[M].北京:科学技术文献出版社,2020.

[27] 应建明,石素胜,杨琳.肿瘤术中病理诊断图谱及解析[M].北京:人民卫生出版社,2021.

[28] 张可.现代临床肿瘤学诊治[M].北京:科学技术文献出版社,2019.

［29］刘林林,崔久嵬,程颖.肿瘤生物治疗学［M］.北京:人民卫生出版社,2021.

［30］曹秀峰.临床肿瘤学理论与实践［M］.天津:天津科学技术出版社,2019.

［31］盖磊,马永华,柯希贤.现代实用肿瘤学［M］.天津:天津科学技术出版社,2020.

［32］梁国华,陈庆,郁圣陶.临床肿瘤学［M］.南昌:江西科学技术出版社,2019.

［33］谢新元,刘湘国.恶性肿瘤常见疾病最新诊治指南解读［M］.长沙:中南大学出版社,2019.

［34］木亚林.肿瘤学基础与临床诊疗［M］.开封:河南大学出版社,2020.

［35］孔令泉,吴凯南.乳腺肿瘤内分泌代谢病学［M］.北京:科学出版社,2021.

［36］刘君,吴广利,肖欣,等.原发性小肠恶性肿瘤诊治 1 例［J］.滨州医学院学报,2019,42(6):478-479.

［37］孙妮,赵爽.术中放疗在胰腺癌治疗中的研究进展［J］.医学研究生学报,2021,34(12):1340-1344.

［38］王稳,崔秀娟,张师前.绝经后卵巢良性肿瘤诊治的相关问题［J］.中国妇产科临床杂志,2019,20(6):564-566.

［39］孔琪,王章桂.晚期前列腺癌治疗进展［J］.实用医学杂志,2021,37(3):410-414.

［40］李浩,聂荣成,张诠.甲状腺癌靶向治疗进展［J］.分子诊断与治疗杂志,2021,13(3):504-508.